临床耳鼻喉疾病诊疗学

蔺国英　孙　丽　主　编

云南出版集团公司
云南科技出版社
· 昆明 ·

图书在版编目（CIP）数据

临床耳鼻喉疾病诊疗学 / 藺国英，孙丽主编. -- 昆明 ：云南科技出版社，2017.12
ISBN 978-7-5587-0992-0

Ⅰ. ①临… Ⅱ. ①藺… ②孙… Ⅲ. ①耳鼻咽喉病－诊疗 Ⅳ. ①R76

中国版本图书馆CIP数据核字(2017)第319991号

临床耳鼻喉疾病诊疗学

藺国英　孙　丽　主编

责任编辑：王建明　蒋朋美
责任校对：张舒园
责任印制：蒋丽芬
封面设计：张明亮

书　号：978-7-5587-0826-8
印　刷：长春市墨尊文化传媒有限公司
开　本：889mm×1194mm　1 / 16
印　张：39.5
字　数：950千字
版　次：2020年8月第1版　2020年8月第1次印刷
定　价：120.00元

出版发行：云南出版集团公司云南科技出版社
地址：昆明市环城西路609号
网址：http://www.ynkjph.com/
电话：0871-64190889

前 言

耳鼻咽喉科是研究耳鼻咽喉与气管食管诸器官的解剖生理和疾病现象的一门科学。其在解剖结构生理功能和疾病的发生与发展方面相互有着紧密联系。随着现代医学迅猛发展，耳鼻咽喉科疾病的诊断和治疗水平也取得长足的进展。为适应当前耳鼻咽喉科的发展趋势，满足医疗与教学一线人员的需要，我们特组织编写了这本《临床耳鼻喉疾病诊疗学》。

全书以耳鼻咽喉科为主线，对其常见病、多发病展开较为详细的论述。本书的目的在于指导耳鼻喉科医师开展临床工作，对常见病、多发病提出较为详细的诊疗策略，使其很快掌握如何组织和实施耳鼻喉科的临床诊断与治疗。在编撰过程中，将科学的临床思维、渊博的医学知识及丰富的临床经验融汇合一，深入浅出、力求实用，尽可能的满足广大基层耳鼻喉科医务人员的临床需要。

医学的发展是永无止境的，医学的认识更是不断深入的，由于本书贯穿了各位编者们的个人认识、观点和临床体会，恐存在不足之处，恳请读者指正，并愿抛砖引玉，探讨交流，引出高见。

目　录

第一章 耳鼻咽喉头颈外科病历

病历是指医务人员在医疗活动过程中形成的文字、符号、图表、影像、切片的资料的总和，包括门(急)诊病历和住院病历。病历书写是指医务人员通过问诊、查体、辅助检查、诊断、治疗、护理等医疗活动获得有关资料，并进行归纳、分析、整理形成医疗活动记录的行为。病历书写应当客观、真实、准确、及时、完整。住院病历书写应当使用蓝黑墨水、碳素墨水，门(急)诊病历和需复写的资料可以使用蓝或黑色油水的圆珠笔。病历书写应当使用中文和医学术语。通用的外文缩写和无正式中文译名的症状、体征、疾病名称等可以使用外文。病历书写应当文字公正，字迹清晰，表述准确，语句通顺，标点正确。书写过程中出现错字时，应当用双线划在错字上，不得采用刮、粘、涂等方法掩盖或去除原来的字迹。应当按规定的内容书写，并有相应医务人员签名。实习医务人员、试用期医务人员书写的病历，应当经过在本医疗机构合法执业的医务人员审阅、修改并签名。进修医务人员应当由接受进修的医疗机构根据其胜任本专业工作的实际情况认定后书写病历。上级医务人员有审奄修改下级医务人员书写的病历的责任。修改时，应当注明修改日期，修改人员签名，并保持原纪录清楚、可辨。因抢救急危患者，未能及时书写病历的，有关医务人员应当在抢救结束后 6 h 内据实补记，并加以注明。对按照有关规定须取得患者书面同意方可进行的医疗活动(如特殊检查、特殊治疗、手术、试验性临床医疗等)，应当由患者本人签署同意书。患者不具备完全民事行为能力时，应由其法定代理人签字；为抢救患者，在法定代理人或者近家属、关系人无法及时签字的情况下，可由医疗机构负责人或者被授权的负责人签字。因实施保护性医疗措施不易向患者说明情况的，应当将有关情况通知患者近亲属，由患者近亲属签署同意书，并及时纪录。患者无近亲属的或者患者近亲属无法签署同意书的，由患者的法定代理人或者关系人签署同意书。电子病历是以医学专用软件，医院通过电子病历以电子化方式记录患者就诊的信息。它包括首页、病程记录、检查检验结果、医嘱、手术记录、护理记录等，其中既有结构化信息，也有非结构化的自由文本，还有图像信息。涉及患者信息的采集、存储、传输、质量控制、统计和利用。在医疗中作为主要的信息源，提供超越纸张病历的服务，满足医疗、法律和管理需求。门诊采取的电子处方，要达到处方标准化要求，药剂科要求专人维护药物数据库，医师使用电脑处方时每一要求均按步骤操作，不得遗漏，并要做到卡、方一致和三合理。

书写病历，必须做到以下几点：①病历书写者应当意识到病历是法律文件，因此必须以认真、负责的态度进行详细书写；②病史必须包括一切重要事实，既要略去尤关的东西，乂要查明患者的全部病史；③应先问主诉，再问其他症状；④遇有不清楚处，可用简单的问题来提醒患者，但不能暗示或用一问：答的方式；⑤相关阴性症状也要列入病史；⑥和疾病有关的耳、鼻、咽喉、气管和食管病史也要详细询问；⑦要专心询问，不要重复；⑧病历完成后，要患者认可后签名，以利于以后病历归档。

第一节 耳鼻咽喉头颈外科住院病历

【一般记录】

姓名、性别、年龄、婚姻、职业、住址、入院日期、住院号。

【主诉】

患者主要申诉、原因和病期，应以一两句话表达之。

【现病史】

起病情况，包括全身症状及局部症状，依先后描述其相互发生关系、演变情况、入院前的诊疗经过、入院时情况或入院原因等。

1. 耳部病状应包括以下内容。

(1) 分泌物有、无；左、右耳；持续性、间歇性；每隔多少小时、次数；最近是否加重、减轻，或无变化。性质：脓量、含血、黏液、臭味。量：少、中、多。

(2) 耳聋有、无，时期、起病日期，左、右。程度：轻、中、重、完全失聪；最近是否加重、减轻，或无变化。耳聋和周围环境、职业、药物、家族等的关系。

(3) 耳鸣有、无，左、右，时期，持续、间歇。性质：类似于某种声音，与心跳的关系及相伴发的症状。

(4) 耳痛有、无，左、右，部位。程度：轻、中、重。

(5) 眩晕有、无；时间；有无恶心、呕吐、虚脱；有无物体转动，转动方向；有无倾倒感，倾倒方向；发作间歇时间、其他。

2. 鼻部症状应包括以下内容。

(1) 鼻阻塞有、无，阻塞时期，左、右。程度：间歇性、持续性、交替性，完全阻塞、不完全阻塞；最近是否加重、减轻，或无变化；与其他症状的关系。

(2) 分泌物有、无，左、右，时期，程度，量。臭味：有、无。性质：水样、黏液性、黏脓性、纯脓性、血性、带有痂皮。

(3) 鼻内感觉干燥、痒、不适、喷嚏，时间。

(4) 嗅觉正常、减退、丧失、异常，左、右，时间。

(5) 头痛有、无，时间，位置。程序：持续性、间歇性，何时发作。其他。

(6) 外鼻肿胀有、无，时期。

(7) 鼻出血时期，左、右。量：少、中、多。

(8) 肿瘤有、无，时间，位置。

(9) 过去相似的疾病次数、程度、时间、经过、治疗情况。

(10) 过去有无鼻部手术何时手术，手术过程，手术后情况。

3. 咽部症状应包括以下内容。

(1) 有无发热、寒战及全身症状。

(2) 咽痛及咽下困难有、无，时期、程度。

(3) 分泌物有、无、数量。性质：黏液、脓、血或痂皮。
(4) 感觉疼痛、异物感、干燥、阻塞感，时期。
(5) 食物自鼻咽部喷出有、无，时期。
(6) 发音障碍有、无，时期。声音休息后发音是否改善。
(7) 肿胀有、无，时期，部位。
(8) 过去咽病发作史次数、时间、程度等。
(9) 过去有无手术史有、无，次数，程度。
4. 喉部症状应包括以下内容。
(1) 声音改变有、无，时期，性质。程度：经常性或间歇性，和其他因素的关系。
(2) 呼吸困难有、无，时期。性质：吸入性或呼出性，有无喉鸣或喘鸣。
(3) 咳嗽有、无，时期，性质，程度。
(4) 异物史有、无，时期，种类，性质，程度。
(5) 喉痛有、无，部位，程度。
(6) 咯血有、无，咯血量。
(7) 吞咽困难有、无，程度，病因。
5. 气管及支气管的症状应包括以下内容。
(1) 咳嗽有、无，程度。
(2) 咯血有、无，次数，程度。
(3) 气道异物史有、无，次数，程度。
(4) 全身症状发热、出汗、食欲减退、体重减轻。
(5) 过去气道病史有、无，次数，程度。
6. 食管症状应包括以下内容。
(1) 吞咽困难有、无，时间，程度，和饮食的关系，固体或液体饮食不能下咽。
(2) 疼痛有、无，时期。部位：前胸、后胸、颈部。
(3) 反流有、无，时期，次数，程度。
(4) 呕血次数、量、血液颜色，有无食物混入。
(5) 食管异物史有、无，次数，程度。
7. 必要时询问耳鼻咽喉邻近器官的有关症状应包括以下内容。
(1) 口腔张口困难，齿、龈、口腔黏膜情况。
(2) 面部红肿、溃疡、疼痛、部位。
(3) 眼疼痛、运动、流泪、视力。
(4) 颈疼痛、肿胀、淋巴结、运动。
(5) 头头痛、头胀等。
(6) 全身症状发热、食欲、呕吐、便秘、神志、精神、睡眠、注意力、记忆力等。

【过去史】

包括与本病有关的疾病、传染病史、系统病史、过敏病史、手术史(特别注意易出血情况)。

【个人史】

出生、生长地区，发育情况，用药史，特殊嗜好（注意有无挖耳、擤鼻、挖鼻、吸烟、饮酒等习惯），职业，工作环境（与疾病发生的关系）。

【月经史】

初潮、周期、持续时间、数量、妊娠生育史、末次月经日期。

【家族史】

家族中有无同样疾病的患者。

【体格检查】

1. 全身检查

与内科完整病史相同，包括以下方面：①呼吸、脉搏、体温、血压、神志、面容及其他；②皮肤、淋巴系；③头部、眼、口腔；④颈部；⑤胸部；⑥腹部；⑦肛门、生殖器；⑧四肢、脊柱；⑨神经系统。

2. 专科检查

(1) 一般情况例如，呼吸情况（吸入性呼吸困难、胸骨凹陷、口唇青紫、鼻翼扇动、额部出汗、烦躁不安）；声音（鼻音、喘鸣音，似小鸭叫）；吞咽情况（痛苦表情等）。

(2) 鼻

1) 外鼻鼻梁、鼻翼、对称性、畸形、红肿、触痛、肿瘤等。

2) 鼻前庭鼻毛及鼻部皮肤情况（皲裂、糜烂、疖肿等）。

3) 鼻腔呼吸通畅情况，黏膜色泽（粉红、深红、暗红、紫灰），鼻甲大小，鼻道情况，鼻道分泌物（质、量和部位），鼻中隔（偏曲、嵴突、矩突、穿孔）。

4) 上颌窦穿刺检查脓液量、性质（可溶性、不溶性）、臭味，鼻窦摄片报告。

5) 后鼻镜检查鼻中隔后缘，咽鼓管，咽隐窝，咽鼓管隆凸，上、中、下鼻甲。

3. 咽喉

(1) 咽部是否对称，黏膜有无充血、白膜、溃疡、瘢痕萎缩等。

(2) 软腭运动情况，咽侧索淋巴，咽后壁淋巴滤泡。

(3) 扁桃体有、无及对称性，大小，形状，颜色，渗出物，异物，新生物，挤压，硬度等。

(4) 腭垂（悬雍垂）畸形、水肿。

(5) 喉喉黏膜色泽、水肿、溃疡、肿瘤、异物，会厌形状，梨状窝、会厌溪、披裂、声室带的对称和动作。

(6) 其他有喉阻塞者，根据病情，必要时在局部麻醉下做间接喉镜或直接喉镜检查，记录所见的情况。

4. 耳

(1) 耳郭皮肤情况（红肿、外伤、感染），外形（畸形、大小、与头颅所成的角度），触痛。

(2) 外耳道外耳道的畸形、大小和弯度，耵聍阻塞，异物、分泌物、疖肿等。

(3) 鼓膜标志有无充血、外凸、内陷、穿孔、瘢痕等。

(4) 用中耳鼓气法检查咽鼓管有无狭窄、闭锁等。

(5) 听力检查音叉试验——气导骨导差值试验，骨导偏向试验，骨导比较试验，镫骨活动试验（对耳硬化症患者加用），电测听检查（有条件时做之）。

(6) 前庭功能检查

①平衡功能检查：闭目直立检查法、过指试验、行走试验、瘘管试验；

②眼震检查：自发性眼震检查法、诱发性眼震检查法。

(7) 乳突摄片报告耳部 X 射线检查、电子计算机 X 射线断层扫描 (CT)、磁共振成像 (MRI)。

【病史小结】

对诊断有关各点的症状及体征做出总结。

【入院诊断】

1.×××

2.×××

签名：×××

【处理意见】

医生在询问病史、分析症状、书写病史完毕后，应定出疾病治疗计划 (包括急诊患者的紧急处理和慢性疾病的今后处理方针，如果在治疗的过程中发生了变化又将如何处理等)，然后请上级医生审查。

【病程记录】

患者的病情变化 (自觉的或检查结果) 和上级医生的意见分析、重要的诊断和治疗等，尤其是每日换药时发现的局部情况，均应详细记录。

【出院记录】

将患者病历、住院期间的诊疗经过择要总结，并记录患者出院时情况及出院医嘱和最后诊断。

【其他】

1. 手术记录由手术医生负责详细记录手术经过情况，以备查考。
2. 化验单将化验单依次贴好。
3. 治疗处方记录应详细记录，并应逐日检查。
4. 病历首页应填入最后诊断、手术、并发病、麻醉等项目。

第二节 耳鼻咽喉头颈外科门诊病历

门诊病史记录应注意以下各项。

1. 诊疗前首先应核对姓名、性别、年龄、籍贯、职业和地址。遇有不符合处，应追查原因，及时纠正。药物过敏史尤其要问清楚。

2. 门诊病史应精简扼要，只记患者主诉、重要病史、检查结果、诊断和治疗，而不是患者，诉的全部病史。书写要清楚，以使复诊医生参考。

3. 病史记录最好于详细洵问后加以分析综合，再扼要记下。

4. 记录重点一切洵问需按主诉，抓住重点，环绕重点。

5. 阴性症状重要阴性症状亦应记录。

6. 门诊诊断门诊病历书写时，应于短时间内抓到症状重点，经过检查和分析，得出初步意见，再加重点检查，从而肯定诊断。

7. 患者申诉患者中诉中遇有“不明解说”处，需加引号注明，以备参考。

8. 书写次序记录须分主次。门诊病史的书写次序是：①主诉；②病史；③检查；④诊断；⑤处理；⑥签名。

【主诉】

主诉为患者就诊的主要原因及时间。

【病史】

病史是从起病迄今的经过情况，包括以下内容。

1. 起病情况起病日期、起病情况、起病原因。

2. 病情演变情况起病症状的演变，症状的减轻或加重，治疗经过及其疗效。

3. 目前情况目前症状如何，延迟至今才来就诊的原因。

4. 病史情况如与现病有关的过去史、用药史、家族史、生活史、婚姻史、月经史和生育史。

【检查】

全面性、系统性。耳、鼻、咽、喉都要检查，主要者首先检查。记录须简单扼要。重要阴性症状需注明，次要者亦需扼要记录。

【诊断】

依主次、先后顺序缮写，可疑者加问号。

【处理】

包括处方与其他治疗的名称、方式、检验项目及处理意见，如建议、住院登记、拟做何种手术等。

【签名】

负责诊病医生亲笔签名。

第二章 耳鼻咽喉的应用解剖及生理

第一节 耳的应用解剖及生理

一、耳的应用解剖

耳包括外耳、中耳和内耳。

(一) 外耳

外耳包括耳郭及外耳道。

1. 耳郭

由软骨、软骨膜及皮肤构成，耳垂处无软骨. 耳郭皮下组织少，炎症时疼痛剧烈。皮肤菲薄，易发生冻伤。

(1) 耳郭肌肉

1) 耳内肌耳轮大肌、耳轮小肌、耳屏肌和对耳屏肌位于耳郭前面；耳横肌和耳斜肌位于耳郭后面。

2) 耳外肌包括耳上肌、耳前肌和耳后肌。耳郭肌肉受面神经支配。耳郭肌肉已经退化，运动耳郭的功能已经丧失，但是，耳郭肌肉对维持耳郭的位置，防止耳郭下垂有一定作用。

(2) 耳郭韧带

1) 耳前韧带起自颞骨颧弓根部，止于耳轮和耳屏。

2) 耳后韧带起自乳突，止于耳郭后面的耳甲隆起。

3) 耳上韧带起自骨性外耳道上缘，止于耳轮棘。

(3) 耳郭神经：耳郭的神经支配复杂，有来自颅神经的三叉神经、面神经、舌咽神经和迷走神经的分支，以及来自颈丛的耳大神经和枕小神经的分支。其中耳大神经是支配耳郭的主要神经，因此，在施行耳郭固定术、皱纹切除术和腮腺手术时，应尽可能保留耳大神经。

1) 三叉神经：三叉神经的下颌支在颞下颌关节后方分出耳颞支 (耳颞神经)。耳颞神经沿耳郭前缘上行，分出耳屏支 (分布于耳屏) 和耳前支 (分布于耳轮前部和耳轮脚)。耳颞神经还有分支分布于外耳道和鼓膜。

2) 面神经、舌咽神经和迷走神经：迷走神经耳支 (Ahold 神经、Alderman 神经) 从迷走神经上节分出，随即有来自舌咽神经下节的纤维加入。迷走神经耳支在颈静脉球后方，经位于颈静脉窝的乳突小管进入颞骨，横过面神经 (可能有面神经纤维加入)，再经鼓乳裂穿出，分为两支。一支加入耳后神经 (面神经分支)，另一支携带面神经和舌咽神经纤维，分布于耳甲艇、耳甲腔、外耳道后部、鼓膜外面，以及耳郭后面和乳突区。面神经耳支 (耳后神经) 在面神经出茎乳孔后分出，沿耳郭后沟上行，支配耳后肌。另有前穿支至耳郭前面。

3) 耳大神经和枕小神经：耳大神经和枕小神经均起源于第 2、第 3 颈神经。耳大神经在耳垂高度分为前后两支。前支穿过耳垂至耳郭前面，分布于耳垂、耳轮、对耳轮、舟状窝下

2/3、对耳屏以及耳甲艇、耳甲腔和三角窝等处；后支分布于耳郭后面的下 2/3 和乳突表面，并有分支与迷走神经耳支和面神经耳后支交通。

枕小神经沿胸锁乳突肌后缘上行，分出：

①耳前支和穿支，分布于耳郭前面的耳轮、舟状窝的上部、对耳轮下脚和三角窝的一部分；

②耳后支，分布于耳郭后面上 1/3 的皮肤及乳突表面。

(4) 耳郭血供：耳郭血供丰富，由颈外动脉分支供应。耳郭前面主要由颞浅动脉分支供应，耳郭后面主要由耳后动脉的分支供应。耳后动脉有小分支穿过耳郭软骨与耳郭前面的颞浅动脉分支相吻合。耳郭静脉与动脉伴行，回流至颞浅静脉和耳后静脉。颞浅静脉汇入耳后静脉，最后汇至颈内静脉。耳后静脉汇入颈外静脉，有时耳后静脉经乳突导静脉与乙状窦交通，因此，外耳感染可以引起颅内并发症，但极罕见。

(5) 耳郭淋巴：耳屏和耳郭外面前部的淋巴汇入腮腺浅淋巴结 (耳前淋巴结)；耳郭内面和耳郭外面后部的淋巴汇入耳后淋巴结 (乳突淋巴结)；耳垂的淋巴汇入颈浅淋巴结。耳郭的淋巴回流与外耳癌的淋巴结转移有一定关系。

2. 外耳道

起自外耳道口，止于鼓膜，略呈 S 形弯曲，外 1/3 为软骨部，内 2/3 为骨部，软骨部皮肤有耵聍腺、毛囊和皮脂腺，外耳道皮下组织少，当感染肿胀时神经末梢受压可引起剧痛。

(1) 外耳道耳毛：有两种：一种分布在外耳道软骨部，为短而稀的细毛；另一种长在耳屏和对耳屏处，粗而长，主要见于成年男性，属第二性征。

(2) 外耳道耵聍腺：是一种变异的汗腺，有 1000 ～ 2000 个，主要分布在外耳道软骨部，骨部是否有少量散在分布的耵聍腺，目前还无定论。耵聍有干、湿两种，干耵聍常见于亚洲黄种人及印第安人，湿耵聍常见于白种人和黑种人。此外，湿耵聍与腋臭有密切关系，据文献报道 93% 的腋臭患者为湿耵聍型。

(3) 外耳道神经

1) 三叉神经：耳颞神经是三叉神经下颌支的分支。耳颞神经沿耳郭前缘上行，分出耳屏支、耳前支和外耳道支。外耳道支经外耳道骨与软骨交界处进入外耳道，分布于外耳道前壁、上壁和鼓膜外面的前部。口腔、颞下颌关节疾病通过耳颞神经可以引起反射性耳痛。

2) 面神经：面神经耳支 (耳后神经) 有分支分布到外耳道、鼓膜后部和一部分耳后皮肤。小脑脑桥角肿瘤压迫面神经的中间神经，可以出现外耳道后壁感觉减退，称为 Hitzelberger 征。

3) 迷走神经：迷走神经耳支 (arnold 神经) 穿出鼓乳裂后分为两支，一支分布于耳郭后面，另一支穿过外耳道软骨部，分布到外耳道下壁、后壁和鼓膜外面后部。刺激外耳道皮肤，通过迷走神经耳支，可以引起反射性咳嗽。

(4) 外耳道血供：外耳道血供由颈外动脉的分支供应。供给外耳道的动脉有上颌动脉、颞浅动脉和耳后动脉的分支。上颌动脉的耳深动脉经外耳道骨部与软骨部交界处通过，分布至鼓膜表面。静脉血汇流至颞浅静脉、耳后静脉和上颌静脉，再流入颈外静脉。

(5) 外耳道淋巴：外耳道前壁的淋巴注入耳前淋巴结，一部分注入腮腺淋巴结；外耳道后壁的淋巴注入耳后淋巴结；外耳道底的淋巴注入颈浅淋巴结。外耳道的淋巴回流至颈深淋巴结。

(二) 中耳

中耳由鼓室、鼓窦、乳突和咽鼓管组成。

1. 鼓室

(1) 面神经管凸的后上方为“外半规管隆凸”为外半规管隆起所形成，与面神经水平段之间的距离为 0.5 ～ 1.5 mm，是寻找面神经的重要标志之一。该处是迷路瘘管的好发部位。

(2) 前庭窗的前上方有一骨性弯曲突起，呈匙状，称为“匙突”是由鼓膜张肌半管的骨壁向后向外延伸形成的骨性结构，鼓膜张肌腱经此处呈直角向外弯曲而达锤骨颈的内侧面。

(3) 后壁三个隆起为锥隆起、鼓索隆起和茎突隆起，三者合称茎突复合体，均由第二鳃弓软骨演化而成。锥隆起位于后壁内上方、砧骨窝的内下方，相当于前庭窗高度，为一钝头小锥状骨性突起，其内中空，尖端有一开口，镫骨肌丰满的肌腹包含在锥隆起腔内，镫骨肌腱从尖端开口处穿出，向前附着于镫骨颈后侧的镫骨肌突上。鼓索隆起位于隆起外侧、鼓环内侧，其尖端有一小口，为鼓索后小管的开口，鼓索神经由此进入鼓室。茎突隆起位于鼓室后壁与下壁交界处，在锥隆起与鼓索隆起的下方，为一纵行隆起结构，系由茎突基部突入鼓室内所形成。

(4) 四个隐窝为鼓室窦、面神经隐窝、外侧鼓室窦及后鼓室窦。鼓室窦及后鼓室窦位于面神经内侧面，面神经隐窝及外侧鼓室窦位于面神经管外侧。

1) 鼓室窦：又名锥隐窝、后鼓室隐窝或鼓面隐窝，为鼓室后部的一个骨性隐窝，位于锥隆起内下、茎突隆起内侧、岬小桥与岬下脚之间，其形态、大小及深浅因人而异，大者可容纳赤豆，小者仅为芝麻粒大小。多数标本鼓室窦口向中鼓室敞开，但有些窦口甚小而且向上开放于前庭窗龛后部，窦腔隐蔽于一层薄骨板深面且往往向后延伸。鼓室窦与邻近结构的解剖关系因其本身容积的不同而异，一般说来，其外上为锥隆起，内界为鼓室内壁，后方紧接或深越面神经垂直段骨管，下部邻接岬下脚并与下鼓室气房相通，其位置比面隐窝更为深在。鼓室窦与面神经垂直段关系密切，此段面神经径路颇多变异，且并非笔直下行，而是向下、微向前、略向外侧走行。鼓室窦按其范围大小可分三型：中型鼓室窦，其后界与面神经垂直段平齐，此型占 74%；大型鼓室窦，其后部在面神经垂直段深面向后扩展至面神经之后，此型占 18%；小型鼓室窦，其后界在面神经垂直段之前，占 8%。大型鼓室窦与圆窗龛成前后相接的关系，它们甚至可连成一个公共外口。鼓室窦内有时可存在气房，乳突气化良好者，乳突气房可与鼓室窦相通。由于鼓室窦与面神经垂直段的关系十分密切，因此在清除该处病变时应十分小心，以免损伤面神经。

2) 面神经：又名面神经窦或锥上隐窝，是位于砧骨窝之下、锥隆起和鼓索隆起之间偏上的骨性凹陷。其形状略呈一尖端向下的凹面三角形，上界为砧骨窝，内侧面为面神经管垂直段，外侧为鼓环后上部和鼓索神经。Marion 测量其宽度平均 4 mm。面隐窝为现代耳外科的重要手术部位，所谓后鼓室进路手术即为经乳突凿开去除介于面神经和鼓索之间的骨质而达面隐窝，经面隐窝而进入鼓室，如行电子耳蜗埋植、后鼓室病灶清除术及面神经减压术等。

3) 外侧鼓室窦：在鼓室窦外侧、面隐窝之下的一个较浅的凹陷，介于锥隆起、鼓索隆起和茎突隆起之间。其上界借鼓索嵴与面神经隐窝相隔。该窦易与鼓室窦混淆。

4) 后鼓室窦：为岬小桥上方、前庭窗之后的凹陷，其下为鼓室窦，两者以岬小桥相隔。

(5) 鼓室隔在上鼓室与中鼓室之间，有一由听骨和黏膜皱襞构成的间隔结构将其分隔开，这个间隔称为鼓室隔。鼓室隔上有两个小孔，分别称为“鼓前峡”和“鼓后峡”，上鼓室和中鼓室之间经这两个小孔相通。参与构成鼓室隔的结构有：锤骨头和颈、砧骨体和短突、镫骨、锤前韧带、砧后韧带、锤前皱襞、鼓膜张肌皱襞、锤外侧皱襞、砧内侧皱襞、砧外侧皱襞、镫骨皱襞、镫骨闭孔膜及镫骨肌腱。鼓前峡为鼓室隔前部的小孔，其位置在鼓膜张肌腱之后、镫骨之前、锤骨和砧骨的内侧。鼓后峡在鼓室隔的后部，其前界为砧内侧皱襞，后界为锥隆起和鼓室后壁，外界为砧骨短突和砧骨后韧带，内界为镫骨及镫骨肌腱。

(6) 鼓室的间隙

1) 上鼓室的间隙：通常将上鼓室定义为鼓膜紧张部以上的鼓室腔。上鼓室容纳着锤骨头和砧骨体。上鼓室的上界为鼓室盖，下界为经过面神经管水平部和鼓膜张肌腱的平面。上鼓室被听骨、韧带和黏膜皱襞分隔成上鼓室前后间隙。

上鼓室前间隙又称“锤前间隙”，由部分内、前囊形成，位于鼓膜张肌皱襞和锤前皱襞之上、锤骨头及锤上皱襞之前。该间隙向后经锤上皱襞内侧部的张力切迹到鼓前峡与中鼓室相通。有时，上鼓室前部发育不全，其前界为锤上皱襞内侧部，鼓膜张肌皱襞不发育，此时上鼓室前部直接与中鼓室和咽鼓管相通，此发育不全的间隙称为“管上间隙”。有些前囊发育仅在锤骨头前部，此部的鼓室天盖有岩鳞缝，该处骨化过度形成岩鳞嵴向下与锤骨头相接，使锤骨头固定而成传导性耳聋，但多数由此嵴向下有一黏膜皱襞与锤骨头、锤骨前突相接称鳞骨皱襞，这样将上鼓室前间隙分为外侧间隙与内侧间隙（此两间隙也可由内囊延伸形成）。上鼓室后间隙由内囊形成，为锤上皱襞之后的较大腔隙。该腔隙又被砧骨上皱襞分为内外两部分，砧骨上皱襞外侧者称为“砧骨上间隙”，砧骨上皱襞内侧者称为“砧骨内侧间隙”。砧骨上间隙的底为锤外侧皱襞和砧外侧皱襞，砧骨内侧间隙借鼓后峡与中鼓室相通。

2) 中鼓室的间隙：在中鼓室上部紧靠上鼓室的底有三个间隙，分别为砧下间隙、鼓膜前隐窝和后隐窝。砧下间隙位于砧骨之下，其内界为砧内侧皱襞，外界为锤后皱襞，前界为听骨间皱襞。鼓膜前隐窝又称鼓膜前囊或 vonTrohsch 前囊，在锤前皱襞和鼓膜之间，为一较浅的小窝。鼓膜后隐窝又称鼓膜后囊或 vonTrohscth 后囊，在锤后皱襞和鼓膜之间，位于中鼓室外侧份的后上部，较深大。鼓索神经常位于锤后皱襞的游离缘上，然后穿过鼓室前部；有时鼓索神经也可不在皱襞中而单独走行。

3) 蒲氏间隙：为鼓膜松弛部与锤骨颈之间的间隙，由 Pmssak 首先描述。其外侧壁为鼓膜松弛部；内壁为锤骨颈；底由锤骨短突及鼓膜纤维软骨环的环状纤维共同构成；顶壁近似拱形，由锤外侧皱襞构成。蒲氏间隙后方有一开口，位于锤外侧皱襞与砧外侧皱襞之间，蒲氏间隙经此开口与上鼓室相通。鼓室上述许多间隙之间的通道狭小，黏膜肿胀时容易被堵塞而产生各种病理变化。如前后鼓峡被堵塞可致上鼓室负压而引起分泌性中耳炎、蓝鼓膜、胆固醇肉芽肿或胆脂瘤，因此有些患者的分泌性中耳炎不一定是咽鼓管阻塞造成的。

鼓峡堵塞时，根据病变情况的不同可作如下处理：

①对轻度鼓峡阻塞，首先去除砧、镫骨周围炎性蹼、黏膜皱襞，纠正内陷鼓膜；

②切除鼓膜张肌皱襞及锤骨皱襞；

③上鼓室病变严重或有胆脂瘤者，不论有无豆状突坏死，均应切除砧骨，充分去除黏膜皱襞；

④ Sheehy 建议开放面神经隐窝，建立鼓室与乳突之间的通道，去除面神经垂直段与鼓索

神经间的骨质，充分开放鼓峡。

另一方面，由于鼓室存在着这些间隔，可使感染和胆脂瘤的发展受到一定程度的限制。胆脂瘤向各间隙的发展有一定的规律和路径。在蒲氏间隙的胆脂瘤可向砧上间隙发展，然后进入砧内侧间隙，最后可到达上鼓室前间隙或鼓窦。蒲氏间隙的胆脂瘤也可向下扩展到砧下间隙。起源于鼓膜后部边缘性穿孔的胆脂瘤可发展到砧下间隙，然后通过鼓后峡进入鼓窦、鼓室窦或前庭窗下面。

(7) 咽鼓管又称“听管”，为沟通鼓室与鼻咽的通道，最早由 Eustachian 描述，故以其名字命名，称欧氏管。咽鼓管全长 31 ～ 38 mm，平均 36 mm，由骨部 (外 1/3) 和软骨部 (内 2/3) 构成。幼儿咽鼓管的长度仅为成人的一半。咽鼓管的鼓室端开口称为鼓口或鼓室口，位于鼓室前壁的上部、鼓膜张肌半管之下。鼻咽端的开口称为咽口，位于鼻咽侧壁，在下鼻甲后端之后 1 mm 处。咽鼓管在咽口处最宽，向外端逐渐变窄，在骨部和软骨部交界处最窄，称为峡部，内径 1 ～ 2 mm，从峡部向鼓口处又逐渐增宽。小儿咽鼓管较短，管腔较大，管的长轴与水平面交角小，近于水平，故鼻咽部炎症易经此管侵入鼓室而引起急性中耳炎。鼻咽侧壁有围绕咽鼓管的淋巴组织，首先由 Rudinger 和 Gerlach 描述，并被称为 Gerlach 管扁桃体。咽鼓管黏膜下结缔组织有弹力纤维和胶原纤维。弹力纤维在咽鼓管软骨凹面，维持管腔形状，同时可使其分布区域有张力。当吞咽或打呵欠时咽鼓管开放后随即关闭，此动作除由于咽鼓管软骨部的脂肪层 (Ostamann 外侧脂肪组织) 为主要动力外，丰富的弹力纤维层也有重要作用，弹力纤维有回跳作用。胶原纤维分为内外两层，内层为环绕咽鼓管黏膜下的环形纤维，可帮助恢复咽鼓管的形态；外层为纵形纤维，使黏膜与软骨紧密结合。

正常情况下，在静息状态时，咽鼓管由于软骨的被动弹性和周围组织的压力而关闭，在吞咽、打呵欠时，由于邻近有关肌肉的收缩，使咽鼓管软骨部张开。与咽鼓管功能有关的肌肉有腭帆张肌、腭帆提肌、咽上缩肌和咽鼓管咽肌。

1) 腭帆张肌：为开放咽鼓管的主要肌肉，分为浅层和深层两部分。

浅层：位于后外部，起自舟状窝和蝶骨棘，肌腹成扇形向下走行并渐成肌腱，肌腱成直角绕过翼突钩向内走行，小部分止于腭骨后缘，大部分止于软腭其他腭肌上面的腱膜。此部肌肉与咽鼓管没有直接关系，其作用为拉紧软腭。

深层：位于浅层的前内方，其上端附着于咽鼓管的膜性外侧壁，部分肌纤维起自外侧软骨板，下端附着于翼突钩。该肌外侧部的上份为肌腹，向下渐成肌腱，而内侧部则相反。该肌收缩时可牵引管的膜状壁而使管腔开放。

2) 腭帆提肌：起自颈动脉管外口前的岩锥下面及咽鼓管软骨内侧板下缘，形成圆柱状肌腹，沿咽鼓管软骨部的膜性底壁走行。其后 1/3 附着于咽鼓管内侧软骨板，前 2/3 借结缔组织和脂肪与咽鼓管隔开。该肌在咽口之下呈扇形止于软腭背侧面，肌束与对侧的肌束交错相接。该肌起自咽鼓管的肌纤维止于硬腭后缘，形成咽鼓管腭肌。其他肌纤维在咽鼓管咽皱襞内向下走行，称为咽鼓管咽肌。腭帆提肌收缩时不仅使软腭上抬，也因肌腹的变短变粗使软骨部咽鼓管底抬高，致使管腔由裂隙状变为近似圆形而开放。

3) 咽上缩肌：起自咽结节和咽缝，向前穿经管前肌束 (腭帆张肌) 和管后肌束 (腭帆提肌) 之间，其上部肌纤维在腭帆提肌及咽鼓管下成弧形，当吞咽时肌肉收缩，肌纤维绷直，协助咽鼓管抬高。

4) 咽鼓管咽肌：起自咽鼓管软骨内侧板的最内和最下处，沿咽侧壁向下走行，分为两个肌头，其一止于甲状软骨上角，另一肌头止于咽后壁。该肌可与咽腭肌混合，也可单独下行。吞咽时，该肌的收缩有助于咽鼓管开放。上述肌肉除腭帆张肌受三叉神经下颌支的分支支配之外，其他肌肉均受来自咽丛的神经纤维支配。

(8) 鼓窦为鼓室后上方一个较大的含气腔，介于上鼓室与乳突气房之间，是鼓室和乳突气房相交通的枢纽，也是中耳手术的一个重要标志部位。鼓窦在出生时即已存在，但其大小、形状和位置因人而异，并与乳突气化程度有直接关系。新生儿的鼓窦几乎位于外耳道正上方，以后随着乳突气房的发育，鼓窦逐渐向后下方移位。成人鼓窦容积 1 ml，其直径一般不超过 10 mm，但有时大者也可达 18 ～ 20 mm。婴儿的鼓窦比成人相对稍大。鼓窦距乳突表面的距离随年龄而变化，婴儿的鼓窦距乳突表面较浅，2 ～ 4 mm，成人为 10 ～ 15 mm。

2. 鼓窦

为鼓室后上方的含气腔，前方通向上鼓室，向后下连通乳突气房，上壁与颅中窝相隔。

3. 乳突

乳突位于颞骨后下部。乳突中含有气房，这些气房有重要的临床意义。出生时鼓窦已经存在，而乳突尚未发育，呈海绵状骨质，周岁时乳突才初具规模。乳突的气化通常始于胚胎后期，在婴幼儿时期及儿童期继续进行。大多数乳突气房来自鼓窦的气化，小部分直接从下鼓室向内侧气化，经面神经管垂直段到达乳突区，因此有时面神经垂直段骨管可有裂缝。成人正常乳突含有许多蜂窝状气房，气房的大小和多少因人而异，在乳突的前、上部者一般较大，在下部者一般较小。乳突气房后界与乙状窦和小脑相邻，向上借鼓室天盖与大脑颞叶相邻。根据乳突气化的情况可将乳突分为 4 型：

①气化型，乳突全部气化，气房发育完全，整个乳突由互相沟通的气房以及与鼓窦相通的气房构成。气房较大，气房之间分隔的骨壁较薄，乳突外形也较大。国人资料，此型占 75.4%，两侧均为气化型者占 65%。由于此型乳突骨皮质较薄，感染时骨皮质易因炎性破坏而穿破，引起乳突表面的骨膜下脓肿，尤以小儿多见。

②板障型，气房小而多，类似颅骨的板障结构，骨皮质较厚。

③硬化型，乳突气房没有发育，乳突为致密的骨密质构成，鼓窦存在，但常较小。此型占 9.71%，双侧者 3.88%。

④混合型，以上 3 型中任何 2 型或 3 型同时存在者。

乳突气房分为以下 8 群：

①鼓窦；

②鼓窦周围气房群，围绕在鼓窦周围，占据乳突的前上部；

③天盖气房群，气房沿天盖分布，位于乳突上部；

④窦膜区气房群，占据乳突后上角，其前上界为颅底骨板，后内方为乙状窦骨板；

⑤侧窦周围气房群，位于侧窦外侧、内侧和后方；

⑥中央气房群，从鼓窦延伸至乳突尖，占据乳突的中央区域；

⑦面神经管周围气房群，沿面神经管垂直部分布，与面神经管关系密切；

⑧乳突尖区气房群，位于乳突尖，被二腹肌嵴分为内外两组。

4. 咽鼓管

是连通鼓室及鼻咽之间的管道。外 1/3 为骨部，内 2/3 为软骨部，平时处于关闭状态，防止声音经咽鼓管传至中耳。鼓室口起于鼓室前壁，向内、下、前方斜行开口于鼻咽侧壁的咽鼓管咽口。当张口、吞咽、打呵欠时，. 咽口开放，以调节鼓室内气压，保持鼓膜内、外压力平衡，咽鼓管黏膜为假复层纤毛柱状上皮，纤毛运动方向朝向鼻咽部，可使鼓室分泌物得以排除；咽鼓管在软骨部的黏膜呈皱襞样，具有活瓣作用，故能防止咽部液体等进入鼓室。小儿咽鼓管短而宽，又接近水平，因此小儿的咽部感染较易经此咽鼓管侵入鼓室引起中耳炎。

(三) 内耳

内耳位于颞骨岩部内，结构复杂而精细，故又称迷路。按解剖和功能分为前庭、半规管和耳蜗 3 个部分 (图 2-1)。组织学上可分为形状相似的两部分，即骨迷路和膜迷路。膜迷路位于骨迷路之内，两者之间充满外淋巴，膜迷路含有内淋巴，内、外淋巴互不相通，膜迷路内有听觉与位觉感受器。

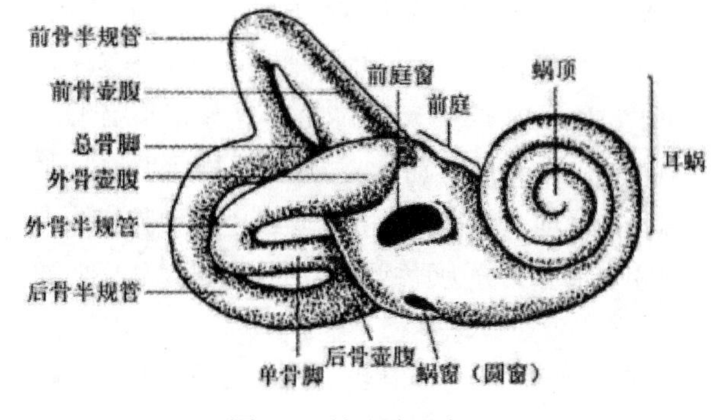

图 2-1 骨迷路示意图

1. 圆窗膜

圆窗膜在声能传递至内耳的过程中起着特别重要的作用，是骨迷路向中耳的唯一膜性开口，起着缓冲、变形的作用，使得内耳液体能够随镫骨底板的活动而运动。同时它也是毒性物质如细菌毒素、化学药物等易进入内耳的部位。中耳压力改变时圆窗膜还可能破裂。

圆窗膜实为椭圆形，横径 1.67 mm，纵轴长 1.97 mm。圆窗膜由中耳黏膜皱折分化而来。在圆窗龛常常还形成封闭不全的圆窗龛膜。圆窗膜由三层结构组成。外层面向鼓室，有四类细胞成分，即嗜锇性细胞、疏锇性细胞、暗粒细胞和杯状细胞。游离面有丰富的微绒毛，细胞为扁平鳞状上皮，大多数无纤毛。中间层由成纤维细胞形成的网状结构组成，细胞间隙较大，其内含有胶原纤维、弹力纤维、血管、有髓或无髓神经末梢。内层面向鼓阶，由薄的单层细胞组成，胞浆较少，内质网较发达。

2. 内淋巴囊

内淋巴囊位于岩骨后面的骨龛与后颅窝硬脑膜之间，它以内淋巴管与内淋巴系统相通。内淋巴管主要由鳞状及立方细胞组成。内淋巴管峡部腔内直径 0.1 ～ 0.2 mm。内淋巴囊表面不平，有许多皱折及隐窝，并含有部分退变的细胞及耳石样的结构。

内淋巴囊分为三个部分。

(1) 近部位于骨龛内，具有比内淋巴管略高的上皮细胞。

(2) 中间部部分位于骨龛内，部分位于硬脑膜两层之间。其上皮由呈不规则乳头状、隐窝状排列的高柱状细胞组成。这些细胞分为两型：①亮细胞，胞浆清晰，吞饮小泡、空泡数量较多，还含有无数的微绒毛及许多包涵体；②暗细胞，细胞质密度高，细胞器、微绒毛及吞饮小泡较少。内淋巴囊上皮外侧细胞间隙的存在是内淋巴囊转运功能强有力的证据。

(3) 远部位于侧窦上方的硬脑膜内。其上皮细胞呈立方形，亮细胞、暗细胞均有，亮细胞数量较多。正常情况下远部壁细胞呈并列连接，因此该区域无间隙存在。内淋巴囊腔内含有细胞碎屑和自由游动的巨噬细胞，提示它具有活跃的吞饮活动，另外尚有许多血细胞，其中白细胞占多数。分化好的中间部由一系列相互连接的通道相连，表明它有吞饮功能。在成人该部常有绒毛及息肉状结构突入腔内。这些不规则结构的核心常包含有少数细胞及血管密集的纤维组织。

3. 内耳的血液供应

(1) 耳蜗动脉系统膜迷路的动脉血供源于颅内血管。人内耳道内常可见一动脉襻，该襻80% 为小脑前下动脉的主干或分支，17% 为副小脑前下动脉，另 3% 为小脑后下动脉的分支。该襻位于内耳道内者为 40%，位于内耳道口者为 27%，位于桥小脑角者为 33%。

小脑前下动脉分出迷路动脉(即内耳动脉)，并在返折回小脑前常分出弓形下动脉。迷路动脉在分成耳蜗联合动脉和前庭前动脉之前供养内耳道中的硬脑膜和神经、内耳道的相邻骨质和内耳的内侧部分。耳蜗联合动脉又分为耳蜗主要动脉和前庭耳蜗动脉。后者再分出前庭后动脉和耳蜗支。

耳蜗主要动脉供应包括蜗轴在内的 3/4 耳蜗；前庭耳蜗动脉的耳蜗支供应耳蜗底部，包括蜗轴在内的 1/4 耳蜗；前庭前动脉供应椭圆囊斑、球囊斑的小部分，水平半规管的壶腹嵴、膜迷路、椭圆囊和球囊的上部；前庭后动脉供养球囊斑、后半规管的壶腹嵴、膜迷路以及椭圆囊、球囊的下部。

耳蜗的主要动脉行走于蜗轴中，并发出一级和二级分支，放射状动脉为耳蜗主要动脉三级或进一步分支，分为二组：一组供应耳蜗的外侧壁结构；另一组则供应内侧壁结构。放射状动脉弓形走行于前庭上面的阶间隔内，发出至前庭阶壁的分支后进入螺旋韧带的前部，然后分支形成下列毛细血管网：位于前庭阶附着处螺旋韧带中的螺旋血管；纹血管毛细血管网；螺旋突血管网以及位于基嵴鼓阶侧螺旋韧带的血管网，后者起集合小静脉的作用，形态学为毛细血管。随螺旋方向弯曲走行的纹血管毛细血管，互相交织，而在末梢则相对较直且彼此平行。通常每一根放射状动脉发出一支与纹动脉平行走行的血管到螺旋突丛，但两者并不交叉。内放射状血管在蜗轴向底部走行，分支到螺旋神经节，然后再进入骨螺旋板的前庭侧，发出支状血管和边缘血管。边缘血管形成两套彼此独立的血管弓，兼有动、静脉的功能。一套构成基底膜的血管网；另一套形成鼓唇的血管网。小动脉进入囊斑的支持组织后分支形成丰富的毛细胞区上皮下毛细血管网。每一壶腹有数支动脉供应并分支到壶腹嵴和穹隆的毛细血管网。

(2) 耳蜗静脉系统耳蜗的主要引流静脉是前和后螺旋静脉。前螺旋静脉引流螺旋板和前庭阶，后螺旋静脉引流螺旋神经节、中阶外侧壁和鼓阶的静脉回流。两者在耳蜗底部会合形成蜗轴联合静脉。随后前庭耳蜗静脉加入共同形成耳蜗下静脉。后者于近耳蜗导水管处入骨管，然后汇入岩下窦。

前庭的静脉回流主要有前前庭静脉和后前庭静脉。前庭静脉收集来自椭圆囊和上、水平半规管壶腹的血流。后前庭静脉收集球囊、后半规管壶腹和耳蜗底部的血流。上述两静脉的汇合处有圆窗膜的静脉加入，共同形成前庭耳蜗静脉。半规管的引流静脉向它们的椭圆囊末端走行，形成前庭导水管静脉，后者与内淋巴管伴行并汇入侧窦。

二、耳的生理

耳具有听觉和平衡功能。

(一) 听觉功能

声音可以通过两种途径传入内耳，一是振动通过鼓膜和听骨链传导，二是通过颅骨传导，前者称空气传导(简称气导)，后者称骨传导(简称骨导)。在正常生理状态下，以空气传导为主。

1. 空气传导

传导过程简示如下。

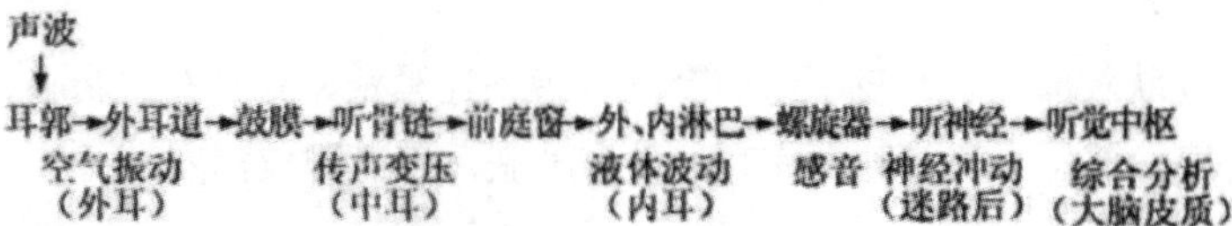

在前庭窗以外的任何部分出现问题，都可能导致听力下降，例如鼓膜穿孔、听骨链侵蚀破坏或固定等，往往需要手术来解决。

2. 骨传导

指声波通过颅骨传导到内耳使内耳淋巴液发生相应的振动而引起基底膜振动，耳蜗毛细胞之后的听觉传导过程与前面的气体传导过程相同。骨传导听觉在耳聋性质鉴别诊断中意义重大，骨导曲线下降表明感音神经性听力下降。

(二) 平衡功能

在日常生活中，人体主要依靠前庭、视觉和本体感觉这 3 个系统的相互协调作用来维持身体的平衡。这些系统的外周感受器感受身体位置、运动及外界的刺激，向中枢传送神经冲动，经中枢神经系统整合后，通过各种反射性运动，维持身体的平衡。就维持平衡功能而言，上述 3 个系统中以前庭系统最为重要。三对半规管主要感受角加速度的变化。椭圆囊和球囊感受的是适宜刺激是直线加速度运动。

第二节 鼻的应用解剖及生理

鼻由外鼻、鼻腔、鼻窦 3 部分构成。外鼻位于面部中央，鼻腔是位于两侧面颅之间的腔隙，鼻窦是两侧面颅骨内的空腔，共 4 对，分别居于鼻腔的上方、后方和两侧。鼻窦开口于鼻腔，两者黏膜互相移行连为一整体。

鼻及鼻窦与颅前窝、颅中窝、口腔和眼眶紧密相邻，仅由一层薄骨板相互隔开，故严重的鼻外伤可伴发其周围结构的损伤，鼻疾病亦可向邻近器官扩散。

一、外鼻

外鼻由骨、软骨构成支架，外覆软组织和皮肤，略似锥体形，由鼻根、鼻尖、鼻梁、鼻翼、前鼻孔、鼻小柱等几个部分组成。鼻翼和面颊相交处为鼻唇沟。

1. 外鼻支架

由骨性支架和软骨支架构成。

骨性支架由鼻骨、额骨鼻突、上颌骨额突和上颌骨腭突组成。鼻骨左右成对，中线相接，上接额骨鼻突，两侧与上颌骨额突相连。鼻骨下缘、上颌骨额突内缘及上颌骨腭突游离缘共同构成梨状孔。

外鼻软骨支架由鼻中隔软骨、侧鼻软骨、大翼软骨等组成，各软骨之间为结缔组织所联系。大翼软骨左、右各一，底面呈马蹄形，各有内、外两脚，外侧脚构成鼻翼的支架，两内侧脚夹鼻中隔软骨的前下构成鼻小柱的主要支架。

2. 皮肤

鼻尖、鼻翼及鼻前庭皮肤较厚，且与皮下组织及软骨膜粘连紧密，并富有皮脂腺、汗腺，为粉刺、痤疮和酒渣鼻的好发部位，当疖肿炎症时，稍有肿胀，疼痛即较剧烈。

3. 动脉

外鼻动脉血供主要由鼻背动脉、筛前动脉的外支、内眦动脉、上唇动脉等供应。

4. 静脉

外鼻的静脉经内眦静脉及面静脉汇入颈内、颈外静脉，内眦静脉与眼上静脉、眼下静脉相通，最后汇入颅内海绵窦。面静脉无瓣膜，血液可以正、逆向流动，当鼻或上唇(称危险三角区)患疖肿处理不当或随意挤压，则有可能引起海绵窦血栓性静脉炎等严重颅内并发症。

5. 淋巴

主要汇入下颌下淋巴结和腮腺淋巴结。

6. 神经

运动神经为面神经。感觉神经为筛前神经、滑车上神经、滑车下神经和眶下神经，分别来自眼神经和上颌神经。

二、鼻腔

鼻腔为一顶窄底宽的狭长腔隙，前起前鼻孔，后止于后鼻孔，与鼻咽部相通。鼻腔被鼻中隔分隔为左、右两侧，每侧鼻腔包括位于最前部的鼻前庭及位于其后占鼻腔绝大部分的固有鼻腔。

(一)鼻前庭

位于鼻腔最前部，由皮肤覆盖，富有皮脂腺和汗腺，并长有鼻毛，前界为前鼻孔，由鼻翼的游离缘、鼻小柱和上唇围绕而成。鼻前庭皮肤与固有鼻腔黏膜交界处称为鼻阈，是鼻前庭最窄处。

(二)固有鼻腔

简称鼻腔，前起自于鼻阈，后止于后鼻孔，有内、外、顶、底4壁。

1. 内壁

即鼻中隔，由鼻中隔软骨、筛骨正中板（又称筛骨垂直板）及犁骨组成鼻中隔。软骨膜及骨膜外覆有黏膜，其前下部黏膜内血管丰富，由鼻腭动脉、筛前动脉与筛后动脉的鼻中隔支、上唇动脉及腭大动脉密切吻合形成毛细血管网称为利特尔区。此处黏膜较薄，血管表浅，黏膜与软骨膜相接紧密，血管破裂后不易收缩，且位置又靠前，易受外界刺激，是鼻出血最易发生的部位。

2. 外壁

鼻腔外壁表面极不规则，有突出于鼻腔的 3 个骨质鼻甲，分别称上、中、下鼻甲。各鼻甲下方的空隙称为鼻道，即上、中、下鼻道。中鼻甲游离缘水平以下的空间称为总鼻道。中鼻甲与鼻中隔之间的腔隙称嗅裂或嗅沟。

(1) 上鼻甲：位于鼻腔外壁的后上部，位置最高、最小，因前下方有中鼻甲遮挡，前鼻镜检查不易窥见。上鼻甲后上方为蝶筛隐窝，蝶窦开口于此。

(2) 上鼻道：内有后组筛窦开口。

(3) 中鼻甲：是筛骨的一个结构，分为水平部（附着部）和垂直部（悬垂于鼻腔）。水平部前翼附着于筛窦顶壁和筛骨水平板的连接处，水平部后翼向外侧行走附着于纸样板，即中鼻甲基板，为前、后筛窦的分界。中鼻甲尾端的鼻腔外侧壁上有蝶腭孔，是蝶腭神经及同名血管出入鼻腔之处，向后通向翼腭窝。

(4) 中鼻道：外壁上有两个隆起，后上方为筛窦的大气房名筛泡，筛泡前下方有一弧形嵴状隆起名钩突，筛泡、钩突之间有一半月形裂隙，称为半月裂孔，其外方有一弧形沟称筛漏斗，额窦多开口于半月裂孔的前上部，其后为前组筛窦开口，最后为上颌窦开口。以中鼻甲为中心的邻近区域结构如钩突、筛泡、筛漏斗、上颌窦自然口等被称为“窦口鼻道复合体"(OMC)，窦口鼻道复合体是慢性鼻窦炎鼻内镜外科技术中的重要概念。

(5) 下鼻甲：为一独立骨片，附着于上颌骨内壁，前端接近于鼻前庭，后端距咽鼓管口约 1 ～ 1.5 cm，为鼻甲中最大者，约与鼻底同长，故下鼻甲肿大时易致鼻塞或影响咽鼓管的通气引流。

(6) 下鼻道：下鼻道前上方有鼻泪管开口，前部外侧近下鼻甲附着处骨壁较薄，是上颌窦穿刺的最佳进针部位。老年人下鼻道外侧壁后部近鼻咽处有表浅扩张的鼻后侧静脉丛，称为吴氏鼻一鼻咽静脉丛。

3. 顶壁

呈狭小的拱形，前部由额骨鼻突及鼻骨构成，中部是分隔颅前窝与鼻腔的筛骨水平板，后部倾斜向下，即蝶窦前壁。筛骨水平板薄而脆，并有多数细孔，呈筛状，嗅神经经此穿过进入颅前窝，外伤或手术时易骨折致脑脊液鼻漏，成为感染入颅的途径。

4. 底壁

即硬腭，与口腔相隔，前 3/4 由上颌骨腭突，后 1/4 由腭骨水平部构成，两侧部于中线相接，形成上颌骨鼻嵴，与犁骨下缘相接，底壁前方近鼻中隔处，各有一切牙管开口，腭大动、静脉及腭前神经由此通过。

（三）血管

1. 筛前动脉和筛后动脉

均来自眼动脉。前者供应鼻腔外侧壁前上部和鼻中隔的前上部，后者则供应鼻腔外侧壁后上部和鼻中隔的后上部。

2. 蝶腭动脉

是鼻腔血供的主要动脉。来自于颌内动脉，经蝶腭孔进入鼻腔后分为鼻后外侧动脉和鼻后中隔动脉，前者供应鼻腔外侧壁后部、下部和鼻腔底，后者供应鼻中隔后部、下部。

3. 眶下动脉和腭大动脉

均来自于颌内动脉，前者经眶底的眶下管出眶下孔后供应鼻腔外侧壁前段；后者出腭大孔后，经硬腭向前进入切牙管供应鼻中隔的前下部。

(四) 淋巴

鼻腔前 1/3 的淋巴管与外鼻淋巴管相接，汇入耳前淋巴结、腮腺淋巴结及颌下淋巴结。鼻腔后 2/3 的淋巴汇入咽后淋巴结及颈深淋巴结上群。

(五) 神经

包括嗅神经、感觉神经和自主神经。嗅神经穿筛孔达嗅球。感觉神经来自于三叉神经的分支 (眼神经和上颌神经)，主要有筛前神经、筛后神经、蝶腭神经、眶下神经等。

三、鼻窦

鼻窦为鼻腔周围颅骨含气空腔，按其所在颅骨命名为额窦、筛窦、上颌窦及蝶窦，左右成对，共 4 对。各鼻窦的发育进度不一致，初生儿只有上颌窦和筛窦，到 3 岁时额窦和蝶窦才开始出现，各鼻窦形状、大小随着年龄、性别和发育状况而有所不同。

临床上按其解剖部位及窦口所在位置，将鼻窦分为前、后两组，前组鼻窦包括上颌窦、前组筛窦和额窦，其窦口均在中鼻道。后组鼻窦包括后组筛窦和蝶窦，前者窦口在上鼻道，后者窦口在蝶筛隐窝。

(一) 上颌窦

在上颌骨体内，为鼻窦中最大者，窦腔容积约 15 ～ 30 ml，15 岁时上颌窦的大小几乎与成人相同。上颌窦形似横置的锥体，锥体之底即鼻腔外侧壁，锥体尖部在上领骨颧突处，有 5 个壁。

1. 顶壁

即眶底，毗邻眶内容物，故眶内与窦内疾病可相互影响。

2. 前壁

即面壁，中央最薄并略凹陷称“尖牙窝”，上颌窦手术多经此进入，尖牙窝上方有眶下孔，为眶下神经及血管通过之处。

3. 后外壁

与翼腭窝相隔，上颌窦肿瘤破坏此壁侵及翼内肌时可致张口困难。

4. 内壁

为鼻腔外侧壁的一部分，后上方有上颌窦窦口通入中鼻道，下鼻甲附着处骨质薄，经此行上颌窦穿刺术。

5. 底壁

为牙槽突，常低于鼻腔底部，与上颌第二前磨牙及第一、二磨牙根部以菲薄骨板相隔，有的磨牙牙根直接埋藏于窦内黏膜下，故牙根感染可引起牙源性上颌窦炎，上领窦炎症或肿瘤的侵犯亦常引起牙痛、牙松动等症状。

(二) 筛窦

位于鼻腔外上方和眼眶内壁之间的筛骨内、蝶窦之前和前颅窝之下。筛窦呈蜂房状结构，成人筛窦约含有 4 ～ 17 个气房，多数含有 7 ～ 11 个气房，发育良好者可达 18 ～ 30 个，气房大小、排列及伸展范围极不规则，两侧常不对称，有筛迷路之称。筛窦以中鼻甲基板为界，位于其前下者为前组筛窦，开口于中鼻道，中鼻甲基板后上者为后组筛窦，开口于上鼻道。筛窦前窄后宽，有 6 个壁。

1. 外侧壁

即眼眶内侧壁，由泪骨和纸样板构成。外侧壁与眼眶内结构毗邻，特别是与视神经和眼内直肌关系密切。当后组筛窦气化良好时，视神经管可突出于筛房内形成隆凸或压迹，筛窦手术中应避免损伤。

2. 内侧壁

鼻腔外侧壁的上部，有上鼻甲和中鼻甲附着。

3. 顶壁

即额骨眶板的内侧部分，参与构成前颅底，其内侧与筛骨水平板相连，外侧与额骨眶板的外侧部分相接。顶壁毗邻前颅窝，是脑脊液鼻漏和颅鼻交界肿瘤的好发部位。

4. 下壁

即中鼻道外侧壁的结构，包括钩突、筛泡和筛漏斗等。

5. 前壁

与上颌骨额突和额窦相接。

6. 后壁

为蝶筛板，与后方的蝶窦毗邻。

(三) 额窦

位于额骨内，出生时尚未形成，一般至 3 岁开始出现，成年后发育完成，但其大小、形状极不一致，有时可一侧或两侧未发育。额窦形似横置的三棱锥体，锥体的基底即两侧额窦的隔板，锥顶朝向外侧。分为 4 个壁。

1. 前 (外) 壁

为额骨外板，较坚厚，内含骨髓。

2. 后 (内) 壁

为额骨内板，较薄，与额叶硬脑膜相邻，有导血管穿过此壁入硬脑膜下腔，故额窦感染可经此引起鼻源性颅内并发症。

第一章耳典咽喉头颈部应用解剖学及生理学

3. 底壁

为眶顶及前组筛窦之顶，其内侧相当于眶顶的内上角，骨质甚薄，急性额窦炎时该处有明显压痛，额窦囊肿破坏此壁可使眼球向外、向下方移位。额窦开口于窦底内侧，经鼻额管通入中鼻道前端。

4. 内壁

为分隔两侧额窦的额窦中隔，此中隔常偏曲向一侧。

（四）蝶窦

位于蝶骨体内，一般3岁才出现，成年发育完成，形状大小不一。由蝶窦中隔分为左、右两侧，两侧常不对称。蝶窦开口于蝶筛隐窝，引流于上鼻道。蝶窦有 6 个壁。

1. 顶壁

与颅中窝相隔，蝶窦发育良好时，其顶壁凹陷形成蝶鞍底部，故可通过蝶窦行垂体肿瘤摘除术。

2. 下壁

即后鼻孔上缘与鼻咽顶，翼管神经孔位于下壁外侧的翼突根部。

3. 外侧壁

与颅中窝、颈内动脉、视神经和海绵窦关系密切。气化良好的蝶窦外侧壁较薄，视神经管和颈内动脉管可能形成压迹或隆凸，视神经管隆凸或压迹位于前上方，颈内动脉管压迹或隆凸位于其后下方。

4. 内壁

为蝶窦中隔，其变异较大。

5. 前壁

与筛骨垂直板及犁骨后缘相接，参与构成鼻腔顶壁的后段，骨质较薄。

6. 后壁

骨质较厚，其后为枕骨斜坡，毗邻脑桥。

（五）血管

上颌窦由鼻后外侧动脉、上颌牙槽后动脉和眶下动脉等供应，静脉回流至蝶腭静脉。筛窦由筛前动脉、筛后动脉、眶上动脉和鼻后外侧动脉等供应，静脉回流入筛前和筛后静脉，也可回流到硬脑膜的静脉和嗅球、额叶的静脉丛。额窦由筛前动脉、鼻后外侧动脉等供应，静脉回流入筛前静脉，也可经板障静脉、硬脑膜静脉入矢状窦。蝶窦由颈外动脉的咽升动脉、上颌动脉咽支和蝶腭动脉的小分支等供应，静脉回流入蝶腭静脉，并有静脉与海绵窦相通。

（六）淋巴

鼻窦淋巴可能汇入咽后淋巴结和颈深淋巴结上群。

（七）感觉神经

主要来自三叉神经的第一支（眼神经）和第二支（上颌神经）的分支。上颌窦由上牙槽后支及眶下神经主司。筛窦由筛前、筛后、眶上等神经以及蝶腭神经的鼻后上外侧支和眼眶支主司。额窦由筛前神经主司。蝶窦由筛后神经和蝶腭神经眼眶支主司。

四、外鼻的生理

外鼻位于颅面的中央，其形状随着人种或种族的不同而有一定的差异。外鼻的形态和轮廓的均衡，及其与面部各器官和结构之间的匀称关系，不但影响容貌，而且对人的情绪和性格产生不同程度的影响。此外，鼻翼的运动有助于面部表情和鼻阻力的调控。

五、鼻腔的生理

鼻腔主要有呼吸、嗅觉功能，另外还有共鸣、反射、吸收和排泄泪液等功能。外界空气经过鼻腔处理后，才适合人体的生理需求，否则会引起呼吸道不适。

1. 呼吸功能

鼻腔为呼吸道的首要门户，在机体与外界环境的接触中起重要作用。正常的鼻呼吸依赖于鼻腔适当的阻力。鼻阻力由鼻瓣区的多个结构形成。鼻瓣区包括鼻中隔软骨的前下端、鼻外侧软骨前端和鼻腔最前端的梨状孔底部。同时鼻阻力的大小与下鼻甲的大小也有很大的关系。鼻内或鼻瓣区产生的鼻阻力约为全部呼吸道阻力的 40% ～ 50%。呼吸时气体经过鼻腔并非呈直线进行。平静吸气时，气流经过梨状孔后，向上到达鼻腔顶部，再呈抛物线转而向下，达到后鼻孔处再呈扇形散开。呼气时，气流经过鼻前庭，一部分经梨状孔呼出，另一小部分折返回鼻腔形成漩涡，再向上与主流汇合。正常的鼻阻力的存在有助于在吸气时形成胸腔负压，使肺泡扩张，增加气体交换面积，静脉回流入右心。在呼气时延缓肺泡内气体的排除，充分进行气体交换。反之，鼻阻力过低或过高，都会影响肺功能变化。正常人鼻腔黏膜血管交替收缩和舒张，导致两侧鼻阻力周期性交替性变化，称鼻周期。经典的鼻周期被描述为两侧鼻阻力此消彼长的互补形式，使鼻腔总阻力保持不变。鼻周期的作用尚不清楚，可能有促进睡眠时翻身，避免局部长期受压而影响血液循环的作用。

2. 嗅觉功能

嗅觉是最原始的功能之一，与哺乳动物和脊椎动物相比，人类的嗅觉敏感性明显下降，但它仍然是一种重要的感受，有识别、报警、增进食欲、影响情绪等作用。嗅觉系统主要由嗅上皮、嗅神经、嗅球、嗅束和嗅皮层组成。嗅觉的产生必须具备 3 个要素：嗅素（或称嗅刺激素），也就是能散发气味的物质；足够的鼻气流，能使嗅素到达鼻腔黏膜的嗅区；正常的嗅黏膜、嗅神经、嗅觉传导通路及嗅中枢。

3. 空气调节作用

(1) 温度调节作用：吸入鼻腔的冷空气通过鼻腔的作用可迅速变暖，到达声门下区时调节至 32 ～ 33℃。这一功能多依赖于鼻腔广大而迂曲的黏膜和丰富的血液供应所维持。

(2) 湿度调节作用：鼻黏膜腺体丰富，在 24 小时呼吸期间分泌约 1000 ml 液体，其中 70% 用于提高吸入空气的湿度。吸入空气通过鼻腔的加湿作用，到达声门下区时可达相对湿度 98%。鼻腔湿度调节作用，可防止呼吸道黏膜干燥，使黏膜的纤毛得以维持正常的功能。

4. 防御功能

空气中含有灰尘、细菌和真菌等。但吸入空气到达鼻腔后部时，几乎无细菌存在，说明鼻腔黏膜对吸入空气的防御作用非常重要。鼻前庭的鼻毛对较大粉尘有阻挡滤过作用。较细微的尘埃和细菌进入鼻腔后，被黏膜表面的黏液毯粘住，再经纤毛运动向后送达鼻咽腔，经口腔吐出或咽下，为鼻腔的第一道防线。鼻黏液中含有“溶菌酶”，具有溶解细菌的作用，加上白细胞的噬菌作用，成为鼻腔的第二道防线。正常鼻分泌物的 pH 值为 5.6 ～ 6.4，而溶菌酶在酸性环境中能保持有效功能，这与鼻腔内细菌的存在与否有一定关系。

5. 发声共鸣功能

鼻腔在发声时起共鸣作用，辅音 n、m、g 需由鼻腔发出，鼻音的程度关系到语音的质量，即声音是否悦耳动听。若鼻腔因疾病而闭塞时，发音则成闭塞性鼻音。若软腭缺损或瘫痪时（如腭裂），发音时鼻咽部不能关闭或闭合不全，则成开放性鼻音。

6. 反射功能

鼻腔内神经分布丰富，当鼻黏膜受到机械性、物理性或化学性刺激时，可引起广泛的呼吸和循环方面的反应，强度从打喷嚏到呼吸、心跳停止。喷嚏是一种保护性的反应。当鼻黏膜受到外界物理性或化学性刺激时，鼻黏膜内的三叉神经可引起喷嚏，随着强气流从鼻腔快速喷出，可将刺激物从鼻腔清除。当鼻阻力增高或鼻黏膜受到刺激时，可引起支气管收缩，进而影响肺的通气量，称为“鼻肺反射”。同时还可以引起心率减慢，甚至心搏骤停，称为“鼻心反射”.。

7. 吸收功能

人的鼻腔黏膜表面积约 150 cm^2，呼吸区黏膜上皮细胞表面有很多微绒毛，可增加吸收的有效面积。鼻黏膜上皮下层有丰富的毛细血管、静脉窦、动—静脉吻合支以及毛细淋巴管交织成网，使吸收的药物可迅速进入血液循环。鼻内投药的利用度比口服高数倍，但连续用药会造成鼻黏膜上皮的可逆性损伤，故不宜长期连续投药。

8. 排泄泪液功能

鼻泪管开口于下鼻道，鼻泪管皱襞起管口开闭作用，并与眼睑的开闭运动一致。眼睑张开时眼轮匝肌挤压泪囊，同时鼻泪管开口在鼻泪管皱襞的作用下张开，泪液经过泪小点、泪小管、泪总管、泪囊和鼻泪管到达下鼻道的顶部。

六、鼻窦的生理

1. 增加呼吸黏膜面积

窦内黏膜为鼻腔黏膜的延续，因此鼻窦的存在增加了鼻黏膜的面积，促进对吸入空气的加温、加湿作用。

2. 共鸣作用

鼻窦是含气的空腔，分布在鼻腔周围，对声音起到共鸣作用。

3. 减轻头颅重量

颅骨内鼻窦的存在，使得头部运动更加灵活，且易于保持身体平衡。

4. 保护重要器官

鼻窦的存在可以缓冲外力，使得颅内及眶内重要器官免受损伤。

第三节 咽的应用解剖及生理

咽是位于颈椎前的，上宽下窄、前后扁平的黏膜肌性管道。上起颅底，下至第 6 颈椎，成人全长约 12 cm，前面与鼻腔、口腔和喉腔相通，为呼吸道和消化道的共同通道。

一、咽的应用解剖

咽是呼吸道和消化道上端的共同通道，上宽下窄略呈漏斗状。上起颅底，下至第 6 颈椎，成人全长 12 cm。前方与鼻腔、口腔和喉相通，后壁邻接椎前筋膜，两侧与颈部大血管和神经毗邻。

(一)咽的分部

咽的分部：以腭帆后缘和会厌上缘平面为界，分为鼻咽、口咽和喉咽三部分。

1、鼻咽部

鼻咽 (nasopharynx) 指腭帆平面以上的部分，向前经鼻后孔通鼻腔。在其侧壁正对下鼻甲后方，有一咽鼓管咽口 (phary−ngeal opening of auditory tube)，通中耳鼓室。在咽鼓管咽口前、上、后方有弧形的隆起称咽鼓管圆枕 (tubal torus)。咽鼓管圆枕的后方与咽后壁之间的纵形深窝，称咽隐窝 (pharyngeal recess)，是鼻咽癌的好发部位。在鼻咽后上壁的黏膜内有丰富的淋巴组织，称咽扁桃体 (pharyngeal tonsil)，幼儿时期较发达。6 ～ 7 岁后开始萎缩，至 10 岁后差不多完全退化。

2、口咽部

腭扁桃体、舌会厌正中襞、会厌谷。咽淋巴环：围绕在鼻腔、口腔和咽腔连通处的周围，存在有咽扁桃体、咽鼓管扁桃体、腭扁桃体和舌扁桃体，共同围成咽淋巴环，具有防御功能。

3、喉咽部

是咽腔最下面的一段，这部分和鼻咽一样是看不到的。它所处的位置恰好在喉的后面，所以叫它喉咽。它的两旁各有一个深窝，形状象梨，叫做梨状窝，咽下去的食物都必须经过这里。梨状商的下方与食管相通。在平时食管入口是紧闭着的，只有当吞咽的时候，它才张开，让咽下去的东西通过这里进入食管。

(二)咽壁的构造

咽壁自内向外，由粘膜、粘膜下层、肌层和外膜构成，咽的粘膜和鼻腔、口腔、喉腔的粘膜都相连续。鼻咽部的上皮为假复层柱状纤毛上皮，口咽部和喉咽部的粘膜均为复层扁平上皮，但无角化层，粘膜内有大量的腺体、淋巴小结和弥散的淋巴组织，尤其在咽扁桃体处更为多见。肌层由环形的咽上、中、下缩肌，自上而下呈叠状排列。它们从前向后包绕，止于后壁的正中缝。咽缩肌收缩可将食团推入食管。纵形肌有茎突咽肌和腭咽肌。茎突咽肌起自颞骨茎突，在咽上缩肌和咽中缩肌之间进入咽壁。腭咽肌在腭咽弓深面，自腭垂直向下，纵行肌在咽缩肌的内面分散，形成咽壁纵行肌层，纵行肌收缩可使咽上提，协助吞咽和封闭喉口。

1. 咽后间隙

位于椎前筋膜和颊咽筋膜之间，上起颅底、下达上纵隔，相当于第 1、2 胸椎平面，咽缝将此间隙分为左右两部分。间隙内有淋巴组织，婴幼儿期有数个淋巴结，儿童期逐渐萎缩，至成人仅有极少淋巴结，引流扁桃体、口腔、鼻腔后部、鼻咽、咽鼓管等部位的淋巴，因此，这些部位的炎症可引起咽后间隙感染，甚至于形成咽后间隙脓肿。

2. 咽旁间隙

位于咽后间隙的两侧，左右各一，底向上、尖向下，形如锥体。锥底向上至颅底，锥尖向下达舌骨。咽旁间隙可再细分为前隙和后隙，前隙较小，内侧与腭扁桃体毗邻，腭扁桃体炎症可扩散到此间隙；后隙较大，有颈动脉鞘和舌咽神经、迷走神经、舌下神经、副神经及交感神经干通过。

(三)咽的淋巴组织

咽部淋巴组织丰富，包括扁桃体、淋巴结和淋巴滤泡。淋巴组织互相通连构成淋巴环：内环由咽扁桃体、咽鼓管扁桃体、腭扁桃体、占扁桃体、咽侧索、咽后壁淋巴滤泡等构成，位于呼吸道和消化道的入口处；外环由咽后淋巴结、下颌角淋巴结、领下淋巴结、颏下淋巴结组成。两环内淋巴组织互相通连，且内环淋巴流向外环，外环淋巴流向颈外侧淋巴结。

鼻咽部淋巴组织：咽扁桃体（腺样体）：位于鼻咽部顶后壁交界处。咽扁桃体粘膜上皮为假复层纤毛柱状上皮，间以复层鳞状上皮，基质与腭扁桃体相同，均为淋巴网状结构。

咽扁桃体的纵槽中有大量粘液腺的开口，其粘液有清洁作用。咽扁桃体与咽壁间无纤维组织包膜，行咽扁桃体切除术时不易彻底切除。

鼻咽部淋巴管主要集中于侧壁的前后方，淋巴先汇入咽后壁下纤维组织内的外侧咽后淋巴结，再汇入颈深上淋巴结。鼻咽部淋巴管也可直接汇入颈深淋巴结或副神经淋巴结链。

口咽部淋巴组织：腭扁桃体为咽部最大的淋巴组织，位于扁桃体窝内，由淋巴滤泡、结缔组织网架和滤泡间的间质组织三部分构成。扁桃体包膜的结缔组织伸入扁桃体组织内，形成小梁，在小梁之间为淋巴滤泡。滤泡分皮层和生发中心两部分，滤泡间组织为发育期的淋巴滤泡。扁桃体可分为内侧面（游离面）、外侧面（深面）、上极和下极。内侧面覆盖复层鳞状上皮，上皮向扁桃体实质内陷入形成6～20个隐窝，为扁桃体隐窝，其中最高、最大者为扁桃体上隐窝。外侧面为结缔组织包膜，与咽上缩肌相邻，附着不紧密，易于剥离。上端有半月襞，位于舌腭弓和咽腭弓相交处。下端为三角襞，位于舌腭弓延伸覆盖扁桃体前下部。

口咽前部淋巴管引流要汇入下颌角淋巴结，口咽后部淋巴管引流至咽后淋巴结。上述淋巴管最后均入颈深淋巴结。

3. 喉咽部淋巴组织：喉咽前部淋巴管与喉上区淋巴管合成淋巴干，汇入二腹肌下淋巴结或颈内静脉淋巴结。喉咽后淋巴管汇入咽后外侧淋巴结再至颈内静脉淋巴结。

（四）咽部血管

1. 动脉

由颈外动脉的分支供应咽部：

①咽升动脉：咽支分布于咽上缩肌、咽中缩肌、茎突咽肌；腭支分布于软腭、扁桃体和咽鼓管。

②甲状腺上动脉：咽支分布于下咽部。

③面动脉：腭升动脉分布于软腭、扁桃体及咽鼓管；扁佻体动脉分布于扁桃休中部及其附近咽壁。

④舌背动脉：舌背动脉分布于占腭弓、扁桃体、软腭和会厌。

⑤上颌动脉：腭降动脉分布于口腔粘膜、软腭和扁桃体；翼管动脉分布至鼻咽上部。

腭扁桃体的血液。

①咽升动脉扁桃体支；

②面动脉扁桃体支；

③面动脉的腭升动脉；

④舌动脉的舌背动脉；

⑤上颌动脉的腭降动脉。

2. 静脉

咽部静脉在咽后壁形成咽静脉丛，向上与翼丛交通，向下与甲状腺下静脉和舌静脉联系或直接与面静脉或颈内静脉交通。

二、咽的生理

（一）呼吸功能

咽腔是上呼吸道的重要组成部分，黏膜含有丰富的腺体，对吸入的空气有调节温度、湿度及清洁的作用。

（二）吞咽功能

吞咽动作是一种由许多肌肉参加的反射性协同运动。吞咽动作一经发动即不能中止。吞咽中枢可能位于延髓的迷走神经核附近、呼吸中枢上方。其传入神经包括来自软腭、咽后壁、会厌和食管等处的脑神经传入纤维。

（三）防御保护功能

主要通过咽反射来完成。一方面，协调的吞咽反射，可封闭鼻咽和喉咽，在吞咽或呕吐时，避免食物吸入气管或反流鼻腔；另一方面，当异物或有害物质接触咽部，会发生恶心呕吐，有利于异物及有害物质的排除。

（四）言语形成功能

咽腔为共鸣腔之一，发音时，咽腔和口腔可改变形状，产生共鸣，使声音清晰、和谐、悦耳，并由软腭、口、舌、唇、齿等协同作用，构成各种言语。其中软腭的活瓣作用尤为重要。

（五）扁桃体的免疫功能

人类的扁桃体、淋巴结、消化道集合淋巴小结和阑尾等均属末梢免疫器官。扁桃体为外周免疫器官，其生发中心含有各种吞噬细胞，同时可以制造具有自然免疫力的细胞和抗体，如 T 细胞、B 细胞、吞噬细胞及免疫球蛋白等，它们对从血液、淋巴或其他组织侵入机体的有害物质具有防御作用。在儿童期，扁桃体具有特殊活跃的免疫功能。3 ～ 5 岁时，因接触外界变应原的机会多，扁桃体显著增大，不应视为病理现象，可能是免疫活动的征象。青春期后，扁桃体组织逐渐缩小。

第四节 喉的应用解剖及生理

喉为单一不成对器官，居于颈前正中，其上方为舌骨及舌根，下方为气管，前方有颈前带状肌及甲状腺，后方有下咽腔及颈椎。成人喉投影高度相当于 C_4 ～ C_6 水平，由一系列软骨、连接软骨的韧带、黏膜及保证软骨活动的肌肉所组成。

一、喉软骨

组成喉的软骨从功能上可主要分为两类：一类是支架软骨，另一类是活动软骨。支架软骨有：环状软骨、甲状软骨及会厌软骨，它们均位于颈前正中，单一不成对。活动软骨是杓状软骨。杓状软骨是成对软骨，在发音及吞咽活动中发挥着重要作用。此外，构成喉软骨支架的还有小角软骨、籽状软骨及楔状软骨，由于这些软骨有的并不恒定存在，且在喉生理活动中并无太大作用，故临床意义不大。

（一）甲状软骨

甲状软骨位于喉正前方，为所有喉软骨中体积最大者。甲状软骨形似一面盾牌，由左、右两块甲状软骨板于颈前正中线相互融合而成，形成一个角在前、开口向后的两面角。这个由左、右甲状软骨板在前正中线上互相融合而形成的前角称为喉结。在成年男性，前角多为 90°，而在女性，这个前角多为 120°～150°，故成年男性的喉结较女性明显。每侧甲状软骨板外面有一条从后上斜向前下方的骨嵴，称为甲状软骨板斜线，为胸骨甲状肌附着处，甲状软骨板上缘的前正中线区软骨向下凹陷呈“V”形，称为甲状软骨切迹，此切迹常作为颈前正中线的解剖标志。甲状软骨板后缘垂直于地面，该后缘分别向上、下延伸，形成甲状软骨上角及甲状软骨下角。两侧的甲状软骨下角与其下方的环状软骨形成环甲关节，而甲状软骨上角借甲舌侧韧带与舌骨大角相连接。甲状软骨板内面从上到下分别有会厌脚、室带及声带附着。成年以后的甲状软骨板会有不同程度的骨化。

（二）环状软骨

环状软骨位于喉最下方，约达 C_6 水平，是所有喉软骨中唯一完整的软骨环。其形似一枚戒指，前部呈环状，称为环状软骨弓，后部呈板状，称为环状软骨板。环状软骨的每侧分别有上、下两个关节面，上方关节面位于环状软骨板上缘，与其上的杓状软骨形成环杓关节，下方关节面位于环状软骨侧方相当于环状软骨弓与环状软骨板交界处，该关节面与甲状软骨下角形成环甲关节。环状软骨环的完整性对于维持喉腔的通畅至关重要，外伤或手术若造成其断裂，则可引起喉狭窄。

（三）会厌软骨

会厌软骨位于喉腔正上方，形似一片“站立的”树叶，其下方的会厌脚借甲状会厌韧带附着于甲状软骨前角上 1/3 与中 1/3 交界处内面。会厌软骨有前、后两个面，前面紧邻舌根，称为舌面，后面面对喉腔，称为喉面。会厌舌面正中黏膜与舌根之间形成舌会厌皱襞，该皱襞两侧为会厌谷。会厌舌面黏膜下组织较为疏松，炎症时易肿胀而阻塞喉腔。

（四）杓状软骨

杓状软骨左、右成对，位于环状软骨板上方，为唯一可活动的软骨。该软骨形似三棱柱状，高度约 1.5 cm 左右，其基底部与下方的环状软骨板形成环杓关节，该关节使杓状软骨具有侧滑及旋转活动能力。杓状软骨基底部有两个突起，一个突起向前，有声带肌附着，称为声带突，另一个突起向后外侧，有其他喉内肌附着，称为肌突。杓状软骨借其侧滑与旋转活动能力而影响着声门的开、闭，故其在嗓音功能活动中具有重要临床意义。

二、喉的关节、韧带

（一）喉的关节

喉的关节有 3 对：环甲关节、环杓关节及杓角关节，其中，杓角关节常不恒定出现，或是在成人已经形成了强直关节，故没有临床意义。

1. 环甲关节

由甲状软骨下角与环状软骨板关节面之间形成，该关节囊外面有 3 条小韧带加固，其活动范围很有限，主要是使甲状软骨向前下移位，从而拉紧声带。

2. 环杓关节

从嗓音生理学意义上来说，环杓关节是所有喉的关节中最重要的一对关节，由呈凹面的杓状软骨关节面与其下方呈凸面的环状软骨关节面所组成。环杓关节囊非常松弛，作用是方便杓状软骨进行侧滑及绕中轴的旋转运动：环杓后肌的收缩使杓状软骨肌突内收，从而使声带突外展而打开声门；反之，环杓侧肌的收缩使声带突内收，从而使声门关闭。

(二) 喉的韧带及膜

喉的软骨借相互间的膜及韧带相互连接，这种膜及韧带又把喉与毗邻器官及组织相连接为一个有机整体，故从功能上来说，喉的韧带及膜又可分为喉内韧带及喉外韧带。

1. 喉内韧带及膜

主要有环甲膜、甲状会厌韧带、颊韧带及喉弹性膜。

(1) 环甲膜：为连接环状软骨上缘与甲状软骨下缘的较为坚韧的一层纤维膜，其中份增厚称环甲中韧带，两侧较薄称为环甲侧韧带。

(2) 甲状会厌韧带：为连接会厌脚末端与甲状软骨前角后面的纤维韧带。

(3) 颊韧带：呈“Y”形的条形纤维韧带，其下端附着于环状软骨板后上缘正中，上端呈分叉状连接于左、右两侧的小角软骨。

(4) 喉弹性膜：为喉腔黏膜下一层增厚的纤维，这层纤维膜局部增厚形成 3 组韧带将杓状软骨分别与会厌及甲状软骨连接起来，这 3 对韧带分别是连接会厌侧缘与杓状软骨外侧缘的杓会厌韧带、室韧带及声韧带。

2. 喉外韧带及膜

其作用是将喉体与上方的舌骨及下方的气管环相连，主要有环气管膜、甲状舌骨膜及舌会厌膜。此外，还有附属的小韧带，舌会厌韧带及咽会厌韧带分别将舌根、咽腔与喉相连接。

三、喉肌

喉肌按功能分为两类：喉内肌及喉外肌。喉内肌的起止均在喉软骨上，直接参与喉的功能活动。喉外肌将喉与颅底、下颌骨、舌骨及胸骨相连，间接参与喉的功能活动。

(一) 喉内肌

根据喉内肌的不同功能活动特点将其分为四组，分别是：声门开放肌、声门关闭肌、声带紧张肌及会厌活动肌。

1. 声门开放肌——环杓后肌

环杓后肌左右成对，起于环状软骨板背面，止于杓状软骨肌突后内侧。该肌收缩时使肌突向内旋，从而带动声带突向外转，导致声门开放。环杓后肌是喉内肌中惟一一对使声门开放的肌肉，由喉返神经支配。

2. 声门关闭肌——环杓侧肌及杓 (间) 肌

环杓侧肌左右成对，起于环状软骨弓上缘的后外侧，肌肉斜向后上行走，止于杓状软骨肌突前面，该肌收缩时使杓状软骨声带突内旋，导致声门关闭，其作用与环杓后肌相反。杓 (间) 肌为不成对肌，由深面的横肌束及浅面的斜肌束构成，起、止于双侧杓状软骨背面，该肌收缩时使双侧杓状软骨向内滑行，从而关闭声门。环杓侧肌及杓 (间) 肌由喉返神经支配。

3. 声带紧张肌——环甲肌及甲杓肌

(1) 环甲肌：形似宽三角状，左右成对，起于环状软骨弓前面，其肌纤维呈扇形向后上行走，止于甲状软骨板下缘及甲状软骨下角前缘，该肌收缩时使甲状软骨板向前下转动，从而拉紧声带。

(2) 甲杓肌：左右成对，其肌纤维的构成在喉内肌中最为复杂，一般可分为甲杓上肌、甲杓中肌及甲杓下肌几个部分。甲杓下肌是真正意义上的声带肌，起于甲状软骨前角后面下1/3，肌纤维向后行走，止于杓状软骨声带突，收缩时使声带张力增加。甲杓中肌起点同甲杓下肌，其肌纤维向后行走，分别止于杓状软骨外侧、杓会厌皱襞及会厌侧缘，收缩时使声门关闭，使会厌向喉腔方向关闭。甲杓上肌起于甲状软骨前角后面上1/3，肌纤维向后止于杓状软骨肌突外侧，收缩时使声带内收。

环甲肌是惟一不受喉返神经支配的喉内肌，由喉上神经外支支配，甲杓肌由喉返神经支配。

4. 会厌活动肌——甲状会厌肌及杓会厌肌

甲状会厌肌起于甲状软骨前角后面，止于会厌两侧缘，收缩时会厌向前上转动，杓会厌肌实为甲杓中肌的一束，收缩时会厌向后下转动。甲状会厌肌及杓会厌肌均为喉返神经支配。

(二) 喉外肌

喉外肌将喉与颅底、舌骨、胸骨等连接起来，不直接参与喉的功能活动，按其功能将其分为升喉肌组及降喉肌组。

1. 升喉肌组

主要有茎突舌骨肌、二腹肌、下颌舌骨肌、颏舌骨肌及甲状舌骨肌。其作用主要是在吞咽时使喉上提从而有利于会厌下降而关闭喉腔。

2. 降喉肌组

主要有胸骨舌骨肌、胸骨甲状肌及肩岬舌骨肌等，其作用主要是使喉体下降。

四、喉腔

喉的各种软骨、韧带、肌肉及被覆的黏膜上皮围成了喉腔，从上到下按解剖及病理特点分为3个区，分别是：声门上区、声门区及声门下区。

(一) 声门上区

声门上区为位于声门之上的区域，由两个部分组成，分别是上方的喉前庭及下方的室带、喉室。喉前庭形似漏斗口状，前部由会厌喉面构成，两侧为杓会厌皱襞，后部为杓间区。室带前端起于甲状软骨前角中部的后面，向后止于杓状软骨，表面覆盖黏膜，深层为增厚韧带及肌肉。喉室为介于上方室带及下方声带之间的凹陷腔。在喉镜下，喉室为介于室带与声带之间的缝隙状小腔。

(二) 声门区

声门区为左、右两条声带之间的区域，这个区域呈一个尖端向前的等腰三角形裂隙，其长度在男性约25～30 mm，在女性约20～23 mm。两条声带位于室带下方，但其游离缘较室带更靠中线。声带上面呈水平状，构成喉室的底，下面则斜向外、下方，与声门下区相连。左、右两条声带在前端呈锐角相接，形成声带前联合，在声带后方，则由双侧杓状软骨声带突及杓(间)肌构成声带后联合。在喉镜下，声带呈珠白色，透过黏膜可见少许纵行纤细的血管。

(三) 声门下区

声带以下、环状软骨下缘以上区域称为声门下区，形状呈一口在下、底朝上的倒漏斗形，其下界接第一气管环。

五、喉的血管

喉的每一侧均有 3 支供血动脉，分别是：喉上动脉、喉下动脉 (环甲动脉) 及喉后动脉。喉上动脉起源于甲状腺上动脉，于甲状软骨上角稍前方深入甲状舌骨膜降行于梨状窝黏膜下，供应声门上区喉组织，其终末支与同侧喉后动脉吻合。喉下动脉 (环甲动脉) 同样起源于甲状腺上动脉，发出后沿同侧甲状软骨板外面斜线下行，于环甲膜前面穿入并与同名对侧血管吻合，形成环甲动脉弓，供应声门下区前部。喉后动脉起源于甲状腺下动脉，管径较小，发出后沿气管两侧上行，并与同侧喉返神经伴行，穿入咽下缩肌后走行于环杓后肌表面，与同侧喉上动脉吻合，供应喉腔后部区域。喉的静脉与同名动脉伴行，喉上及喉下静脉汇入甲状腺上静脉，喉后静脉汇入甲状腺下静脉，部分小静脉直接汇入咽静脉，最终汇入颈内静脉。

六、喉的淋巴

喉的淋巴在喉内形成淋巴网，分为两个区域：声门上区淋巴及声门下区淋巴。声门上区淋巴网特别丰富，而声门下区淋巴网则相对较细、少，声带游离缘淋巴网最不丰富。

七、喉的神经

喉的神经分布十分丰富，其神经支配靠两支神经：喉上神经及喉返神经，这两支神经均是迷走神经的分支。

(一) 喉上神经

喉上神经是以感觉为主的混合神经，起自颈静脉下方的迷走神经干，斜向前、向下走行，于舌骨大角水平分为内、外两支。外支沿咽下缩肌表面垂直下降，于甲状软骨板后缘弯曲向前达环甲肌并支配该肌，部分纤维穿入环甲膜，分布于声门下区黏膜；内支穿入甲舌膜后，又多分为 3 小支，司同侧喉腔黏膜感觉。

(二) 喉返神经

喉返神经为以运动为主的混合神经，其左、右行程不同。左侧喉返神经起源于胸腔的迷走神经干，向后绕到主动脉弓后方后上行于气管食管沟内，再沿左侧甲状腺背面继续上行达喉。右侧喉返神经于颈根部由迷走神经发出，然后绕过右锁骨下动脉，沿右气管食管沟上行达喉。双侧喉返神经在咽下缩肌下缘水平穿入喉腔。大部分喉返神经于环甲关节稍下方分为前、后两支，前支发出分支支配除环甲肌以外的所有喉内肌，后支上行与同侧喉上神经内支的一个终末支吻合形成盖氏神经吻合支。

八、喉的生理

喉既是发声器官，又是呼吸道的门户。其主要生理功能是：发音功能、呼吸功能、吞咽功能、屏气功能及咳嗽功能。

1. 发音功能

有关喉发音机制的学说有多种，到目前为止，任何一种单一学说均难以全面解释嗓音的发生、发展及变化规律。下面简介传统的肌弹力学说，以帮助大家概要地理解喉的发音功能：一般认为，肺呼气时气流的振动产生声音，而这个振动就是由声带产生的。声带 Reinke 间隙的存在为声带表面黏膜的振动创造了有利条件，发音时双侧声带全段同步内收在中线靠拢关闭，当声门下腔的压力高于声门关闭压时，气流冲声门而出振动声带，而当高速气流通过声门时，由于 Bernoulli 效应吸引双侧声带相互在中线靠拢关闭声门，声门下腔的压力又升高，当此压力高于声门关闭压力时，声门又被气流冲开放，如此周而复始，每秒钟内通过声门的气流振动的频率决定了音调的高低。当然，正常嗓音最后的形成，还有赖于咽腔、口腔、鼻腔及口唇的结构与功能正常。

2. 呼吸功能

呼吸活动的正常进行有赖于喉腔的正常开放及管腔结构的完整，尤其是环状软骨的正常完整。中枢神经系统对喉内肌的控制作用又可在呼气及吸气期调整声门裂的宽窄，有利于空气的进出。

3. 吞咽功能

喉在吞咽活动中扮演着重要角色。当吞咽、呕吐及食物反流时，喉腔需及时关闭以防止误吸。喉腔的关闭主要从以下几个方面来实现：升喉肌的作用使喉体上升以利于会厌关闭喉入口，喉内收肌组的作用使室带及声带内收关闭喉腔。

4. 屏气功能

当需要胸、腹腔一定压力而有助于进行如举重、跳高、咳嗽及排便等活动时，声带内收使声门关闭，呼吸暂停，胸、腹腔内保持一定压力，从而有利于上述活动的完成。

5. 喉的循环反射系统

主动脉的压力感受器的传入纤维，经过喉的深部组织、交通支、喉返神经感觉支，传至中枢神经，形成反射弧。喉内这些神经如果受到刺激则会减慢心率或出现心律不齐，喉内表面麻醉，不会消除这种反射，因为神经位置深，当施行气管插管和喉、气管支气管镜检查喉部扩张时，则会引起这一反射，此反射可用阿托品抑制。

第五节 气管、支气管及食管的应用解剖及生理

一、气管及支气管的应用解剖及生理

(一) 气管支气管的应用解剖

气管是人体进行呼吸的通道，气管与支气管连接于喉与肺之间，属于下呼吸道。气管自分叉处分为左、右主支气管，具有呼吸调节、清洁、防御性咳嗽反射与免疫等生理机能。

气管 (trachea) 是由一串马蹄形透明软骨环与膜性组织连接而构成的管腔。透明软骨位于外层和粘膜下层之间，为马蹄形的不完整环，占气管前 2/3；后壁为无软骨的坚实膜壁，由纤维结缔组织和平滑肌构成。气管上起于环状软骨下缘，相当于第 6 颈椎平面，下达气管隆嵴处，相当于第 5 胸椎上缘水平。成人气管长度约为 10 ～ 12 cm，气管腔的左右径稍大于前后径，左右径约为 2 ～ 2.5 cm，前后径约为 1.5 ～ 2 cm。气管长度及内径依年龄、性别而逐渐变长增粗，呼吸时，内径也有变化。

气管约有 16 ～ 20 个马蹄形软骨环，包括颈段气管与胸段气管两部分，上段居于颈前正中，

自环状软骨下缘至胸骨上窝，约有 7 ～ 8 个气管环称为颈部气管，因位置较浅，可在颈前触及；从胸骨上窝至气管隆嵴，约有 9 ～ 12 个气管环称为胸部气管，进入胸腔后，气管的位置较深。第 1、2 气管软骨环常连成一体，呈分支状，其他气管环可能也有连着现象。颈部气管前面被覆有皮肤、筋膜、胸骨舌骨肌、胸骨甲状肌等；在第 2 ～ 4 气管环的前面，有甲状腺峡跨越。颈部气管的长度及其位置深浅与头位有关，当头前倾时，颈部气管环部分进入胸腔，位置较深；头后仰时，颈部有较多气管环，位置变浅，易于暴露。临床上行气管切开时，取垫肩后仰头位，易暴露颈部气管，有利于手术。

气管壁自内向外有粘膜层、粘膜下层、纤维软骨层，其外层即为纤维和肌肉层。粘膜层为假复层柱状上皮，含有很多杯状细胞；粘膜下层为疏松的脂肪结缔组织，含有分泌浆液与粘液的两种不同腺体，散布在整条气管内；外层内含有血管、淋巴管与神经。

气管的血供来自甲状腺下动脉与甲状腺下静脉，其分支分布于颈部气管前面，在胸骨上窝水平，气管前面尚与无名动脉及左无名静脉邻近；临床上气管切开术时若位置过低，套管弯度不合适，伤口感染累及上述血管时，可并发严重的大出血而危及生命。 气管的末段最后一个气管环呈三角形突起，位于左右两侧主支气管交角处，组成气管杈 (bifurcation of trachea)。其内形成一边缘光滑锐利的矢状嵴突，称为气管隆嵴 (carina of trachea)，是左右主支气管的分界，也是支气管镜检查时定位的一个重要解剖标志。

气管肌肉与粘膜的感觉神经由喉返神经支配，交感神经主要是由中部颈神经节支配，并与喉返神经相联系。淋巴引流至气管旁与气管前淋巴结。

支气管 (bronchus) 结构与气管相似，由软骨环、结缔组织与平滑肌组成，支气管进入肺门后，如树枝状反复分支，形成支气管树，此时分支愈分愈细，软骨环数目逐渐减少，软骨环也不完整。成人气管在第 5 胸椎上缘平面分为左右两主支气管，分别进入两侧肺门后，继续分支如树枝状，按自上而下分支顺序为：主支气管 (principle bronchus)，入左右二肺；肺叶支气管 (lobar bronchus)，右侧分 3 支，左侧分 2 支，分别进入各肺叶；肺段支气管 (segmental bronchus)，入各肺段；细支气管，直径 1 mm 以下，入肺小叶；终末细支气管；呼吸性细支气管，入肺细叶；呼吸性细支气管又依次分为三级，第三级呼吸性细支气管通入肺泡管及肺泡。

右侧主支气管较粗短，长约 2.5 ～ 3.0 cm，直径 1.4 cm ～ 2.3 cm，与气管纵轴延长线约成 20° ～ 30° 角，呼吸道异物易落进右主支气管。右主支气管约在第五胸椎下缘平面进入肺门，分为上叶、中叶与下叶 3 个肺叶支气管。上叶支气管与右主气管成约 90° 角，开口处大都低于隆嵴 0.5 ～ 1.0 cm，距上叶支气管开口 1.0 ～ 1.25 cm 处可分为尖、后、前三段支气管，分别进入各肺段。中叶支气管距上叶开口 1.0 ～ 1.5 cm，开口于前壁，后又分出内侧、外侧段支气管。下叶支气管为右主支气管的延续部分，开口于中叶支气管后下方，分成 5 个段支气管，分别是上、内侧底、前底、外侧底、后底段支。 左侧主支气管较右侧长而细，位置较水平，与气管纵轴延长线约成 40° ～ 55° 角，长度约为 5 cm，直径 1.0 ～ 1.5 cm，在主动脉弓下方及食管、胸淋巴管与下行主动脉的前面，约在第 6 胸椎水平进入肺门，分为上叶与下叶两支气管。从隆嵴向下约 5 cm 处，于左支气管前外侧，有左肺上叶支气管分出进入肺段后，又分出尖后、尖下、前、上舌、下舌段支气管。左肺下叶支气管在肺上叶支气管的后方继续向下，分为上、内侧底、前底、外侧底、后底段支气管 (图 2-2)。

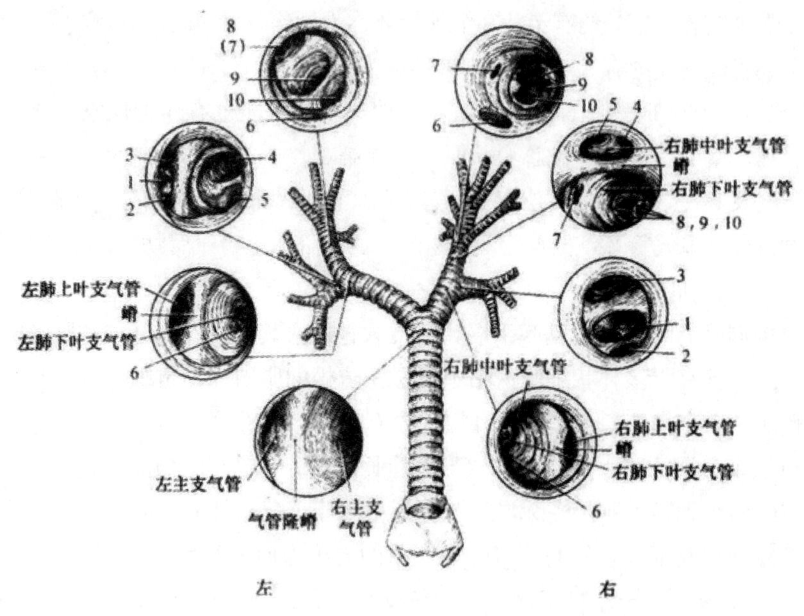

图 2-2 Ⅲ级支气管的开口

气管内壁覆有粘膜，为假复层柱状纤毛上皮，含有杯状细胞，粘膜下层内有腺体，能分泌浆液、粘液性液体。

支气管、细支气管与肺的血供来自支气管动脉与肺动脉、支气管静脉与肺静脉。

气管与支气管的淋巴结有左右气管旁淋巴结、左右支气管淋巴结、气管支气管下淋巴结、上叶支气管下第二级淋巴结、中叶支气管下第三级淋巴结与下叶支气管下第四级淋巴结等。

气管、支气管的神经由交感神经与副交感神经所支配。交感神经纤维来自星状神经节，兴奋时使平滑肌舒张，气管、支气管扩张。副交感神经纤维来自迷走神经，兴奋时使气管、支气管收缩。

(二) 气管及支气管的生理功能

1. 清洁功能

呼吸道的清洁作用，主要依靠气管、支气管内纤毛和勃液的协同作用。气管及支气管的勃膜为假复层纤毛往状上皮，其表面有勃液层。随空气被吸入的尘埃、细菌及其他微粒沉积在黏液层上，通过纤毛节律性拍击式摆动，黏液层由下而上的波浪式运动，推向喉部而被咳出。感染或吸入有害气体影响私液分泌或损害纤毛运动时，均可影响呼吸道的清洁功能。

2. 免疫功能

呼吸道含有各种参与体液免疫相关的球蛋白，包括 IgA 、 IgG 、 IgM 、 IgE，其中 IgA 最多，主要是分泌性 lgA 。呼吸道细胞免疫主要是产生各种淋巴因子，如巨噬细胞移动抑制因子、巨噬细胞活化因子、淋巴毒素、转移因子、趋化因子等。另外，溶菌酶可溶解杀死细菌；补体被抗原抗体复合物激活后，有溶菌、杀菌、灭活病毒作用。

3. 防御性呼吸反射

气管、支气管勃膜下富含感觉传入神经末梢，主要来自迷走神经，机械性或化学性刺激沿此神经传入延髓，再经传出神经支配声门及呼吸肌，引起咳嗽反射。咳嗽时先做深吸气，继而关闭声门，并发生强烈的呼气动作，同时肋间肌、腹肌收缩，隔肌上升，胸腔缩小，肺内压、肺腔内压升高，继之声门突然开放，呼吸道内气体迅速咳出。同时将呼吸道内异物和分泌物排出，维持呼吸道通畅。此外，当突然吸入冷空气及刺激性化学气体时，可反射性引起呼吸暂停，声门关闭和支气管平滑肌收缩的屏气反射，使有害气体不易进入，保持下呼吸道不受伤害。

二、食管的应用解剖生理

(一)食管的应用解剖

食管是由粘膜衬里的肌性管道，上与喉咽下端相连，起于环咽肌下缘，下通胃的贲门处。成人食管入口位于第 6 颈椎平面，贲门位于第 11 胸椎平面。食管平均长度约 25 cm，自上切牙至贲门约为 40 cm。在发育时期，其长度随年龄增加而增长；食管之横径约为 2 cm，吞咽时可做不同程度的扩张。平时其前、后壁几乎相贴，在食管镜下呈海星状动物外观。

在食管入口处由咽下缩肌最下部分横行纤维构成环咽肌、附在环状软骨板两侧，有较强的收缩力，因此在后壁形成唇状隆起。在环咽肌上、下方各形成一三角形间隙。居上者称环咽肌上三角，在喉咽部。居下者称环咽肌下三角，在食管入口下方，也是食管入口处后壁最柔弱或易受损伤的部位。在环咽肌上三角两侧为咽下缩肌的斜行纤维，下界为环咽肌上缘，因其前方为环状软骨、后方为颈椎体当食管镜插入经过此处时可遇到困难，必须细心操作，避免损伤。两侧下界为过度入食管肌层的环咽肌斜行纤维，上界为环咽肌下缘。

食管有 4 个生理狭窄部位：第 1 狭窄是食管入口部，前有环状软骨弓，后有环咽肌强有力的收缩，是各狭窄中最狭窄处，亦是食管异物最易停留的部位；通常关闭为一额位隙缝，在吞咽时才开放。第 2 狭窄相当于第 4 胸椎高度，是主动脉弓横过食管前方之处。第 3 狭窄相当于第 5 胸椎高度，是左主支气管横过食管前壁之处。因第 2、3 狭窄距离甚近，且第 3 狭窄处常不明显，故临床上亦常将二者合称为第 2 狭窄。第 4 狭窄(临床称为第 3 狭窄)相当于第 10 胸椎高度，是食管穿过膈的食管裂孔，为膈角压迫处。以上这些狭窄部位是异物容易嵌留之处。食管损伤和癌肿也较多发生于这些狭窄部位。 由于脊椎和膈的影响，食管径路不完全居于正中线上。食管上端位于脊柱与气管之间，居正中位；下行到胸上段食管稍偏左后，继向右下行至第 4 胸椎处，移行至中线；下行至第 7 胸椎处又再向左前方偏斜，于第 10 胸椎处穿过膈孔入胃。 成人食管壁的厚度约 3 ～ 4 mm，由粘膜层、粘膜下层、肌层与纤维层构成。粘膜属复层鳞状上皮，粘膜下层含有腺体；肌层由内环行、外环行 2 种肌 纤维组成。食管上 1/3 段肌层为横纹肌，下 1/3 段为平滑肌，中 1/3 段则含上述 2 种肌纤维。肌层外为薄层结缔组织形成食管外膜，但不存在浆膜层，故较肠壁容易穿破，且手术缝合亦较困难。食管之血供十分丰富。甲状腺下动脉、胸主动脉及腹主动脉等均有分支分布于食管壁。食管上段之静脉经甲状腺下静脉汇入上腔静脉；中段回流至奇静脉；下段处之静脉则注入门静脉系统。当肝硬化门静脉血流受阻，门静脉高压时，食管下段静脉则充盈怒张。

食管的交感神经、副交感神经纤维主要来自上、上颈交感神经节和迷走神经。

(二)食管的生理

食管是输送食团从下咽部到胃的通道。当食团到达下咽部时，环咽肌反射性一过性的弛缓，致口腔、下咽部内压升高，有助食团通过食管入口而下行。食团进入食管刺激食管壁，引起食管蠕动，不断将食团向下推进。食管蠕动是食管肌肉按顺序收缩的过程，为一反射活动。当食团通过食管时，刺激了各部位的感受器，产生传入冲动，通过延髓再向食管发出传出冲动所引起。

食管与胃之间无括约肌，在贲门以上的食管有一段长约 4 ～ 6 cm 的高压区。其内压力一般比胃高出 0.16 ～ 1.33 kPa(5 ～ 10 mmHg)，是正常情况下阻止胃内容物逆流入食管的屏障，起到类似生理括约肌的作用。

第六节 颈部的应用解剖

颈部位于头与胸部之间，其解剖较为复杂。有很多重要的血管、神经、淋巴管经过颈部，颈前部的气管和食管也是非常重要的解剖结构。

一、颈部重要的体表标志

1. 甲状软骨切迹

是颈中线重要的体表标志。

2. 环状软骨弓

位于甲状软骨切迹下方 2 ～ 3 cm 处，是喉与气管的分界标志。临床医生应能快速辨认此解剖结构，在急性喉梗阻时作为确认环甲膜位置、行环甲膜切开的重要标志。

3. 胸锁乳突肌

是颈部分区的重要体表标志。其深面有颈鞘。

二、颈部分区

颈部以斜方肌前缘为界分为固有颈部和项部，固有颈部以胸锁乳突肌为界，分为颈前区及颈外侧区；颈前区以舌骨为界分为舌骨上区、舌骨下区；舌骨上区进一步以二腹肌为界分为颏下三角区、下颌下三角区；舌骨下区以肩胛舌骨肌为界分为颈动脉三角区及肌三角区。颈外侧区被肩胛舌骨肌分为枕三角区和锁骨上三角区。

三、颈部的筋膜

分为深浅两层，浅层即皮下结缔组织。深筋膜又称颈固有筋膜，位于颈浅筋膜及颈阔肌深面，又分为浅、中、深 3 层。

颈深筋膜浅层围绕整个颈部，又称封套层。其包绕肌肉、腮腺和颌下腺并形成间隙，在下颌下腺和腮腺区分两层，分别包绕此两腺，称为下颌下腺囊和腮腺囊；在前正中线与对侧融合构成颈白线的一部分。

颈深筋膜中层又称内脏筋膜，包绕咽喉、气管、食管和甲状腺等。两侧形成颈动脉鞘，后上部形成颊咽筋膜。

颈深筋膜深层即椎前筋膜，向上附着于颅底，向下与前纵韧带相融合。覆盖前、中斜角肌和肩胛提肌等。

四、颈部的血管

(一) 颈部的动脉

1. 颈总动脉

左颈总动脉起自主动脉弓，右侧起自头臂干。平舌骨大角处分为颈外动脉和颈内动脉。颈总动脉的外侧有颈内静脉，两者之间后方有迷走神经，构成颈动脉鞘的主要内容。颈总动脉末端膨大，称颈动脉窦，有压力感受器，在颈总动脉分叉部后方有颈动脉小体，为化学感受器。

2. 颈外动脉

初居颈内动脉的前内侧，后绕至其前外侧上行，自下而上依次分出甲状腺上动脉、舌动脉、咽升动脉、面动脉、枕动脉、耳后动脉、颞浅动脉和上颌动脉 8 个分支，是颈部血供的主要来源。临床上，对于顽固性鼻腔出血，常规方法不能奏效时，可行颈外动脉结扎。

3. 颈内动脉

起始于颈总动脉分叉处，在颈部没有分支，垂直上升至颅底，为脑部主要供血动脉之一。颈内动脉的误伤或结扎，可导致偏瘫、昏迷或死亡。

4. 锁骨下动脉

左侧起自主动脉弓，右侧起自头臂干。其主要分支有：椎动脉和甲状颈干。甲状颈干有 3 个分支，即甲状腺下动脉、肩胛上动脉和颈横动脉。

(二) 颈部的静脉

1. 颈部浅静脉

(1) 颈前静脉：由颏及下颌等处的静脉汇合而成。沿颈前正中线两侧下行，汇入颈外静脉，静脉无瓣膜。

(2) 颈外静脉：位于胸锁乳突肌表面，由下颌后静脉和耳后静脉在下领角附近汇合而成，在斜角肌前方汇入锁骨下静脉。

2. 颈内静脉

位于颈动脉鞘内，与颈总动脉和迷走神经伴行，为颅内乙状窦的延续，自颅底向下走行到胸廓上口，其末端与锁骨下静脉汇合成头臂静脉，是头颈部静脉回流的主要径路。

五、颈部的神经

1. 颈丛

由第 1 ～ 4 颈神经的前支构成，位于胸锁乳突肌深面及中斜角肌与肩胛舌骨肌的浅层之间。颈丛的浅支即颈丛的皮神经，深支分为前后两组，其中膈神经为前支中最重要的一支，主要由第 4 颈神经的前支发出，位于椎前筋膜的深面，从前斜角肌表面垂直下降至胸腔。

2. 臂丛

主要由第 5 ～ 7 颈神经和第 1 胸神经的前支构成。在前中斜角肌之间穿出，在椎前筋膜深面走行。

3. 舌咽神经

自颈静脉孔随迷走神经、副神经一起出颅，在颈静脉孔下方位于迷走神经及副神经前外侧，而后在颈内、外动脉之间下行达茎突咽肌。

4. 迷走神经

位于颈鞘内，颈总动脉和颈内静脉之间的后方。在颈部的主要分支有喉上神经和喉返神经。喉上神经内支与喉上动脉伴行，穿甲状舌骨膜入咽，分布于声门以上喉黏膜司感觉；外支支配环甲肌。喉返神经两侧走行不同，左侧绕主动脉弓上行，右侧绕锁骨下动脉上行，双侧在颈部均走行于气管食管沟内，终支经环甲关节后方入喉，支配除环甲肌以外的喉内肌。

5. 副神经

运动神经支配胸锁乳突肌和斜方肌。出颈静脉孔后在颈内动、静脉之间，向后下行经二腹肌和茎突舌骨肌的深面，穿入胸锁乳突肌上部深面，在其后缘上、中 1/3 处进入颈外侧三角，于斜方肌下、中 1/3 处进入斜方肌深面。副神经周围有较多淋巴结构成颈深部淋巴结的副神经淋巴结链。

6. 舌下神经

为运动神经，支配舌的运动。其降支舌下神经袢又名颈袢，沿颈总动脉下行，支配带状肌。

7. 舌神经

为感觉神经，由三叉神经下颌支发出，分布于舌前 2/3 及口底黏膜。

8. 颈交感干

有 3 个神经节，即颈上神经节、颈中神经节和颈下神经节。颈上神经节位于颈动脉鞘后，相当于第 2 ～ 3 颈椎平面，发出分支支配颈内、颈外、颈总动脉；颈中神经节相当于第 6 颈椎的高度；颈下神经节位于第 7 颈椎横突与第 1 肋骨之间的平面，在椎动脉后方。

六、颈部的淋巴

颈部淋巴系统非常丰富，分布广泛。临床上常将颈部淋巴结进行分区。1991 年美国耳鼻咽喉头颈外科基金协会提出了较为实用的颈淋巴结分区方法，目前被临床上广泛采用。

第一区 (Level Ⅰ) 为颏下区及颁下区淋巴结。

第二区 (Level Ⅱ) 为颈内静脉淋巴结上组，相当于颅底至舌骨水平，前界为胸骨舌骨肌外侧缘，后界为胸锁乳突肌后缘。

第三区 (Level Ⅲ) 为颈内静脉淋巴结中组，从舌骨水平至肩胛舌骨肌下腹与颈内静脉交叉舞，前后界与第二区相同。

第四区 (Level Ⅳ) 为颈内静脉淋巴结下组，从肩胛舌骨肌下腹到锁骨上，前后界与第二区相同。

第五区 (Level Ⅴ) 为颈后三角区，后界为斜方肌前缘，前界为胸锁乳突肌后缘，下界为锁骨。包括锁骨上淋巴结、副神经淋巴结和颈横动脉淋巴结。

第六区 (Level Ⅵ) 为内脏周围区，包括环甲膜淋巴结、气管周围淋巴结、甲状腺周围淋巴结、咽后淋巴结，两侧界为颈总动脉，上界为颅底，下界为胸骨上窝。

第三章 耳鼻咽喉头颈外科设置及设备

第一节 门诊设置及设备

耳鼻咽喉头颈外科主要分为门诊和病房两大部分，门诊担负着接诊患者，处理不住院患者的检查、诊断和治疗工作。门诊主要有诊室、处置室、注射室、手术室、听功能和前庭功能检查室、候诊室等。

一、门诊设置

诊室是医师接诊患者给予检查和完成门诊各项医疗文件，收集整理资料，进而做出诊断和进一步治疗的办公地点，一般分为专家诊室、急诊诊室和普通诊室，还可设鼻科诊室、咽科诊室等专科诊室。诊室内主要有综合治疗台、资料文件桌、医师和患者的桌椅，条件简单的则可单设光源、耳鼻咽喉头颈外科专科的检查设备，有丁卡因麻醉喷雾器、麻黄碱喷雾器、氯霉素粉喷粉器、酒精灯、间接喉镜、间接鼻咽镜、鼻镜、枪状镊、膝状镊、耵聍钩、耳检查用的卷棉子、耳镜等。

处置室是医护人员完成鼓膜穿刺、上颌窦穿刺、取耳耵聍、雾化吸入、耳鸣理疗等处置的地点，应配备相应的无菌消毒物品、敷料等，并应配备负压吸引器、雾化吸入器、耳鸣治疗仪等设备。

注射室是完成门诊患者听力检查前用药、手术前用药、门诊治疗用药的工作地点。

手术室门诊手术室可以完成扁桃体摘除术、耳前瘘管摘除术、头颈部肿瘤取病理、直接喉镜检查取病理等局麻手术处置，可以缓解病房手术患者集中的压力，又能方便患者，同时还可完成住院患者手术后的鼻内镜复查、喉癌患者的术后换药等处置，特别是对于耳鼻咽喉头颈外科急诊外伤患者的清创缝合，能更快、更及时地决定进一步治疗方案。

候诊室是门诊患者等候诊查和休息的场所。

还应有主任和护士长办公室、医务人员休息室和仓库等。

二、听力和前庭功能检查室

由于耳鼻咽喉头颈外科涉及人体的系统和器官较多，所以听功能检查和前庭功能检查成为门诊的一个重要组成部分，主要包括以下几部分。

纯音听力检查室：要求接受纯音测听检查的患者应在屏蔽室内，检查室的房间应大于 5 m 长的距离，应能完成耳语检查和纯音测听检查、声导抗检查、耳声发射检查等。纯音测听室应有纯音听力计、导抗检测仪等设备，上述检查都应在屏蔽室内进行。

多频稳态脑干诱发电位检查室：听力检查的客观诊断主要是脑干诱发电位检查仪和耳声发射仪，这要求检查室内要有屏蔽室，使患者在检查时避免外界噪声、电磁波等的干扰，以求得到更加精细、准确的检查结果。

助听器验配室：耳聋患者的诸多治疗中助听器是一种无损伤、较经济的改善患者听力、完成语言培训的治疗手段，助听器的验配是一项严肃、认真、需要十分耐心的工作，助听器验配室应配备完善的助听器检配设备和各种类型的助听器，包括耳内式和耳背式等多种样式。同时助听器验配室还是接受耳蜗移植、改善听力的重要检查、准备地点。

前庭功能检查室：前庭功能检查是一个十分复杂的内容，应当完成过指试验、踏步试验、垂直书写试验、行走试验等简单的检查手段，还应完成眼震电图检查，患者可以接受不同的刺激方式，如冷热水刺激、冷热气刺激、旋转刺激（转椅）和前庭脊髓姿势刺激，所以前庭功能检查室可以设有眼震电图仪、低频正弦谐波加速度的转椅检查仪和前庭脊髓姿势检查仪，上述设备可选 1 ～ 2 项，听力和前庭功能检查人员应是正式的专业培训人员，并有国家正式任命的执业证书者。

三、其他检查室

纤维喉镜、频闪喉镜检查室：通过上述喉镜设备检查，改善患者在间接喉镜下不配合检查的状态，如吞咽、恶心、呕吐等，并可获得清晰的影像学资料，同时观察声带的运动情况。要有完善的消毒条件和暗室。检查人员应是掌握咽喉解剖特点和有一定临床经验的医师。

鼻内镜检查室：通过鼻内镜，完成患者的鼻内镜检查、换药、处置工作，完成门诊患者鼻内镜下病变的简单处理。应配备完善的鼻内镜检查设备和相应的手术器械。

激光室：通过激光设备完成耳鼻咽喉头颈外科患者浅表病变的处置，如面部小痣、鼻中隔小出血点、鼻下甲肥大、咽炎、轻度阻塞性睡眠呼吸暂停患者的治疗等。应配备离子刀、激光刀等设备。

第二节　病房设置及设备

病房设置主要分为患者生活区、治疗区和医护人员工作区，三大部分相互交融在一起，形成一个由工作人员精心工作、患者密切配合为一体，共同战胜疾病的卫生治疗中心。

一、患者生活区

抢救病房是危重患者的抢救地点，要求在抢救病房内配备各种抢救药品、心电监护仪、氧气、吸引器和能完成气管插管、气管切开等紧急抢救处置的器械，并能及时完成抢救记录，如颈内动脉假性动脉瘤大出血的患者，重症的喉外伤、鼻外伤及复合伤的患者，中耳炎并颅内并发症手术的患者和重症喉癌、上颌窦癌手术后须较频繁地换药处置、观察的患者。待患者度过危险期后可转入普通病房。

重症监护室是阻塞性睡眠呼吸暂停患者术前、术后检测、用药，全麻术后患者清醒前的监护等的地点。还包括耳鼻咽喉头颈外科疾病的患者伴有心功能不全、老年人、极度衰弱的患者等。

高级病房满足患者的要求，提高患者住院期间的生活质量，可以配备单独洗手间、会客室、配餐室、电话、空调、电视等设备，并保证特需服务。

普通病房每个房间可设 3 ～ 6 张病床，床与床之间可设隔离帘，在保证安静、消毒完备、有吸氧等简洁明快的治疗条件下，在完成 1 ～ 3 级各项护理要求的条件下，最大限度地给予患者以经济实惠的关照。

二、医护人员办公区

医师办公室配备电脑处理系统、办公桌、办公椅、病历柜和医疗文件客栈（墙壁悬挂式文件夹）。根据医师、进修医师及临床耳鼻咽喉头颈外科专业学生的实习人数设定房间的大小，要求与护理站相邻并能够方便观察抢救室、重症监护室患者的病情变化情况，并应注意医疗文件的保管。

护士站为接诊住院患者、执行医嘱、完成治疗计划、办理患者出院手续等的地点，设有接待台、电脑、电话、办公桌、椅、护理文件档案及护理病例柜等。护士站 24 h 有值班护士，护士站应与医师办公室相邻，与注射准备室等相邻。

注射准备室注射准备室分为清洁区和污染区，并有常规消毒设备，如紫外线照射灯。备有各种抢救药品。并有静脉用药操作台、静脉用药车等。特殊处置器械及常规应用设备备齐，并做到专人保管、人尽其责。

敷料室是耳鼻咽喉头颈外科换药所用物品准备制作的地方，有专科器械及常规应用设备，各种消毒液，专人管理。

阅览室在耳鼻咽喉头颈外科病房设立阅览室，使医护人员在午休等闲暇时间能及时地浏览耳鼻咽喉头颈外科国内外的专业资料，掌握本专业的新进展、新动态，向医疗科研的深度和广度努力，培养良好的医德医风，能极大地促进科室的发展。阅览室内设置简单的桌椅、本专业国内外文献期刊和现刊及专业工具书等

主任办公室、护士长办公室、高职医师办公室、副高职医师办公室、医师值班室、护士值班室等可根据科室规模做相应的增减。

三、治疗区

换药室：是耳鼻咽喉头颈外科患者入院检查和手术后换药处置的场所，应注意保持通风、消毒，常规应备 1 ～ 2 张检查床、2 ～ 3 台耳鼻咽喉检查椅，并备有冷光源、照明侧灯、吸引器、氧气等。

鼻内镜检查室是鼻内镜手术后患者检查换药的场所，同时可施行直接喉镜检查等专业特点较强的检查处置，应设有鼻内镜检查冷光源，0°、30°、70°、90° 检查镜和手术设备，各种钳、剪和镰状刀等，专科用检查椅、吸引器等。

病房手术室根据医院规模和要求安排，病房手术室可设 1 张手术床、2 张检查椅及相应设备，能够完成耳鼻咽喉头颈外科轻度至中度的外伤清创缝合及扁桃体、增殖体、耳前瘘管、甲状舌管囊肿等局麻手术。而相应较大、复杂的手术都尽量在医院大手术室完成，特别是在注重人性化的现在，更应征求患者及家属意见，将手术安排在麻醉、抢救都十分完善的医院大手术室进行。

四、与其他科室的联系

耳鼻咽喉头颈外科在综合性医院中处于一个风险较高的位置，对于气管切开、急性喉炎、鼻出血、眩晕等疾病担负会诊和协作治疗的任务，与麻醉科、手术室、儿科、妇产科、脑外科、眼科、口腔科、血液科、消化科、神经内科、普外科等科室联系较多。同时对于颈部 CT、MRI、彩色超声、中子直线加速器等设备的应用也相当广泛，这就要求耳鼻咽喉头颈外科医师

对上述科室相关知识要深刻地理解与掌握。

第四章 耳鼻咽喉头颈外科常规检查

第一节 鼻及鼻窦的检查法

一、耳鼻咽喉检查所需的基本设备

耳鼻咽喉头颈外科检查室的基本要求：一般应配有检查台、光源、额镜、头灯(最好用冷光源头灯)以及常用的检查器械。

条件较好的医院可配备耳鼻咽喉头颈外科多功能综合治疗台，其优点是：将常用器械及功能(如吸引及清洗系统)集中于一体，主体可随意升降、旋转，便于操作。如果在此基础上再配置耳鼻咽喉内镜、显微镜、图像显示及处理系统，则更为实用。可在综合治疗台放置常用药品，如70%乙醇、3%过氧化氢、1%麻黄碱生理盐水、1%～2%丁卡因溶液、30%～50%三氯醋酸及1%甲紫等。

戴镜对光是耳鼻咽喉头颈外科医师的一项基本操作，对光时须注意：①保持瞳孔、镜孔、反光焦点和检查部位成一直线；②单眼视，但另眼不闭。

二、外鼻及鼻腔的检查法

(一)病史询问

鼻腔、鼻窦的病变与某些全身疾病互为影响，故应重视患者主诉，如鼻部疾病常见的症状(如鼻塞、流涕、鼻出血、局部疼痛及头痛、打喷嚏、嗅觉障碍、鼻音等)、全身疾病在鼻部的表现等。并了解患者的现病史、既往史、家族史和个人生活史。

受检者体位：端坐，腰靠检查椅背，上身稍前倾，两手置膝上，腰直、头正。检查不合作的小儿，应由家属或助手抱住，坐于检查椅上。

(二)外鼻检查法

观察外鼻的形态(如有无外鼻畸形，前鼻孔是否狭窄等)、鼻翼是否一侧隆起(如鼻前庭囊肿)、颜色(如早期酒渣鼻时皮肤潮红)、活动(如面神经瘫痪时鼻翼塌陷及鼻唇沟变浅)等。有时须触诊(如鼻骨骨折时鼻骨的下陷、移位，鼻窦炎时的压痛点，鼻窦囊肿时的乒乓球样弹性感等)。还须注意患者有无开放性鼻音或闭塞性鼻音。

(三)鼻腔检查法

1.鼻前庭检查法

(1)徒手检查法：以拇指将鼻尖抬起并左右活动，利用反射的光线观察鼻前庭的情况。

(2)前鼻镜检查法：适用于鼻孔狭窄、鼻翼塌陷等患者。先将前鼻镜的两叶合拢，与鼻腔底平行伸入鼻前庭，勿超过鼻阈，然后将前鼻镜的两叶轻轻上下张开，抬起鼻翼，扩大前鼻孔，按下述3种头位顺序检查。第一头位：患者头面部呈垂直位或头部稍低，观察鼻腔底、下鼻甲、下鼻道、鼻中隔前下部分及总鼻道的下段。第二头位：患者头稍后仰，与鼻底成30°，检查鼻中隔的中段以及中鼻甲、中鼻道和嗅裂的一部分。第三头位：头部继续后仰30°，检查鼻中隔的上部、中鼻甲前端、鼻丘、嗅裂和中鼻道的前下部。

检查过程中需要注意的几个问题：

①正常鼻甲形态与鼻黏膜色泽。正常鼻甲呈特殊的几何构筑，表面光滑，从下向上 3 个鼻甲依次后退 1/3，3 个鼻甲及其与鼻中隔之间均分别有一定距离；被覆于鼻甲的黏膜呈淡红色、光滑、湿润，如以卷棉子轻触下鼻甲，可觉黏膜柔软而具弹性，各鼻道均无分泌物积聚。

②辅助检查。如鼻甲肿胀或肥大，可用 1% 麻黄碱生理盐水或其他鼻用减充血药喷雾，以达到收敛鼻黏膜之目的。

(3) 阳性体征：鼻甲充血、水肿、肥大、干燥及萎缩等，鼻道中分泌物积聚 (应进一步区分其性质)，鼻中隔病变 (偏曲或骨嵴、骨棘、穿孔)，异物、息肉或肿瘤等。

2. 后鼻镜检查法

后鼻镜检查可弥补前鼻镜检查的不足。利用间接鼻咽镜、纤维鼻咽镜分别经口及鼻腔，检查后鼻孔及鼻甲和鼻道的形态、颜色、分泌物等，是耳鼻咽喉科的一项基本操作。

三、鼻窦检查法

鼻窦位置深在而隐蔽，常规前鼻镜和后鼻镜检查，配合体位引流、上颁窦穿刺等，可以直接或间接发现许多病变。

前鼻镜及后鼻镜检查目的有以下两点。

①观察鼻道中分泌物的颜色、性质、量、引流来源等。如前组鼻窦炎时，脓性分泌物常自中鼻道流出，后组鼻窦炎则常从嗅裂处流向后鼻孔，是临床上以鼻涕倒流为主诉的常见疾病之一。

②中鼻道及嗅裂是重点检查部位，注意各鼻道内有无息肉或新生物，鼻甲黏膜有无肿胀或息肉样变。钩突变异及筛泡肥大是慢性鼻窦炎常见的体征之一。

体位引流法可作为对前鼻镜及后鼻镜检查的补充，通过判断鼻脓性分泌物的来源，借以确定患者是否有鼻窦炎。以 1% 麻黄碱收敛鼻黏膜，使各窦口 (中鼻道及嗅裂等处) 通畅。嘱咐患者固定于所要求的位置 15 min，然后进行检查。若疑为上领窦积脓，则头前倾 90°，健耳向上，检查中鼻道后部的脓性分泌物引流情况；如疑为额窦积脓，则头位直立；如疑为前组筛小房积脓，则头位稍向后仰，如疑为后组筛小房积脓，则头位稍向前俯；如疑为蝶窦，则须低头，面向下将额部或鼻尖抵在某一平面。另有头低位引流法：患者取坐位，下肢分开，上身下俯，头下垂近膝，约 10 min 后坐起检查鼻腔，视有无脓液流入鼻道。

上颌窦穿刺冲洗法具有诊断和治疗的双重作用，是耳鼻咽喉头颈外科的一项基本操作。

四、鼻功能检查法

鼻功能检查法主要检查患者的鼻腔通气功能。除常规前鼻镜及后鼻镜检查外，还可借助仪器检查，分述如下。

(一) 鼻测压

鼻测压计又名鼻阻力计。鼻阻力是鼻腔对呼吸气流的阻力。鼻瓣膜区是鼻阻力的主要来源。测量鼻阻力可作为衡量鼻通气度的客观指标之一。借助鼻测压计，将压差和流速的关系描成曲线，称为压速关系曲线。正常人双侧总鼻阻力平均为 0.126 ～ 0.328 kPa・S・L。鼻阻力的大小取决于鼻腔气道最狭窄处的横断面积，即鼻腔有效横断面积 (nasal effective cross–sectionalarea，

NECA)，成人 NECA 值为 0.52±1.17 cm^2，儿童为 0.4±0.12 cm^2。

（二）鼻声反射测量

1. 声波管及探头

声波管包括声音发生器及传声筒，负责发出声波并接收声波反馈信号；

2. 微机

负责资料的收集及分析处理。基本原理：声波管发出的声波经鼻探头进入鼻腔，随鼻腔横截面积的不同产生不同的反射，其发射信号及发生率由传声筒记录放大并传入微机，经微机分析处理，确定以距离前鼻孔不同距离为函数的鼻腔横截面积，称之为鼻腔面积一距离曲线。该曲线起始为较平坦的一段表示鼻管的反射曲线，向后为代表鼻腔的反射曲线。鼻腔反射曲线中有 2 个明显的切迹，其中第一切迹也称 I 切迹，与鼻瓣膜区相对应；第二切迹也称 C 切迹，与下鼻甲前端相对应。2 个切迹分别代表鼻腔的 2 个狭窄部位。鼻声反射测量为一客观测定方法，可以准确反映鼻腔的几何形态，成人、儿童、婴儿均可使用，结果与患者客观感觉一致，而且不须利用鼻腔内气流，鼻腔完全堵塞时仍可使用。最常测定的指标有：平均鼻腔最狭窄面积(MCSA)、鼻腔容积 (NV)、鼻咽部容积 (NPV) 等。MCSA 是决定鼻腔开放程度的重要因素。成人 MCSA 为 0.44 cm^2。我国正常儿童、少年 (3～15 岁) 双侧 NV 及 NPV 分别为 9.175～17.213 cm3 和 22.158～52.228 cm3；正常成人 NV 及 NPV 分别大致为 17.991 cm3 和 52.645 cm3，由此可知，NV 及 NPV 的变化与年龄呈现直线正相关关系。

（三）嗅觉检查法

人类嗔觉功能远不如其他哺乳类动物。对嗅觉的研究明显落后于视觉、听觉和前庭功能。常用的有简易嗔觉检查法和嗔阈检查法。

1. 简易法

检查有无嗅觉功能。将不同嗔剂，如乙醇、醋酸、氯化钠溶液等，分别装于同一颜色的小瓶中，嘱受检者选取其中任一瓶，手指堵住一侧鼻孔，以另一侧鼻孔嗔之，并说明气味的性质，依次检查完毕，粗略估计嗅觉功能是否正常。

2. 嗅阈检查法

单位时间内一定数量的某种气味分子随气流到达嗅区，刚能引起嗅细胞兴奋的最小刺激，该气体分子的量称为该嗔素的嗅阈。Amoore 根据嗔觉立体化学理论提出 7 种原嗅素，即醚类、樟脑、麝香、花香、薄荷、辛辣、腐臭气味。以多数人可以嗔到的最低嗅剂浓度为一个嗔觉单位，按 1、2、3、4、5、6、7、8、9、10 嗔觉单位配成 10 瓶。规定 7 种嗅剂，共配成 70 瓶，检查时测出对 7 种物质的最低辨别阈，用小方格 7×10 标出，称为嗔谱图。对某一嗅素缺失时，则在嗅谱图上出现一条黑色失嗅带。

第二节　咽的检查法

一、口咽检查法

受检者端坐，放松，自然张口，用压舌板轻压舌前2/3处，观察口咽黏膜有无充血、溃疡或新生物；软腭有无下塌或裂开，双侧运动是否对称(要嘱患者发“啊”音，以使软腭上抬腭垂是否过长、分叉。注意双侧扁桃体及腭舌弓、腭咽弓有否充血、水肿、溃疡。扁桃体除观察形态外，须注意表面有无瘢痕，隐窝口是否有脓栓或干酪样物。观察咽后壁有无淋巴滤泡增生、肿胀和隆起。舌根是否有肿块，大小及硬度如何。咽部触诊可以了解咽后、咽旁肿块的范围、大小、质地及活动度。

二、鼻咽检查法

1.间接鼻咽镜检查

常用而简便。对于咽反射较敏感者，可经口喷用丁卡因，使咽部黏膜表面麻醉后再进行检查。受检者端坐，用鼻呼吸以使软腭松弛。检查者左手持压舌板，压下舌前2/3，右手持加温而不烫的鼻咽镜(或称后鼻镜)，镜面朝上，由张口之一角伸入口内，置于软腭与咽后壁之间，勿触及周围组织，以免引起恶心而妨碍检查。调整镜面角度，依次观察鼻咽各壁、软腭背面、鼻中隔后缘、后鼻孔、咽鼓管咽口、咽鼓管圆枕、咽隐窝及腺样体。观察鼻咽黏膜有无充血、粗糙、出血、溃疡、隆起及新生物等。

2.鼻咽内镜检查

有硬质镜和纤维镜2种。硬质镜可经口腔或鼻腔导入；纤维镜是一种软性内镜，其光导纤维可弯曲，从鼻腔导入后，能随意变换角度，全面观察鼻咽部。现代鼻咽内镜能连接摄影和摄像系统，可在观察的同时摄影，也可在监视器上同步显示并录制下来，以供存档、会诊和教学用。

3.鼻咽触诊

主要用于儿童。助手固定患儿。检查者立于患儿的右后方，左手示指紧压患儿颊部，用戴好手套的右手示指经口腔伸入鼻咽，触诊鼻咽各壁，注意后鼻孔有无闭锁及腺样体大小。若发现肿块，应注意其大小、质地以及与周围组织的关系。撤出手指时，观察指端有无脓液或血迹。此项检查有一定痛苦，应向病人或患儿家长说明。检查者操作应迅速、准确而轻柔。

三、喉咽检查法

见间接喉镜检查。

第三节　喉的检查法

一、喉的外部检查法

喉的外部检查法主要是视诊和触诊。先观察喉的甲状软骨是否在颈部正中，两侧是否对称。

然后进行喉部触诊，主要是触诊甲状软骨、环状软骨、环甲间隙，注意喉部有无肿胀、触痛、畸形，颈部有无肿大的淋巴结。然后用手指捏住甲状软骨两侧向左右摆动，并稍加压力使之与颈椎发生摩擦，正常时应有摩擦音，环后癌患者的摩擦音消失。行气管切开时喉部触诊也很重要，触到环状软骨弓后在环状软骨弓下缘和胸骨上窝之间做切口，在做环甲膜穿刺时应触及环甲间隙。

二、间接喉镜检查法

间接喉镜检查已有 100 多年的历史，至今仍是喉部最常用而且又是最简便的方法。所用的器械是间接喉镜和额镜。检查时患者端坐、张口、伸舌，检查者坐在患者对面，先将额镜反射光的焦点调节到患者腭垂处，然后用纱布裹住舌前 1/3，用左手拇指和中指捏住舌前部，并将其向前下方拉，示指抵住上唇，以求固定。右手持间接喉镜，将镜面稍加热，防止检查时起雾，放入患者咽部前先在检查者手背上试温，确认不烫时，方可将间接喉镜放入病人口咽部，镜面朝前下方，镜背将腭垂和软腭推向后上方。此时先检查舌根、会厌谷、会厌舌面、喉咽后壁及侧壁。然后再嘱患者发“衣”声，使会厌抬起暴露声门，此时可检查会厌喉面、杓区、杓间区、杓会厌襞、梨状窝、室带、声带、声门下，有时还可见到气管上段的部分气管软骨环，在发声时可见到两侧声带内收，吸气时两侧声带外展。

正常情况下，喉咽及喉部的结构两侧对称。梨状窝黏膜为淡粉红色，表面光滑，无积液。两侧声带为白色，声带运动两侧对称。杓区黏膜无水肿。多数患者可以顺利地接受间接喉镜检查，有的患者咽反射敏感，需要行口咽黏膜表面麻醉后才能完成检查，常用的口咽黏膜表面麻醉药物是 1% 丁卡因溶液。如经口咽黏膜表面麻醉后仍不能顺利完成间接喉镜检查，则可选用纤维喉镜或电子喉镜检查。

第四节 气管、支气管、食管检查法

一、气管、支气管检查法

对患者做支气管检查前，通过常规检查了解患者的状态，是否有支气管检查的禁忌证，明确病变的诊断，选择相应的治疗方案有积极的意义。

（一）望诊

通过望诊除掌握一般状态外，可发现一般性质及有意义的征象。除患者性别、年龄、体质、意识、表情、营养状况、体位、姿势、步态等外，气管支气管镜检查前还应观察患者呼吸是否平顺，有无鼻翼扇动及点头呼吸、端坐呼吸，吸气时是否伴有三凹征，皮肤、口唇及指甲有无发绀。对小儿应注意有无躁动不安，是否因缺氧而烦躁哭闹，通过观察大致了解患者的呼吸功能情况。对高龄患者或肥胖者，应注意有无面色涨红、颈静脉怒张等，并要进一步检查心血管功能。

在进行常规头、颈部及胸、腹望诊时，要重点注意下颏有无发育异常，如小下颏畸形，舌体是否过厚、较大；颈部是否又肥又短、活动灵活否、有无颈椎或胸部畸形、张口有无受限。

如有以上任何情况存在，则将给硬支气管镜检查带来困难。还要观察牙齿特别是上切牙有无松动，口内有无活动义齿。如情况允许，支气管镜检查前要先处理好松动的上切牙，以免支气管镜检查时牙齿脱落，甚至被误吸入气管中或吞入胃内。胸部望诊，要重点注意胸廓形态、呼吸运动时两侧扩张度是否一致，有无肋间隙变窄或增宽，心尖冲动位置有无移动。

（二）触诊

1. 颈部触诊

要观察甲状腺是否肿大、有无结节、喉结有无偏斜、环甲膜位置是否清楚、气管位置是否居中，若为气管异物，是否有异物活动时的颈部撞击感。检查时患者取坐位或平卧位，头部固定于正中位，触诊甲状腺时头略低使胸锁乳突肌放松，检查者位于患者对面（或背后）以一手拇指将甲状腺向对侧推，使之隆起，另一手示、中二指沿甲状腺表面伸向胸锁乳突肌深部进行触诊，同时让患者做吞咽动作使甲状腺叶上升以触摸下极。触诊时患者常感觉不适，手法宜轻柔。检查环甲膜及气管时要嘱患者头略仰伸，以右手示指及无名指分别置于左、右胸锁关节上，中指沿颈中线触摸，辨别气管位置在左、右二指间距是否一致，以确定气管位置是否在颈部正中、有无偏斜，以示指触诊环甲膜，注意环甲间隙是否增宽。

2. 胸部触诊

重点触诊心尖冲动部位及胸部两侧语震颤。检查者右手五指并拢以手掌前部或尺侧缘触诊，以便与肋间隙紧贴，以感触心脏冲动。检查者以两手掌平放在胸部两侧对称部位，令患者重复说“1、2、3”，或发“衣”声，此时手上可有震颤的感觉。震颤是由于喉发声的震动通过气管、肺到胸壁发生。语音的传导必须是在气管、支气管通畅，胸膜的壁层与脏层互相贴近的条件下发生，震颤强弱也受发声的声强、声调以及胸壁厚薄度的影响。语言震颤增强，应考虑肺组织炎症、实变，肺内大空洞，压迫性肺不张等。语言震颤减弱是由于气管、支气管阻塞或脏层胸膜与壁层胸膜距离加大，不利于声波向胸壁传导所致，可由肺气肿、支气管哮喘、阻塞性肺不张、气胸、胸腔积液、胸壁皮下水肿或气肿等情况引起。

（三）叩诊

胸部叩诊要注意肺部定界，观察肺下界有无上移或下降。心脏叩诊时应注意心脏浊音界范围有无扩大或移位。

胸部叩诊音通常分为清音、浊音、实音、鼓音。

1. 清音

系正常肺部叩诊音。

2. 浊音

为叩击不含气组织或被少量含气组织覆盖的实质脏器（心脏、肝脏被肺的边缘覆盖部分）以及病理状态下的组织（如肺炎）的叩诊音。

3. 实音

为不含气的实质器官（心脏、肝脏）和病理状态组织（肺实变、胸腔积液）的叩诊音。

4. 鼓音

为含大量气体的空腔器官（腹部，胃的 Traube 区）或气胸、肺大空洞、气腹时的叩诊音。

（四）听诊

听诊系根据音响的变化或消失来判断脏器的状态或病变的性质。是检查心脏和肺的重要方法之一。也是气管支气管镜检查前必不可少的一项体检。直接听诊时，注意患者呼吸时有无哮鸣或哮喘性呼吸音。嘱患者平静呼吸，表现为吸气时间正常或稍短，呼气时间明显延长，同时两肺出现高调哮鸣音，常为支气管痉挛或管腔狭窄所致，如支气管哮喘、气管支气管异物、支气管肿瘤等。听诊还应注意患者呼气末期或咳嗽时，有无气管内“拍击音”，此系由于气管内活动异物随呼出气流在气管内上下移动，在咳嗽时气流的冲动，使异物撞击声门下而产生的声音。胸部听诊主要是应用听诊器进行，检查时先听心脏，依次对心脏的几个听诊区如左房室瓣区(心前区)、右房室瓣区、肺动脉瓣区、主动脉瓣区及主动脉瓣第二区等，注意心音频率、节律、心音强度和特性以及有无心脏杂音、心包摩擦音等。肺部听诊时应让患者平静呼吸、深吸气、深呼气或屏气。小儿检查时多哭闹不合作，但哭也是深呼吸动作，哭声在呼气期内(吸气期无哭声)可以听诊。注意呼吸音性质、有无啰音、哮鸣、语音传导有无改变、两侧肺部呼吸音对比是否对称等。支气管部分或完全受阻时可引起一侧或局部呼吸音减弱或消失，并注意与儿童先天性肺大疱鉴别。

二、食管检查法

食管疾病虽为局部器官疾病，但可引起消化系统病理改变和功能障碍，严重者可导致消化系统乃至全身病变，故食管疾病检查时，首先应对患者全身情况做必要的检查，然后再做食管检查。

了解患者性别、年龄、身高、体重及营养状态，肥胖或消瘦，颈部是否过短，颈椎运动有无受限，下颌发育有无畸形，牙齿有无松动，配戴义齿与否，精神状况如何，是否精神紧张，有无张口流涎(吞咽梗阻的表现)，呼吸是否平稳等。对患者一般情况加以分析，将有助于鉴别诊断，并有助于食管镜检查的准备工作。对高度营养不良患者，食管镜检查前应给予支持疗法，如输液、纠正水电解质平衡紊乱。对肥胖、颈短和舌体肥厚，甚或小下颌患者，食管镜检查较困难，可酌情选用全身麻醉。颈椎或胸椎病患者，平卧或垂头位有困难时宜选用纤维食管镜检查。切牙松动患者术中要加强保护牙齿或术前请口腔科医师予以处理。一般情况不允许或心理素质不能承担局麻下食管镜检查者，应安排全身麻醉下检查。

血压、脉搏、呼吸及胸、腹的物理检查亦应常规进行，以期对患者健康全面了解。针对具体情况，做好食管镜检查前的准备工作，如高血压患者应给予镇静药并控制血压。心功能不良者，除术前用药外，应在术中给予心电监测等。

第五节 耳检查法

一、耳郭及耳周检查法

耳郭的检查以望诊和触诊为主。注意有无以下异常。

1. 耳郭畸形

多为先天性。包括以下几种。

(1) 副耳郭：又称副耳，最常见。其耳郭正常，在耳屏的前方或后方有皮赘，触诊可初步确定副耳内有无软骨。

(2) 招风耳：由于耳轮和舟状窝向前下倾斜造成耳郭整体前倾。

(3) 猿耳：耳轮后上部位突出呈三角状。

(4) 小耳：耳郭发育不全，常伴外耳道、中耳或内耳畸形。小耳畸形分为 3 级，Ⅰ级主要为耳郭小，外耳道部分闭锁；Ⅱ级伴中耳畸形；Ⅲ级伴内耳畸形。

(5) 先天性耳前瘘管：多在耳轮脚前有瘘口，有时能挤压出白色皮脂样物，炎症时瘘管周围红肿，化脓期间有波动感，严重时脓肿破溃，其下为耳前瘘管感染的基床。

2. 耳郭囊肿

耳甲腔或耳甲艇局限性隆起，伴从耳郭背面光照时透光阳性是耳郭假性囊肿积液的表现。化脓性耳郭囊肿可见耳郭皮肤充血，囊肿隆起、压痛、发热，穿刺可抽出脓性分泌物。

3. 耳郭炎症

皮肤红肿、触痛，有簇状疱疹多为带状疱疹。伴同侧周围性面瘫或耳聋、眩晕等表现时称 Hunt’s 综合征。

4. 其他

耳后骨膜下脓肿，耳后沟消失、肿胀，有波动感，并将耳郭向前外方推移，应考虑为化脓性中耳乳突炎的颅外并发症。弥漫性耳郭红肿呈暗红色，是耳郭软骨膜炎的表现，常常是耳郭冻伤和外伤的结果，后期耳郭变形挛缩。耳屏前压痛尤其是张口痛和压痛，应考虑为颞下颌关节炎或颞下颌关节功能紊乱。

二、外耳道及鼓膜检查法

患者受检耳朝正面，检查者相对而坐，检查用光源置于患者头部左上方，调整额镜的反光焦点投照于患者外耳道口。

(一) 徒手检查法

由于外耳道呈弯曲状，应用单手亦可用双手将耳郭向后、上、外方轻轻牵拉，使外耳道变直；同时可用示指将耳屏向前推压，使外耳道口扩大，以便看清外耳道及鼓膜。婴幼儿外耳道呈裂隙状，检查时应向下牵拉耳郭，方能使外耳道变直。检查外耳道时，首先应牵拉耳郭，如出现牵拉痛，常常伴外耳道软骨部局限性红肿，是外耳道疖肿的表现。外耳道耵聍为黄白色，一般为片状，有部分人的耵聍为褐色或酱油色液状呈油性耵聍，当耵聍堆积成团后经常为褐色硬块，须用 3% 碳酸氢钠滴耳液软化后再清理。外耳道炎皮肤弥漫性红肿。外耳道黑污状物或黄白色片状分布的污物常为外耳道真菌感染的表现。外耳道有脓液时，早期化脓性中耳炎的脓液为透明稀薄，慢性化脓性为黏稠脓液并有臭味。需将脓液彻底洗净、拭干，以便窥清鼓膜。外耳道无黏液腺，当拭出黏液或黏脓时应考虑为中耳疾病，并有鼓膜穿孔。

(二) 耳镜检查法

应用耳镜撑开狭窄弯曲的耳道，避开耳道软骨部耳毛，保证光源照入。耳镜管轴方向与外耳道长轴一致，以便窥见鼓膜。骨性耳道缺乏皮下脂肪，无伸缩性，故耳镜前端勿超过软骨部，以免引起疼痛。耳镜检查可采用双手或单手法。

察看鼓膜需要调整耳镜的方向，方能看到鼓膜的各个部分。可先找到鼓膜脐及前下方的光锥，然后相继观察锤骨柄、短突及前、后皱襞，区分鼓膜的松弛部和紧张部。正常鼓膜呈半透明乳白色，急性炎症时鼓膜充血、肿胀。鼓室内有积液时，鼓膜色泽呈橘黄、琥珀或灰蓝色，透过鼓膜可见液平面或气泡。鼓室硬化症时鼓膜增厚，或萎缩变薄，出现钙斑。胆固醇肉芽肿或颈静脉球高位、颈静脉球瘤表现为蓝鼓膜。鼓膜表面肉芽，须用鼓气耳镜鼓气观察，如肉芽伴随鼓膜运动是慢性肉芽型鼓膜炎的表现。大疱性鼓膜炎在鼓膜表面特别是松弛部有暗红色疱疹。

鼓膜穿孔按其位置分为紧张部穿孔和松弛部穿孔、边缘性穿孔和中央性穿孔。急性化脓性中耳炎穿孔仅为针尖样大小，可见有液体搏动，临床称"灯塔征"，无脓液时可用鼓气耳镜观察。

慢性化脓性中耳炎紧张部穿孔围绕锤骨柄呈肾形，锤骨柄有时赤裸，严重时无残余边缘，锤骨柄亦腐蚀。后天原发性胆脂瘤早期在松弛部仅有黄白色饱满感，鼓膜逐渐出现穿孔。通过穿孔的鼓膜，可观察到鼓室黏膜是否充血、水肿，鼓室内有无肉芽、钙质硬化灶、息肉或胆脂瘤等，胆脂瘤为白色片状脱落鳞状上皮堆积成团，潮湿时如豆渣样，有腐臭味。

为了判断鼓膜运动度以及难以观察的小穿孔，需要借助具有放大和鼓气功能的耳镜，最常用的是鼓气耳镜，即在漏斗型耳镜后端安装一放大镜，在耳镜的一侧通过一细橡皮管与橡皮球连接。检查时，将鼓气耳镜与外耳道皮肤贴紧，然后通过反复挤压、放松橡皮球，在外耳道内交替产生正、负压，引起鼓膜向内、向外的运动。鼓室积液或鼓膜穿孔时鼓膜活动度降低或消失，咽鼓管异常开放和鼓膜菲薄时鼓膜活动度明显增强。鼓气耳镜检查可发现细小的、一般耳镜下不能发现的穿孔，通过负压吸引作用还可使一般检查时不能见及的脓液从小的穿孔向外流出。

使用自带光源和放大镜电耳镜检查，能观察鼓膜较细微的病变如扩张的微血管等。电耳镜便于携带，适用于卧床患者及婴幼儿。电耳镜与鼓气耳镜的结合，携带方便，适合动态观察鼓膜。

三、咽鼓管功能检查法

咽鼓管功能障碍与许多中耳疾病的发生、发展及预后有关。咽鼓管功能检查是耳科检查法中的重要内容之一。检查咽鼓管功能的方法很多，且因鼓膜是否穿孔而异。常用的方法如下。

（一）鼓膜完整者咽鼓管功能检查法

1. 吞咽试验法

(1) 听诊法：将听诊器前端的体件换为橄榄头，置于受试者外耳道口，然后请受试者做吞咽动作。咽鼓管功能正常时，检查者经听诊管可听到轻柔的"嘘嘘"声。

(2) 观察鼓膜法：请受试者做吞咽动作，此时观察其鼓膜，若鼓膜可随吞咽动作而向外运动，示功能正常。此法简单易行，无需特殊设备，但较粗糙，准确性差。

2. 咽鼓管吹张法

本法可粗略估计咽鼓管是否通畅，亦可作治疗用。

(1) 瓦尔萨尔法：瓦尔萨尔法又称捏鼻闭口鼓气法。受试者以手指将两鼻翼向内压紧、闭口，同时用力鼓气。咽鼓管通畅者，此时气体经鼻咽部循两侧咽鼓管咽口冲入鼓室，检查者可从听诊管内听到鼓膜的振动声，或可从耳镜看到鼓膜向外运动。

(2) 波利策法：波利策法适用于小儿。嘱受试者含一口水，检查者将波氏球前端的橄榄头塞于受试者一侧前鼻孔，另侧前鼻孔以手指紧压之。告受试者将水咽下，于吞咽之际，检查者迅速紧压橡皮球。咽鼓管功能正常者，在此软腭上举、鼻咽腔关闭，同时咽鼓管开放的瞬间，从球内压入鼻腔的空气即可逸入鼓室，检查者从听诊管内可听到鼓膜振动声。

(3) 导管吹张法：导管吹张法的原理是通过一根插入咽鼓管咽口的咽鼓管导管，向咽鼓管吹气，同时借助连接于受试耳和检查者耳的听诊管，听诊空气通过咽鼓管时的吹风声，由此来判断咽鼓管的通畅度。咽鼓管导管前端略弯曲，头端开口呈喇叭状；其尾端开口外侧有一小环，位置恰与导管前端的弯曲方向相反，可指示前端的方向。

操作前先清除受试者鼻腔及鼻咽部的分泌物，鼻腔以1%麻黄碱和1%丁卡因收缩、麻醉。

1) 圆枕法：操作时检查者手持导管尾端，前端弯曲部朝下，插入前鼻孔，沿鼻底缓缓伸入鼻咽部。当导管前端抵达鼻咽后壁时，将导管向受检侧旋转90°，并向外缓缓退出少许，此时导管前端越过咽鼓管圆枕，落入咽鼓管咽口处，再将导管向外上方旋转约45°，并以左手固定导管，右手将橡皮球对准导管尾端开口吹气数次，同时经听诊管听诊，判断咽鼓管是否通畅。咽鼓管通畅时，可闻轻柔的吹风样“嘘嘘”声及鼓膜振动声。咽鼓管狭窄时，则发出断续的“吱吱”声或尖锐的吹风声，无鼓膜振动声，或虽有振动声但甚轻微。咽鼓管完全阻塞或闭锁，或导管未插入咽鼓管咽口，则无声音可闻及。鼓室如有积液可听到水泡声。鼓膜穿孔时，检查者有“空气吹入自己耳内”之感。吹张完毕，将导管前端朝下方旋转，顺势缓缓退出。

2) 鼻中隔法：可有两种方法。

①同侧法。经受测耳同侧鼻腔插入导管，导管前端抵达鼻咽后壁后，将导管向对侧旋转90°，缓缓退出至有阻力感时，示已抵达鼻中隔后缘。此时，再将导管向下、向受检侧旋转180°，其前端即进入咽鼓管咽口。

②对侧法。若受检侧因鼻甲肥大或鼻中隔偏曲而导管不易通过时，可从对侧鼻腔插入导管，抵达鼻咽后壁后，向受检侧旋转90°，退出至鼻中隔后缘，再向上旋转45°，同时使前端尽量伸抵受检侧，亦可进入咽鼓管咽口。

3) 注意事项：

①导管插入和退出时，动作要轻柔，顺势送进或退出，切忌使用暴力，以免损伤鼻腔或咽鼓管口的黏膜；

②吹气时用力要适当，用力过猛可致鼓膜穿孔，特别当鼓膜有萎缩性瘢痕时，更应小心；

③鼻腔或鼻咽部有脓液、痂皮时，吹张前应清除之。

(4) 咽鼓管吹张法的禁忌证：

①急性上呼吸道感染；

②鼻腔或鼻咽部有脓性分泌物、脓痂而未清除者；

③鼻出血；

④鼻腔或鼻咽部有肿瘤、异物或溃疡者。

3. 声导抗仪检查法

负压检测法是用声导抗的气泵压力系统检测吞咽对外耳道压力的影响。检查时将探头置于外耳道内，密封、固定。把压力调节到 −1.96 kPa(−200 mmH$_2$O)，嘱受检者吞咽数次。正常者吞咽数次后压力即趋于正常 (约 0 kPa)。若吞咽数次后不能使负压下降到 −1.47 kPa(−150 mmH$_2$O) 者，提示咽鼓管通畅不良；若吞咽一次压力即达 0 kPa 者示咽鼓管异常开放。

比较捏鼻鼓气法或捏鼻吞咽法前后的鼓室导抗图，若峰压点有明显的移动，说明咽鼓管功能正常，否则为功能不良。

4. 咽鼓管纤维内镜检查法

咽鼓管纤维内镜直径为 0.8 mm，可自咽鼓管咽口插入通过向咽鼓管吹气而使其软骨段扩张，观察其黏膜病变情况。

(二) 鼓膜穿孔者咽鼓管功能检查法

1. 鼓室滴药法

通过向鼓室内滴(注)入有味、有色或荧光素类药液，以检查咽鼓管是否通畅。本法尚能了解其排液、自洁能力。检查时受试者仰卧、患耳朝上。

滴药种类：

①有味药液：向外耳道内滴入 0.25% 氯霉素水溶液等有味液体，鼓膜小穿孔者须按压耳屏数次，然后请受试者做吞咽动作，并注意是否尝到药味并记录其出现的时间。

②显色药液：向外耳道内滴入如亚甲蓝等有色无菌药液，用纤维鼻咽镜观察咽鼓管咽口，记录药液从滴入到咽口开始显露药液所经历时间。

2. 荧光素试验法

将 0.05% 荧光素生理盐水 1 ～ 3 ml 滴入外耳道内，请受试者做吞咽动作 10 次，然后坐起，用加滤光器的紫外灯照射咽部，记录黄绿色荧光在咽部出现的时间，10 min 内出现者示咽鼓管通畅。

3. 咽鼓管造影术

将 35% 碘造影剂滴入外耳道，经鼓膜穿孔流入鼓室。然后在外耳道口经橡皮球打气加压，或让碘液自然流动，通过咽鼓管进入鼻咽部。同时作 X 线摄片或 X 线电影录像，可了解咽鼓管的解剖形态、有无狭窄或梗阻及其位置以及自然排液功能等。

4. 鼓室内镜检查法

用直径 2.7 mm 30° 或 70° 斜视角的硬管鼓室内镜可观察咽鼓管鼓室口的病变。

此外，尚有咽鼓管声测法、咽鼓管光测法、压力舱检查法等。

四、音叉试验

音叉试验是门诊最常用的基本听力检查法。用于初步判定与鉴别耳聋性质，但不能判断听力损失的程度。音叉检查可验证电测听结果的正确性。音叉结构由两个振动臂(叉臂)和一个叉柄组成，为钢制或合金材料所制。每套为 5 个音叉，分别是 C128、C25 S、C512、C1024、C2 c)48，分别发出不同频率的纯音，其中最常用的是 C256 及 C512。检查气导 (airconduction，AC) 听力时，检查者手持叉柄，向另一手掌的鱼际肌或肘关节处轻轻敲击叉臂(不要敲击过响以免产生泛音影响检查结果)。将振动的两叉臂末端与耳道口置于同一平面 1 cm 处呈三点一线。检查骨导 (bonecon-dUCtion，BC) 时，应将叉柄末端的底部压置于颅面骨上或鼓窦区。

1. 林纳试验 (Rinnetest，RT)

又称气骨导比较试验，通过比较同侧耳气导和骨导听觉时间判断耳聋的性质。先测试骨导听力，当听不到音叉声时，立即测同侧气导听力。也可先测气导听力，气导消失时立即测同耳骨导听力。气导听力时间大于骨导时间(气导＞骨导或 AC ＞ BC)，为阳性 (+)。骨导时间大于气导时间(骨导＞气导或 BC ＞ AC)，为阴性 (−)。气导与骨导相等 (AC=BC)，以“(±)”示之。

结果评价：听力正常者，C256 音叉测试时，气导较骨导长 2 倍左右。(+) 为正常或感音神经性聋，(−) 为传导性聋，(±) 为中度传导性聋或混合性聋。

连续音叉气骨导比较试验用于判断耳硬化患者镫骨底板是否固定。方法是用 5 个倍频程音叉分别做气骨导比较试验。镫骨底板完全固定者，各频程音叉都呈 (−)。

2. 韦伯试验 (Webertest，WT)

又称骨导偏向试验，用于比较受试者两耳的骨导听力。方法：取 C256 或 C512 音叉，敲击后将叉柄底部紧压于颅面中线上任何一点 (多为前额或颏部)，以“−”标明受试者判断的骨导偏向侧，而以示两侧相等。结果评价：“=”示听力正常或两耳听力损失相等；偏向耳聋较重侧，示病耳为传导性聋，偏向健侧示病耳为感音神经性聋。

3. 施瓦巴赫试验 (Schwabachtest，ST)

又称骨导比较试验，用于比较受试者与正常人 (一般是检查者本人) 的骨导听力。方法：当正常人骨导消失后，迅速测受试者同侧骨导听力，再按反向测试。受试者耳骨导较正常人延长为 (+)，缩短为 (−)，(±) 示两者相似。结果评价：(+) 为传导性聋，(−) 为感音神经性聋，(±) 为正常。

4. 盖莱试验 (Gelletest，GT)

用于检查其镫骨底板是否活动。方法：将鼓气耳镜置于外耳道内，当橡皮球向外耳道内交替加减压力的同时，将振动音叉的叉柄底部置于鼓窦区。若镫骨活动正常，受试者感觉到随耳道压力的变化一致的音叉声强弱变化，为阳性 (+)，反之为阴性 (−)。耳硬化或听骨链固定者为阴性。

第六节　颈部及颅底检查法

一、颈部检查法

1. 问诊

询问病史，包括年龄、性别、病程、骤起抑缓期，是否伴有发热、疼痛，有无上呼吸道、上消化道及全身有关的症状。有无手术、放射或表皮黑色素痣烧灼史。

根据患者年龄可初步估计颈部肿块大致属于哪种类型。婴幼儿多数为先天性肿块，如鳃裂囊肿、甲状舌管囊肿、囊性水瘤；青少年患者多为炎性或病毒性淋巴结肿大；青少年和中年应警惕恶性肿瘤，特别是淋巴肉瘤或甲状腺癌；老年绝大多数为转移性恶性肿瘤，多来源于鼻咽部、扁桃体、喉、舌部等。

根据发病期长短 (即病程)，数日者以颈部急性炎症居多，数月者以肿瘤多见，亦不能完全排除恶性肿瘤的可能性；数年者，多属先天性疾病。

2. 视诊

立于患者正前方，解开患者领扣，使颈部充分暴露。注意是否两侧对称，有无肿胀、着色、明显搏动、结节、窦道、瘘管及肿块数目。检查者必须熟悉颈部各解剖三角的结构及颈部淋巴结群。有时通过视诊就可以对颈部肿块做出初步诊断，如甲状腺肿块随吞咽上下活动，甲状舌管囊肿于伸舌时肿块可内缩，囊性水瘤可透光，颈动脉体瘤表面皮肤正常，但可随颈动脉搏动而搏动等。

3. 触诊

以手指掌面由上而下、由外而内、由浅及深对颈部诸三角区进行系统检查，触及肿块时应注意肿块部位、深浅、形状、大小、数目、质地（硬、软、实感或囊性感），是否光滑或不平，有无压痛，活动度及有无搏动。有时须双手进行检查，甚至手伸入口内压迫口底、舌根或咽侧壁进行双合诊。明显搏动者提示与颈动脉关系密切。

炎性肿块一般有疼痛或压痛，可移动，表面发红，并常伴有口腔或咽、喉等处炎性病灶，诊断不难，但必须注意早期淋巴结转移病变也有并发感染的可能，而出现炎症征象，如经抗感染治疗肿块仍不消失，应继续随诊观察，以排除转移性病变。

先天性肿块一般质柔软，呈囊性，无痛，触之移动或有波动感，多为圆形或椭圆形，生长缓慢，有时伴有瘘管。转移性肿块一般质坚实，开始多为单个、无痛、可移动，其部位多首先出现于其原发灶淋巴管所引流的区域。以后随着病程的进展，可由单个变为多个，由一侧发展成两侧，或一侧肿块彼此相互融合成串或成团，且与周围组织粘连，触之固定不动，有继发性感染者，甚至表面有糜烂溃疡。

4. 听诊

听诊主要检查颈部肿块有无血管杂音（颈动脉体瘤）及气过声（咽或颈段食管憩室，可于吞咽时听到气过声）。活动性气管异物患者可听到异物活动撞击声门的拍击声。

二、颅底检查法

颅底分为前颅底和侧颅底，临床疾病表现主要以耳、鼻、咽部症状为主，请见耳、鼻、咽部检查法。

（一）画线方法

颅底外侧面向上，以双侧上颌骨第二磨牙外缘到双侧枕骨髁外缘两点做交叉斜线，可将颅底分为四区：颅底前区，相对应的两个颅底侧区和颅底后区。

（二）各区解剖特点

1. 颅底前区

包括眶区、筛区和鼻咽区。

(1) 筛区：

①鼻腔顶壁。前由鼻骨后面起始，向后由筛骨水平板构成。嗅神经纤维在此区穿过筛板筛孔进入颅前窝。

②蝶窦后壁为颅前窝前壁。

③筛小房。

(2) 鼻咽区：以蝶窦为中心，上壁从前向后有蝶骨小翼根部、蝶平面及两侧外角的视神经孔、蝶鞍，与部分额叶、视神经交叉及脑下垂体接触。外侧壁与海绵窦邻近。前壁最薄，蝶窦开口于此。后壁与脑桥及基底动脉为邻。下壁为鼻咽顶部。

(3) 眶区：眼眶上壁构成了颅前窝的底，前部为额骨的三角形骨板，后部一部分为蝶骨小翼。

有如下孔和裂：

①眶上孔；

②视神经孔；

③眶上裂；

④眶下裂。内侧壁由前向后有上颌骨额突、泪骨、筛骨眶板和部分蝶骨。筛骨眶板即纸样板，上部有筛前孔和筛后孔。泪囊位于眶内侧壁前下，上颌骨额突与泪骨前缘之间。

2. 颅底侧区

分为侧一区、侧二区和侧三区，包括颞下窝区和翼腭窝区。

(1) 颞下窝区：此区有重要的神经和血管进出颅腔。

骨孔：

①卵圆孔；

②棘孔；

③破裂孔；

④耳咽管软骨部；

⑤颈动脉管；

⑥颈静脉孔；

⑦茎乳孔。

(2) 翼腭窝区：前界为上颌骨，后界为翼突及蝶骨大翼前面，顶为蝶骨体下面，内侧壁为腭骨垂直部。窝内含上颌动脉末端、上颌神经和蝶腭神经节。

以交叉斜线的交点到同侧乳突尖的距离三等份划弧线，将侧颅底分为 3 个亚区：

①侧一区，有破裂孔；

②侧二区，有卵圆孔、棘孔、咽鼓管软骨部、颈内动脉孔和颈内静脉孔，在后两者之间由内向外有蜗小管、鼓室小管和乳突小管的开口；

③侧三区，由内向外是茎突、茎乳孔和乳突，前方是颞下颌关节。

3. 颅底后区

正中为枕骨大孔，外侧部为枕髁，髁的上方为舌下神经管，正中的后方有枕外隆凸。

颅底病变可累及眶、鼻及上颌窦。从颅底外科的整体角度讲，直接与颅底相连为近颅底骨板，相隔有腔隙的骨板为远颅底骨板，更容易让我们理解颅底外科的范畴。

第七节 小儿耳鼻咽喉检查

一、概述

1. 患者位置

①如小儿合作，可采取成人位置，即与医生相对而坐；

②若小儿平卧桌上，可由助手固定或以被单裹住身体，使其脚腿不能乱动；

③如助手抱着小儿，则与医生相对而坐，固定其位置(图 4–1)。

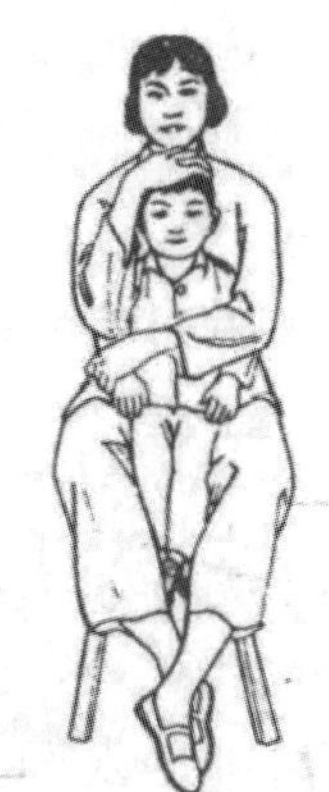

图 4–1 小儿受检时的体位

2. 病史

一般向家属询问病史，宜简短而明确；若小儿有理解力，应让其参与问答，此时可发现

3. 检查顺序

从简单到复杂。先做耳部检查，再进行鼻部检查，最后检查咽喉部(因压舌板可引起恶心)。

4. 麻醉

如做细致操作，必须让小儿绝对不动者，可采用短时间全身麻醉。局部麻醉药，

如丁卡因对小儿有危险，故禁用。对乳儿应绝对禁用任何麻醉。

二、耳部检查

(一)检查方法

1. 鼓膜检查

对光后，左手将耳郭牵引向上方，使外耳道拉直，右手拇指、示指持耳镜徐徐插入外耳道中，耳镜口径需选择适度，放入耳道内后，推开耳毛，看到鼓膜。

2. 婴幼儿

婴儿与 5 个月以下乳儿的外耳

道结构不同，耳道狭小且闭着，耳郭牵引方向应向后下方，方能使耳道拉直，如有耵聍块及障碍物，需小心除去，方可见到鼓膜。

3. 乳儿检查

乳儿的鼓膜十分倾斜，几乎与水平线平齐，如将耳镜垂直于头颅侧面的方向插入，则仅见鼓膜后上方或只是耳道后上壁，所以必须将耳镜喇叭口尽量向后倾斜，才能见到锤骨柄，鼓膜前下方常被耳道壁遮住。乳儿的鼓膜后上界线、鼓膜标志、鼓膜体积与成人相同，但较正常为厚，透明度较差，色泽灰暗，不像较大儿童呈灰白色。

4. 小儿检查

外耳道极为薄弱，外伤可致耳痛，如用小手术去除耵聍阻塞后，次日必须复查，以防产生疖肿。

(二)观察内容

应用耳镜前，需观察及检查小儿的耳郭、耳道入口、耳郭附近淋巴区、乳突部、下颌骨后凹陷处，注意有无外耳畸形、耳郭湿疹、乳突部皮肤红肿、耳后皱襞消失等情况，并注意耳屏前、乳突尖端及其后缘处有无淋巴结肿胀或座痛，牵引耳郭时有无疼痛。

三、鼻部检查

鼻部检查包括鼻腔检查与鼻窦检查。鼻腔检查分前鼻镜检查与鼻咽镜检查。

(一) 鼻腔检查

1. 前鼻镜检查

(1) 检查方法：小儿鼻前庭部皮肤细腻，无鼻毛，前鼻孔较小，前庭部后上界线较成人为高。前鼻镜检查，一般用小号鼻镜或口径适当的耳镜。放入鼻镜前，以左手拇指将鼻尖抬起。

鼻腔探针触诊法，仅限于绝对不动的小儿，必要时可在全身麻醉下进行。

(2) 观察内容：检查鼻前庭部有无疖肿、皮肤皲裂或湿疹。此时可窥到鼻中隔软骨部，如有偏曲和嵴突存在，则需注意鼻镜放入时可能引起的疼痛及出血。

鼻镜置入前庭部后，可见到鼻腔内黏膜，该处与前庭部皮肤色泽显然不同。其他，如鼻甲及鼻道的检查，一般与成人相同。小儿的中鼻道，常较成人宽大，中鼻甲与下鼻甲内侧面和鼻中隔间的距离亦较成人为大。

乳儿的鼻腔狭小，下鼻甲特别膨大，即使用收缩药后，中鼻甲也不易见到。

2. 鼻咽镜检查

(1) 检查方法：可用电鼻咽镜及鼻咽腔触诊法，对较大的小儿和能合作者进行。其方法与成人相同。

(2) 观察内容：注意增殖体在鼻咽腔顶部，如扇形。小儿咽鼓管与成人不同，极少呈三角形，常有淋巴组织覆盖于上。

(二) 鼻窦检查

1. 检查方法

(1) 透照法：于暗房中进行。小儿常害怕，不能合作，故不易进行，且小儿鼻窦发育尚未完成，故此种检查价值极小。检查时用透照灯置于眼眶内上角，以观察额窦；置于口腔内腭盖下，以观察上颌窦及前组筛窦，如窦腔正常，则透光度清晰。

(2) 低头引流法：以 1% 麻黄碱溶液 (儿童为 0.5%) 喷入鼻腔内，2 ～ 3 min 后检查钵部。注意观察中鼻道的情况，嘱患者双手分别放在两足背上，两足距离约大半步，顶部近乎垂直地面 10 min 后，再检查鼻腔，尤其是中鼻道内有无积脓 (患高血压者禁用此位)。

除以上检查外，可用上颌窦穿刺或鼻腔交替负压吸引法，将不透明光剂 (碘油) 灌入鼻窦腔内后再摄片，则窦腔显得更清晰。

2. 观察内容

观察局部皮肤有无红肿、隆起，有无眼球移位或运动障碍，有无触痛、叩痛、包块；中鼻道、嗅裂或后鼻孔是否有脓性分泌物、黏膜红肿、息肉样变或息肉。通过穿刺冲洗或加以 X 射线造影检查，可了解上颌窦内容积的变化，有助于对恶性肿瘤等占位性疾患的诊断。

四、咽部检查

(一) 检查方法

1. 口咽部检查

位置采用对面坐式。如取卧位，则以平卧位置较为可靠。如侧面检查，则颈与脊柱扭向一侧，引起两侧不对称而失去正确性。压舌板以弯曲有柄者较佳，因直条压舌板易将灯光遮挡。压舌板不可超过舌前 2/3 与后 1/3 的交界线。压力宜适度，勿太重，否则会引起恶心反射，甚至呼吸停顿或猝死，特别是对有痉挛体质的小儿或患有咽后壁脓肿的乳儿。口咽部检查除视诊外，还需试验感觉，观察软腭收缩动作两侧腭弓是否对称。最后做颈部淋巴触诊检查。

2. 鼻咽部检查

鼻咽部检查包括后鼻镜检查及触诊，前者已于鼻部检查中述及。

鼻咽部触诊：小儿坐位，双手由助手握住，固定头部，医生左手按住小儿下颌，拇指嵌入小儿面颊上下列牙齿之间，右手示指戴上消毒指套后向软腭后上方伸入，有规律而轻快地触摸鼻咽部各壁，时间不得多于儿秒。前面可触及鼻中隔后边缘、两后鼻孔及鼻甲尾端；侧壁处探查咽鼓管咽孔的后隆突及其后上方的咽隐窝；顶部蝶骨体及枕骨基底突的骨壁，如有增殖体位于其前，触之柔软而隆起。

(二) 观察内容

鼻咽部触诊的主要目的是了解腺样体或鼻咽部新生物的大小、性质及与周围的关系。

五、喉部检查

(一) 检查方法

1. 间接喉镜检查法

位置和操作方法与成人相同。牵引舌部不可使用暴力，否则必然影响呼吸并损伤舌韧带。用直径较小的间接喉镜，置于咽后壁较低处，光线必须由上向下照射，如光线水平射到喉部常为舌根遮住。检查时间不宜过长。

2. 强迫间接喉镜检查法

用特种压舌板，其前端向下弯曲，并有 2 个印头小钩，嵌入舌会厌溪中，钩住舌根向前拉，则会厌竖起，暴露喉腔，此时用间接喉镜检查喉部，显露清晰。

3. 直接喉镜或麻醉喉镜检查法

用于不合作小儿的诊断、喉部手术、气管插管麻醉、下呼吸道造影及新生儿急救。小儿仰卧位，头部后仰，使枕下关节弯曲，头顶离桌面约 15 cm，两肩由一助手按住，医生站在小儿头端 (图 4-2)。

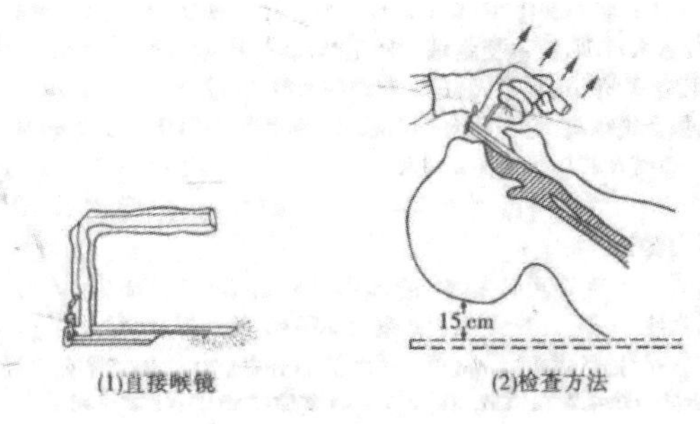

图 4-2 直接喉镜检查法

小儿无须麻醉，按上述位置，嘱其张口呼吸，用小纱布覆于上门齿上，以保护门齿。左手持适当尺寸的直接喉镜，沿舌背放入，见到会厌后用喉镜远端挑起会厌，看到披裂，平均用力向上前方提起喉镜。同时右手中指及示指钩往腭部，拇指托住喉镜近端。这样可看到喉腔全部。直接喉镜中所见的正常声带颜色与喉黏膜同色，其边缘较厚。乳儿会厌短，柔软而左右活动，不易挑起。由于乳儿呼吸不稳定，故检查时间宜极短，如一次检查不全面，需停止片刻再进行，有时需反复 3 ～ 4 次才能完成，备用吸痰器和氧气。

(二) 观察内容

检查舌根、舌扁桃体、会厌舌面、会厌谷、喉咽壁、杓状软骨及两侧梨状窝等处，然后观察会厌喉面、喉前庭、室带、喉室、声带、前联合、杓间区、杓会厌襞及梨状窝、环后隙等部位有无异常，并仔细观察声带运动情况。间接喉镜中影像为喉的倒影，注意分辨其前后、左右关系。

第五章 耳鼻咽喉头颈部特殊检查法

第一节 鼻特殊检查法

一、嗅觉检查

嗔觉是一个复杂的生理、心理反应；嗅觉颗粒刺激嗅神经，信息传送到嗅觉中枢是主要的嗅觉反应链，尚有Ⅴ、Ⅸ、Ⅹ脑神经参与作用；如气味可引起人们“喜欢”或“讨厌”的感情；随风飘来的菜香可诱起饥肠辘辘的感觉；伤风鼻塞时，食而无味等等，均表示嗅觉反应，常由上述诸神经共同参与，这自然增加了嗔觉功能检查的复杂性，因为这些精神物理因素，并非简单的测试和数字所能表示。

对嗔功能检查的方法、评定标准和基本测嗅物的气味特性要求等，尚无统一的方法，各国分别采用自己的测嗅物和检查方法。大体可分为两大类，即主观嗅觉检查法和客观嗔觉检查法。

(一) 唉觉阙值

检查嗅功能通常是检测两个阙值。

1. 察觉阙

是指可闻到气味产生感觉的最小刺激，但不能加以命名时的刺激阙，称察觉阙 (detectionthreshold，DT)。

2. 识别阙

指与一个特定刺激相关联的特殊感觉产生时的最小刺激。即为能指出有味气体的特征或名称时的刺激阙，称识别阙 (recognition threshold，RT)。

一般情况下察觉阙值均比识别阙值小。如果这两种阙值间出现明显的差异时，就可能有临床意义，已观察到颞叶病变时，识别阙值显著提高，推论是否因两个阙的感受部位不同所致。察觉阙通常均易测出，但有些人根本测不到识别阙，因为对测嗅物命名，在很大程度上受被试者以往的生活经验以及对气味知识掌握程度等因素的影响。因此，察觉阙是衡量嗅觉灵敏度的方式。

人的嗅觉阙值并不恒定，每个人之间都有差异，就个体而言，一天内嗔阙也不相同。影响嗅觉的因素极多。

(1) 有味气体的强度：即嗔物质粒子的数量、经鼻孔至嗔区输送时的扩散情况、嗅物质在嗅上皮表面溶解状态及嗅觉通路的功能等因素均直接影响嗔功能。

(2) 年龄：大多认为嗅阙随年龄升高而增加，研究发现不同年龄组，嗔觉均随年龄增大呈有规则地减退。老年人嗔阙增加的原因，不是由于记忆力下降，而是老化后，嗅丝减少的缘故。老年人经受病毒感染的机会随生命历程加长而加多，也是引起嗔阙高的因素。有认为察觉阙值因年龄增大而增加，但识别阙无改变。

(3) 性别：女性嗅觉是否比男性敏感这一点，尚有争论。实验证明对男、女均陌生的气味，受试者的嗅阙基本相同。但女性月经期或妊娠期间，似乎嗅阙降低。

(4) 其他因素：如受试者的身心状况、注意力集中与否、空腹或饭后、室内湿度、温度等均能影响嗅阙水平。喉切除后使嗔区黏膜旷置、长期吸烟、木屑、煤烟接触等，对嗅阙均有不同程度影响。

(二) 嗅物的选择条件及常用嗅物

1. 嗅物的选择

试嗅物必须气味纯正、易于复制，不能选择在同一名称下有多种混合气味的物质做试嗅物，如肥皂。嗔物应为人类所熟悉的气味，可以用日常已知的名称来表达，如乙醇常代表酒味；乙酸代表酸味。嗅物不能在闻试后带来不良反应或留下不舒服的感觉。对三叉神经产生刺激的嗅物如醋酸，常用来鉴别伪失嗔。

2. 常用的嗅物质

如枸橼酸、果香 (香蕉味)、洋葱、咖啡、丁香、粪臭、氨、次氯酸钠、醋酸等。

(三) 嗅觉检查方法

1. 主观嗔觉检查方法

大体有 3 种方法，一种是令受检者自己闻吸嗔物法，以 Proetz(1924 年) 的百瓶方阵式试嗔剂为代表；另一种是将试嗔物装于特制小瓶内，可以人为将测嗔物喷入鼻内；还有静脉注入测嗔药物测嗔法等。

(1)T&T 嗔觉计定量检查法：嗔物的稀释倍数作为定量分析依据。日本目前使用的 T&T 嗅觉计较为典型。选择 A、B、C、D、E5 种嗅物，分别代表不同的性质及成分的物质，以每 10 倍间隔对嗔物进行稀释。共稀释 8 个阶段。用 5、4、3、2、1、0、−1、−2 表示。0 为正常嗅觉的阙值浓度。5 为最高，依次减弱，−2 最低。制剂分别用 5 ml 的褐色瓶装。按 A 至 E 顺序排列，放在特制的盒中，试验时，取宽为 0.7 cm、长 15 cm 的无味滤纸，浸沾试嗔剂，令受试者闻嗔，每种嗔物用一滤纸条，每次浸沾均定限度。把结果记录在以嗔物名称为横坐标、嗔物浓度为纵坐标的嗔表上 (olfactory−gram)，用曲线反应嗔阙水平。

(2)PM− 甲醇嗔觉检查法：以苯乙基 − 甲乙基 − 甲醇 (phenylethyl−methylethyl−carbinol，简称 PM− 甲醇法) 做嗅觉检查。方法是将不同浓度的 PM− 甲醇，分装在 9 个小瓶内，代表

9 个阙值。手压法将瓶内嗅物喷入鼻内。PM 阙值为 −2.5 ～ −55 dS(dS=dedSmell 嗅觉单位)。正常人嗔觉平均阙值为 8.5 ds0 PM 法简便易行，气味芬芳，无刺激性。

(3) 标准微胶囊嗔功能检查法：美国宾夕法尼亚州嗅觉研究中心嗔觉检查法于 1984 年应用于临床和实验室。取 40 种嗅物，分装于微胶囊内，再分装在按不同气味编排的小册内，在每页上印有 4 个答案，患者可用指甲或铅笔划破胶囊，自行测试，并记分。根据记分标准，评价嗅觉功能 UPSIT 法，使用简便，不需检查用的空间环境或设备。小册可以邮购，试验的重复可信系数＞ r=0.09。

(4)CCCRCC(onnecticutchemosensory clinicalresear chcenter) 嗔觉检查法：用不同的嗔物，测试 2 个项目，即察觉阙和识别阙。察觉阙的测定，是用丁醇作为嗔物。丁醇在离子水中的最高浓度为 4%，试验用的系列稀释度为 0 ～ 11，相当于气相浓度范围从 46×10^{-9} ～ 3055×10^{-6}(3055 ppm ～ 46 ppm)(vol/vol)。把每种浓度的嗔物 60 ml 放在聚乙烯瓶内，患者同时拿到 2 只

瓶，一为嗅物，另为白水，自行挤压瓶子使内部液体喷至一侧鼻孔。一般从低浓度 9 开始。如能对同一稀释度 4 次均辨别出丁醇，即停止试验，记分。若第一次不能正确区分，则逐步增加浓度至 4 次准确辨认为止。要求在 20 min 内两侧鼻孔分别测试完毕。识别阙测定是取 8 种日常用物做嗅物（痱子粉、巧克力、桂皮、咖啡、樟脑丸、奶油花生、象牙皂、黑胡椒、烟草等），放入塑料缸内，上面覆以纱布，两鼻孔分别测试，要求患者对所闻物命名。全部试验时间 15 min，记分后，将上述两项检查积分综合计数。分值从 0 ～ 7，以表示从失嗅至正常嗔觉。此法的优点是丁醇嗔味易于辨别，且毒性低。容器易清洗，采用的辨别嗔物为人所熟悉，检查方法简便。

(5) 静脉嗔觉检查法：新维生素氏静脉嗔觉检查法：为静脉注入新维生素玖后，其分解物从肺泡排出，随呼出的气体嗅味从后鼻孔到嗅裂，直接刺激嗔神经末梢，引起嗅觉反应；另外静脉血中的嗅物质分泌在唾液和鼻分泌物中，可刺激嗔区黏膜，受试者即闻到嗔味。方法是取右肘正中静脉，于 10 s 内匀速注入新维生素找 10 mg(2 ml)，受试者平静呼吸，即可感知嗔味。从静脉注射开始到出现嗔味，称潜伏期，正常为 8 ～ 9 s。以后到新维生素氏的嗔味消失，为持续期，正常为 1 ～ 2 min。嗔觉障碍者，潜伏期延长，持续期缩短，静脉嗔觉检查的潜伏期受呼气时间影响，易产生 2 ～ 3 s 的误差。静脉检查的嗔刺激，高于正常阙值的 10000 倍，故呈阴性结果，可认为嗅觉完全丧失。用本检查和标准 T&T 嗔觉检查对比使用，更有利于对嗔觉障碍的分析和估计其预后。

2. 客观嗅觉检查方法

(1) 生理学测定：根据刺激能引起不同的生理功能改变的规律，也可观察嗔觉一瞳孔反射；讨厌的气味一升血压反射；心率、呼吸率；心理电流图的改变等。但这些反应均是非特异性且极不稳定的，因此参考价值不大。

(2) 呼吸阻力测定：可作为嗔觉阙评定的客观定量检查方法，把鼻腔空气流量对嗔刺激物引起的呼吸反应，作为试验参数。采用鼻通气测量计，测定嗔物对呼吸阻力的影响。可经一侧鼻孔给嗔物刺激，测定另侧鼻腔空气流量。测定结果阻力上升者为阳性。在察觉阙值以下嗔觉障碍受试者，不存在嗔呼吸反应。

(3) 嗔觉诱发电位测定 (olfactory evokedpotential，OEP)：1959 年 Ottoson 记录了动物头皮用嗔物刺激嗔觉上皮所引起的诱发电位，并命名为电反应嗔觉图 (electro-olfactogram，EOG)。对于人类，由于嗔区解剖比较复杂，故存在一些技术的困难。但利用 Olympus 自窥式 (selfscope) 内镜，在嗅区放置并保持电极，同步输入嗔物。结果已成功地记录到与 Ottoson 所见相似的峰值为负性的放电。正常人 68% 可获得 EOG 阳性放电，而嗔觉障碍患者阳性率下降，失嗔患者不存在 EOG 阳性的效果。作为嗔觉客观检查方法，EOG 将在继续研究提高过程中逐步完善，以成为嗔觉检查中重要方法之一。

二、鼻测压法

(一) 前鼻测压法

COUrtade(1903 年) 将水柱压力计的一端连橄榄头插入前鼻孔，测量呼吸时鼻腔压力的变化，当时称为前鼻测压法。Sercer(1929 年) 用此法决定鼻手术适应证并检查鼻手术效果。但此法只能测量一侧鼻腔呼吸时压力的最高和最低值，结果不稳定。并因受橄榄头的形状、导管横切面积以及肺呼吸量的影响而不准确。

另一方面，Spoor(1956 年)、Semerak(1958 年)、Cottle(1960 年) 等开展了经前鼻同时测压并测流速的方法。即一侧鼻孔插橄榄头测压力，另一侧鼻孔插管测流量。此法对鼻测压计的发展影响较大，但仍受橄榄头和导管的影响。

关于鼻测压的记录装置，最早为读数记录。Stoksted(1953 年) 用膜式鼓记录，1957 年改为压电仪加直流放大器记录。至 Coule(1960 年) 以后，压力用压差感传器记录，流速用流量感传器记录，除记波外，还可数字计算。

(二) 后鼻测压法

Spiess(1900 年) 用细玻璃管经口腔插至软腭后方，管的外端与玻璃管压力计相连，测量闭口安静呼吸时鼻咽部的压力变化，即双侧鼻腔总的压力变化，此方法称后鼻测压法。若测量一侧压力时，则可将另一侧鼻孔堵塞。Seebohm 和 Hamilton(1958 年) 改为双管向口咽部插入。一管吹入流速为每分钟 10 L 的氧气，同时让受试者关闭声门，使空气完全自前鼻孔流出，避免肺呼吸的影响；另一管测鼻咽部压力变化。用换能器和示波器记录，称为被动后鼻测量法。此法能排除干扰，可测每侧鼻腔或双侧鼻腔。但受试者常难以忍受。口咽肌肉不能放松可影响记录。为此，将舌放于上下齿列之间并与颊部接触以保证口咽肌放松。

(三) 联合测压法

此法是在前鼻测压法和后鼻测压法的基础上，由 FeiriS(1964 年)、FoyOn、Principato(1970 年)、Salman、Proctor(1971 年) 和长谷川 (1973 年) 等人取长补短改进而成的方法。其特点为面罩式，从而避免橄榄头的缺点。面罩连接呼吸流速描记器记录，并通过面罩将导管插到口咽部后方，则鼻和鼻咽部的压差可用压差感传器记录。最后再描记压速关系线。

三、鼻内镜检查法

(一) 硬质鼻内镜检查法

一套完整的鼻内镜包括 0° 和侧斜 30° 、70° 及 120° 的 4 种视角镜，镜长 20 ～ 23 cm，外径 2.7 mm 和 4.0 mm，同时配有冲洗及吸引系统、视频编辑系统 (供做图像摄取及图文处理)、微型电动切割器等。使用时先用 1% 丁卡因及麻黄碱液收缩并麻醉鼻黏膜，按顺序逐一部位检查。

(1) 鼻腔内镜检查法第 1 步：观察下鼻甲表面、下鼻道和鼻中隔。通常使用 0° 内镜从鼻底和下鼻道进镜，从前向后逐步观察。

(2) 第 2 步：观察中鼻甲、中鼻道、鼻咽侧壁及咽鼓管咽口、咽隐窝、蝶筛隐窝，多使用 30° 或 70° 镜，从鼻底直达后鼻孔，观察鼻咽侧壁及咽鼓管咽口、咽隐窝；然后退镜，以下鼻甲上表面为依托观察中鼻甲前端和下缘，逐渐进镜观察中鼻道和额窦、前组筛小房、上颌窦的开口。继续进镜到中鼻甲后端，将镜面外转 35° ～ 40° 即可观察蝶筛隐窝、蝶窦开口和后组鼻窦的开口。

(3) 第 3 步：观察鼻咽顶、嗅裂、上鼻甲、上鼻道，多使用 70° 镜。检查鼻咽顶时，先进镜至后鼻孔观察鼻咽顶；于中鼻甲和鼻中隔之间进镜观察上鼻甲与上鼻道；也可从中鼻甲后端观察上鼻甲及上鼻道。

(4) 第 4 步：观察后鼻孔。鼻内镜检查可以发现鼻腔深部出血部位及早期肿瘤，确定颅底骨折及脑脊液鼻漏的瘘孔部位，还可以在直视下取活组织检查，行电凝止血等。

(二) 软质鼻内镜检查法

冷光源纤维导光鼻内镜，管径很细，可在表面麻醉下经前鼻孔送入鼻腔，术中可随需要将内镜的末端弯曲，进入中鼻道、半月裂、钩突、筛漏斗等处，可观察上颌窦、额窦、筛小房和蝶窦的自然开口及其附近的病变。

(三) 鼻窦检查

1. 上颌窦内镜检查法

经下鼻道前端行上颌窦钻孔，将各种角度的内镜依次经套管插入上颌窦内进行观察。也可选尖牙窝进路。

2. 蝶窦内镜检查法

以中鼻甲后端为标志，在鼻中隔与上鼻甲之间寻找蝶筛隐窝。蝶窦开口位于该隐窝顶部附近。可适当扩大其自然窦口，于开口处向内、向下扩大较为安全，以便于观察。

3. 额窦内镜检查法

(1) 鼻外眉弓进路于眉弓内侧相当与额窦底部做一 1.0 cm 长切口，用环钻在额窦前下壁钻通额窦，插入鼻内镜进行检查。

(2) 鼻内筛小房进路：如额窦在隐窝处开口，可使用70° 内镜于中鼻甲前上方找到额窦开口；如额窦向前上筛房引流，则应先做前筛切除术，再插入 70° 内镜进行观察，如鼻额管狭窄或过长都对检查有影响。

第二节 咽特殊检查法

自 1969 年第一台纤维鼻咽喉镜问世以来，诊疗技术已得到不断发展。纤维鼻咽喉镜是由许多导光玻璃纤维束组成，并采用光亮度强、又不损害组织的冷光源作为光源。镜管前端可随意弯曲，便于检查、治疗，而且镜管细软，检查、治疗时患者痛苦小。纤维鼻咽喉镜适合做鼻腔、咽喉腔、声带部位的病变观察，可进行活检、采样、细胞学检查、示教、摄影等。

一、适应证

(1) 间接喉镜检查有困难者，如儿童及咽喉部极度敏感者、上切牙突出、舌根过高、卷曲会厌等。

(2) 直接喉镜检查困难者，如牙关紧闭、颈椎强直、颈短等。

(3) 声嘶原因不明者，可进行较详细的观察，以便查明原因。

(4) 喉外伤，间接或直接喉镜检查困难者。

(5) 喉部肿瘤，尤其是晚期癌肿不能承受直接喉镜检查者以及对喉部手术放射治疗前后的观察。

二、禁忌证

(1) 近期有感染，体温超过 39℃者。

(2) 恶病质、体质过度虚弱者。

(3) 高血压患者，刺激有可能引起脑出血者。

(4) 心肺功能显著不良者不能检查，如早期心梗患者。

(5) 其他如精神病患者不能耐受检查者，过敏体质如对局麻药有过敏反应者。

三、操作方法

(一) 术前准备

患者术前 3 h 禁食，1% 丁卡因喷雾咽喉表面麻醉 3 次，丁卡因及 1% 麻黄碱药液棉片收敛并麻醉一侧鼻腔。

(二) 步骤

患者取仰卧位或坐位，检查者左手持镜体，左拇指控制角度钮，右手将镜管最前端通过患者麻醉侧鼻腔插入，从鼻腔插入的镜管容易固定，同时避免刺激舌根部，能减少患者恶心反应。也可经口腔送入纤维喉镜检查，徐徐通过后鼻孔到鼻咽部，检查后鼻孔、咽隐窝、咽鼓管开口、鼻咽顶、软腭背面。然后嘱患者做鼻腔深呼吸，使鼻咽腔宽大，口咽腔打开，将镜管前端挺直下伸到咽喉部。此时可见会厌游离缘，再调节角度钮充分暴露喉腔，检查舌根、会厌谷、会厌喉面、前联合、声门下、声带、喉室、室带、杓会厌皱襞、杓区、梨状窝环后区各个部位。以上部位均能通过电视屏幕清楚显示，若发现病灶，即可在电视屏幕显示下操作，准确地给病灶做活检、细胞学检查及进行适当治疗。

四、活检及手术的优点

(1) 纤维内镜下活检及手术，采用表面麻醉，麻醉较简单。

(2) 在患者神志清醒情况下检查及手术，危险性小。

(3) 咽喉部不容易擦伤。

(4) 不需要住院，医疗费用少。

(5) 操作过程能录像保留，可进行手术前后对比。

五、注意事项

电视纤维内镜下进行活检及手术，均采用黏膜表面麻醉，而声带又在不断运动，加上检查的镜管又细又软，要恰如其分地进行活检和手术，须注意以下两点。

(1) 喉部及声带须充分麻醉，局部加强点滴麻醉。

(2) 做声带手术时必须嘱患者做深吸气动作，使声带处于外展位，声带边缘应得到充分展开，便于手术顺利进行。

第三节 喉特殊检查法

一、肌电图在喉科的应用

肌电图自从 1944 年 Weddell 首次运用于喉科以来，目前已广泛推广，用处如下。

1. 鉴别声带运动障碍的性质

Kotby(1970 年) 认为，肌电图有助于鉴别神经麻痹性运动障碍及其他原因引起的环杓关节固定。他认为神经损伤，典型的肌电改变是：①运动单位数量减少；②电位时限增宽；③出现纤颤电位。

Faaborg–Anderson(1957 年) 认为喉神经麻痹的电位改变是：①电位时限延长；②电位数量下降；③波幅降低。

2. 辨别喉神经损伤的部位

Guindi 认为喉肌电图检查有助于判断喉神经损伤的部位。这主要是指能鉴别喉上或喉返神经的单独损伤或联合性损伤，如单一性损伤，可诊断为喉上或喉返神经麻痹；如联合性损伤，则诊断为声带联合性麻痹。Dedo 单独切断喉返神经，声带居旁正中位，甲杓肌、环杓后肌电位消失；如将喉上及喉返神经同时切断，声带居中间位，此时环甲肌、甲杓肌、环杓后肌电位全消失。参照各喉内肌的电位改变，即可确诊为喉上神经、喉返神经或喉上、喉返神经同时麻痹，这是其他方法所不能代替的，如甲状腺术后，发音出现障碍，但声带运动未见异常，声门也未见明显其他异常改变，对这一类患者，虽然能高度怀疑喉上神经麻痹，但没有确切的客观依据，只有用肌电图检查环甲肌的电位，如环甲肌出现失神经电位，即可确诊为喉上神经麻痹；如环甲肌电位正常，此种发音障碍可能是由于喉外肌受损伤所致。

二、纤维鼻咽喉镜在喉科的应用

纤维鼻咽喉镜检查同咽检查。

第四节 气管、支气管、食管特殊检查法

一、支气管镜检查

支气管镜检查是用支气管镜查看气管、支气管内的情况，有助诊断，并可同时进行治疗的一种检查方法。其应用已有 200 年历史，最初是金属制成的空心硬质镜，1964 年日本池田推出了用导光玻璃纤维制成的软管镜，现已在临床广泛应用。

(一) 手术器械

常用支气管内镜有两类。

1. 硬质支气管镜

是金属制成的细长中空直管镜，远端为一斜面开口，边缘光滑圆钝，易插入气管而不损伤黏膜，远端一段管壁上有几个孔，有利于各支气管通气用，光源通过一个与管壁平行内管插入到达镜管远端，近端有一镜柄与远端斜坡形开口前唇在同一侧，可确定开口方向。

硬质支气管镜主要有以下 3 种。

(1)Jackson 式：创始于 20 世纪初，国产支气管镜多仿此式。镜管两端的内径一致，管径较小，检查时进退灵活、副损伤小。

(2)Negus 式：形状与 Jackson 式相仿，但近端内径较大，视野较广，已被普遍应用。目前这两种支气管镜都配有灯杆式或软管式冷光源，照明效果良好。

(3) 配 Hopkins 窥镜的支气管镜：此种支气管镜与用杆状透镜光学系统制成的 0°、30°、

70° 、90° 及 120° 的窥镜配合使用，视野广，光亮度强，便于操作，并备有吸引和供氧通道，还可配上教学镜及照相、摄录像系统，便于临床应用及教学。

2. 纤维支气管镜

由导光性强并可弯曲的导光玻璃纤维束制成，由镜柄和镜体两部分构成。镜柄为操纵部分，有观察用的目镜、屈光度调节转盘、吸引及活检孔口和调节钮；镜体即导光纤维所在部分，其远端可通过操纵调节钮向上、下弯曲，有的也可左右弯曲，便于观察各支气管，副损伤小。

近年来，又一种称电子支气管镜的软管纤维内镜已用于临床，其外形与纤维支气管镜相似，但导像系统不是采用导光纤维聚束而是电子导像，摄录像装置、监视器等与纤维内镜组装成一体，摄像头位于镜管前端，直接拍摄检查部位，检查者既可目视，也可通过监视器屏幕观察，图像非常清晰，并可与计算机系统相连，将观察图像打印或保存。

3. 支气管镜钳

常用支气管异物钳及活检钳有以下几种。

(1)Jackson 式异物钳：根据异物的不同，可在钳杆上配上不同钳芯，便于钳取。由于钳取时，钳头后退，操作有一定难度，已很少使用。

(2) 鳄口式支气管镜钳：此种钳在张开、闭合时均不变位，钳头有不同形状以适合钳夹各种异物及钳取组织。钳杆也有粗细之分，可供不同情况使用。是目前使用最广泛的一种支气管钳。

(3) 带 Hopkins 窥镜的异物钳：优点是接上光源后，可在直视下钳取异物。

(4) 纤维支气管镜钳：纤维支气管镜有与其配套的标本钳，呈细绳状，细而长，能弯曲，钳头有各种形状，通过活检孔插入，通过目镜窥视或通过监视系统操作，适合钳取小异物和取病理活检。

(二) 适应证

支气管镜检查可用于诊断和治疗。

1. 诊断

(1) 原因不明的肺不张、肺气肿，反复发作的肺炎，久治不愈的咳喘，疑有呼吸道异物或其他疾病须查明原因。

(2) 原因不明的咯血，疑有气管、支气管肿瘤，结核或支气管扩张了解病变情况，同时可行活检或涂片检查。

(3) 其他如气管切开术后呼吸困难未解除或拔管困难，气管、支气管狭窄，气管食管瘘，明确病变部位。

(4) 收集下呼吸道分泌物做细菌培养等检查。

(5) 支气管造影术，通过支气管镜将药液导入。

2. 治疗

(1) 取出气管、支气管异物。

(2) 吸出下呼吸道潴留的分泌物、血液，或取出干痂及假膜，通畅引流，解除阻塞。

(3) 气管、支气管病变的局部治疗。如激光切除小的良性肿瘤或肉芽组织，止血或气管内滴药或涂布药物。纤维支气管镜由于细长而软，可弯曲，更适用于检查气管、支气管及肺内病变，钳取组织行病理检查，吸出阻塞的分泌物，取除肺叶支气管的小异物等。特别是有颈椎病或下颌关节病变的患者，硬质支气管镜检查困难者，可行纤维支气管镜检查。如取较大的异物，仍须用硬质支气管镜。

(三) 禁忌证

以下情况暂缓手术。

(1) 严重心脏病及高血压。

(2) 近期有严重咯血。

(3) 上呼吸道急性炎症。

(4) 活动性肺结核。

(5) 颈椎病、张口困难及全身情况较差，不宜行硬质支气管镜检查。

(四) 术前准备

1. 受检者的准备

(1) 详细询问病史，对呼吸道异物患者要了解异物的种类、大小、形状等以便选择适当手术器械。

(2) 除全身体格检查外，要特别注意口腔、牙齿、咽喉情况及有无颈椎病变等。并应做胸部 X 线检查，必要时做 CT 扫描。

(3) 术前 4 h 禁食，以免术中呕吐。

(4) 酌情应用阿托品及镇静药。

(5) 局麻者，术前应向受检者做详细解释，以取得其配合。

2. 器械准备

(1) 支气管镜。硬质支气管镜检查应按年龄大小选择适当管径的支气管镜。

(2) 吸引器、氧气、开口器、光源及灯芯等，必要时准备好摄像、录像系统。

(五) 麻醉

1. 局部麻醉

适用于成年人或年龄较大能合作的儿童。纤维支气管镜检查多采用局部麻醉，常用 1% 达克罗宁凝胶 (胃镜胶) 含服，或 1% ～ 2% 丁卡因喉部喷雾、滴入，亦可经环甲膜注入，使咽、喉、气管、支气管黏膜表面麻醉。经鼻腔行纤维喉镜检查时，应行鼻腔黏膜收缩和表面麻醉。注意丁卡因总量不得超过 60 mg(l% 丁卡因 6 ml)，否则可引起中毒。

2. 全身麻醉

目前常用静脉复合麻醉，适用于儿童，或局麻下难以完成检查、治疗的成年人。

(六) 检查方法

1. 硬质支气管镜检查

(1) 体位：受检者取仰卧垂头位，助手固定受检者头部，将头后仰并高出手术台面约 15 cm，使口、咽、喉基本保持在一直线上 (搏一西氏位)，以利检查。

(2) 支气管镜插入方法：

①直接插入法：适用于成人。检查者立于病人头端，右手以执钢笔姿势握持支气管镜远段，镜柄向上，左手拇指、中指在下，示指在上扶住镜管前段，将支气管镜由口腔沿舌面中部送入达下咽时见到会厌，然后以镜管远端挑起会厌，看清声门后将镜柄右转 90°，使镜口斜面朝

向左侧声带，待受检者吸气时顺势将镜管通过开放的声门送入气管。

②经直接喉镜送入法：适用于儿童。由于小儿用支气管镜细，视野小，从镜管内不易窥见声门。因此，先用直接喉镜暴露声门，待吸气声门开放时，再将支气管镜经声门裂插入气管内。支气管镜经过声门时斜口面向左，以减少阻力及避免声带损伤。

(3) 支气管镜检查所见：支气管镜进声门后，镜柄转向前，使支气管镜保持在气管轴线上，可看到气管腔及各壁，达气管末端，可见纵形的隆嵴，是左、右支气管的分叉处。

检查右支气管时，将受检者头略向左偏，支气管镜向右旋转 90° ，即镜柄向右的位置。支气管便于支气管镜经隆嵴右侧坡面进入右主支气管。距隆嵴约 1 cm，在前、外侧壁相当于时钟 2 ～ 4 点处可见右肺上叶支气管开口，此开口与右主支气管几乎成 90° 角，须将镜柄向左约 180° 转使镜管斜口向右，才易看清。镜管继续向下插入距右肺上叶开口 1 ～ 1.5 cm，气管前壁相当于时针 11 ～ 1 点处，有一横嵴 (横膈)，其前上为半圆形右肺中叶支气管开口，后下为右肺下叶支气管开口。小儿气管镜一般不能再向下插入，成人如用直径 7 mm 细长支气管镜可进入右肺下叶支气管，见其各肺段支气管开口。右侧检查完毕后，将镜远端徐徐退至隆嵴处，助手将受检者头向右转，因左主支气管较右侧细，与气管纵轴所成角度较大，故不如右侧易插入，须看清左主支气管口后，再将支气管镜送入左主支气管。自隆嵴向下约 5 cm 处，相当于时钟 8 ～ 2 点部位，可见一斜嵴 (斜隔)，其前上方为左肺上叶支气管开口，后方为左肺下叶支气管开口，成人如用直径 7 mm 细支气管镜向下可见下叶支气管分出的各段支气管开口。

2. 纤维支气管镜检查

(1) 体位：一般采取仰卧位，也有取坐位者。

(2) 检查方法：仰卧位时，检查者站在受检者头端，左手握持镜体的操纵部，右手握持镜体远端，通过目镜或监视屏幕观察。可经鼻或口腔送入纤维支气管镜，待患者吸气，声门开放时，进入气管、支气管。检查所见与硬质支气管镜相同。但由于镜管较细，可插入较深、较细的支气管腔内进行检查。此外，由于纤维支气管镜的末端可以弯曲，对硬质支气管镜不易窥及的部位，如右肺上叶支气管开口，能较容易看到。如取坐位，由于检查者与受检者相对而坐，所见方位与卧位时相反。

(七) 注意事项

(1) 为使手术顺利进行，术前须做好充分准备，详细了解病情，备好各种器械及气管切开手术包。术中密切观察全身情况，全麻者应有心电监护及氧分压监护，发生意外及时抢救。

(2) 硬质支气管镜检查，尤其用直接喉镜引入时，应注意保护切牙，以防损伤及脱落。

(3) 检查时术者动作应轻巧，支气管镜应顺管腔送入。异物钳夹持异物或活检钳钳取组织后，如退出钳子受阻碍，应避免用力牵拉，以免损伤管壁造成出血，或管壁穿破而发生皮下气肿，甚至发生纵隔气肿或气胸等并发症。

(4) 术后应注意呼吸，尤其是全麻后的患儿，术后仍有窒息可能，因此，必须完全清醒后才能出手术室。选用适当管径的支气管镜，尽量缩短操作时间，可避免并发喉水肿。

(5) 局麻下检查时，麻醉药不可过量；但麻醉不充分时，可能引起喉痉挛，应及时给氧，必要时退出检查镜。

(6) 纤维支气管镜的玻璃导光纤维易折断损坏，使用时应仔细，用后注意清理、消毒，妥善保养。不宜用于取较大的异物。

二、食管镜检查

食管镜检查法是用食管镜进行诊断和治疗食管疾病的一种方法。食管镜包括硬质镜和纤维镜两类。

（一）硬质食管镜检查法

1. 适应证

(1) 明确食管异物的诊断，取除食管异物。

(2) 查明吞咽困难和吞咽疼痛的原因。

(3) 了解食管肿瘤的部位及范围，取组织做病理检查。小的良性肿瘤可在食管镜下切除。

(4) 检查食管狭窄的部位、范围及程度，对范围局限者可行食管镜下扩张术。

(5) 查明吐血的原因，并可做局部电烧灼、涂药止血，还可对食管静脉曲张施行填塞止血或注射硬化剂治疗。

2. 禁忌证

(1) 食管腐蚀伤的急性期。

(2) 严重心血管疾病、重度脱水、全身衰竭，如非绝对必要，应待情况改善后手术。

(3) 严重食管静脉曲张。

(4) 明显脊柱前突，严重颈椎病变，或张口困难者。

3. 术前准备

(1) 除常规询问病史及查体外，检查前 24 h 应行食管 X 线钡剂检查。有异物史时，了解异物种类、形状，以便选择合适的手术器械，并向患者做好解释工作，以取得配合。

(2) 食管异物影响进食或合并感染者，术前应补液，并给抗生素治疗。

(3) 术前 6 h 禁食，以免术中发生呕吐。术前 30 min 给适量阿托品及镇静药。

4. 器械准备

(1) 食管镜：硬质食管镜有圆形和扁圆形两种。目前多为扁圆形，管腔的左右径略大于前后径，光源在镜管前端。食管镜根据其长度和内径不同，有不同规格，应按年龄、病变部位或异物种类等选用合适的食管镜。

(2) 食管镜钳：有异物钳和活检钳两类，形状不一。术前应根据需要挑选。

(3) 其他：光源、吸引器等。

5. 麻醉

(1) 局部麻醉：成人多采用黏膜表面麻醉。用 1% 达克罗宁凝胶（胃镜胶）含服，或用 1% ～ 2% 丁卡因喷布咽部并嘱其吞咽，麻醉咽及食管黏膜。

(2) 全身麻醉：适合于儿童及不能合作或估计检查有困难的成人。

6. 检查方法

(1) 体位：多取仰卧垂头位。为了使食管镜与食管纵轴走向一致，手术时须调整受检者头位。开始颈部伸直，头后仰并高出手术台面约 15 cm，当食管镜到达中段后将头位放低，进入下段时，头位常低于手术台 5 cm。也有患者取坐位，仰头张口接受食管镜检查的报道，现很少采用。

(2) 操作步骤：检查者左手拇指及示指捏住镜管远处，中指及环指固定于上切牙，将上唇推开予以保护，右手握持食管镜近端。食管镜自口腔导入食管口的方法有两种，环后间隙狭窄的老年人，尤其使用圆形食管镜时宜从右侧梨状窝进入，食管镜前端沿舌背右侧下行，看到会厌及右侧杓状软骨后，进入右侧梨状窝，然后渐移到中线，继续向下，并将食管镜前端稍上抬，可见放射状收缩的食管入口，成人食管入口距上切牙约 16 cm，吞咽或恶心时即开放，顺势插入食管内。儿童及年轻患者，尤其使用扁圆形食管镜时，常从口腔、咽正中进入，沿舌背正中向下见到会厌、杓状软骨，人杓状软骨后方的环后隙，将食管镜前端抬起即见食管入口。食管镜向下送入过程中应置于食管中央，以充分暴露各壁。仔细观察管腔内有无异物、狭窄，管壁黏膜有无出血、水肿、溃疡、新生物等情况。发现病变应记录距上切牙的距离。在距上切牙约 23 cm 管壁左前方可见主动脉搏动。继续向下距上切牙约 36 cm 处，食管腔平时呈裂隙状，为第四狭窄。再向下约 4 cm，即可看到放射状的贲门。

7. 注意事项

(1) 顺利通过食管入口是手术成功及避免并发症发生的关键。由于环咽肌的收缩，不仅使食管入口狭窄并常呈闭合状态，还将环状软骨拉向颈椎，在后壁形成隆起，如一门槛，使食管镜不易进入。因此，术前必须选好适当的食管镜，充分麻醉，并做好解释工作取得患者配合，术中调整好患者的体位，操作用力适当，看清食管入口，待其张开后顺势进入。否则，操作不当即可损伤食管，引起出血或穿孔，继发纵隔气肿、感染等，还可致环杓关节损伤。食管镜向下推进时，切勿以患者切牙作支点强行滑动，以免意外损失切牙。

(2) 小儿病例，如食管镜过粗可压迫气管后壁，而发生呼吸困难或窒息，应及时取出食管镜。为避免发生意外，可行气管插管全身麻醉。

(3) 合并呼吸困难者，术中应特别注意保持呼吸道通畅，必要时先行气管插管或气管切开。

(二) 纤维食管镜检查法

纤维食管镜是由导光玻璃纤维束构成的软食管镜，配有相应的活检钳。由于镜体软而细，插入时患者痛苦小。其前端可以弯曲，视野广，照明度强，能观察细微病变，又配有充气、冲洗等设备，还可录像、摄影留下记录，因此已被广泛应用于食管疾病的诊断及术后复查。有张口困难、脊椎疾病或全身情况差的患者，也不受限制。但由于手术器械较纤细，不能用于取出较大异物，也不能进行食管狭窄扩张术。

检查常在 1% 丁卡因黏膜表面麻醉后进行，受检者取左侧卧位，双腿弯曲。术者立于患者对面，经口插入镜管，达喉咽、梨状窝至环后区，嘱患者做吞咽动作，待食管入口开放顺势将镜插入食管，然后自上而下逐步深入检查。镜下所见解剖标志与硬质食管镜相同。

电子食管镜是一种新型的纤维食管镜，采用电子导像系统，操作方法与纤维食管镜基本相同，但检查图像更加清晰，并可通过大屏幕观察，与计算机系统相连，便于观察图像的打印和保存。

第五节 耳的特殊检查法

一、中耳镜、显微镜下检查

为了精确观察鼓膜和中耳的结构，临床已有光导纤维耳镜，将观察的结果通过显示屏和照相打印等方法记录。耳镜有硬质镜和软质镜两种。观察鼓室病变时须在鼓膜表面麻醉后切开一小孔，伸入鼓室进行检查。可观察咽鼓管有无炎症，听骨链是否完整，鼓峡是否通畅。对内耳病变，可在手术显微镜下用 0.3 ～ 0.4 mm 直径的微窥镜通过鼓阶造口进行观察。

(一) 纯音听力计检查法

纯音听力计是通过音频振荡发生不同频率的纯音，其强度 (声级) 可以调节。用于测试听觉范围内不同频率的听敏度，判断有无听觉障碍，评估听觉损害的程度，对耳聋的类型和病变部位作出初步判断。纯音听力的结果是受试者自己判断是否听到耳机发出的声音，以每个频率能听到的最小声音强度为听阈，将各频率的听阈在听力坐标图上连线，即听力曲线。

普通纯音听力计的纬音频率范围为 125 ～ 10000 Hz，250 Hz 以下为低频；500 ～ 2000 Hz 为中频段，又称言语频率；4000 Hz 以上为高频段；超高频纯音听力的频率范围为 8000 ～ 16000 Hz(一般听力计频率很难达到 10000 Hz 以上)。言语频率平均听阈为 500 Hz、1000 Hz 和 2000 Hz3 个频率的听阈的平均值。

人耳能听到的声音的能量范围极大，从听阈声强的 10 ～ 12 W/m^2 到引起痛觉的听觉上限声强 1 W/m^2，相差 10000 亿倍；如以声压计算，听阈声压为 20 pPa，痛觉声压为 20 Pa，相差 100 万倍。计数非常不便。若以某一绝对声强为基准，将声强的绝对值转化为与该基准的比值，则该比值的对数称为声强的级。以 10 为底，可将 10^{12} 倍的相对声强差转化为 12 个对数级，单位为贝尔 (Bell)。但以贝尔为单位又嫌分级过粗，因此实际运用中以 1/10 贝尔，即分贝 (dB) 为计数单位。

计量声强时，在空气中取 10^{-12} W/m^2 为基准声强 I。，以声强 I 与基准声强 I。的比值，取以 10 为底的对数再乘以 10，数值以分贝表示，称为声强级。

$L_1=10\ lg(I/I_0)$

计量声压时，在空气中的基准声压 Pg=20 μPa 是人耳在 1000 Hz(最敏感频率) 所能听到的最小声压。以声压 p 与基准声压 P_0，的比值，取以 10 为底的对数再乘以 20，数值以分贝表示，称为声压级 (sound pressure level，SPL)。

$Lp=20\ lg(p/p_0)$

尽管声压级和声强级在物理概念上是不同的，但在分贝数值上却是一致的。也就是说，对于同一个声音，其声压级分贝数等于其声强级的分贝数。

正常人在可听声范围 (20 ～ 20000 Hz) 对不同频率纯音能开始感受的最小有效声压级即听阈各不相同。一般对中、高频较敏感，在 5 ～ 10 dBSPL 即能感受；而对低频则需较大的声压才能听到，如对 125 Hz 要到 40 ～ 50 dBSPL 才能听到。人耳对不同频率纯音的听阈不同，用 dBSPL 来表示人耳的听力就不很方便，故在听力计上以 18 ～ 25 岁的耳科正常人双耳最小可听阙用 0 dBHL(hearing level，听力级) 来表示。

正常听力级 (normal hearing level，NHL) 是以一组耳科正常人作为“生物校准”的样本，在某一特定测试条件下，对某一特定听觉测量仪器所获得的平均阈值为基准的声级数计量。

感觉级 dBSL(sensation level) 是每个人受试耳的阈上分贝值；因此，感觉级和听力级都是在声压级基础上的相对量。由于听力级是参照声压级的相对值，每个听力计的听力零级都应定时进行校正。听力测试应在隔音室内进行，环境噪声不得超过 28 dB(A)。听阈是足以引起某耳听觉的最小声强，听阈提高即为听力下降。

由于气导的传导途径经过外耳和中耳达到内耳，因此，特定范围内的气导听阈多用于代表中耳传音功能；骨导听觉是声音通过颅骨振动引起内耳骨迷路和膜迷路振动，故骨导听阈多可代表内耳的功能。

1. 纯音听阈测试法

包括气导听阈及骨导听阈测试两种，一般先测试气导。然后测骨导。检查从 1000 Hz 开始，以后按 2000 Hz、3000 Hz、4000 Hz、6000 Hz、8000 Hz，250 Hz，500 Hz 顺序进行，最后再对 1000 Hz 复查一次。可以 1000 Hz、40 dBHL 的测试声刺激受试耳，此时该耳若能听到测试声，则每 5 dB 一档递减直到阈值。否则，递增声强直至阈值。

在阈值处，应再降低 5 dB，确定听不到后仍以阈值声强重复确认。临床测试有上升法和下降法两种，根据经验选用。

测试骨导时，将骨导耳机置于受试耳乳突区，也可将骨导耳机置于前额正中，测试步骤和方法与气导相同。气导测试除通过气导耳机进行外，尚有自由场测听法，给声由安装在隔音室四周的扩音器组成自由声场，受试者可从各个方向听到同样声强的测试音，主要用于儿童和配戴助听器病人的听力测试。

在测试纯音听阈时，应注意采用掩蔽。掩蔽法须用适当的噪声干扰非受试耳，以暂时提高其听阈，防止“影子曲线”。当单侧耳聋，或双耳听力下降程度不一致，在测试聋耳或听力较差耳的骨导和气导时，刺激声经过两耳间衰减后仍传到对侧健耳，出现对侧耳听力图

正常情况下，气导和骨导听阈曲线都在 25 dBHL 以内，气骨导之间无明显差距。气导听阀大于骨导听阈，是传导性耳聋的表现，一般不会出现骨导听阈高于气导听阈。根据听力计的配置，各频率的最大声强输出不一，一般听力计气导最大输出声强为 90 ～ 110 dBHL，骨导最大输出声强在 60 dBHL，低频的最大输出声强常低于 60 dBHL。根据纯音听阈图的不同特点。可对耳聋作出初步诊断。

(1) 传导性聋：各频率骨导听阈正常或接近正常；气导听阈提高；气骨导间距大于 10 dB，一般不大于 40 dB(HL)，最大不超过 60 dB；传导性聋气导听阈提高以低频为主，呈上升型曲线，气骨导差以低频区明显。严重传导性耳聋气导曲线平坦，各频率气骨导差基本相同。鼓膜穿孔则有平坦型听力曲线，气骨导差达到 40 dB，应考虑为听骨链中断。一般传导性聋气骨导差达到 60 dB，要考虑有无测试误差。严重耳硬化症或听骨链固定，气骨导差较大。

相似的曲线。由于颅骨的声衰减仅为 0 ～ 10 dB，故测试骨导时，对侧耳一般均予掩蔽。气导测试声绕过或通过颅骨传至对侧耳，其间衰减 30 ～ 40 dB，故当两耳气导听阈差值＞ 40 dB 或测试较差耳气导时，对侧耳亦应予以掩蔽。掩蔽噪声的声强一般为对侧阈上 40 dB 左右，

并根据实际情况进行调整，目前多数听力计的掩蔽声强都自动给出并标明。掩蔽的噪声有白噪声和窄带噪声两种，现多用窄带噪声，其带宽多相当于以测试纯音频率为中心的 1/3 倍频程。

2. 纯音听力图的分析

纯音听力图以横坐标为频率 (Hz)，纵坐标为声级 (dB) 记录受试耳的各频率的听阈，各频率气导听阈和骨导符号连线，称纯音听力图 (或称听力曲线)。在临床工作中，常用红色代表右耳，蓝色代表左耳。用以下符号在听力图中表示听阈级，对相邻的气导听阈级可用直线连接，骨导各点不需要连接，也可用虚线连接。对最大声强无反应时，在该频率最大声强处做向下的箭头“+”，“I”符号与相邻频率的符号不能连线。

(2) 感音神经性聋：由于气导和骨导的传导路径最终都进入内耳，感音神经性聋患者的气、骨导听力曲线呈一致性下降 (即听阈提高)，由于高频听力损失较重，故听力曲线呈渐降型或陡降型。严重感音神经性聋低频听阈也提高，其曲线呈平坦型。特别严重者，只有部分或个别频率有听力，称岛状听力。感音神经性聋如突发性聋经治疗，听力恢复的趋势一般是低频先恢复，中高频恢复较慢。少数感音神经性聋亦可以低频听力损失为主。梅尼埃病的早期呈典型的下降型感音神经性聋听力曲线，目前注意到这种下降型听力曲线最高峰在 2000 Hz，其后的频率阈值略有下降。早期梅尼埃病的听力曲线有随时间波动的倾向，随病程发展而出现平坦型听力曲线。

(3) 混合性聋：兼有传导性聋与感音神经性聋的听力曲线特点，特征是气导和骨导听阈都提高，即气骨导听力都下降，但有气骨导差存在。部分可表现为低频以传导性聋的特点为主，而高频的气、骨导曲线呈一致性下降。亦有全频率气、骨导曲线均下降，但存在一定气骨导间距者，此时应注意和重度感音神经性聋相鉴别。听骨链固定或耳硬化者，听骨链的共振频率 2000 Hz 骨导听阈提高 15 dB 左右，称 Carhan 切迹。此时伴气骨导差，不是混合性聋，仍属传导性耳聋曲线。

(二) 阈上听功能测试

感音性耳聋是蜗性病变所致，神经性耳聋是蜗后听神经病变引起的，两种耳聋统称为感音神经性聋。采用阈上听功能测试有助于鉴别耳聋的性质是蜗性病变还是蜗后病变。阈上听功能测试包括重振试验、短增量敏感指数试验、听觉疲劳和病理性适应试验等。

1. 重振试验

声音的强度是一种物理量，可进行客观测量。响度则是人耳对声强的主观感觉，它不仅与声音的物理强度有关，而且与频率有关。正常情况下，强度和响度之间按一定的比值关系增减，声强增加，人耳所感到的响度亦随之增大，声强减弱响度变小。耳蜗病变时，声强轻度增加却能引起响度的异常增大，称为重振现象，或称复响现象。响度重振现象在临床上表现为听觉过敏，不能耐受过响的声音；选配助听器时，频响动态范围受到限制，对音量提高的耐受能力有限。

(1) 双耳交替响度平衡试验法 (ABLB)：这一试验并不要求对侧 (健耳) 听力完全正常，但要求双耳间听阈相差 20 dB 以上，或至少要求中频音 (包括 4000 Hz) 中有一个频率两侧相差 20 dB 以上。

方法：多选用 1000 Hz 音做此项试验。先在该频率坐标两侧分别记录两耳听阈，以 10 ～ 20 dB 固定为一档，提高健耳或听力较佳耳声级，随即提高听力较差耳的声强到响度与对侧相同，并划线连接两侧声强；继而再提高听力佳侧耳声强，并使对侧声强提高到两耳响度一致的程度，直到两耳从听阈差大于 20 dB 达到同一声强级并感到响度一致，提示有重振。若虽经调试，两耳始终不能在同一声级上达到相同的响度感，表示无重振。若病耳响度增加较正常侧慢，即需要增加更多的声强才能达到响度平衡，称减振，是蜗后病变如听神经瘤的表现。

(2)Metz 重振试验法：同一频率纯音听阈和声导抗镫骨肌声反射阈之间的差值 75 ～ 95 dB 为正常，耳蜗病变者由于响度异常增长，声反射阈的感觉级明显降低。如果纯音听阈与声反射阈之差＜ 60 dB 表示有重振现象，为耳蜗病变的指征；＞ 100 dB 属蜗后性聋。其客观特性和测试时不受两耳听阈有无差别的限制，是比其他重振试验优越之处。

(3) 短增量敏感指数试验法 (SISI)：测试受试耳对阈上 20 dB 连续声信号中出现的微弱强度变化 (1 dB) 的敏感性，以每 5 秒出现一次，共计 20 次声强微增变化中的正确辨别率，即敏感指数来表示。耳蜗病变时，敏数可高达 80% ～ 100%，正常耳及其他耳聋一般为 0 ～ 20%。测试音频一般选用中频，即 500 Hz、1000 Hz，2000 Hz、4000 Hz4 个频率，只测 1000 Hz、4000 Hz 两个音频亦可。

2. 听觉疲劳及病理性适应现象测试

听觉器官在高强声的持续刺激后所出现的听敏度下降现象称为听觉疲劳；在声刺激的持续过程中产生的短暂而轻微的听力减退，即响度感随声刺激时间的延长而下降的现象，则称为听觉适应。听觉疲劳和听觉适应通称音衰变。神经性聋时，听觉疲劳和听觉适应现象在程度及速度上均超出正常范围，称病理性适应。测试病理性适应现象的方法有音衰变试验和 Bekesy 自描听力计测试。

(1) 音衰变试验：

①纯音听力计测试法：选 1 ～ 2 个中频纯音作为测试声。测试时先以听阈的声级连续刺激，受试耳能听及 1 min 为止。若 1 min 之内即已不能听及，则立即提高 5 dB 刺激，直至同一声强连续听满 1 min。在做此项测试时，必须注意，即使在增加声强时，声音信号始终不应中断，否则将使听觉器官获得休息而适应现象消失。常用的测试音频为 500 ～ 4000 Hz，一般只须做 1 ～ 2 个高频音，因低频音不易出现适应现象。正常耳及传导性聋听适应试验阴性，刺激声的声级和听阈之间的差值为 0 ～ 10 dB；15 dB 属耳蜗病变的边缘数据；20 ～ 25 dB 属蜗性病变；＞ 30 dB 属蜗后病变。

②镫骨肌声反射音衰变试验法：镫骨肌声反射测试中，当声反射阈上 10 dB 刺激时，镫骨肌反射性收缩通过声导抗仪记录收缩曲线。正常情况下，镫骨肌反射幅度衰变 50% 经历的时间一般为 10 s 左右。小于 5 s，提示衰变现象，是蜗后病变 (如听神经瘤) 的表现。

(2)Bekesy 自描听力计测试：由 BekeSy 设计的自描听力计可同时发放连续性和脉冲纯音。根据受试者的指示，仪器可自动描绘出具有两条锯齿形曲线的听力图。其结果分为 4 型。Ⅰ型为 2 条曲线重叠，为正常和传导性病变曲线。Ⅱ型在 500 ～ 1000 Hz 处连续音曲线与脉冲反应曲线分离并下降 5 ～ 20 dB，是响度重振的表现，提示蜗性病变。Ⅲ型在 125 ～ 500 Hz，连续音反应突然下降达 40 ～ 50 dB，多为蜗后病变。Ⅳ型在 500 Hz 以内，连续音曲线与脉冲音曲线分离，间差大于Ⅱ型曲线，亦见于蜗后病变。Ⅲ型和Ⅳ型是音衰的表现，用于判别蜗后性聋。

(三) 言语测听法

言语是通过声音进行语言交流，言语交流不但依赖于听见声音，而且必须能够理解语言。言语信息的传递，除了耳蜗 Corti's 器对声音频率的地址编码和时间编码外，还经听神经复合电位的神经纤维同步排放的组合、耳蜗核等低级听觉中枢和听觉通路的频率分析以及听觉皮质中枢的综合分析才能形成对语言的理解。听觉通路任何部位的病变，都可能影响对言语的理解能力。严重耳聋，特别是言语频率的听力下降，耳聋患者即使佩戴助听器也可能只听见声音而不理解语言的意义。听皮质的病变或发育不良，特别是双侧性病变，即使耳蜗功能正常也不能理解语言。先天性耳聋儿童，由于受不到声音的刺激，听觉皮质在 6 岁以后停止发育，人工耳蜗置入后虽能听见声音但学会言语交流仍有一定困难，这是因为语言的识别能力缺乏。全面反映听功能状况，除了采用纯音测听检测听敏度外，还须采用言语测听法。

言语测听法是将标准词汇录入声磁带或言语唱片上，通过耳机或自由声场进行测试。除普通话词汇外，还有广东方言等标准词汇。主要测试项目有言语接受阈 (speechreceptionthresh-old，SRT) 和言语识别率 (speech discrimination score，SDS)。言语接受阈以声级 (dB) 表示，在此声级上，正常受试耳能够听懂 50% 的测试词汇。言语识别率是指受试耳能够听懂所测词汇中的百分率。将不同声级的言语识别率绘成曲线，即成言语听力图。根据言语听力图的特征，可鉴别耳聋的种类。

言语测听法目前在临床用于听觉康复工作，主要是佩戴助听器和人工耳蜗置入后的语言训练和评价耳蜗置入术及康复训练效果、估价助听器的效能等。

(四) 耳声发射检测法

声波引起耳蜗基底膜振动时，具有相应频率特性的外毛细胞产生的主动收缩运动反应，并由内耳向中耳、外耳道逆行传播；其意义可能是增加基底膜对声刺激的机械性反应，使频率相应部位的振动达到最大，形成有频率特性的行波运动。这种产生于耳蜗、经听骨链和鼓膜传导释放到外耳道的音频能量称为耳声发射 (oto-acousticemission，OAE)。外耳道内除衰减的刺激声外，用特殊的、高灵敏度的微音器能够记录到延迟数毫秒的声能。耳声发射在一定意义上反映耳蜗的功能状态，主要是外毛细胞的功能。

自发性耳声发射 (spontaneousoto-acousticemisson，SOAE) 是受试耳在无声刺激情况下记录到的耳声发射，40% 正常人出现。诱发性耳声发射 (evokedoto-acousticemisson，EOAE) 是通过对受试耳进行一定声刺激而诱发的耳声发射。

诱发性耳声发射根据刺激声的种类不同分为：瞬态诱发性耳声发射 (transi emlyevokedOAE，TEOAE) 以单个短声或短音等短时程声讯号为刺激源；刺激声频率耳声发射 (stimulus-freequence OAE，SFOAE) 以稳态单个纯音信号为刺激声；畸变产物耳声发射 (DPOAE) 用两个不同频率但相互间有一定频比关系的长时程纯音为刺激源。DPOAE 是临床上最常用的检查方法，诱发性耳声发射阈值与主观听阈呈正相关，听力正常人的瞬态诱发性耳声发射的出现率为 90% ～ 100%。纯音听阈＞ 30 dBHL 时，诱发性耳声发射消失，表明与短声频率范围相关的 1 ～ 4000 Hz 纯音听阈在 30 dBHL 以内。畸变产物耳声发射具有较强的频率特性，虽可反映 1 ～ 8000 Hz 频率，但在低频区敏感度差，主要反映 4000 Hz 以上频率的外毛细胞的功能。因此将 TEOAE 与 DPOAE 综合分析，能相对准确地反映耳蜗的功能状态。由于诱发性耳声发射的检测具有客观、简便、省时、无创、灵敏等优点，目前已将其作为婴幼儿听力筛选方法之一。

（五）声导抗测试法

外耳道压力变化产生鼓膜张力变化，对声能传导能力发生改变，利用这一特性，能够记录鼓膜反射回外耳道的声能大小。通过计算机分析结果，反映中耳传音系统和脑干听觉通路功能。这一方法称声导抗测试，或声阻抗测试，是临床最常用的客观听力测试的方法之一。声导抗是声导纳和声阻抗的总称。声阻抗是声波克服介质分子位移所遇到的阻力，是作用于单位面积的声压与容积速度的比；声导纳是被介质接纳传递的声能，是声阻抗的倒数。声强不变，介质的声阻抗越大，声导纳就越小。介质的声导抗取决于它的摩擦（阻力）、质量（惯性）和劲度（弹性）。中耳传音系统的质量（鼓膜和听骨的重量）比较恒定。听骨链被肌肉韧带悬挂，摩擦阻力很小。劲度取决于鼓膜、听骨链、中耳气垫等的弹性，易受各种因素影响，变化较大，是决定中耳导抗的主要部分，因此声导抗仪主要通过测量鼓膜和听骨链的劲度以反映出整个中耳传音系统的声导抗状态。

中耳导抗仪（临床习惯称为声阻抗仪）是根据等效容积原理工作，由导抗桥和刺激信号两大部分组成。导抗桥有 3 个小管被耳塞引入密封的外耳道内：上管发出 220 Hz 或 226 Hz85 dB 的探测音，以观察鼓膜在压力变化时的导抗动态变化，并以强度为 40 ～ 125 dB、刺激频率为 250 Hz.500 Hz、1000 Hz、2000 Hz、4000 Hz 纯音、白噪声及窄频噪声，测试同侧或对侧的镫骨肌声反射。下管将鼓膜反射到外耳道的声能引入微音器，转换成电讯号，放大后输入电桥并由平衡计显示。中管与气栗相连使外耳道气压由 +2000 Pa 连续向 −4000 Pa 或 −6000 Pa 变化。

1. 鼓室导抗测量

(1) 鼓室导抗图或声顺图：随外耳道压力由正压向负压的连续过程，鼓膜先被压向内，逐渐恢复到自然位置，再向外突出。由此产生的声顺动态变化，以压力声顺函数曲线形式记录下来，称之为鼓室功能曲线。曲线形状，声顺峰在压力轴的对应位置（峰压点），峰的高度（曲线幅度）以及曲线的坡度、光滑度较客观地反映鼓室内病变的情况。A 型曲线：中耳功能正常；As 型：见于耳硬化，听骨固定和鼓膜明显增厚等中耳传音系统活动度受限时；Ad 型：鼓膜活动度增高，如听骨链中断，鼓膜萎缩，愈合性穿孔以及咽鼓管异常开放时；B 型曲线：鼓室积液和中耳明显粘连者；C 型曲线：咽鼓管功能障碍。

(2) 静态声顺值：鼓膜在自然状态和被正压压紧时的等效容积毫升数（声顺值）之差，代表中耳传音系统的活动度。正常人因个体差异此值变化较大，应结合镫骨肌声反射与纯音测听综合分析。比较捏鼻鼓气法或捏鼻吞咽法前后的鼓室导抗图，若峰压点有明显移动，说明咽鼓管功能正常，否则为功能不良。

2. 镫骨肌声反射

声刺激在内耳转化为听神经冲动后，由蜗神经传至脑干耳蜗腹侧核，经同侧或交叉后从对侧上橄榄核传向两侧面神经核，再经面神经引起所支配的镫骨肌收缩，随后鼓膜松弛，鼓膜顺应性的变化由声导抗仪记录，称镫骨肌声反射。正常人左右耳分别可引出交叉（对侧）与不交叉（同侧）两种反射。镫骨肌声反射的用途较广，目前主要用在估计听敏度；声反射阈的响度重振用于鉴别传导性与感音性聋；声反射衰减试验确定音衰鉴别蜗性和蜗后性聋（参见阈上听功能测定和音衰变试验）。并可用于识别非器质性聋；对周围性面瘫做定位诊断和预后估价；对重症肌无力做辅助诊断及疗效评估等。

（六）电反应测听法

电反应测听法 (ERA)，是用于检测声波经耳蜗毛细胞换能、听神经的兴奋和听觉通路传到大脑过程中产生的听觉诱发电位的客观测听法。

目前用于临床测听的有耳蜗电位和脑干电位、中潜伏期反应及皮质电位等，它们都极微弱 (微伏级 ftV)，被人体许多自发电位如脑电 (毫伏级 mV)、本底噪声与交流电场等所掩盖。通过多次重复声刺激后记录的微伏级电位，采用电子计算机叠加技术后变大，而原无极性规律的脑电则因多次叠加效应，正负电位相抵消。须在隔音和电屏蔽室内，受检者安静或睡眠状态下，方能保证检测和记录效果的准确性。

1. 耳蜗电图描记法

是指声刺激后记录源自耳蜗及蜗神经的近场电位的方法。耳蜗电图 (electrocochleogram，ECochG) 的成分有：耳蜗微音电位 (CMP) 来自于耳蜗外毛细胞的交流电位，几乎没有潜伏期，波形与刺激声的波形相同，持续的时间相同或略比声刺激为长，振幅随声强增加。

总和电位 (SP) 来源于与耳蜗毛细胞的负直流电位，同样无潜伏期和不应期。以及来源于耳蜗神经的复合动作电位 (CAP)，CAP 主要由一组负波组成，潜伏期与刺激强度呈反比，振幅与刺激强度呈正比。临床上用能引起最佳神经排放同步短声作刺激声，以每秒 10 次的重复率刺激。引导电极经鼓膜刺到鼓岬部，以近场方式记录；或用极小的银球电极紧放在鼓膜后下缘近鼓环处，以远场方式记录。耳蜗电图主要指标是观察 CAP 波。

采用相位交替的声刺激消除 CMP，得到 SP 与 CAP 的综合波。内淋巴积水时，−SP/CAP 振幅的比值变大。CAP 潜伏期、振幅和宽度 (时程)、强度与振幅函数曲线及强度与潜伏期函数曲线可用于鉴别耳聋性质、评定治疗效果。具有频率特性的短纯音用于客观测定听阈。耳蜗电图具有客观性、单侧性、可重复性和精确性，是评价外周听觉与听神经功能的理想方法。

2. 听性脑干反应测听

听性脑干反应 (ABR) 是利用声刺激诱发潜伏期在 10 ms 以内的脑干电反应，检测听觉系统与脑干功能的客观检查。用每秒 20 ～ 30 次短声刺激，记录电极放置在前额发际皮肤上，参考电极置于同侧耳垂，以远场方式记录、放大和叠加 1000 次。脑干听性反应由潜伏期 1 ～ 10 ms 的 7 个正波组成。临床上采用最稳定的Ⅰ、Ⅲ、Ⅴ波潜伏期，Ⅰ～Ⅲ、Ⅲ～Ⅴ、Ⅰ～Ⅴ波的峰间期以及两耳Ⅴ波峰潜伏期和Ⅰ～Ⅴ波峰间期差，判断听觉和脑干功能，并用Ⅴ波阈值判断中高频听阈。在规范的测听条件下，ABR 的Ⅴ波反应阈在一定程度上反映了 1000 ～ 4000 Hz 范围行为听阈，但并不能准确反映和代替行为听阈，且较行为听阈高 15 ～ 20 dB。可用做新生儿和婴幼儿听力筛选，鉴别器质性与功能性聋。ABR 对诊断桥小脑角占位性病变、估价脑干功能、手术脑干功能监测和脑死亡的判定，提供有价值的客观资料。40 Hz 听觉相关电位 (40 Hz AERP) 是以 40 次 /s 刺激率的短声或短音，诱发类似 40 Hz 的正弦波电反应，每 25 ms 出现 1 次，属于中潜伏期反应的一种衍生的诱发电位测试法。40 HzAERP 主要用于对听阈阈值的客观评定，当用短音作刺激声时，具有频率特性，尤其是对 1000 Hz 以下频率的阈值确定更有价值，500 Hz，1000 Hz，2000 Hz 的平均反应阈为 10 dBHL 左右。如与 ABR 阈值测试 (反应中高频的听阈) 相结合，可作为客观听阈评估的较理想的方法。

二、前庭功能检查法

（一）姿势描记法

目前一般所用的静平衡功能检查法均凭主观判断，无定量指标。姿势描记法则可取得客观而精确的检查结果。

1. 静态姿势描记法

将人体睁眼和闭眼站立时姿势摆动产生的重心移位信息，通过脚底的压力平板中四周的压力传感器传递到计算机进行分析。通过重心移位的轨迹定量 Romberg 试验。由于该法不能去除体感信息，提取的前庭功能信息有一定限制，临床价值有限。

2. 动态姿势描记法

(1) 运动协调试验 (movementcoordination test，MCT)：当平板移动和转动时，检测肢体重力拮抗肌肌电的振幅和潜伏期。

(2) 感觉组织试验 (sensory organization test，SOT)：检查时平衡台前树一块可调节倾角的视野板，测试睁眼闭眼、平台倾角改变和视野板倾角改变 6 种条件下的 SOT，用以消除踝、膝、髋关节的本体感觉的影响，以睁眼和闭眼方式消除视觉的影响，所提取的信息较准确反映前庭对平衡功能的影响。前庭代偿期，自发性眼震、位置性眼震和旋转试验 3 项眼震电图正常后 SOT 仍可能异常，因此 SOT 可作为前庭代偿程度的监测指标。

(3) 步态试验：用于分析主动行走时的平衡功能，受试者脚套两个踏板，板上两个触压开关，并与重力拮抗肌肌电图结合分析。

（二）眼震电图描记法

将眼球视为一电偶，角膜具正电荷，视网膜具负电荷，角膜和网膜间电位差形成电场。眼球运动时，电场相位的改变，引起眶周变化，眶周眼球电位差变化的描记形成眼震电图 (electro-nystagmography，ENG)。眼震电图可以对振幅、频率及慢相角速度等各种参数进行定量分析。在暗室检查可消除固视的影响。在水平方向和垂直方同时都出现眼震曲线常常提示为旋转性眼震。

前庭和眼球运动的关系有两种，一是前庭眼动反射，是前庭受刺激后诱发的眼球运动，目的是产生于头转动方向相反的眼动，以维持视网膜成像的稳定。二是视眼动反射，通过视觉的刺激引起眼动反射，目的是通过视觉调整前庭的活动。前庭眼动性眼震异常一般提示外周前庭功能障碍，而视眼动性眼震异常主要为中枢性前庭通路的功能障碍。

平衡维持是一个复杂而精密的反射过程，视觉感受系统，本体感受系统，前庭感受系统，是这一反射过程的传入径路，其中前庭系统最重要，三者合称“平衡三要素”或“平衡三联”。

1. 前庭眼动反射检查

(1) 温度试验：通过将冷、温水或空气注入外耳道内诱发前庭反应。尚可用以研究前庭重振与减振、固视抑制等，以区别周围性和中枢性前庭系病变。

①微量冰水试验：受试者正坐，头后仰 60°，使外半规管呈垂直位，向外耳道注入 4℃融化冰水，0.2 ml，记录眼震，若无眼震，则每次递增 0.2 mU℃水，2 ml 冰水刺激无反应，示该侧前庭无反应。5 min 再试对侧耳。前庭功能正常者 0.4 ml 可引出水平性眼震，方向向对侧。

②冷热试验：又称 Hallpikecalorictest。受试者仰卧，头前倾 30° 后向外耳道内分别注入 44℃和 30℃水（或空气），每次注水（空气）持续 40 s，记录眼震。一般先注温水（空气），后

注冷水 (空气)，先检测右耳，后检测左耳，每次检测间隔 5 min。有自发性眼震者先刺激眼震慢相侧之耳。

(2) 旋转试验 : 半规管在其平面上沿一定方向旋转，开始时，管内淋巴液由于惰性作用而产生和旋转方向相反的壶腹终顶偏曲；旋转骤停时，淋巴液又因惰性作用使壶腹终顶偏曲，但方向和开始时相反。旋转试验常用脉冲式旋转试验、正旋摆动旋转试验和慢谐波加速度试验等。温度试验和旋转试验是判断外周前庭功能状况的主要定位方法。

2. 视眼动反射检查

(1) 视动性眼震 (optokineticnystagmus，OKN) 是当注视不断向同一方向移动的物体时出现的眼震。检查时以等速运动或等加、减速度运动的、黑白条纹相间的转鼓做视刺激，记录当转鼓正转和逆转时出现之眼震。正常人水平性视动性眼震的方向与转鼓运动方向相反，两侧对称，速度随转鼓运动速度而改变。如诱发的眼震不对称、眼震减弱或消失，或方向逆反，示中枢病变。

(2) 扫视试验：又称视辨距不良试验、定标试验。受试者的视线由视标迅速转向设定的另一视标。脑干或小脑病变时结果异常。

(3) 平稳跟踪试验：受试者头部正中位，平视 50 ～ 100 cm 处的视标，跟随水平向匀速的正弦波摆动的视标，视线随视标运动而移动。正常眼震电图曲线光滑，脑干或小脑病变时曲线异常。

(4) 注视试验：正视前方正中、左、右、上、下标点，当眼球向一侧偏移时出现的眼震称注视性眼震 (又称凝视性眼震)。眼震的快相与眼球偏转的方向一致，强度随偏转角度增大而加强，眼球向前直视时眼震消失，多示中枢性病变。

前庭眼震的检查和判定，下例定律十分重要，特此介绍。

Ewaldllaw(爱渥德第一定律)：外半规管的壶腹顶受到刺激时，如内淋巴是向壶腹流动的，此时将产生较强的反应，如为离壶腹流动的，将产生较弱的反应，强弱之比约为 2:1，垂直半规管受到刺激时，则情况与之相反。

Ewaldlllaw(爱渥德第二定律)：凡产生较强反应一侧的半规管，引起向该侧的眼震，产生较弱一侧的半规管，引起向对侧的眼震。

Flourenlaw(弗罗隆定律)：诱发眼震的所在平面与受刺激半规管的所在平面相同。

三、低频正弦谐波加速度试验

低频正弦斜波加速度试验 (SHA)，是通过给予患者角加速度刺激，通过眼震电图描记设备，微机控制下获得患者的相位、增益、和非对称的数据，为医师提供患者前庭功能状态的资料，同时还可以做视固定、视动性眼振等多项前庭功能检查。是一个系统性前庭功能检查设备，对于区分中枢和外周性眩晕、病变的定侧等有极大的应用价值。

四、面神经电图

最早的面神经电诊断方法是用直流电和感应电反应。将电极置于面神经部位，利用直流电通、断电时和感应电刺激时的面肌收缩来观察面神经功能。神经功能障碍时，首先感应电反应消失，若病变进行性加重，直流电反应消失。此时肌肉可对直流电刺激发生收缩，若肌肉对直流电无反应，表明肌肉萎缩。神经无反应而肌肉反应正常时，称之为完全变性反应。此种电诊断方法粗糙，感应电反应消失并非变性，神经传导阻滞时即可出现。神经受损后 10 ～ 14 d 才可出现变性反应，因此延误正确诊断时间。20 世纪 60 年代初，神经兴奋试验 (NET) 开始用于面神经麻痹的检查。NET 是用每秒发放 1 ～ 2 次负向方波的神经刺激器刺激面神经干 (出茎乳孔处) 或其分支，电流由 0 mA 逐渐加大，直到面部出现可见的肌肉收缩时所使用的毫安数值即为兴奋阙。比较健侧和患侧的阙值，相差 3.5 mA 以上时，面瘫恢复多数将不完全，低于 3.5 mA，绝大多数可以自然恢复。

May 认为刺激面神经的电流量与神经纤维受刺激兴奋的数量成正比，面部肌肉的收缩范围和强度取决于参与兴奋活动的神经纤维的数量。NET 是用最小电流引发可见的面肌收缩，因而在损伤 70% 和损伤 40% 的神经纤维的病例，所得的 NET 结果可能是一致的。他主张采用最大的电刺激，使所有的面神经纤维兴奋，引发最大的面部肌肉收缩。比较患侧和健侧的差别将可判断神经的损伤程度。此种方法称为最大刺激试验 (maximalstimulationtest，MST)。May 的比较标准是两侧相等、略弱、很弱及无反应。这仍然是目测的标准，所以将因测试人的水平及经验而有所差别。

Esslen 在 MST 的基础上加以改进，使用超最大刺激引起全部面肌收缩，用表面电极导出面肌收缩时的复合动作电位 (compoundactionpotential，CAP)，加以放大并记录。比较健侧及患侧的 CAP，根据其差值估计神经损伤程度，这就是面神经电图 (ENoG)。

第六节 颈部及颅底特殊检查法

颈部、颅底病变最后确诊尚有赖于组织细胞学的检查，应根据具体病例，选用以下不同的方法。

一、细胞涂片检查

用于转移性颈部肿块，从可疑原发癌灶区取材做涂片检查，或将切除组织块做印片检查。

二、内镜活检

应用于转移灶颈部肿块，采用各种内镜 (包括前、后鼻镜，鼻内镜，喉镜，支气管镜，食管镜及胃镜等) 观察，对可疑原发癌病区取活组织送检查，其阳性率及准确率一般高于脱落细胞涂片检查。

三、穿刺抽吸活检

多用于原因不明的颈部肿块，行穿刺捡查实为一项极有价值的诊断方法。常一经穿刺即可辨明肿块的性质，如囊肿可抽出棕黄色或咖啡色胶质样物质，血管瘤可抽出血凝液；囊性淋巴管瘤有淡黄色清液；抽不出液体而抽得少许组织则为实质性肿块。

1. 穿刺抽吸活组织检查技术

(1) 器械准备：18 号针头 3 根，长度分别为 5 cm、10 cm，15 cm；20 ml(不漏气有刻度) 空针一副，玻璃片数块。

(2) 操作方法：消毒准备穿刺区皮肤，用 1% 普鲁卡因在穿刺点做皮层皮下浸润，然后用尖的外科刀将皮层戳破，使针容易插进去，并可避免抽出的组织带有表皮。将针头缓缓地穿过表层组织，在另一只手触摸引导下，直到感觉进入确为新生物的肿块内，固定针尖，将空针筒芯向后拉，造成真空，并根据肿块大小和位置，可将针头在新生物内做几个方向的穿刺，要注意防止穿破对侧包膜(超过肿块范围)，引起肿瘤的扩散。针头插入肿块内后，将空针筒芯向后抽，始终保持空针内负压，肿块组织进入针头内靠两种力量，一种是针头前进时切削的力量，一种是负压吸引的力量，若只做抽吸而针头不动，就不能取得更多的组织，这是不能取得组织的最常见原因。

当针头还没有完全抽出之前，应将空针慢慢放松取出，然后将针头拔出，假若仍保持负压，就会使针内组织吸进空针内，难以收集标本。

针头完全拔出之后，将针芯再放入或用空针推出针头内组织至玻片上染色检查。

2. 颈部肿块切开活检和超声引导下组织检测技术

前者只适用于经各方反复寻找原发灶无结果时，才可采用。切口应选择在将来可能进行广泛切除的手术范围内，要选择有代表性的部位或单个淋巴结肿块切除。对单个淋巴结最好是整个切除活检；必须切开与楔形切除不可时，也应妥善缝合被膜，防止癌细胞对创面接种，有条件时还应做好经病检证实为癌转移后的颈廓清手术。后者在超声引导下，避开颈部的血管、神经，使取病理更微创、精确。

颈部肿物的程序性诊断，对于确定肿物的性质、转移、大小、来源是十分重要的。首先通过部位可以明确一些病变，如颈中线可明确甲状舌管囊肿、甲状腺病变，颈侧主要是腮腺肿物和腮裂囊肿，项部则以脂肪瘤及肿大淋巴结多见。然后对于颈侧肿物可做转移灶来源的原发灶寻找。如颈侧上部的以鼻咽癌多见。中部多见于舌癌及喉癌、下咽癌等转移灶。也可有甲状腺癌转移的可能性。颈侧下部多见于上纵隔及肺部的肿物。最后还可有不能查到原发灶的颈部肿物，如恶性淋巴瘤、霍奇金病、颈侧的神经鞘瘤等病变。程序性诊断就是先通过部位做粗略筛选，然后，通过全身检查确定是否有原发灶，对于原发灶不明的颈部肿物可在超声引导下行粗针穿刺做定性诊断。这可达到微创和减少患者的经济负担，然后可局部活检和术中冰冻病理明确诊断。上述都不能明确诊断，可在家属同意下对可疑为颈部肿物适应手术切除的患者做颈淋巴结清扫及肿物摘除。通过术后病理明确诊断和做进一步的治疗。

第六章 耳鼻咽喉头颈外科常用影像学检查

第一节 耳部影像学检查法

耳部以颞骨为中心，包括内耳、中耳、外耳及邻近的相关结构。颞骨为骨气混杂的不规则骨，形态复杂，耳的重要结构细小精致，均包含于颞骨内。X 线平片检查对颞骨细微结构的显示效果欠佳。高分辨 CT 具有高密度分辨率和高空间分辨率等优势，对骨和气体结构等均可敏感显示，是目前耳部最常应用和较为理想的影像学检查方法。磁共振成像 (MRI) 具有良好的软组织分辨率，可很好地显示非骨质改变及周围软组织结构，但对颞骨的骨质和气体结构显示效果欠佳。数字减影血管造影 (DSA) 借助经血管插入的导管快速将对比剂注射到拟检查部位的血管内，可很好地显示血管结构及其异常，是诊断血管性病变的金标准，但由于它是有创检查，故其临床应用受到一定限制。在实际临床工作中应结合具体情况，合理选择影像检查手段和检查流程。

一、耳部 X 线检查法

颞骨岩乳突部的 X 线拍片可对耳部某些疾病的诊断提供参考，如外耳道闭锁，中耳胆脂瘤等中耳的炎性疾病，耳硬化，外伤及肿瘤等。近年来，由于颞骨 CT 在临床的应用，岩乳突部的 X 线拍片已逐渐被取代。

颞骨岩乳突部 X 线拍片的常用投照位置有：

1. 劳氏位

从劳氏位 (Law position) 片中主要可观察到乳突气房、鼓窦、乙状窦和鼓室天盖。

2. 麦氏位

麦氏位 (Mayer position) 主要显示外耳道、鼓窦、鼓窦入口、乳突、乙状窦板等。

3. 许氏位

许氏位 (Schueller position) 可显示上鼓室、鼓窦、鼓窦入口等。

4. 伦氏位

伦氏位 (Runstrom position) 片中所见大致同许氏位，但鼓室及鼓窦入口显示得更为清楚。

以上位置主要用于中耳胆脂瘤和外耳道闭锁的诊断。一般只选两种投照位置，如麦氏位和劳氏位，麦氏位和伦氏位等。

5. 反斯氏位

反斯氏位 (反 Stenven position) 从本位片中可观察半规管，耳蜗及鼓窦和乳突等。常用于诊断耳硬化。

6. 头部正位

主要观察两侧内耳道。

二、CT 扫描

(一)CT 检查技术

CT 是耳部检查的常规影像技术，包括常规 CT(计算机体层成) 扫描和高分辨率 CT(highresolution computed tomography，HRCT)。

1. 常规 CT 检查

多采用层厚 2 ～ 5 mm 进行轴位扫描，软组织算法成像，可以对耳部病变及其周围结构受侵情况进行评价，应用对比剂增强检查可依据病变强化状态进一步判定病灶的血液供应情况、病变的性质及病灶与血管结构的关系等情况。颞骨包括骨及气体结构，密度差别大，对比度高，结构微细，CT 横断面扫描后，应常规进行冠状位重建，必要时辅助矢状位重建，并与其他图像重建技术相结合观察，可对耳部病变做出全面、细致的观察与诊断。

2. 高分辨率 CT

是指用层厚＜ 2 mm 进行薄层扫描，运用骨算法成像技术进行图像重建，图像采用 3000 ～ 4000 Hu 的较大窗宽、500 ～ 700 Hu 的较高窗位进行显示。高分辨率 CT 检查采用螺旋或多排螺旋 CT 设备进行扫描，采用一次性容积扫描，采集容积数据，将数据重建成薄层图像组，对这些图像数据在计算机工作站上进行后处理，可进行任意方位的影像重建，并可结合应用密度阈值控制技术和仿真内镜技术等进行各种后处理，进行多平面重建 (MPR)、最大密度投影 (MIP)、表面遮蔽显像法 (SSD) 和容积再现 (VR)、三维 (3 D) 重建、CT 仿真内镜 (CTVE) 成像等，更为直观、立体地显示乳突窦、鼓室、迷路、听骨链等结构的病理改变。

高分辨率 CT 的具体检查方法为：患者取仰卧位，定位时扫描基线与听上眶线平行，采用横断面螺旋扫描，扫描范围应包括整个颞骨，即覆盖中耳和内耳的全部结构。扫描参数一般为：120 kV，100 mA，准直器宽度一般＜ 1.0 mm，螺距一般为 1，所扫描原始数据进行图像重建，重建层厚一般为 1 mm，高分辨率骨算法重建，对重点观察侧的耳部常进行放大重建。

高分辨率 CT 具有高空间分辨率和高密度分辨率，一次性采集容积数据，检查过程简便快捷，通过各种后处理技术能很好地显示耳的细微结构，在临床上已经得到广泛应用。

(二)CT 后处理技术

中耳、内耳结构复杂、细微，常规 CT 单一体位扫描难以清晰显示出中耳的各种解剖结构，直接冠状位或矢状位扫描可获得较高质量的图像，但会受患者所能承受的特殊扫描体位和扫描机架角度的限制，且存在延长扫描时间和增大患者照射剂量等缺点。螺旋及多排 CT 扫描可在患者仰卧位短时间内完成，并利用所获得的容积数据进行图像的各种后处理，在不增加扫描时间和患者照射剂量的条件下获得高质量、多方面的图像信息，从而更加全面地观察中耳，尤其是听骨链的情况。常用的耳部的 CT 后处理技术包括多平面重组 (MPR)、听骨链及岩骨最大密度投影 (MIP)、表面遮蔽显像法 (SSD) 和容积再现 (VR) 三维 (3 D) 重建、CT 仿真内镜 (CTVE) 成像等。

1. 扫描方法

患者仰卧，轴位薄层扫描，扫描基线平行于听眦线，扫描范围自外耳道下缘至岩骨上缘，准直 1.0 mm 或亚毫米 (0.5 mm 或 0.625 mm)，进床速度 1.0 mm/s，螺距 1.0，视野 (FOV)20 ～ 25 cm，电压 120 kV，电流量 250 ～ 300 mA，矩阵 512×512。重建图像时，采用骨算法、FOV 应尽量小、间隔 0.1 ～ 0.2 mm 分别行双耳密集重建。

2.MPR

利用螺旋及多排 CT 所获得的容积数据，可获得高质量任意平面的 MPR 图像，尤其是多排 CT 采用各向同性 (等体素) 扫描所获得的 MPR 图像更为清晰，且纵向分辨率高。以中耳为中心做矢状位、冠状位和斜位 MPR，沿耳蜗长轴方向做 MPR；利用多排 CT 的容积数据，可做单侧或双侧面神经管重建。

3.3 D 重建

听骨链——选取重建后有听小骨的图像 (60 ～ 80 张)，对双耳分别做骨 MIP 及 SSD 三维重建 (多应用后者)，采用 VR 技术获得的 3 D 图像更佳。正常和异常中耳的观察阈值分别是 500 ～ −200 Hu 及 100 ～ 300 Hu，一般从足侧观察，移去影响观察的鼓室壁 (多移去鼓室的顶壁)，多角度观察听骨链的形态；也可先进行切割，仅保留听骨链进行 MIP 和 SSD 三维成像。

内耳——应用软件切割等功能，仅保留内耳 (包括耳蜗、前庭和骨性半规管) 结构，之后进行 VR 成像，也可做表面透明显像法和最小密度投影。上限阈值为 300 ～ 500 Hu。

岩骨——成像阈值为 160 Hu，多角度、多方位观察。

4.CTVE

是指利用计算机软件功能，将螺旋或多排 CT 扫描所获得的容积数据进行后处理，重建出空腔脏器腔内表面的立体图像，类似纤维内镜所见。应用 NavigatorSmooth 功能，经外耳道进入鼓室，视屏角 35° ～ 60° ，采用白底黑影方式，正常及异常中耳的观察阈值分别为 −600 ～ −200 Hu 和 50 ～ 300 Hu，在轴位和 MPR 图像上调整视点 (光标) 的位置和观察方向，多方位观察听骨链的形态；或使用“飞越”方式动态观察听骨链的形态，一般采用前者并赋予伪彩色进行观察; 病变组也可采用边缘显示方式同时观察中耳异常软组织及听骨链的情况，其阈值分别为 −990 ～ 880 Hu 及 200 ～ 450 Hu，此时听小骨和异常软组织显示为不同的颜色。

在听骨链 3 D 和 CTVE 成像过程中，熟悉正常的解剖结构、选择恰当的阈值及观察方位对图像的质量和诊断的准确性至关重要，观察阈值与鼓室的气化程度及病理状态有关。经过反复尝试，正常听骨链 3 D 和 CTVE 的观察阈值分别为 −500 ～ −200 Hu 及 −600 ～ −200 Hu，可依照显示结构的不同进行调整。应该注意的是阈值过高会造成砧镫关节不连续，形成断裂的假象，而观察锤砧关节和镫骨前后脚时阈值应略高。

在病变组中，由于鼓室腔内充满炎性肉芽组织或积液包绕听骨链，此时应采用较高的观察阈值才能够清楚显示听骨链的情况，笔者的经验是先在原始图像上将窗宽设置为 0，以最佳显示听小骨的窗位作为初步的观察阈值，之后再根据观察部位的不同进行调整，常采用较低阈值观察锤骨，而后调整至较高的阈值显示砧骨和镫骨结构。结果表明，病变组听骨链 3 D 和 CTVE 的阈值为 50 ～ 300 Hu 时能取得很好的观察效果，阈值过低则会使听小骨被软组织影包绕而不能显示，观察阈值过高则会造成听小骨假性断裂。

一般情况下，CTVE 的 4 个观察方位能显示听骨链的全貌。从外耳道向鼓室方向观察能显示锤骨、砧骨大部分结构，从鼓室底部向上观察镫骨，从鼓室内侧缘往外下方向观察最有利于显示砧镫关节、镫骨前后脚及底板，而从乳突窦向内下则能较好地观察锤骨头、砧骨体和锤砧关节。

三、MRI 检查

MRI(磁共振成像) 检查可根据具体临床需要选择成像序列和方法，常规的方法包括 T_1 加

权像 (T_1WI)、T_2 加权像 (T_2WI)、脂肪抑制序列、水成像等。根据不同的临床需要可进行横断位、冠状位、矢状位及斜位扫描，必要时可静脉注射对比剂进行增强扫描。

MRI 检查对骨皮质和气体等结构的显示差，但可明确显示听神经、膜迷路结构及软组织病变，应用 MRI 水成像技术可以很好地显示膜迷路，并对其进行图像三维重建。MRI 具有软组织分辨率高、可任意切面成像、无电离辐射等优点，在耳部疾病诊断中应用也较多。

四、血管造影检查

血管造影一般是指采用 Seldinger 技术，经皮和动脉插管将导管选择性插入颈内动脉、颈外动脉或椎动脉等拟检查或治疗的动脉内，高压快速注入对比剂，对血管结构和病变的血供情况等进行检查，可显示颅脑和耳面部的血管畸形、走行异常及肿瘤等的血供情况，同时能对血供丰富的肿瘤和血管畸形等进行栓塞治疗。

磁共振成像和 CT 扫描也可进行相应的血管造影检查，具有简单、方便和无创等优点，缺点是不能同时进行治疗。磁共振血管造影可利用血流动力学改变，而不用对比剂的常规血管成像，也可以采用经外周静脉注入对比剂的增强磁共振血管造影检查。CT 血管造影是从外周静脉快速团注对比剂，在对比剂高浓度通过检查部位时进行容积扫描，数据重建为薄层图像，在工作站进行血管重建。磁共振血管造影和 CT 血管造影在临床上已得到广泛应用。

第二节 鼻及鼻旁窦影像学检查

一、X 线检查

(一) 鼻腔与鼻旁窦摄片

一般用顶颏位和鼻额位，必要时辅以侧位片和 (或) 体层摄片。

1. 顶颏位

(1) 体位：取坐位或俯卧位。面对暗盒，颏靠片。头颅矢状面与胶片垂直，听眦线与胶片成 37°。鼻尖与暗盒相距 1 ～ 1.5 cm。

(2) 中心线：通过枕外粗隆上方 2.5 cm，经鼻尖达胶片中心，与胶片垂直。

(3) 基本要求：将双侧岩骨上缘投影于上颌窦下缘。

(4) 用途：主要显示上颌窦，也可观察筛窦、额窦。张口位投照时可显示蝶窦。

2. 鼻额位

(1) 体位：面对暗盒，前额及鼻尖靠片。头颅矢状面与胶片垂直，听眦线垂直于胶片取坐位或俯卧位。

(2) 中心线：向足侧倾斜 23°，通过枕外粗隆上方 2 cm，经鼻根部达胶片中心。

(3) 基本要求：两侧岩骨上缘投影于眼眶下缘水平。

(4) 用途：主要显示额窦，也可观察筛窦。

3. 侧位

(1) 体位：同头颅侧位姿势，矢状面与胶片平行。也可取坐位或卧位，患侧靠片。

(2) 中心线：通过颧骨体垂直达胶片中心。

(3) 用途：显示额窦、筛窦、蝶窦，也可观察上颌窦前后壁。

4. 体层摄片

(1) 方法：鼻旁窦后前位 (冠状面) 体层－俯卧，头颅矢状面垂直于台面，前额和鼻尖紧靠台面。一般自 3 cm 始，每隔 0.5 ～ 1 cm 摄片一张，至 8 ～ 9 cm 大多已能包括全部鼻旁窦。

鼻旁窦侧位 (矢状面) 体层—头颅呈侧位，矢状面与台面平行。以正中矢状面为基准面向左或向右体层，每隔 0.5 ～ 1 cm 摄片 1 张。

(2) 用途：

①确定鼻旁窦骨折的部位、范围和程度；

②确定鼻旁窦异物的部位、大小和数目；

③确定鼻旁窦良性肿瘤对窦壁压迫的方向、程度和范围；

④确定鼻旁窦恶性肿瘤对窦壁的直接侵蚀、破坏及对邻近器官的侵犯。

(二) 鼻骨 X 线片

用侧位照片，必要时辅以轴位。

1. 侧位

(1) 体位：取头颅标准侧位，鼻根部置于胶片正中。

(2) 中心线：垂直通过鼻根部达胶片中心。

(3) 基本要求：清晰显示鼻骨侧位像，不与其他组织重叠。为增加清晰度，可使用纸包片。

2. 轴位

(1) 体位：采用咬合投照法。取坐位或仰卧位。纸包片置口内，使片外缘超出鼻尖 1 cm。

(2) 中心线：自前额通过鼻前棘垂直于胶片。

(3) 基本要求：显示两侧鼻骨及鼻部软组织。

二、CT 检查

(一)CT 扫描

鼻旁窦解剖结构精细、复杂。CT 扫描有横轴位和冠状位扫描。一般轴位扫描对观察鼻旁窦的前壁、后壁、侧壁、翼腭窝，尤其对观察神经与后面的筛窦、蝶窦的关系很有帮助。冠状位扫描对观察鼻旁窦的顶壁、下壁以及鼻旁窦病变是否累及颅内等更有优势。轴位、冠状位图像均有很好显示，螺旋 CT 应用后，可选择单一位置的扫描，再行多平面重建即可。对于小器官或小病变，可采用薄层扫描、重叠扫描。

1. 横轴位扫描患者仰卧，扫描基线与下听眶线 (inferiororbito meatalline，IOML) 平行。扫描区域从牙槽嵴开始，至额窦顶结束。层厚、层距一般均为 2 ～ 5 mm。

2. 冠状位扫描患者仰卧或俯卧，头后仰，调节 CT 扫描机架，使扫描基线尽量垂直于 IOML。扫描范围从额窦前壁开始，至蝶窦后壁结束。扫描一般为 2 ～ 5 mm 层厚，层距连续扫描。

3. 薄层扫描对于小病变或细微结构，可采用薄层扫描。如需重点观察钩突、筛泡、筛漏斗、鼻额管等部位时，可在上颌窦前 1/2 区域进行 1.5 mm 层厚、3 mm 层距间断冠状位扫描，在后面的区域继续 5 mm 层厚层距扫描。

4. 重叠扫描采用层距 (检查床移动的距离) 小于层厚，如层厚为 5 mm，层距为 3 mm。主要用于小病变的显示，可避免小病灶的遗漏。

5. 算法对于外伤和怀疑有骨质病变者采用骨和软组织 2 种算法重组，对于鼻旁窦炎患者采用软组织算法重组，排除或确诊真菌性鼻窦炎。

6. 显示窗宽、窗位对软组织一般使用的窗宽是 200 ～ 400 Hu，窗位多为 10 ～ 30 Hu。对骨结构和窦口鼻道复合体等窦腔内的细微结构则采用 2000 ～ 3000 Hu 的窗宽，250 Hu 的窗位。

7. 造影剂的应用对于鼻旁窦炎症、外伤等疾病，可只进行平扫，但增强扫描有助于鉴别活动期与慢性期的炎症，活动期的炎症可见黏膜增强；如从病史或其他检查怀疑肿瘤、富血管病变或提示病灶累及窦外结构时，则应辅以增强扫描。对比剂注射流速 2.0 ～ 3.0 ml/s，总量 80 ～ 100 ml，延迟扫描依病变及设备情况而定，软组织算法重组。

(二)CT 后处理技术

CT 技术迅猛发展，螺旋 CT 普及后，CT 扫描所获得的数据为容积数据，是真正的三维信息。在此基础上，可采用多种 CT 后处理技术，为临床提供更多、更准确的服务。尤其是多层螺旋 CT 的临床使用，进一步拓展了 CT 在鼻及鼻旁窦检查中的应用范围，尤显其强大的功能及优越性。在鼻及鼻旁窦的检查中常用高分辨率 CT 检查及众多三维图像重建技术。

1. 高分辨率 CT 检查 (highresolution CT，HRCT) 它是薄层扫描 (1 ～ 1.5 mm) 加用高空间频率算法重建图像。HRCT 具有良好的空间分辨率，如加用小的显示野 (fieldofview，FOV) 重建，即靶重建技术，再高位窗宽，横轴面及冠状面相互补充、验证，可以全面、准确地显示骨质结构的细微变化及黏膜、软组织情况。

2. 多平面重建技术 (multi planar reconstruction，MPR) 及曲面重建技术 (curved multi planarreconst ruction.CMPR)MPR 是利用容积扫描所得的数据除了本身横断面外再重建出矢状面、冠状面或任意斜面的二维图像。CMPR 是沿拟检查器官画一曲线，体素沿此曲线重建，而形成曲面的图像。用于行径纡曲的器官结构，使之伸展在同一平面上。MPR 可进行多方位多角度观察，从最佳层而显示细小结构及病变，特别是对复杂的、深在的解剖部位骨折显示良好，如上颌骨额突、泪骨、额骨鼻突、眶内壁、鼻中隔部位骨折及鼻区骨缝分离等，对鼻骨骨折显示也有独到之处。

3. 表面遮蔽显像法 (shadowed surface display，SSD) 它是预先确定拟检查区域内组织结构的最高和最低阈值，标定拟检查区内的组织结构，经计算机重建程序处理，形成图像。SSD 是以图像灰阶编码描绘而成，它的图像是组织结构的反映，没有结构重叠的影响，是表面的反映，可很好地显示解剖结构的三维空间关系。其优点是空间立体感强，如显示骨折，可整体显示骨折的程度和范围，并可以任意调整角度，使骨折线很好地暴露出来。

4. 最大密度投影 (maximum intensity projection，MIP) 它是将每条射线所通过的容积组织中像素的最大强度值 (最高密度，即 CT 值) 进行投照，以任意选择的投照方向观察。临床上常用于具有相对高密度的组织结构。

5. 最小密度投影 (minimumintensity projection，MinIP) 它是将每条射线所通过的容积组织中像素的最小强度 (最小 CT 值) 进行投照，以任意选择的投照方向进行观察。临床上常用于显示气道。

6. 容积再建技术 (volumerendering，VR) 它是利用全部的数据通过功能转换软件和各种透明技术，来观察管腔的内部结构，并进行彩色编码，因而显示解剖结构关系较清楚。

7.CT 仿真内镜技术 (CT virtualendoscopy，CTVE) 它是将螺旋 CT 容积扫描所获得的图像数据利用特殊的计算机软件进行处理后，重建出空腔器官内表面具有相同像素值部分的立体图像，加上伪彩色，得到类似显微内镜所见的三维或动态三维解剖学图像。

三、MRI 检查

1. 线圈头颅正交线圈 (或头颈多通道线圈)。

2. 扫描体位以横断面为基本方向，同时辅以矢状面或冠状面。横断面基线为听眶下线，冠状面基线为听眶下线的垂线，矢状面基线平行于正中矢状面。

3. 扫描序列横断面 T_1WI 和 T_2WI，冠状面 (必要时矢状面)T_1WI(病变在横断面显示不佳时，需在显示较好的矢状面或冠状面行 T_2WI)；在显示病变最佳断面行 T_2WI，如 T_1WI 显示病变为高信号时，做脂肪抑制序列检查。

4. 扫描参数常选用自旋回波序列。T_1WI：TR 400 ～ 700 ms，TE 15 ～ 30 ms。T_2WI：TR 2000 ～ 4000 ms，TE 60 ～ 120 ms。层厚 3 ～ 5 mm，矩阵≥ 256×256，FOV 为 18 ～ 44 cm。

5. 增强扫描造影增强了组织对比，增强扫描应在静脉注射后 30 min 内进行，用 T_1 加权序列；动态增强及横断面、冠状面和 (或) 矢状面 T_1WI，在 1 个断面同时使用脂肪抑制序列。对于鼻旁窦内的感染并不常规使用对比剂，在怀疑肿瘤或怀疑病变累及窦外结构时可进行增强扫描。

6. 适应证 MRI 主要用于鼻腔及鼻旁窦炎症及肿瘤患者的诊断、鉴别诊断和术前评价，可作为 CT 扫描的补充。

第三节 咽部影像学检查法

一、X 线检查

(一) 平片

1. 鼻咽侧位片

可显示鼻咽部软组织阴影。正常鼻咽顶壁及后壁软组织连续形成凹面向下的阴影，其厚度因年龄而异，儿童有腺样体增殖时，顶后壁较厚，有时可能使鼻咽腔近于闭塞。成人鼻咽顶壁软组织厚约 4 ～ 5 mm，后壁厚约 3 ～ 4 mm，顶后壁交界处最厚，约达 12 ～ 15 mm。鼻咽侧位片主要用于显示小儿增殖体的大小及肿瘤对颅底的侵犯情况。

2. 颏 - 顶位颅底片

主要用于观察颅底的骨结构，鼻咽腔也可显示，其前壁及两侧壁显示较清楚。

3. 颈侧位片

主要用于观察咽后壁软组织的厚度。正常时在第 5 颈椎以上的咽后壁软组织阴影厚度为 2 ～ 3 mm，在喉咽部因前部有气道影故略厚。若软组织影过厚则提示有脓肿或新生物。

(二) 体层摄影

适用于鼻咽部，以弥补平片检查所致的结构重叠。目前此法已为 CT、MRI 取代。

(三)造影检查

1. 鼻咽部造影检查受检者仰卧头低位，从两侧鼻孔向鼻腔内滴入 40% 碘化油或钡胶浆，每侧滴 1.5 ml，滴完后患者头部左右转动和做 Valsava 试验，使造影剂均匀涂抹于鼻咽各壁并进入咽鼓管咽口，摄影位置常采用侧位和顶颏位。可观察鼻咽各壁、软腭、咽鼓管开口。目前此检查已为 CT、MRI 所取代。

2. 喉咽部(梨状窝)造影检查此是梨状窝病变的首选检查方法。受检者吞服 150% ～ 200%(W/V) 双重造影钡悬浮液，分别摄充盈期，静止期正、侧位和左右斜位片，观察会厌谷、梨状窝和食管入口部形态。为更好地显示上述结构，还可做改良 Valsava 试验，即服钡后让受检者捏鼻闭口用力向外屏气，把口颊及咽部吹胀起来，摄取正、侧位片。

二、CT 检查

(一)CT 扫描

1. 鼻咽部 CT 扫描

主要用于鼻咽癌和其他类型肿瘤的诊断。常用横轴位扫描，冠状位亦可用于观察鼻咽顶壁及侧壁的情况。鼻咽癌表现为鼻咽侧壁切迹变平、变形，软组织影不规则增厚。侵犯鼻腔和鼻窦可见鼻腔软组织块影和鼻窦内肿块或窦腔密度增高。肿瘤向外发展侵犯翼腭窝，可见翼前、翼后及上颌窦后脂肪垫消失，翼腭窝出现软组织肿块，翼板破坏、消失。累及颅底可见中颅凹底不同范围的骨质破坏。CT 是确定鼻咽癌扩展范围的良好方法。CT 能准确地显示鼻咽纤维血管瘤的形态、生长方式及颅底骨质改变。平扫见鼻腔、鼻咽边界不清的肿块，其密度与肌肉相仿，无法与肌肉分界。增强扫描肿块有明显强化，瘤体与周围组织分界清楚，呈分叶状，肿瘤较大时可侵及鼻腔、鼻窦及翼腭窝等处。

2. 咽旁间隙肿瘤 CT 扫描

CT 平扫肿瘤密度与肌肉相仿或略高于肌肉，增强后有轻度强化。由于咽旁间隙肿瘤种类繁多，因此在定性诊断方面有一定的限度，但有些肿瘤有一定的特征。畸胎瘤、软骨类肿瘤、脊索瘤可见钙化，脊索瘤伴有枕骨斜坡的骨质破坏。神经源性肿瘤呈椭圆形，边界清楚，呈不均匀强化。颈静脉球瘤有特定的好发部位，并使颈静脉孔扩大、破坏。

(二)CT 后处理技术

单层螺旋 CT 及多层螺旋 CT 的问世，是 CT 扫描技术的重大革新，不仅大大提高了扫描速度，缩短了扫描时间，减少了呼吸、运动伪影，提高了图像清晰度；并且还可以利用横断面图像进行多方位二维及三维重建。

常用的重建方法包括：①多平面重建法 (muhi planar reconstruc-tion，MPR)。②多平面容积重建法 (multi planar volume reconstruction，MPVR)，包括最大密度投影法 (maximum intensity projection，vnP)、最小密度投影法 (minimumintensity proj ection，MinP)。③表面遮蔽显像法 (surfaceshadeddisplay，SSD)。④仿真内镜重建法 (virtualendosco-py，VE)。⑤容积漫游重建法 (volume rendering，VR)。应用于咽部的重建方法主要有多平面重建法和仿真内镜法。

1. 多平面重建法 (multi planar reconstruction，MPR)

在横断面图像上按要求任意画线，然后沿该画线将横断面上二维体积原厚层面重组，即获得该平面的二维重建图像。可以重建冠状位、矢状位及其他位置二维图像。冠状面图像观察鼻咽腔、口咽腔、喉咽腔、咽旁间隙、梨状窝；矢状面图像观察会厌前间隙、咽后壁、下咽部及食管入口。

2. 仿真内镜重建法 (virtual endoscopy，VE)

VE 技术是以 CT 或 MRI 资料为资源，采用特殊的计算机软件对空腔器官内表面具有相同像素值的部分进行立体重建，以模拟光学纤维内镜效果的方式来显示其腔内结构，并附加伪彩着色，以获取人体腔道内三维或动态三维解剖学图像的一种新方法。Vining 等首次报道应用 VE 技术显示结肠及支气管，随后 VE 被用来显示血管、喉腔及鼻腔。在喉咽和喉部结构可显示会厌的舌面和喉面、会厌前间隙、双侧梨状窝、杓会厌皱襞、假声带、喉室、声带、前后联合和声门下气道等结构。

VE 技术的缺陷包括：①不能显示病变颜色，故不能发现充血水肿类炎性病变；②不易发现腔内扁平病变及程度在 30% 以下的渐进性或长段狭窄；③单凭 VE 很难对病变作定性诊断；④图像质量受诸多因素影响；⑤不能进行活检。

三、MRI 检查

鼻咽部的磁共振成像 (MRI) 检查常用矢状位、轴位和冠状位，矢状位主要用于观察脊柱上颈段，斜坡和颅内基底池，轴位显示咽隐窝、咽后淋巴结、咽旁间隙等，而冠状位适于观察病变向颅底上下及海绵窦侵犯情况。口咽部的 MRI 检查冠状位可显示软腭及咽侧壁，轴位可更好地显示软腭、舌根及咽后壁。由于 MRI 优良的软组织对比可清楚地显示器官内、外肿瘤的播散，因此对肿瘤部位和侵犯范围的诊断优于 CT。

鼻咽部的检查应注意咽隐窝、咽鼓管圆枕、鼻咽顶壁等肿瘤好发部位的检查，喉咽部的检查应注意梨状窝、环后区和下咽后壁及声带等部位。除了间接鼻咽镜、间接喉镜外，纤维鼻咽镜、纤维喉镜、内镜以及 CT、MRI 等对咽部的病变的诊断非常重要。

第四节 喉部影像学检查法

喉部是以软骨为支架，由软组织构成的空腔器官，具有通气和发音双重功能。当今开展的部分喉癌切除术，旨在保存宝贵的发音功能，因此准确地定位及确定肿瘤延伸的范围，对制定合理的手术计划十分重要。虽然喉部断层为临床提供了定位诊断的信息，但对喉旁软组织和支撑软骨的显示较困难 而CT和MRI提供了显示喉部这些组织结构三维解剖图像细节的可能性。

一、CT 检查

螺旋及多排 CT 扫描速度快，容积采集的数据能提供高质量的各种后处理图像，已广泛应用于喉部，并取得了很好的效果。常用的喉部的 CT 后处理技术包括多平面重组 (MPR)、气道表面遮蔽显像法 (SSD) 及表面透视显像法 (RaySum) 三维 (3 D) 重建、叠加成像和 CT 仿真喉镜 (CTVL) 成像等，但最大密度投影 (MIP)、最小密度投影 (MinIP) 及容积再现 (VR) 技术等应用较少。

1. 扫描方法

患者仰卧位，颈后伸，平静呼吸，嘱患者勿做咳嗽和吞咽动作，避免形成明显的梯级状伪影；如屏气扫描，会掩盖小的病灶，并且无法做 CTVL 成像。扫描角度平行于喉室做轴位扫描，范围自舌根部至食管上端水平，层厚 3.0 mm，260 ～ 300 mA，矩阵 512×512，螺距 1.0 ～ 1.5(多排 CT 可适当放宽)；理论上讲，扫描层厚越薄，生成的后处理图像越清晰平滑，但对于上气道而言，如采用单排螺旋 CT，层厚太薄 (1.0 mm) 限制了扫描的范围，轴位图像的噪声相应增加，易受呼吸运动的影响，反而易出现明显的梯级状伪影；采用多排 CT 时，由于扫描速度快，则可做亚毫米 (0.5 mm 或 0.625 mm) 扫描，能提高后处理图像的质量。增强扫描时，可应用高压注射器经肘静脉注射造影剂 80 ～ 100 ml、速率 2.0 ～ 2.5 ml/s，对病变区做动脉期、静脉期、平衡期 (延迟时间分别为注射开始后 20 s、60 s 和 120 s)。重建图像时，要求重叠范围＞ 50%，标准算法重建。

2.MPR

利用螺旋及多排 CT 所获得的容积数据，在不增加扫描时间和患者照射剂量的条件下可获得高质量任意平面的 MPR 图像，尤其是多排 CT 采用各向同性 (等体素) 扫描，所获得的 MPR 图像更为清晰，纵向分辨率高。

喉部 MPR 一般作矢状、冠状及曲面成像，矢状位 MPR 平行于喉室，冠状位 MPR 垂直于喉室；曲面 MPR 一般采用动脉期或静脉期图像，以喉室为中心，经过双侧颈动脉鞘，用于观察病变与颈部大血管及气道的关系。重组的层厚和层距根据病灶的大小来确定，多采用 3.0 ～ 5.0 mm。

3.3 D 重建

由于空气与软组织的天然对比，可获得高质量的喉部 3 D 图像。喉部 (上气道)3 D 重建包括气道 SSD、RaySum 和叠加成像。气道 SSD 图像使气道形成好像空气铸形的影像，其成像质量与重建间隔和重建过程中阈值的选择密切相关。不同的重建间隔所获得的 SSD 图像质量差异明显，重建间隔越窄，重叠图像越多，获得的 3 D 图像越平滑，可减少梯级状伪影的发生，但同时会增加后处理时间。3 D 重建一般要求图像的重叠范围＞ 50%，获得的图像边缘光滑清晰。

重建过程中上限阈值选择不恰当，会造成气道和病变形态的失真，笔者对正常的上气道采用不同的阈值进行重建，并与轴位图像比较，结果发现随着上限阈值的增大，气道的管径也逐渐增宽，在 −600 ～ −300 Hu 轴位和 SSD 图像上气道的宽度最为接近，其中 −500 Hu 时两者相差的均数和标准差都较小，所获得的图像最接近于气道真实的状况，下限阈值都为 −1000 Hu。

RaySum 成像是在 SSD 的基础上利用软件功能对气道进行“透视”，获得类似于气道气钡双重造影的影像。

重叠成像是采用增强后 (动脉期或静脉期) 的图像，应用不同阈值及切割法分别对各种结构进行 SSD 成像，应用透明技术将数种结构 (如骨骼、血管、气道、肿瘤等) 加以不同的颜色、叠加合成立体的图像，使图像更具真实感和立体感，可作任意角度和方位观察；气道的阈值选择与常规 SSD 相似，骨骼的下限阈值为 140 ～ 160 Hu，颈部大血管的重建阈值与其增强程度有关，一般为 90 ～ 140 Hu，肿瘤和转移性淋巴结则需在轴位或 MPR 图像上采用画板功能分层法切割成像。

4.CTVLCTVL 是指利用计算机软件功能，将螺旋或多排 CT 扫描所获得的容积数据进行后处理，重建出喉腔内表面的立体图像，类似纤维喉镜所见。应用 NavigatorSmooth 功能，视屏角 35° ～ 90° ，采用白底黑影方式，观察阈值为 -600 ～ -200 Hu，在轴位和 MPR 图像上调整视点 (光标) 的位置和观察方向，分别从头端 (口咽部) 和足端 (声门下区) 对喉及下咽部进行 CTVE 成像，并赋以伪彩色进行观察；也可用 Flythrough 功能在喉及下咽部腔内自动漫游，并用电影形式以 15 ～ 30 帧 /s 的速度连续依次回放，得到类似于纤维喉镜效果的图像。

CTVL 成像过程中，应注意根据病变部位、大小及侵犯范围调整观察的部位、方向及阈值；观察较小的声带病灶时，要将视点置于气道的中心，方向垂直于声带，方向偏离会掩盖细小的病变，并产生一侧声带增厚的假象。评价会厌前间隙的情况时，观察阈值应略高，在 -200 Hu 左右。另外，扫描前应训练患者平静呼吸，勿做吞咽及咳嗽等动作，若患者屏气扫描，由于声带闭合，反而不利于病变的观察。

二、MRI 检查

1. 线圈颈部正交线圈 (或头颈多通道线圈、头颈联合线圈)。

2 扫描体位以横断面为基本方向，同时辅以矢状面或冠状面。横断面扫描范围从舌骨至环状软骨下缘，扫描基线平行于喉室，冠状面和矢状面根据病变的范围确定。

3. 扫描序列横断面 T_1WI 和 T_2WI，冠状面 (必要时矢状面)T_1WI(病变在横断面显示不佳时，需在显示较好的矢状面或冠状面行 T_2WI，脂肪抑制技术。为减少呼吸运动伪影，扫描时要嘱患者平静呼吸，避免吞咽动作，并根据扫描方位的不同在扫描范围上、下方或前方施加饱和带。

4. 扫描参数常选用自旋回波序列，T_1WI 的 TR：400 ～ 700 ms，TE 15 ～ 30 ms，T_2WI 的 TR：2000 ～ 4000 ms，TE 60 ～ 120 ms，层厚 3 ～ 5 mm，矩阵 ≥ 256×256，FOV：18 ～ 44 cm。

5. 增强扫描动态增强及横断面、冠状面和 (或) 矢状面 T_1WI，在一个断面同时使用脂肪抑制技术。

第五节　颈部影像学检查法

常用的颈部影像学检查包括超声检查、X 线检查、CT 检查、MRI 检查、DSA 和放射性核素检查等。

一、颈部 B 超检查

目前常采用 B 超检查，以及在 B 超基础上发展起来的彩色多普勒血流显像 (CDFI) 和超声多普勒 (Doppler) 等多项技术的综合应用。多用于甲状腺、涎腺、淋巴结和颈部肿块等方面，对于确定有无占位性病变、囊性或实性变以及确定深部肿块与邻近血管的关系方面很有价值。颈部常见疾病的 B 超声像图特征见下文。

1. 甲状舌管囊肿肿块位于舌骨下方，声像图呈圆形或类圆形，包膜完整，其内为回声暗区，表示介质均匀，透光好，与周围组织多无粘连。

2. 甲状腺腺瘤或癌甲状腺腺瘤呈圆形或椭圆形，边界清楚，表面光滑，有包膜，内为低回声区或等回声区，当瘤内出血或囊变时可见无回声暗区。如肿瘤内部回声不均，边界不清，无包膜或包膜不完整，且瘤体迅速增大，应警惕甲状腺癌的可能。

3. 颈动脉体瘤肿块位于颈内、外动脉分叉处，呈低弱回声区，颈内、外动脉间距加宽，肿块包绕颈动脉，可见颈动脉壁局限性增厚，管腔受压变窄。

4. 神经鞘膜瘤肿块呈圆形或椭圆形，内部为均匀的强回声区，有时可见液性暗区，包膜完整，与周围组织有明显界限，无侵犯性，但有挤压现象。

5. 颈部淋巴结转移癌及恶性肿瘤声像图上表现为内部回声不均匀，强弱不等，多数呈实质性低弱回声，后方回声减弱，瘤内常有出血、坏死、液化，边界不清，无包膜或包膜不完整，边缘不整齐，形态不规则。

6. 腮腺多形性腺瘤及恶性肿瘤腮腺多形性腺瘤为圆形或类圆形肿块，内部为中低回声，光点尚均匀，若瘤内发生囊性变或出血，内部可见无回声区，边界清楚，有包膜。若肿块形态不规则，边界不清，无包膜，内部回声不均匀并有衰减，则应考虑为恶性肿瘤。

二、颈部 X 线平片检查

由于颈部的解剖结构特点，组织结构重叠掩盖以及 X 线分辨率低的固有特性，颈部正侧位片对观察颈部软组织病变受到一定的限制。正位片可观察气道是否狭窄、移位、软组织内是否有钙化。但正位片因颈椎与中线部位软组织重叠太多，价值有限。侧位片可以显示椎前软组织、气道、甲状腺、喉的侧位表现。

三、CT 检查

CT 具有高清晰度显示头颈部解剖的优势，基本取代 X 线在头颈部的检查，成为临床首选的方法。多层螺旋 CT 的快速容积数据的采集与后处理软件的开发及提高，增加了多平面重建、三维重建、血管成像、仿真内镜等技术，大大拓宽和改善了单层面扫描，使得器官解剖结构、病变及病变与周围的关系更加清晰。扫描范围自颅底到胸骨柄上缘，多采用横断面扫描，层厚 5 mm，病变范围小时可用 1 ～ 3 mm 薄层扫描。增强扫描是静脉注射造影剂后再按平扫方法进行扫描。其目的是提高病变组织与正常组织间密度差别，从而提高病变的显示率。对于某些血管丰富的肿瘤及病变，区别血管与淋巴结和确定肿瘤复发，具有较强的诊断和鉴别诊断价值。螺旋 CT 扫描速度快，可在 12 ～ 24 s 完成扫描，并可多轴位或三维重建。

四、磁共振成像

磁共振成像 (magnetic resonancelmaglng，MRI)，对软组织的分辨率比 CT 高。MRI 成像灰阶、T_1 和 T_2 值的特点：

①信号强度越高，图像亮度越大，越成白色，反之亦然。颈部正常组织 MRI 图像显示的灰阶从白到黑的排列顺序是：脂肪、脏器、肌肉、快速流动的血液、骨骼、空气；

② T_1 和 T_2 值与信号强度的关系：T_1 值越长，信号强度越低，图像越黑，T_2 值越长，信号强度越高，图像越白。颈部先天性囊肿常表现为显著的长 T_1 和长 T_2。颈部肿块常表现为长 T_1、短 T_2。

③流空效应，体内流动的液体不产生信号。根据流空效应，不用血管造影剂即可诊断颈动脉瘤、颈动脉体瘤、血管畸形，还可区别血管与肿块或肿大淋巴结。颈部常见疾病的 CT 和 MRI 表现见下文。

1. 淋巴结转移癌 CT 扫描为孤立或多发性结节影，呈圆形或球形，大小不等，结节坏死时，结节中央呈低密度区，增强扫描时显示结节环形强化。环壁厚不规则，与周围组织边界不清。MRI 在 T_1 加权图像上表现与周围肌肉信号强度相近，而在 T_2 加权图像上较肌肉组织信号强度增高，结节中央坏死在 T_1 加权图像上呈较低信号，在 T_2 加权图像上呈较高信号强度，增强扫描后，在 T_1 加权图像上与 CT 表现相类似。

2. 神经源性肿瘤包括神经鞘膜瘤及神经纤维瘤。CT 扫描多呈圆形或椭圆形肿块，边界清楚，包膜光滑，神经鞘膜瘤的包膜较厚，肿块密度均匀，部分肿块显示瘤内囊性变，部分肿块可见钙化，注入造影剂后肿瘤较少强化。神经纤维瘤包膜不明显，常多发，呈丛状结节，密度较周围血管稍低，增强后强化不明显。MRI 轴位上显示神经源性肿瘤多呈圆形或椭圆形，边界光滑，在 T_1 加权图像上，与肌肉组织信号相同，在 T_2 加权图像上呈稍高信号强度，中央坏死区呈长 T_2 信号强度，伴有厚壁。矢状位及冠状位可显示肿瘤与邻近大血管关系。

3. 甲状腺腺瘤 CT 扫描肿瘤多呈类圆形，单发或多发，大小不等，边界清楚，瘤内呈低密度改变，少数可见钙化，注入造影剂后，病灶可有强化，但密度仍低于周围正常甲状腺组织。MRI 表现肿瘤边界清楚，与甲状腺组织比较，在 T_1 加权图像上呈低信号或等信号强度，在 T_2 加权图像呈高信号强度，如瘤内出血则在 T_1 和 T_2 加权图像均表现为高信号强度。

4. 甲状腺癌 CT 扫描早期呈多结节状，迅速发展为团块状或分叶状软组织影，肿块内密度不均匀。边界不清，可有钙化，增强扫描强度不均匀，坏死区无强化。MRI 表现在 T_1 加权图像上为稍高、稍低或等信号，若有瘤内出血，可为高信号，在 T_2 加权图像上，信号呈不均匀增高。

5. 恶性淋巴瘤 CT 扫描早期呈单个或多个结节，后期常融合成较大肿块，与周围组织分界不清，常有压迫推移表现，肿块密度不均匀，增强后多为不均匀强化。MRI 表现 T_1 加权图像上呈低信号或等信号强度，在 T_2 加权图像上呈不均匀的高信号强度。

6. 颈动脉体瘤 CT 扫描表现颈动脉三角区内可见圆形或椭圆形肿块，边界清楚，瘤内为软组织密度，增强后呈显著均匀性强化，CT 值可达 90 ～ 130 Hu，肿瘤边界更加清楚。MRI 表现在 T_1 加权图像上显示与邻近肌肉组织相等或稍高的信号强度，T_2 加权图像显示比肌肉组织更高的信号强度。

7. 脂肪瘤 CT 值为 −80 ～ 100 Hu 是脂肪瘤在 CT 上的独特表现，与周围正常脂肪组织分界不清，其内可有分隔，邻近组织可有受压移位，小的脂肪瘤无明显包膜。CT 上可能与正常脂肪组织难以区分，需与对侧同一部位进行比较。MRI 表现在 T_1、T_2 加权图像上显示与正常脂肪组织信号相等或稍高信号。

8. 脂肪肉瘤 CT 值为 −50 ～ 20 Hu 不等，瘤内常有坏死、出血等密度不均匀表现，边界不清，增强后周边显著强化。相邻组织受侵犯。MRI 表现 T_1 加权图像上信号较正常脂肪组织低，在 T_1、T_2 加权图像信号强度较正常脂肪组织稍高。边界不规则，相邻组织受浸润。

五、正电子发射计算机断层显像

正电子发射计算机断层显像 (positronemissiontomographY，PET)，是目前医学影像最有特色的显像仪器，与 SPECT 比较，PET 具有下列特征。①仪器本身空间分辨率高。②采用电子准直的符合计数，灵敏度高。③易进行衰减校正和定量分析。④常用的发射正电子核素为人体生命元素，为葡萄糖、脂肪酸和氨基酸等组成成分，参与机体代谢的重要物质。临床上常用葡萄糖代谢显影，可以从分子水平反映人体正常或疾病时代谢状态。因代谢变化发生在肿瘤的非常早期阶段，故肿瘤的代谢变化早于形态变化。因此应用脱氧葡萄糖 (FDG)PET 检查要比 CT 扫描敏感，但因前者缺乏精细的解剖定位，其诊断准确性仍较低。FDGPET/CT 是将功能影像 PET 图像与形态学的 CT 图像相结合，形成两种技术的优势互补，对肿瘤的早期诊断具有重要意义。

六、数字减影血管造影

数字减影血管造影 (digitalsubtraction angiography，DSA)，采用数字减影血管造影法。其原理是注入造影剂后，通过计算机减影，使动脉显影，减影后图像的对比敏感度明显高于未减影图像。DSA 检查对与血管有关的颈部肿块有重要的诊断意义。

1.DSA 检查的适应证

(1) 血管源性疾病：临床上考虑为血管源性的疾病，如动、静脉畸形，动、静脉瘘等行 DSA 检查可进一步明确诊断。

(2) 与血管有关的肿瘤：如颈静脉球体瘤、颈动脉球体瘤、蔓状血管瘤等，DSA 检查可明确诊断，了解肿瘤血供情况，并可进行血管内介入治疗。

(3) 介入治疗：DSA 除了应用于颈部肿块的诊断外，还可进行血管内介入治疗，即在 DSA 导向下，经血管内导管将栓塞物注入肿瘤血管内以阻断肿瘤的血供，达到减少术中出血或治疗肿瘤的目的。因此，对于一些血供丰富的肿瘤 (如鼻咽血管纤维瘤、蔓状血管瘤等)。术前可行血管内介入栓塞，以减少术中出血。常用栓塞材料有吸收性明胶海绵、不锈钢球、聚乙烯醇等。

(4) 了解颅内动脉供血的代偿能力：术前作双侧颈动脉及椎－基底动脉造影，了解颅内动脉有无交通支，术中能否作颈内动脉结扎。

2. 禁忌证全身情况差，有严重心、肾、肝功能不全，凝血功能障碍，动脉斑块硬化等。

3. 常见颈部肿块 DSA 检查的改变

(1) 颈动脉体瘤的特征性改变：在颈总动脉分叉处可见血管显影丰富的肿块，肿块将颈内、外动脉分开，分叉增宽。肿块压迫颈内、外动脉，并将颈内、外动脉分离呈弧形或抱球状；肿块将分叉部推向前方。

(2) 颈部良性肿瘤 (神经鞘膜瘤及多形性腺瘤)：较大肿瘤可压迫颈动脉移位，瘤体本身无或极少血管显影。

(3) 颈部恶性肿瘤：与血管相邻或较大的恶性肿瘤可包绕及压迫血管，以致血管腔变窄或闭塞，尤其是静脉更易受压。

第七章 耳鼻咽喉相关疾病症状

第一节 耳部

症状是疾病在患者身上表现出来的现象，它包括患者的主观感觉和客观的病态反映。前者靠病史询问，后者则赖全面观察而获悉。在无主诉能力的患者，特别是小儿病例，我们往往只能从客观反映的情况(例如烦躁不安、频频牵拉耳郭等)来了解症状。

任何一种疾病都有一个或几个主要症状，而同一症状又可由许多疾病所引起。因此对每一症状必须结合其他伴有症状，按照我们所掌握的医学知识进行分析，从而得出对疾病的初步印象，然后再经过有目的、有重点的检查来加以症实或否定，这是临床工作的基本方法。如果我们不进行临床思维和必要的检查，单凭主诉症状进行对症处理，这仅能起到治标作用，有时甚至会贻误诊断而造成患者不必要的痛苦或损失。例如单侧顽固性耳鸣、重听患者，不作检查，若只作耳部的对症治疗而不进行深入分析和进一步寻找病因，就可能使鼻咽癌漏诊。只有经过周密的调查和分析，才能进行比较和鉴别，方能做出正确的诊断，从而制订出合理的治疗方案。症状学是第一手资料，对诊断和防治疾病都有重要意义。

症状是患者机体或精神方面的异常感觉和表现。耳部症状是耳本身疾病或其邻近组织和全身病变的局部反映，主要包括耳痛、耳漏、耳痒、耳鸣、耳聋、眩晕、面瘫、耳后肿胀等。

一、耳痛

耳痛是一种常见病，耳痛为常见症状，常因耳部疾病引起(原发性或耳源性耳痛)，也可因耳部邻近器官或其他器官疾病所致(继发性或反射性耳痛)。耳痛的严重程度与病变的严重性不一定都一致，但也可能是某些严重疾病的信号(如耳部的恶性肿瘤)。耳咽管(从喉咙背后通到中耳的管道)阻塞是儿童及成人最常见的耳痛原因，通常感冒、鼻窦感染或过敏都会加重耳痛。

耳痛临床上可分为耳源性耳痛和反射性耳痛。耳源性耳痛又称原发性耳痛，为耳部本身病变压迫和刺激局部的痛觉神经末梢所致；反射性耳痛又称继发性耳痛，是由于分布在耳部的感觉神经病变，或其所支配其他部位病变引起疼痛，可通过该神经反射至耳部引起疼痛。

(一)反射性耳痛

1. 腭、舌、咽部疾病

如扁桃体疾病、扁桃体术后、咽部肿瘤、咽部溃疡、咽部脓肿、舌癌、茎突过长等，可因舌咽神经受累引起反射性耳痛。

2. 喉部疾病

如喉结核、喉癌、喉咽癌、喉软骨膜炎等，因喉上神经受累，经迷走神经耳支引起反射性耳痛。

3. 鼻、口腔疾病

如鼻窦炎、上颌窦肿瘤、龋齿、牙周炎、舌前 2/3 溃疡和肿瘤、口底肿瘤、唾液腺感染和结石、错咬合、阻生牙等，因三叉神经上颌支或下颌支受累，经三叉神经耳颞支引起反射性耳痛。

4. 颞颌关节及其邻近组织疾病

如颞颌关节炎、腮腺炎、腮腺肿瘤等，可通过耳颞神经引起耳痛。

5. 耳周淋巴结炎、颈部转移肿块

因耳大神经或枕小神经受累引起耳痛。

6. 肺、支气管病变

经迷走神经分支反射可引起耳痛。颈椎棘突，颈淋巴结转移性病变经第二、第三颈神经亦可引起耳痛。

临床上，若患者主诉耳痛，而耳部正常，应仔细检查鼻、咽、喉、口腔、颈部及肺部等寻找病因。

(二) 耳源性耳痛

1. 外耳外伤

可以导致耳部血肿、外耳道撕裂等，均有耳痛。

2. 耳郭软骨膜炎

属非化脓性软骨膜炎者，其疼痛不明显或轻微胀痛；而化脓性软骨膜炎，则疼痛显著，局部压痛极为明显，并伴全身发热等症状。

3. 耳郭丹毒

局部红肿浸润，疼痛，并全身发热。

4. 耳郭冻伤

轻则瘙痒，重则疼痛。

5. 耳带状疱疹

耳郭及外耳道皮肤灼热刺痛感，有成片小疱，剧痛，常伴同侧周围性面瘫。

6. 外耳道耵聍

团块状耵聍栓塞外耳道，一般无症状，或轻微胀痛不适，若遇水膨胀，则有明显胀痛。

7. 外耳道异物

视异物种类。大小而定，一般无耳痛，若豆类异物遇水膨胀，或尖锐异物，或活动的昆虫刺伤可引起耳痛。

8. 外耳道炎

一般有灼热感或微痛，若为坏死性外耳道炎，多发生于糖尿病患者，病变可累及骨质，常为剧痛。

9. 外耳道疖

常有挖耳外伤或游泳后外耳道浸湿发炎病史，疼痛为搏动性，难以忍受，牵拉耳郭尤甚，耳屏压痛明显，患者在说话或咀嚼时因颞颌关节的活动而使耳痛加剧。一旦破溃流脓，耳痛可缓解。

10. 鼓膜外伤

耳痛极短暂，常伴有出血和程度不等的听力障碍，鼓膜穿孔。

11. 大疱性鼓膜炎

多为感冒后发生，持续性耳内刺痛，大疱破溃，流出少量液体，耳痛缓解。

12. 分泌性中耳炎

耳内闷胀感，听力减退，鼓膜内陷，鼓室可能有积液，一般不伴耳痛，若有耳痛，其程度与疾病本身的严重程度亦并不完全一致。气压创伤者，如飞行或潜水等气压突变，尤其对咽鼓管功能不良者，可出现程度不一的耳痛、耳鸣、鼓室积液、听力减退和眩晕等。

13. 急性化脓性中耳炎

多见于小儿，有剧烈耳痛，如针刺痛或刀割痛，可随脉搏跳痛。鼓膜充血向外膨隆，听力下降，并有全身发热等中毒症状。待鼓膜穿孔或切开排脓，鼓室压力降低后，耳痛症状迅速缓解。若耳痛持续不减，乳突部红肿、压痛，应考虑为急性乳突炎。

14. 慢性化脓性中耳炎

一般无耳痛，一旦慢性化脓性中耳炎，特别是胆脂瘤或肉芽型患者出现耳痛，耳部流脓不畅，并有全身发热等不适，应视为慢性化脓性中耳炎急性发作，亦可视为严重颅内、外并发症的先兆，应予重视。

15. 耳部恶性肿瘤

包括耵聍腺癌，中耳癌、颞骨浆细胞瘤等，病初期为间歇性隐痛，晚期呈持续性钝痛，夜间加剧，并向面部及颞颈部放散。

二、耳漏

从外耳道内流出一些非脓性的液体，医学上称为“耳漏”。这种情况见于很多疾病，流出液体的性质、气味及颜色，往往为某些疾病的特殊表现。耳漏的质、量、气味和色泽因病因不同而各异，但同一疾病的不同阶段又可相互转化，有时两种类型并存，根据耳漏的性质分别叙述如下。

1. 浆液性

为黄色微混液体，内含少量蛋白质、血细胞和脱落上皮，一般无臭味。系中耳黏膜浆液腺的分泌或血管壁炎性扩张后的血清漏出、如外耳道湿疹、结核性中耳炎初期无继发感染者及过敏性中耳炎等。

2. 黏液性

含有黏液素，可拉成细丝，一般无臭味。来自中耳黏膜的黏液腺，因炎症刺激分泌增多。如分泌性中耳炎鼓膜穿破或置通气管者。腮腺因外伤或感染有瘘管通往外耳道，亦可有黏液性分泌物外漏。

3. 脓性

含大量脓细胞，系化脓性炎症所致，可有臭味，金黄色葡萄球菌感染为黄绿色稠脓，铜绿假单胞菌（绿脓杆菌）感染为铜绿色脓液，结核杆菌感染为稀脓呈米汤样脓液，真菌感染因菌种不同而呈黑色、黑褐色，黄褐色分泌物或痂皮。胆脂瘤型慢性化脓性中耳炎，有恶臭分泌物，量少，呈白色干酪状。如外耳道真菌病、外耳道疖、弥漫性外耳道炎、化脓性中耳炎、结核性中耳炎，耳周淋巴结或囊肿化脓以及化脓性腮腺向外耳道破溃后均可引起脓性耳漏。

4. 血性

为红色，混有少量血液则为淡红色，血量多则呈鲜红色，含血细胞，易凝聚，有腥臭。常见于耳郭及其周围外伤、外耳道乳头状瘤、大疱性鼓膜炎、急性化脓性中耳炎鼓膜穿孔初期、蓝鼓膜症及颈静脉体瘤糜烂溃破、中耳癌、颞骨骨折伴脑脊液耳漏混有血液等。

5. 水样

一般为脑脊液耳漏，或来自内耳外淋巴液。鼓膜完整时，液体从咽鼓管流出。亦可发生于蜗窗或前庭窗膜破裂者，颅骨骨折或耳部手术所致硬脑膜损伤后。

6. 脂性

俗称“油耳”，淡黄色油状黏附于外耳道，见于外耳道皮脂分泌过多症，为正常生理现象。

三、耳痒

霉菌性耳道炎主要病症表现为耳痒、耳内不适、流水样分泌物，分泌物阻塞耳道时影响听力。霉菌性耳道炎，在耳道疾病中占有相当的比率，其发病多在耳内感染的基础上诱发霉菌属感染引起。

耳部疾患引起耳痒有下列几种。

1. 外耳湿疹

可发生于耳郭或外耳道，除奇痒外，并有浆液性分泌物，如有继发感染则分泌物呈脓性，局部皮肤出现红斑、丘疹、水泡、渗液、结痂、鳞屑、皲裂等。婴幼儿症状明显，奇痒难忍，烦躁不安，甚至影响饮食和睡眠。

2. 外耳道真菌病

如毛霉菌病、曲霉菌病和念珠菌病等，均有耳痒。若病变侵犯皮肤深层，可引起弥漫性炎症，耳部灼热痒感。渗出物多堵塞外耳道则影响听力，干燥时可结痂，可为黑色、黑褐色、黄褐色。干痂表面有一层粉末状物，显微镜下可见到真菌。

3. 局部药物过敏或药物接触性皮炎

有滴耳药史。外耳道水肿渗出较多，耳痒，停药后即好转。

4. 外耳道异物

如小昆虫或耵聍等异物，可引起耳痒。

5. 耳部被昆虫刺伤或咬伤

可引起耳痒。

6. 耳郭冻伤

发生在寒冷气候耳郭暴露，初期为麻木感，继而红肿有灼热和痒感，严重者局部可呈坏死现象。

7. 慢性化脓性中耳炎长期流脓

刺激外耳道皮肤，引起湿疹样皮炎、结痂等可引起耳痒。

8. 脂溢性皮炎、弥漫性外耳道炎

均可引起耳痒。

9. 银屑病、老年性瘙痒症

耳内皮肤干燥脱屑并耳痒。

四、耳鸣

耳鸣是累及听觉系统的许多疾病不同病理变化的结果，病因复杂，机制不清，主要表现为无相应的外界声源或电刺激，而主观上在耳内或颅内有声音感觉。在临床上它既是许多疾病的伴发症状，也是一些严重疾病的首发症状（如听神经瘤）。

耳鸣需与听幻觉相鉴别，耳鸣为一单调噪声，如蒸汽机、蒸气锅的声音、雨声或震动声。听幻觉则为语言式或声音的复合感觉，如钟声或海鸥叫，交响乐在头颅内响。

耳鸣是一常见症状，许多疾病可以有耳鸣症状，不少疾病又是以耳鸣为主要首发症状，下面根据不同病因，分别叙述。

（一）耳部疾病

外耳道堵塞，不论是耵聍、异物、肿瘤、真菌病及炎症肿胀等均可导致耳鸣。因从骨导传至中耳的体内声音不能经外耳道消散所致。耳鸣轻重与外耳道堵塞程度一致。中耳炎症患者仅有少数人出现程度轻微的耳鸣，鼓室负压、听骨链黏连或固定可导致耳鸣。咽鼓管异常开放，可出现客观性耳鸣，呼吸时气流通过咽鼓管摩擦声并有自听增强现象。内耳疾病所致耳鸣多属高音调，耳硬化症的耳鸣特别明显，但多呈低音调，某些患者的耳鸣反较耳聋明显，突发性耳聋常伴有耳鸣。老年人的感音系统退行性变化中，耳鸣亦是耳聋开始的先兆症状，梅尼埃病的单侧低频吹风样耳鸣常在眩晕发作前出现，但亦可和眩晕、耳聋同时出现，经过多次发作或一次严重的发作后耳鸣常呈永久性并属高频。噪声性聋的耳鸣多属高音调，病程较久者多为持续性。听力呈感音神经性聋，4000 Hz 处常有凹陷。

（二）心血管疾病

耳鸣呈搏动性，常与心跳或脉搏同步，强度往往较大，其中约有 10% 为高血压。贫血者因心排血量增加亦呈搏动性耳鸣，有时可为持续性嗡嗡声。头颈部或颅底血管异常可产生搏动性客观性耳鸣，在头颈部如颞部、外耳道、颈部等可闻及血管杂音，压迫颈部血管可使耳鸣减轻或消失，活动时杂音增强，多为单侧。除耳鸣外可伴有眩晕、听力下降、头脑胀满等症状。这些疾病有颅内或颅外动脉的动—静脉畸形、颈内动脉狭窄或动脉瘤、颈外动脉狭窄、颈内动脉发育不良、异位的鼓室内颈内动脉、镫骨动脉未闭、颈静脉球膨大或高位颈静脉球、乳突导血管异常等。颈静脉球体瘤为单侧搏动性耳鸣，用鼓气耳镜在外耳道加压，耳鸣可暂时减轻或消失。

（三）肌源性疾病

耳鸣调低，与脉搏不同步，节律不规则，间断的“咔嗒，咔嗒”声，多数为每秒钟 1 ～ 2 次，强度相对较低，为客观性耳鸣，但压迫颈部血管或颈部运动对耳鸣无影响。与咽腭肌、鼓膜张肌、镫骨肌的痉挛性收缩有关。以腭肌阵挛最常见。不仅患者自己感觉到，而且旁人于外耳道口处亦可闻及。

（四）代谢性疾病

甲状腺功能亢进，由于增加心排血量而引起搏动性耳鸣；甲状腺功能低下，因细胞外液增加，或内淋巴压力增加亦可引起耳鸣。糖尿病引起耳鸣的发生率甚高。高血脂伴血管阻塞及感音神经性聋者其耳鸣发病率高于常人。维生素缺乏亦可引起耳鸣。

（五）神经科疾病

头颅创伤后耳鸣发生率甚高，常伴有高音或全频率下降的感音神经性聋，脑膜炎、多发性硬，化症亦可发生耳鸣。

(六) 药物毒性反应

阿司匹林、阿司匹林复合物、奎宁、氨基糖苷类抗生素等药物均可引起耳中毒，耳鸣比耳聋更早出现。重金属如汞、铅、砷等应用时，若出现耳鸣常是中毒的主要症状。苯胺可引起严重耳鸣。咖啡可增加耳鸣的严重程度，停用咖啡、可可、茶、香烟后耳鸣可能明显减轻，大麻叶常使耳鸣加重。

(七) 其他

如自身免疫性耳聋病、颞颌关节综合症、梅毒、过敏等均可导致耳鸣。情绪波动、焦虑不安、精神紧张亦可激发耳鸣。高热心跳加快，常可出现搏动性耳鸣。

五、耳聋

一般将听力损失 (hearing loss) 统称为耳聋 (deafness)，过去习惯将听力损失较轻者称为重听 (hard of hearing)。耳聋可按病变的性质分为器质性聋、功能性聋及伪聋三类；按发病的时间特点可分为突发性聋、进行性聋和波动性聋；通常多按病变部位分为传导性聋、感音神经性聋与混合性聋 3 类。

(一) 传导性聋

传导性聋的病变主要在外耳与中耳，系外耳道或中耳传音装置发生障碍影响声波传导所致。传导性聋的气导听力损失一般不超过 60 dB，而骨导听力基本属正常范围；可出现自听过响等症状。

1. 耳郭病变如单纯耳郭畸形。

2. 外耳道病变如堵塞、狭窄或闭锁。

3. 鼓膜病变如鼓膜炎症、瘢痕狭窄、黏连或穿孔。

4. 听骨链病变如炎症、外伤、肿瘤所导致的黏连、缺如、中断、固定等，或先天性缺如、黏连及穿孔。

5. 咽鼓管病变如外伤、炎症、肿瘤导致的咽鼓管阻塞。

6. 内耳淋巴液波传导障碍如迷路积水、浆液性迷路炎等。

(二) 感音神经性聋

若病变位于 Corti 器的毛细胞、听神经或各级听中枢，则对声音感受及神经冲动传导等发生障碍，因而引起感音神经性聋。其中毛细胞病变引起者称感音性聋 (耳蜗性聋)，如药物中毒性聋即属于此，常有重振现象；病变位于听神经及其传导径路者称神经性聋 (蜗后性聋)，听神经瘤所致之耳聋属此类，其特点为语言识别率明显下降，患者诉说能听到声音，但不能辨别其意；病变发生于大脑皮层听中枢者称中枢性聋。

1. 先天性如遗传性聋、内耳发育不全等，妊娠期药物中毒、风疹等，分娩过程中缺氧，胆红素脑病。

2. 病毒或细菌性感染如流行性腮腺炎、麻疹、水痘、流行性感冒、化脓性中耳炎、脑膜炎、脑炎、梅毒等。

3. 创伤性耳聋各种损伤，如噪声、头外伤、颞骨骨折、镫骨手术创伤、长期使用强音助听器、前庭窗或圆窗膜破裂等。

4. 全身系统性疾病血管系统病变，如高血压、糖尿病、动脉硬化、高血脂。多发性硬化症。内分泌紊乱，如甲状腺功能低下、克汀病等。

5. 老年性聋。

6. 突发性耳聋。

7. 耳毒性药物中毒如奎宁、链霉素、新霉素、庆大霉素等。

8. 自身免疫性聋。

(三) 混合性聋

混合性聋发生于既有外耳和中耳病变，又有 Corti 器毛细胞或听神经病变而引起的同时具有传导性聋与感音神经性聋者，例如长期患慢性化脓性中耳炎者，既有因鼓膜穿孔、听小骨破坏所致的传导性聋又可因长期毒素吸收、损伤耳蜗毛细胞而引起感音性聋。

(四) 功能性聋

又称精神性聋或癔症性聋，属非器质性聋。患者常有精神心理创伤史，表现为单侧或双侧听力突然严重丧失，无耳鸣或眩晕，可突然治愈或经暗示治疗而快速恢复。

(五) 伪聋

又称诈聋。指的是听觉系统无病而自称失去听觉，对声音不作应答的表现。或者是听力仅有轻微损害，有意思夸大其听力损失程度者。装聋的动机很复杂，表现多样。客观听力检查法如声导抗、听性诱发电位及耳声发射等能准确识别，但确诊前有必要与功能性聋鉴别。

六、面瘫

面神经中枢大脑皮质的中央前回下端到面神经末梢之间的任何部位的损害，而引起的面部表情肌的部分或完全瘫痪称为面瘫，是临床上常见的症状或体症。

根据病变部位，可以将面瘫分为中枢性和周围性两种。病变部位在面神经核以上者为中枢性面瘫，属痉挛性瘫痪。临床表现为对侧颜面下 2/3 表情肌瘫痪。额肌和眼轮匝肌受两侧大脑半球支配，故皱额和闭眼功能不受影响，常见于卒中、颅内肿瘤、大脑炎、多发性硬化、脊髓灰质炎以及其他脑或脑干疾病。病变部位在面神经核或面神经核以下者为周围性面瘫，属迟缓性瘫痪。临床表现为同侧面部表情肌瘫痪，如额纹消失，不能皱额和蹙眉，眼睑不能闭合或闭合不全，溢泪，用力闭眼时眼球转向外上方，露出白色巩膜 (Bell 现象)，患侧面部麻木、沉重，鼻唇沟变浅，口角下垂，口涎外流，露齿时口角歪向健侧，说话欠清晰，由于颊肌瘫痪，食物常积留于齿颊之间，不能完成鼓腮、噘嘴、吹哨等动作。如长期眼睑不能闭合，又无有效预防措施，可引起角膜炎症而影响视力。

七、眩晕

眩晕是一种运动错觉，系前庭系统病变的一个症状。前庭系统包括外周的半规管、椭圆囊、圆囊和前庭神经以及中枢的前庭神经核、脑干神经束、小脑或大脑。损害越近迷路则眩晕越典型，患者自觉天翻地覆、眼花缭乱，有恶心呕吐，有眼震。眩晕与一般所说的头昏有着原则性区别，头昏无平衡功能障碍。眩晕分外周性眩晕与中枢性眩晕两大类，其鉴别如表 7-1 所示。

(一) 外周性眩晕

眩晕突然发生，因体位变动而加重，持续较短，伴耳鸣、重听和水平型眼球震颤，有短期自愈和反复发作倾向。

表 7-1 前庭周围性与前庭中枢性眩晕的鉴别

周围性	中枢性
1.起病急，持续时间短，数分钟至数日，多在 2 ～ 3 星期内自限或代偿，常有复发史	1.起病隐袭，进行性加重，持续时间长，可达数月或数年，不易或不出现代偿
2.眩晕程度重，常伴有恶心、呕吐，面色苍白、出汗等自主神经反应	2.眩晕程度轻，常无自主神经反应
3.自发性眼震呈水平或水平旋转性，与眩晕程度成正比	3.眼震为水平、旋转，斜性或垂直性，与眩晕程度不一致
4.倾倒方向朝眼震慢相侧	4.倾倒方向不定
5.神志清楚，绝无意识丧失	5.可有意识丧失
6.常有耳鸣耳聋，但无其他脑神经受累症状	6.耳鸣耳聋少见，可以有颅内压增高或其他神经受累症状
7.前庭功能减弱或消失	7.前庭功能正常或有激惹现象

（二）中枢性眩晕

眩晕发生一般比较缓慢，持续较长，可为进行性，无耳鸣重听，常伴水平，旋转、垂直或对角型眼震和其他中枢系统病损的表现。

兹将各种疾病所引起的眩晕分析如下。

1.位置性眩晕

这种眩晕仅在头部处于某种位置时出现，伴眼震，但无耳蜗症状，故易和梅尼埃病区别。若伴发的眼震方向固定，为疲劳型（即反复检查后眼震不再出现），并有短暂的潜伏期（即头部处于某种位置后和眼震出现时的间歇），则位置性眩晕属外周性、若眼震的方向因头位不同而异，为非疲劳型和无潜伏期，则眩晕属中枢性。良性阵发性位置性眩晕、内耳手术和头部外伤等常为外周性病因，脑桥小脑角、第四脑室，小脑和大脑颞叶等的肿瘤常为中枢性病因。

2.前庭神经元炎

亦称“中毒性迷路炎”，系病毒感染、发热、过敏、酗酒及某些药物（如链霉素、庆大霉素、巴比妥、奎宁、水杨酸等）中毒后所引起的平衡障碍。症状较轻，常在感冒 1 ～ 2 星期后出现眩晕，患者诉头重脚轻，走路不稳或旋转感。眩晕数日或数星期后即逐渐消失，无屡发倾向，也无耳鸣、耳聋，通常不产生恶心、呕吐为其特点。检查时可见快相向健侧的眼震、前庭功能检查显示一侧或双侧前庭功能减退或消失。

3.梅尼埃病

常有典型的症状群，突然发病，患者感觉到天旋地转，惊惶失措，有眼震，常伴耳鸣和听力减退。眩晕持续时间因人而异，同一患者每次的持续时间亦非相同，一般不超过数日。此病有屡发特点，发作间歇期也长短不一，亦有仅发一次者。眩晕虽剧烈，但患者神志清晰。

4.莱穆瓦耶综合症

先有耳鸣、重听，继而出现眩晕，以后耳蜗症状迅即消失。实际上这不是一种单独的疾病，而是梅尼埃病的一种少见类型。

5. 迷路炎

常为慢性胆脂瘤型中耳炎的并发症，眩晕程度重，常伴恶心呕吐。患者有长期耳漏病史，迷路瘘管试验常呈阳性。

6. 晕动病（晕船、晕车、晕空）

眩晕在旅途中出现。它的特点是除眩晕外，患者不断恶心呕吐，难以进食，离开车船或飞机后渐趋恢复。

7. 外伤性眩晕

头部遭受损伤后，可能系位觉斑的胶状膜（位觉砂膜）脱位或感觉上皮细胞撕裂所致，常于受伤 1 星期后出现。弯腰等位置改变可促使眩晕加剧。外伤性眩晕常伴早晨头痛和记忆力减退。眩晕虽能自愈，但可迁延达数年之久。

8. 颈性眩晕

颈部疾病如骨质病变或头痛可引起唯一基底动脉循环变化或通过脊椎交感神经丛导致内耳血液循环障碍而发生眩晕。颈性眩晕一般属非旋转性而为平衡不稳感觉，患者颈肌张力亢进，颈强直。

9. 脑桥小脑角损害（包括听神经瘤）

眩晕起病缓慢，逐渐加重，伴同侧耳鸣和感音性聋，同侧角膜反射减退和小脑功能障碍等，面神经和其他脑神经瘫痪或头痛系较后期的症状。

10. 多发性硬化

眩晕时轻时重，反复发作，病程为进行性，伴神经系统损害的其他症状和体症。

11. 中毒性反应

包括感染性疾病及药物中毒性。感染性疾病有流行性脑膜炎、乙型脑炎、麻疹、腮腺炎、带状疱疹等。药物性有链霉素、卡他霉素、新霉素、庆大霉素、奎宁、水杨酸等，均可引起眩晕。

12. 循环系统疾病

常见于心脑血管病，如动脉硬化、血栓形成等，导致脑缺氧而眩晕。贫血、低血压、白血病等亦可引起眩晕。

13. 基底动脉缺血

见于老年人的动脉粥样硬化患者，其症状为间歇性眩晕，持续仅数小时，伴有间歇性复视、吞咽或发声困难及运动或感觉障碍等。

14. 脑后下动脉栓塞 (Wallenberg 综合症）

见于动脉粥样硬化、小脑后下或椎动脉狭窄或栓塞患者。眩晕突然发作，伴同侧面部和对侧躯体感觉异常和触觉减退，同侧 Homner 综合症以及同侧运动失调。眩晕程度重，可持续数星期。

15. 精神性眩晕

有精神病史，无平衡功能障碍，转动体位无加剧现象。患者一般精神紧张。

16. 小儿眩晕

婴儿或儿童的眩晕常为脑干感染或肿瘤所致。脑干病变引起的眩晕可无听力障碍，但常伴有其他脑神经损害的症状和体症。

第二节 鼻部

一、鼻漏

鼻漏 (thinorrhea) 是鼻部疾病常见症状之一，可经前鼻孔流出，或向后流入鼻咽部，流向后鼻孔时称后鼻溢液。在正常鼻腔中只有少量黏液，呈湿润状态，以维持鼻黏膜纤毛运动。当有病变时分泌物的量和性质发生变化，根据其性状即可判断鼻疾病的程度。按其性状可分为水样、浆液性、黏液性、黏脓性、血性，脑脊液等，分述如下。

(一) 水样、浆液性分泌物

多见于急性鼻炎的早期，为血管渗出液及黏液混合溢液，其中含有脱落细胞、少量红细胞、白细胞及黏蛋白。血管运动性鼻炎及变态反应性鼻炎的发作期，均有大量水样分泌物，后者分泌物中含有多数嗜酸性粒细胞。

(二) 黏液性分泌物

主要为黏膜腺体分泌物，呈半透明状，因含有多量黏蛋白故较为黏稠，常见于慢性鼻炎的患者。此外，物理性刺激或慢性炎症亦可使黏液性分泌物增加，如慢性鼻炎、急性和慢性鼻窦炎等。

(三) 黏脓性分泌物

系黏液和脓的混合物，见于急性鼻炎的恢复期、慢性鼻炎及鼻窦炎等。分泌物黏稠，脱落的黏膜上皮细胞及浸润的多形核白细胞为其主要成分。

(四) 脓性分泌物

见于较重的鼻窦炎，炎症侵及骨质。鼻腔异物及恶性肿瘤部分坏死均伴有恶臭脓性分泌物，干酪性鼻炎和鼻窦炎则经常排出干酪性物质，并有臭味。

(五) 血性分泌物

指鼻分泌物中带血，血液来自鼻腔，可能是鼻涕混有血丝、血迹，若来自鼻窦，则常见血与黏液脓均匀混合后排出。鼻内分泌物带血，常见于急性鼻炎、萎缩性鼻炎、鼻腔异物、鼻腔结石、溃疡、鼻白喉及肿瘤等。如鼻涕向后流或向后吸分泌物吐出并带血者，应详查鼻腔、鼻窦及鼻咽部，查明出血来源。血性鼻涕可为鼻腔后部、鼻窦及鼻咽部恶性肿瘤的早期症状，应提高警惕。

(六) 脑脊液鼻漏

系脑脊液自蛛网膜下隙经鼻窦与颅底相隔的缺损或筛板瘘孔流入鼻腔，可呈持续性或间歇性，单侧者居多，双侧少见，分泌量多少不定。鼻内镜手术损伤中鼻甲附着处的骨质 (如筛顶) 容易引起脑脊液鼻漏。若颅脑外伤或剧烈活动后出现鼻漏液，清亮、透明呈水样，无黏性，久置后不自行凝结应考虑脑脊液鼻漏。此时应对鼻漏液行葡萄糖定量分析，如在 1.7 mmo1/1(30 mg%) 以上可定为脑脊液。

二、鼻塞

鼻塞 (nasalobstruction) 即经鼻通气不畅，有单侧、双侧之分，可以是部分的、交替性的、体位性或持续性的。持续性鼻塞常见于鼻内结构异常。如先天性后鼻孔闭锁、鼻中隔偏曲、过度气化的中鼻甲、增厚内移的上颌骨额突以及先天性梨状孔狭窄等。间歇性或发作性、交替性鼻塞多见于鼻黏膜炎性或血管神经性反应，如感染、变态反应、自主神经紊乱、药物作用、内分泌失调等，此类鼻塞多为双侧。单侧鼻塞进行性加重与鼻内或邻近部位新生物有关，如鼻息肉、鼻及鼻窦肿瘤、鼻咽部肿瘤等。若为双侧常由慢性炎症引起的黏膜增生性病变所致。

婴幼儿及儿童期鼻阻塞见于先天性鼻部畸形，如先天性后鼻孔闭锁、腺样体肥大、鼻腔异物等。幼儿单侧持续性鼻塞并伴有呼气臭味、脓血涕者多为鼻腔异物引起。

成人鼻塞的常见原因有各种鼻炎、鼻窦炎、肿瘤、鼻中隔偏曲等。急性鼻炎时，鼻塞为期较短，并伴有发热等全身症状。单纯性鼻炎的鼻塞为间歇性、交替性、时轻时重，侧卧时下侧鼻塞较重。

肥厚性鼻炎多为持续性鼻阻塞，不受体位影响。萎缩性鼻炎也可引起鼻塞，主要由鼻腔内干脓痂所致，有时虽无脓痂，鼻腔通畅，但因鼻腔宽大，呼吸气流压力降低和鼻黏膜感觉神经萎缩，自觉仍通气不畅，有“功能性鼻塞”之称。

“药物性鼻炎”系长期应用减充血药滴鼻造成，可出现持续性鼻塞。

鼻窦炎引起的鼻塞多为一侧性，伴脓涕。如并发鼻息肉，鼻塞更重，可为进行性或持续性。鼻及鼻窦变应性疾病的鼻塞为阵发性，发作时有鼻内发痒、喷嚏、流清涕等症状，与急性鼻炎相似，但无发热等全身症状。鼻中隔偏曲、鼻中隔黏膜肥厚、鼻中隔血肿和脓肿等均可引起鼻塞。

鼻中隔偏曲有时不仅偏曲侧鼻塞，对侧由于鼻甲代偿性肥大也可出现鼻塞现象。鼻、鼻窦和鼻咽部肿瘤所致鼻塞呈进行性，鼻塞随肿瘤生长而逐渐加重。良性肿瘤进展缓慢，恶性肿瘤进展较快，多伴有鼻出血及头痛等症状。凡鼻塞者不论轻重，若伴有鼻出血，甚至仅少许血迹或血染鼻涕，应警惕恶性肿瘤的可能，需详细检查明确诊断。

全身因素所致鼻塞也不少见，如内分泌功能紊乱（甲状腺功能减退、糖尿病、青春期鼻黏膜腺体功能旺盛）、全身血管舒缩失调以及服用降压药等都可以引起鼻塞。

对于主诉鼻塞的患者，应详细询问鼻塞是单侧还是双侧，程度、表现特点及病程时间、伴随症状、近期用药史等。长期鼻塞可引起各种不良后果，如婴幼儿的营养不良、颌面发育畸形、咽鼓管功能不良导致的听力下降，长期经口呼吸导致口咽发干、慢性咽喉炎，睡眠时导致鼻源性鼾症，严重者发生睡眠呼吸紊乱综合症，使患者产生头晕、困乏、记忆力下降等症状，久之影响心肺功能。

三、鼻出血

鼻出血 (epistaxis) 又称鼻衄，是临床常见症状之一，多因鼻腔病变引起，也可由全身疾病所引起，偶有因鼻腔邻近病变出血经鼻腔流出者。鼻出血多为单侧，亦可为双侧；可间歇反复出血，亦可持续出血；出血量多少不一，轻者仅鼻涕中带血，重者可引起失血性休克；反复出血则可导致贫血，多数出血可自止。出血可发生在鼻腔的任何部位，但以鼻中隔前下区最为多见，有时可见喷射性或搏动性小动脉出血，鼻腔后部出血常迅速流入咽部，从口吐出，一般说来，局部疾患引起的鼻出血，多限于一侧鼻腔，而全身疾病引起者，可能两侧鼻腔内交替或同时出血。

对主诉鼻出血患者，应询问其首先出血侧，判断出血部位，寻找出血点，估计出血量。询问伴发症状、既往鼻病史、饮食习惯和全身相关疾病。偏食或不良饮食习惯是儿童鼻出血的重要原因。若成人反复单侧出血应考虑鼻、鼻咽部新生物。女性患者应注意与月经周期的关系。对中老年人鼻出血应考虑高血压、动脉硬化、肺心病等。同时应注意患者全身状态、有无贫血、休克等急症。

鼻出血可以发生在任何年龄，儿童及青年鼻出血多发生在立特区。鼻出血以单侧、鼻前部流血者多见。年龄超过 50 岁的单侧鼻出血常是因为动脉硬化。在鼻腔后部近下鼻甲后端静脉丛为鼻腔后部的常出血处，多见于老年人。经常双侧无故反复鼻出血，多因全身性疾病引起。鼻出血既可为鼻腔局部疾病所致，如外伤、黏膜炎症、糜烂、肿瘤，也可为全身疾病在鼻部的表现，如营养不良(偏食)、血液病、高血压病等。

(一)局部因素

1. 外伤

由于局部机械性损伤，鼻骨和鼻窦骨折等。手术损伤，如上颌窦穿刺术后、鼻内鼻甲手术、鼻窦手术、鼻中隔手术等。颅底骨折累及蝶骨、动脉瘤破裂、面部严重骨折等。

2. 鼻异物

鼻腔异物，异物继发感染、糜烂、渗血，鼻石等。

3. 炎症

鼻腔炎症如鼻前庭炎、鼻中隔黏膜糜烂、急性鼻炎、急性鼻窦炎、萎缩性鼻炎、有害化学气体刺激等。

4. 鼻腔、鼻窦肿瘤

良性瘤如鼻中隔毛细血管瘤、鼻腔鼻窦血管瘤、出血性息肉等，恶性瘤包括鼻腔、鼻窦鳞癌、腺癌、肉瘤及恶性肉芽肿等。

5. 鼻咽部病变

如鼻咽纤维血管瘤、鼻咽癌等。

(二)全身因素

1. 心血管疾病

见于动脉压过高，如高血压、动脉硬化症；静脉压过高，如慢性气管炎、支气管肺炎、肺气肿、肺源性心脏病患者，于剧烈咳嗽气喘发作时，鼻腔静脉怒张引起出血。

2. 凝血功能不全

如贫血、血友病、白血病、再生障碍性贫血、出血性紫癜、颗粒性细胞缺乏症等。

3. 内分泌紊乱

如月经紊乱、代偿性月经、妊娠期，绝经前期、绝经期等。

4. 风湿热

患风湿热病的早期，血管脆性增高，多见于儿童。

5. 急性传染病

如上呼吸道感染、流行性感冒、麻疹、疟疾、猩红热、伤寒、斑疹伤寒、黑热病、回归热等，在高热期易发生出血。

6. 维生素缺乏

以维生素 C、K、B、P 等缺乏。

7. 细菌感染

如金黄色葡萄球菌感染，鼻黏膜糜烂出血。

8. 遗传因素

如遗传性毛细血管扩张症等。

9. 重金属及药物中毒

如汞、磷、砷、苯，或经常服用水杨酸类药物。

四、嗅觉障碍

嗅觉是具有气味的微粒(嗅素)随吸入气流进入鼻腔，接触嗅区黏膜，溶于嗅腺的分泌物中，刺激嗅细胞产生神经冲动，经嗅神经、嗅球、嗅束传至皮质中枢所产生的感觉功能。嗅觉障碍在临床上以嗅觉减退和嗅觉丧失为常见，而嗅觉过敏、嗅觉倒错和幻嗅则较为少见。

人的嗅感觉障碍一般有三种形式，一种是感受气味强度改变，表现为嗅觉敏感性降低或过强，包括嗅觉减退、嗅觉缺失和嗅觉过敏。另两种是感受气味性质改变的嗅觉畸变：其一是吸入的气味与记忆的不同，称为刺激性嗅觉畸变或嗅觉畸变 (tro-posmia)；另一种是环境里并没有气味而有气味的感受，称为嗅幻觉 (phantosmia，hallucination)。嗅觉障碍分类的方法和听觉障碍的分类方法有相似之处，主要有下列方法：

1. 根据嗅觉受损部位分类

分为外周性、中枢性和混合性。

(1) 外周性：鼻腔的病理改变导致嗅气味的传导障碍和嗅上皮的病变引起的嗅觉感受障碍。

(2) 中枢性：嗅觉中枢通路受损所致，如 Alzheimer 病、Parkinson 病、Huntington 病、精神分裂症、先天性失嗅、颅脑外伤、颅内肿瘤等。

(3) 混合性：由上述两种因素引起的嗅觉障碍。

2. 根据嗅觉受损性质分类

分为器质性嗅觉障碍和精神性嗅觉异常两类。

(1) 器质性嗅觉障碍

1) 传导性(又称呼吸性)：病变多发生于鼻腔，由于含有嗅素的气流受阻或改变方向不能到达嗅区，致使不能感受嗅素的气味或者嗅觉敏感度下降。如鼻腔和鼻窦的炎症、新生物、创伤和发育障碍、腺样体肥大、喉切除术后等。

2) 感觉神经性：嗅上皮和嗅神经系统等感觉和中枢结构损伤引起的嗅觉障碍。虽然有气流到达嗅区，但不能感受或者敏感度降低。包括病毒感染、头外伤、颅内肿瘤、挥发性的化学或污染物质暴露、癫痫、心理障碍、神经变性性疾病、遗传性病变、神经外科手术干扰、鼻及鼻中隔整形术损伤、放射治疗、药物及血液透析等。

3) 混合性：上述两种成分都有的嗅觉障碍。

(2) 精神性嗅觉异常(嗅神经症)：即嗅觉传导、感受系统正常，由于各种精神性因素造成的嗅觉障碍。

1) 嗅觉过敏：对嗅素刺激特别敏感。

2) 嗅觉倒错：吸入的嗅素与记忆中这种嗅素的气味不同，是主观歪曲气味的一种症状。

3) 幻嗅：指在环境中没有气味分子刺激时，能闻到气味的一种现象。

3. 根据受损程度分类

分为嗅觉缺失和嗅觉减退。

(1) 嗅觉缺失 (anosmia)

1) 全部嗅觉缺失：不能察觉任何气味的嗅觉感。

2) 部分嗅觉缺失：可察觉部分气味的嗅觉感。

3) 特殊嗅觉缺失：部分缺失的一种，仅一种或有限的几种气味不被感觉。

(2) 嗅觉减退 (hyposmia)

1) 全部嗅觉减退：对所有气味感觉减退。

2) 部分嗅觉减退：对一些气味感觉减退。

3) 特殊嗅觉减退：部分嗅觉减退的一种，仅对一种或很有限的几种气味感觉减退。

五、喷嚏

喷嚏 (sneeze) 本为正常的保护性反射，系鼻内三叉神经末梢受刺激时，如粉尘、异味、冷空气等，通过神经反射，产生强大而突发的气流将刺激物喷出。如果喷嚏每日发生、每次连续 3 ～ 5 个甚至更多，病程连续 3 ～ 5 d 以上，则应视为异常。可见于急性鼻炎、变态反应性鼻炎、血管运动性鼻炎，并伴有鼻塞、涕多等症状。遇有喷嚏为主诉的患者，应询问喷嚏发作的时间、频率、程度、发作诱因、伴有的其他鼻部症状，以及月经前期、妊娠期的有关鼻症状。

六、鼻源性头痛

鼻源性头痛 (rhinogenous headache)：是指鼻腔、鼻窦病变引起的头痛。以鼻窦急性炎症最为多见，约占全部头痛发病数的 5%，其他如急、慢性鼻炎、慢性鼻窦炎、萎缩性鼻炎、鼻中隔偏曲等均可引起。鼻源性头痛一般都有鼻病的症状，如鼻塞、流脓涕等，多为深部头痛，呈钝痛或隐痛，无搏动性，白天较重；卧床休息时减轻，头痛有一定的部位和时间，在低头弯腰、衣领过紧、全身用劲使静脉压增高时鼻黏膜充血，头痛加重。鼻腔黏膜用药收缩或表面麻醉后，头痛可减轻。

由鼻腔、鼻窦病变引起的头痛为鼻源性头痛，其病变可直接刺激三叉神经末梢 (三叉神经分支眼神经、上颌神经) 引起头痛，并可沿其分支反射到头及其他部位。一般有两类：感染性和非感染性。疼痛的性质一般为钝痛和闷痛。感染性鼻源性头痛往往伴有鼻及鼻窦的急性感染，非感染性鼻源性头痛见于变应性鼻炎、萎缩性鼻炎、鼻中隔偏曲及鼻内肿瘤等。

鼻源性头痛的特点是：一般都有鼻部症状，如鼻塞、脓涕等，多在窦内脓性物排出后缓解；鼻急性炎症时加重；多为深部头痛；鼻腔黏膜收缩或使用表面麻醉药后，头痛可以减轻；头痛有一定部位和时间。此外，各处鼻黏膜对刺激所致的疼痛有不同的部位和敏感度。最敏感的部位在上颌窦自然孔和鼻额管的黏膜，其次为鼻甲和鼻顶，再次为鼻中隔和鼻窦黏膜。

对头痛为主诉的患者，判断其头痛是否为鼻源性，主要是根据疼痛的性质、部位、发生的时间、鼻部症状以及必要的鼻科检查。以黏膜表面麻醉药分别麻醉中鼻甲后端外方和中鼻甲前端的前方，若头痛很快减轻，甚至消失，是诊断鼻源性头痛的又一依据。因上述两个麻醉点分别为支配鼻部感觉的三叉神经第二支的蝶腭神经节和第一支的鼻睫神经的所在部位。

七、共鸣障碍

上呼吸道参与发音共鸣作用，如有解剖或病理性变异，可产生共鸣障碍，表现为鼻塞性鼻音和开放性鼻音。不论肌肉运动障碍、神经肌肉麻痹、肌肉痉挛、结构异常、先天畸形、占位性病变、炎症、肿胀、肿瘤等，都能影响共鸣。

鼻和咽部的共鸣作用是否正常，取决于腭咽闭合功能。口腔、咽腔和下咽腔占位性病变，也影响发音共鸣，往往如口中含物。腭咽在发音时闭合不严，则出现开放性鼻音。

闭塞性鼻音是在正常发音时，鼻腔和鼻窦因病变失去共鸣作用，所发出的声音不能通过鼻腔仅从口腔传出。常见于软腭与咽后壁黏连、鼻咽部囊肿或肿瘤、小儿腺样体肥大、腺样体切除后瘢痕黏连、先天性双侧后鼻孔闭锁、后鼻孔息肉、双侧前鼻孔闭锁、双侧多发性鼻息肉、双侧严重肥厚性鼻炎、鼻腔和鼻窦各种良性和恶性肿瘤等，因肿物占据共鸣腔或鼻腔闭塞，丧失共鸣作用。

第三节 咽部

咽部司理呼吸、吞咽、发声共鸣及防御等重要生理功能，有丰富的神经、血管分布。咽部症状主要由咽部疾病所引起，也可由其邻近器官的疾患而引发，或系全身性疾病的局部表现。主要有咽痛、咽异常感觉、吞咽困难、声音异常及饮食反流等。

一、咽痛

咽部疾患中最为常见的症状。除可因咽部疾病或咽部邻近器官疾病引起外，也可为全身性疾病的伴随症状。咽痛有刺痛、钝痛、烧灼痛、隐痛、跳痛、胀痛等表现，可为阵发性或持续性。疼痛程度轻重不一，视疾患的性质和患者对疼痛的敏感程度而异，与病情的严重程度并不完全一致。临床上可见到两种类型：自发性咽痛和激发性咽痛。前者在咽部无任何动作的平静状态时出现，常局限于咽部某一部位，多由咽部疾病所引起；后者由咽部各种活动如吞咽、进食或压舌板等器械的刺激所引起。凡咽部黏膜和淋巴组织的急、慢性炎症，咽部创伤、溃疡、异物、特异性感染（结核、白喉）、恶性肿瘤、茎突过长、颈动脉鞘炎、颈部纤维组织炎、咽肌风湿性病变，以及某些全身性疾病（白血病、艾滋病）等，均有不同程度的咽痛症状，但剧烈疼痛多见于急性炎症、咽间隙感染和下咽癌，疼痛可放射至耳部。

1. 病毒性感染

流行性感冒、伤风、腺病毒性咽炎、病毒性疱疹性咽炎。

2. 细菌性感染

急性咽炎、急性化脓性扁桃体炎、咽白喉、咽峡炎，猩红热、麻疹、水痘等急性传染病，喉结核、咽结核。

3. 咽部脓肿

扁桃体周围脓肿、咽后脓肿、咽旁脓肿、牙源性感染、急性会厌炎和会厌脓肿。

4. 血液病

引起咽炎粒性细胞缺乏症、急性白血病。

5. 咽真菌病

如念珠菌、放线菌、隐球菌属可引起咽部感染、咽痛。

6. 咽部外伤

如异物、刺伤、烫伤、灼伤、酸碱腐蚀伤、放射线损伤、重金属汞、铋等中毒引起黏膜损伤、咽痛。

7. 舌咽神经痛

属特发性，吞咽动作可诱起发作，阵发性，间歇期可完全正常。

8. 牙源性口底疏松结缔组织炎

多由牙根感染或下颌腺感染引起，下颌间隙急性化脓性病变，有中毒症状，口底浸润，极度吞咽疼痛。

9. 茎突过长症

茎突过长可突出于扁桃体窝、压迫神经、触及动脉等，可引起咽痛，可放射至耳后、颈部。

二、吞咽困难

吞咽困难是指食物从口腔至胃、贲门运送过程中受阻而产生咽部、胸骨后或食管部位的梗阻停滞感觉。对于吞咽困难患者临床医师必须重视，器质性疾病所致的吞咽困难必须与假性吞咽困难相区别，后者并无食管梗阻的基础病变，患者仅诉咽部、胸骨后有团块样堵塞感，但往往不能明确指出具体部位，且进食流质或固体食物均无困难，这类患者常伴有神经官能症的其他症状。吞咽困难是食管癌最常见症状，对任何有吞咽困难者，必须要及早明确是否为癌所致。

吞咽困难的程度，轻者感觉吞咽不畅，硬食发噎，饮食正常；中度只能进半流食；重者只能进流食，或完全阻塞滴水不入。引起吞咽困难的原因大致分为 3 类。

1. 功能障碍性

有剧烈咽痛如急性化脓性扁桃体炎、扁桃体周围脓肿、咽后脓肿、急性会厌炎、会厌脓肿的患者，因疼痛不敢吞咽往往伴有吞咽困难，其程度亦随疼痛的轻重而异。某些先天性畸形如后鼻孔闭锁、腭裂等，出生后即有吮奶及吞咽困难。

2. 梗阻性

咽部或食管狭窄、肿瘤或异物，妨碍食物下行，尤以固体食物难以咽下，流质饮食尚能通过。食管内梗阻如先天性食管蹼、先天性食管狭窄、食管瘢痕狭窄、食管异物、环后癌、食管癌、食管下咽憩室；食管腔外压迫如颈椎骨质增生、甲状腺瘤、巨大咽旁肿瘤、颈部广泛淋巴结转移瘤、纵隔肿瘤等。

3. 瘫痪性

因中枢性病变或周围性神经炎所致咽肌瘫痪，引起吞咽困难，进食液体时更为明显。如两侧锥体束病变、假性延髓性麻痹、锥体外系损害、脑炎、脊髓灰质炎、脊髓空洞症、脑出血、脑栓塞等。

凡中年以上患者发生吞咽困难，并逐渐加重，应先考虑食管癌；在儿童突然发生吞咽困难，应考虑食管异物；凡曾有吞服腐蚀剂病史或有食管异物创伤史，可能为瘢痕性狭窄，因情绪激动而诱发吞咽困难，并反复发作，应考虑贲门失弛缓症。出现伴发症状亦有诊断意义，如吞咽困难伴发呃逆，应考虑食管末段病变，如癌、膈疝或贲门失弛缓症；如先有嘶哑，后有吞咽困难，可能喉部病变累及喉返神经及下咽部；如有饮水呛咳，应考虑气管食管瘘；吞咽后返逆，引起咳嗽，可能由于贲门失弛缓症或下咽食管憩室食物反流。

三、咽异感症

临床上，咽异感症常泛指除疼痛以外的各种咽部异常感觉，如球塞感、蚁行感等，患者大多数为中年人，以女性较多见。因为咽喉部异物感，怀疑肿瘤就医者不在少数。在某些肿瘤的早期，如环后癌、食管上段癌，可有咽喉部异物感的症状，如对其缺乏警惕性，容易误诊。因此，诊断咽异感症应详细检查，以防漏诊、误诊。

导致咽异常感觉的常见原因有：①咽部及其周围组织的器质性病变：如慢性炎症、咽角化症、扁桃体肥大、腭垂过长、茎突过长、肿瘤、反流性食管炎等。②功能性因素：常为神经官能症的一种表现，此种感觉可以间歇性或持续性存在，多与恐惧、焦虑等精神因素有关，亦可因内分泌功能紊乱引起。

四、饮食反流

饮食不能顺利通过咽部进入食管而反流到口腔、鼻咽和鼻腔时，称之为饮食反流。主要是由于食管疾病和胃疾病引起，亦可能由于大脑皮质功能失调、代谢紊乱、先天性畸形等原因引起，此症状常伴随吞咽困难出现，见于以下病变。

1. 咽部病变

咽肌瘫痪、咽后脓肿、扁桃体周脓肿、腭裂畸形、喉咽部肿瘤等。

2. 食管病变

食管畸形、食管憩室、食管狭窄、食管扩张症、反流性食管炎等。

3. 胃部病变

胃肠神经官能症、胃炎、胃癌、胃扩张。

4. 其他

如内分泌失调、大脑功能失调、甲状腺功能减退、原发性慢性肾上腺皮质功能减退、营养缺乏症、酸碱平衡失调等亦可导致胃肠功能紊乱，也会引起饮食反流。

五、声音异常

咽腔是发声的共鸣腔，腭与舌又是协助发声的器官，对声音的清晰度和音质特色有极为重要的关系。如有缺陷和病变时，所发出的声音或是含糊不清（语言清晰度极差），或是音质特色和原来不一样（音色改变），称为声音异常。

（一）口齿不清

是唇齿舌腭的缺陷所致。如唇部病变，就不能发 p、b 等唇音，于是 pa(帕)、ba(爸)、与 a(啊)、都成了“啊”音；缺门牙则发 s、z 等齿音有困难，那么 sao(嫂)、zao(蚤)、ao(媪)、都成了“媪”音；舌病缺舌齿音 d、t 等，使 di(弟)、ti(剃)、yi(益)不分；如此等，发音很不清楚，常称为口齿不清。

咽部病变引起的口齿不清，主要是软腭运动失调所造成。如软腭瘫痪、腭裂及腭咽闭合不良等，一方面是不能发腭音：g、h、k 等声母，一方面发韵母 a、e、i、o、u 等，均带有 n 或 ng 的鼻音。所以发阿 (a)、安 (an)、干 (gan)、嘎 (ga)、纲 (gang)、哈 (ha)、鼾 (han)、夯 (hang)、喀 (ka)、刊 (kan)、康 (kang) 等都分不清，或都称为肮 (ang)。此种情况称为“开放性鼻音”。

（二）声音异常（音色改变）

共鸣腔阻塞性病变，如鼻腔塞，便发生“闭塞性鼻音”，语言歌唱声音尚清晰，但很闷塞，声音的质量特色都改变了。鼻咽部因增殖体肥大、后鼻孔息肉、鼻咽部肿瘤或瘢痕黏连等阻塞性病变，也可发生闭塞性鼻音。

口腔和咽喉部较大的隆起病变，如脓肿、肿瘤、舌根部异位甲状腺等，占据共鸣腔，可有明显的声音反常。常如口内含物说话的声音，也可像“小鸭鸣”。如小儿有此情况，同时拒食、流涎、发烧，应考虑到咽喉脓肿，不可轻易强行检查，致脓肿破裂，发生窒息，甚至死亡。

（三）打鼾

睡眠时软腭、腭垂、舌根等处软组织随呼吸气流颤动而产生节律性声音。

第四节 喉部

喉位于下呼吸道的上端，喉咽的前上方，为发声及呼吸的重要器官，并在吞咽过程中起重要作用，喉部疾病所表现出的症状多与其功能有关，常见者有喉痛、声嘶、喉鸣、呼吸困难、咯血、吞咽困难等。

一、声嘶

声带非周期性的振动在临床上表现为声音嘶哑(hoarseness)，为最常出现的嗓音问题。喉部为一以软骨作支架，由软骨、肌肉、韧带和黏膜构成的精细器官，兼有呼吸、发声、防护等多种功能。当发生病变时，这些功能受影响而发生功能障碍。声带振动的频率、声带运动振幅的大小、气流的强弱、声带的张力以及许多与发音有关的因素分别决定音调、音强和音色的特征。

声音嘶哑的程度可有很大的不同，轻者为声音稍有变粗，音调变低，重者明显声音嘶哑，严重者可以完全失声。对声音嘶哑的研究必须注意症状发生的时间的长短、声音嘶哑的程度、是间歇性或持续性并继续加重、有无诱因等。结合患者的性别、年龄、职业以及全身检查和喉部检查进行综合分析。常见原因如下。

1. 先天性发音障碍

喉蹼、声带发育不良（声带沟）、杓状软骨移位等引起的声音嘶哑出生后即出现。

2. 炎症

急性炎症发病急，轻者声音粗糙、发音费力，严重者由于喉部分泌物较多且黏稠，声带充血肿胀，声门闭合不良，声音嘶哑明显，可出现失声，并伴有全身不适的症状。喉白喉时黏膜肿胀，伴白膜形成，发音嘶哑无力。慢性炎症缓慢发病，初为间断性，用声过度后声嘶加重，后逐渐发展成为持续性声音嘶哑。

由于特有的反流性咽喉炎所引起的发音障碍，除声音嘶哑外还常常伴有咽部异物感，较多黏痰，经常咽痛。

3. 发音滥用

用声不当所致慢性机械性损伤、声带磨损、上皮增厚。可见于声带小结、声带息肉、任克氏层水肿等。声音嘶哑的程度与病变部位、大小有关。

4. 肿瘤

良性肿瘤声音嘶哑发展缓慢，恶性肿瘤声音嘶哑可在短期内进行性加重，最后完全失声。

5. 外伤

各种原因外伤、异物、手术等原因致局部形成瘢痕。

6. 声带麻痹

由各种原因引起的中枢神经系统、周围神经系统或肌源性疾患引起的声带麻痹均可出现不同程度的声音嘶哑。症状的严重程度多决定于麻痹声带的位置及喉功能的代偿程度。喉上神经麻痹声音低而粗糙，不能发高音，双侧喉上神经麻痹可伴有饮食、唾液误吸入呼吸道引起呛咳；单侧喉返神经麻痹表现为不同程度的声门关闭不全，发音嘶哑易疲劳，伴有误吸或气息声，但经对侧代偿后也可无症状。双喉返神经瘫痪引起声带麻痹，双声带皆固定在中间位，发音低哑、无力，不能持久，可出现耳语声并伴有不同程度的呼吸困难。迷走神经的损伤，不仅破坏喉的运动神经，同时咽肌亦失神经支配，感觉信息的破坏源于喉、气管、咽、肺的受体。颈部手术所致的迷走神经损伤，往往伴有其他颅神经损伤的症状。

7. 癔症性声嘶

喉本身正常，多突发声音嘶哑，自耳语至完全失声程度不同，但咳嗽、哭笑。

8. 其他

由于年龄、性别及激素水平的变化导致在变声期、女性月经期及老年阶段可出现不同程度的声音嘶哑。

二、喉鸣

喉鸣也称喉喘鸣，喉喘鸣是由于喉或气管发生阻塞，患者用力呼吸，气流通过喉或气管狭窄处发出的特殊声音。成人和儿童均可发生喉鸣，但在儿童多见，因其生理解剖的特点，如喉腔相对小，软骨支架软，喉部位置较成人高，易受到外界的刺激，加之在幼儿神经系统发育尚不健全等因素。

喉鸣可分为吸气性喉鸣、呼气性喉鸣及双重性喉鸣三种，病变在声带或声带以上者，为吸气性喉鸣；病变在声带以下者为双重性或呼气性喉鸣。喉鸣的患者常可在喉部触及喉鸣时的振动感，并伴有不同程度的呼吸困难。吸气性喉鸣或双重性喉鸣患者可有“三凹症”，严重时可伴有缺氧、发绀等。喉鸣的响声可轻可重，轻者仅有轻微“嘶嘶”声，重者可有极大的咆哮声。即使同一患者在不同时期其响度和性质都可有变化。轻的喉鸣有时可有间歇，间歇时间可从几分钟到几周不等，有的喉鸣在睡觉时消失。一般的规律是安静时喉鸣轻，活动时或哭闹时加重。

喉鸣的病因简述如下。

1. 喉部先天畸形

于出生后即出现，可为间歇或持续性，活动后加重，安静或睡眠时减轻。可由于喉部畸形，喉蹼，甲状软骨、环状软骨发育不良或喉组织松弛所致。

2. 喉部瘢痕性狭窄

发生在各种喉外伤、喉内手术、喉软骨感染坏死以及放射治疗后瘢痕收缩。

3. 急性炎症

急性喉气管支气管炎、急性会厌炎、急性喉水肿伴发急性喉阻塞的以儿童最为常见。发病急，喉鸣明显，可同时伴有三凹症及不同程度的呼吸困难及呼吸道感染症象。

4. 慢性炎症

如严重声门下喉炎、萎缩性喉炎干痂积聚以及特异性喉炎如咽白喉、喉硬结、喉麻风、喉结核、喉梅毒、喉真菌感染等。

5. 喉神经疾患

如双侧喉返神经损伤引起双侧声带麻痹。

6. 喉肿物

如喉息肉、乳头状瘤、喉癌阻塞喉腔可引起喉鸣，以喉内肿瘤阻塞多见。良性肿瘤发病较为缓慢，恶性肿瘤起病急伴有呼吸困难症状。

7. 喉外伤、喉异物

喉外伤、异物梗阻后均可引起明显的喉鸣并伴有呼吸困难。

8. 喉肌痉挛

多发生于体弱、发育不良的儿童，也可发生于血钙过低者，多夜间发病，起病急、睡眠中突然惊醒，有呼吸紧迫及窒息感，发作时间短。

三、喉痛

喉痛因喉部病变的进程、范围、性质及个人的耐受程度而异，为一常见症状。轻度喉痛，仅发生在说话、吞咽或咳嗽时，较重的喉痛，可以是持续性的、剧烈的疼痛，患者常可拒绝饮食，唾液自口中流出，甚至可引起营养不良及水和电解质的平衡失调等。喉痛的程度一方面取决于疾病的性质，另一方面取决于患者对疼痛的敏感性和耐受性。

喉痛的性质可以是钝痛、隐痛、牵拉痛、针刺样痛、刀割样痛、撕裂样痛或搏动样痛。喉痛可以单独发生，也可以伴有其他症状，如呛咳、吞咽障碍、呼吸困难、声音嘶哑、喉鸣等。

1. 喉部急性炎症

如急性喉炎、急性会厌炎、喉黏膜溃疡、喉软骨膜炎、喉脓肿等，均可引起喉部较剧烈的疼痛。喉急性炎症有时可伴有局部触痛，吞咽动作时喉部移动，使疼痛加重，并可放射至耳部。

2. 喉慢性炎症

喉非特异性炎症，一般无疼痛，有时仅有轻度干痛、胀痛，而且常在用嗓过多时加重。喉部特异性感染以喉结核较特殊，疼痛剧烈，合并放射性耳痛。

3. 喉的关节病变

如环杓关节炎，常伴发于全身类风湿关节炎、痛风等。

4. 喉外伤

外伤包括喉异物伤、严重挫伤、喉软骨骨折和黏膜撕裂，放射治疗后亦可引起喉痛；长期鼻饲管刺激，在环状软骨和杓状软骨后面可发生压迫性溃疡；喉内麻醉插管时间过久或插管太粗，压迫喉内黏膜，可形成溃疡，同样直接前连合喉镜和气管镜检查损伤喉内黏膜等，均可引起喉痛，吞咽时加重，并反射至耳部。

5. 喉结核

浸润溃疡期喉部疼痛剧烈，尤其当会厌、杓状软骨、杓状会厌襞受侵时可伴有吞咽疼痛、吞咽困难，从而影响进食。

6. 喉肿瘤

喉良性瘤和早期恶性瘤多无疼痛。肿瘤晚期或癌肿溃烂合并感染时可出现疼痛。随病程的进展，当肿瘤向喉咽部发展时，疼痛可放射至同侧耳部，并可引起吞咽痛。

7. 精神因素

神经官能症患者可有喉痛。

四、发音困难

发音是喉的重要功能之一，声带振动，产生基音，经过共鸣腔与咽、舌、腭、唇、齿的协同作用构成语言。凡是影响发音的主要物理特症，使音强、音频和音色发生改变，均谓之发音困难。致病原因可分为局部原因、全身疾病原因和精神神经性原因等，详见如下。

(1) 先天性喉畸形：如喉蹼、喉发育不对称、发育异常、杓状软骨出现交叉运动、双声带，在声带内缘有纵行沟裂。室带性发音困难，由于声带发育不良，发音时由室带发生颤动，出现嘶哑、声粗，出生数日哭声微弱或失声。

(2) 创伤：如喉有外伤史，轻者，有血肿，继而纤维化，引起运动障碍；重者，有骨折、环杓关节脱臼、移位、关节损伤、软骨骨折、水肿、继发感染和肉芽组织增生，引起发音困难，多伴有呼吸困难。

(3) 继发性损害：如声带小结和息肉、喉部慢性炎症、良性或恶性瘤、粉尘及化学气体的长期刺激。

(4) 嗓音滥用的后果。

(5) 内分泌功能紊乱：如生殖腺内分泌紊乱、甲状腺功能低下、肾上腺素功能紊乱、大脑垂体功能亢进，肢端肥大症患者。

(6) 全身疾病引起的肌源性发音困难：如重症肌无力。

(7) 中枢神经系统原因：如脑性麻痹、帕金森综合症、舞蹈病、多发性硬化症等。

(8) 喉返神经麻痹：主要见于肿瘤压迫、手术损伤、营养不良等原因。

(9) 痉挛性发音困难：常见为内收型，声门闭合过紧，突然呼出气流中断或是像挤紧喉咙发音，多半在情绪影响下，呼吸与声门活动配合失调引起。

(10) 精神性原因：多在精神忧虑、情绪波动时出观，可突然发生又突然停止，局部检查多正常，发音费力，面红耳赤，自然表情则正常。

五、呼吸困难

呼吸困难是呼吸功能不全的主要症状。患者主观上感到气体不足，客观上表现为呼吸费力，严重时出现鼻翼扇动、发绀、辅助呼吸肌参与呼吸运动，可有呼吸频率、深度及节律的异常。

呼吸困难一般分为：吸气性呼吸困难、呼气性呼吸困难、混合性呼吸困难。

吸气性呼吸困难：多由于上呼吸道（喉、气管、大支气管）狭窄或阻塞引起。病变表现为吸气费力，吸气时间延长，吸气时胸腔内负压加大，严重时呼吸肌极度紧张，胸廓周围软组织出现凹陷，于胸骨上窝、锁骨上窝及剑突下发生凹陷，称为三凹征。当肋间隙亦发生凹陷，称为四凹征。呼气性呼吸困难：由下呼吸道病变所致。主要表现为呼气费力，呼气时间延长，呼吸频率缓慢并伴有哮鸣音，无三凹征。可见于肺气肿、支气管痉挛、痉挛性支气管炎等。

混合性呼吸困难：上下呼吸道均有病变，导致吸气与呼吸均感费力，呼吸频率增加，呼吸运动受限。

喉源性呼吸困难即由于各种原因所致的喉腔狭窄，吸气时空气不能通畅地进入气管、支气管及肺内，从而导致吸气性呼吸困难并伴高调吸气性喉鸣，同时可伴有声音嘶哑。

喉源性呼吸困难病因有：

1. 先天性喉畸形

喉蹼、喉囊肿、喉软骨畸形或声门下梗阻等。

2. 喉感染性疾病

小儿急性喉炎、急性会厌炎、急性喉气管支气管炎、喉白喉、喉结核等。

3. 喉外伤

如喉钝挫伤、创伤、烫伤、腐蚀伤和喉异物等。

4. 喉神经性疾病

双侧喉返神经麻痹、喉痉挛等。

5. 喉水肿

药物过敏、血管神经性水肿及全身疾患均可引起喉水肿。

6. 喉肿瘤

良性肿瘤如喉乳头状瘤、纤维瘤、血管瘤、软骨瘤等，其中小儿乳头状瘤在出生后不久即可出现呼吸困难。恶性肿瘤在晚期可出现呼吸困难。

六、吞咽困难

某些喉部疾病可引起吞咽困难，其原因有二：

①喉痛，吞咽时明显加重，使患者不敢吞咽；

②喉的保护下呼吸道功能发生障碍，进食时发生呛咳。引起吞咽困难的喉部疾病如下。

1. 急性炎症

急性会厌炎或会厌脓肿。由于会厌肿胀吞咽时会厌后倾困难，使食物下行受阻，同时由于吞咽时疼痛加剧可引起吞咽困难，严重时唾液亦不能下咽。喉软骨炎及喉关节炎由于疼痛及肿胀可引起吞咽困难。

2. 喉水肿

会厌、杓状会厌襞、杓状软骨后水肿引起梨状窝狭窄导致吞咽困难。

3. 喉结核

病变位于会厌、杓状会厌襞、杓状软骨等处，特别是发生溃疡时常常伴有吞咽痛及吞咽困难。

4. 喉神经病变

喉神经麻痹分中枢性和周围性。中枢性疾病如椎基底动脉硬化症、小脑后下动脉血栓、多发性硬化等造成位于延髓的疑核等受损。引起喉神经麻痹的周围性疾病如鼻咽癌、迷走神经鞘瘤、颈静脉球体瘤等损伤了迷走神经可造成喉神经麻痹，颈部手术、外伤等损伤了喉返神经或喉上神经均会引起喉神经麻痹，引起吞咽时食物唾液进入气管，使病人呛咳，造成吞咽困难。

5. 喉肿瘤

较大的喉良性肿瘤或恶性肿瘤晚期常发生吞咽困难。

七、喉晕厥

喉晕厥又称喉性眩晕为一罕见症状，几乎都发生在 30 ～ 70 岁的男性。其病因不明，发病诱因有吸烟、饮酒、气候变化、过劳、情绪变化或焦虑等。发病急，患者先感觉咽喉部发痒、刺激感，随即发生剧烈的痉挛性咳嗽，出现持续性喉痉挛，患者面色发红乃至发绀，感到眩晕、意识丧失、摔倒，虽然很快苏醒，但意识模糊可持续短暂时间。有的患者发作时类似癫痫，有面部或四肢的抽搐，咬破舌尖，但极少有尿失禁。有的患者发作轻微，仅有剧咳和面色苍白、眩晕，无意识丧失或晕倒。当发病时无法检查喉部，但发作后喉部无异常发现。

八、咯血

咯血是指喉部及以下的呼吸器官出血，经咳嗽动作从口腔排出。常先有喉部刺痒，咯出为鲜血或随痰咳出混有血迹，咯血量多时，呈泡沫状血自口或口和鼻喷出，若遇较大血块阻塞，可发生窒息。咳出物呈碱性，往往在数日后痰内仍有血迹。临床上应注意和呕血鉴别 (表 7-2)。

表 7-2 咯血和呕血的鉴别要点

咯血	呕血
病史	常有呼吸系统病史，咯血前咳嗽、咳痰、胸痛、喉痒及喉痛史
体症	血伴随咳嗽略出，咯血后痰中带血
排出的血液	鲜红色，常带有痰及气泡

喉部疾病引起咯血还需要和引起咯血的下呼吸道疾病如支气管扩张症、肺癌、肺结核等疾病相鉴别。

常见咯血的喉部疾病有：①喉癌；②喉结核；③喉血管瘤；④喉异物。

第五节 气管支气管、食管

一、气管、支气管的症状

气管、支气管疾病的症状，除急性感染性症状与一般感染性疾病相同，有畏寒、发热、乏力等全身症状外，主要症状有咳嗽、咳痰、咯血、气促、哮喘、胸痛与呼吸困难等。

(一) 咳嗽

通常是气管、支气管疾病出现最早和最常见的症状。发病较急的刺激性干咳，常是急性气管、支气管炎的早期症状。突发性的剧烈阵咳，可由吸入异物或刺激性气体引起咳嗽伴有吸气性喘鸣常提示气管、支气管异物、狭窄或有新生物阻塞。伴有呼气性哮鸣音的咳嗽，常提示支气管痉挛，多见于支气管哮喘症。持久性咳嗽，晨起及平卧时加重，多为慢性气管、支气管炎的表现。长期咳嗽久治不愈时，需作进一步检查，以明确诊断。

(二) 咳痰

咳嗽之后常有痰，咳痰 (cough phlegm) 后咳嗽常能减轻。咳痰是支气管及肺部病变的一个典型表现，是支气管黏膜上皮细胞的纤毛运动以及咳嗽反射将呼吸道内分泌物咳至口腔而排出的过程。在支气管黏膜炎性病变的过程可产生大量的黏液或黏脓液。痰量及黏度因病种不同而异，同一种疾病的不同过程中也不一样。痰量多少与支气管引流状况相关，也与病变的活动程度、发病季节和患者体位有关。

痰液的量、性质、颜色与臭味对诊断有重要临床意义：

1. 痰量

大量排黏痰以上午为重者，支气管扩张症多见。如大量臭脓痰，要考虑肺脓肿。肺上叶有空洞病变者，每日痰量很少有变化，因上叶引流较畅。下中叶的病变则痰量早晚不一致，而且与体位有关。直立位引流不畅，痰量减少，在躺平或侧卧时，则痰量增加。

2. 性质

痰可以呈黏液性、黏脓性、脓性、浆液性或血浆性。气管支气管的黏膜卡他性炎症有稀黏痰，比较深层的炎症则有稠脓性痰，支气管哮喘、百日咳多见。脓痰产生于气管、支气管及比较深层的炎症或肺部感染如支气管扩张、急性支气管炎或肺脓肿等疾病。泡沫状痰或泡沫状血性痰见于支气管哮喘或肺水肿。

3. 颜色

黄脓痰多见于急性呼吸道感染。铁锈色痰见于肺炎球菌性肺炎。红或棕红色表示痰内含血及血红蛋白，可见于支气管扩张、肺结核等。泡状粉红色血性痰见于肺水肿。铜绿假单胞菌感染的肺炎，痰液可呈蓝绿色；痰中带血，可能是气管、支气管结核或支气管肺癌。长期咳黏脓性痰，尤其是痰中带血，应做 X 线胸片检查与纤维支气管镜检查。

4. 臭味

臭味的痰见于肺化脓性疾病如肺脓肿等。

(三) 咯血

咯血 (cough blood) 是喉及下呼吸道出血经口腔咯出，急性与慢性气管炎、支气管及肺的肿瘤、寄生虫病、外伤、结核、肺脓肿、异物、结石、支气管扩张、肺真菌病、支气管镜手术的损伤、心血管疾病、肝脏病、血液病等皆可引起咯血。咯血先有喉瘙痒感，然后咯出血或夹杂有血的痰液。咯血量多少不等，量少则痰中带血，量不多时血中常有泡沫或痰液，血为鲜红色，量大时可致呼吸道急性梗阻，若不及时救治可发生窒息。

咯血为多种疾病的症状之一，故鉴别诊断尤为重要。鼻腔、鼻窦、鼻咽部、口腔以下咽部等的出血可沿咽后壁流下，而呛入气管又咯出。气管、支气管疾病引起咯血的特征常是先有咳嗽而后咯血。食管及胃的出血为呕血。其他一些疾病如心血管疾病、血液病等也可引起咯血。应详细询问病史如咯血的动作及仔细检查，多能发现出血的部位，胸部 X 线片、CT、支气管镜检查等可进行鉴别诊断。

(四) 胸痛

胸痛 (chestpain) 并非是一个重要症状，肺与脏层胸膜无痛觉，但壁层胸膜对疼痛却极为敏感，临床上很多严重的肺部疾病常无疼痛，当病变累及壁层胸膜时，才出现胸痛症状，可以说胸痛是肺支气管疾病的后期症状。而急性气管、支气管炎常有胸骨后烧灼感或刺痛，咳嗽时加重，结核性胸膜炎时也可引起胸痛，气管、支气管晚期病变，如恶性肿瘤侵入软骨或胸膜，可出现严重持续性胸痛。长时间剧烈咳嗽，肋间肌强制性收缩也可致胸痛。胸痛鉴别要点。

1. 胸膜痛

急性胸膜炎症有特殊明显的症状，胸痛有一定部位，弥散性较少，多为一侧，且沿肋间神经分布。最大特点为疼痛与胸部运动关系密切，以致病者不敢呼吸和咳嗽。

2. 肋间神经痛

与胸膜炎疼痛近似。比如在带状疱疹肋间神经炎时，在疱疹出现前，很难与胸膜炎鉴别，通常其疼痛较浅表为刺痛。

3. 肋软骨痛

由肋软骨炎引起，疼痛部累及 1 个或多个肋骨，局部有压痛。可扪及肿大的软骨，常见的肋软骨为第 2、第 3、第 4 肋软骨，左侧多于右侧。

4. 心源性胸痛、肌肉痛等

在鉴别诊断时应对痛的性质、部位和呼吸的关系加以分析，才能鉴别出胸痛的各种原因。

(五) 呼吸困难

气管、支气管因炎症、肿瘤、异物、分泌物潴留等原因使其管腔变窄或阻塞时，呼吸道的阻力增加，患者常用力呼吸以克服阻力，增加气体交换，而表现为呼吸困难，轻者感呼吸不畅，重者可窒息。根据气管、支气管病变部位及程度不同，临床上可表现为吸气性、呼气性或混合性呼吸困难。

(六) 喘鸣与哮喘

气管、支气管炎性水肿、异物或肿瘤均可使管腔变窄，呼吸时空气通过狭窄的气道可发生喘鸣音。支气管痉挛可产生哮鸣音，出现在呼气期，常见于支气管哮喘、哮喘性支气管炎或气管、支气管异物等疾病。弥漫性小支气管痉挛可引起呼气延长与哮喘。

二、食管疾病症状

食管疾病可引起消化系统、呼吸系统及心血管系统症状，而以消化系统症状为主。

(一) 吞咽困难

为食管疾病常见症状之一，轻重程度不同，轻者仅有吞咽时梗阻感，进食无明显障碍，多见于食管炎症或痉挛等，也可能是食管癌的早期症状。重者出现咽下困难，初为咽干硬食物困难，逐渐加重则流质也不能咽下。如突然起病，可能有较大的异物嵌顿或合并感染。病程较长而进行性加重者，可能为食管癌，或食管腐蚀伤后并发食管狭窄所致。吞咽困难还可由口、咽、食管周围病变及神经系统疾病引起，原因不明时应做进一步检查，如食管 X 线钡剂检查或食管镜检查等。吞咽困难可以单独发生，或合并疼痛、呛咳及反呕等症状。根据症状特点可分为 3 种。

1. 进行性吞咽困难 多为机械性梗阻的狭窄病变，如食管良性狭窄、肿瘤。

2. 完全性吞咽困难 (吞咽固体和流体食物时均有障碍) 提示有食管神经肌肉性病变，如食管痉挛、括约肌失弛缓症、食管闭锁等。

3. 固定性吞咽困难 指吞咽障碍仅发生于固定大小的食物或丸剂，多因食管瘢痕所致。

除食管本身疾病与食管周的器质性疾病引起吞咽困难外，延髓病变累及第Ⅸ、第Ⅹ、第Ⅻ脑神经，发生咽缩肌、环咽肌、食管蠕动肌及贲门肌瘫痪，也可引起吞咽困难。疼痛发生于咽部或食管，常提示有炎症或溃疡存在。摄入酸性食物后立即引起疼痛与咽下困难者，多为食管炎或溃疡。咽下困难伴有呛咳常是食管上端阻塞或环咽肌失弛缓所造成，也可因中段食管癌阻塞或伴有食管气管瘘所致。咽下困难有餐后反胃者，多系食管下端有梗阻。咽下困难伴声嘶者，常是环后癌向喉内发展或食管癌侵入纵隔或压迫喉返神经所致。咽下困难前已有声嘶则提示癌肿位于喉内已发展到喉外梨状窝喉咽部，咽下困难伴呼吸困难及哮鸣时多为纵隔占位性病变压迫支气管所致。

(二) 反呕

反呕 (vomitus) 指食物由食管或胃反流至口腔，但不成为呕吐，也无恶心感，可以是自觉或不自觉的。贲门麻痹、脑部肿瘤、胆结石、肾结石、妊娠、食物过敏、反流性食管炎及某些精神因素等，都可引起反呕。餐后较久才有反流者，多系食管梗阻上段扩张处，或食管憩室内食物潴留所致。食管贲门失弛缓症者，反流最为多见，量也较多，并有臭味，可在夜间平卧时出现，并引起呛咳。晚期食管癌反流也较常见，多为血性黏液或食物，常见于早晨。

(三) 呕血

呕血 (spitting blood) 系指上消化道出血，是上消化道出血引起的主要表现。呕血前常有上腹部不适、疼痛、恶心。呕吐的血呈暗红色或咖啡样，多混有食物残渣。常见原因有食管炎、表层脱落性食管炎、食管损伤与穿孔、食管癌、腐蚀性食管炎、食管异物、食管静脉曲张、食管结核、胃炎、手术创伤引起的应激性溃疡、小肠疾病、肝硬化、门静脉梗阻等。每日或一次出血量在 50 ml 以上，即可出现黑粪。血中的铁质在肠道内经硫化作用变为硫化铁，呈黑色黏稠发亮似柏油状，俗称“柏油样便”。

呕血的血量多少不等，少量呕吐血性液体，可见于强酸、强碱或其他化学制剂引起急性腐蚀性食管炎，严重消化道烧伤坏死时有大量出血。反流性食管炎常有少量慢性呕血。食管异物如尖锐异物刺入主动脉，穿破时可有致死性呕血。食管癌晚期溃疡型可有小量出血，表现为黑粪，食管静脉曲张破裂多为大量呕血或呈喷涌状呕血。

(四) 胸骨后灼热感及疼痛

急慢性食管炎、食管溃疡、食管憩室、食管外伤或化学刺激作用于食管黏膜皆可有胸骨后灼热感及疼痛，灼热感可为持续性，但多为间歇性，饮食后尤以因刺激性或酸性食物而加重。疼痛的性质可为灼痛、钝痛、针刺样或牵扯样痛，尤以吞咽粗糙、灼热或有刺激性食物时疼痛加剧。疼痛可累及颈部、肩胛区或肩臂处。与饮食有关之疼痛一般表示是食管疾病所引起。应注意食管癌也可有上述疼痛症状，初期呈间歇性，晚期侵及邻近组织时疼痛剧烈而持续。原因不明胸骨后与剑突后疼痛，一般治疗无效时，应进行钡餐或食管镜检查。

第八章 耳鼻咽喉科临床用药原则及特殊治疗法

第一节 耳鼻咽喉头颈外科临床用药原则与特点

一、全身用药的原则与特点

最多的全身用药是抗生素类、肾上腺皮质激素类、抗组胺类、免疫增强剂和中成药五大类。

1. 抗生素类

(1) 主要包括青霉素类、头孢菌素类、大环内酯类和氨基糖苷类等。

(2) 注意事项：

①最好根据细菌学检查和药敏试验结果，选择抗生素；

②警惕药物引起的过敏反应；

③警惕药物的耳毒性，尽量避免使用或慎重使用氨基糖苷类等可能损伤听觉的抗生素；

④严格控制预防用药；

⑤掌握联合用药适应证和配伍禁忌。

2. 肾上腺皮质激素类

(1) 常用药物：地塞米松、泼尼松龙和氢化可的松等。

(2) 注意事项：

①大剂量突击疗法，限于抢救使用，用药时间一般不超过 3 日；

②中剂量短程疗法，在产生临床疗效后及时减量或停药；

③小剂量替代疗法，要掌握用药适应证；

④警惕药物的不良反应。

3. 抗组胺类

(1) 常用药物：扑尔敏、非那根、西替利嗪和开瑞坦等。

(2) 注意事项：

①避免与中枢神经系统抑制药合用；

②婴幼儿和老年人慎用；

③孕期或哺乳期妇女禁用；

④用药期间应避免机动车驾驶、操控机器或高空作业。

4. 免疫增强剂

(1) 常用药物：卡介菌多糖核酸、多抗甲素和乌体林斯等。

(2) 注意事项：

①高热患者、急性传染病患者禁用；

②限于恶性肿瘤的辅助治疗、慢性感染性疾病以及某些变态反应性疾病；

③按照不同药物制剂、治疗对象和病情严格掌握适应证。

5. 中成药类

(1) 主要剂型包括各类口服液、胶囊剂、片剂和丸剂等。

(2) 注意事项：

①根据不同治疗对象和病情，选用最佳剂型；

②慢性疾病须较长时间坚持用药；

③严格掌握孕期妇女用药适应证。

二、局部用药的原则与特点

局部用药包括全身用药改用制剂和专用局部外用药。

1. 鼻部疾病用药

(1) 主要包括滴鼻液、鼻喷雾剂和鼻科专用中成药等。

(2) 鼻腔局部用药特点：

①不损伤鼻黏膜生理功能，对鼻黏膜无刺激；

②吸收后不致引起全身不良反应，并能达到治疗目的为原则；

③鼻腔局部用药必须是鼻黏膜的等渗'液体，酸碱度近似鼻黏膜的弱酸性。

(3) 注意事项：

①以正确的体位和方法使用滴鼻液；

②不应长期使用鼻腔血管收缩剂；

③必须长期用药时，应多品种、多剂型的交替应用。

2. 咽喉疾病用药

(1) 主要包括含漱液、喉症片、液体喷雾剂和中成药等。

(2) 注意事项：

①根据治疗对象和病情选择适宜剂型；

②慢性疾病须坚持较长时间用药。

3. 耳部疾病用药

(1) 主要包括滴耳液、洗耳液、粉剂和中成药等。

(2) 药物特点：耳局部用药的 pH 值必须为弱酸性，并具有吸水和收敛作用。

(3) 注意事项：

①用药前彻底清洁外耳道；

②鼓膜穿孔患者禁用耳毒性药物或对黏膜有刺激性、腐蚀性的药物；

③慎用粉剂药物喷入；

④对久治不愈的慢性感染，应根据细菌培养及药敏试验结果，选择调整抗生素药物。

4. 黏膜表面麻醉剂

(1) 较常用药物：盐酸丁卡因、盐酸利多卡因和鼓膜表面麻醉剂等。

(2) 共同特点：吸收快、毒性大。

(3) 注意事项：

①年老体弱者、婴幼儿或过敏体质者应慎用，警惕药物过敏和中毒；

②严格区分注射用麻醉药与黏膜表面麻醉剂。

(4) 黏膜表面麻醉剂药物过敏和中毒症状：

①患者感头昏气闷、眩晕眼花、面色苍白、口腔干燥；

②出现惊恐、兴奋、多语、幻想和精神错乱；

③重症者瞳孔散大、脉搏微弱、血压下降、呼吸浅而不规则等。

(5) 抢救措施：一经发现，应立即停药，并予紧急处理或抢救。

第二节　耳鼻咽喉头颈外科特殊治疗法

一、耳鼻咽喉头颈外科激光治疗学

1. 内容

主要包括激光治疗、激光手术和激光辅助手术基础理论与临床应用研究。

2. 治疗与手术常用激光器

主要有固体、气体和半导体激光器三类。

(1)Nd:YAG 激光器：为常用固体激光器。可完成凝固、切割、气化等。

(2)CO_2 激光器：可完成烧灼、凝固、切割、气化等。

(3) 氩离子激光器：适用于出血性疾病和血管瘤的治疗。

(4) 砷铝镓半导体激光：可进行精确地无血切割、气化、凝固。

3. 激光在耳部疾病的应用

主要用于病变部位手术、局部照射、穴位照射等。

(1) 适应证：激光手术；局部照射。

(2) 穴位照射。

(3) 注意事项：严格无菌操作。避免损伤病灶周围健康组织与结构。局部照射治疗，避免造成耳郭软骨损伤。

(4) 临床应用：耳郭假性囊肿 Nd:YAG 激光造孔术。外耳道病变处理。分泌性中耳炎的 Nd:YAG 激光疗法。耳郭、外耳道肿瘤激光手术；鼓室手术。

4. 激光在鼻部疾病的应用

(1) 适应证：

①激光手术：用于外鼻部、鼻前庭皮肤痣、疣、血管瘤、前鼻孔闭锁、鼻腔粘连、鼻中隔毛细血管瘤、乳头状瘤等；

②局部照射：用于变应性鼻炎、鼻前庭炎、鼻前庭疖、鼻中隔血管扩张、黏膜糜烂以及顽固性鼻出血、嗅觉失常等。

(2) 注意事项：

①邻近眼球的外鼻部进行激光手术时，须严防激光束误伤眼球；

②鼻腔内激光照射瞄准要精确；

③在对鼻腔顶壁与顶外侧壁施行激光手术时，要注意避免损伤筛板及眶内容物。

(3) 临床应用：

①变应性鼻炎的激光疗法：治疗有效率约为 80%；

②鼻出血的激光疗法；

③鼻甲 Nd:YAG 激光凝固术：适用于慢性鼻炎、鼻窦炎引起的下鼻甲或下鼻甲肥大。

5. 激光在咽喉部疾病的应用

主要治疗方式为 CO_2 激光或 Nd:YAG 激光手术和局部照射。

(1) 适应证：

①激光手术：用于慢性肥厚性咽炎引起的咽后壁淋巴滤泡增生、舌根部淋巴组织增生、咽喉部恶性肿瘤手术以及腭咽成形术等；

②局部照射：用于急慢性咽炎、喉炎、喉血管瘤、声带息肉、声带小结等。

(2) 注意事项：

①咽喉部激光手术处理的区域要尽量局限，以免引起喉水肿；

②治疗前详细检查病变周围的血管走行情况，防止在操作时误伤咽喉部大血管。

(3) 临床应用：

① Nd:YAG 激光扁桃体凝固气化术；

②咽后壁淋巴滤泡、咽侧索激光凝固术。

6. 激光在侧颅底手术及气管支气管手术中的应用

(1) 适应证

主要用于鼻咽癌原发或复发病灶、咽旁间隙肿瘤、颈静脉球体瘤、侵犯侧颅底的颈动脉体瘤、气管乳头状瘤、支气管内恶性肿瘤阻塞等病症的激光手术或激光辅助性手术。

(2) 临床应用：

①鼻咽癌病灶 CO_2 激光气化术；

②气管内恶性肿瘤阻塞激光手术。

二、耳鼻咽喉头颈外科疾病的低温冷冻治疗学（表 8-1）

冷冻手术：低温冷冻具有降低某些物质或生物体内分子运动速率、杀伤生物细胞的作用。

表 8-1 耳鼻咽喉头颈外科疾病的低温冷冻治疗

	耳部疾病的冷冻治疗	鼻部疾病的冷冻治疗	咽喉疾病的冷冻治疗
适应证	耳郭血管瘤、假性囊肿、乳头状瘤、原位癌、寻常疣、耳郭瘢痕、皮角、中耳颈静脉球体瘤、梅尼埃病等	主要用于鼻出血、慢性鼻炎、鼻前庭疣、鼻部血管瘤以及外鼻癌的治疗	目前试用于扁桃体摘除、喉血管瘤以及乳头状瘤手术等

续表

	耳部疾病的冷冻治疗	鼻部疾病的冷冻治疗	咽喉疾病的冷冻治疗
注意事项	①冷冻剂量与冷冻积应根据冷冻治疗器的性能准确计算、严格掌握 ②注意保护面神经，否则易导致周围组织冷冻伤，并发术后面瘫。	①鼻中隔黏骨膜，鼻中隔较薄，冷冻时间过长易产生局部软骨坏死，甚至局部穿孔 ②鼻腔间隙较狭小，后鼻孔区的鼻出血灶较难被冷冻探头准确接触，故一般限于鼻前部出血灶的治疗	须常规施行术前气管切开术，术后恢复过程长，护理要求高
临床应用	①耳郭假性囊肿的液氮低温冷冻疗法 ②梅尼埃病的低温冷冻手术	①鼻出血的低温冷冻疗法 ②慢性鼻炎的冷冻治疗实用性与临床价值有待评价	

三、耳鼻咽喉疾病的微波治疗学

多采用微波凝固或微波辐射方式。

(1) 慢性肥厚性鼻炎、变应性鼻炎的微波凝固治疗：术后可能鼻阻塞有所加重，多在 3 天后开始消退，鼻甲表面凝固膜 2 周后脱落，创面愈合。

(2) 头颈部复发性恶性肿瘤的微波辐射治疗：微波辐射有效杀伤肿瘤细胞，最大限度保护正常细胞。应用间隙性微波辐射，配合放疗和化疗，对头颈部复发癌治疗有较好效果。

第三节　立体定向放射技术在耳鼻咽喉的应用

随着第三代伽玛刀的诞生，立体定向放射技术开始应用于耳鼻咽喉头颈外科疾病的治疗，迄今已有 20 多年的历史。

一、伽玛刀的基本原理

伽玛刀是高精度三维立体定向的多束高能聚焦伽玛射线治疗装置，为一种融合计算机技术、立体定向技术和外科技术于一体的大型高科技医疗设备，含有 201 个钴源，安装时的总剂量约为6000 Ci。当内外准直器对接时，201 束伽玛射线经准直孔，同时射向半圆形头盔的中心点，位于该靶点的病灶在短时间内受到多束高能伽玛射线照射，而对其周围结构与组织则无明显损伤。患者接受治疗以前，首先要用立体定位系统对病灶进行诊断定位，通过 CT/MRI 对病灶进行断层扫描确定病灶与定位系统坐标系各参考点的相对位置。诊断定位后，治疗计划系统自动对 CT/MRI 扫描图片进行处理，计算机重建体表、病灶及其周围敏感组织的三维形态，根据医师开具的处方剂量进行治疗规划，计算所需靶点数、靶点坐标、每个靶点使用的准直器号以及照射时间等。接到治疗计划系统的有关数据后，电气控制系统控制治疗床依次将各靶点送到焦点，并打开相应的准直器对肿瘤进行定量照射。

二、临床应用

目前主要用于放疗后复发或手术后局部复发的实体性鼻咽癌、鼻腔及鼻窦癌、喉癌等恶性肿瘤，也试用于治疗不适合手术的听神经瘤、鼻咽血管纤维瘤、颈静脉球体瘤等良性肿瘤。

伽玛刀在耳鼻咽喉头颈外科的应用仍处于探索阶段，疗效评价主要依据影像学改变：

①肿瘤迅速坏死、吸收；

②瘤体无变化，但肿瘤中心强化减弱；

③治疗后肿瘤在短期内仍有增大，但进展缓慢或 1 ～ 2 年内生长停滞；

④治疗后肿瘤在短期内缩小或不变，但 1 ～ 2 年内瘤体又增大；

⑤肿瘤体积仍以治疗前生长速度继续增大。一般认为，前 3 种改变属于有效，后两种属无效。另外，治疗后的临床和病理随访也很重要，如治疗无效，应尽快改变治疗方案。

伽玛刀治疗的主要优点是无手术创伤、对病灶周围正常组织损伤较小、治疗疗程较短；其主要缺点是可能发生放射性脑损伤、可能使良性肿瘤发生恶变、对病灶＞ 3 cm 者无效。

近些年来，X 刀 (头部直线加速器立体定向放射外科治疗系统)、质子刀 (质子肿瘤治疗系统) 以及适形放疗 Peacock 系统等立体定向放射技术亦先后试用于临床，其应用范围和疗效评价有待于进一步的观察与研究。

第九章 耳鼻咽喉症状

第一节 耳症状

症状是患者机体或精神方面的异常感觉和表现。耳部症状是耳本身疾病或其邻近组织和全身病变的局部反映，主要包括耳痛、耳漏、耳痒、耳鸣、耳聋、眩晕、面瘫、耳后肿胀等。

一、耳鸣

耳鸣是累及听觉系统的许多疾病不同病理变化的结果，病因复杂，机制不清，主要表现为无相应的外界声源或电刺激，而主观上在耳内或颅内有声音感觉。在临床上它既是许多疾病的伴发症状，也是一些严重疾病的首发症状（如听神经瘤）。

耳鸣需与听幻觉相鉴别，耳鸣为一单调噪声，如蒸汽机、蒸气锅的声音、雨声或震动声。听幻觉则为语言式或声音的复合感觉，如钟声或海鸥叫，交响乐在头颅内响。

耳鸣是一常见症状，许多疾病可以有耳鸣症状，不少疾病又是以耳鸣为主要首发症状，下面根据不同病因，分别叙述。

（一）耳部疾病

外耳道堵塞，不论是耵聍、异物、肿瘤、真菌病及炎症肿胀等均可导致耳鸣。因从骨导传至中耳的体内声音不能经外耳道消散所致。耳鸣轻重与外耳道堵塞程度一致。中耳炎症患者仅有少数人出现程度轻微的耳鸣，鼓室负压、听骨链粘连或固定可导致耳鸣。咽鼓管异常开放，可出现客观性耳鸣，呼吸时气流通过咽鼓管摩擦声并有自听增强现象。内耳疾病所致耳鸣多属高音调，耳硬化症的耳鸣特别明显，但多呈低音调，某些患者的耳鸣反较耳聋明显，突发性耳聋常伴有耳鸣。老年人的感音系统退行性变化中，耳鸣亦是耳聋开始的先兆症状，梅尼埃病的单侧低频吹风样耳鸣常在眩晕发作前出现，但亦可和眩晕、耳聋同时出现，经过多次发作或一次严重的发作后耳鸣常呈永久性并属高频。噪声性聋的耳鸣多属高音调，病程较久者多为持续性。听力呈感音神经性聋，4000 Hz 处常有凹陷。

（二）心血管疾病

耳鸣呈搏动性，常与心跳或脉搏同步，强度往往较大，其中约有 10% 为高血压。贫血者因心排血量增加亦呈搏动性耳鸣，有时可为持续性嗡嗡声。头颈部或颅底血管异常可产生搏动性客观性耳鸣，在头颈部如颞部、外耳道、颈部等可闻及血管杂音，压迫颈部血管可使耳鸣减轻或消失，活动时杂音增强，多为单侧。除耳鸣外可伴有眩晕、听力下降、头脑胀满等症状。这些疾病有颅内或颅外动脉的动一静脉畸形、颈内动脉狭窄或动脉瘤、颈外动脉狭窄、颈内动脉发育不良、异位的鼓室内颈内动脉、镫骨动脉未闭、颈静脉球膨大或高位颈静脉球、乳突导血管异常等。颈静脉球体瘤为单侧搏动性耳鸣，用鼓气耳镜在外耳道加压，耳鸣可暂时减轻或消失。

（三）肌源性疾病

耳鸣调低，与脉搏不同步，节律不规则，间断的“咔嗒，咔嗒”声，多数为每秒钟 1 ～ 2 次，强度相对较低，为客观性耳鸣，但压迫颈部血管或颈部运动对耳鸣无影响。与咽腭肌、鼓膜张肌、镫骨肌的痉挛性收缩有关。以腭肌阵挛最常见。不仅患者自己感觉到，而且旁人于外耳道口处亦可闻及。

(四) 代谢性疾病

甲状腺功能亢进，由于增加心排血量而引起搏动性耳鸣；甲状腺功能低下，因细胞外液增加，或内淋巴压力增加亦可引起耳鸣。糖尿病引起耳鸣的发生率甚高。高血脂伴血管阻塞及感音神经性聋者其耳鸣发病率高于常人。维生素缺乏亦可引起耳鸣。

(五) 神经科疾病

头颅创伤后耳鸣发生率甚高，常伴有高音或全频率下降的感音神经性聋，脑膜炎、多发性硬，化症亦可发生耳鸣。

(六) 药物毒性反应

阿司匹林、阿司匹林复合物、奎宁、氨基糖苷类抗生素等药物均可引起耳中毒，耳鸣比耳聋更早出现。重金属如汞、铅、砷等应用时，若出现耳鸣常是中毒的主要症状。苯胺可引起严重耳鸣。咖啡可增加耳鸣的严重程度，停用咖啡、可可、茶、香烟后耳鸣可能明显减轻，大麻叶常使耳鸣加重。

(七) 其他

如自身免疫性耳聋病、颞颌关节综合征、梅毒、过敏等均可导致耳鸣。情绪波动、焦虑不安、精神紧张亦可激发耳鸣。高热心跳加快，常可出现搏动性耳鸣。

二、眩晕

眩晕 (vertigo) 是一种运动性或位置性错觉，感自身或外界景物发生运动。前庭系统、本体感觉系统和视觉系统与中枢神经系统之平衡信息整合中枢一起，共同参与维持机体平衡，上述系统疾病皆可引起广义的眩晕，或称头晕 (dizziness)，故眩晕为一常见症状。按病变部位和病因可将眩晕分为前庭性眩晕和非前庭性眩晕两大类，前者又可分为前庭中枢性和前庭外周性眩晕两亚类。

其临床表现特点如下：

①前庭外周性眩晕：又称真性眩晕，常突然发病，患者感自身或四周景物旋转或摇摆，可因头位变动而加重；持续时期较短，常伴耳鸣、听力减退，可出现规律性 (多为水平性) 眼震，伴有恶心、呕吐等自主神经症状，神志清楚，有自行缓解和反复发作倾向。常见疾病如梅尼埃病、迷路炎、窗膜破裂、耳毒性药物中毒等。

②前庭中枢性眩晕：发病较慢，多为左右摇晃、上下浮动，而非真正旋转性眩晕；可为进行性，持续较长，发病与头位变动无关，一般无耳鸣及听力减退，常伴各种不同类型的眼震和其他中枢神经系统病损的表现。常见病变如脑干或小脑肿瘤、脑部血管病变等。有些疾病可同时累及前庭外周及前庭中枢，而出现相应症状。

③非前庭性眩晕：表现不一，可为平面漂浮感、或感倾斜及直线晃动等。常见疾病有高血压、严重贫血、心脏病、脑外伤后遗症、低血糖、神经官能症、以及颈性眩晕和眼性眩晕等，须予以鉴别。

常见病因鉴别如下。

1. 前庭神经元炎

有病毒病灶感染史，突然发病，一般无耳聋耳鸣。

2. 迷路炎

包括浆液性和化脓性迷路炎，有化脓性中耳炎史，尤其胆脂瘤型，瘘管试验多阳性。

3. 外伤

有颅脑外伤史，可合并有中耳听骨链和迷路前庭损害，亦可累及脑干和中脑。

4. 梅尼埃病

为突然发作性眩晕，伴有耳鸣、耳聋和耳胀满感，可复发。

5.lermoyez 综合征

先有耳鸣和听力减退，继而发生眩晕。

6.Paget 病

属变形性骨炎，累及颞骨多能引起耳聋、眩晕，头痛和颅骨改变。

7.Cohan 综合征

属结缔组织病，表现为反复发作性耳鸣、眩晕和耳聋。

8. 多发性硬化症

反复发作性进行性眩晕，累及前庭小脑通路，可伴其他脑神经症状。

9. 血管性眩晕

可由于锁骨下动脉、椎动脉，椎基底动脉供血不全等。

10. 小脑后下动脉栓塞

出现 Wallenberg 综合征、突发眩晕，伴有同侧面部和对侧躯体感觉异常和触觉减退。

11. 颈性眩晕

包括颈椎病、骨质增生、关节强直、外伤、椎间关节障碍、颈肌病变等引起眩晕，亦可能由于颈椎椎间孔压迫椎动脉影响供血，或由于血管神经作用异常。

12. 小脑脑桥角肿瘤

该处肿瘤以听神经瘤多见，引起眩晕伴有耳鸣、耳聋和同侧角膜反射减退，可以出现小脑损害体征。

13. 中毒性反应感染性疾病

如流行性脑膜炎、乙型脑炎、麻疹、猩红热、腮腺炎、带状疱疹等，药物性如链霉素、新霉素、卡那霉素、庆大霉素、奎宁、水杨酸等中毒。

14. 位置性眩晕

指头位改变引起的眩晕，属于前庭系统的功能性紊乱，病变可能在迷路、前庭神经或前庭小脑通路。

15. 晕动病

发生在乘车、船、飞机等。

16. 循环系统疾病

常见于血液病、心脏病、动脉硬化、血栓形成等，引起脑缺氧、直立性低血压、贫血、白血病、内耳出血等亦可导致眩晕。

17. 颅内疾病

凡颅内占位性病变、炎症、外伤、脑室系统病变和阻塞性病变以及偏头痛、癫痫等，均可出现眩晕。

18. 内分泌及代谢障碍

见于月经不调、妊娠、绝经期、甲状腺功能减退、糖尿病低血糖等。

三、耳痛

耳痛是一种常见病，耳痛为常见症状，常因耳部疾病引起(原发性或耳源性耳痛)，也可因耳部邻近器官或其他器官疾病所致(继发性或反射性耳痛)。耳痛的严重程度与病变的严重性不一定都一致，但也可能是某些严重疾病的信号(如耳部的恶性肿瘤)。耳咽管(从喉咙背后通到中耳的管道)阻塞是儿童及成人最常见的耳痛原因，通常感冒、鼻窦感染或过敏都会加重耳痛。

耳痛临床上可分为耳源性耳痛和反射性耳痛。耳源性耳痛又称原发性耳痛，为耳部本身病变压迫和刺激局部的痛觉神经末梢所致；反射性耳痛又称继发性耳痛，是由于分布在耳部的感觉神经病变，或其所支配其他部位病变引起疼痛，可通过该神经反射至耳部引起疼痛。

(一)反射性耳痛

1. 腭、舌、咽部疾病

如扁桃体疾病、扁桃体术后、咽部肿瘤、咽部溃疡、咽部脓肿、舌癌、茎突过长等，可因舌咽神经受累引起反射性耳痛。

2. 喉部疾病

如喉结核、喉癌、喉咽癌、喉软骨膜炎等，因喉上神经受累，经迷走神经耳支引起反射性耳痛。

3. 鼻、口腔疾病

如鼻窦炎、上颌窦肿瘤、龋齿、牙周炎、舌前2/3溃疡和肿瘤、口底肿瘤、唾液腺感染和结石、错咬合、阻生牙等，因三叉神经上颌支或下颌支受累，经三叉神经耳颞支引起反射性耳痛。

4. 颞颌关节及其邻近组织疾病

如颞颌关节炎、腮腺炎、腮腺肿瘤等，可通过耳颞神经引起耳痛。

5. 耳周淋巴结炎、颈部转移肿块

因耳大神经或枕小神经受累引起耳痛。

6. 肺、支气管病变

经迷走神经分支反射可引起耳痛。颈椎棘突，颈淋巴结转移性病变经第二、第三颈神经亦可引起耳痛。

临床上，若患者主诉耳痛，而耳部正常，应仔细检查鼻、咽、喉、口腔、颈部及肺部等寻找病因。

(二)耳源性耳痛

1. 外耳外伤

可以导致耳部血肿、外耳道撕裂等，均有耳痛。

2. 耳郭软骨膜炎

属非化脓性软骨膜炎者，其疼痛不明显或轻微胀痛；而化脓性软骨膜炎，则疼痛显著，局部压痛极为明显，并伴全身发热等症状。

3. 耳郭丹毒

局部红肿浸润，疼痛，并全身发热。

4. 耳郭冻伤

轻则瘙痒，重则疼痛。

5. 耳带状疱疹

耳郭及外耳道皮肤灼热刺痛感，有成片小疱，剧痛，常伴同侧周围性面瘫。

6. 外耳道耵聍

团块状耵聍栓塞外耳道，一般无症状，或轻微胀痛不适，若遇水膨胀，则有明显胀痛。

7. 外耳道异物

视异物种类。大小而定，一般无耳痛，若豆类异物遇水膨胀，或尖锐异物，或活动的昆虫刺伤可引起耳痛。

8. 外耳道炎

一般有灼热感或微痛，若为坏死性外耳道炎，多发生于糖尿病患者，病变可累及骨质，常为剧痛。

9. 外耳道疖

常有挖耳外伤或游泳后外耳道浸湿发炎病史，疼痛为搏动性，难以忍受，牵拉耳郭尤甚，耳屏压痛明显，患者在说话或咀嚼时因颞颌关节的活动而使耳痛加剧。一旦破溃流脓，耳痛可缓解。

10. 鼓膜外伤

耳痛极短暂，常伴有出血和程度不等的听力障碍，鼓膜穿孔。

11. 大疱性鼓膜炎

多为感冒后发生，持续性耳内刺痛，大疱破溃，流出少量液体，耳痛缓解。

12. 分泌性中耳炎

耳内闷胀感，听力减退，鼓膜内陷，鼓室可能有积液，一般不伴耳痛，若有耳痛，其程度与疾病本身的严重程度亦并不完全一致。气压创伤者，如飞行或潜水等气压突变，尤其对咽鼓管功能不良者，可出现程度不一的耳痛、耳鸣、鼓室积液、听力减退和眩晕等。

13. 急性化脓性中耳炎

多见于小儿，有剧烈耳痛，如针刺痛或刀割痛，可随脉搏跳痛。鼓膜充血向外膨隆，听力下降，并有全身发热等中毒症状。待鼓膜穿孔或切开排脓，鼓室压力降低后，耳痛症状迅速缓解。若耳痛持续不减，乳突部红肿、压痛，应考虑为急性乳突炎。

14. 慢性化脓性中耳炎

一般无耳痛，一旦慢性化脓性中耳炎，特别是胆脂瘤或肉芽型患者出现耳痛，耳部流脓不畅，并有全身发热等不适，应视为慢性化脓性中耳炎急性发作，亦可视为严重颅内、外并发症的先兆，应予重视。

15. 耳部恶性肿瘤

包括耵聍腺癌，中耳癌、颞骨浆细胞瘤等，病初期为间歇性隐痛，晚期呈持续性钝痛，夜间加剧，并向面部及颞颈部放散。

四、耳聋

一般将听力损失统称为耳聋 (deafness)。耳聋的病因与临床特征极其复杂，耳聋可能是一种独特的疾病，也可能是许多外耳、中耳、内耳疾病，以及邻近器官或全身疾病在听觉系统的表现、反映或症状。

耳聋可按病变的性质分为器质性聋、功能性聋及伪聋 3 类。按发病的时间特点可分为突发性聋、进行性聋和波动性聋。通常多按病变部位分为传导性聋、感音神经性聋与混合性聋 3 类。

(一) 传导性聋

传导性聋的病变主要在外耳与中耳，系外耳道或中耳传音装置发生障碍影响声波传导所致。传导性聋的骨导听力基本属正常范围，可出现自听过响等症状。

1. 耳郭病变如单纯耳郭畸形。

2. 外耳道病变如堵塞、狭窄或闭锁。

3. 鼓膜病变如鼓膜炎症、瘢痕狭窄、粘连或穿孔。

4. 听骨链病变如炎症、外伤、肿瘤所导致的粘连、缺如、中断、固定等，或先天性缺如、粘连及穿孔。

5. 咽鼓管病变如外伤、炎症、肿瘤导致的咽鼓管阻塞。

6. 内耳淋巴液波传导障碍如迷路积水、浆液性迷路炎等。

(二) 感音神经性聋

病变位于 Corti 器的毛细胞、听神经或各级听中枢，则对声音感受及神经冲动传导等发生障碍，因而引起感音神经性聋，并常有重振现象。病变位于听神经及其传导径路者称神经性聋 (蜗后性聋)，病变发生于大脑皮质听中枢者称中枢性聋。

1. 先天性如遗传性聋、内耳发育不全等，妊娠期药物中毒、风疹等，分娩过程中缺氧，胆红素脑病。

2. 病毒或细菌性感染如流行性腮腺炎、麻疹、水痘、流行性感冒、化脓性中耳炎、脑膜炎、脑炎、梅毒等。

3. 创伤性耳聋各种损伤，如噪声、头外伤、颞骨骨折、镫骨手术创伤、长期使用强音助听器、前庭窗或圆窗膜破裂等。

4. 全身系统性疾病血管系统病变，如高血压、糖尿病、动脉硬化、高血脂。多发性硬化症。内分泌紊乱，如甲状腺功能低下、克汀病等。

5. 老年性聋

6. 突发性耳聋。

7. 耳毒性药物中毒如奎宁、链霉素、新霉素、庆大霉素等。

8. 自身免疫性聋。

(三) 混合性聋

混合性聋是由于传音系统和感音神经系统均受损害，根据病变部位不同及侵犯程度不同，可以表现以传音为主或以感音为主的混合性聋。混合性聋发生于既有外耳和(或)中耳病变，又有 Corti 器毛细胞或听神经病变而引起的同时具有传导性聋，与感音神经性聋者，例如长期患慢性化脓性中耳炎者，既有因鼓膜穿孔、听小骨破坏所致的传导性聋又可因长期毒素吸收、损伤耳蜗毛细胞而引起感音性聋。

(四)功能性聋

又称精神性聋或癔症性聋，属非器质性聋。患者常有精神心理创伤史，表现为单侧或双侧听力突然严重丧失，无耳鸣或眩晕，可突然治愈或经暗示治疗而快速恢复。

(五)伪聋

又称诈聋。指的是听觉系统无病而自称失去听觉，对声音不作应答的表现。或者是听力仅有轻微损害，有意思夸大其听力损失程度者。装聋的动机很复杂，表现多样。客观听力检查法如声导抗、听性诱发电位及耳声发射等能准确识别，但确诊前有必要与功能性聋鉴别。

五、耳漏

从外耳道内流出一些非脓性的液体，医学上称为“耳漏”。这种情况见于很多疾病，流出液体的性质、气味及颜色，往往为某些疾病的特殊表现。耳漏的质、量、气味和色泽因病因不同而各异，但同一疾病的不同阶段又可相互转化，有时两种类型并存，根据耳漏的性质分别叙述如下。

1. 浆液性

为黄色微混液体，内含少量蛋白质、血细胞和脱落上皮，一般无臭味。系中耳黏膜浆液腺的分泌或血管壁炎性扩张后的血清漏出、如外耳道湿疹、结核性中耳炎初期无继发感染者及过敏性中耳炎等。

2. 黏液性

含有黏液素，可拉成细丝，一般无臭味。来自中耳黏膜的黏液腺，因炎症刺激分泌增多。如分泌性中耳炎鼓膜穿破或置通气管者。腮腺因外伤或感染有瘘管通往外耳道，亦可有黏液性分泌物外漏。

3. 脓性

含大量脓细胞，系化脓性炎症所致，可有臭味，金黄色葡萄球菌感染为黄绿色稠脓，铜绿假单胞菌(绿脓杆菌)感染为铜绿色脓液，结核杆菌感染为稀脓呈米汤样脓液，真菌感染因菌种不同而呈黑色、黑褐色，黄褐色分泌物或痂皮。胆脂瘤型慢性化脓性中耳炎，有恶臭分泌物，量少，呈白色于酪状。如外耳道真菌病、外耳道疖、弥漫性外耳道炎、化脓性中耳炎、结核性中耳炎，耳周淋巴结或囊肿化脓以及化脓性腮腺向外耳道破溃后均可引起脓性耳漏。

4. 血性

为红色，混有少量血液则为淡红色，血量多则呈鲜红色，含血细胞，易凝聚，有腥臭。常见于耳郭及其周围外伤、外耳道乳头状瘤、大疱性鼓膜炎、急性化脓性中耳炎鼓膜穿孔初期、蓝鼓膜症及颈静脉体瘤糜烂溃破、中耳癌、颞骨骨折伴脑脊液耳漏混有血液等。

5. 水样

一般为脑脊液耳漏，或来自内耳外淋巴液。鼓膜完整时，液体从咽鼓管流出。亦可发生于蜗窗或前庭窗膜破裂者，颅骨骨折或耳部手术所致硬脑膜损伤后。

6. 脂性

俗称“油耳”，淡黄色油状黏附于外耳道，见于外耳道皮脂分泌过多症，为正常生理现象。

六、耳痒

霉菌性耳道炎主要病症表现为耳痒、耳内不适、流水样分泌物，分泌物阻塞耳道时影响听力。霉菌性耳道炎，在耳道疾病中占有相当的比率，其发病多在耳内感染的基础上诱发霉菌属感染引起。

耳部疾患引起耳痒有下列几种。

1. 外耳湿疹

可发生于耳郭或外耳道，除奇痒外，并有浆液性分泌物，如有继发感染则分泌物呈脓性，局部皮肤出现红斑、丘疹、水泡、渗液、结痂、鳞屑、皲裂等。婴幼儿症状明显，奇痒难忍，烦躁不安，甚至影响饮食和睡眠。

2. 外耳道真菌病

如毛霉菌病、曲霉菌病和念珠菌病等，均有耳痒。若病变侵犯皮肤深层，可引起弥漫性炎症，耳部灼热痒感。渗出物多堵塞外耳道则影响听力，干燥时可结痂，可为黑色、黑褐色、黄褐色。干痂表面有一层粉末状物，显微镜下可见到真菌。

3. 局部药物过敏或药物接触性皮炎

有滴耳药史。外耳道水肿渗出较多，耳痒，停药后即好转。

4. 外耳道异物

如小昆虫或耵聍等异物，可引起耳痒。

5. 耳部被昆虫刺伤或咬伤

可引起耳痒。

6. 耳郭冻伤

发生在寒冷气候耳郭暴露，初期为麻木感，继而红肿有灼热和痒感，严重者局部可呈坏死现象。

7. 慢性化脓性中耳炎长期流脓

刺激外耳道皮肤，引起湿疹样皮炎、结痂等可引起耳痒。

8. 脂溢性皮炎、弥漫性外耳道炎

均可引起耳痒。

9. 银屑病、老年性瘙痒症

耳内皮肤干燥脱屑并耳痒。

七、共济失调

共济失调系指在肌张力正常情况下出现的运动协调障碍，即随意运动幅度及协调发生紊乱，以致不能维持躯体姿势与平衡。检查时，首先要排除肌肉瘫痪和视觉调节障碍所导致的共济失调。试验包括昂白试验、轮替试验、指鼻试验、踏步试验、闭目行走试验等。临床上有以下几种。

1. 感觉性共济失调

感觉性共济失调是指躯体、四肢有深部感觉障碍，不能向中枢传入信息反映躯体位置。其特征是睁眼时症状不明显，闭眼或在黑暗中加重，下肢症状明显。发生的病因有周围神经变性、后根病变、后束病变、脑干病变、脑血管病变、顶叶损害等。

2. 小脑性共济失调

小脑性共济失调是指小脑各传出、传入神经遭受破坏，出现平衡障碍，站立、步态不稳，肢体共济失调，出现辨距不良、轮替试验障碍、运动起止延迟和连续运动障碍，有小脑性眼震。

3. 前庭性共济失调

前庭性障碍引起共济失调，患者出现站立不稳、眩晕、眼震、失去平衡，但无肢体运动障碍。其损害可能在内耳迷路、前庭核或中枢。

4. 混合性共济失调

几种原因引起的共济失调并存。

八、耳出血

耳出血常发生于耳鼓膜穿孔或颅底骨折时。鼓膜是一片具有一定韧性的薄膜，位于外耳道深部，是人体声音传导系统的重要组成部分。鼓膜易受直接损伤或间接冲击而破裂。直接损伤多见于掏耳朵或取异物时将镊子、发卡或火柴梗等伸入外耳道过深，以致刺破了鼓膜。间接冲击多见于爆破时的声波击破鼓膜所致；亦可因跳水、拳击耳部或滑冰时突然跌倒而使鼓膜被震破。

1. 耳出血

多发生于外伤之后，如机械性损伤外耳道、鼓膜和鼓室，气压伤或爆炸时鼓膜破裂。颅底骨折，可损伤外耳道前壁的下颌关节，累及外耳。颞骨骨折，损伤外耳道顶壁及中耳或颞骨岩部，横断骨折后出血。比较严重的出血可能来自颈内动脉颅骨段，多合并于严重颅底骨折及鼓膜破裂，有血自外耳涌出。畸形颈静脉自下鼓室向鼓室膨隆，进行穿刺时，刺破血管壁，引起出血。中耳肿瘤，如颈静脉球体瘤和中耳癌或肉瘤，在进行活检时，可引起出血，亦可发生于肿瘤侵蚀动脉壁，继发大出血。

2. 血性分泌物

大疱性鼓膜炎，血疱破溃时，可流出血性浆液性分泌物，一般血含量不多。化脓性中耳炎，鼓膜自然穿孔或行鼓膜穿刺术时，可流出少量血性分泌物；中耳肉芽、息肉或恶性肿瘤，经常伴有血性分泌物，尤其当触动或活检时，除血管瘤等以外，血性成分不多。

3. 血性清液

指脑脊液混合有血液，多发生在颅骨骨折等外伤后，有脑脊液流出，初期多混有血色，多数血量逐渐减少。

九、聤耳

发生于中耳部的急性或慢性化脓性耳病。因有耳窍流脓，所以又叫耳脓。相当于西医的化脓性中耳炎。

其特征是急性发作者，初起耳内瘙痒，继而暴肿赤热，剧烈跳痛，耳窍流脓，伴有怕冷、发热等全身症状；慢性发作者，初起耳内胀痛，继而耳窍流脓，疼痛减轻，有全身不适，发热等症状。

临床分两型：

1. 急性者

发病前有感冒或游泳、沐浴、洗头等污水灌耳，或挖耳损伤等病史。发病急剧。初起瘙痒，或有充塞压迫的感觉；继而暴肿，疼痛剧烈，如锥刺，鸡啄，直到耳窍流脓，疼痛稍有减轻。伴有怕冷，发热，纳呆，便秘等症状。

2. 慢性者

有急性聤耳、麻疹、伤寒等病史。初起耳内肿胀、疼痛；久之则溃脓稀薄，青白或黑臭。伴有低热，眩晕，耳鸣，听力减退等症状。病程长达数年至数十年，久不收口，或愈后反复发作。

十、鼓膜充血

因为各种耳部炎症或耳部外伤所致的鼓膜充血，鼓膜破裂。

鼓膜表现为充血、外突，听力下降，鼓室积液、甚至鼓膜破裂。

几种常见疾病：

化脓性中耳炎：主要症状为耳先有充塞压迫感，继之刺痛或钻痛，并有随脉搏跳动的感觉，剧痛时常放射到头和牙齿。发热可高达38℃以上，小孩可达40℃，听力减退，耳漏脓性分泌物。检查可见鼓膜充血，因中耳脓液增加而鼓膜突起，致穿孔，脓液溢出，在鼓膜充血减退分泌物减少时，穿孔鼓膜的边缘可逐渐愈合。

支原体肺炎：体检示轻度鼻塞、流涕，咽中度充血。耳鼓膜常有充血，约15%有鼓膜炎。颈淋巴结可肿大。少数病例有斑丘疹、红斑或唇疱疹。胸部一般无明显异常体征，约半数可闻干性或湿性罗音，约10%～15%病例发生少量胸腔积液。

鼓膜外伤：症状轻微，鼓膜轻度充血者，休息数小时或1～2日多可自愈。鼓膜充血明显，鼓室内有积液者，可行咽鼓管吹张，使积液逸出，同时行超短波治疗，促进积液吸收。

航空性中耳炎：自觉症状包括耳内堵塞感、耳鸣、耳痛、听力下降、眩晕等。检查所见轻重不一，可以表现为鼓膜充血内陷、鼓室积液(稀薄的金黄色浆液性分泌物)或鼓室积血(粘膜血管破裂，鼓室内积留新鲜血液)，严重时还可出现鼓膜破裂。

第二节 鼻症状

鼻病可有各种症状，但有时发生某一鼻部症状，不一定就是鼻病。如因环境温度突变、灰尘或异味刺激，或情绪波动，可诱发暂时性鼻塞、流涕或喷嚏，属机体一种正常生理反应。只有症状每天发作、每周超过4 d才能视为病理表现。鼻部疾病可引起临近区域和全身症状，鼻临近部位或其他系统疾病也可出现鼻部症状。应仔细询问病史，分析症状特点以获得可靠诊断依据。

一、鼻塞

鼻塞(nasalobstruction)即经鼻通气不畅，有单侧、双侧之分，可以是部分的、交替性的、体位性或持续性的。持续性鼻塞常见于鼻内结构异常。如先天性后鼻孔闭锁、鼻中隔偏曲、过度气化的中鼻甲、增厚内移的上颌骨额突以及先天性梨状孔狭窄等。间歇性或发作性、交替性鼻塞多见于鼻黏膜炎性或血管神经性反应，如感染、变态反应、自主神经紊乱、药物作用、内分泌失调等，此类鼻塞多为双侧。单侧鼻塞进行性加重与鼻内或邻近部位新生物有关，如鼻息肉、鼻及鼻窦肿瘤、鼻咽部肿瘤等。若为双侧常由慢性炎症引起的黏膜增生性病变所致。

婴幼儿及儿童期鼻阻塞见于先天性鼻部畸形，如先天性后鼻孔闭锁、腺样体肥大、鼻腔异物等。幼儿单侧持续性鼻塞并伴有呼气臭味、脓血涕者多为鼻腔异物引起。

成人鼻塞的常见原因有各种鼻炎、鼻窦炎、肿瘤、鼻中隔偏曲等。急性鼻炎时，鼻塞为期较短，并伴有发热等全身症状。单纯性鼻炎的鼻塞为间歇性、交替性、时轻时重，侧卧时下侧鼻塞较重。

肥厚性鼻炎多为持续性鼻阻塞，不受体位影响。萎缩性鼻炎也可引起鼻塞，主要由鼻腔内干脓痂所致，有时虽无脓痂，鼻腔通畅，但因鼻腔宽大，呼吸气流压力降低和鼻黏膜感觉神经萎缩，自觉仍通气不畅，有“功能性鼻塞”之称。

“药物性鼻炎”系长期应用减充血药滴鼻造成，可出现持续性鼻塞。

鼻窦炎引起的鼻塞多为一侧性，伴脓涕。如并发鼻息肉，鼻塞更重，可为进行性或持续性。鼻及鼻窦变应性疾病的鼻塞为阵发性，发作时有鼻内发痒、喷嚏、流清涕等症状，与急性鼻炎相似，但无发热等全身症状。鼻中隔偏曲、鼻中隔黏膜肥厚、鼻中隔血肿和脓肿等均可引起鼻塞。

鼻中隔偏曲有时不仅偏曲侧鼻塞，对侧由于鼻甲代偿性肥大也可出现鼻塞现象。鼻、鼻窦和鼻咽部肿瘤所致鼻塞呈进行性，鼻塞随肿瘤生长而逐渐加重。良性肿瘤进展缓慢，恶性肿瘤进展较快，多伴有鼻出血及头痛等症状。凡鼻塞者不论轻重，若伴有鼻出血，甚至仅少许血迹或血染鼻涕，应警惕恶性肿瘤的可能，需详细检查明确诊断。

全身因素所致鼻塞也不少见，如内分泌功能紊乱(甲状腺功能减退、糖尿病、青春期鼻黏膜腺体功能旺盛)、全身血管舒缩失调以及服用降压药等都可以引起鼻塞。

对于主诉鼻塞的患者，应详细询问鼻塞是单侧还是双侧，程度、表现特点及病程时间、伴随症状、近期用药史等。长期鼻塞可引起各种不良后果，如婴幼儿的营养不良、颌面发育畸形、咽鼓管功能不良导致的听力下降，长期经口呼吸导致口咽发干、慢性咽喉炎，睡眠时导致鼻源性鼾症，严重者发生睡眠呼吸紊乱综合征，使患者产生头晕、困乏、记忆力下降等症状，久之影响心肺功能。

二、鼻漏

鼻漏是鼻部疾病常见症状之一，可经前鼻孔流出，或向后流入鼻咽部，流向后鼻孔时称后鼻溢液。在正常鼻腔中只有少量黏液，呈湿润状态，以维持鼻黏膜纤毛运动。当有病变时分泌物的量和性质发生变化，根据其性状即可判断鼻疾病的程度。按其性状可分为水样、浆液性、黏液性、黏脓性、血性，脑脊液等，分述如下。

由于原因不同，分泌物的性质各异，可分为以下 6 种：

1. 水样鼻漏

分泌物稀薄、透明如清水样，多见于急性鼻炎早期和变态反应性鼻炎发作期。急性鼻炎分泌物含有脱落细胞、少数红细胞、细菌及粘蛋白，而变态反应性鼻炎则含有多量嗜酸性细胞。

2. 粘液性鼻漏

正常鼻粘膜腺体经常分泌粘液性分泌物，使鼻粘膜保持湿润，不致外溢，也不自觉。当感情变化时由于反射作用，腺体分泌增加则可外溢。慢性炎症、物理和化学性刺激，亦可使鼻分泌物增加，发生粘液性鼻漏。

3. 粘脓性鼻漏

急性鼻炎的恢复期、慢性鼻炎及鼻窦炎等分泌物多为粘脓性。由于炎症破坏使粘膜上皮细胞脱落，多形核白细胞浸润渗出，分泌物粘稠，混有脓性成分。

4. 脓性鼻漏

多见于较重的鼻窦炎已侵及骨部者，如额骨骨髓炎、牙源性上颌窦炎等。儿童鼻腔异物日久亦可有纯脓性分泌物。

5. 血性分泌物

指鼻分泌物中带血，血液来自鼻腔，可能是鼻涕混有血丝、血迹，若来自鼻窦，则常见血与黏液脓均匀混合后排出。鼻内分泌物带血，常见于急性鼻炎、萎缩性鼻炎、鼻腔异物、鼻腔结石、溃疡、鼻白喉及肿瘤等。如鼻涕向后流或向后吸分泌物吐出并带血者，应详查鼻腔、鼻窦及鼻咽部，查明出血来源。血性鼻涕可为鼻腔后部、鼻窦及鼻咽部恶性肿瘤的早期症状，应提高警惕。

6. 脑脊液鼻漏

系脑脊液自蛛网膜下隙经鼻窦与颅底相隔的缺损或筛板瘘孔流入鼻腔，可呈持续性或间歇性，单侧者居多，双侧少见，分泌量多少不定。鼻内镜手术损伤中鼻甲附着处的骨质（如筛顶）容易引起脑脊液鼻漏。若颅脑外伤或剧烈活动后出现鼻漏液，清亮、透明呈水样，无黏性，久置后不自行凝结应考虑脑脊液鼻漏。此时应对鼻漏液行葡萄糖定量分析，如在 1.7 mmol/L 以上可定为脑脊液。

三、鼻出血

鼻出血 (epistaxis) 又称鼻衄，是临床常见症状之一，多因鼻腔病变引起，也可由全身疾病所引起，偶有因鼻腔邻近病变出血经鼻腔流出者。鼻出血多为单侧，亦可为双侧；可间歇反复出血，亦可持续出血；出血量多少不一，轻者仅鼻涕中带血，重者可引起失血性休克；反复出血则可导致贫血，多数出血可自止。出血可发生在鼻腔的任何部位，但以鼻中隔前下区最为多见，有时可见喷射性或搏动性小动脉出血，鼻腔后部出血常迅速流入咽部，从口吐出，一般说来，局部疾患引起的鼻出血，多限于一侧鼻腔，而全身疾病引起者，可能两侧鼻腔内交替或同时出血。

对主诉鼻出血患者，应询问其首先出血侧，判断出血部位，寻找出血点，估计出血量。询问伴发症状、既往鼻病史、饮食习惯和全身相关疾病。偏食或不良饮食习惯是儿童鼻出血的重要原因。若成人反复单侧出血应考虑鼻、鼻咽部新生物。女性患者应注意与月经周期的关系。对中老年人鼻出血应考虑高血压、动脉硬化、肺心病等。同时应注意患者全身状态、有无贫血、休克等急症。

鼻出血可以发生在任何年龄，儿童及青年鼻出血多发生在立特区。鼻出血以单侧、鼻前部流血者多见。年龄超过 50 岁的单侧鼻出血常是因为动脉硬化。在鼻腔后部近下鼻甲后端静脉丛为鼻腔后部的常出血处，多见于老年人。经常双侧无故反复鼻出血，多因全身性疾病引起。鼻出血既可为鼻腔局部疾病所致，如外伤、黏膜炎症、糜烂、肿瘤，也可为全身疾病在鼻部的表现，如营养不良(偏食)、血液病、高血压病等。

(一)局部因素

1.外伤

由于局部机械性损伤，鼻骨和鼻窦骨折等。手术损伤，如上颌窦穿刺术后、鼻内鼻甲手术、鼻窦手术、鼻中隔手术等。颅底骨折累及蝶骨、动脉瘤破裂、面部严重骨折等。

2.鼻异物

鼻腔异物，异物继发感染、糜烂、渗血，鼻石等。

3.炎症

鼻腔炎症如鼻前庭炎、鼻中隔黏膜糜烂、急性鼻炎、急性鼻窦炎、萎缩性鼻炎、有害化学气体刺激等。

4.鼻腔、鼻窦肿瘤

良性瘤如鼻中隔毛细血管瘤、鼻腔鼻窦血管瘤、出血性息肉等，恶性瘤包括鼻腔、鼻窦鳞癌、腺癌、肉瘤及恶性肉芽肿等。

5.鼻咽部病变

如鼻咽纤维血管瘤、鼻咽癌等。

(二)全身因素

1.心血管疾病

见于动脉压过高，如高血压、动脉硬化症;静脉压过高，如慢性气管炎、支气管肺炎、肺气肿、肺源性心脏病患者，于剧烈咳嗽气喘发作时，鼻腔静脉怒张引起出血。

2.凝血功能不全

如贫血、血友病、白血病、再生障碍性贫血、出血性紫癜、颗粒性细胞缺乏症等。

3.内分泌紊乱

如月经紊乱、代偿性月经、妊娠期，绝经前期、绝经期等。

4.风湿热

患风湿热病的早期，血管脆性增高，多见于儿童。

5.急性传染病

如上呼吸道感染、流行性感冒、麻疹、疟疾、猩红热、伤寒、斑疹伤寒、黑热病、回归热等，在高热期易发生出血。

6.维生素缺乏

以维生素C、K、B、P等缺乏。

7.细菌感染

如金黄色葡萄球菌感染，鼻黏膜糜烂出血。

8.遗传因素

如遗传性毛细血管扩张症等。

9.重金属及药物中毒

如汞、磷、砷、苯，或经常服用水杨酸类药物。

四、嗅觉障碍

嗅觉是具有气味的微粒(嗅素)随吸入气流进入鼻腔，接触嗅区黏膜，溶于嗅腺的分泌物中，刺激嗅细胞产生神经冲动，经嗅神经、嗅球、嗅束传至皮质中枢所产生的感觉功能。嗅觉障碍在临床上以嗅觉减退和嗅觉丧失为常见，而嗅觉过敏、嗅觉倒错和幻嗅则较为少见。

人的嗅感觉障碍一般有三种形式，一种是感受气味强度改变，表现为嗅觉敏感性降低或过强，包括嗅觉减退、嗅觉缺失和嗅觉过敏。另两种是感受气味性质改变的嗅觉畸变：其一是吸入的气味与记忆的不同，称为刺激性嗅觉畸变或嗅觉畸变 (tro-posmia)；另一种是环境里并没有气味而有气味的感受，称为嗅幻觉 (phantosmia，hallucination)。嗅觉障碍分类的方法和听觉障碍的分类方法有相似之处，主要有下列方法：

1. 根据嗅觉受损部位分类

分为外周性、中枢性和混合性。

(1) 外周性：鼻腔的病理改变导致嗅气味的传导障碍和嗅上皮的病变引起的嗅觉感受障碍。

(2) 中枢性：嗅觉中枢通路受损所致，如 Alzheimer 病、Parkinson 病、Huntington 病、精神分裂症、先天性失嗅、颅脑外伤、颅内肿瘤等。

(3) 混合性：由上述两种因素引起的嗅觉障碍。

2. 根据嗅觉受损性质分类

分为器质性嗅觉障碍和精神性嗅觉异常两类。

(1) 器质性嗅觉障碍

1) 传导性(又称呼吸性)：病变多发生于鼻腔，由于含有嗅素的气流受阻或改变方向不能到达嗅区，致使不能感受嗅素的气味或者嗅觉敏感度下降。如鼻腔和鼻窦的炎症、新生物、创伤和发育障碍、腺样体肥大、喉切除术后等。

2) 感觉神经性：嗅上皮和嗅神经系统等感觉和中枢结构损伤引起的嗅觉障碍。虽然有气流到达嗅区，但不能感受或者敏感度降低。包括病毒感染、头外伤、颅内肿瘤、挥发性的化学或污染物质暴露、癫痫、心理障碍、神经变性性疾病、遗传性病变、神经外科手术干扰、鼻及鼻中隔整形术损伤、放射治疗、药物及血液透析等。

3) 混合性：上述两种成分都有的嗅觉障碍。

(2) 精神性嗅觉异常(嗅神经症)：即嗅觉传导、感受系统正常，由于各种精神性因素造成的嗅觉障碍。

1) 嗅觉过敏：对嗅素刺激特别敏感。

2) 嗅觉倒错：吸入的嗅素与记忆中这种嗅素的气味不同，是主观歪曲气味的一种症状。

3) 幻嗅：指在环境中没有气味分子刺激时，能闻到气味的一种现象。

3. 根据受损程度分类

分为嗅觉缺失和嗅觉减退。

(1) 嗅觉缺失 (anosmia)

1) 全部嗅觉缺失：不能察觉任何气味的嗅觉感。

2) 部分嗅觉缺失：可察觉部分气味的嗅觉感。

3) 特殊嗅觉缺失：部分缺失的一种，仅一种或有限的几种气味不被感觉。

(2) 嗅觉减退 (hyposmia)

1) 全部嗅觉减退：对所有气味感觉减退。

2) 部分嗅觉减退：对一些气味感觉减退。

3) 特殊嗅觉减退：部分嗅觉减退的一种，仅对一种或很有限的几种气味感觉减退。

五、鼻源性头痛

鼻源性头痛 (rhinogenous headache)：是指鼻腔、鼻窦病变引起的头痛。以鼻窦急性炎症最为多见，约占全部头痛发病数的 5%，其它如急、慢性鼻炎、慢性鼻窦炎、萎缩性鼻炎、鼻中隔偏曲等均可引起。鼻源性头痛一般都有鼻病的症状，如鼻塞、流脓涕等，多为深部头痛，呈钝痛或隐痛，无搏动性，白天较重；卧床休息时减轻，头痛有一定的部位和时间，在低头弯腰、衣领过紧、全身用劲使静脉压增高时鼻粘膜充血，头痛加重。鼻腔粘膜用药收缩或表面麻醉后，头痛可减轻。

由鼻腔、鼻窦病变引起的头痛为鼻源性头痛，其病变可直接刺激三叉神经末梢 (三叉神经分支眼神经、上颌神经) 引起头痛，并可沿其分支反射到头及其他部位。一般有两类：感染性和非感染性。疼痛的性质一般为钝痛和闷痛。感染性鼻源性头痛往往伴有鼻及鼻窦的急性感染，非感染性鼻源性头痛见于变应性鼻炎、萎缩性鼻炎、鼻中隔偏曲及鼻内肿瘤等。

鼻源性头痛的特点是：一般都有鼻部症状，如鼻塞、脓涕等，多在窦内脓性物排出后缓解；鼻急性炎症时加重；多为深部头痛；鼻腔黏膜收缩或使用表面麻醉药后，头痛可以减轻；头痛有一定部位和时间。此外，各处鼻黏膜对刺激所致的疼痛有不同的部位和敏感度。最敏感的部位在上颌窦自然孔和鼻额管的黏膜，其次为鼻甲和鼻顶，再次为鼻中隔和鼻窦黏膜。

对头痛为主诉的患者，判断其头痛是否为鼻源性，主要是根据疼痛的性质、部位、发生的时间、鼻部症状以及必要的鼻科检查。以黏膜表面麻醉药分别麻醉中鼻甲后端外方和中鼻甲前端的前方，若头痛很快减轻，甚至消失，是诊断鼻源性头痛的又一依据。因上述两个麻醉点分别为支配鼻部感觉的三叉神经第二支的蝶腭神经节和第一支的鼻睫神经的所在部位。

六、喷嚏

喷嚏本为正常的保护性反射，系鼻内三叉神经末梢受刺激时，如粉尘、异味、冷空气等，通过神经反射，产生强大而突发的气流将刺激物喷出。如果喷嚏每日发生、每次连续 3 ～ 5 个甚至更多，病程连续 3 ～ 5 d 以上，则应视为异常。可见于急性鼻炎、变态反应性鼻炎、血管运动性鼻炎，并伴有鼻塞、涕多等症状。遇有喷嚏为主诉的患者，应询问喷嚏发作的时间、频率、程度、发作诱因、伴有的其他鼻部症状以及月经前期、妊娠期的有关鼻症状。

七、共鸣障碍

上呼吸道参与发音共鸣作用，如有解剖或病理性变异，可产生共鸣障碍，表现为鼻塞性鼻音和开放性鼻音。不论肌肉运动障碍、神经肌肉麻痹、肌肉痉挛、结构异常、先天畸形、占位性病变、炎症、肿胀、肿瘤等，都能影响共鸣。

鼻和咽部的共鸣作用是否正常，取决于腭咽闭合功能。口腔、咽腔和下咽腔占位性病变，也影响发音共鸣，往往如口中含物。腭咽在发音时闭合不严，则出现开放性鼻音。

闭塞性鼻音是在正常发音时，鼻腔和鼻窦因病变失去共鸣作用，所发出的声音不能通过鼻腔仅从口腔传出。常见于软腭与咽后壁粘连、鼻咽部囊肿或肿瘤、小儿腺样体肥大、腺样体切除后瘢痕粘连、先天性双侧后鼻孔闭锁、后鼻孔息肉、双侧前鼻孔闭锁、双侧多发性鼻息肉、双侧严重肥厚性鼻炎、鼻腔和鼻窦各种良性和恶性肿瘤等，因肿物占据共鸣腔或鼻腔闭塞，丧失共鸣作用。

第三节 咽症状

咽部司呼吸、吞咽、发声共鸣及防御等生理功能，有丰富的神经血管分布。咽部症状主要有咽痛、咽异常感觉、吞咽困难、声音异常及饮食反流等，多由咽部疾病引起，咽邻近器官疾患和一些全身性疾病也可引发某些咽部症状。

一、咽痛

咽部疾患中最为常见的症状之一是咽痛，或为咽部疾病所致，或因咽部邻近器官疾病引起，也可以是全身疾病的伴随症状。

咽部黏膜有丰富的血管与神经，任何因素一旦刺激咽部，即可引起神经末梢痛觉反应。在临床上可见到两种情况：自发性咽痛和激发性咽痛。前者在咽部平静状态无任何动作时出现，常局限于咽部某一部分，多由咽部疾病所引起，自发性疼痛多能明确指出疼痛的所在部位，咽喉部疾患者都属此类；后者由咽部各种活动如吞咽、进食或压舌板等器械的刺激所引起。

不同病因引起的咽喉痛伴随症状也不相同，例如：

1. 鼻咽部炎症

鼻咽在急性炎症期，患者会有一种干疼的感觉，同时炎症期的血管扩张，会导致患者将鼻涕回吸吐出时略带血。

2. 口咽部位炎症

口咽部位的发炎症状多是急性扁桃体发炎和急性咽炎，这两种情况多与感冒有关。扁桃体急性发炎时，患者感觉咽痛，并伴有中度发热或高热，严重时还会出现扁桃体肿胀化脓；急性咽炎的发作一般比较急。

3. 喉咽部炎症

喉咽的炎症多是急性会厌炎和急性喉炎。急性会厌炎是耳鼻喉科常见的急危重症之一，患者多感觉咽部很疼，甚至不敢吞咽食物，说话时有含水的声音，同时，咽部还有被堵住的感觉，严重会导致呼吸困难，危及生命。患者遇到这种情况，一定要尽快到医院的耳鼻喉科急诊。急性喉炎发作时患者也有咽疼、咽部有异物感，但与急性会厌炎有一个明显的区别，患者说话的声音嘶哑，不是含水说话声。

4. 非炎性疾病

咽喉痛的原因有很多，也很复杂，并非都由炎症引起。如舌咽神经痛、外界刺激、口腔溃疡等都会引起咽痛。

(1) 舌咽神经痛引起的疼痛多是一侧疼痛，且疼痛得较剧，没有一定的原因引起，在使用消炎药以后症状没有明显改善，此时，医生多建议使用治疗三叉神经痛的止痛药消除疼痛。

(2) 茎突过长导致的疼痛咽部一侧疼痛，吞咽时疼得更加明显，与舌咽神经痛不同的是，这种疼痛会在咽部同一侧上下放射。患者需要尽早到医院拍片确诊。

(3) 口腔溃疡由于维生素缺乏等原因导致的口腔溃疡多是自愈性疾病，在 7 ～ 10 天内就会愈合，在发病过程中，会引发咽部持续性疼痛。而一些恶性的、经久不愈的口腔溃疡，需要积极治疗。

5. 外界刺激

某些外界刺激也会引起咽部疼痛，如吃瓜子过多使咽喉受到刺激，引发淋巴组织非炎症性疼痛，多喝点水或服用点祛火中药就会好转。

6. 其他

(1) 肿瘤：如扁桃体肿物、喉癌、鼻咽癌等，在早期没有明显的疼痛感，患者自感疼痛就医时往往病情已经发展到了中晚期。因此这些没有疼痛感觉的咽喉疾病更需要人们重视，一旦感觉咽部不明原因出现了异物感、鼻涕中带血、面部有麻木感、耳后以下出现活动力差的肿块等症状时，要尽早就医检查。

(2) 心肌梗死：出现咽喉痛，如找不到明确原因，并伴有胸闷、出汗或恶心症状时，要警惕心肌梗死的发生。这是因为咽喉和心脏的神经受到同一节段脊神经的支配，当心肌缺血、缺氧时，产生的乳酸、丙酮酸、磷酸等酸性物质及多肽类物质，会刺激神经产生疼痛，并扩散至咽部的迷走神经，诱发咽喉疼痛症状。因此，有高血压、冠心病的老人出现咽喉疼痛时要当心，最好卧床休息，避免精神过度紧张，舌下含服硝酸甘油，并立即就医。

二、饮食反流

饮食不能顺利通过咽部进入食管而反流到口腔、鼻咽和鼻腔时，称之为饮食反流。主要是由于食管疾病和胃疾病引起，亦可能由于大脑皮质功能失调、代谢紊乱、先天性畸形等原因引起，此症状常伴随吞咽困难出现，见于以下病变。

1. 咽部病变

咽肌瘫痪、咽后脓肿、扁桃体周脓肿、腭裂畸形、喉咽部肿瘤等。

2. 食管病变

食管畸形、食管憩室、食管狭窄、食管扩张症、反流性食管炎等。

3. 胃部病变

胃肠神经官能症、胃炎、胃癌、胃扩张。

4. 其他

如内分泌失调、大脑功能失调、甲状腺功能减退、原发性慢性肾上腺皮质功能减退、营养缺乏症、酸碱平衡失调等亦可导致胃肠功能紊乱，也会引起饮食反流。

三、声音异常

咽腔是发声的共鸣腔，腭与舌又是协助发声的器官，对声音的清晰度和音质特色有极为重要的关系。如有缺陷和病变时，所发出的声音或是含糊不清 (语言清晰度极差)，或是音质特色和原来不一样 (音色改变)，称为声音异常。

(一) 口齿不清

是唇齿舌腭的缺陷所致。如唇部病变，就不能发 p、b 等唇音，于是 pa(帕)、ba(爸)、与 a(啊)、都成了“啊”音；缺门牙则发 s、z 等齿音有困难，那么 sao(嫂)、zao(蚤)、ao(媪)、都成了“媪”音；舌病缺舌齿音 d、t 等，使 di(弟)、ti(剃)、yi(益) 不分；如此等等，发音很不清楚，常称为口齿不清。

咽部病变引起的口齿不清，主要是软腭运动失调所造成。如软腭瘫痪、腭裂及腭咽闭合不良等，一方面是不能发腭音：g、h、k 等声母，一方面发韵母 a、e、i、o、u 等，均带有 n 或 ng 的鼻音。所以发阿 (a)、安 (an)、干 (gan)、嘎 (ga)、纲 (gang)、哈 (ha)、鼾 (han)、夯 (hang)、喀 (ka)、刊 (kan)、康 (kang) 等都分不清，或都称为肮 (ang)。此种情况称为“开放性鼻音”。

(二) 声音异常 (音色改变)

共鸣腔阻塞性病变，如鼻腔塞，便发生“闭塞性鼻音”，语言歌唱声音尚清晰，但很闷塞，声音的质量特色都改变了。鼻咽部因增殖体肥大、后鼻孔息肉、鼻咽部肿瘤或瘢痕粘连等阻塞性病变，也可发生闭塞性鼻音。

口腔和咽喉部较大的隆起病变，如脓肿、肿瘤、舌根部异位甲状腺等，占据共鸣腔，可有明显的声音反常。常如口内含物说话的声音，也可象“小鸭鸣”。如小儿有此情况，同时拒食、流涎、发烧，应考虑到咽喉脓肿，不可轻易强行检查，致脓肿破裂，发生窒息，甚至死亡。

(三) 打鼾

睡眠时软腭、腭垂、舌根等处软组织随呼吸气流颤动而产生节律性声音。

四、吞咽困难

吞咽困难是指食物从口腔至胃、贲门运送过程中受阻而产生咽部、胸骨后或食管部位的梗阻停滞感觉。对于吞咽困难患者临床医师必须重视，器质性疾病所致的吞咽困难必须与假性吞咽困难相区别，后者并无食管梗阻的基础病变，患者仅诉咽部、胸骨后有团块样堵塞感，但往往不能明确指出具体部位，且进食流质或固体食物均无困难，这类患者常伴有神经官能症的其他症状。吞咽困难是食管癌最常见症状，对任何有吞咽困难者，必须要及早明确是否为癌所致。

吞咽困难的程度，轻者感觉吞咽不畅，硬食发噎，饮食正常；中度只能进半流食；重者只能进流食，或完全阻塞滴水不入。引起吞咽困难的原因大致分为 3 类。

1. 功能障碍性

有剧烈咽痛如急性化脓性扁桃体炎、扁桃体周围脓肿、咽后脓肿、急性会厌炎、会厌脓肿的患者，因疼痛不敢吞咽往往伴有吞咽困难，其程度亦随疼痛的轻重而异。某些先天性畸形如后鼻孔闭锁、腭裂等，出生后即有吮奶及吞咽困难。

2. 梗阻性

咽部或食管狭窄、肿瘤或异物，妨碍食物下行，尤以固体食物难以咽下，流质饮食尚能通过。食管内梗阻如先天性食管蹼、先天性食管狭窄、食管瘢痕狭窄、食管异物、环后癌、食管癌、食管下咽憩室；食管腔外压迫如颈椎骨质增生、甲状腺瘤、巨大咽旁肿瘤、颈部广泛淋巴结转移瘤、纵隔肿瘤等。

3. 瘫痪性

因中枢性病变或周围性神经炎所致咽肌瘫痪，引起吞咽困难，进食液体时更为明显。如两侧锥体束病变、假性延髓性麻痹、锥体外系损害、脑炎、脊髓灰质炎、脊髓空洞症、脑出血、脑栓塞等。

凡中年以上患者发生吞咽困难，并逐渐加重，应先考虑食管癌；在儿童突然发生吞咽困难，应考虑食管异物；凡曾有吞服腐蚀剂病史或有食管异物创伤史，可能为瘢痕性狭窄，因情绪激动而诱发吞咽困难，并反复发作，应考虑贲门失弛缓症。出现伴发症状亦有诊断意义，如吞咽困难伴发呃逆，应考虑食管末段病变，如癌、膈疝或贲门失弛缓症；如先有嘶哑，后有吞咽困难，可能喉部病变累及喉返神经及下咽部；如有饮水呛咳，应考虑气管食管瘘；吞咽后返逆，引起咳嗽，可能由于贲门失弛缓症或下咽食管憩室食物反流。

五、咽异感症

临床上，咽异感症常泛指除疼痛以外的各种咽部异常感觉，如球塞感、蚁行感等，患者大多数为中年人，以女性较多见。因为咽喉部异物感，怀疑肿瘤就医者不在少数。在某些肿瘤的早期，如环后癌、食管上段癌，可有咽喉部异物感的症状，如对其缺乏警惕性，容易误诊。因此，诊断咽异感症应详细检查，以防漏诊、误诊。

导致咽异常感觉的常见原因有：

①咽部及其周围组织的器质性病变：如慢性炎症、咽角化症、扁桃体肥大、腭垂过长、茎突过长、肿瘤、反流性食管炎等。

②功能性因素：常为神经官能症的一种表现，此种感觉可以间歇性或持续性存在，多与恐惧、焦虑等精神因素有关，亦可因内分泌功能紊乱引起。

第四节　喉症状

喉位于下呼吸道的上端，喉咽的前上方，为发声及呼吸的重要器官，并在吞咽过程中起重要作用，喉部疾病所表现出的症状多与其功能有关，常见者有喉痛、声嘶、喉鸣、呼吸困难、咯血、吞咽困难等。

一、声嘶

声音嘶哑简称声嘶，是指发音时失去了正常圆润、清亮的音质，变得毛、沙、哑、嘶。失音是指发音时声带不能振动，或振动很差而发不出声音。《内经》中有“瘖”、“暴瘖”、“无瘖”等名，后世医家又有称为“音瘖”、“失音”、“声不出”、“不能言”、“声哑”、“喉中声嘶”、“暴哑”者。

声带非周期性的振动在临床上表现为声音嘶哑，为最常出现的嗓音问题。喉部为一以软骨作支架，由软骨、肌肉、韧带和黏膜构成的精细器官，兼有呼吸、发声、防护等多种功能。当发生病变时，这些功能受影响而发生功能障碍。声带振动的频率、声带运动振幅的大小、气流的强弱、声带的张力以及许多与发音有关的因素分别决定音调、音强和音色的特征。

声音嘶哑的程度可有很大的不同，轻者为声音稍有变粗，音调变低，重者明显声音嘶哑，严重者可以完全失声。对声音嘶哑的研究必须注意症状发生的时间的长短、声音嘶哑的程度、是间歇性或持续性并继续加重、有无诱因等。结合病人的性别、年龄、职业以及全身检查和喉部检查进行综合分析。常见原因如下。

1. 喉部本身的病变

当喉部病变影响到声带时均可发生声嘶，常见的原因如下。

(1) 先天性畸形，如先天性喉蹼。

(2) 喉炎症性疾病（包括非特异性炎症和特异性炎症），如急性喉炎、慢性喉炎、喉结核、喉白喉、喉梅毒。

(3) 声带息肉、小结、囊肿。

(4) 喉良性肿瘤、喉乳头状瘤、纤维瘤、血管瘤等。

(5) 喉部恶性肿瘤如喉癌等。

(6) 喉部外伤影响到声带或环杓关节。

(7) 喉的代谢性疾病如喉淀粉样变。

2. 支配声带运动神经受损

(1) 喉返神经受损最为常见，如颈部外伤、甲状腺手术、甲状腺恶性肿瘤、颈段食管恶性肿瘤均可引起该神经损伤。

(2) 迷走神经受损，如颈外伤、迷走神经鞘膜瘤、鼻咽癌扩展到咽旁间隙侵犯迷走神经等。

(3) 喉上神经受损在临床上少见，偶有外伤等原因引起该神经受损，使声带张力减弱，引起音调变低。

3. 癔症性声嘶

喉本身正常，多突发声音嘶哑，从耳语至完全失声程度不同，但咳嗽、哭笑声正常。声嘶恢复快，可再发。

4. 其他

由于年龄、性别及激素水平的变化，在变声期、女性月经期及老年阶段可出现不同程度的声音嘶哑。

二、发音困难

发音是喉的重要功能之一，声带振动，产生基音，经过共鸣腔与咽、舌、腭、唇、齿的协同作用构成语言。凡是影响发音的主要物理特征，使音强、音频和音色发生改变，均谓之发音困难。致病原因可分为局部原因、全身疾病原因和精神神经性原因等，详见如下。

(1) 先天性喉畸形：如喉蹼、喉发育不对称、发育异常、杓状软骨出现交叉运动、双声带，在声带内缘有纵行沟裂。室带性发音困难，由于声带发育不良，发音时由室带发生颤动，出现嘶哑、声粗，出生数日哭声微弱或失声。

(2) 创伤：如喉有外伤史，轻者，有血肿，继而纤维化，引起运动障碍；重者，有骨折、环杓关节脱臼、移位、关节损伤、软骨骨折、水肿、继发感染和肉芽组织增生，引起发音困难，多伴有呼吸困难。

(3) 继发性损害：如声带小结和息肉、喉部慢性炎症、良性或恶性瘤、粉尘及化学气体的长期刺激。

(4) 嗓音滥用的后果。

(5) 内分泌功能紊乱：如生殖腺内分泌紊乱、甲状腺功能低下、肾上腺素功能紊乱、大脑垂体功能亢进，肢端肥大症患者。

(6) 全身疾病引起的肌源性发音困难：如重症肌无力。

(7) 中枢神经系统原因：如脑性麻痹、帕金森综合征、舞蹈病、多发性硬化症等。

(8) 喉返神经麻痹：主要见于肿瘤压迫、手术损伤、营养不良等原因。

(9) 痉挛性发音困难：常见为内收型，声门闭合过紧，突然呼出气流中断或是像挤紧喉咙发音，多半在情绪影响下，呼吸与声门活动配合失调引起。

(10) 精神性原因：多在精神忧虑、情绪波动时出观，可突然发生又突然停止，局部检查多正常，发音费力，面红耳赤，自然表情则正常。

三、呼吸困难

呼吸困难是呼吸功能不全的主要症状，严重时出现鼻翼扇动、发绀、辅助呼吸肌参与呼吸运动。患者主观上感到气体不足、呼吸费力；客观上表现为呼吸频率、深度及节律的异常。呼吸困难一般分为：吸气性呼吸困难、呼气性呼吸困难、混合性呼吸困难。

吸气性呼吸困难：多由于上呼吸道（喉、气管、主支气管）狭窄或阻塞引起。病变表现为吸气费力，吸气时间延长，吸气时胸腔内负压加大，严重时呼吸肌极度紧张，胸廓周围软组织出现凹陷，于胸骨上窝、锁骨上窝及剑突下发生凹陷，称为“三凹征”。当肋间隙亦发生凹陷时，称为“四凹征”。

呼气性呼吸困难：由下呼吸道病变所致。主要表现为呼气费力，呼气时间延长，呼吸频率缓慢并伴有哮鸣音，无“三凹征”。可见于肺气肿、支气管痉挛、痉挛性支气管炎等。

混合性呼吸困难：上、下呼吸道均有病变，导致吸气与呼气均感费力，呼吸频率增加，呼吸运动受限。

按呼吸困难的程度可分为 4 级。

Ⅰ度：患者安静时无呼吸困难. 仅在活动或哭闹时出现吸气时相延长、喘鸣、鼻翼扇动及三凹征。

Ⅱ度：在安静时也出现以上现象，在活动时更加明显。

Ⅲ度：除Ⅱ度呼吸困难表现外，尚有烦躁不安等缺氧现象，患者精神紧张。

Ⅳ度：出现严重缺氧现象，面色发绀、苍白、出冷汗，窒息感，甚至昏迷，呼吸频率减慢或出现潮式呼吸以至呼吸停止。

喉源性呼吸困难即由于各种原因所致的喉腔狭窄，吸气时空气不能通畅地进入气管、支气管及肺内，从而导致吸气性呼吸困难并伴高调吸气性喉鸣，同时可伴有声音嘶哑。常见喉源性呼吸困难病因如下。

1. 先天性喉畸形

喉蹼、喉囊肿、喉软骨畸形或声门下梗阻等。

2. 喉感染性疾病

小儿急性喉炎、急性会厌炎、急性喉气管支气管炎、喉白喉、喉结核等。

3. 喉外伤

如喉钝挫伤、创伤、烫伤、腐蚀伤和喉异物等。

4. 喉神经性疾病

双侧喉返神经瘫痪、喉痉挛等。

5. 喉水肿

药物过敏、血管神经性水肿及全身疾患均可引起喉水肿而引起呼吸困难。

6. 喉肿瘤

良性肿瘤如喉乳头状瘤、纤维瘤、血管瘤、软骨瘤等，其中小儿乳头状瘤在出生后不久即可出现呼吸困难。恶性肿瘤在晚期可出现呼吸困难（参见第四节气管、食管症状的呼吸困难）。

四、吞咽困难

某些喉部疾病可引起吞咽困难，其原因有二：

①喉痛，吞咽时明显加重，使患者不敢吞咽；

②喉的保护下呼吸道功能发生障碍，进食时发生呛咳。引起吞咽困难的喉部疾病如下。

1. 急性炎症

急性会厌炎或会厌脓肿。由于会厌肿胀吞咽时会厌后倾困难，使食物下行受阻，同时由于吞咽时疼痛加剧可引起吞咽困难，严重时唾液亦不能下咽。喉软骨炎及喉关节炎由于疼痛及肿胀可引起吞咽困难。

2. 喉水肿

会厌、杓状会厌襞、杓状软骨后水肿引起梨状窝狭窄导致吞咽困难。

3. 喉结核

病变位于会厌、杓状会厌襞、杓状软骨等处，特别是发生溃疡时常常伴有吞咽痛及吞咽困难。

4. 喉神经病变

喉神经麻痹分中枢性和周围性。中枢性疾病如椎基底动脉硬化症、小脑后下动脉血栓、多发性硬化等造成位于延髓的疑核等受损。引起喉神经麻痹的周围性疾病如鼻咽癌、迷走神经鞘瘤、颈静脉球体瘤等损伤了迷走神经可造成喉神经麻痹，颈部手术、外伤等损伤了喉返神经或喉上神经均会引起喉神经麻痹，引起吞咽时食物唾液进入气管，使病人呛咳，造成吞咽困难。

5. 喉肿瘤

较大的喉良性肿瘤或恶性肿瘤晚期常发生吞咽困难（参见第四节气管、食管症状之吞咽困难）。

五、喉鸣

喉鸣也称喉喘鸣，喉喘鸣是由于喉或气管发生阻塞，患者用力呼吸，气流通过喉或气管狭窄处发出的特殊声音。成人和儿童均可发生喉鸣，但在儿童多见，因其生理解剖的特点，如喉腔相对小，软骨支架软，喉部位置较成人高，易受到外界的刺激，加之在幼儿神经系统发育尚不健全等因素。

喉鸣可分为吸气性喉鸣、呼气性喉鸣及双重性喉鸣三种，病变在声带或声带以上者，为吸气性喉鸣；病变在声带以下者为双重性或呼气性喉鸣。喉鸣的患者常可在喉部触及喉鸣时的振动感，并伴有不同程度的呼吸困难。吸气性喉鸣或双重性喉鸣患者可有“三凹征”，严重时可伴有缺氧、发绀等。喉鸣的响声可轻可重，轻者仅有轻微“嘶嘶”声，重者可有极大的咆哮声。即使同一患者在不同时期其响度和性质都可有变化。轻的喉鸣有时可有间歇，间歇时间可从几分钟到几周不等，有的喉鸣在睡觉时消失。一般的规律是安静时喉鸣轻，活动时或哭闹时加重。

喉鸣的病因简述如下。

1. 喉部先天畸形

于出生后即出现，可为间歇或持续性，活动后加重，安静或睡眠时减轻。可由于喉部畸形，喉蹼，甲状软骨、环状软骨发育不良或喉组织松弛所致。

2. 喉部瘢痕性狭窄

发生在各种喉外伤、喉内手术、喉软骨感染坏死以及放射治疗后瘢痕收缩。

3. 急性炎症

急性喉气管支气管炎、急性会厌炎、急性喉水肿伴发急性喉阻塞的以儿童最为常见。发病急，喉鸣明显，可同时伴有三凹征及不同程度的呼吸困难及呼吸道感染征象。

4. 慢性炎症

如严重声门下喉炎、萎缩性喉炎干痂积聚以及特异性喉炎如喉白喉、喉硬结、喉麻风、喉结核、喉梅毒、喉真菌感染等。

5. 喉神经疾患

如双侧喉返神经损伤引起双侧声带麻痹。

6. 喉肿物

如喉息肉、乳头状瘤、喉癌阻塞喉腔可引起喉鸣，以喉内肿瘤阻塞多见。良性肿瘤发病较为缓慢，恶性肿瘤起病急伴有呼吸困难症状。

7. 喉外伤、喉异物

喉外伤、异物梗阻后均可引起明显的喉鸣并伴有呼吸困难。

8. 喉肌痉挛

多发生于体弱、发育不良的儿童，也可发生于血钙过低者，多夜间发病，起病急、睡眠中突然惊醒，有呼吸紧迫及窒息感，发作时间短。

六、喉痛

喉痛因喉部病变的进程、范围、性质及个人的耐受程度而异，为一常见症状。轻度喉痛，仅发生在说话、吞咽或咳嗽时，较重的喉痛，可以是持续性的、剧烈的疼痛，患者常可拒绝饮食，唾液自口中流出，甚至可引起营养不良及水和电解质的平衡失调等。喉痛的程度一方面取决于疾病的性质，另一方面取决于患者对疼痛的敏感性和耐受性。

喉痛的性质可以是钝痛、隐痛、牵拉痛、针刺样痛、刀割样痛、撕裂样痛或搏动样痛。喉痛可以单独发生，也可以伴有其他症状，如呛咳、吞咽障碍、呼吸困难、声音嘶哑、喉鸣等。

1. 喉部急性炎症

如急性喉炎、急性会厌炎、喉黏膜溃疡、喉软骨膜炎、喉脓肿等，均可引起喉部较剧烈的疼痛。喉急性炎症有时可伴有局部触痛，吞咽动作时喉部移动，使疼痛加重，并可放射至耳部。

2. 喉慢性炎症

喉非特异性炎症，一般无疼痛，有时仅有轻度干痛、胀痛，而且常在用嗓过多时加重。喉部特异性感染以喉结核较特殊，疼痛剧烈，合并放射性耳痛。

3. 喉的关节病变

如环杓关节炎，常伴发于全身类风湿关节炎、痛风等。

4. 喉外伤

外伤包括喉异物伤、严重挫伤、喉软骨骨折和黏膜撕裂，放射治疗后亦可引起喉痛；长期鼻饲管刺激，在环状软骨和杓状软骨后面可发生压迫性溃疡；喉内麻醉插管时间过久或插管太粗，压迫喉内黏膜，可形成溃疡，同样直接前连合喉镜和气管镜检查损伤喉内黏膜等，均可引起喉痛，吞咽时加重，并反射至耳部。

5. 喉结核

浸润溃疡期喉部疼痛剧烈，尤其当会厌、杓状软骨、杓状会厌襞受侵时可伴有吞咽疼痛、吞咽困难，从而影响进食。

6. 喉肿瘤

喉良性瘤和早期恶性瘤多无疼痛。肿瘤晚期或癌肿溃烂合并感染时可出现疼痛。随病程的进展，当肿瘤向喉咽部发展时，疼痛可放射至同侧耳部，并可引起吞咽痛。

7. 精神因素

神经官能症患者可有喉痛。

七、喉晕厥

喉晕厥又称喉性眩晕为一罕见症状，几乎都发生在 30 ～ 70 岁的男性。其病因不明，发病诱因有吸烟、饮酒、气候变化、过劳、情绪变化或焦虑等。发病急，患者先感觉咽喉部发痒、刺激感，随即发生剧烈的痉挛性咳嗽，出现持续性喉痉挛，患者面色发红乃至发绀，感到眩晕、意识丧失、摔倒，虽然很快苏醒，但意识模糊可持续短暂时间。有的患者发作时类似癫痫，有面部或四肢的抽搐，咬破舌尖，但极少有尿失禁。有的患者发作轻微，仅有剧咳和面色苍白、眩晕，无意识丧失或晕倒。当发病时无法检查喉部，但发作后喉部无异常发现。

八、咯血

咯血是指喉部及以下的呼吸器官出血，经咳嗽动作从口腔排出。常先有喉部刺痒，咯出为鲜血或随痰咳出混有血迹，咯血量多时，呈泡沫状血自口或口和鼻喷出，若遇较大血块阻塞，可发生窒息。咳出物呈碱性，往往在数日后痰内仍有血迹。临床上应注意和呕血鉴别。

第五节 气管、支气管的症状

气管、支气管疾病的症状，除急性感染性症状与一般感染性疾病相同，有畏寒、发热、乏力等全身症状外，主要症状有咳嗽、咳痰、咯血、气促、哮喘、胸痛与呼吸困难等。

一、咳嗽

咳嗽是气管、支气管疾病最早出现而又最晚消失的特症性症状。咳嗽是呼吸道的重要保护机制，其作用为排出误吸入气道内的食物、微粒或异物；以及排出呼吸道内过多的分泌物或渗出液。气道黏膜上皮的纤毛运动有效保持呼吸道的清洁，气道的黏液痰持续将分泌物或异物扫向声门，排至下咽，经吞咽或咳出。若纤毛因炎症或其他病变而受到损害或破坏，气道内分泌物将被潴积。

咳嗽的性质有时可以说明病变的部位，一般来说，比较响而粗糙的咳嗽，常见于气管与支气管的疾病；带有金属声的咳嗽，常为气管被纵隔肿瘤等压迫所致；比较短而深，并有疼痛的咳嗽，常见于肺实质部与胸膜的疾病；阵发性咳嗽，常见于支气管哮喘、百日咳、支气管堵塞与支气管扩张等；突发剧烈阵咳，常因气管、支气管异物所致；高音调的阻塞性咳嗽，常因气管、支气管狭窄或异物阻塞所致；持久性和晨起或平卧时加重的咳嗽，多因慢性气管、支气管疾病所致。若同时伴有一侧性哮鸣，应怀疑有支气管肿瘤、异物以及支气管内其他原因所致管腔狭窄或气管外压迫。

二、咳痰

咳嗽之后常有痰，咳痰后咳嗽常能减轻。咳痰是支气管及肺部病变的一个典型表现，是支气管黏膜上皮细胞的纤毛运动以及咳嗽反射将呼吸道内分泌物咳至口腔而排出的过程。在支气管黏膜炎性病变的过程可产生大量的黏液或黏脓液。痰量及黏度因病种不同而异，同一种疾病的不同过程中也不一样。痰量多少与支气管引流状况相关，也与病变的活动程度、发病季节和患者体位有关。

痰液的量、性质、颜色与臭味对诊断有重要临床意义。

1. 痰量

大量排黏痰以上午为重者，支气管扩张症多见。如大量臭脓痰，要考虑肺脓肿。肺上叶有空洞病变者，每日痰量很少有变化，因上叶引流较畅；下中叶的病变则痰量早晚不一致，而且与体位有关。直立位引流不畅，痰量减少，在躺平或侧卧时，则痰量增加。

2. 性质

痰可以呈黏液性、黏脓性、脓性、浆液性或血浆性。气管支气管的黏膜卡他性炎症有稀黏痰，比较深层的炎症则有稠脓性痰，支气管哮喘、百日咳多见。脓痰产生于气管、支气管及比较深层的炎症或肺部感染如支气管扩张、急性支气管炎或肺脓肿等疾病。泡沫状痰或泡沫状血性痰见于支气管哮喘或肺水肿。

3. 颜色

黄脓痰多见于急性呼吸道感染；铁锈色痰见于肺炎球菌性肺炎；红或棕红色表示痰内含血及血红蛋白，可见于支气管扩张、肺结核等；泡状粉红色血性痰见于肺水肿；铜绿假单胞菌感染的肺炎，痰液可呈蓝绿色；痰中带血，可能是气管、支气管结核或支气管肺癌。长期咳黏脓性痰，尤其是痰中带血，应做 X 线胸片检查与纤维支气管镜检查。

4. 臭味

臭味的痰见于肺化脓性疾病如肺脓肿等。

三、呼吸困难

呼吸困难是气管、支气管疾病的重要症状，也是呼吸衰竭的重要体症。呼吸困难是机体对缺氧的一种努力表现，系由于血液中氧浓度降低、CO_2 浓度升高，引起神经一体液调节功能失常所致。气管、支气管因炎症、肿瘤、异物、分泌物潴留等原因使其管腔变窄或阻塞时，呼吸道的阻力增加，患者常用力呼吸以克服阻力，增加气体交换，而表现为呼吸困难，轻者感呼吸不畅，重者可窒息。

呼吸困难是由各种原因引起呼吸频率、强度和节律的改变，并伴以代偿性有辅助呼吸肌参加的呼吸运动。后者表现为吸气时锁骨上窝、胸骨上下窝及肋间隙软组织凹陷，伴鼻翼扇动、张口呼吸、点头呼吸等，严重时有发绀、烦躁不安、昏迷等。

根据气管、支气管病变部位及程度不同，临床上可分吸气性呼吸困难、呼气性呼吸困难与混合型呼吸困难3型。呼吸困难在小儿较成人为多见，因为小儿喉腔尚在发育中，其面积较小，由炎症引起局部肿胀，极易引起喉阻塞；同时小儿喉软骨支架柔弱易塌陷，且喉黏膜及黏膜下组织疏松，淋巴组织丰富，局部易水肿、肿胀，使喉腔阻塞；小儿会厌卷曲形如“Q”，气流通过时有阻挡，易产生喉阻塞；小儿神经类型不稳定，易受激惹，动辄哭闹，易出现喉痉挛，引起呼吸困难(参见第三节喉症状的呼吸困难)。

四、咯血

咯血是喉及下呼吸道出血经口腔咯出，急性与慢性气管炎、支气管及肺的肿瘤、寄生虫病、外伤、结核、肺脓肿、异物、结石、支气管扩张、肺真菌病、支气管镜手术的损伤、心血管疾病、肝脏病、血液病等皆可引起咯血。咯血先有喉瘙痒感，然后咯出血或夹杂有血的痰液。咯血量多少不等，量少则痰中带血，量不多时血中常有泡沫或痰液，血为鲜红色，量大时可致呼吸道急性梗阻，若不及时救治可发生窒息。

咯血为多种疾病的症状之一，故鉴别诊断尤为重要。鼻腔、鼻窦、鼻咽部、口腔以下咽部等的出血可沿咽后壁流下，而呛入气管又咯出。气管、支气管疾病引起咯血的特症常是先有咳嗽而后咯血。食管及胃的出血为呕血。其他一些疾病如心血管疾病、血液病等也可引起咯血。应详细询问病史如咯血的动作及仔细检查，多能发现出血的部位，胸部X线片、CT、支气管镜检查等可进行鉴别诊断。

五、喘鸣与哮喘

气管、支气管炎性水肿、异物或肿瘤均可使管腔变窄，呼吸时空气通过狭窄的气道可发生喘鸣音。支气管痉挛可产生哮鸣音，出现在呼气期，常见于支气管哮喘、哮喘性支气管炎或气管、支气管异物等疾病。弥漫性小支气管痉挛可引起呼气延长与哮喘。

六、胸痛

胸痛并非是一个重要症状，肺与脏层胸膜无痛觉，但壁层胸膜对疼痛却极为敏感，临床上很多严重的肺部疾病常无疼痛，当病变累及壁层胸膜时，才出现胸痛症状，可以说胸痛是肺支气管疾病的后期症状。而急性气管、支气管炎常有胸骨后烧灼感或刺痛，咳嗽时加重，结核性胸膜炎时也可引起胸痛，气管、支气管晚期病变，如恶性肿瘤侵入软骨或胸膜，可出现严重持续性胸痛。长时间剧烈咳嗽，肋间肌强制性收缩也可致胸痛。

胸痛鉴别要点如下。

1. 肋软骨痛

由肋软骨炎引起，疼痛部累及一或多个肋骨，局部有压痛。可扪及肿大的软骨，常见的肋软骨为2、3、4肋软骨，左侧多于右侧。

2. 肋间神经痛

与胸膜炎疼痛近似。比如在带状疱疹肋间神经炎时，在疱疹出现前，很难与胸膜炎鉴别，通常其疼痛较浅表为刺痛。

3. 心源性胸痛、肌肉痛等

在鉴别诊断时应对痛的性质、部位和呼吸的关系加以分析，才能鉴别出胸痛的各种原因。

4. 胸膜痛

急性胸膜炎症有特殊明显的症状，胸痛有一定部位，弥散性较少，多为一侧，且沿肋间神经分布。最大特点为疼痛与胸部运动关系密切，以致病者不敢呼吸和咳嗽。

第六节　食管症状

食管疾病可引起消化系统、呼吸系统及心血管系统症状，而以消化系统症状为主。

一、反呕

反呕指食物由食管或胃反流至口腔，但不成为呕吐，也无恶心感，可以是自觉或不自觉的。贲门麻痹、脑部肿瘤、胆结石、肾结石、妊娠、食物过敏、反流性食管炎及某些精神因素等，都可引起反呕。餐后较久才有反流者，多系食管梗阻上段扩张处，或食管憩室内食物潴留所致。食管贲门失弛缓症者，反流最为多见，量也较多，并有臭味，可在夜间平卧时出现，并引起呛咳。晚期食管癌反流也较常见，多为血性黏液或食物，常见于早晨。

二、吞咽困难

吞咽困难是指吞咽食物时费力，有阻塞感，吞咽过程延长。吞咽困难为食管疾病中最主要表现，轻重程度不一。轻者表现为食物下行缓慢感或哽噎感，常由于食管炎症、水肿或痉挛等病因所致，但也可能是食管癌的早期症状；严重的咽下困难，初为咽干硬食物困难，继而半流质，甚至流质也不易通过，常为较大食管异物、食管狭窄或晚期食管癌所致。吞咽困难可以单独发生，或合并疼痛、呛咳及反呕等症状。

根据症状特点可分为 3 种。

1. 进行性吞咽困难

多为机械性梗阻的狭窄病变，如食管良性狭窄、肿瘤。

2. 完全性吞咽困难（吞咽固体和流体食物时均有障碍）

提示有食管神经肌肉性病变，如食管痉挛、括约肌失弛缓症、食管闭锁等。

3. 固定性吞咽困难

指吞咽障碍仅发生于固定大小的食物或丸剂，多因食管瘢痕所致。

除食管本身疾病与食管周的器质性疾病引起吞咽困难外，延髓病变累及第Ⅸ、Ⅹ、Ⅻ脑神经，发生咽缩肌、环咽肌、食管蠕动肌及贲门肌瘫痪，也可引起吞咽困难。

疼痛发生于咽部或食管，常提示有炎症或溃疡存在；摄入酸性食物后立即引起疼痛与咽下困难者，多为食管炎或溃疡；咽下困难伴有呛咳常是食管上端阻塞或环咽肌失弛缓所造成，也可因中段食管癌阻塞或伴有食管气管瘘所致；咽下困难有餐后反胃者，多系食管下端有梗阻；咽下困难伴声嘶者，常是环后癌向喉内发展或食管癌侵入纵隔或压迫喉返神经所致；咽下困难前已有声嘶则提示癌肿位于喉内已发展到喉外梨状窝喉咽部，咽下困难伴呼吸困难及哮鸣时多为纵隔占位性病变压迫支气管所致。

三、呕血

呕血系指上消化道出血，是上消化道出血引起的主要表现。呕血前常有上腹部不适、疼痛、恶心。呕吐的血呈暗红色或咖啡样，多混有食物残渣。常见原因有食管炎、表层脱落性食管炎、食管损伤与穿孔、食管癌、腐蚀性食管炎、食管异物、食管静脉曲张、食管结核、胃炎、手术创伤引起的应激性溃疡、小肠疾病、肝硬化、门静脉梗阻等。每日或一次出血量在 50 ml 以上，即可出现黑粪。血中的铁质在肠道内经硫化作用变为硫化铁，呈黑色黏稠发亮似柏油状，俗称“柏油样便”。

呕血的血量多少不等，少量呕吐血性液体，可见于强酸、强碱或其他化学制剂引起急性腐蚀性食管炎，严重消化道烧伤坏死时有大量出血；反流性食管炎常有少量慢性呕血；食管异物如尖锐异物刺入主动脉，穿破时可有致死性呕血；食管癌晚期溃疡型可有小量出血，表现为黑粪，食管静脉曲张破裂多为大量呕血或呈喷涌状呕血。

四、胸骨后灼热感及疼痛

急慢性食管炎、食管溃疡、食管憩室、食管外伤或化学刺激作用于食管黏膜皆可有胸骨后灼热感及疼痛，灼热感可为持续性，但多为间歇性，饮食后尤以因刺激性或酸性食物而加重。疼痛的性质可为灼痛、钝痛、针刺样或牵扯样痛，尤以吞咽粗糙、灼热或有刺激性食物时疼痛加剧。疼痛可累及颈部、肩胛区或肩臂处。与饮食有关之疼痛一般表示是食管疾病所引起。应注意食管癌也可有上述疼痛症状，初期呈间歇性，晚期侵及邻近组织时疼痛剧烈而持续。原因不明胸骨后与剑突后疼痛，一般治疗无效时，应进行钡餐或食管镜检查。

第十章 耳鼻咽喉头颈肿瘤的非手术治疗

第一节 放射治疗

在伦琴发现X线、居里夫人发现镭之后，放射治疗经历了一个多世纪的发展历史。目前放射治疗(放疗)仍是恶性肿瘤重要的局部治疗方法。在治疗头颈部肿瘤时，既要考虑肿瘤的根治，又要兼顾对器官功能的保留、组织结构的完整性及对美容的影响，因而放疗在头颈部肿瘤的综合治疗中有着非常重要的地位和作用。

一、头颈部肿瘤放疗概况

头颈部最常见的恶性肿瘤是鼻咽癌，尤其在我国南方沿海地区，其发病率可高达30～50/10万。鼻咽癌的死亡率约占全部恶性肿瘤死亡率的2.81%，居第八位，高发年龄在40～60岁，以男性为多见。其次是甲状腺癌，其发病率约3.5/10万，好发于中青年女性，高发年龄在35～55岁。第三位是唾液腺肿瘤(包括腮腺、颌下腺、舌下腺、小唾液腺等)，发病率约3/10万，其中80%发生在腮腺、10%位于颌下腺、1%在舌下腺，其余分布在小唾液腺。男女发病比例相当，好发于中、老年人。头颈部常见的恶性肿瘤还有口腔内的癌症(包括舌、颊粘膜、齿龈、口底、硬腭、软腭、扁桃体等)，喉癌、恶性淋巴瘤、原发灶不明的颈部转移性癌，头颈部软组织肉瘤，以及头皮癌和头颈部皮肤癌与恶性黑色素瘤。总之，头颈部恶性肿瘤约占全身恶性肿瘤的5%，总体上由于生活习惯的不同，男性发病高于女性，高发年龄往往从30～40岁开始，40～60岁呈最高峰，60岁以后逐渐下降。根据地理分布不同，在我国南方好发鼻咽癌、甲状腺癌、恶性淋巴瘤与皮肤癌；而在我国北方，好发口腔癌与喉癌。

(一)口腔癌

包括上下齿龈、硬腭、口底，颊黏膜、舌前2/3区和臼后三角区共七部分，以鳞癌为主。早期病变放疗局部控制率可达75%～80%，与手术治疗效果相似，而且治愈率较高，且不影响美容和功能，应作为首选。T_3、T_4病变需手术和放疗的综合治疗，无论采用术前或术后放疗，均能提高局控率。

(二)鼻腔和上颌窦癌

早期与手术治疗效果相似，中晚期宜采用综合治疗，其中术前放疗与手术联合治疗在临床上被广泛采用。

Blanco等报道106例旁鼻窦肿瘤，其中上颌窦癌为76%，筛小房癌为18%，多数为局部晚期患者，所有患者均行放疗，65%患者结合手术。5年局控率为58%，远处转移率为29%，无瘤生存率为29%，总生存率为33%。手术与放疗联合使用的患者无瘤生存率优于单纯放疗($P < 0.05$)，体现出综合治疗的重要性。

(三)鼻咽癌

鼻咽癌绝大多数为低分化鳞癌，颈部淋巴结转移率高，对放疗敏感，且鼻咽腔由于解剖位置的特殊性，手术很难彻底清除，故对鼻咽癌来讲放射治疗是十分有效的手段，需作为首选的治疗方法。行根治性放疗后，颈部淋巴结残留或鼻口因部局部复发，可酌情考虑手术。经过规范的根治性放疗后工期 5 年生存率可达 85% ～ 91%，各期综合 5 年生存率在 50% 左右。

有研究认为，对于早期鼻咽癌，肿瘤体积并不是独立的影响预后因素。Chua 等研究了 116 例经放疗的Ⅰ～Ⅱ期鼻咽癌患者，中位随访期为 105 个月。Ⅰ期患者 5 年局控率为 95%，疾病特异性生存率 (DSS) 为 97%，Ⅱ期患者分别为 81% 和 79%。当肿瘤计划靶体积 (PTV) ＞ 15 cm^3 且淋巴结体积＞ 4 cm^3 时，生存率明显降低，DSS 为 68%； PTV ≤ 15 cm^3 且淋巴结体积≤ 4 cm^3 耐，DSS 为 92%。多因素分析表明 T_2b 和 N1 为提示生存和局控的独立预后因素。对于进展期鼻咽癌患者，Chi 等报道单纯放疗组 5 年总生存率为 60.5%，无复发生存率为 49.5%。

(四) 喉癌

强调治愈的同时还要保留发音功能。喉癌 90% 以上是鳞状细胞癌，早期 (T_1，T_2、cN0) 手术与放疗效果总的生存率相似，而采用放疗能有效的保留患者的发音及吞食功能的完整性。放疗后失败的病例通过挽救性手术，也能获得较高的治愈率。T_3，T_4 病变单纯放疗或手术疗效均较差，以手术治疗为主，辅以术前或术后放射治疗。对有气道梗阻者，应首先全喉切除再行放射治疗。

Jones 等报道 488 例早期喉癌 ($T_{1\sim2}$，cN0) 患者，病理均为鳞状细胞癌，其中 419 例经放疗，剂量为 60 ～ 66 Gy/30 ～ 33 次；69 例为手术治疗，手术包括垂直半喉切除、水平半喉切除或声带切除术，5 年癌特异性生存率放疗组为 87%，手术组为 77%，组间统计学差异无显著性意义。声带癌和 T_1 期患者 5 年生存率较高，分别为 90% 和 91%，声门上型和 T_2 患者预后较差，分别为 79% 和 69%。两组局部复发率无差别，区域复发率手术组高于放疗组，发音质量评价放疗组明显优于手术组 ($P < 0.05$)。

(五) 口咽癌

以癌和恶性淋巴瘤为主，肿瘤浸润范围较广，分化程度较差。早期口咽癌放疗与手术疗效相似，能有效的保留生理功能。晚期口咽癌需手术和放疗的综合治疗，目前对手术和放疗的先后顺序国内、外仍有争议。

(六) 下咽癌

由于解剖位置的特殊性，手术会造成吞咽及发音功能的改变，而早期下咽癌放疗与手术疗效相似，应首选放疗。

(七) 外耳道癌

发生罕见，由于解剖位置限制，手术难以广泛切除，多为手术十术后放疗的综合治疗，尤其对颈部转移癌者，由于对放疗不太敏感，主张手术治疗。

(八) 甲状腺癌

对放疗敏感性差，手术治疗为首选。手术切缘 (+) 或术后残留，^{131}I 不摄取者，或广泛淋巴结转移，尤其包膜受侵者，手术 + 术后放疗有价值。国内资料统计表明甲状腺癌术后残留，术后放疗 5 年生存率为 77%，单纯手术者 5 年生存率仅为 38%。Haigh 等的研究资料也表明，甲状腺癌术后行放疗 + 化疗疗效要好于单纯手术。

综合国内外资料，目前还没有对不同分化程度的甲状腺癌外照射研究随机分组资料的报道，其照射方式和照射剂量仍有争论。Ford 等对有肉眼或镜下残留、多组淋巴结受累等 41 例甲状腺癌患者行术后放疗，剂量为 37.5 ～ 66 Gy/3 ～ 6.5 周。5 年局部复发率和生存率分别如下，乳头状癌为 26% 和 67%；滤泡状癌为 43% 和 48%：高分化癌为 21% 和 67%；分化差者为 69% 和 32%；外照射剂量＜ 50 Gy 者为 63% 和 42%；50 ～ 54 Gy 者为 15% 和 72%；＞ 54 Gy 者为 18% 和 68%。此小样本研究提示 5 年局部复发率似乎有剂量效应关系。

(九) 涎腺肿瘤 (腮腺、颌下腺、舌下腺)

手术治疗为首选。一般不做术前放疗，术后放疗减少局部复发，提高治愈率。

二、不同时间、剂量、分割方式

放疗的设计要遵循放射生物学原则，即每次照射剂量要低且总的治疗时间要短，这样即能保护正常组织又能增加肿瘤局部控制率。组织和肿瘤的分次反应可以通过 4 个“R”来考虑：即亚致死损伤的修复、细胞的再增殖、细胞周期的再分布、肿瘤乏氧细胞的再氧和。它们是分次照射的生物学基础。

(一) 非常规分割放疗理论基础

常规分割放疗已沿用了近半个世纪，是指每天照射 1 次，每次 1.8 ～ 2.0 Gy，每周 5 d，总剂量 60 ～ 70 Gy，总疗程 6 ～ 7 周。然而常规分割放疗的疗效并不令人满意，放疗后常常存在局部复发的问题，且复发多发生在 2 年以内。近 30 年来，放射生物学的研究表明，头颈部肿瘤平均倍增时间为 45 ～ 60 d，一个肿瘤细胞要长到临床可察觉的 1 cm^3 大小的肿瘤 (109 个细胞)，需 30 次倍增，要 5 年的时间才能完成。从理论上分析，放疗后大多数肿瘤细胞被消灭，肿瘤复发是个别干细胞的增殖引起的，而临床上 90% 的复发多发生在 2 年以内，只有肿瘤细胞加速增殖才能解释这一现象，推测其倍增时间 (Tpot) 大为缩短，即在治疗后肿瘤平均倍增时间缩短到 4 ～ 6 d。另外，肿瘤治疗剂量；与治疗时间有明显的相关性，表现为达到肿瘤完全消退，治疗时间每延长一天，就需要增加 0.5 Gy 照射的剂量，说明肿瘤细胞加速增殖有可能是影响放疗疗效的重要原因之一。

基于上述理论，放射肿瘤科医生尝试了不同的时间剂量－分割因素，在相对短的时间内增加肿瘤局部照射剂量，希望来克服肿瘤加速再增殖对机体的不利影响，并取得了一定的进展，有报道对部分肿瘤的放疗疗效优于常规分割放疗，且副作用能被大家接受。

(二) 非常规分割照射类型

主要有以下两种：

1. 超分割放疗 (HRT) 每次照射剂量降低，分割次数增加，在不增加后期反应组织损伤的基础上总剂量增加，总疗程基本不叠。超分割放疗能使肿瘤受到更高生物效应剂量的照射，还可增加细胞周期再分布机会和降低细胞杀灭对氧的依赖性，从而提高了肿瘤的放射敏感性。但早期反应组织急性反应也相应有所加重。

2. 加速超分割放疗 (HART) 每次照射剂量降低，分割次数增加，总疗程时间缩短，总剂量做相应调整。包括连续加速超分割 (CHART)、分段加速超分割放疗 (SCHART)、后程加速超分割 (LCHART)、同期小野加量照射 (CBHART) 等方式。加速超分割放疗由于缩短了总疗程时间，在一定程度上克服了治疗过程中肿瘤细胞的加速再增殖，在分次间隔时间足够长 (≥ 6 h)

时，总疗程时间与后期放射损伤关系不大，急性反应由于周剂量增加而明显加重，成为这种分割方式的剂量限制性因素。

（三）非常规分割放疗的临床效果

Horiot 等报道了 356 例口咽癌随机分组的临床Ⅲ期试验结果。5 年局控率超分割放疗组和常规组分别为 59% 和 40%(P=0.02)，主要为 T3 N0，T3 N1 病变，而 T_2 病变的疗效未有提高；生存率超分割放疗组有升高趋势，但统计学差异无显著性意义 (P=0.08)。超分割放疗急性反应较重，后期损伤与常规放疗相似。Horiot 又报道了一组包括更多病例的临床Ⅲ期试验结果，511 例患者入组，结果是超分割放疗组局控率高于常规组 (P=0.017)，但生存率的提高仍无统计学差异 (P=0.06)，而且超分割放疗组急性反应和损伤要高于常规放疗组。

Awad 等报道了 70 例头颈部鳞癌，包括有口腔癌、喉癌、下咽癌，在根治性手术后进行术后放疗，随机分为加速超分割放疗组 (A) 和常规分割放疗组 (B)，A 组照射 1.4 Gy/ 次，3 次 /d，间隔 6 h，每周治疗 6 d，总量 12 d33 次 46.2 Gy，B 组照射 2.0 Gy/ 次，1 次 /d，每周治疗 5 d，总量 6 周 30 次 60 Gy。结果 3 年局控率 A 组 (88%±4%) 明显优于 B 组 (57%±9%，P=0.01)；但生存率统计学差异无显著性意义 (60%±10%，46%±9%，P=0.29)。另外，加速超分割放疗组早期黏膜炎反应较常规组程度要重，同样放疗后口干、纤维化和水肿的发生也较常规组普遍。

Fu 等报道了美国 RTOGg003 关于头颈部癌的不同分割放疗随机分组的Ⅲ期临床试验研究，共评价了 1073 例患者，结果表明，超分割放疗组和加速超分割放疗组局控率高于常规组 (P=0.045，P=0.050)；超分割放疗组和加速超分割放疗组无瘤生存率有升高趋势，但统计学差异无显著性意义 (P=0.067，P=0.054)；两组放疗急性反应高于常规组，但后期损伤无明显增加。

然而，也有部分Ⅲ期临床研究并未显示非常规分割放疗的优势。Teo 等的研究认为基于二维治疗计划的加速超分割放疗，不仅在 5 年局控率、总生存率、无瘤生存率、远处转移率等方面较常规放疗无优势可言，还会引起中枢神经系统 (颞叶、脑神经、视神经、脑干、脊髓等) 的放射损伤。同样还有 El-Weshi 等的研究也认为如此。综上，超分割放疗和加速超分割放疗是否优于常规分割放射治疗目前尚未明确，仍在临床探索阶段。虽然加速超分割放疗有可能在一定程度上克服了肿瘤细胞的加速再增殖，有部分报道局控率提高，生存趋势有所提高，但较重的放疗副作用限制了其应用，如何发挥其理论优势，结合新的照射技术、照射方法，减轻副作用，从患者中筛选出能获得最大益处临床亚群，是今后探索的主要方向。

三、三维立体适形放疗和调强适形放疗

放疗的目标是努力提高放疗的治疗增益比，即最大限度地将剂量集中到靶区内，杀灭肿瘤细胞，而使周围正常组织和器官少受或免受不必要的照射。三维立体适形放疗 (3 DCRT) 和调强适形放疗 (IMRT) 技术的成熟和发展使肿瘤放疗进入了一个崭新的时代，其物理技术的不断完善和放射生物学理论的不断充实和更新使最大限度的提高肿瘤的局部控制概率 (TCP)，减少周围正常组织的并发症概率 (NTCP)，从而使治疗增益比提高成为可能。

（一）三维立体适形放疗与调强适形放疗的概念

适形治疗 (conformaltherapy) 是一种提高治疗增益比较为有效的物理措施。为达到剂量分布的三维适形，必须满足下述的必要条件：①在照射方向上，照射野的形状必须与病变 (靶区)

的形状一致；②要使靶区内及表面的剂量处处相等，必须要求每一个射野内诸点的输出剂量率能按要求的方式进行调整。满足上述两个条件的第一个条件称为三维立体适形治疗 (3 DCRT)；同时满足上述两个条件称之为调强适形放疗 (IMRT)。三维立体适形放疗和调强适形放疗将是 20 世纪初放疗技术的主流。

3 DCRT 技术能完成较好的适形放疗，但在某些复杂情况下如需要照射的肿瘤组织周围有很多关键的正常组织或器官，肿瘤立体形态非常不规则或肿瘤包绕关键器官 (如脊髓) 需要照射野内凹或中空时，3 DCRT 技术无法形成此类特殊的照射野形状。而 IMRT 技术能基本克服 3 DCRT 的某些不足，尤其是在头颈部肿瘤照射中较多见的上述问题。调强的原理最早由瑞典的放射物理学家 Brahme 提出，IMRT 的优越性在于：① IMRT 保证了照射野形状在三维形状上与靶区的形状一致和剂量分布在三维方向上与靶区的实际形状的高度一致，使靶区的剂量分布更均匀；② IMRT 能在 PTV 边缘形成很陡的剂量梯度，进一步减少了靶区周围重要器官的照射剂量，从而能最大限度地减少正常组织的损伤；③ IMRT 治疗计划对照射野方向等参数要求简单，除计算机控制的 MLC 外无须其他照射野形状修饰装置；④同时进行多野照射，或在同一个计划内同时小野同时加量照射。

(二) 三维治疗计划的评价

三维治疗计划与二维计划最大的差别就在于体积概念的引入。三维治疗计划系统利用 CT 图像重建体表轮廓，精确勾画靶区和危险器官，合理设计照射野。三维治疗计划系统剂量计算模式为三维模型，利用三维剂量分布图、剂量体积直方图 (DVH) 等全面评价靶体积的剂量分布、治疗的适形程度和重要脏器的体积剂量。DVH 是由 Shipley 提出的评价三维放射治疗计划优劣的有效标准，它可以描述正常组织及肿瘤组织受特定剂量或百分剂量照射的体积百分比，但 DVH 属于一种统计学的图表，缺乏空间和解剖学的特点。由 Dritshilo 从放射生物学的角度提出用正常组织并发症概率 (NTCP) 和肿瘤控制概率 (TCP) 来预测治疗疗效及副作用的生物学指标。近年来，应用 NTCP/TCP 结合 DVH 广泛应用于三维放射治疗计划优劣的评价。NTCP 计算分为两类：①并联结构组织器官，如肝、肾、肺等，并发症的发生主要由受照射体积百分比确定；②串联结构组织器官，如脊髓、视神经等，并发症的发生由受照射最高剂量确定。

(三) 临床应用

放疗已经进入了“精确放疗”的时代，由于头颈部易于固定，不自主运动少，重复摆位的误差很小，因此，IMRT 技术的优越性使其在临床治疗中越来越被倡导应用。尽管 IMRT 治疗计划对物理师和医生的要求很高，治疗设备昂贵，但人们逐渐认识到其强大的优势，在提高治疗效果的同时最大限度地减少并发症，提高患者的生存质量。

Nutting 等报道了腮腺肿瘤用常规照射、三维立体适形照射与立体调强放疗三种照射技术治疗计划的比较，结果表明，三维立体适形照射较常规照射明显减少了耳蜗、口腔、脑和其他正常组织的照射剂量。而 IMRT 技术又较 3 DCRT 技术进一步减少了耳蜗、口腔的照射剂量。而 Hsiung 等的研究也表明，在鼻咽癌放射治疗加量照射中，IMRT 技术较 3 DCRT 技术进一步减少了脑干的受照剂量。

当然，作为一种治疗新技术，三维立体适形放疗与调强适形放射治疗和其他任何新鲜事物一样，也面临着如放疗靶区的确定、放疗的质量控制和质量保证、器官和组织的运动、对放射生物学效应的认识、低剂量辐射诱发第二原发肿瘤等很多问题。临床经验需要时间的积累，我们有理由相信，随着计算机技术和生物学技术的飞速发展，三维立体适形放疗与调强适形放射治疗必将成为放射治疗的主流。

四、近距离放疗

(一) 近距离放疗

近距离放疗又称为体内照射，是头颈部肿瘤治疗中的重要组成部分，对无法手术治疗、外照射难以控制或者外照射治疗后残存或复发的病例有一定的疗效，也可与外照射结合作为局部加量的方法。近距离放疗较外照射比其特点主要是局部剂量高，达到边缘剂量后陡然下降，有利于保护正常组织，但照射范围内剂量分布欠均匀，近源处剂量高，所以治疗关键是要注重病例的选择和保证良好技术的实施，使正常组织不受到过量照射，以避免严重并发症的发生。

近距离放疗照射技术主要有腔内或管内照射、组织间照射和术中照射、敷贴等多种施治方式。根据剂量率划分可分为：①低剂量率。＜2～4 Gy/h。②中剂量率。＜4～12 Gy/h。③高剂量率。12 Gy/h。由于高剂量率照射治疗时间短，目前应用较多。作为暂时性插植，目前放射性核素主要用 ^{192}Ir。^{192}lr 的半衰期为 74.2 d，其 γ 线平均能量为 380 MeV，半价层 3 mm 铅。而永久性插植，目前常用的放射性核素有 ^{125}1，^{198}Au 及 ^{103}Pd 等。

Inoue 等报道了早期舌癌的高剂量率 (HDR) 和低剂量率 (LDR) 组织插植照射Ⅲ期临床试验研究，共 59 例患者入组，26 例用持续性低剂量率照射，剂量为 4～9 d70 Gy，25 例用超分割高剂量率照射，间隔 6 h，剂量为 1 周 10 次 60 Gy。结果 5 年局部控制率 LDR 组为 84%，HDR 组为 87%，每组有 6 例出现淋巴结转移，5 年淋巴结控制率 LDR 组为 77%，HDR 组为 76%。说明高剂量率超分割照射和低剂量率持续照射的局部控制率是相近的，而高剂量率照射治疗时间短，减少了施源器的移动，合并证有可能减小。

Gibbs 等评价了外照射结合 ^{192}lr 插植治疗 41 例舌底鳞状细胞癌患者的临床疗效，其中工期 1 例，Ⅱ期 6 例，Ⅲ期 7 例，Ⅳ期 27 例，其中 28 例患者颈部淋巴结阳性，23 例行颈淋巴结清扫术。原发肿瘤和区域淋巴结外照射中位剂量 50 Gy，结束 2～4 周后给予 ^{192}Ir 插植照射，中位剂量 26 Gy。5 年生存率为 66%，局控率为 82%，晚期并发症软组织坏死 / 溃疡为 7%，放射性骨坏死为 5%，因此作者认为外照射结合 ^{192}lr 插植治疗舌底鳞状细胞癌疗效较好，局控率较高，放疗副作用可以接受。

(二) 放射性粒子植入治疗

1. 治疗原理

放射性粒子植入治疗是近距离照射的一种，是将微型放射源植入肿瘤内或被肿瘤浸润的组织中，通过完全密封的微型放射源发出的持续低能量的 γ 射线，使肿瘤组织接受最大剂量的持续照射，达到最大限度地杀伤肿瘤细胞的作用。由于植入的放射性粒子是低活度 γ 放射源，穿透力较弱，易于防护，可使周围正常组织不受损伤或仅有微小损伤。粒子植入治疗有三种方法：①模板种植；② B 超和 CT 引导下种植；③手术中种植。

2. 粒子植入治疗的优点

利用放射性核素进行粒子植入治疗具备近距离治疗的以下生物学优势：

(1) 可以有效地提高射线局部与正常组织剂量分配比。

(2) 肿瘤局部治疗的持续时间长，如 ^{125}I 放射源的半衰期为 59.6 d，在经过 6 个半衰期后，放射能量仅存原来的 1.6%。

(3) 肿瘤的再增殖由于受到射线持续的照射而明显减少。

(4) 连续低剂量率照射能够抑制肿瘤细胞的有丝分裂。

(5) 持续低剂量照射可使肿瘤组织内分裂周期不同的肿瘤细胞得到均匀的照射治疗。

(6) 持续低剂量照射条件下可使乏氧细胞再氧化，增加肿瘤细胞对射线的敏感性。因此，它的适应证主要有亚致死放射损伤修复能力强的肿瘤；放疗后肿瘤充氧过程差或含乏氧细胞比例高的肿瘤；分化程度高及生长缓慢的肿瘤。

(7) 放射源的辐射半径仅为 1.7 cm，对周围组织和病区环境无放射污染。

^{125}I 和 ^{103}Pd 粒子的永久性植入临床应用日见增多，促使人们对其生物学效应提出了进一步的讨论。因为即使是生长缓慢的肿瘤，在接受全程照射的长期过程中也会发生肿瘤细胞的再增殖现象，导致照射剂量的消耗，同时在治疗过程中肿瘤体积发生变化 (水肿或缩小) 会影响种植粒子的空间几何变化从而导致剂量率的改变。^{125}I 半衰期为 59.6 d，^{103}Pd 半衰期为 16.97 d，Antipas 等放射生物学家在对生物有效剂量 (BED)、相对生物效应 (RBE) 和肿瘤控制概率 (TCPs) 的研究表明，对于“难治性肿瘤”而言，^{103}Pd 粒子被认为生物学剂量的不确定因素要小一些，TCPs 要高一些；而对于放射敏感性肿瘤，^{125}I 粒子治疗优越性较大，否则此优势会由于邻近正常组织受到较高剂量的照射副作用而被抵消。Chen 等的研究中，应用线性平方模型的 BED 公式研究肿瘤细胞增殖和亚致死性损伤修复效应时，当 ^{125}I 和 ^{103}Pd 粒子混合植入时，其杀伤作用优于两种粒子的单独应用，但要注意两种粒子在混合应用时，应该用半衰期较长的放射性核素的现有临床经验来给予处方剂量，若用 ^{103}Pd 来计算处方剂量，则会出现照射冷点，使得细胞存活率增加。

3. 三维治疗计划系统 (TPS)

TPS 在外照射放疗中的应用，同时也促进了近距离放疗发展。TPS 利用超声、CT、MRI 图像结果，精确重建肿瘤的三维形态，帮助医生准确设计粒子植入的位置、数量，并结合人体解剖，设计植入路径，保证粒子置入后在空间分布上与肿瘤形状、大小一致，实现肿瘤的适形放射治疗，并精确计算起始剂量率和等剂量曲线，提高了治疗的精确性。粒子置入装置，包括特殊的置入枪、导管和放射性核素储存装置等，通过 B 超、CT 等引导进行植入，可使计划得到较好地实现，患者所受到的损伤较小。此外，由于放射源的辐射半径不超过 1.7 cm，对周围组织和病区环境几乎没有放射污染。而钛合金分装体外壳与人体组织的相容性较好，并保证放射源的无泄露，避免敏感组织 (如甲状腺) 受到放射泄露的危险。

粒子植入治疗要求高精度的操作技术，完美的治疗计划并不等于完美的实施，否则不仅会造成治疗区域的冷点而降低疗效，还会造成正常组织的损伤。Viola 等应用 CT 融合技术研究了脑瘤患者粒子植入治疗后治疗计划和实际操作结果的比较，拟合曲线表明，对于肿瘤组织接受处方剂量，实际情况和治疗计划有很大差异 (75.8%，92.4%，$P < 0.0001$)；对于正常组织接受处方剂量也同样如此 (86.8%，76%，$P=0.001$)，而且适形指数实际情况也要低于治疗计划 (0.37，0.54，$P=0.0001$)。因此对粒子植入治疗的质量保证和质量控制应引起高度重视。

4. 放射性粒子

^{125}I是目前用于癌症组织间放疗较理想的放射源，可用于头颈部、胸部、腹部及软组织恶性肿瘤及前列腺癌等。^{125}I放射性粒子外形为圆柱状钛合金封装体，长度4.5 mm，直径0.8 mm，内有3.0 mm×0.5 mm的银柱吸收^{125}I，其外是壁厚0.05 mm的钛壳。^{125}I的半衰期为59.4～59.6 d，活性0.3～0.7 mCi.能量为27.4～31.5 keVX线及35.5 kevl线，HVL为0.025 mm铅，组织穿透能力1.7 cm。^{125}I半衰期较长，便于保存和应用，能量较低易于防护，植入后不易产生过热点而损伤主要脏器，副作用小，能明显减少并发症，应用方法简便、经济。

5. 粒子植入治疗的适应证

粒子植入治疗在20世纪70年代就有应用。对于外照射治疗效果不佳或失败的病例，术中为预防肿瘤局部侵犯或区域性扩散，增强根治性效果，进行预防性植入；转移性肿瘤病灶或术后孤立性肿瘤转移灶失去手术价值者等，粒子植入可使肿瘤消失或缩小，缓解肿瘤疼痛，减轻肿瘤压迫，从而提高患者生存质量，延长患者生存时间。

(1) 头颈部肿瘤：鼻咽癌、腮腺癌、口腔癌、腭扁桃体癌、上颌窦癌、头皮鳞癌等。

(2) 胸腹部肿瘤：肺癌、肝癌、胰腺癌、胆管癌、直肠癌。

(3) 神经系统肿瘤：胶质细胞瘤等。

(4) 生殖泌尿系统肿瘤：前列腺癌、膀胱癌、宫颈癌、阴道癌、卵巢癌等。

6. 粒子植入

在头颈部肿瘤治疗中的应用在复发或局部进展期头颈部癌中，Ashamalla等报道了用具有放射活性的^{198}Au粒子治疗的疗效评价和可行性研究。其中喉声门上8例，鼻咽5例，磨牙后三角区4例，口腔2例，口底4例，上颌窦4例，上腭4例，原发灶不明颈部转移癌2例，腭扁桃体窝2例，梨状窝1例，咽后壁1例。^{198}Au粒子放射性活度为130～180 MBq，中位种植数34个，瘤周0.5 cm边距中位剂量为80 Gy。局部完全控制概率为33%。19例肿瘤直径＞2.5 cm的患者中，仅2例肿瘤完全控制；而14例肿瘤直径＜2.5 cm的患者中，有9例肿瘤完全控制(P=0.002)。说明对于复发或局部进展期头颈部癌，粒子植入起到了较好的姑息治疗作用，其中50%病例有止血作用，88%疼痛减轻或控制，60%吞咽困难症状缓解。

在头颈部癌患者中，若术后切缘阳性或切缘近肿瘤组织，即使接受外照射，也会有21%～26%的局部复发率。Beitler等报道29例术后切缘阳性或切缘近肿瘤组织的患者外照射后，局部种植^{125}I粒子，累计终身剂量为120～160 Gy，2年实际局控率为92%。因此，作者认为对于此类患者，粒子种植是能提高局控率的一种非常理想的治疗方法。

Karvat等报道了79例脉络膜恶性黑色素瘤患者用^{198}Au治疗的长期随访结果，^{198}Au取得了非常好的治疗疗效，眼球得以保留，而且副作用轻微，5年肿瘤特异性生存率和局控率分别为95%和98%。而Finger等对152例脉络膜恶性黑色素瘤患者应用^{103}Pd治疗的长达4.6年的随访中，也同样报道了高达96%的局控率。

五、放疗与化疗

增敏的联合应用虽然多年来的研究致力于寻找放疗同时能增加放射线杀伤效应的高效、低毒的化学药物，但目前为止尚没有非常理想的药物应用于临床。放疗增敏剂主要有：①乏氧细胞增敏剂。MISO，SR–2508及甘氨双唑钠等。②生物还原药物。丝裂霉素C等。③其他药物。如中药单体提取成分紫杉醇等类型。近年来旨在提高晚期肿瘤的局部控制率和长期生存率的放、化疗的综合治疗研究日益受到人们的关注，但这种方式的应用一定要注意病例的高度选择性和耐受性，避免对正常组织的严重损伤，化疗加放疗可以适当减少放疗剂量，以利于降低放射并发症的发生。

（一）放疗与化疗药物的相互作用机制

放化疗的增敏作用机制包括：①抑制放射性损伤的修复，如顺铂、多柔比星等。②使细胞周期同步化，如紫杉醇。③改变乏氧细胞代谢，如顺铂。④直接作用于乏氧细胞，如丝裂霉素等。常见有以下药物：

1. 氟尿嘧啶 (5-FU) 放射增敏效果与 5-FU 和放疗合用的时间有关。放射增敏效应最强的是在放疗后 5 min 到 8 h 以内给药。由于 5-FU 的生物半衰期仅 10 min，因而不宜一次大剂量给药。目前主张 96 ～ 120 h 持续滴注给药。5-FU 的放射增敏机制可能是与细胞生存曲线的斜率发生改变有关。

2. 顺铂 (PDD) 对缺氧细胞有再氧合作用，加重放射损伤。20 世纪 70 年代中期，动物实验和临床资料都提示，放疗前给 PDD，可使照射后的细胞生存曲线斜率变小，同时它能阻止亚致死性和致死性放射损伤的修复，使放射的效应增加。

3. 多柔比星 (ADM) 经临床应用发现，在放疗期间或放疗刚结束的时候使用 ADM，有增加放射效应的现象，但要注意心脏和肺组织的毒性作用也相应增加。

4. 丝裂霉素 (MMC) 具有烷化剂样的作用，对乏氧细胞的毒性比富氧细胞更大。MMC 在放疗前使用时有增敏作用，但在放疗后使用时仅有相加的作用。动物实验和临床研究发现，MMC 加放射提高了肿瘤的局控率，但没有增加正常组织的放射反应。

5. 紫杉醇 (Taxol) 具有抑制微管蛋白的作用，阻止细胞分裂，使细胞同步化，停滞在 G2/M 期，以利放射线对肿瘤细胞的杀灭。在放疗前 48 h 使用紫杉醇的放射增敏效力最强。

（二）放疗与化疗联合应用的方法

1. 同期使用

指化疗当天同步应用放疗。临床研究结果表明，放、化疗同期使用杀灭肿瘤的效应最强，但对正常组织的损害也最大。常常导致疗程中断，放疗剂量或化疗剂量减低。

2. 序贯使用

即先用一种治疗方法，待治疗结束后再用第二种治疗方法。这种联合方法的副作用较小，但推迟了第二种方法的治疗时间，可能导致肿瘤细胞的加速再增殖。

3. 交替使用

将放疗疗程分为数段，每段期间和（或）放疗前穿插应用化疗。这种方法减少了治疗的副作用，但放疗的时间延长有可能影响疗效。

（三）临床研究

放化疗综合治疗是多学科综合治疗的模式之一，目的是提高肿瘤局部控制率、降低远处转移率。在疗效比较中，多数资料显示放化疗综合治疗优于单一治疗，同期放化疗优于序贯治疗，但治疗的副作用也增加。在 Nguyen 等荟萃分析中，对于头颈部恶性肿瘤，放化疗综合治疗与手术十术后放疗相比，虽然会有口干和吞咽困难等较为严重的并发症，但由于保留了器官结构和功能的完整性，患者的生存质量得到了提高。

Browman 等发表了一篇荟萃分析文章，病例资料 3192 例，结果表明，与单纯放射治疗相比，以铂类为基础的化疗与放疗同期治疗改善了局部进展期头颈部鳞癌的生存，同时也加重了急性副作用。Hun。harek 等发表了包括 6 个随机分组共 1528 例局部进展期鼻咽癌的荟萃分析，结果表明，以无瘤生存率为观察终点，放化疗综合治疗优于单纯放疗，2 年、3 年和 4 年无瘤生存率分别提高了 37%，40% 和 34%，4 年无瘤生存率组间统计学差异有显著性意义。

对于头颈部恶性肿瘤，如何综合手术、放疗、化疗三大治疗手段的优势，总结出最佳组合方式，从而提高局控率和生存率，提高患者的生存质量，是我们今后研究的主要方向。

第二节 化学治疗

一、新型抗癌药物开发进展

肿瘤疾病现已上升为世界第 2 号“杀手”，其死亡人数仅次于心血管病。几年来，国外医学界对于肿瘤疾病的发病机理在细胞基础上又有了新的认识。例如发现“端粒”和“端粒酶”与癌之间的关系即为近几年来肿瘤理论研究的一大突破性进展。所谓“端粒”，系指染色体DNA 区域的终端部分，它由核苷多次重复组成。端粒具有若干作用，如保护染色体末快通生长，最终使癌肿消退。国外医药研究人员已在实验室中合成出若干种端粒酶抑制剂类新化合物，其中有一种附离子卟琳化合物 (TMPyP2) 成为最有希望上市的新型抗癌药。它适用于实体肿瘤的治疗，在实验动物身上已成功地治愈了若干种肿瘤疾病。

肿瘤研究的另一顶重要进展是，科学家发现：许多细胞生理活动均需借助生长因子、激素或神经递质的作用可能完成。氨酸激动酶，通过 ATP(三磷酸腺苷) 可使激动酶发生酶反应而进行信号传递。

正常细胞触为癌细胞，必然由若干细胞损伤引起，许多研究工作揭示：信号分子与细胞表面受体的过度结合易导致细胞的癌变，而细胞受体中的 ert−B 受体尤其易受不良信号分子的影响，阻止 ert−B 受体与不良信号分子结合可使癌细胞死亡或恢复正常。几年前西方一些实验室已开发出模拟配备氨酸分子的细胞信号抑制剂，但由于其化学结构不稳定，故最终未能进入临床试验。

近年来国外又研制成苯胺嘧啶类新型化合物，它可作为细胞信号抑制剂。这种化合物具有很高效价，并可选择性作用于细胞表面的 ert−B 受体，且具有良好稳定性，该化合物有望在今后开发成为新型抗癌药。

博来霉素是一抗肿瘤老药，它属于糖肽衍生物类抗生素。博来霉素主要通过“剪断”癌细胞 DNA 的双螺旋最终使癌细胞死亡，故属于杀细胞类抗癌药。但人们在临床实践中发现，博来霉素的毒副作用较强，故而限制了它的用途。美国医药研究人员已合成出若干种博来霉素新衍生物，其目标并非对准细胞的 DNA，而是 RNA。RNA 存在于癌细胞的胞浆中，而且较少有修复机制。博来霉素的新衍生物可以更直接地杀死癌细胞，而不会去伤害健康细胞，故具有明确靶向作用。这也是老药结构经改造以后的成功典范之一。

利用“生物导弹”攻击癌细胞是多年来医药研究人员的目标之一，但迄今为止尚无人在这方面取得完全成功。“生物导弹”由弹体(通常为单克隆抗体)和弹头(通常为抗癌药。毒素或放射性核苷等)组合而成。进入人体后，“生物导弹”在抗体指引下能自动搜索到肿瘤所在部位，然后用弹头击中癌细泡。最近国外利用单克隆抗体＋免疫毒素组成新的“生物导弹”，其原理是以结肠、胃、肺与胰腺等组织的癌细胞表面的碳水化合协“表位”(抗原决定属)为目标，开发出针对这一表位的专用抗体，然后再与天然毒素“美登素”结合而成为新型抗癌“生物导弹”。体外试验证实：即使肿瘤细胞表面的抗原数量极少(仅20%？ 30%)，新型“生物导弹”仍能精确击中癌细胞，而不会伤害正常细胞，利用“生物导弹”治愈癌症这一上世纪的梦想在新世纪里有望成为现实。

二、抗癌新药

(一)植物碱类

1. 伊立替康(irinotecan)是近年来从植物中获得的、继紫杉烷类抗癌药紫杉醇和多西紫杉(docetaxel)之后开发的第二大类抗癌药。由日本第一制药公司研制开发，首先在日本上市，在法国获准上市，上市剂型为注射剂，规格为40 mg/2 ml，100 mg/5 ml。适应证：小细胞和非小细胞肺癌、卵巢癌、宫颈癌、结直肠癌等。伊立替康是一种毒性较小、水溶性、部分合成的喜树碱衍生物类，属于拓扑异构酶-I抑制剂，为一前体药物，在体内进行脱酯化，从而形成在体外比母体化合物作用强1000倍的代谢物SN-38。对实体瘤有较强的作用，与多柔比星、长春新碱、顺铂等具有相似的作用，作用于拓扑异构酶-I，和作用于其他拓扑异构酶的抗癌新药无交叉耐药性，合用可产生协同作用。临床研究表明：伊立替康治疗耐药的卵巢癌、子宫癌和肺癌的总有效率为20%，对胰腺癌、胃癌、结直肠癌与非小细胞肺癌的有效率分别为19%，43%，50%和48%。介于伊立替康骨髓抑制严重和强烈的胃肠道不良反应，临床应用受到一定限制。

2. 多西紫杉(docetaxel，taxotere)由罗纳普朗克罗尔公司(RPR)开发，已在墨西哥、南非被批准用于治疗乳腺癌及非小细胞肺癌。目前治疗头颈部癌的临床研究表明，临床有效率为35%(完全缓解率为7%，部分缓解率为28%)，较其他单药治疗效果好。联合治疗疗效更佳。对软组织瘤、胰腺癌有效，对结直肠癌无效。本品活性谱与BMS公司的紫杉醇相似，体外试验证明本药活性比紫杉醇强。

3. 长春瑞滨(vinorelbine，navelbine)由Pierre-Fabre公司开发，首先在法国上市，是一种部分合成的长春花属生物碱，其9环变为8环，上市剂型为静脉注射剂，规格为10 mg/10 ml。本品为广谱抗肿瘤药，它对有丝分裂微小管的作用和长春碱、长春新碱相似，但对神经轴索微小管的作用较长春新碱和长春碱弱，因而其抗肿瘤作用强，而与轴索微小管改变有关的神经毒性较低。在治疗非小细胞肺癌方面，本品的疗效与其他长春花生物碱及常用药物如异环磷酰胺、顺铂、丝裂霉素、多柔比星、足叶乙甙相似或较优。另外，本品对顽固性晚期卵巢癌、晚期乳腺癌的疗效较好。临床总评价认为，本品的抗肿瘤活性与蒽环类抗癌药相似，较其他细胞毒药物为优。本品静滴，每周1次，20～30 mg/m^2。

(二)抗生素类

1. 盐酸吡柔比星(pirarubicinhydrochloride，theraubicin)由日本明治制果公司开发，首先在

日本上市，剂型为注射剂，规格为 10 mg/ 支，20 mg/ 支。本品能迅速进入癌细胞，通过抑制核酸的合成，在细胞分裂的 G2 期阻断细胞周期，从而杀灭癌细胞，对耐多柔比星的肿瘤细胞也易吸收本品并保持高浓度。临床研究表明，对头颈癌、乳腺癌、卵巢癌、子宫癌、急性白血病和尿路上皮癌的有效率分别为 18.8%，21.4%，26.8%，24.2%，15.12% 和 24.3%。

2. 盐酸佐柔比星由 Rhone–PoulencRarer 公司开发，上市剂型为注射剂，52.8 mg/ 瓶。抗肿瘤作用与多柔比星相似，心脏不良反应较柔红霉素为低，其他不良反应相似。适应证：淋巴细胞白血病和急性单核细胞白血病。

3. 伊迭比星 (zavedos，idamycin) 由意大利 FarmitaliaCarIoErba 公司开发，20 世纪 90 年代在英国上市，上市剂型为注射用粉针剂，规格为 5 mg/ 支、10 mg/ 支。本品的亲脂性好，细胞吸收率高，细胞毒性为柔红霉素的 10 倍，对培养的人癌细胞的作用比柔红霉素和多柔比星强。本品的抗肿瘤剂量与心脏毒性之比大于柔红霉素和多柔比星。临床研究表明，本品和阿糖胞苷合用治疗急性骨髓性白血病，患者的生存率高于柔红霉素合并阿糖胞苷治疗。

4. 比生群 (bisantrene，zantrene) 由美国氰胺公司开发，首先在美国上市，上市剂型为注射剂，规格为 250 mg/ 支及 500 mg/ 支。本品为蒽环类细胞生长抑制剂，对乳腺癌、非小细胞肺癌、骨髓瘤、淋巴瘤、膀胱瘤有效，可完全缓解非淋巴细胞白血病。

(三) 抗代谢类

吉西他滨 (gemcitabine，gemzar) 由美国礼莱公司开发，其后在瑞典、荷兰、芬兰和南非上市。为二氟核苷类抗代谢抗癌新药，为去氧胞苷的水溶性类似物，最初开发用于抗病毒。作用机制是掩盖性 DNA 链中断，阻止 DNA 合成。已批准用于治疗胰腺癌和非小细胞肺癌、乳腺癌、卵巢癌，并正在研究用于治疗膀胱癌、前列腺癌、头颈癌、白血病和淋巴瘤。吉西他滨的不良反应是中等的，常见的不良反应有暂时中性白细胞减少症、白细胞减少、血小板减少、皮肤反应、外周水肿、贫血、厌食和疲倦。

(四) 亚硝脲类

雷莫司汀 (ranimustine，cymerine) 由日本田边制药公司开发，为亚硝脲类抗肿瘤药物，分子结构中的氯乙基亚硝基脲基能引起烷基化及氨基甲酰化，故能与癌细胞的 DNA、蛋白质和 RNA 结合，高度抑制 DNA 的合成，且能断裂 DNA 单链。同时还可抑制核糖体 RNA 的合成，从而抑制癌细胞的增殖并杀死癌细胞。1987 年首先在日本上市，上市剂型为注射用粉针剂，规格为 50 mg/ 支、100 mg/ 支，每次剂量为 50 ～ 90 mg/m^2，6 ～ 8 周可注射 1 次，剂量视血常规、年龄、症状而增减。适应证：成胶质细胞瘤、骨髓瘤、恶性淋巴瘤、慢性髓性白血病等。

(五) 激素类

1. 阿那曲唑 (anastrozole，arimidex) 由 ZenecaPharma 公司开发，1995 年 11 月在英国上市。上市剂型为片剂，规格为 1 mg/ 片，使用剂量 1 mg/ 次，1 次 /d。为高选择性芳香化酶抑制剂，抑制雌激素的形成。具有口服吸收迅速、完全，2 h 达血浆峰浓度，1 周内达到血浆稳态浓度的 90% ～ 95%。体内研究表明，1 mg/d 的剂量可降低芳香化酶活性的 95% ～ 97%，抑制雌二醇的水平达 80% 以上，比福美斯坦 (formestane)、氨鲁米特 (aminoglutethimide) 作用更强。本品具有高度特异性，因而无阻断孕激素、雌激素或雄性激素作用。不同于氨鲁米特十不妨碍肾上腺类固醇的产生，因而对皮质醇、醛甾酮或 ACTH 的血浆浓度无明显影响。临床观察 387 例抗雌激素治疗失败的晚期乳腺癌绝经后妇女表明，本品与常规的甲地黄体酮醋酸酯 (megestrolace-tate) 的疗效相同，但无体重增加的不良反应，耐受性良好。适应证：用于治疗绝经后妇女晚期乳腺癌，对他莫昔芬治疗失效的乳腺癌患者也有效。

2. 托瑞米芬 (toremifene/Fareston) 由芬兰 Farmos 公司开发，为雌激素受体抑制剂，与他莫昔芬作用相似，但在细胞核内的滞留时间明显长于他莫昔芬。首先在芬兰上市，上市剂型为片剂，规格为 20 mg/ 片、60 mg/ 片。临床观察对雌激素阳性的乳腺癌患者的有效率为 50%，对转移性乳腺癌有明显疗效，对子宫癌也有疗效。动物研究表明，本品在高剂量时不产生类似他莫昔芬的淋巴结增生或致瘤作用。不良反应轻微。剂量 60 mg/d。

3. 比卡米特 (biealutamide，casodex) 由 Zeneca 公司开发，为非甾体抗雄性激素，阻断肾上腺产生的雄性激素的作用；抑制雄性激素在细胞核受体部位上的结合或吸收。首先在英国上市，上市剂型为片剂，规格为 50 mg/ 片。临床研究表明，本品的耐受性良好，和 LHRH 类似物配合治疗的失败的可能性低于氟他胺 (flutamide) 与 LHRH 类似物的联合治疗，腹泻发生率低于氟他胺。由于前列腺癌是一种常见的老年性疾病，在美国其发病率在男性癌症中位居第二位，并且发病率还在上升，因而此药有很好的应用前景。适应证：可联合黄体生成激素释放激素 (LHRH) 的类似物或手术来治疗晚期前列腺癌。

4. 来普隆 (leuprolide，leuplin，Tap-44 SR) 由日本武田药品工业公司开发，可阻止雄激素释放，用于治疗前列腺癌。首先在日本上市，上市剂型为注射剂，每月 1 次。用于治疗子宫内膜异位、青春期早熟、乳腺癌和子宫纤维瘤。

5. 醋酸戈舍瑞林 (goserelinacetate，zoladex) 由 ICI 公司开发，在法国获准上市，为合成的 LHRH 的类似药物，能促进性腺激素的释放，作用较人体分泌的 LHRH 强 50 ～ 100 倍。长期服用本品可使前列腺癌患者避免手术，达到类似手术的效果。本品间隔 28 d 腹部皮下注射 1 次。适应证：晚期前列腺癌。

三、介入治疗（动脉区域性灌注）在头颈部肿瘤治疗中的应用

(一) 介入医学

介入诊疗学是近 20 年来迅速发展起来的，一门融医学影像学和临床治疗学为一体的新兴边缘学科，涉及人体消化，呼吸、神经、心脏大血管、泌尿、妇科、骨科等多系统疾病的诊断与治疗。尤其对以往不治之症或难治之症，如癌症、心脑血管等开辟了新的治疗途径。我国国家科委、卫生部、国家医药管理局联合召开了介入医学发展战略研讨会，会议确立了介入放射学在医学领域的地位，即介入放射学与内科、外科并列为三大诊疗技术。

1. 概念介入医学是指在现代医学影像设备监视引导下，采用微创技术，以达到诊断和治疗为目的的一门新兴边缘学科。以最小的创伤、最确切的诊断、最佳的疗效、最小的并发症为特点，越来越受到广大医生和患者的青睐。

2. 介入医学的特点

(1) 微创性。

(2) 精确性。

(3) 疗效高、见效快。

(4) 多种技术的联合应用。

(5) 简便易行、可重复性。

(6) 并发症发生率极低。

3. 介入医学的分类

(1) 按目的分类：介入诊断学、介入治疗学。

(2) 按技术分类：血管性介入学（药物灌注、栓塞技术、成形支架、滤器技术）；非血管介入学（穿刺活检、引流技术、异物取除、腔道支架）。

(3) 按临床范围分类：肿瘤介入学、非肿瘤介入学、心脏介入学、神经介入学。

（二）介入治疗

介入疗法是近 30 年发展起来的一门新兴的边缘学科，属于介入放射学研究的内容之一。目前已在肿瘤的治疗上发挥着重要的作用。

1. 概念介入治疗

是指在 X 线电视、CT 及 B 超等影像技术的导向下，用特制的穿刺针将细的导管经人体的自然管道动脉、静脉插入体内病变区域，经导管进行血管栓塞，血管成形、药物灌注、支架置入或引流减压等，使肿瘤内的药物浓度明显高于周围组织的药物浓度，不仅提高抗肿瘤疗效，而且全身不良反应低于常规的全身静脉化疗。包括灌注化疗、栓塞及化疗栓塞三种方法。其中的化疗栓塞即把栓塞与灌注化疗结合起来，疗效优于单纯灌注化疗或栓塞治疗。目前介入疗法已广泛应用于头颈部、腹部、盆腔及四肢肿瘤的治疗。

2. 适应证

①不能切除的肿瘤；②可能切除的肿瘤，术前化疗栓塞；③不愿手术的患者；④其他治疗无效的肿瘤。

3. 治疗范围

目前临床上应用介入治疗的肿瘤：肝癌、肺癌、头颈部肿瘤、胃癌、胆管肿瘤、胰腺肿瘤、盆腔肿瘤及四肢肿瘤等。按照部位归纳如下。

(1) 头颈部：脑膜瘤术前栓塞术、胶质细胞瘤及转移瘤灌注化疗术、甲状腺肿瘤栓塞术、化学感受器瘤栓塞术、眼眶内海绵状血管瘤栓塞术。

(2) 胸部：乳腺癌灌注化疗术、肺癌灌注化疗加栓塞术、食管癌灌注化疗术。

(3) 腹部肿瘤介入治疗：肝癌、肝转移瘤、肝血管瘤、肝腺瘤、胰腺癌、脾脏肿瘤、肾癌术前栓塞及化疗栓塞、肾上腺肿瘤栓塞、肠道肿瘤。

(4) 盆腔肿瘤的介入治疗：膀胱癌、子宫颈癌、卵巢癌、子宫肌瘤、滋养细胞肿瘤。

(5) 肌肉及骨肿瘤的介入治疗。

对于手术不能切除的肿瘤可应用介入治疗，肿瘤缩小后可再行手术切除。因胰腺癌、胆管癌、肝癌等压迫胆管而造成梗阻性黄疸时，可用介入法将导管插入并把胆汁引流出来。对肾积水也同样可用介入法进行肾造瘘减压。这一类的介入治疗称为经导管减压术。该法比外科手术创伤少，适用于年老体弱及较晚期的肿瘤患者。它对解除患者痛苦、减轻症状及延长生存期都有一定作用。

（三）各系统血管内介入治疗

1. 神经系统血管性疾病的介入治疗

(1) 栓塞术：颈动脉海绵窦瘘 (CCF)、硬脑膜动脉静脉瘘 (DAVF)、脑动静脉畸形 (AVM)、颅内动脉瘤、鼻咽部血管纤维瘤、鼻出血、脊髓血管性病变。

(2) 成形支架术：动脉粥样硬化性狭窄、动脉壁纤维肌发育不良或异常发育、动脉炎性狭窄、创伤性狭窄、烟雾病 (MOYAMOYA)。

(3) 溶栓技术：缺血性脑中风。

2. 心脏与大血管的介入治疗冠状动脉成形术、心脏瓣膜病扩张术、主动脉瘤带膜内支架置入术、先天性心脏病的介入治疗、起搏器置入术、射频消融术及其他。

3. 肺部血管病的介入治疗大咯血栓塞术、肺动静脉瘘栓塞术、肺动静脉畸形栓塞术。

4. 腹部血管性病变的介入治疗上消化道大出血、肝破裂栓塞术、脾破裂栓塞术、肾破裂栓塞术、脾亢栓塞术、肾动脉成形术。

5. 静脉内介入治疗下腔静脉成形术、下腔静脉滤器置入术、经颈内静脉肝内门体静脉分流术 (TIPSS)。

(四) 非血管性介入治疗

常用技术如下。

1. 胸腹部病灶活检术。

2. 胸腹部病变引流术。

3. 经皮肝穿门脉造影术。

4. 经皮肝穿胆管引流术 (PTCD)。

5. 腔道狭窄扩张术及支架术。

6. 内镜下逆行胆管造影术 (ERCP) 及介入治疗 (十二指肠乳头切开术、胆总管内碎石术及取石术、鼻胆管引流术)。

7. 胃肠造瘘术。

8. 肌肉及骨骼活检术。

9. 经皮椎间盘切除术。

(五) 常用的介入治疗方法

1. 动脉灌注化疗

灌注化疗是将最有效的化疗药物经肿瘤的滋养动脉注入肿瘤组织中，化疗药使肿瘤组织很快坏死。应用剂量仅为全身用药量的 10% ～ 20%，从而避免了大剂量化疗药的副作用。有很好的应用前景。适用于外科手术不能切除的肿瘤患者的姑息治疗；作为术前化疗使肿瘤缩小，再行外科手术切除；对肿瘤切除术后患者起到预防复发的作用。常用于治疗肝癌、肺癌、头颈部肿瘤、胃癌、胆管肿瘤、胰腺癌、盆腔肿瘤及四肢恶性肿瘤。

(1) 方法及原理：采用赛尔定格 (Seldinger) 穿刺插管技术。常规经右股动脉穿刺插管，将导管有选择地插至全身大部分器官的动脉分支。此部位操作便利，并发症少。介入治疗是以局部治疗为主，同时对全身亦有一定的治疗作用。由于导管选择性地插入病变器官动脉内，病变局部药物浓度达到 100%。通过病变器官代谢消耗部分药物，其余经病变器官静脉回流进入体循环，这时相当于药物通过静脉途径注入，药物流遍全身并每循环 1 周以一定的百分比再循环进入病变器官。

(2) 药物选择原则及适应证：动脉灌注化疗药物具有高浓度、大剂量一次性给药的特点，一般情况下每月 1 次，3 次为 1 个疗程。

选择药物的原则为：①细胞周期非特异性杀伤药，这类药物对细胞各个分裂周期均有效；②对特定肿瘤敏感的药物；③联合用药方案，采用细胞周期非特异性药物与对特定肿瘤敏感药物同时应用，有利于提高疗效。

常用药物有：表柔比星 (EADM)、丝裂霉素 (MMC)、氟尿嘧啶、亚叶酸钙 (CF)、吡柔比星 (THP)、顺铂 (DDP)、卡铂 (CBP)、达卡巴嗪 (DTIC) 等

适应证：原发性肝癌、肝转移瘤、支气管肺癌、胰腺癌、肾癌、盆腔恶性肿瘤 (包括卵巢癌、宫颈癌、阴道癌等)。也可用于头颈部肿瘤、食管中下段癌、胃癌、结肠癌、直肠癌等不宜手术者及四肢恶性肿瘤。对病灶大、不宜手术者通过灌注化疗使肿瘤缩小后再行手术切除。

(3) 步骤：动脉灌注常用的穿刺动脉是股动脉或腋动脉。整个插管操作是在 X 线电视监视下进行，将导管选择性插入动脉后应先行动脉造影，了解血管分布、肿瘤的动脉供血情况与侧支循环等。当导管到位后，则可注入抗肿瘤药。常用抗肿瘤药物有丝裂霉素、甲氨蝶呤、氟尿嘧啶、顺铂、多柔比星、博来霉素等。动脉灌注抗肿瘤药的基本原则为尽可能使导管头接近肿瘤供血区域，这样可以提高疗效，减少不良反应和并发症。

(4) 不良反应及处理原则：经动脉灌注化疗后出现的不良反应轻于全身静脉化疗。常可出现恶心、呕吐、食欲减退等消化道反应，一般可持续 5 ～ 7 d。腹腔动脉或肝动脉灌注时化疗药物反流入胃十二指肠动脉，可引起胃炎或胃溃疡等并发症，由于使用了有效的止吐药，例如昂丹司琼 (昂丹司琼)、格雷司琼 (康泉) 等，消化道反应变得很轻微，部分患者不出现消化道反应；肝动脉内灌注化疗也可引起肝功能暂时性损害，但一般均能较快恢复。也可能引起轻度的肾功能损害。这在动脉化疗中都需加以预防。另外，反复多次大剂量动脉灌注还可以发生骨体抑制，应引起注意。术后处理原则：主要包括对症治疗、常规输液及使用止吐、消炎药，肝癌患者加保肝药等。

2. 动脉栓塞疗法

目前栓塞疗法用于肝癌、肾癌、盆腔肿瘤及头颈部肿瘤等治疗。动脉栓塞疗法是经导管注入栓塞物将肿瘤的滋养动脉栓塞，使肿瘤组织缺血坏死，还可选择性地阻断肿瘤组织局部的动脉供给，达到姑息治愈的目的。这种疗法现已广泛地应用于临床，尤其多用于肿瘤大、不宜手术切除或晚期肿瘤的姑息治疗。还可用于术前控制出血。其中注入的物质称为栓塞剂。目前栓塞剂的品种很多，常见的有：

(1) 自体凝血块和组织：这是最早应用的一种栓塞剂，在 1 ～ 2 d 内可被吸收，使血管再通。因此是一种短效的栓塞剂，不适用于肿瘤的姑息治疗，多用于紧急止血。

(2) 吸收性明胶海绵：是临床上应用最多的一种栓塞剂，优点是安全无毒，取材方便，一般。在 7 ～ 21 d 后被吸收，吸收后血管可以再通，是一种中效栓塞剂。

(3) 无水乙醇：为一种液态的栓塞剂。其栓塞机制是造成与微小血管内损伤，血液中蛋白质变性，形成凝固混合物而起栓塞作用。为一种很好的长效栓塞剂。

(4) 不锈钢圈：可以制成不同大小，以适合要栓塞的血管。也属于一种长效的栓塞剂，但只能栓塞动脉近端，易建立侧支循环。

(5) 聚乙烯醇：是一种无毒性、组织相容性好，在体内长期不被吸收的长效栓塞剂。

(6) 碘油乳剂：可通过肝动脉注入，并滞留在肿瘤血管内产生微血管栓塞，还可以混合抗癌药物或标记上放射性核素，进行化疗或内放射治疗。

(7) 微囊或微球：微囊可包裹抗癌药物，如丝裂霉素微囊、顺铂微囊、甲氨蝶呤微囊等进行化疗性栓塞。也可包裹放射性核素，做内放射治疗。另外，还有一些栓塞剂如组织黏合剂、硅酮、可脱离球囊等也已用于临床。

在治疗过程中，几乎所有患者在栓塞治疗后都会出现“栓塞后综合征”，即有恶心、呕吐、局部疼痛和发热等症状，这些症状出现的严重程度因人而异，一般症状维持 3 ～ 7 d，对症处理后均可缓解。由插管引起的并发症有局部血肿、动脉内膜损伤、动脉夹层、动脉狭窄、阻塞及假性动脉瘤形成。非靶器官被栓塞，是栓塞疗法的一种严重并发症，如脾梗死、胰腺梗死、肾梗死、胆囊坏死、肠坏死等。做肝动脉栓塞时，常可导致胃炎、胃溃疡。栓塞疗法还有可能导致肝、肾衰竭的并发症。以上种种不良反应或并发症应在实行栓塞疗法的同时密切观察，以便及时处理。

3. 经导管减压术主要是用于缓解肿瘤对胆管或泌尿道的压迫所造成梗阻症状。由于这种方法比外科手术创伤小，尤其适于年老体弱的患者，因而受到较广泛的应用。如：

(1) 经皮穿刺和肝胆管减压引流术：用于治疗胰腺癌、胆管癌、胆囊癌、肝癌及肝门转移性肿瘤引起的梗阻性黄疸，也可作为术前胆管减压，为外科手术做准备。

(2) 经皮穿刺肾造瘘减压术：常用于肾盂输尿管交界处肿瘤所致的压迫、严重肾盂积水或积脓、腹膜后肿瘤压迫、肿瘤放疗后或术后所致输尿管狭窄等。绝大多数患者在充分引流后可取得症状明显缓解和一般情况改善，配合其他抗癌治疗则效果更好。

经导管减压术是一种高度侵入性的治疗方法，所以可能发生一定的并发症。如菌血症、胆血症、血管胆管瘘、动静脉瘘、输尿管或肾盂穿孔、肾周感染、各种内出血及某些胸腔并发症如气胸、血胸、胆汁胸等。另外导管脱落也是术中常见的一种并发症。肿瘤的介入疗法近年来发展较快，随着影像技术的不断提高以及介入疗法在临床使用经验的不断积累，它将日趋完善，成为不可缺少的肿瘤治疗新方法。

四、化疗在头颈部肿瘤治疗中的研究进展

(一) 化学治疗概念

化疗，即用化学药物进行肿瘤的治疗。药物治疗肿瘤已有悠久历史，但使用化学方法合成或从其他物质中提取出来的化学药物治疗肿瘤，则始于 20 世纪 40 年代。这些药物能作用在细胞生长繁殖的不同环节上，抑制或杀灭肿瘤细胞，从而达到治疗的目的。在肿瘤治疗中发展最快的是化学药物治疗，它已成为当今临床治疗肿瘤的重要手段之一，属于肿瘤的全身治疗方法。随着化学药物种类的逐渐增多，用药方法的不断改进以及临床经验的不断积累，疗效日益提高，化疗也已从以前的姑息性治疗向根治性治疗阶段过渡。过去的化疗均以全身治疗为主，现在可用化学药物进行局部治疗，如介入疗法等，这样可以充分发挥药物的治疗作用，避免全身不良反应。化疗适应证：用于治疗晚期患者、手术或放疗的辅助化疗、新辅助化疗。

(二) 头颈部肿瘤学

1. 概述由于头颈部是人体重要器官集中的部位，器官、部位不同，类型各异，生物特性也各具特点。因此头颈肿瘤学为集中多学科理论和技术于一体，包罗多种类型肿瘤防治研究的专科领域在肿瘤医学中独具特点，占有一定的重要地位。解剖学上，头颈部肿瘤包括自颅底到锁骨上、颈椎以前这样一个解剖范围的肿瘤，以恶性肿瘤为主。包括头面部软组织、耳鼻咽喉、口腔、涎腺、颈部软组织、甲状腺等部位的肿瘤。通常不包括颅内、颈椎肿瘤及眼内肿瘤。

2. 发病率目前在美国、英国等国家，对恶性肿瘤患者的统计是采用全国联网登记注册的办法，将全国范围所有中肿瘤患者统计在内。在我国及世界上多数国家，恶性肿瘤发病统计都是采用省、市检测点的办法进行的。我国的肿瘤统计资料包括北京市、天津市、上海市、武汉市、哈尔滨市等大城市市区及河北、河南、江苏、浙江、广西及福建等省的肿瘤检测点。

头颈部恶性肿瘤不同国家，不同地区，不同民族，不同人种以及不同时期，发病率不尽相同。在美国华人中，男性头颈部恶性肿瘤占全身的 11% 以上，女性则不足 10%。男性发病率较高的是鼻咽癌，其次是甲状腺癌、口腔癌和喉癌；女性高发是甲状腺癌，其次是鼻咽癌、涎腺肿瘤。在日本，男性发病率较高的是喉癌，其次是口腔癌；女性高发为甲状腺癌，其次是口腔癌。在我国，头颈部肿瘤发病率较一般疾病低，占全身癌瘤的 16.4% ～ 39.5%。根据北京市的统计资料为 8/10 万，男性喉癌占首位，其次为鼻咽癌、口腔癌；女性以甲状腺癌占首位，其次为口腔癌。据上海统计，在 12/10 万人口左右；男性发病率首位是鼻咽癌，其次为喉癌。女性首发甲状腺癌，其次是鼻咽癌。在肿瘤专科医院，由于收治的患者集中为肿瘤患者，因此，发病部位的构成有所不同。例如上海市肿瘤医院及广州市肿瘤医院统计，头颈部恶性肿瘤占全身恶性肿瘤的 32% 及 40%。

3. 病理学及分期

头颈部解剖复杂，三个胚叶组织均存在，其组织病理类型很多，造成临床过程各有其特点常需要临床医师根据不同组织不同病理分型，在不同器官上给予相应处理。一般常见鳞状上皮细胞癌，其次为各类腺癌、肉瘤少见。TNM 分类及分期，恶性肿瘤的 TNM 分类分期方法是国际抗癌联盟根据实际应用情况不断修订，已是第 5 版。但目前采用的方法只着重于肿瘤侵犯范围的解剖学划分，对于宿主与肿瘤之间的有机反应尚不能表达。近年来提出肿瘤的生物学分期，以探讨区分机体对肿瘤的不同反应，寻找适合于调整机体反应有利于根治肿瘤的治疗方案。

4. 诊断肿瘤患者的诊断

需要明确肿瘤的性质及肿瘤的范围，前者依靠病理诊断，后者依靠医师综合分析患者主诉并进行的各项临床检查。肿瘤患者在治疗前要确定原发灶侵犯的范围有无区域淋巴结转移及可能存在的远处转移。首先是耳鼻咽喉部、口腔颌面部及颈部的体检。其次是实验室化验及各种影像学检查，如常规 X 线、B 超、CT 及核素检查及磁共振成像、正电子发射断层扫描 (PET) 等。

(三) 头颈部肿瘤的化学治疗

在我国，头颈部肿瘤具有血管丰富、神经密集、功能重要、相互影响较大、手术切除难度较高、易损伤临近器管、面部可造成畸形等特点。放疗、化疗可造成骨髓抑制，危及生命。所以对头颈部肿瘤治疗应多方考虑，慎重选择。祖国医学对此病均有详细的记载，在辨证施治的基础上采用中西医结合保守疗法治疗方面积累了丰富的经验，取得了显著疗效。

1. 单药化疗

(1) 单药甲氨蝶呤方案：40 ～ 60 mg/m^2，静脉注射，第 1 日；每 7 日 1 次。

(2) 单药紫杉醇方案：G-CSF 支持，紫杉醇 250 mg/m^2 静脉注射，第 1 日；每隔 21 d 重复。也可应用单药顺铂、卡铂、5-FU 及博来霉素、异环磷酰胺等。

2. 联合化疗方案

(1)IDF 方案 (顺铂十氟尿嘧啶)：顺铂 30 mg/m^2(亦可 100 mg/m^2 一次性应用)，静脉滴注第 1 ～ 3 日；氟尿嘧啶 1000 mg/m^2，第 1 ～ 3 日 (应持续 24 h 静脉滴注)；每隔 21 d 重复。DF 方案 (卡铂 + 氟尿嘧啶)：卡铂 300 mg/m^2，静脉滴注，第 1 日；氟尿嘧啶 1000 mg/m^2，第 1 ～ 3 日 (应持续 24 h 静脉滴注)；每隔 21 d 重复。

(2) 紫杉醇 + 卡铂方案：紫杉醇 175 mg/m^2，3 h 静脉输注，第 1 日；卡铂 1 ～ 2 h 连续输注，第 1 日；21 重复。

(3)CBM 方案：顺铂 20 mg/m^2，2 h 静脉输注，第 1 ～ 5 日；博来霉素 10 mg/m^2，连续输注，第 3 ～ 7 日；甲氨蝶呤 200 mg/m^2，2 h 静脉输注，第 15，21 日；亚叶酸钙 (CF)20 mg，每 6 h1 次，在每次甲氨蝶呤投药后 1 h 后开始服药；每 4 周重复，2 个疗程。

(4)CABO 方案：顺铂 20 mg/m^2，2 h 静脉输注，第 1 ～ 5 日；甲氨蝶呤 40 mg/m^2，静脉滴注，第 1+15 日；博来霉素 10 mg/m^2 静脉注射，第 1，8，15 日 (总剂量为 40 mg)；硫酸长春新碱 2 mg，静脉注射，第 1，8，15 日 (总共 6 次)。

(5)Ip 方案：异环磷酰胺 1500 mg/m^2，30 min 静脉输注，第 1 ～ 5 日；(需要美司钠解救)；顺铂 10 mg/m^2，30 min 静脉输注，第 1 ～ 5 日；每 4 周重复。

(6)TIP 方案：紫彬醇 175 mg/m^2，3 h 静脉输注，第 1 日；异环磷酰胺 1000 mg/m^2，2 h 静脉输注，第 1 ～ 3 日 (需要美司钠解救)；每 3 ～ 4 周重复。

(7)PIC 方案：紫杉醇 175 mg/m^2，静脉滴注，第 1 日；异环磷酰胺 1 g/m^2，静脉滴注，第 1 ～ 3 日；美司钠 400 mg/m^2，静脉注射第 1 ～ 3 日；顺铂 60 mg/m^2 静脉滴注，第 1 日；每 4 周重复。

3. 复发的鳞癌 DF 失效后二线方案一抢救治疗。NMB 方案：去甲长春碱 (诺维本)20 mg/m^2，静脉注射第 1，8 日；甲氨蝶呤 50 mg/m^2，静脉注射，第 1，8 日，博来霉素 15 mg/m^2，静脉注射，第 1 日。

4. 晚期头颈部癌 (不能手术者)DIF 方案：顺铂 60 mg/m^2，静脉滴注，第 1 日；氟尿嘧啶 350 mg/m^2，静脉滴注，第 1 ～ 4 日；亚叶酸钙 50 mg/m^2 静脉注射，第 1 ～ 4 日；每 3 周 1 周期，共 3 周期，放疗同步进行。

5. Ⅳ期头颈部癌 (不能手术者) 改良的 DLF 方案：顺铂 25 mg/m^2，静脉滴注，第 1 ～ 5 日；氟尿嘧啶 800 mg/m^2，静脉滴注，第 2 ～ 6 日；亚叶酸钙 500 mg/m^2，静脉滴注，第 1 ～ 6 日；每隔 28 d 重复。

6. 不能手术，Ⅱ，Ⅳ期头颈部肿瘤博来霉素 10 mg/ 次，静脉注射，每周 2 次，共 3 周，总量 60 mg。放疗 2.5 Gy/2 周，总量 50 Gy。

7. 口腔或皮肤癌 PBF 方案：顺铂 100 mg/m^2，静脉注射，第 1 日；博来霉素 15 mg/m^2，静脉滴注，第 1 ～ 5 日；氟尿嘧啶 650 mg/m^2；静脉滴注，第 1 ～ 5 日；每 4 周重复。

五、常见的几种头颈部肿瘤的化疗

(一) 鼻咽癌

鼻咽部可发生多种类型的恶性肿瘤，但癌占绝大多数 (99% 以上)，且大多为低分化或未分化癌。据估计世界上80%的鼻咽癌患者发生在我国南方各省，广州及其邻近区域尤为常见。鼻咽癌发病年龄由30岁开始迅速上升，50～59岁组达最高峰。男女性之比为2.5:1～4:1。由于癌瘤原发部位较隐蔽，恶性程度较高，自然生存时间平均仅为18.7个月。

1. 鼻咽癌化疗的指征

(1) Ⅳ期患者以及Ⅳ期有明显淋巴转移者；

(2) 任何病人怀疑有远处转移者；

(3) 颈部区域淋巴结巨大块状转移作放疗前诱导性化疗；

(4) 作为放疗前增敏作用的化疗；

(5) 作为放疗或手术治疗后辅助性化疗。

2. 常用联合化疗方案

(1)CBF方案：环磷酰胺600～1000 mg/次，静脉注射，第1、4天应用。争光霉素15 mg/次，肌肉注射，第1、5天应用。5-氟尿嘧啶500 mg，静脉注射，第2、5天应用，疗程结束后休息、1周，共用4个疗程。有效率为60.8%。

(2)PFA方案：顺氯氨铂20 mg和5-氟尿嘧啶500 mg，静脉滴注5天；阿霉素40 mg，疗程第1天静脉注射。3～4周后重复一次，有明显缩小肿瘤作用。

(3)PF方案：顺氯氨铂20 mg/m^2和5-氟尿嘧啶500 mg/m^2，静脉滴注，连用5天后休息2周，可用2～3个疗程。此方案可用于放疗前使肿瘤缩小，或用于单纯化疗的病例，有效率为93.7%。

(4)3. 区域动脉内插管灌注化疗

(5) 对上行性和放疗后局部复发的鼻咽癌可采用动脉插管化疗。可选择颞浅动脉或面动脉逆行插管。常选择作用力强而作用时间短的几种化疗药物的联合或序贯治疗。给药前先注入2%普鲁卡因2 ml，以防止动脉痉挛，再注入抗癌药物，然后以2.5%枸橼酸钠溶液充满管腔，封闭管端。如需连续用药可用加有肝素溶液100 ml和抗癌药物的5%葡萄糖盐水1500 mg，24小时连续滴注。

(6) 目前全球近4000万癌瘤患者临床使用的抗癌药物多是细胞毒物质，它们在体内的降解和代谢产物严重影响人的正常生理功能，抑制骨髓、恶心呕吐和肝功能障碍。因此提升免疫增强抵抗力，抑制癌细胞增生，是癌瘤患者增加存活率，延长生命的重要途径。

(7) 鼻咽癌患者放疗后的5年生存率约为50%左右，影响5年生存率的主要因素为癌瘤的复发和转移。近年来研究表明，鼻咽癌放疗后5年累积复发率为25%，其转移率为22%，如何减少患者的复发率和转移率，从而减少患者的病死率，是提高鼻咽癌患者生存率的关键，故康复治疗显得更为迫切和需要。

(二) 鼻腔及旁鼻窦癌

鼻腔及旁鼻窦癌除早期外，临床表现相似，甚难辨别其原发部位，故一般常将二者视为一个整体。本病在头颈部癌中并不少见。国外以南非的班图发病率最高，发病率为4.3/10万，占全部恶性肿瘤的6%。日本亦较多见，其发病率与喉癌相似。美国较少见，占头颈部癌的0%，年均发病率为0.7/10万，年新患2000人，80%为上颌窦癌，男与女之比为2:1，大多数患者在40岁以上，60～70岁发病率最高。而国内的统计资料中显示，据天津市肿瘤发病率统计资料，鼻腔及旁鼻窦癌的年发病率为 0.8/10 万，男性较多，为 0.9/10 万，女性为 0.6/10 万，占全部恶性肿瘤的 0.5%。在鼻腔及旁鼻窦癌中，以鼻腔及上颌窦患病最多。鼻腔及旁鼻窦癌的治疗主要以手术和放疗为主。但对于难治性肿瘤采用综合治疗已逐渐被广泛的采用。根据不同的组合，综合治疗大致可分为手术、放疗综合；动脉化疗、放疗综合；动脉化疗、放疗及刮除术综合三类。常用的化疗药物为 5-FU，MTX，BLM，DDP。

(三) 口腔肿瘤

口腔的解剖概念有广义和狭义之分，狭义的口腔系专指固有口腔而言，即包括牙、牙龈、唇内侧黏膜、前庭沟、颊黏膜、舌体 (舌前 2/3) 以及口底诸解剖结构在内。广义的口腔则还包括唇红黏膜。以及舌根 (舌后 1/3)、腭扁桃体、咽侧壁、咽后壁和软腭等口咽部诸结构在内。

口腔肿瘤的治疗包括外科手术、放疗、化疗、中医中药治疗以及其他特殊治疗。目前认为，除早期及未分化癌外，均应以手术治疗为主，或采用以外科为主的综合疗法。化疗常用的方案可为：

1.PB 方案每 4 周重复，顺铂 120 mg/m^2，静脉滴注，第 1 日。

2.TPF 方案动脉注射化疗，吡柔比星 20 mg/m^2，动脉注射，第 1 日；顺铂 50 mg/m^2，静脉滴注，第 2 日；氟尿嘧啶 250 mg，动脉注射，后随 250 mg，动脉注射第 3 ～ 7 日；每 4，周重复。

牙龈癌：牙龈癌在口底癌中仅次于舌癌居第二位。多见于 40 ～ 60 岁，男多于女。临床同期多发性牙龈癌的患者可见，其发生原因尚不完全清楚。治疗上由于牙龈癌早期侵犯骨质，故其治疗方法主要是手术，其他均为综合治疗的辅助措施，或仅用作姑息治疗。牙龈癌的 5 年的生存率较好，其中下牙龈癌的预后较上牙龈癌好。

口底癌：口底癌是指发生于口底黏膜的癌，应与舌下腺起源的涎腺癌相区别。后者应称为三下腺癌。在西方国家，口底癌发病率仅次于舌癌。在我国，舌癌虽居口腔癌首位，但口底癌并不多见，仅占 5.02%，居口腔癌末位。好发年龄 40 ～ 60 岁。

腭癌：腭癌系指硬腭癌而言，软腭癌将归属口咽癌；从病理类型上主要指鳞状上皮癌而言。腭癌在我国并不多见。腭癌在唇癌、口腔癌的比例中呈逐年下降趋势，已从 17.77% 降至 9.24%。腭癌多见于男性，男女比例为 3:2，多发年龄 50 岁以上。腭癌的发生与烟、酒有较密切的关系，尤多见于嗜烟者。此外亦可见于咀嚼烟叶及其他刺激晶的患者。治疗上以手术为主，放疗效果不佳。对早期、全身情况不能耐受手术者，原发灶可考虑冷冻治疗。腭癌的 5 年生存率为 66%。晚期及有淋巴结转移者 5 年生存率仅为 25%。

舌癌；舌癌在口腔癌中最常见。近年来的资料表明，女性舌癌发病率有明显上升的趋势，而且患病年龄亦趋向年轻化。舌癌 85% 以上发生在舌体，舌根癌中还有一部分属涎腺或淋巴组织来源。舌体癌最好发于舌中 1/3 侧缘部，占 70% 以上，其他可发生于舌腹 (20%)、舌背 (7%)。最少见于舌前 1/3 近舌尖部。早期高分化的舌癌可考虑放疗、单纯手术切除或冷冻治疗，晚期应采用综合治疗 (手术、放疗、化疗、中医中药、免疫治疗)。晚期病例可术前诱导化疗。舌癌对化疗敏感，可望提高患者的生存率。

唇癌：唇癌在西方国家很常见，其构成比可为舌癌的 4 倍；口腔癌的 3 倍，与此相比，在我国唇癌并不多见。唇癌好发于男性，男女为 4:1。40 岁以上患者几乎占全部病例的 90%，此中又一半在 60 岁以上。唇癌治疗以手术为主，预后较好。

颊癌：颊癌是一种常见的口腔癌，颊癌的发生率在不同的国家和地区，其在口腔各部位癌瘤的构成比有显著的差异。在美国，颊癌占口腔癌的 2% ～ 10%，居口腔各部位癌中的第 6 ～ 8 位。

在口腔癌发病率高发的东南亚、中亚、尤其是南印度地区，口腔癌占全身癌瘤的 15% ～ 23%，而颊癌可高达 50%。在我国不同地区，颊癌在口腔各部位癌的构成比中亦有显著差异。统计学研究发现不同人种对颊癌的发生无显著影响，但性别上有明显的差异。男女之比目前为 2:1 ～ 3:1，与舌癌及口腔癌一样，女性患者有明显的上升趋势。治疗上由于颊癌呈浸润性生长。局部复发率高，除局限、范围小、浸润表浅的颊黏膜癌 (T_1)，可考虑采用单纯的冷冻及放疗外，对中、晚期患者，目前多应用以手术为主的综合治疗。常用的综合治疗方案包括术前化疗配合手术治疗，术前加热化疗配合手术治疗或者术前放疗配合手术治疗。术后放疗仅用于切除边界可疑，或有残留者。其中术前化疗又称诱导化疗，是目前颊癌综合治疗方案中最常用而效果肯定的重要措施。由于术前化疗的应用，使颊癌的 5 年生存率有了明显的提高。术前用药可单一用药，也可联合用药，给药途径可采用静脉注射全身用药，也可经颈外动脉分支灌注区域浓集性给药。药物可选择平阳霉素、顺铂、氟尿嘧啶以及甲氨蝶呤，对颊癌及其他头颈部鳞癌与腺癌均有较好的疗效，已成为目前最常用的术前化疗药物。临床上对于鳞状细胞癌可应用 CDDP+ PYM 联合化疗，其中 CDDP20 ～ 30 mg 或者 80 ～ 100 mg/m^2 经插管动脉滴注，第 1 日 (必须在化疗前后进行水化及用甘露醇利尿，以降低毒性，提高疗效。)，PYM10 ～ 15 mg 动脉滴注，第 2 ～ 8 日 1 次 /d。(疗程中每日经动脉滴入 DMZ10 mg 或氢化可的松 250 mg，以减轻局部药物反应)；也可应用 PYM+5-FU 联合方案，PYM10 ～ 15 mg，1 次 /d，第 1 ～ 7 日；5-FU250 mg 经插管动脉滴注，1 次 /d，第 1 ～ 7 日。临床上对于腺源性上皮癌还可应用 VCRJ-5-FU 联合方案 (VCRlmg 稀释后动脉注入，1 次 /d，第 1 日；5-FU250 rug 经插管动脉滴注，1 次 /d，第 1 ～ 7 日) 化疗结束后，必须进行疗效评估，一般在术后 2 ～ 3 周，局部药物反应消退后，即行肿瘤切除术。

(四) 口咽癌

口咽癌原发肿瘤较少见，以恶性为主。据美国报道，口咽癌年发病率为 1.6/10 万，占全身恶性肿瘤的 0.5%。至今发病的确切病因不明。据流行病学研究，饮酒造成口腔咽喉肿瘤的相对危险性为 3.7 ～ 9，如果大量长期吸烟加烈性酒，危险性可成倍增加。国内资料表明，病理类型以上皮癌占多数，在 58% ～ 84%。多位于腭扁桃体区，占 55.6%；腭扁桃体区肿瘤中鳞癌占 37.1%，腺癌多位于舌根，其中 63% 病例为囊性腺样上皮癌。口咽部好发淋巴瘤，北京及上海两组资料中淋巴瘤各占 27% 及 31%。口咽部恶性肉芽肿常和鼻面部肉芽肿同时发生，也可先出现在咽部，病变广泛。近年来，临床病理研究倾向于诊断为中线恶性网织细胞增生病，或为外因性 T 细胞淋巴瘤。口咽部肿瘤的治疗由于口咽部肿瘤分化差、淋巴瘤较多，或口咽部组织大面积切除后修复困难，造成功能损害。故而以往常用放射线，较少采用手术治疗。近年来由于手术整复技术的进展，各类带血管供应的组织办的应用，对于病期较晚，放疗难以控制的病例，可行根治性手术，已获得较好的疗效。化疗可配合放疗或手术综合治疗。化疗可应用氟尿嘧啶、顺铂、卡铂单药或联合化疗。淋巴瘤者，按照淋巴瘤的标准治疗方案治疗。

(五) 喉咽及颈段食管癌

喉咽部或称下咽部的恶性肿瘤较少。在我国食管癌多见，但位于颈段的也少。据美国资料，喉咽癌年发病率为 0.8/10 万，颈段食管癌为 0.35/10 万。喉咽及食管恶性肿瘤中 95% 左右为鳞状上皮癌，其他少见。喉咽癌及颈段食管癌在Ⅰ，Ⅱ期时可单独采用放射线或手术，生存率大致相同。但晚期患者宜以多手段综合治疗。近年来诱导化疗开展，即先用化学药物治疗，以期缩小或消灭肿瘤，然后再行放疗或手术。更有主张以保存器官为目的，先用化疗，达到临床完全有效后，再用根治性放疗，以期控制一部分病例，避免手术，只对化疗放疗反应不佳者再手术治疗。早在 20 世纪 80 年代以来，提出应用生物反应调节剂来调节机体防御功能，提高机体抗癌能力，可用做辅助治疗。常用的药物有卡介苗、OK-432(链球菌制剂)、多糖类制剂、胸腺素、干扰素、转移因子、白细胞介素等。喉咽及颈段食管癌的预后较差。

(六)喉癌

喉癌发病率占全身恶性肿瘤的 5.7% ～ 7.6%，在耳鼻喉科领域中仅次于鼻咽癌和鼻腔、鼻窦癌，居第三位。好发年龄为 50 ～ 70 岁。我国以东北地区发病率最高，患病者中男性居多，其病因尚不十分清楚，但空气污染重的城市高于污染轻的城市。

不同国家、地区、性别及年龄，喉癌的发病率也有较大差异。世界各地以法、意、巴西及西班牙等国的一些地区喉癌发病率最高，为 15/10 万～ 17.6/10 万。男性高于女性的发病率。临床病理上可见喉癌前病变(喉角化症、喉乳头状瘤、慢性增生性喉炎)、鳞状细胞癌(原位癌、浸润性癌、疣状癌)其他恶性肿瘤(类癌、纤维肉瘤)。目前治疗喉癌主要采用外科手术；放射治疗也是根治手段之一，须结合病变部位及扩展程度而作适当选择。原则上早期癌宜首先考虑放疗，其疗效并不亚于手术，而且可以保留较满意的语言功能；晚期癌则多倾向于放疗与手术综合治疗；颈淋巴结转移癌则以手术治疗为主。Eisbruch 认为喉癌的治疗不仅要达到控制肿瘤，还要保护喉功能。在晚期喉癌的治疗中，标准放疗加化疗的疗效优于标准放疗，非常规分割放疗的疗效优于标准放疗，非常规分割放疗加同期化疗疗效优于非常规分割放疗。常用的化疗药物为 DDP 和 5-FU。

(七)耳部肿瘤

1. 中耳乳突癌

中耳乳突癌占耳部癌的 1.5%，占全身癌的 0.06%。据国内外统计，其发病率为 1:1324 ～ 1:4000。常好发生于外耳道后壁深部的鳞状上皮。若鼓膜已经穿孔，癌瘤容易侵入中耳。中耳乳突癌可由乳突气房黏膜经感染后转变而来，受感染后，由于鼓室内空气所含 O_2 和 CO_2 化碳比例发生变化，或因血循环和营养障碍，鼓室黏膜上皮可演变成复层扁平上皮。男女发病率为 34:1，发病年龄多为 40 ～ 60 岁。病理上多见鳞状细胞癌，基底细胞癌、腺癌少见。治疗上首选手术和放疗。化疗应用于晚期不能手术、放疗者。常用的化疗药物以顺铂、氟尿嘧啶、平阳霉素为主，联合化疗的疗效优于单药。

2. 颈静脉球体瘤

颈静脉球体瘤是一种起源于化学感受器的血管瘤样肿瘤，也称为非嗜铬性副神经瘤或化学感受器瘤、鼓室体瘤等。临床表现为单侧搏动性耳鸣、轻度传导性耳聋和耳部闷胀感，晚期可出现多组颅神经的症状。目前认为，球体细胞不仅是化学感受器还具有神经内分泌功能。本病在组织学上虽属良性，但常表现为局部破坏或向邻近组织及骨壁侵蚀，肿瘤生长主要按解剖通道扩展，很少恶变。少数有远处转移，可见于肺、颈淋巴结、肝、脾、脊柱、肋骨等处。本病生长缓慢，多见于中年女性。Hurst 把其分为三类：鼓室体球瘤、颈静脉球体瘤和迷走神经内球体瘤。治疗上以手术切除或先手术后放疗为主。

（八）涎腺肿瘤

涎腺肿瘤的发病率为 1/10 万～ 2/10 万，仅占头颈部肿瘤的 3%～ 4%。涎腺分为大、小两组，大涎腺成对，称腮腺、颌下腺及舌下腺。小涎腺为数众多，弥散分布于口腔及上呼吸道黏膜下层。涎腺肿瘤 80% 发生于腮腺，其中良性肿瘤占 2/3。舌下腺 95% 以上系恶性。其他腺体良恶性肿瘤各占 1/2。涎腺肿瘤中女性患者多于男性，高峰年龄在 30 ～ 50 岁。涎腺肿瘤治疗以外科治疗为主，治愈的关键在于首次手术是否彻底。良性肿瘤采取正确术式，可获得根治性效果。即使是恶性，术后辅助放疗也能获得甚佳的疗效。手术切除不完整，包膜破损都是导致治疗失败的主要原因。而涎腺癌的化学药物治疗疗效尚处于研究阶段。Kaplan 等在 Suen 等工作的基础上，报道了涎腺癌的化疗以及他们自己的病例共 116 例的治疗效果，表明 CDDP，ADR 和 5-FU 单用和联合化疗的效果较好。116 例中，腺样囊性癌 65 例采用上述单一药物治疗者有效率在 40%。但有效维持时间较短，很少超过 8 个月，局部反应效果如肿块缩小及疼痛减轻等优于远部位转移灶。

（九）颌骨恶性肿瘤

颌骨恶性肿瘤的组织来源是多方面的，有牙源性和非牙源性，同时尚可来自身体其他部位癌肿的转移，如肝癌、肾癌、肺癌、甲状腺癌等的颌骨转移性癌。

1. 中央性颌骨癌主要是颌骨内的牙胚成釉上皮的剩余细胞、面突融合时的残余胚胎上皮以及牙源性囊肿衬里和造釉细胞瘤恶变所发生而来的鳞状上皮细胞癌，比较少见。治疗上以彻底根治手术为原则。

2. 颌骨骨肉瘤为高度恶性的骨源性肿瘤。由成骨性纤维组织发生肿瘤，以直接形成骨和骨样组织为特征。损伤及放射线可能为诱发因素。好发于青年人，男性较女性多见。有 5% 发生于颌骨，下颌骨较上颌骨多见。治疗上应首选根治性手术切除。术后并采用化学药物等的综合治疗，能提高其生存率。

3. 颌骨软骨肉瘤在颌骨部位比较少见，原发性软骨肉瘤多见于 20 岁以内的青年，肿瘤发展快，预后差。周围型软骨肉瘤，由软骨瘤逐渐转化恶变而来。年龄越大，发展较慢，预后稍好。治疗上应做根治性手术。对放化疗不敏感。

（十）甲状腺肿瘤

不同国家、地区的甲状腺癌的发病率不同。在一些沿海城市较多见，且有上升趋势。甲状腺癌的病理分类主要分为乳头状癌、滤泡癌、髓样癌及未分化癌四类。其各类的治疗方法分别叙述如下：

1. 乳头状癌乳头状癌是甲状腺癌中最多见的一型，占甲状腺癌的 59.9% ～ 89%。其中甲状腺隐性微小癌可较长时间保持隐性状态。而不发展成临床癌。其治疗方案如下：

①首选手术治疗。

②可以放疗，但由于甲状腺乳头状癌对放射线敏感性较差，且甲状腺的邻近组织，如甲状软骨、气管软骨、食管以及脊髓等，均对放射线耐受性较低，导致大剂量照射常造成严重合并

证，一般不宜采用。

③对于甲状腺癌的远处转移及其某些的辅助治疗者，在手术后可应用 ^{131}I 治疗。

④内分泌治疗。甲状腺素可抑制脑腺垂体促甲状腺激素的分泌，从而对甲状腺组织的增生及癌组织的生长起到抑制作用。内服甲状腺素后，可阻断 TSH 对 TRH 的反应。因此，患者术后口服甲状腺素对预防复发和治疗晚期甲状腺癌有一定的作用。一般认为，对生长缓慢的甲状腺分化型癌疗效较好。

⑤化疗。主要用于不可手术或远处转移的晚期癌。单药化疗：应用多柔比星、顺铂或者博来霉素。联合化疗：多柔比星 + 顺铂 (多柔比星 60 mg/m^2，静脉注射，第 1 日；顺铂 40 mg/m^2，静脉注射，第 1 日；每 3 周重复)。

2. 滤泡癌滤泡癌较乳头状癌极少见，仅占甲状腺癌的 11.6% ～ 15%。美国年平均 9000 例甲状腺癌新患中，本型为 1350 例。治疗上同乳头状癌，但较前者颈淋巴结的转移少见，因而一般不做选择性颈清术。

3. 甲状腺髓样癌甲状腺体样癌发生自甲状腺滤泡旁细胞，也称 C 细胞的恶性肿瘤。C 细胞为神经内分泌细胞，也属 APUD 系的细胞，即氨前身物摄取和脱羟细胞。因而本病为 APUD 瘤之一。本病较少见，占甲状腺癌的 3% ～ 10%。治疗上采用外科治疗。化疗可选用：单药化疗，应用多柔比星联合化疗；CVD 方案 (环磷酰胺 750 mg/m^2，静脉滴注，第 1 日；硫酸长春新碱 1.4 mg/m^2，静脉滴注，第 1 日；达卡巴嗪 600 mg/m^2，静脉注射，第 1 ～ 2 日，每 3 ～ 4 周重复。

4. 未分化癌未分化癌较少见，属高度恶性。主要包括大细胞癌。小细胞癌和其他类型癌 (鳞状细胞癌、巨细胞癌、腺样囊性癌以及分化不良的乳头状癌及滤泡癌等)。此类癌占甲状腺癌的 5% ～ 14%。其中大细胞癌最为多见。治疗上多由于发现时已属晚期，难以彻底切除，故而采用综合治疗，可收到姑息的疗效。本病预后极差，一般多在治疗后数月内死亡。

(十一) 甲状旁腺肿瘤

在欧美国家较常见甲状旁腺肿瘤，据美国文献报道，原发性甲状旁腺功能亢进症发病率高达人口的 50/10 万～ 100/10 万，其中甲状旁腺肿瘤占 80% ～ 85%，但东方国家包括日本发病率均较低，在我国仍属少见病。病理可分为两类，良性为腺瘤，多数为甲状旁腺主细胞腺瘤；恶性为腺癌，常局部侵犯转移至区域淋巴结，常转移到肺、肝和骨骼。治疗上均应采用外科手术治疗，良性行单纯摘除，恶性肿瘤需行根治性手术。注意术后 16 ～ 24 h 出现低血钙表现。应给予补钙治疗。

(十二) 颈部肿瘤

临床上多见颈部肿块，包括多种疾病，以发生自甲状腺和淋巴结者居多，还多见于颈淋巴结转移癌，可见于：

1. 原发于头颈部癌的转移占 75%，大多为鳞状细胞癌，尤其多见高分化及中分化类型，主要来源于口腔、旁鼻窦。喉、咽及头部皮肤等处。低分化癌主要来自鼻咽，少数也可来自舌根及梨状窝。腺癌则以原发于甲状腺者较多，常呈典型的甲状腺乳头状癌结构，少数来自涎腺或鼻腔等处。恶性淋巴瘤较少，原发多为咽扁桃体。腭扁桃体、舌根等咽淋巴环区，也可为全身性恶性淋巴瘤的颈部表现。恶性黑色素瘤多来自头颈部皮肤，尤其发际头皮，少数来自口腔、鼻腔黏膜或眼部。转移癌多分布于颈内静脉区淋巴结。

2. 原发于胸、腹以及盆腔等处肿瘤的转移以腺癌居多，多来自乳腺、胃、结肠、直肠，少数来自前列腺、肝、胰、子宫、卵巢及肾脏等。鳞状细胞癌较少，大多来自食管、肺。小细胞癌则主要来自肺。

3. 原发部位不明的转移癌占 2.6% ～ 9%，多数为鳞状细胞癌，少数为低分化癌、恶性黑色素瘤及其他类型癌。治疗原则上应首先控制原发灶，可考虑放化疗。

第三节 生物治疗

生物治疗是一个广泛的概念，涉及一切应用生物大分子进行治疗的方法，种类十分繁多。如果从操作模式上来分非细胞治疗和细胞治疗。 生物治疗的前沿技术有生物细胞免疫治疗、基因治疗、癌症干细胞靶向治疗等，目前临床较成熟的是生物细胞免疫治疗，(长度超过三十的 dsRNA 会引起干扰素毒性问题是目前较大问题)生物细胞免疫治疗是一种新兴的、具有显著疗效的肿瘤治疗模式，是一种自身免疫抗癌的新型治疗方法。继手术、放疗和化疗之后的第四大肿瘤治疗技术，受到了越来越多患者和家属的认可。国际上公认的生物治疗一般是 8 ～ 10 个疗程！

一、肿瘤的免疫治疗

近 30 多年来，肿瘤的综合治疗已经取代了单一治疗。免疫治疗是肿瘤综合治疗的重要组成部分。肿瘤细胞具有抗原性并能引起机体免疫应答，是肿瘤免疫治疗的基础。

(一)非特异性主动免疫治疗

许多物质可以刺激网状内皮系统活性，并同时能够非特异性地增强免疫功能。如微生物及其制剂，目前使用最多的是减毒的卡介苗、短棒菌苗等，还有微小病毒、云芝多糖和香菇多糖等。卡介苗 (BCG) 首先激活巨噬细胞，再破坏肿瘤细胞，并通过处理癌细胞抗原使淋巴细胞产生特异性免疫。短棒菌苗 (CP) 是巨噬细胞的佐剂，由于使用的是死的菌苗，没有潜在感染的危险。这类制剂可口服、皮下、皮内、瘤内注射使用，亦可腹腔内给药。左旋咪唑等药物可调节受抑制的免疫功能。许多中草药如人参、黄芪、灵芝、党参等可提高机体的免疫功能。

(二)特异性主动免疫治疗

用自体肿瘤或异体同一组织学类型的肿瘤提取物，作为瘤苗免疫癌症患者构成肿瘤的特异性免疫治疗，称为特异性主动免疫治疗。

1. 细胞疫苗 20 世纪初已开始应用灭活的肿瘤细胞，如自体或同种异体瘤苗，细胞滤液或粗提物进行主动免疫治疗，但效果不佳。其后应用经物理、化学或生物学方法，如加热、冷冻、放射线照射、加入神经氨酸酶或病毒等方法，处理肿瘤细胞，制成瘤苗后进行主动免疫治疗。亦可将作为佐剂的 BCG 或 BCG- 多糖类物质与瘤苗联合注射。多数情况下这种疗法的效果不肯定，但用于治疗肾脏肿瘤和黑色素瘤有一定疗效。

2. 用肿瘤相关抗原 (TAA) 或肿瘤特异性抗原作为疫苗通过修饰肿瘤细胞、分离提纯膜组分及 TAA，用独特型抗体替代 TAA，人工合成多肽 TAA 以及构建表达 TAA 的重组病毒等方法，在不同水平上制备瘤苗，以增强 TAA 的免疫原性，有可能诱导出相对特异！性的抗肿瘤免疫应答。人类肿瘤特异性抗原的研究也获得进展，如 MAGEI 是一种在肿瘤细胞中重新活化的胚胎基因编码产物，该蛋白分子具有供 T 细胞识别的多种肿瘤特异性抗原表位，可有效地诱导肿瘤免疫应答。

3. 瘤细胞在基因水平上的修饰某些化学剂，尤其是诱变剂或基因激活剂，如三氮衍生物、5 甲基胞嘧啶等，有可能在基因水平上增强肿瘤细胞的免疫原性。如将同系 MHC- Ⅰ类基因导入低水平表达 MH- Ⅰ类分子的肿瘤细胞，可增强 CTL 对瘤细胞抗原的识别和对肿瘤的排斥反应。最近有人将编码 HLA- Ⅰ类抗原的基因包裹入脂质体中，并将此脂质体直接注入人体黑色素瘤内，可诱导患者免疫系统产生较强的抗肿瘤效应，从而使肿瘤消退。将某些能促进 MHC- Ⅰ类分子表达的细胞因子 (如 IFN-γ，TNF) 的 cDNA 转导入肿瘤细胞，也可增强受者对该肿瘤的特异性排斥。B7 分子是最近发现的一种能增强肿瘤抗原免疫原性的细胞表面分子，它在抗原提呈细胞如 B 细胞、巨噬细胞和树突状细胞上均有表达。

B7 分子是 T 细胞表面受体 CD28 和 CTLA4 的配体。CD28 表达于所有 $CD4^+$T 细胞和大多数 $CD8^+$T 细胞表面，是参与 T 细胞活化的一种关键性受体。CD28 分子的交联可使 $CD4^+$T 细胞分泌的细胞因子增加。$CD28^+$T 细胞 CD28 分子的交联同样是该细胞分化为 CTL 所必需的活化信号。因此，将 B7 基因导入肿瘤细胞可增强其免疫原性，诱导宿主有效的抗肿瘤免疫效应。目前以黑色素瘤、乳腺癌、肾细胞癌等肿瘤中分离出某些癌基因产物，都是特异性较强的肿瘤相关抗原。将编码特定产物的癌基因导入肿瘤细胞，也可以增强肿瘤抗原的免疫原性。“疫苗”基因疗法，就是借助基因工程技术制备此类多肽产物，并用于肿瘤的主动免疫治疗。

(三) 免疫导向疗法

将某些肿瘤的单克隆抗体注入血管内，这种特异性的抗体就可以在体内搜索或跟踪它的目标，即相应的抗原，并与之特异性的结合引起一系列免疫反应。将化学药物、放射性核素或毒素与针对肿瘤抗原的 McAb 耦联，制成所谓“生物导弹”，后者在体内可定向地集中于肿瘤灶，发挥杀瘤效应，称为免疫导向疗法。

(四) 过继性免疫治疗

过继性免疫疗法 (AIT) 是通过给荷瘤机体输注抗肿瘤免疫效应细胞，如致敏或激活的淋巴细胞及其产物或武装的巨噬细胞的方法治疗肿瘤。

1.IL-2/LAK 疗法 LAK 细胞是一类在淋巴因子 (主要是 IL-2) 刺激下能非特异性地杀伤自身或异体肿瘤细胞的免疫效应细胞。自从 20 世纪 80 年代初 Rosenberg 等报道应用 IL-2/LAK 治疗晚期恶性肿瘤获得疗效以来，肿瘤过继免疫治疗的研究受到全世界的极大重视，并认为是一种具有很大潜力的肿瘤生物疗法。

2. 其他肿瘤杀伤细胞包括肿瘤衍生的激活细胞 (TDAC)、肿瘤浸润淋巴细胞 (TIL) 细胞毒性 T 淋巴细胞 (CTL)、$CD4^+$ 细胞毒性 T 细胞 ($CD4^+$ CTL)、抗 CD3 抗体激活的杀伤细胞 (CD3 AK) 及 NK 细胞等。这些细胞杀瘤效应均明显优于 LAK 细胞，在抗瘤治疗中具有广阔的应用前景。

3. 导入细胞因子基因的免疫细胞过继疗法利用基因工程技术将细胞因子导入免疫效应细胞 (如 TIL)，使有关的细胞因子 (例如 TNF) 基因随回输的 TIL 导向细胞灶，细胞因子以自分泌或旁分泌方式在局部达到较高浓度，从而协同免疫效应细胞发挥抗肿瘤作用。

(五) 细胞因子疗法

细胞因子 (cytokine，CK) 是指由活化的免疫细胞和某些基质细胞分泌的、介导和调节免疫、炎症反应的小分子多肽。它包括由淋巴细胞产生的淋巴因子和有单核细胞产生的单核因子 (monokine) 等。许多细胞因子具有直接或间接的杀瘤效应，细胞因子疗法在肿瘤的免疫治疗中具有重要意义。

1. 外源性细胞因子治疗将具有抗肿瘤活性的细胞因子通过一定的途径直接注入荷瘤机体，可取得一定的抗瘤效果。目前临床应用疗效较好的有 IL-2、CSF、IPN、TNF-α 等。

2. 细胞因子导向治疗细胞因子与毒素、放射性核素、化学药物耦联以后制成的"生物导弹"，可以定向作用于表达有相应受体的肿瘤细胞，从而杀伤或抑制肿瘤细胞。利用基因工程技术将细胞因子基因与假单胞菌外毒素 PE40 基因在体外重组，制备成细胞因子 -PE40 融合蛋白，如 IL-2 PE40、IL-4-PE40、IL-6-PE40 等。上述融合蛋白可以杀伤表达相应细胞因子受体的肿瘤细胞。

3. 细胞因子基因治疗将细胞因子基因直接导入肿瘤细胞之中，使肿瘤细胞自行分泌细胞因子，以发挥杀瘤效应。目前有多种细胞因子基因可以借助反转录病毒载体转移入肿瘤细胞之中，其中包括 IL2、IL-4、IL-6、IL-7、TNF-α、TNF-α、GM-CSF、G-CSF 等。经细胞因子基因修饰了的肿瘤细胞可增强其免疫原性，细胞表面的某些黏附分子 (如纤维连接素等) 和 MHC 抗原的表达也增强，可诱发机体产生较强的免疫应答，因而明显增强了机体对肿瘤细胞的杀伤能力。

(六) 基因治疗

基因治疗是通过人工方法改变靶细胞的基因结构从而获得疗效。除了上述几种免疫基因治疗外，还有其他的肿瘤基因疗法如：反义寡核苷酸基因治疗；抑癌基因疗法；针对化疗的肿瘤基因治疗。

二、BRM 与肿瘤生物治疗

1.BRM 的概念指能够直接或间接地修饰宿主一肿瘤的相互关系从而改变宿主对肿瘤细胞的生物学应答，使有利于宿主，不利于肿瘤而产生治疗效应的物质或措施。

2.BRM 的分类及临床应用 (见表 10-1)。

表 10-1 BRM 的种类及临床应用

BRM 类别	临床应用
免疫调节剂	免疫调节疗法 (用以促进、增强、调整机体免疫功能)
细胞因子	细胞因子疗法(如干扰素、白介素、集落刺激因子、肿瘤坏死因子等的应用)
抗原肿瘤	特异性主动免疫治疗 (如肿瘤疫苗)
效应细胞	继承性免疫治疗 (如转输 LAK 细胞、TIL 细胞等)
抗体	被动免疫治疗 (如单克隆抗体及其耦联的导向疗法——"生物导弹")
肿瘤化抑制因子	癌变抑制及分化诱导治疗 (如维 A 酸类、分化因子、成熟因子等)
其他	骨髓移植、血浆置换、免疫抑制解除、转移抑制、新生血管抑制等

三、免疫调节剂在抗肿瘤中的临床应用

免疫调节剂是当今世界上最主要的、实际应用最广泛的一类 BRM。鉴于其具有免疫刺激、免疫调节等效应，在临床上多用于免疫缺陷病、慢性细菌或病毒感染、自身免疫病及恶性肿瘤的治疗。常用的免疫调节剂有以下几种。

1. 微生物及其有关成分

(1) 卡介苗 (BCG) 及其有关成分。

(2) 短棒菌苗 (corynebacteriumparvum，CP)。

(3) 溶血性链球菌制剂 (OK-432)。

(4) 链真菌制剂 (bestatin)。

(5) 其他，如 N-CWS 是一种 Zo-cardiarubra 分枝放线菌的细胞骨架，其免疫调节和佐剂作用较 BCC-CWS 更强。在实验及 (或) 临床显示抗癌活性的细菌制剂还有双歧杆菌和乳酸杆菌，其中 LC9018(乳酸杆菌 YIT9018 株) 已进入临床试验。此外，葡萄球菌及其有关成分 (葡萄球菌蛋白 A 及肠毒素 -SPA 及 SE) 的抗癌作用也受到了注意。

2. 糖类主要是通过启动、恢复，完善和提高宿主免疫机制而发挥抗癌作用。疗效肯定，已上市的有以下几种：

(1) 香菇多糖 (lentinan)。

(2) 西佐喃 (SPG)。

(3) 云芝多糖 (krestin，PSK)。

3. 胸腺素 (thymosin)

4. 合成的免疫调节剂

(1) 合成的高分子化合物：①聚肌苷酸 - 聚胞苷酸；②聚肌苷酸 - 聚尿苷酸；③ Pyran-MVE。

(2) 合成的低分子化合物；①左旋咪唑 (levamisole，LMS)；②西咪替丁 (西咪替丁，cimetidine)；③阿齐美克 (azimexon)；④替洛隆 (tilorone)；⑤吲哚美辛。

四、细胞因子及其在肿瘤治疗

细胞因子 (cytokine)：是由免疫系统的单个核细胞 (通常是淋巴细胞和单核细胞) 分泌的可溶性蛋白质。在免疫反应过程中这些蛋白质对免疫系统的其他细胞或靶细胞起调节作用。细胞因子实质上是一些激素，在距分泌细胞的一定范围内作用于其他细胞。

1. 干扰素 (IFN) 是一种糖蛋白，主要作用有：直接抗病毒作用；增强主要组织相溶性抗原 (MHC) 和肿瘤相关抗原 (TAA) 的表达；增强自然杀伤细胞 (NK) 的细胞毒作用；增强抗体依赖性细胞的细胞毒 (ADCC) 作用；直接抗细胞增殖的作用和抗血管生成作用等。IFN 有三种，即 IFN-α、IFN-β、IFN-γ、IFN-α 和 IFN-β 具有相同的受体——Ⅰ型受体，IFN-γ 连接在Ⅱ型受体上。

IFN-α 是第一个用于临床的重组基因细胞因子，可皮下或肌内给药，血浆半衰期为 4 ～ 6 h，生物活性持续 2 ～ 3 d。

IFN-β 是以治疗多发性硬化症而被批准临床使用的。目前，它的抗肿瘤作用还有待于临床积累更多资料来进一步验证。IFN-γ 从理论上和实验研究资料中看均优于 IFN-α，但大量的临床研究表明，它的抗肿瘤作用不尽令人满意。

2. 白介素指由白细胞产生的可以调节其他白细胞反应的任何可溶性蛋白或糖蛋白物质。目前以白介素为命名的细胞因子已达 20 多种。其中，以白介素 -2(IL-2) 研究的最深入。

IL-2 是一种含 133 个氨基酸的糖蛋白，分子量 15000。IL-2 的主要靶细胞是 T 淋巴细胞，同时也具有一些其他生物学活性：①促进 T 细胞生长及克隆性扩增。②诱导或增强细胞毒产细胞 (如 NK、CTL、LAK、TIL) 的杀伤活性。③协同刺激 B 细胞增殖及分泌。④增强活化的 T 细胞产生 IFN，IL-4 ～ 6 和 CSF。⑤诱导淋巴细胞表达 IL-2 R。

IL-2 在抗肿瘤治疗中的应用；IL-2 单独或与 LAK(TIL) 并用及 (或) 与其他细胞因子或药物联合治疗肿瘤，均应用于临床，就其应用方法来说，可分全身和局部两种。

(1) 全身应用：可稀释后静脉注射或静脉点滴。临床试验结果表明，若给每 8 h 静脉注射 IL-21 次，连续 1 周，一般患者可耐受 10^5 U/kg IL-2，有的患者可耐受 3×10^5 U/kg IL-2，若持续性静脉输注 IL-2，连续 3 周，一般患者的耐受剂量为 10^5 U/(kg・h)。若超过上述剂量，即出现明显的副作用。现在一般认为，采用一次性静脉注射时，IL-2 的毒性剂量为 1×10^6 U/kg；采用持续性静脉输注时，IL-2 的毒性剂量为 3×10^3 U/(kg・h)。当注射的 IL-2 的累积剂量超过 10^5 U/kg 时，一般都出现水钠潴留。目前，较少单独静脉应用高剂量 IL-2，多与 LAK 细胞联合应用。即使单用 IL-2 也多采用低剂量局部应用的方法。

(2) 局部应用：包括瘤体内注射 (对皮肤淋巴瘤、黑色素瘤、膀胱癌、脑部肿瘤等)、淋巴结和淋巴管内或周围注射 (对转移性淋巴结、头颈部鳞癌等)、胸腔或腹腔内注射 (对恶性胸、腹水等) 膀胱内注射 (对膀胱癌等) 以及局部动脉内注射 (对原发或继发性肝部肿瘤等) 均有获 CR，PR，MR 等病例的报道。IL-2 的不良反应见表。

3. 造血生长因子造血生长因子是一组直接作用于骨髓内造血前体细胞，促进其增殖、分化形成定向成熟细胞克隆的因子。现将常用的几种根据它们作用于不同的造血细胞谱系分类如。

五、单克隆抗体在抗肿瘤中的应用

FAD 分别通过了 2 个单克隆抗体 -rituximsb(rituxan) 和 trastuzumab(herceptin)。

rituximab 是用重组 DNA 技术将鼠的免疫球蛋白可变区和人 LgG1 的恒定区组合在一起的嵌合抗体。它能够识别 CD20 分子，而这种分子只在正常 B 淋巴细胞和恶性 B 细胞上表达，不在 B 细胞的祖细胞、浆细胞、T 细胞、单核细胞、树突状细胞、干细胞和其他非血液系统组织上表达。在补体和效应细胞存在的情况下对于 CD20 阳性细胞具有细胞毒作用。此外，有证据表明 CD20 是钙离子通道受体，对于预防细胞凋亡有重要意义。抗体与 CD20 结合后可以促进凋亡。

rituximab 的使用方法：推荐剂量为 375 mg/m^2。静脉给药，每周 1 次，共 4 次。滴注前 30 ～ 60 min 可给予止痛药。

astuzumab(herceptin) 是 FDA 通过的第一个用于实体瘤的单抗。它的适应条件是肿瘤必须过度表达 HER2/neu 受体，而转移性乳腺癌的患者具有这种表达的只占 25% ～ 30%。

HER2/neu 是一个的垮膜受体，是表皮生长因子 (EGF) 酪氨酸激酶；受体家族的一员。erbB-2 原癌基因的过度表达导致在细胞膜表面过度表达 HER2/neu 受体而容易促进细胞增殖。herceptin 连接到该受体上后就形成了受体的内吞从而抑制了 EGF 或 Neo 分化因子的连接，干扰了磷酸化和细胞信号转导旁路，进而阻碍细胞的增殖。此外该抗体还有诱导抗体依赖性细胞介导的细胞毒作用 (ADCC)。

herceptin 主要应用于乳腺癌的治疗中，第 1 周首次静脉给予 250 mg，以后每周给予 100 mg，连续 9 周为 1 个疗程。临床研究发现，转移性乳腺癌中 herceptin 加 AC(ADM+CTX) 或紫杉醇较单用 herceptin，其有效率和生存期都明显提高，而且与 HERZ 的阳性水平有一定的关系。herceptin 的毒性反应与其他的单抗相似，但是要注意在心肌的损伤修复中 HER2 的表达增加，herceptin 与多柔比星之间的松散结合可能增加了对心脏的多柔比星输出量，因而其长期的毒性反应涉及心脏功能的影响，故临床上与紫杉类药物联合应用比较安全。

六、恶性肿瘤的造血干细胞移植治疗

异基因骨髓移植早期作为一种实验性的生物治疗手段，主要用于晚期急性白血病及重型再生障碍性贫血的治疗，它可使 10% 的晚期白血病患者获得治愈。后来将这一治疗用于急性白血病初次完全缓解期，结果使许多白血病患者获得长生存。目前，这一治疗方法现已扩展到其他恶性血液病，挽救了成千上万人的生命。与此同时，自体造血干细胞移植作为多数缺乏供髓者的一种替代治疗发展也很快，除用于白血病外主要用于恶性淋巴瘤及某些实体瘤，近年逐渐增多并超过异基因造血干细胞移植。

在造血干细胞移植过程中，首先给予患者大剂量的放化疗进行预处理，以破坏患者的免疫系统，使之无力排斥移植物并清除体内残留的瘤细胞或骨髓内的异常细胞，然后回输造血干细胞，以重建造血、免疫系统。

目前所用的预处理方案按对骨髓的清除作用强弱可分为清体性和非清体性两类。清髓性预处理方案是最常用的方案，按是否含全身照射 (TBI) 又可分为两类：含 TBI 的预处理方案中，Cy-TBI 迄今仍被认为是标准的预处理方案，对急慢性白血病有很好的治疗作用。不含 TBI 的预处理方案。以 Bu-Cy[Bu 4 mg/(kg · d)，4 d，Cy 50 mg/(kg · d)，4 d，或 60 mg/(kg · d)，2 d] 研究最多。非清髓性预处理方案与上述传统的清髓性预处理方案相比，所用放化疗的剂量较小，且加入一些免疫抑制作用强的药物，其目的只是抑制受者的免疫功能使移植物不被排斥，而不是要完全清除受者骨髓造血细胞和恶性瘤细胞。在移植后一定时间内再回输供者淋巴细胞，使混合嵌合体逐渐变成完全嵌合体，从而发挥移植物抗白血病作用，藉 GVL 效应清除体内残存的白血病细胞。由于此类预处理所用放化疗的剂量较小，相关毒副作用较少，死亡率低，使 A110-BMT 变得较安全，故日益受到人们的重视。非清除性预处理方案的最佳组成目前尚在探索中。多数学者用 fludarabine25 ～ 30 mg/m^2，4 ～ 6 d，在此基础上加 (Cy60 mg/(kg · d)，2 d)±ATG[10 ～ 30 mg/(kg · d)，3 ～ 4 d]。一般认为，年龄较大或内脏功能欠佳不能耐受清髓性预处理的患者可用非清髓性方案。此外在病种方面，应选择 GVL 作用明显者，在白血病中 CML 的 GVL 作用最显著，AML 次之，而 ALL 的 GVL 作用最弱，多发性骨髓瘤也有一定的 GVL 作用。由于发挥 GVL 有一个过程，故进展很快的疾病及没有完全缓解的急性白血病大概不宜用此类预处理。欧洲 BMT 协作组目前主张，急性白血病、骨髓增生异常综合征等患者除年龄太大或身体基本状态较差者外，还应采用常规的清髓性预处理方案。在预处理结束后，间隔一定时间就可以从静脉输入移植的骨髓。间隔时间的长短视所用药物的代谢特点而异，清髓性预处理已将患者的骨髓造血细胞破坏殆尽，而植入的造血干细胞重建造血又需一定的时间，故移植后有一段时期外周血中全血细胞减少，尤以白细胞和血小板为甚。在移植后中数 6(4 ～ 9)d 白细胞计数降至零，网织红细胞消失，血小板计数直线下降。随着输入的造血干细胞归巢于骨髓增殖分化，血象逐渐恢复。在造血功能重建的同时，免疫功能也逐渐恢复。

Allo–BMT 可通过检测性染色体、红细胞抗原、红细胞和白细胞同工酶等以确定移植是否成功。GVHD 可看作是移植成功的间接证据。Syn–BMT 和 ABMT 则缺乏移植成功的直接证据，如所用的预处理是清髓性的，则造血的恢复可看成是移植成功。

骨髓移植根据其采源，司以分为同基因骨髓移植、同种异基因骨髓移植和目体骨髓移植。同基因骨髓移植的病例很少。主要用于治疗 SAA 以及完全缓解期的急性白血病、慢性期的 CML，但由于复发率较 Allo–BMT 高，无病生存率略低于 Allo–BMT。

同种异基因骨髓移植主要用于治疗造血系统恶性肿瘤性疾病，包括各种急、慢性白血病及骨髓增生异常综合征等。异基因造血干细胞移植是目前唯一能治愈慢性粒细胞性白血病的方法，已在临床上广泛使用。Allo–BMT 已成为 CML 的常规治疗，凡 50 岁以下有供髓者的患者只要没有 BMT 的禁忌证都应进行 Allo–BMT 治疗。在慢性期移植的疗效显著优于其他病期。慢性期 CML 在确诊 1 年以内移植者的疗效最好。移植后应对患者定期监测，复发早期，尤其是分子生物学水平复发时，输注原供者白细胞或停用预防 GVHD 所用的免疫抑制剂往往可逆转复发，使患者获长生存。对于慢性淋巴细胞白血病，虽然 Allo–BMT 能治愈该病，但由于该病发病年龄大，很少有患者适于这一治疗。较年轻的 CLL 患者如在疾病早期进行 Allo–BMT 可望得到根治。Allo–BMT 可使 23% ～ 63% 的骨髓增生异常综合征患者获得长生存。疗效与移植时病情、细胞核型和年龄等因素相关。复发难治的淋巴瘤病例，可以选择异基因造血干细胞医治，虽然 Allo–BMT 后的复发率比较低，但移植相关死亡率较高，故恶性淋巴瘤多用 ABMT。此外，尚有用 AIIo_BMl 治疗多毛细胞白血病、髓样化生、原发性骨髓纤维化、恶性组织细胞病、真性红细胞增多症、特发性高嗜酸粒细胞综合征等恶性增殖性疾病成功的病例报告。

自体骨髓移植：自体骨体移植 (ABMT) 主要用于造血系统恶性疾病及某些实体瘤，近年来也试用于治疗严重的自身免疫性疾病。由于外周血干细胞动员和采集技术的不断完善，目前 AB–MT 已逐渐被外周血造血干细胞移植所替代。部分资料表明 ABMT 能改善 ALL 和 AML 的 LFS，但也有报道说 ABMT 的疗效并不优于化疗。

自体造血干细胞移植其骨髓来源不受限制，移植相关死亡率低，移植并发症少，但较高的复发率使其应用受到一定限制，为减少 ABMT 后的复发率，可以对骨体进行体外净化。造血系统恶性肿瘤完全缓解后，骨髓中仍可能含有少量克隆源性瘤细胞，这些瘤细胞回输体内后可成为复发的根源，在药物净化中环磷酰胺衍生物 4–HC 和 MFD 的研究较广泛，且用于临床的病例相对较多。4–HC 选择性消除白血病细胞的原理是 4 HC 进入细胞内水解为 4 羟环磷酰竺后发挥细胞毒作用。醛脱氢酶可将 4– 羟环磷酰胺氧化成戊碳氧磷酰胺而使其失活。多能苎主子细胞中醛脱氢酶水平较高，对 4–HC 的敏感性低，而定向造血干细胞及白血病细胞内该酶活性低，故对 4–HC 的敏感性较高。MFD 的净化原理与 4–HC 相同。4–HC 和 MFD 对急入淋巴细胞白血病 (ALL) 的净化作用不明显，有人报道 MFD 对慢性中幼粒细胞白血病 (CML)、4–HC，对转移到骨体的乳腺癌细胞也有一定的净化作用。将这两种药物分别与其他净化方法联合使用，有可能进一步增强其净化作用。免疫学净化方法中目前还是用单克隆抗体 (单抗)

主子。单抗净化方法又可分为阴性选择法(从移植物中清除肿瘤细胞)和阳性选择法两大类。为提高单抗的净化作用，往往同心用数种单抗。单抗与瘤细胞结合后还要经过补体介导才能溶解靶细胞，或将抗体与毒素(如 ricm)连接，借毒素杀死靶细胞，或用免疫磁珠使与靶细胞结合的单抗带有磁性再借助磁场清除之。

自体骨髓移植对高危及复发的恶性淋巴瘤有良好疗效，已被广泛用于临床。对于少数霍奇金病患者一线治疗不能 CR 或 CR 后又复发，ABMT 治疗可改善其预后。目前 ABMT 的相关死亡率已降至 10% 以下，ABMT 对复发的 HD 的疗效又显著优于普通化疗，故 HD 一旦复发，有作者主张不论 CRI 期长短，均应及时采用 ABMT 治疗。对于一线治疗反应不良或 CR 后又复发的中、高恶度 NHL 患者，用普通救治方案 2 年生存率＜ 5%，而 ABMT 可明显提高此类患者的生存率，疗效也与移植时病情相关。由于耐药患者的长生存率低，故常规治疗只取得 PR 或复发的 NHL 应及时做 ABMT，不要延迟到发生耐药后再做移植。对有预后不良因素的 NHL 也应考虑在 CRI 期进行 ABMT 治疗。现在有不少学者认为，应把 ABMT 作为高危、复发的 NHL 的 CR 后的巩固治疗。CRI 期的患者一般状况好，其移植相关死亡率明显低于晚期患者，且瘤细胞尚未耐药，移植后的复发率较低。低恶度 NHL 病情进展缓慢，少有做 ABMT 治疗者。多发性骨髓瘤用一般化疗治疗，有效率为 50% 左右，但 CR 率不足 10%。有人用 VAMP(VCR、ADM、MP) 数疗程，使骨髓中瘤细胞降至 30% 以下采髓保存。用 Me1200 mg/m^2 预处理，ABMT 后 CR 率达 84%。在第 1 次 ABMT 后再做第 2 次 ABMT 可进一步提高疗效。由于用自体外周血干细胞移植不仅血象恢复快，而且移植物中污染的瘤细胞也较骨髓少，故近年来 MM 多用自体外周血干细胞移植。随着对各种并发症的有效防治，造血干细胞移植相关死亡率已明显下降。目前在 CR 期进行 ABMT 的相关死亡率已下降到 5% 以下，Allo-BMT 也降至 10% 左右，但无关供者及 HLA 不全相合者的 Allo-BMT 的相关死亡率仍达 20% ～ 40%。根据 BMT 时原发病种及疾病状态的不同，AIlo-BMT 后白血病的复发率自 10% ～ 70% 不等。Syn-BMT 和 ABMT 后的复发率更高。在 Allo-BMT 中，虽然复发也可来自供者细胞的恶变，但绝大多数复发来自患者体内经过预处理的少量残存的瘤细胞。复发直接影响 BMT 的远期疗效，故如何减少复发及复发后的治疗一直是人们关注的问题。移植后急性白血病一旦复发，可用化疗再次诱导缓解，但即使达到 CR，也很难持久。慢性期的 CML 复发后可用干扰素治疗，有效率 45%，但也达不到根治目的。这些治疗只为进一步治疗打下基础。ABMT 后复发率较高，故有人主张，在移植后对高危复发的患者不待复发就再给一些必要的放化疗，如恶性淋巴瘤加局部放疗，急性白血病给一些小剂量化疗等。早在 20 世纪 70 年代就发现 GVHD 患者的白血病复发率较低。由此提出移植物有抗白血病作用。目前，利 GVL 防治移植后复发已成为治疗某些恶性病的重要手段。

(一)停用预防 GVHD 的药诱发 GVHD

在用免疫抑制剂药物预防 GVHD 过程中，如出现白血病复发及时停用此类药物，在诱发 GVHD 的同时可见到复发的白血病得到控制。该治疗方法对复发的慢性期 CML 疗效最好，但对晚期病例疗效欠佳，患者多伴有Ⅱ度急性 GVHD。

(二)输供者淋巴细胞 (DLI)

A1 lo-BMT 后复发的 CML 患者，在输注原供者白细胞，应用这一过继免疫治疗方法后获血液学及染色体水平上的完全缓解。现一致认为，DLI 对慢性期 CML 的疗效最好，尤其在分子水平及染色体水平复发的 CML，DLI 的疗效可达 100%。急性白血病 DLI 的疗效较差，且少数患者即使近期有效，远期疗效也很差。DLI 对 MM 的疗效介于 CML 和急性白血病之间，其怨气疗效尚不清楚。

第四节 热物理治疗

热物理治疗是一项抗恶性肿瘤新技术，正处于发展的初期阶段，被认为是一项发展前景明确、广阔的治疗方法和临床肿瘤学的一门分支学科。近 20 年来，热疗的研究方兴未艾，国内外多次召开学术会议，无论是热物理、热生物学、热耐受、加温测温的研究以及新热疗机的研制等方面，均较前有很大进展。临床治疗范围也由过去主要治疗体表肿瘤，发展到治疗深部的恶性肿瘤，今后临床应用及其在肿瘤治疗中所发挥的作用有待观察。

一、热疗的分类

肿瘤热物理治疗，简称肿瘤热疗 (hyperthermia)，是利用物理疗法包括电磁波、超声波、远红外线等热源，使组织加热，达到杀灭恶性肿瘤的目的。肿瘤的热疗目前尚无统一的规范，习惯按其加热范围，作用的部位，加热源的不同和导入方式来分类。

(一) 按加热范围分类

1. 全身加热全身各部位都得到加热，体温被动升高至 41.3 ～ 41.8℃，或热疗下体温维持在 39.5 ～ 41.5℃，4 ～ 6 h。同时监测心率、血压的变化，全身加热的热源一般都采用以热传导或热辐射的方式加热，包括远红外线辐射，全身热水浴 (热传导)，注射致敏原诱发升温，石蜡、热毯包埋法，体外循环加热法 (热传导) 加热致全身体温升高的加热方法等。

2. 区域加热这是一种比局部加热范围更大的一种热疗方法。区域加热的范围占机体体积的 1/5 ～ 1/3，加热时体温有明显的升高，并伴心率加快，血压降低。区域性加热的热源一般采用射频环形阵列 (电极) 经体表进行加热，能对深部的病变进行有效的加热。

3. 局部加热热作用的范围局限于体表投影最大直径≤ 30 cm 的加热，由于热作用的范围小，加热时不会引起体温的明显升高，是最安全有效的一种热疗方法，也是肿瘤热疗最常用的加热方法。局部加热常用热源有超声波、微波局部辐射、射频电感式和射频电容式局部透热，其中前三种加热方法适于表浅病灶，射频电感式局部透热也适用于深部及表浅病灶。

4. 单病灶加热热作用范围局限于单个病灶。其特点是局部热量较高，病灶多达到凝固性坏死或变性的程度，对全身体温几乎无影响。单病灶加热常用热源有聚焦超声、射频和微波。分体外式、自然腔道插入式或组织间介入式。主要治疗目的是靶病灶的灭活或靶病灶的加热增敏放疗。无论是哪种加热治疗，均与放疗、化疗或手术等手段合并应用，单独高温治疗的疗效一般很差，且不巩固。

(二) 按热量导入体内方式分类

1. 体外 (表) 加热无论采用任何热源和作用方式，热源体表作用于病变的方法，统称经体表加热法。这种方法系非损伤法。其中，对体表表浅部位的加热热源多采用微波、远红外线、超声波等，称为体表加热。而对可达到深部组织加热目的的电容式射频加热，习惯上称为深部组织透热。聚焦超声的单病灶灭活性热固化加热也是体表外加热方式，但通常不用“透热”一词来表示。

2. 自然腔道加热通过自然腔道途径将电极或辐射器插入进行加热，多用于直肠癌、鼻咽腔病变、宫颈癌、食管癌的治疗。这种方法避免了热源的能量被体表、深层组织吸收而削弱对体腔内病变的加热，使热源能直接对体腔病变进行加热。此方法多与放疗合用，以对放疗增敏。

3. 组织间加热是一种损伤性的加热方法，将针状电极或微波针状辐射器直接刺入病变组织，使病变组织直接加热，达到热固化坏死，多用于单病灶灭活的治疗。热子植入是将铁磁子植入组织内，以 1.5 MHz 磁感应线圈从体外提供能量进行加热，使瘤体最低温度保持在 42℃。这一技术的优点是“种子”自身有控温作用，这种技术目前在日、美国已有应用。

（三）按加热热源分类

1. 超声波加热 超声波加热作用是通过超声波作用于机体组织细胞的微粒，微粒按超声波的频率产生运动，互相摩擦产生热，这种热也称内源热。超声波对机体均一性强的组织有较强穿透能力。由于人体组织结构的非均一性，当超声波从一个媒介质进入另一个媒介质时，会产生被组织部分吸收，部分反射，从而使超声波在组织间传导迅速衰减。利用凹面超声探能器将超声波聚焦成点导入人体靶组织，通过由点成线，由线成面，由面成体来完成对整个瘤体的热固化。

2. 高频电波由长波、中波、短波、超短波和分米波、厘米波、毫米波组成。即射频和微波组成。射频的高频端（短波、超短波）采用电容式局部加热法导入人体。长波、中短波则多用于组织间加热。微波对组织的穿透能力与其频率有关，频率越高，深度越浅。电磁波系无线电波，本身不发热，作用于人体，使组织中常电荷离子、偶极子在高频磁场下随之震动，而摩擦生热。

3. 红外线近红外线是通过热辐射加热，不宜用于恶性肿瘤的热物理治疗中。远红外线由于通过磁共振原理使得组织表皮下 5 mm 深度发生离子、偶极子振动而带动了微血管血液温度升高，进而致使全身体温被动升高，因而用于全身亚高温加热。

（四）按温度分类

1. 炭化瞬间 200℃以上温度，达到靶点炭化，多用于恶性肿瘤的热疗之中。例如肠道内镜的高频电刀等。

2. 固化 65 ～ 100℃的温度，可使组织凝固性坏死。多见于组织间加热和聚焦超声加热。

3. 高温以体外射频电容式加热为代表，局部温度多为 43.5℃左右，配合放疗和（或）化疗，以提高疗效。

4. 亚高温 39.5 ～ 40.5℃，或 41.5℃，多用于全身性加热。例如远红外仓式加热，应配合化疗使用。

二、机体生物热效应机制

（一）关于温度指标

多数肿瘤细胞致死温度的临界值在 42.5 ～ 43℃，在此温度范围延长加温时间，可加重肿瘤细胞的损伤和抑制增生。不同类型的恶性肿瘤细胞对温度的敏感性差别较大。杀灭恶性肿瘤细胞的最低限被认为 42℃，2 h，正常组织能耐受 42 ～ 43℃高热。在恶性肿瘤热物理治疗中，多围绕时间和温度两个变量来进行量化评定热量的大小。被加热的靶组织温度越高，杀灭靶细胞所需时间就越短。两者关系是升高 1 ～ 2℃，加热持续时间可缩短 1/2。临床上多数情况下为了保证安全和降低痛苦，多采用延长时间的方法。

(二) 高热对正常组织的影响

器官组织中睾丸、晶状体对热特别敏感，易致热损伤。其次是包括胃肠、骨髓、肝、肾。而那些组织代谢更新率较低的器官对热的耐受性相对较强，包括膀胱、食管、骨皮质、周围神经等。动物实验表明，42 ～ 45℃加热时，可导致狗致命性心动过速，并发生心肌局灶性缺血坏死和出血。食管对热的耐受性在胃肠中相对较高，适于腔内近距表面加热。由于肠内容物可大量吸热而不能散热，腹部局部加热至 43.5℃左右时易发生胃肠壁的坏死而发生溃疡甚至穿孔，后者多见于微波体外辐照。过热可引起肝脏显著充血，肝细胞肿胀变性。子宫颈对热耐受性较好。

(三) 对实体瘤作用机制

1. 微血管及血流

正常组织与恶性肿瘤组织的微血管结构与血流速度不同，造成两者内环境差异，是高热对肿瘤组织有选择性损伤的基础。肿瘤组织由于其动脉和回流静脉不是在胚胎阶段完成，因而有以下特点：①血管神经感受器不健全，对温度的感受性差；②形态异常，呈线圈样扩张、扭曲，血管丰富，但杂乱且有动静脉瘘，血流阻力大；③毛细血管由单层内皮细胞和缺乏弹性外膜组成，脆弱易破裂；④血管内皮细胞间隙大，部分由肿瘤细胞衬附，细胞增生向管腔突出，引起阻塞；⑤肿瘤组织的血流量低于邻近的正常组织。加温后可导致肿瘤组织血流量进一步减少，可能与加温直接造成瘤组织微循环障碍，血流阻力增加和加温时周围正常组织血管扩张，血流发生“改道”有关。

2. 温度差现象

恶性肿瘤组织在透热时局部温度高于周边邻近的正常组织，其温差高达 5 ～ 10℃，且肿瘤组织中央温度高于周边温度。因此，当正常组织被加热至 43℃时，瘤体内部温度可高达 48 ～ 53℃，当超越组织热耐受的最高极限 45℃界限值，则组织细胞发生变性坏死。这种运用温度差现象称为高频透热选择性加热作用。上述温度差现象在那些体积小的病灶或片状病灶中不明显，通常仅有 1 ～ 2℃的温度差，这是由于血流量差别不大的缘故。

3. 酸化效应

恶性肿瘤组织中广泛存在低血运区，乏氧区和坏死区，导致细胞膜葡萄糖转运载体和糖酵解关键酶的基因表达上调，肿瘤细胞以糖酵解来利用能量，因此生成大量乳酸。加热时局部温度升高可继续通过血流减少—乏氧加重—酵解增强—乳酸进一步增多的途径，加重局部的 pH 值下降。血运经加热后进一步下降，进一步加重了瘤内的低灌注、低流科、代谢产物低排出的“三低现象”。这种酸化环境进一步降低瘤细胞的热耐受性，直接损伤瘤细胞等途径起作用。

4. 直接损伤

肿瘤细胞高热除对瘤组织血管和血运、代谢等方面的影响外，对瘤组织细胞膜及 DNA，RNA 蛋白质的合成均有抑制或破坏作用。加温超过 42.5 ～ 43℃时，热能直接杀伤癌细胞，而且这种杀伤效果与肿瘤内普遍存在的乏氧，pH 值低及细胞营养不良成正相关。一般在血液供给不够充分的肿瘤组织热细胞毒作用增强，像大肿瘤存在上述现象更为明显，即使给予相对低的 40.5 ～ 41℃的加温，也可导致瘤细胞破坏；而对处于微环境正常组织无影响。有学者认为，热杀伤作用可能归结于细胞膜的损害，以及对细胞骨架和细胞分裂行为 (包括染色体蛋白，DNA 修复酶) 的直接作用，或可能与细胞膜通透性的继发性影响有关，如影响 Na^+、K^+、Ca^{2+}，谷胱甘肽及 ATP 等的通透性。还有人推测瘤细胞膜的胆固醇含量较正常低，膜流动性强，温热可使细胞质膜的液晶相发生改变，引起膜的流动性和通透性发生改变，并导致附着在膜上的蛋白质，特别是酶系统活性减低、失活，或膜蛋白脱落异位。处于 S 期的细胞对热比较敏感，因此，认为热对 RNA.DNA 合成存在负性影响，且 RNA 对热损伤早于 DNA。高热可以使细胞溶酶体的活性升高，从而加速细胞的破坏，此外，还有线粒体的破坏。

(四) 肿瘤体积的热疗效应

体积大的肿瘤，中心部分往往有增生不活跃区域，这部分细胞较周围部分对热更为敏感，松田忠义将临床的 192 例人体肿瘤分为＜ 4 cm，4 ～ 6 cm，6 ～ 10 cm 和＞ 10 cm 个组，发现大肿瘤的疗效优于或至少不亚于体积较小者，恰与放疗对体积不宜过大的苛求相反。因此，高温合并放疗，更宜提高那些大体积肿瘤的疗效。对放疗、化疗、外科治疗来讲，仅就肿瘤大小而言，小肿瘤比大肿瘤容易得到治愈；而从高温治疗的理论看，小肿瘤易受周围血液循环的影响，不易保留热，致使升温困难。相反，大肿瘤易蓄积热而升温，达到肿瘤致死温度。加之大肿瘤伴有乏氧、营养不良及 pH 值低，又增加了高温治疗的敏感性。

(五) 热增敏剂

热增敏剂是指在正常体温下对癌细胞无杀伤作用，而在高温条件下呈现细胞毒性的物质。该物质或对肿瘤细胞有选择性杀伤作用，或可促进高温的细胞杀伤作用。这类药物与区域性加热合用时，在靶区发挥杀伤肿瘤细胞的作用，而对全身却不表现任何细胞毒性负反应，不造成骨髓抑制、肝肾损伤等。因而在恶性肿瘤的热化疗中被普遍看好。热增敏剂联合高温与化疗或联合高温与放疗，可减少化疗或放疗的剂量，而对癌细胞的杀伤作用不减，甚至增强，还可降低放疗或化疗对正常组织的损害作用。.

1. 肿瘤组织 pH 值调节剂包括高渗葡萄糖溶液、CO_2 气体、氧化铵、Na_2CO_3 等。高渗葡萄糖溶液热增敏机制为：葡萄糖液促进糖代谢—乳酸堆积—细胞内 pH 值降低—溶酶体破坏—水解酶释放—癌细胞死亡。由于高渗葡萄糖有血糖增高作用，限制了临床广泛应用。

2. 肿瘤组织的血流调节剂 5- 羟色胺、血管收缩剂肾上腺素等、血管舒张剂肼屈嗪等。后者可通过减少血流，造成肿瘤局部进一步乏氧，致使 pH 值继续下降，而起热增敏作用。

3. 肿瘤组织的动脉栓塞剂包括不锈钢圈、无水乙醇及微胶囊等。可使肿瘤供血减少，致使进一步缺氧。但不锈钢不能用于加热区。

4. 膜通透性调节因子利多卡因、普鲁卡因、乙醇、钙调蛋白等。这是由于利多卡因可以改变细胞膜的通透性和流动性，当其与高温合作用时，加重了高温对癌细胞的膜损伤作用。

三、热耐受发生机制

生物组织在加热后，会在短时间内降低对热的敏感性，这种现象称为热耐受。是所有生物组织所共有的普遍现象。表现为第一次加温后引起细胞对再次加热的抗拒现象，热耐受的发生有一定的规律可循，可以衰退的。细胞的热耐受一般在初次加热后 7 ～ 10 h 后出现，

12 ～ 16 h 达到高峰，24 h 后开始衰退，120 h 几乎完全衰退。

普遍认为热耐受的产生主要与细胞内热休克蛋白 (HSPS) 合成能力的消失有关，此外与细胞的生物氧化细胞膜的变化有关。总之，热耐受是机体自我防护的一种本能机制，是多基因协同的结果，十分复杂。应用原则；①加温剂量和温度，温度达到致死剂量，加温速度加快；②加温间隔每周 1 ～ 2 次，2 次间隔 3 ～ 7 d；③深部肿瘤加温使用热增敏剂；④与放化疗合用。

四、临床应用

恶性肿瘤的物理治疗仍然是一种辅助性治疗方法，不可单独运行于临床治疗，必须联合包括手术、放疗和化疗，作为上述治疗方法的有力补充，除了热固化治疗可迅速减少肿瘤负荷外，其他热疗方法适用于增敏放疗和 (或) 化疗。

(一) 增敏放疗机制

1. 对细胞周期时相的影响单纯放疗对 M 期细胞杀伤性较大，而对 S 期较小。单纯热疗对 S 期较大，而对 G1 期较小。放疗合并加热后，则对各时期作用均增强，尤其是对 S 期和 G1 期的杀灭作用增强最明显。因而热疗不仅对放疗起放大作用，而且起协同作用。热疗合并放疗还改变了增殖动力学的周期性，可以借助加热手段影响细胞增殖周期的进程或改变细胞周期各时相细胞的比例，具体表现在加热可使非增殖细胞增殖周期的转化加快，还可以使增殖部分的细胞停滞在 M 期，并使 S 期细胞集聚。停滞在 M 期的细胞正好是放疗的靶时相，而放疗又可使 S 期细胞集聚，又正好是热疗的靶时相。

2. 加热与细胞外环境的改变乏氧细胞对放射线极为抗拒，是公认的放疗失败原因之一。加热不仅可以对乏氧细胞直接杀伤、杀死，还可以增强 X 线对乏氧细胞的杀伤能力，起到增敏放疗和与放疗互补作用。另外，加热带来的细胞局部小环境 pH 值下降，也明显增强了对放射线的敏感性。加热可加速已受放射线损伤的细胞死亡。

3. 肿瘤中心部位和边缘部位与热敏感性实验及临床均已证实，41℃以上的加温治疗对放射线有增效功能。一般处于毛细血管周围的肿瘤组织，氧合好，营养充足，pH 值接近正常，细胞增殖活跃，这些细胞对放射线敏感，对高温抗拒；而远离毛细血管的肿瘤组织由于乏氧、低营养、低 pH 值，对放射抗拒，但对热敏感。从而形成高温合并放射对肿瘤细胞杀伤的互补性。从临床上还可见到高温治疗的有效作用，一般首先出现在达到热杀伤温度的瘤中央区；而放疗相反，肿瘤四周充氧的亚临床灶是最易被攻击的薄弱环节，中央则是顽固堡垒。另外，放疗后的复发常在瘤中心，而热疗后肿瘤复发常在原肿瘤的边缘地带。为此，放疗合并加温两种方法的联合应用，可以起到相互取长补短之功效。

(二) 增敏化疗机制

药物与此同时加温的联合，从作用机制上增加了复杂性，加温本身会影响药物的分布与代谢，局部加温影响肿瘤的血流及局部药物的传送和代谢。药效与温度及 pH 值的关系、加温和药物两者的配伍间隔、先后顺序以及药物的种类和浓度等等这些复杂因素的影响还没搞清。据报道目前加温与药物协同的抗癌机制为：

1. 提高靶区局部和细胞内药物浓度高温改变毛细血管灌注，从而改变药物在组织中的分布，因而高温可借助提高肿瘤的血流灌注而提高局部的血药物浓度。高温破坏了细胞膜的稳定性，使膜的通透性增强，利于化学药物向肿瘤细胞转入，也提高了肿瘤细胞内的药物浓度 (涉及的化学药物包括博来霉素、顺铂、多柔比星等)。

2.改变药物的体内代谢过程高温干扰肝肾等器官对化疗药物抗癌活性基因的灭活，提高肿瘤细胞线粒体内化学药物活性基因的产率而增敏。

3.改变肿瘤细胞外环境高温引起 pH 值下降，可使一部分耐药细胞株重新转变为对化疗药物敏感细胞株，酸性环境还可加速因受到化学药物打击而受伤的肿瘤细胞的死亡。

4.直接损伤 DNA、RNA 作用高温对 S 期细胞有直接的杀伤性，且能直接抑制受到化学药物力击而受伤的肿瘤细胞的 DNA、RNA 修复过程。

5.高温与化疗药物目前比较肯定的与高温有关或相加的药物有顺铂、丝裂霉素、氟尿嘧啶、氮芥、放线菌素 D 和喜树碱。多柔比星合并高热，仅对多柔比星敏感的细胞有相成作用。此外，环磷酰胺、异环磷酰胺、噻替派、羟喜树碱、紫杉醇、长春新碱、吡柔比星等也有受热增敏作用。

总之，加温与化疗药物的相互作用，目前了解尚不够，远不如热疗与放疗联合所做的工作多。

(三)热疗与外科的联合应用

高温治疗也开始进入外科领域。有人在手术治疗肝癌时，开腹后直接把电极插入瘤体，在瘤内加温 65℃使瘤体固化，然后把固化坏死的瘤体刮出。也有人对晚期胃癌手术切除后，为防止腹腔种植和复发，采用高温加化疗用于浆膜侵犯的病例。组织间加温和组织间放疗一样，也需要有外科的配合，都需要麻醉或手术暴露肿瘤，然后进行组织间导管插管，或热子植入埋在瘤内，而后进行加温。此外，对深部肿瘤进行加温时，需要事先在瘤内埋一塑料导管引出体外，以便加温治疗时观察控制治疗温度，这也需要有外科医生的参与配合。目前高温与外科的联合应用因较少开展，经验不多，有待进一步研究。

(四)各种加热方式的临床应用

1.体外电容式射频加热属高温、高频电波、体外式局部透热治疗，多与放疗合用。在胸部、腹部和部分肢体恶性占位的治疗中增敏放疗；在晚期患者的腹腔、盆腔病变的减积性化疗中可合用射频、透热以减少化疗用药剂量进而降低化疗毒副反应和增敏化疗疗效，尤其适合腹腔、盆腔片状式生长的恶性转移，浸润性占位和恶性浆膜腔积液的治疗。也可与放疗化疗合用或单独应用于恶性肿瘤的止痛。

2.强聚焦超声治疗属热固化、机械波、体外式、单病灶加热治疗。强聚焦超声热固化治疗恶性肿瘤技术是利用聚焦式超声波换能器将体外低能量的超声波在体内肿瘤组织靶区内聚成焦斑，这个热焦斑在计算机控制下，在靶区内由点到线，由线到面，由面到体，按计划游走，完成对整个肿瘤的切割过程。多不用于放疗化疗的增敏治疗，强聚焦超声治疗多应用于体表、盆腔、部分腹腔的原发或转移性病灶的减负荷灭活治疗。由于存在治疗计划的制作尚不严谨和超声二维定位的先天缺陷，其局部作用的彻底性很难完全信服。因而不可单独应用于恶性肿瘤的治疗中，目前只作为比较肯定的有效抗癌治疗的补充手段。

3.全身远红外辐射加热治疗属中温、红外线、体外式、全身加热治疗。治疗时患者置入远红外发射仓内，并附加头部降温设备，加热致全身体温达 39.5 ～ 40.5℃或至 41.8℃。配合化疗治疗全身多处转移患者的姑息性治疗。

4.大功率微波体外辐射加热治疗属高温、高频电波、体外式、局部或区域性加热治疗。

这是一种利用微波辐射器对准局部病灶的体表投影部位辐照加热的治疗方法，多用于增敏放疗(或)化疗。临床适用于体表或浅表恶性占位。例如乳腺癌的溃疡性病灶的微波热辐射治疗。

5. 射频/微波组织间加热治疗属热固化、高频电波、组织间介入式、单病灶加热治疗。这种方法实际上是利用了射频范围内的交流电的工作原理，电极的非绝缘部分置入体内靶区后，在工作状态下会流出频率为 450 ～ 500 kMHz 的交流电，电流在向地板传输的过程中，激活了电极周围组织中的离子成分，造成粒子振荡而摩擦产热，并向周围传导，从而使局部组织细胞发生凝固坏死。微波组织间加热治疗的微波由微波发生器发出 2450 MHz，也有用 915 MHz 的频率微波。经同轴电缆传递至植入式微波天线。治疗时将天线插入靶区，使其处于工作状态，可达到热固化作用。此类方法是肝脏、前列腺等实质脏器恶性占位减负荷治疗的有效手段，多在 B 超引导下行组织间介入或手术直视下进行，也有人试用于肺脏部位的部分恶性占位病灶，也是属于手术、放疗、化疗的一个补充手段，不用于放化疗增敏。

6. 自然腔道加热治疗属高温、高频电波、自然腔道插入式、局部病灶表面近距加热治疗。所用热源多为微波，也有用射频超声波用于食管癌、直肠癌、宫颈癌、鼻咽癌等的热增敏治疗。

7. 体外循环加热属中温全身热疗范畴，靠体外循环设备将患者血液在体外加热后回输体内，循环往复，致体温升高的一种热疗方法，多用于晚期恶性肿瘤的热化疗中。因风险较大，治疗繁琐，目前尚处于临床试验阶段。

五、头颈部癌的高温治疗

头颈部肿瘤加温的报道不少，印度学者 Datta 等人报道 65 例局限在局部区域淋巴结的头颈部鳞癌，皆无远处转移，33 例行放疗合并加温，32 例单独放疗作对照。他们采用 27.12 MHz 治疗机，两个辐射头，表面有水袋冷却皮肤，加温是在放疗前，加温中进行瘤内间断测温，温度给予 (42.5±0.5)℃至少维持 20 min。放疗采用 ^{60}Co 对穿照射肿瘤，剂量 50 Gy/5 周，而后缩野再追加剂量 10 ～ 15 Gy。结果随访 18 ～ 28 个月，从肿瘤全消率分析，在临床Ⅰ，Ⅱ期病例中，放 + 热与单纯放疗两组差别不大，而Ⅲ期病例单纯放疗组 CR 率为 20%，合并加温组为 58%；Ⅳ期单纯放疗组 CR 率为 7%，合并加温组 38%。从该组结果看到临床期别越晚，合并加热后疗效提高越明显。可能因为在这些晚期患者中，瘤体较大，基底侵犯较广，瘤细胞存在着更加乏氧，pH 值低及营养不良等因素，更有利于高温对癌细胞的杀伤有关。

李瑞英曾报道 24 例头面部晚期恶性肿瘤采用高温合并放射治疗，其中 11 例长期无瘤生存获得治愈。方法是用微波加热，瘤内温度 41 ～ 44℃，每周 2 次，每次 40 min，每例共加热 8 ～ 13 次；放疗每周 5 次，每次 2 Gy，总剂量 36 ～ 91 Gy，多数患者接受量为 40 ～ 50 Gy。根据本组患者的临床表现，如采用单纯放射治疗，根治量应给 60 ～ 70 Gy 较为合适，合并高温后多数患者接受了 40 ～ 50 Gy。在 11 例长期治愈的患者中有 7 例放射量在 36 ～ 46 Gy，如此低的放射量，能使病灶在 5 cm 直径大小并且浸润较深的肿瘤获得消失及长期治愈，显然是放疗合并高温后出现的成绩。

Jaulorry 等报道 83 例手术或放疗后复发的头颈部肿瘤，用 13.56 MHZ 加温，其中 18 例仅用高温，49 例高温合并放疗，16 例高温合并化疗，测温用光纤。化学药物有 DDP20 mg/m^2，长春地辛 2 mg/m^2。化疗与热疗同时给共 3 或 6 次。放疗每周 2 次，每次 4 Gy，总量 27 ～ 40 Gy。加温在放疗后进行。结果 1 年生存率，放 + 热治疗组为 36%，放 + 化组为 38%，单纯加热组为 0。如果根据肿瘤消退率分析，达 CR 的 1 年生存率为 58%，达 PR 者为；5%；2 年生存率达 CR 及 PR 者分别为 38%，0.8%。如果根据复发部位分析，对淋巴结复发，治疗后 1，2 年生存率分别为 30%，23%，原发灶和淋巴结同时都有复发时，疗后 1 年生存率为 0。可见淋巴复发比原发灶复发的治疗预后要好得多。可能与原发灶部位深在而得不到满意的加温有关。

Valdagni 报道 40 例颈部转移淋巴结的Ⅳ期头颈部鳞癌。5 年结果看到，放十热组为 53%，单放组为 0。

David 报道 36 例晚期头颈部肿瘤进行间质热疗及间质热疗 + 间质放疗的对照研究。其中 22 例在间质放疗同时接受了低剂量 DDP 化疗 20 mg/(m^2・d)。总量 100 mg/m^2。间质放疗时间为 38.5 ～ 134 h，剂量 15 ～ 39.9 Gy。有 23 例另外接受了 25.2 ～ 64 Gy 外照射。二组肿瘤完全退缩率化疗组 CR 为 93%，非化疗组为 86%。

总之，头颈部肿瘤高温治疗的效果一般较好。目前的加温设备，仅能满足颈部、面部及头皮这些容易进行加温测温部位的肿瘤治疗。对口腔、口咽及鼻咽等深在部位尚无理想的加温治疗工具。为适合这些部位的高温治疗，还需要不断地研究和探索新的加温设备，以满足临床治疗的要求。

六、副作用

加热治疗的副作用通常是热烫伤、溃疡或坏死。多半是由于以往放疗过的区域血供较差的缘故。由于加热放疗或加热化疗的患者多为晚期患者，存活期短，为此如纤维化、溃疡、骨坏死等晚期反应的报道较少见到。今后随着加热放疗治疗效果的提高，可能会发现更多的加热晚期反应表现。

七、结论

1. 头颈部肿瘤适合于外加温或组织间加温技术的应用，目前的加温设备无论是微波射频或超声技术，都能使这部分肿瘤达到有效的加热，并且容易监测肿瘤内温度。头颈部肿瘤绝大多数属于浅表肿瘤的加热范围。目前浅表肿瘤加温治疗效果，从国内外发表的大量临床资料看已经肯定。但对鼻咽口咽等深在部位的肿瘤加温设备还不够理想。为适应这些部位治疗，还需研究和探索新的加温设备，以满足临床治疗的需要。

2. 高温合并适量放疗，对晚期头颈部肿瘤有明显的姑息疗效，如局部有巨大的恶性溃疡，放疗合并加温后，溃疡能很快缩小，减少恶臭和流血，改善患者的生存质量，延长生存期。对头颈局部晚期的原发灶，像唇癌、牙龈癌、腮腺癌，面部、头皮及颈项部的上皮癌，采用放疗合并高温治疗后，如肿瘤最长径在 5 ～ 6 cm，有 50% 以上的肿瘤局部可得到长期治愈不复发。对颈部转移的淋巴结，放疗合并高温治疗后，局部控制率可达 70%。如以前接受过足量放疗的淋巴结复发灶，可给予 20 ～ 45 Gy 的低分次放疗合并高温，能使 35% 的病灶全消失。

3. 头颈部肿瘤应用高温治疗，无论是姑息性或治疗性的治疗其毒性都很低，可和任何常规放疗相比。

小结：真正科学利用加热技术对肿瘤组织实施热效应的基础研究已近 50 年，但临床实践性探索则不足 30 年，其中包括了 10 年左右的迟缓发展。热物理治疗在临床肿瘤学上仍为辅助性治疗方法，是作为恶性肿瘤手术、放疗和化疗的补充手段。近年来这类治疗方法已显露出全新性、低毒性、有效性的特点。处于幼年的热物理治疗将正在快速地发展。

第十一章 耳鼻咽喉头常用技术方法

一、耳滴药法

1. 适应证

用于治疗外耳道炎，软化耵聍栓塞，治疗急、慢性中耳炎。

2. 用品准备

滴管及滴耳剂。

3. 操作方法

滴药前必须先将病侧外耳道堵塞物及分泌物清除擦洗干净。然后让病人头向健侧或健侧卧，使患耳向上，轻拉耳郭向上后方。外耳道内滴入药液 3 ～ 5 滴。有鼓膜穿孔者，可用手指按压耳屏数次，促使药液进入中耳。如咽鼓管通畅，压迫耳屏时药液可通过咽鼓管流入咽部。

4. 注意事项

药液温度须与体温相近，过冷时需稍加温，以免滴入后出现前庭反应。滴管不可触及外耳道壁，以免污染。

二、外耳道冲洗法

1. 适应证

冲出外耳道深部不易取出的碎软耵聍、微小异物或已软化的耵聍。

2. 用品准备

耳注洗器 1 个或 10 ml 注射器 1 个，37℃温水若干毫升，弯盘 1 个，治疗碗 1 个，治疗巾 1 块。

3. 操作方法

(1) 坐位，头偏向健侧，使患耳稍向上，同侧颈及肩部围以治疗巾，病人手托弯盘，紧贴耳垂下面，以便冲洗时水流入弯盘。

(2) 左手将耳郭牵向后上，如为婴幼儿则向后下方牵拉，使外耳道成一直线，右手持注洗器将温水对着外耳道后上壁注入。

(3) 冲洗后用干棉签将外耳道擦干，并用 70% 乙醇消毒外耳道，检查外耳道及鼓膜有无损伤，予以及时处理。如耵聍一次冲洗不净者，须继续滴药，软化后再行冲洗，至洗净为止。

4. 注意事项

(1) 冲洗时用力不可过猛，也不可将注射器头紧塞外耳道内，以致水不能流出而胀破鼓膜。

(2) 不可对着鼓膜冲击，以免损伤鼓膜。

(3) 水温最好接近体温，过冷、过热可致眩晕。

三、滴鼻法

1. 适应证

用于治疗鼻腔、鼻窦病变。起收缩或湿润黏膜、改善通气引流或消炎等作用。

2. 用品准备

滴管 1 个或眼药水瓶 1 个。

3. 操作方法

(1) 仰卧垂头位：仰卧，肩下垫枕，使鼻腔低于口咽部，或将头悬于床缘外，使头向后仰伸前鼻孔朝上，以免药液流入咽部。然后每侧鼻腔滴药 3 ～ 5 滴。也可取坐位，背靠椅背，头尽量后仰，然后滴药。

(2) 侧头位：对单侧鼻窦炎或有高血压的病人，可取向患侧卧，头向下垂，使药液达到鼻窦口及咽鼓管咽口附近。

四、鼻腔冲洗法

1. 适应证

常用于萎缩性鼻炎干痂较多的病例，或鼻咽癌放疗后鼻咽干燥者。

2. 用品准备

灌洗桶、脸盆各 1 个，橡皮管 1 根，洗鼻用橄榄头 1 个，毛巾 1 条，温生理盐水或一般温盐水 500 ～ 1000 ml。

3. 操作方法

(1) 灌洗桶下端接橡皮管和橄榄头，将桶悬于距病人头顶约 1 m 的高度。橡皮管用夹子夹住，以免盐水流出，然后将温盐水倒入桶内。

(2) 病人头向前倾，颏下接脸盆，将橄榄头塞入一侧前鼻孔，开放夹子，使桶内的温盐水缓缓注入鼻腔，病人张口呼吸，使盐水经对侧鼻腔流出，此时即可将鼻腔内分泌物、痂皮随水冲出。

(3) 一侧鼻腔冲洗后，可如法冲洗对侧鼻腔，冲洗后用毛巾擦干面部。

4. 注意事项

(1) 鼻腔有急性炎症时，禁用冲洗法，以免炎症扩散。

(2) 灌桶不宜悬挂过高，过高则压力加大、水流过急将分泌物冲入咽鼓管引起中耳炎。

(3) 盐水的温度以接近体温为宜，不可过热或过冷。

五、鼻窦变压置换疗法

1. 适应证

用于慢性鼻窦炎，特别是慢性全鼻窦炎。

2. 用品准备

吸引器、带橡皮管的橄榄头、治疗碗各 1 个，1% 麻黄碱生理盐水 1 瓶，适当抗生素溶液 1 瓶。

3. 操作方法

患者擤去鼻涕，取仰卧垂头位，使额部与外耳道连线与地面垂直。两侧鼻腔各滴入 1% 麻黄碱生理盐水液 2 ～ 3 ml，抗生素溶液 2 ～ 3 ml。将与吸引器相连的橄榄头塞入一侧鼻孔用手指封闭另一侧鼻孔，嘱患者连续发“开、开……”声，以使软腭上提，间歇关闭鼻咽腔同时开动吸引器，使鼻腔、鼻窦形成暂时负压，每次吸引 1 ～ 2 s 后移去橄榄头，连续 6 ～ 8 次。药液在正负压交替作用下，便可进入鼻窦，达到治疗目的。每日或隔日 1 次。

4. 注意事项

(1) 鼻腔、鼻窦有急性炎症或术后伤口尚未愈合者和鼻腔有出血倾向者，不宜使用本法。

(2) 吸引时间不宜过长，负压不应超过 24 kPa。

六、上颌窦穿刺冲洗法

1. 适应证

用于诊断慢性化脓性上颌窦炎，同时也是一种治疗措施。

2. 用品准备

鼻镜、棉签或卷棉子、上颌窦穿刺针、橡皮管及接头、20 ～ 50 ml 注射器、治疗碗(盛生理盐水)、弯盘各 1 个，干棉球 2 个。

3. 操作方法

(1) 麻醉：先在鼻内喷 1% 麻黄碱生理盐水，使下鼻甲充分收缩，然后用棉签蘸 1% ～ 2% 丁卡因液(内加少许 1% 肾上腺素液)置入下鼻道穿刺部位，5 ～ 10 min 取出。

(2) 方法：患者端坐，头略前倾，一手用鼻镜撑开鼻孔，另一手将穿刺针针头斜面朝向鼻中隔方向，经前鼻孔送入下鼻道，抵达下鼻道外侧壁，距下鼻甲前端约 1 ～ 1.5 cm，近下鼻甲附着处，撤除鼻镜，固定头部，使针尖指向同侧外眦方向。稍用力钻动，感到阻力消失时，示已进入窦腔，取出针芯，接上带橡皮管的玻璃接头，另一端接注射器，回抽时如有脓液或空气，证明针尖确已进入窦腔。嘱患者低头，并偏向健侧，再徐徐注入生理盐水，直至脓液冲净。根据脓液的质与量，酌情选用抗生素注入窦腔，拔出穿刺针，下鼻道穿刺点可用棉片压迫止血。

4. 注意事项

(1) 穿刺的部位与方向要准确，防止刺入眶内及面颊部软组织。

(2) 进针时要以上唇为支点，不可用力过猛。

(3) 注水时遇有阻力，可能是穿刺针头不在窦内或刺入窦内软组织中，也可能是窦口阻塞。此时应改换针的位置，或以麻黄碱棉片收缩中鼻道，开放窦口。如仍有阻力，不应勉强冲洗。

七、咽部涂药法

1. 适应证

用于咽部消炎、止痛、收敛、烧灼、润滑及表面麻醉。

2. 用品准备

长棉签 1 根，压舌板 1 块，卷棉子 1 根，干棉球 2 个。

3. 操作方法

张口，舌自然平放。用压舌板轻压舌前 2/3，用棉签蘸药液，直接涂布于口咽部患处。如病人自己用药，可对镜看清咽部涂药。

4. 注意事项

(1) 涂药时棉签上的棉花要缠紧，以免脱落。

(2) 所蘸药液不宜太多，以免用力涂布时将药液挤出下流入喉，引起不良反应。

(3) 涂硝酸银等腐蚀剂时，涂抹范围不应超过病变范围，或用生理盐水将多余药液洗去，以免损伤正常组织。

八、咽喉部喷雾法

1. 适应证

多用于咽喉手术及内镜检查时的黏膜表面麻醉。

2. 用品准备

喷雾器 1 个，压舌板 1 块。

3. 操作方法

(1) 喷药前先向病人说明，每次喷入的药液均不可咽下，需含 3 ～ 4 min 再吐出。

(2) 如作口咽部喷雾，则嘱病人将舌自然放置口底，并张口发“啊”音，按顺序喷药，先悬雍垂及软腭，再咽后壁和舌根，然后右侧扁桃体及前后柱，最后左侧相应部位。如作喉部喷雾，在咽部喷雾 1 ～ 2 次后，将喷雾器头弯折向下，嘱病人自己用纱布裹舌前 1/3 并拉出，口尽量张大并做深吸气动作，然后对准喉部将药液喷入。一般喷药 3 ～ 4 次，每次捏橡皮球 2 ～ 3 下即可。

4. 注意事项

(1) 喷药前用乙醇将喷雾器擦拭消毒。

(2) 每次喷药前先吐出口内残余药液及分泌物。

九、雾化吸入法

1. 适应证

多用于治疗急慢性喉炎、气管及支气管炎。

2. 用品准备

雾化器或超声波雾化器，蒸馏水，抗生素、激素、糜蛋白酶等药物。

3. 操作方法

将药液注入雾化器药杯内，病人口对雾化器喷出口，连续作深呼吸，吸气时将雾化药液吸入呼吸道。

十、冷冻疗法

冷冻疗法是指利用 0℃以下的低温冷冻破坏组织的作用，冷冻病损部位以治疗疾病的方法。冷冻疗法很少引起组织缺损、变形和功能障碍等后遗症，瘢痕窄而浅。

1. 适应证

(1) 头颈部及面部皮肤的表浅良性病变。

(2) 不宜手术的部位，如咽、喉、鼻、眼睑等部位的局限性病变。

(3) 眼睑周围、鼻翼附近较局限的皮肤恶性肿瘤。

(4) 手术或放疗后复发的小型表浅病灶。

(5) 年老体弱或合并其他疾病、不宜手术的浅表恶性肿瘤。

2. 用品准备

液氮、冷冻器、卷棉子、棉球。如用喷射法需准备凡士林纱布以保护非手术区。

3. 注意事项

(1) 注意保护周围正常组织，特别是喷射法可用多层凡士林纱布保护，以免损伤。

(2) 术后反应性水泡或血泡，面积小者无需处理，大者可用消毒针头吸出泡内液体，加压包扎。

(3) 创面坏死时，应保持清洁，防止感染。

十一、激光疗法

激光是一种方向性好，能量高度集中，有良好单色性和相干性的新型光源，激光的生物效应与激光辐射的波长、强度和组织对激光的反应、吸收、热传导有关。

适应证：

① Nd:YAG 激光器为常用固体激光器。激光波长 1.06 μm，为近红外不可见光，光束类型为脉冲或连续波，输出功率 1 ～ 100 W，穿透组织深度约 4 mm，可完成凝固、切割、气化等，由直径 300 ～ 700 μm 的石英光导纤维传输。可通过各种形状的硬管或内镜进行深腔部位手术或治疗；

② CO_2 激光刀可用于上颌窦根治术，鼻腔内翻性乳头状瘤切除术，鼻侧切开术，上颌骨切除术，耳郭良、恶性肿瘤切除术，头面部良、恶性肿瘤切除术，显微镜下或喉裂开后喉部良、恶性肿瘤切除术；

③ CO_2 激光凝固气化术，可用于治疗慢性咽炎的淋巴滤泡增生、慢性扁桃体炎、慢性肥厚性鼻炎、中鼻甲肥厚或息肉样变、鼻腔血管瘤、乳头状瘤；

④氦氖激光，适用于广基的声带息肉或声带肥厚、过敏性鼻炎、渗出性中耳炎；耳聋、周围性面瘫、内耳性眩晕、嗅觉丧失等病症可采用氦氖激光穴位照射。

十二、微波疗法

微波是指波长在 1 mm ～ 1 m 范围内的电磁波，照射于人体后使照射部位组织中的极性分子(主要是水分子)随微波频率高速旋转，相互摩擦产生热量，通过此种内部加热达到治疗目的。

适应证：

①鼻部疾病：将微波针状探头插入或紧贴肥厚的下鼻甲表面，行多点热凝，治疗慢性肥厚性鼻炎，局部凝固出血点治疗鼻出血；

②咽喉部疾病：微波凝固治疗慢性咽炎增生的淋巴组织、肥大的舌根淋巴组织、乳头状瘤、血管瘤、声带白斑和声带息肉。还可用于治疗鼻咽癌术后的复发病灶。

第十二章 头颈部皮瓣的临床应用

第一节 头颈部常用皮瓣

一、皮瓣的分类

1. 根据血液供应分类任意皮瓣——没有轴形血管，长宽比为 1:1.5 为原则，多带蒂，如局部瓣。轴形皮瓣——有供血动脉，如胸三角肌皮瓣。游离皮瓣——如前臂皮瓣，需显微血管吻合。岛状皮瓣——如胸大肌皮瓣。

2. 根据皮瓣位置分类区域皮瓣——胸锁乳突肌皮瓣，修复颈部。远位皮瓣——胸大肌皮瓣，修复颈部。

3. 根据皮瓣组织成分分类筋膜皮瓣、单纯皮瓣、肌皮瓣、骨肌皮瓣、骨皮瓣。

二、皮瓣设计及形成的原则

针对缺损处的部位、形态、大小，选择供皮区。皮瓣的面积应较缺损面积略大。随意皮瓣如超过长宽之比，需进行“延迟手术”。皮瓣长轴方向必须顺着供血血管的行走方向，皮瓣蒂部应位于主要血管行走的近心端。

三、皮瓣形成中的注意事项

严格无创操作，避免因牵拉造成局部血管损伤。皮瓣形成后，先用盐水纱布包敷，待血管痉挛缓解后，严密观察血运情况。成活：皮温暖，皮肤粉红，周边有出血。青紫：静脉充血，回流有碍。苍白：动脉供血不足。

皮瓣血供障碍的主要原因：皮瓣蒂部旋转成角；没有适合的动脉供血及相应的静脉回流；皮瓣长宽比例不等。处理：原位缝合，再次延迟手术。

局部的“猫耳”一般术中无需处理，术后多可自然变平，如几个月后仍明显者可再次切除。

四、常用头颈部皮瓣介绍

1. 胸三角肌皮瓣属轴形皮瓣，有直接血管供应类型的皮瓣。

(1) 优点：皮瓣有伸展性，皮瓣较薄，位置接近面、颈部，颜色及质地适于面颈修复。

(2) 缺点：需二期手术断蒂，需植游离皮片覆盖胸壁缺损。

(3) 主要供血：乳内动脉的穿动脉。这些动脉通过肋骨旁第 2 ～ 4 肋间穿出，距胸骨外侧缘 2.5 cm。

(4) 皮瓣制作：上部切口沿着锁骨进行，下缘切口常沿第 3 肋间隙斜行，于肩峰处会合，皮瓣的远端分离，先鉴别皮下组织以下的深筋膜，于筋膜下与胸大肌表面分离提起带有筋膜的皮瓣，直到胸骨旁 2.5 cm 处的穿动脉。皮瓣的下部缝成管状以提供血供，裂层皮片覆盖胸部的裸露区域。3 周后皮瓣蒂部离断。

2. 胸大肌皮瓣 Argian 首先报道属岛状皮瓣，也有直接血管供应。

(1) 优点：有可靠的血液供应，皮瓣可以在患者仰卧时完成，供皮区不需植皮，不用断蒂，手术一次完成。

(2) 缺点：在肥胖者及女性患者此皮瓣较臃肿。

(3) 主要供血：胸肩峰动脉，来自于腋动脉。此血管的胸支伴随静脉及胸外侧神经向下达胸大肌底，是胸肋部肌肉的主要血供来源。胸支直径为 0.22 ～ 4 mm，平均 2 mm。

(4) 皮瓣位置：针对口腔内重建皮岛取自乳头下，下咽部重建皮瓣取自乳头内侧。

(5) 皮瓣大小：用于半舌切除术后缺损需 5 cm×7 cm，用于全次切除需 7 cm×9 cm；环咽缺损，需 10 cm×12 cm；而皮肤缺损需相应大小切除。皮瓣的切取：先画线——从肩峰至剑突作一连线，再自锁骨中点至连线作一垂线，该垂线与连线的远侧部分即为胸肩峰动脉在肌内走行的体表投影。

(6) 皮瓣的旋转轴位：于锁骨中部下方 3 cm 处。

(7) 手术步骤：按皮瓣设计切开皮瓣周缘，皮瓣上缘仅切开皮肤及皮下组织，后将胸大肌下缘连同皮瓣一起翻起，皮瓣上方皮肤切开，显露胸大肌外侧缘，在胸大肌与胸小肌之间分离，在胸大肌里侧面可见血管束，肌带的宽度 5 ～ 6 cm，按照血管走行，全层切断肌肉，并沿肌蒂向上分离至锁骨下缘。最后将肌皮瓣通过胸颈皮下隧道转移至颈部，胸部切口可直接缝合。

3. 胸锁乳突肌肌 (皮) 瓣

(1) 优点：胸锁乳突肌的血供为多源性，故可利用该肌的不同部位 (上半段或下半段) 和不同组织 (皮肤或肌肉)，以肌皮瓣或肌瓣的形式来修复口腔颌面部、喉部的组织缺损。该肌与胸骨和锁骨相连，前者为腱性附着，后者为肌性附着，故又可采用肌骨瓣来修复下颌骨缺损、气管前壁缺损。该肌皮瓣位置表浅，与口腔颌面较近，取材简便，是修复口、咽及颌面部缺损较为常用的复合瓣。

(2) 主要供血。上部——枕动脉；中部——甲状腺上动脉；下部——颈横动脉。

由于以上原因，肌皮瓣有上下两个旋转轴，即以枕动脉为蒂可向上旋转，以颈横动脉为蒂可向下旋转。

(3) 适应证：用于修复同侧面部中下区域的中小范围的缺损，尤其是修复口唇、颊黏膜、扁桃体区、咽侧和软腭等口腔组织的缺损。肌瓣转移可作为充填腮腺术后凹陷畸形。单侧肌骨瓣可用于修复单例下颌骨缺损、气管前壁缺损，双侧肌骨瓣可修复小颌畸形 (现基本已采用下颌延长器技术)。

(4) 手术方法：一般认为肌带以选在上方为宜 (因做颈清扫术时多容易损伤甲状腺上动脉的肌支，皮瓣的尖端易发生坏死。另头颈、颌面、口腔位置的关系也以蒂在上方为宜)。

(5) 皮瓣设计：先在乳突尖下 2 cm 处标明肌皮瓣的轴点，该点至缺损区最远点的距离作为肌带的长度，根据缺损范围设计皮瓣大小，一般宽＜ 7 cm，下界不超过锁骨下 2 cm，如超过则需先行延迟。

(6) 手术步骤：沿肌皮瓣画线切开，并由皮瓣上缘沿胸锁乳突肌走向作附加切口，其长度至甲状腺上缘。切断胸骨头，连同皮瓣一起向上分离，此时应将皮瓣与肌肉稍加固定，待剥离至甲状腺上动脉时，在甲状腺上极处结扎切断，使其与皮瓣一起向上旋转，使肌皮瓣具有枕动脉、甲状腺上动脉分支的双重血供。最后由颈阔肌下经下颌骨内侧穿隧道至修复区。

4. 斜方肌肌 (皮) 瓣属岛状皮瓣，有直接血管供应类型的皮瓣。

(1) 优点：有恒定的血管供应。位置较隐蔽，且位于浅层。可同时连带皮肤和骨骼作为复合瓣转移，是修复颈部、颌面部和口腔组织缺损的理想供区。

(2) 主要供血：斜方肌及其表面皮肤的动脉血供均为多源性，但主要来自颈横动脉。颈横动脉自起始处至分支点的长度为 4.5 cm，外径为 2.7 mm。此动脉分浅、深两支。设计斜方肌，上部肌皮瓣应以颈横动脉浅支及其伴行静脉为蒂；深支在菱形肌下缘发一分支行向浅层，分布于斜方肌下部的外侧份，设计斜方肌下部肌皮瓣时应以颈横动脉深支为蒂。斜方肌的回流静脉为各分支动脉的伴行静脉，面神经受副神经和颈丛的分支支配。

(3) 适应证：斜方肌上部肌皮瓣，主要用于修复咽及扁桃体、颊、唇及颈分部的组织缺损。斜方肌下部肌皮瓣，主要用于修复后颈部、腮腺区及下面的组织缺损。

(4) 皮瓣的制作：可根据需要设计皮瓣的大小，以设计中上部肌皮瓣为例，从扁销关节为中心设计皮瓣，皮瓣的上缘与颌下切口线相连作为颌颈部切口。

(5) 手术步骤：先从皮瓣下部切开向上分离，待分离至肩锁关节时，在锁骨外 1/3、肩峰及肩胛冈上缘的附着部切断斜方肌。再由皮瓣的上部另开下分离，在颈横动脉的上方将斜方肌切断，连同筋膜一并翻起，此时应将皮瓣与斜方肌缝合数针固定，以免两者分离影响肌皮瓣血供。肌皮瓣呈 180° 转移至口内时，以肌内蒂覆盖颈动脉及其创面，肌皮瓣修复口内缺损，肩部创面行中厚游离皮片植皮。

(6) 注意事项：颈横动脉有时缺如。故切取斜方肌中下部肌皮瓣切取时，应先解剖颈横动脉血管蒂，如缺如可以位于下方的肩胛横动脉为蒂，故该处操作应轻柔，避免造成血管蒂的损伤。

5. 前臂游离皮瓣前臂皮瓣由杨军凡首次报告，故也被称为杨氏此瓣“中国皮瓣”。

(1) 优点：血供好。皮下脂肪少，皮瓣厚薄均匀。血管口径大，血管蒂可长可短，吻合易成功。可游离移植修复远处皮肤缺损，亦可以找 A 或 RA 为蒂逆行转移修复术部创面。

(2) 缺点：前臂需植皮修复，留有明显瘢痕。

(3) 主要供血：肱动脉行经肘窝时，分为桡动脉和尺动脉，并有同名静脉伴行。

桡动脉：在前臂上 2/3 被称为掩盖部。上 1/3 行于旋前圆肌与肱桡肌之间。中 1/3 则被肱桡肌内缘所掩盖。在前臂下 1/3 位置表浅，仅被皮肤和筋膜覆盖，行于肱桡肌腱和桡侧腕屈肌腱之间，称为显露部。

尺动脉：在前臂上 1/3 位置较深，居旋前圆肌尺侧头的深面。向下行于尺侧沟内，近腕处较接近表面，位置变浅。

(4) 前臂皮瓣的回流静脉：头静脉：起于手背桡侧，沿桡动脉桡侧上行，多数通过肘正中静脉注入要静脉 (68.18%)；少数 (18.18%) 通过臂头静脉回流。桡静脉：有 2 条，起白手背深浅静脉网，与桡动脉伴行，上至肘窝与尺静脉汇合成上臂静脉。在两条桡静脉间有数量不等的吻合支，一般取好不切取窦要静脉；保留窦静脉及其表面的皮肤，可利于手部静脉回流。由于桡动脉外侧肌肉 (肱桡肌) 受桡神经支配，内侧肌肉 (旋前圆肌桡侧腕屈肌) 受正中神经支配，因此无一运动神经越过桡动脉，故选择以桡动脉为前臂皮瓣的供血动脉时，不会损伤任何运动神经而影响前臂肌力。

(5) 适应证：前臂皮瓣的血管恒定，蒂长，口径大，易于吻合，皮肤色泽好，质地柔软，厚薄均匀，最适宜于游离移植 (修复各种原因造成的颌面部及颈部的皮肤缺损)。

(6) 皮瓣的制作：由于桡动脉在显露部的皮与多于掩盖部，故前臂皮瓣的设计应以桡动脉下段为纵轴，即在肘窝中点与腕部桡动脉搏动点之间作一直线。然后，再根据受压面的大小和需要，在前臂掌面用甲紫标出以桡动脉为中心，包括头静脉及前臂外侧皮神经在内的皮瓣轮廓。其皮瓣范围，近端近前壁中段或稍上，远端到腕横纹，常尺侧止于尺侧腕屈肌，桡背侧达肱桡肌外缘。

(7) 手术步骤：先分别在皮瓣的上极和下极切开皮肤，显露桡动静脉及头静脉，在肱二头肌下端的外缘向下作皮下分离，找到前臂外侧皮神经，对上述已显露的血管和神经应加以保护。然后切开皮瓣的两侧缘，直达深筋膜，从皮瓣的两侧沿深筋膜下向中线锐性分离。在解剖桡动静脉时应在其深面组织分离，这样就不会损伤桡动脉皮支，但对桡动脉发出的肌支应一一结扎，至此即形成只有血管蒂未断的前臂皮瓣。观察血运良好后，再切断血管蒂，结扎供区血管，其创面行厚断层皮片覆盖，加压包扎。

第二节 鼻唇沟皮瓣

鼻唇沟是由上唇方肌和颧骨的上颌突构成，其位置在鼻翼两侧至嘴角两侧。鼻唇沟是将面颊部及颌分开的体表标志，鼻唇沟是由面颊部有动力的组织和无动力的组织相互作用的结果而形成。人们的许多表情动作，如微笑、哭泣等，都是通过鼻唇沟形态的改变，而开始启动的。

鼻唇沟皮瓣是以鼻唇沟区组织制作的任意或带血管蒂轴型皮瓣，于公元前 600 年由古印度学者 Susruta 首次提出并应用于临床。在此后的几个世纪里，该皮瓣主要用于外鼻的重建。Esser 成功用下方为蒂的鼻唇沟皮瓣修复口腔腭裂。随后，鼻唇沟皮瓣的制作技术逐渐改进，可设计为多种形式的组织瓣，广泛地用于口腔颌面部、鼻部肿瘤术后及其他类型缺损的修复。

一、应用解剖

供应鼻唇沟区域的知名血管有面动脉、面横动脉、眶下动脉和内眦动脉。面动脉跨过下颌骨时位置表浅尚能触及搏动，初贴于颈阔肌深面，近口角被口角轴浅层肌覆盖，走行于颊肌和提口角肌的表面，继而跨过或穿过提上唇肌末端埋于提上唇鼻翼肌内。面动脉在面部发出许多分支，起自后壁的后组分支有咬肌支、颊支、眶下支；起自前壁的前组分支有下唇动脉、上唇动脉、上唇动脉鼻翼支、鼻外侧动脉，终支走行于上唇方肌的内眦头时即改名为内眦动脉，向上与来自眼动脉的鼻背支吻合。面动脉前组分支主要与对侧的同名支相吻合，后组分支主要与同侧的面横动脉及来自上颌动脉的眶下支吻合。另外，在鼻唇沟区域面动脉前组部分分支与上唇动脉向上分支、鼻翼下缘动脉的分支相吻合，营养鼻唇沟区前下大部；来自上颌动脉的眶下动脉分支与面动脉后组分支相吻合，营养鼻唇沟区后上部，同时鼻唇沟区还得到面横动脉细小分支的补充。上述动脉由面深层进入浅筋膜形成皮下动脉网，再由皮下动脉网发出更小的分支形成真皮下动脉网，构成所谓的“筛网”状立体结构。如此丰富的血供可为鼻唇沟皮瓣的成活提供足够的动脉血灌注压，使得鼻唇沟区成为颌面部整形修复的主要组织来源之一。面动脉进入鼻唇沟区的血供占 3/4，其余的血供来源占 1/4，主要来自内眦动脉。鼻唇沟区动脉多有同名静脉，但很少紧密伴行。面前静脉起自内眦静脉，在面动脉的后下方走行，于下颌下缘平面距面动脉 0.7 cm，口角平面距 1.4 cm。在二腹肌后腹与面后静脉汇合成面总静脉，注入颈内静脉。

二、鼻唇沟皮瓣分类及临床应用

鼻唇沟区有多条知名血管支配，如面动脉、面横 动脉、眶下动脉和内眦动脉。鼻唇沟区域面动脉部分分支与上唇动脉向上分支、鼻翼下缘动脉的分支相吻合，营养鼻唇沟区前下大部；来自上颌动脉的眶下动脉分支与面动脉部分分支相吻合，营养鼻唇沟区后上部，同时鼻唇沟区还得到面横动脉细小分支的补充。上述动脉由面部深层进入浅筋膜形成皮下动脉网，再由皮下动脉网发出更小的分支形成真皮下动脉网，构成所谓的"筛网"状立体结构，为鼻唇沟区组织提供了足够的灌注压，以此可形成多种形式的鼻唇沟皮瓣，使得鼻唇沟区域成为面部整形修复的主要组织来源之一。

（一）鼻唇沟任意皮瓣

鼻唇沟皮肤有极其丰富而 稠密的真皮下血管网，是鼻唇沟任意型皮瓣赖以成活的解剖学基础。而且皮瓣的成活与蒂部血管灌注压密切相关。面动脉位于鼻唇沟的深部，其主要分支与其他血管分支吻合，为其表面的皮肤提供了极为丰富的血运，也为鼻唇沟皮瓣的成活提供了足够的灌注压。基于以上的形态学基础，鼻唇沟部任何一处均可为蒂，形成傍血管的真皮下血管网皮瓣，而无需将主要血管包含在内。但皮瓣设计时应遵 循以下原则：①皮瓣的蒂部应尽可能邻近较大血管，以保证皮瓣蒂部足够的血流灌注压；②注意皮瓣蒂部的位置和皮瓣的方向性。面部缺损的修复不仅仅是创面覆盖，还需要同时考虑其外观和功能，理想的修复方法是能够达到外观和功能的完美统一，因而以颜色、质地相匹配的邻近组织修复为佳，尽管术后面部留有瘢痕，但局部皮瓣仍为首选。鼻唇沟是面颊部与鼻部、唇部的天然分界皱褶，皮肤相对较松弛并富有弹性，切取一定大小的皮瓣后供区皮肤可以直接缝合，瘢痕留于自然皱褶中而不明显。故鼻唇沟任意皮瓣在面部缺损的分区修复上有独特的优势。

（二）鼻唇沟轴型皮瓣

传统意义上的鼻唇沟皮瓣 不携带知名血管，因此切取面积及修复创面有限，而含知名动脉的鼻唇沟皮瓣，扩大了皮瓣的切取范围。鼻唇沟轴型皮瓣主要有以下分类。

1. 以面动脉上端为蒂的轴型皮瓣

按修复大小和距离在同侧鼻唇沟区设计一蒂在上的皮瓣，远端一般不超过口角平面。切开皮肤、皮下组织至 SMAS 层面，自远端向近端掀瓣，可包含部分浅层肌肉，以方便解剖血管蒂。若修复较大缺损，为保证静脉回流，可使皮瓣近内眦端 1/3 部分包含皮下浅筋膜层组织形成宽 1.5 cm 左右的皮下蒂，也可制成面动脉蒂岛状皮瓣。皮瓣制成后略加修整，为减少皮下血管网的损伤，将软组织缘间断垂直褥式缝合后通过皮下隧道转移至受区。修复鼻翼缘全厚缺损，可将皮瓣远端修薄成真皮下血管网皮瓣，折叠后与鼻内皮肤或黏膜缝合形成衬里。修复鼻翼全层缺损，可在缺损同侧设计一梭形皮瓣通过皮下隧道折叠后再造鼻翼，而不用耳软骨，Keameyetal 已成功报道 2 例。若为鼻翼洞穿缺损，可制成共蒂双皮瓣，内外双层覆盖，为保证鼻外形，取耳廓软骨镶嵌其中。鼻部可进一步细分为鼻背、鼻侧壁、鼻尖、鼻翼、鼻小柱、鼻软三角等亚单位，鼻唇沟皮瓣是鼻尖区和鼻翼区缺损理想的修复材料，建议涉及鼻部一个以上分区缺损，则切除整个亚单位，可联合面部推进皮瓣、前额正中岛状皮瓣或上眼睑轮匝肌蒂皮

瓣等共同修复 。这种理论和方法得到了大多数学 者的肯定和接受。基于面部软组织的松弛，以上方为蒂的鼻唇沟皮瓣还可修复鼻腔侧壁、鼻小柱、鼻面联合缺损、上唇及腭缺损。

2. 以面动脉下端为蒂的轴型皮瓣

该皮瓣设计基本同“1.2.1”，只不过蒂在下方。该瓣是口腔癌术后缺损较为理想的修复材料，可制成单侧或双侧鼻唇沟皮瓣。皮瓣的长宽不但由缺损的大小决定，而且和个体面部软组织丰满程度有关。内侧切口线上 2/3 应精确地与鼻唇皮皱襞吻合，下 1/3 向 内靠口角方向移 3 ～ 4 mm。这样可减少术后供区畸形并可提高蒂部的旋转弧度。一般来讲，皮瓣的大小不超过 5 cm×2 cm，Vargheseetal 报道最大可达 8.5 cm×3.5 cm。蒂位于口角水平，其宽度为 1.5 ～ 2.5 cm，皮瓣的内外侧缘向上逐渐变细，在内 眦前 0.5 ～ 0.75 cm 处汇合。皮瓣于面肌浅层掀起，重要的是不要损伤面神经。制成皮岛穿入龈颊沟后部软组织皮下隧道可用来修复腭部、上牙槽及磨牙后三角区缺损；穿下龈颊沟后部隧道则用来修复口底侧 1/3 部及下牙槽部的缺损。若缺损在中腭区、前舌部及口底，可采用二期或双侧鼻唇沟皮瓣修复，去除皮瓣下方 1 ～ 1.5 cm 的皮肤制成软组织蒂，自咬区后份穿隧道至受损部位。隧道一般要能容纳 1 ～ 2 指，便于皮瓣通过。

3. 以副面动脉为蒂的鼻唇沟皮瓣

副面动脉 起始后与面前静脉伴行，沿途分支分布于咬肌、颊肌、颧肌、眼轮匝肌等表情肌与皮肤，与面动脉、面横动脉及眶下动脉等吻合。副面动脉起始处外径为 0.7 ～ 1.5(1.1±0.4) mm。曾祥宏等通过对鼻唇沟相应区域的血管进行了详细的解剖，发现利用鼻唇沟区具有丰富的血管吻合网这一显著特点，并设计成以副面动脉为蒂鼻唇沟皮瓣。该皮瓣血运丰富，易成活，有以下优点：①皮瓣的颜色、质地与受区相近；②血管蒂长，转移灵活，可提供足够的组织量用以修复较大面积鼻翼缺损；③可以设计包含面前静脉在内的组织瓣，有利于血液回流，促进瓣的成活；④简化手术步骤、 缩短治疗周期。缺点是副面动脉出现率不是很高，术前需进行检查是否存在。设计以副面动脉为蒂的顺行鼻唇沟皮瓣修复鼻缺损，其大小以受区缺损为依据，以供区可直接缝合为原则，但在取皮瓣时不深越面肌平面，避免损伤面神经。

4. 以上唇动脉为蒂的岛状皮瓣

上唇动脉蒂 鼻唇沟岛状皮瓣是结扎上唇动脉起始处面动脉的近心端，以上唇动脉为蒂，皮瓣血供由对侧面动脉通过上唇动脉供应，此皮瓣较传统的鼻唇沟岛状皮瓣的蒂部延长，转移范围增大。国内冉维志等成功报道 6 例。上唇动脉可分为 3 型：①均衡型，占 80%；②一侧优势型，一侧上唇动脉越过中线，另一侧动脉细小，占 12.5%；③一侧代偿重，一侧缺失。完全由对侧动脉供血，占 7.5%。此皮瓣适合于均衡型。有完整的唇动脉弓时，可以形成以上唇动脉弓为蒂的超越中线的上唇动脉蒂鼻唇沟岛状皮瓣。以此动脉为蒂制成的岛状皮瓣可用来修复对侧鼻尖、 颌面部及上唇缺损。Bentoetal 成功报道 1 例以上唇动脉为蒂的岛状皮瓣修复被咬伤之后的人中缺损。此外，该皮瓣也可作为常规鼻唇沟轴型皮瓣的一种补充形式。近年来宁金龙等 (尚未报道) 设计以鼻唇沟下唇动脉为蒂延长到口角以下至颌颊部形成岛状皮瓣修复口角上唇缺损，获得满意临床效果，该瓣最大优点是不改变口角外形。

5. 以眶下动脉为蒂的轴型皮瓣

眶下动脉为蒂的轴型皮瓣是以眶下血管为蒂的鼻唇沟皮瓣。有文献报道认为眶下动脉出眶下孔有一分支与眶下神经分支伴行，在提上唇肌和口角提肌间向下行走约 0.8 cm 后转向外侧经提上唇肌和颧小肌之间穿出，继续向下分布于鼻唇沟区。何葆华等认为眶下血管蒂鼻唇沟皮瓣可经皮下隧道向上、内、外推进或旋转修复内眦、下睑、鼻及颧部的皮肤软组织缺损。常明章等设计以此为蒂的轴型皮瓣，用 来修复较为复杂的鼻唇部缺损，均取得了较好的临 床效果。

三、鼻唇沟皮瓣新发展

随着对皮肤血供认识的不断深入，国内外学者 对传统皮瓣加以改进并先后报道了以上包括鼻唇沟任意皮瓣、鼻唇沟轴型皮瓣 (以面动脉为蒂、副面动脉为蒂、上唇动脉为蒂、眶下动脉为蒂) 的解剖学及临床应用研究，此类皮瓣血供可靠，切取面积增加，转移愈发灵活。然而，上述皮瓣携带皮下组织量仍较多，转移后存在不同程度的受区臃肿问题，常需要二次美容修复。Hoferetal 于 2005 年首先报道了面动脉穿支皮瓣的解剖及其在口周缺损修复中的应用，认为从下颌骨前缘到鼻翼外缘面动脉穿支数量较多，分布恒定，具有与其他部位穿支血管相似的特点。

鼻唇沟区皮肤血供按血管来源分为 4 种类型：①面动脉为主型；②眶下动脉为主型；③面横动脉为主型；④多源型。其中，由面动脉进入鼻唇沟区的血供占 3/4。Whetzeletal 进行了面部皮肤 血供的解剖学研究，发现面动脉是以穿支的方式供养其滋养区皮肤。D'Arpaetal 于 2009 年报道了 面动脉鼻唇沟穿支皮瓣在鼻翼缺损修复中的应用。面动脉穿支沿主干走向呈轴型分布，术前用多普勒超声血管显像仪检测并标记，皮瓣设计范围从内眦下方 1.5 cm 到口角水平，还可向下颌骨前缘适当延长。由于穿支血管细小，动脉口径约 0.5 ～ 1.4 mm，因此，解剖及分离操作最好在手术放大镜或显微镜下进行，沈倩云等报道皮瓣最大切取面积为 1.6 cm×3.7 cm，能完成整个鼻翼的缺损修复，而且供瓣区均能直接拉拢缝合。鼻唇沟穿支皮瓣具有血供可靠、转移范围大、皮瓣厚薄适宜的优点。虽然分离穿支血管的操作相对复杂，较常规方法稍费时，但术后避免了皮瓣臃肿及需要二次修整的问题，因此鼻唇沟穿支皮瓣具有较大的推广及临床应用价值。

四、问题及展望

鼻唇沟区域下、外侧有面动脉、面横动脉供血之外，其上方有内眦动脉分支进入皮瓣的上区，内侧有上唇动脉的分支进入皮瓣。上述动脉由深层进入浅筋膜形成皮下动脉网，再由皮下动脉网发出更小的分支形成真皮下动脉网，因此，鼻唇沟皮瓣的蒂设计在内、外、上、下方均可，既可设计成随意型皮瓣，又可设计成皮下蒂或岛状皮瓣。然而目前国内的解剖学研究并未明确提出侧鼻动脉的概念，但有众多研究肯定了它的存在。国外学者对侧鼻动脉的解剖进行较深入研究，认为该皮瓣的血供主要来自面动脉，面动脉绕过下颌体下缘、咬肌前缘呈弓形弯曲到面部，于嘴角水平发出下唇动脉、上唇动脉后延续为侧鼻动脉。侧鼻动脉走行于笑肌、颧大肌、颧小肌及上唇提肌深面，颊肌浅面；内眦动脉、眶下动脉及面横动脉与其在鼻唇沟区形成丰富的血管网；侧鼻动脉在鼻唇沟内走行时发出很多皮穿支，以此为蒂可形成蒂在上或蒂在下的轴型鼻唇沟皮瓣。皮瓣的静脉回流来源于其伴行静脉及周围组织内的小静脉，因此皮瓣蒂部需携带部分软组织。该皮瓣除具有传统鼻唇沟皮瓣的特点，最重要的是其带有轴心动脉供血，可延伸皮瓣供血范围，增加皮瓣切取面积，可修复更大面积的鼻缺损。2010 年邵英等采用侧鼻动脉为蒂的鼻唇沟皮瓣修复缺损成功报道 12 例，术后效果良好。 总之，鼻唇沟皮瓣修复面部缺损具有操作简单、并发症少、外形满意、瘢痕不明显等有优点，具有重要临床价值，值得推广。随着基础医学与临床医学的发展，传统型皮瓣的理论基础进一步明确，并由此演变出穿支皮瓣及其它皮瓣以适应临床需要。一方面为提高皮瓣的成活率并增强其活动度，另一方面为减少术后供区瘢痕对外观的影响，因而鼻唇沟皮瓣的制作越来越趋向于血管化、薄型化，以避免臃肿并增大移动度及可靠性。在掌握其适应证的同时，如何进一步提高面部美容效果及相对扩大其应用范围，是临床医师需要解决的问题。

五、评价

鼻唇沟皮瓣的特点为：①拥有丰富的血供和良好的静脉回流，可提供足够的动脉灌注压，皮瓣容易成活。但基于面动脉有 8% 的变异率，术前常需用多普勒血管探测仪定位血管行径。即使结扎一侧面动脉也不影响同侧以下方为蒂鼻唇沟皮瓣的制作。②皮瓣的颜色、质地与颌面其他部位近似。③皮瓣制作灵活、形式多样，适合鼻、唇、口腔及颜面部缺损的修复。④手术操作并不复杂，安全可靠，供区直接缝合，术后瘢痕不明显。

缺点是：①对面部美容要求较高的患者不宜采用；②皮瓣大小有限；③长胡须者，皮瓣切取受影响。

六、总结

鼻唇沟皮瓣主要用于眼睑、鼻及口腔颌面部轻、中度缺损或畸形的修复，具有操作简单、成活率高、并发症少、效果满意等优点，值得推广应用，但并不能取代其他常规皮瓣。对于颈部放疗和清扫术后的患者，能否行鼻唇沟皮瓣手术尚有争议。在掌握修复手术适应证的同时，如何进一步提高面部美容效果和口腔的功能，也是临床医师要解决的问题。

第三节　穿支皮瓣在头颈部的应用

一、穿支皮瓣定义

穿支皮瓣 (perforator flap)，是指仅以管径细小 (0.5 ～ 0.8 mm) 的皮肤穿支血管供血的皮瓣，属轴型血管的皮瓣范畴。穿支皮瓣概念广义的概念；即从支配肌肉的主干动脉或节段动脉发出一支或多支血管直接供应表面的皮肤或皮下组织，利用肌皮穿支血管为蒂，切取表面的皮肤或皮下组织，而不带下方的肌肉组织。这些穿支是从知名的轴型血管中分离出来的，也属轴型血管的皮瓣范畴。根据 Taler 和 Palmar 的研究，人体潜在的由知名血管供血的穿支皮瓣达 40 种，分布于全身各个部位。

二、穿支皮瓣的发展

80 年代末到 90 年代，先行者 Koshima，Soeda，Kroll 和 Rosenfield 介绍了基于肌皮穿支动脉的皮瓣，该种皮瓣仅由皮肤和皮下脂肪组成，只要保护并获得由下方肌肉穿出的小动脉。穿支皮瓣的这一发现及稍后应用于临床被认为是整形修复重建外科的新纪元。其优点为较少的供瓣区并发症；保留了肌肉；灵活的设计及多功能性；受区外形美观，减少了康复的时间等。穿支皮瓣保留了肌肉，获得了功能和美观的术后效果。这在很多比较 Diep 穿支皮瓣和 Tram 肌皮瓣的文献中说明。Futter 和 Cowworks 测试了 50 名乳腺癌术后乳房再造的病员，23 名应用

Diep，27 名应用 Tram，后者组在分别伸展腹部与背部时，肌力明显减弱。

在额部，能否不携带额肌行鼻再造术？2004 年国内学者李青峰等基于观察到的滑车上动脉于眶上有同一走向皮支的解剖基础，报道了一组应用仅蒂部携带肌肉的阶梯状皮瓣和肌、皮双瓣法行鼻再造术的 9 例病例，皮瓣全部存活，再造鼻形态满意。但有一例鼻小柱假体外露。2005 年以色列 Ullman，Y 等也有类似报道，17 例患者接受了不带额肌的旁正中皮瓣鼻再造术，在皮瓣的皮下组织深面均可见滑车上血管的分支。皮瓣虽有一例远端边缘有坏死现象，但不影响术后效果。我们在 2006 年完成一例仅蒂部携带肌肉的旁正中皮瓣鼻再造术，同样观察到皮瓣血运充沛，在断蒂时，发现仅贴皮下有一直径为 1 mm 左右的动脉皮支，其血管灌注压高，喷血达近 50 cm 之远。上述学者均没有对滑车上动脉的皮支的走行规律作详细的描述。而既往的解剖学研究提及涉及滑车上血管有关的前额区血运构筑的详细报道极少，更未提及滑车上动脉在其主干上行后不久即会发出穿支而进入皮下。鼻再造的悠久历史，和相应的解剖学研究的匮乏，形成了一个有趣的现象。导致了临床认识上的某些认识上的模糊。目前所谓的旁正中皮瓣应称为旁正中肌皮瓣，实际上是以滑车上血管主干为蒂的穿支肌皮瓣。在现今的皮瓣研究领域，寻找无肌肉携带的穿支皮瓣已成为热点。它符合现代外科的微创或无创修复的发展趋势，更是整形外科学的精髓所在。

1984 年 Song YG 及同事首先描述并命名了由旋股外侧动脉降支供血的穿支皮瓣，认为其为肌间穿支的股皮瓣。随后 1987 ～ 1993 年，Koshima，Kroll 和 Rosenfield 在大量的基础解剖和临床应用的基础上发展了这一皮瓣，命名为股前外侧穿支皮瓣。此后，这一皮瓣在台湾、日本及欧美广泛应用于皮肤软组织缺损，特别在头颈、四肢部的应用。报导的病例量大，有的达 200 至数百例。报导统计中绝大多数穿支来源于肌肉，为肌穿支皮瓣，约 85 ～ 95%；仅 5 ～ 15% 为肌间隙穿支。穿支皮瓣在全球广泛应用的基础上，1998 年 Koshima 发现并命名了一个新的、此后得以广泛应用的穿支皮瓣，其来源血管为腹壁下动脉系统，命名为脐旁穿支皮瓣，也就是现今最先进的用于再造乳房的腹壁下动脉穿支 (DIEP) 皮瓣。

三、穿支皮瓣的分类

穿支皮瓣可分为两大类，肌皮穿支皮瓣和肌间隙 (隔) 皮肤穿支与肌间隔穿支皮瓣。

1. 肌皮穿支皮瓣，又称间接穿支，它经过深层的肌肉后穿过深筋膜到达皮肤；

2. 肌间隙皮肤穿支与肌间隔穿支皮瓣，又称直接穿支，它是经肌间隙穿过深筋膜到达皮肤，多存在于肌肉细长和四肢肌间隔的部位。

四、穿支皮瓣的特征

1. 仅以穿支为蒂取瓣，不涉及源动脉；

2. 以穿支穿过深筋膜处为基准，应视其为一支穿支；

3. 除蒂部外，不涉及深筋膜或其它深部组织。

五、穿支皮瓣的切取方法

皮肤的血供主要是由源自穿支血管的皮下血管丛，深层脂肪组织对皮肤的血供未见重要的影响，这是显微解剖穿支薄皮瓣有可靠血运和在脂肪层切取皮瓣的基础。

(一) 穿支血管 Kimura 采用以下术语

根 (root)，就是在深筋膜深面走行的一段血管，多数根周围都是肌肉，还有一些被脂肪组织包裹；

干 (trunk)，是深筋膜与脂肪组织之间的一段血管，通常被一层疏松结蒂组织覆盖；

支 (branch)，是穿支血管在脂肪层内向皮下血管丛走行的一段血管。

(二) 确定皮瓣穿支穿出深筋膜的位置：

先确定皮瓣穿支穿出深筋膜的位置，这对顺利切取皮瓣非常重要，对于宽度小于 12 厘米的皮瓣，开始切口位置的确定可以依靠明确的体表标志，尽管多普勒血流计很有用，但不一定完全准确。所以皮瓣的设计和皮瓣的边缘应该根据实际术中发现穿支的位置进行调整。

(三) 穿支皮瓣的切取：

1. 血管支的切取：

包括锐性切开在深筋膜与脂肪层之间的疏松结蒂组织，在距血管干 1 cm 显露一层大的脂肪小叶，钝性去除这些脂肪小叶以便暴露穿支血管。通过锐性和钝性显微切取使脂肪小叶和非常薄的结缔组织层形成类似三明治结构。

2. 血管根的切取：

做一个纵行切口来延长在穿支血管周围深筋膜形成的空腔，有时候空腔会有疏松结蒂组织和筋膜上的脂肪组织，在深筋膜的下面有一根小血管从血管根部提起，只有在显微切取薄皮瓣联合切取有血管的深筋膜时才保留此血管。在肌肉内切取血管根时象通常所有肌肉穿支皮瓣那样切取。

3. 皮瓣的游离：

术者决定血管支在筋膜层上的方向和发展，这个点应该成为皮瓣的中心，切开皮瓣的边界，通常用电刀顺着深筋膜层从四周向穿支血管周围形成的空腔切取，抬起皮瓣，使之游离。

六、临床应用的穿支皮瓣

穿支皮瓣的解剖基础可能是基于 Taylor 等提出的“血管供区”概念。通过对新鲜标本注射氧化铅研究发现，人体表面可以根据供应动脉划分成 40 个血管供区。血管直径≥ 0.5 mm 的皮穿支 374 个，均有可能成为潜在的穿支皮瓣。但临床可应用的穿支皮瓣必须有以下特点：①可预测和恒定的血供；②至少一个以上的较大穿支血管 (直径≥ 0.5 mm)；③血管蒂长度足够；④供区可以直接缝合关闭。选择哪种穿支皮瓣取决于以下多种因素：需要的面积和厚度，外观影响大小，患者的倾向和术者的经验等。但是有的穿支皮瓣有其独特的适应证，如 DIEAP 最适用于妇女的乳腺再造。穿支皮瓣应用的禁忌证主要是缺乏较大的穿支血管。此外，供区有瘢痕和重度吸烟史也是相对禁忌证。目前整形修复外科常用的穿支皮瓣有 6 种，分别是：股前外侧皮瓣 (ALT)、DIEAP、胸背动脉穿支皮瓣、臀上动脉穿支皮瓣、阔筋膜张肌穿支皮瓣和腓肠内侧动脉穿支皮瓣。头颈部修复主要是前两种，即 ALT 和 DIEAP。

1.ALT 首先由罗力生等和 Song 等报道，最初主要用于四肢和躯干烧伤整形修复。Koshima 等开始应用于头颈部缺损修复。台湾长庚医院报道了 1284 例 ALT 瓣，其中 910 例用于头颈部修复，成功率高达 95% ～ 97%。应用于头颈部缺损的修复，与过去常规使用皮瓣相比具有以下优点：①皮瓣的血管蒂较长，10 ～ 14 cm；血管直径较大，动脉 2.1 mm，静脉 2.3 mm，有利于血管吻合。②可以通过解剖股外侧皮神经切取为感觉神经皮瓣，恢复口腔内感觉。③可修剪浅筋膜以下的皮下脂肪，成为薄皮瓣，用于口腔修复，有利于残余舌的活动。④供区较隐蔽，一般可直接关闭，不需要再次植皮。⑤可以和头颈肿瘤切除手术同时进行，不需要改变体位，节省了手术时间。

2.DIEAP 最早由 Koshima 等在腹直肌肌皮瓣基础上进一步完善，它仅靠 1 ～ 2 支皮穿支血管营养，与 TRAM 相比，DIEAP 瓣不但同样具有组织量大、易于塑形等优点，还保留腹直肌，因为切取 DIEAP 时可以完整保留腹直肌和前鞘以及进入肌肉的运动神经。在保证穿支皮瓣血运良好的同时，又能保证供区腹直肌功能的完好无损。手术创伤小，患者术后恢复快，并发症少。由于以上优点，DIEAP 很快取代了 TRAM 瓣，成为自体乳房再造的首选方法。

七、头颈部常用穿支皮瓣的手术方法

1.ALT 操作要点患者仰卧位，画一条髂前上棘至髌骨外侧的连线，其中点周围半径 3 cm 范围为穿支血管分布区域，最好在术前根据超声多普勒测定的穿支血管点做标记。首先切开连线内侧股直肌中线，切开皮肤、皮下组织，在肌筋膜浅面从前向后直视下寻找外侧的穿支血管，通常可见 1 ～ 2 支穿支血管，选择其中直径≥ 5 mm 的血管，以其穿过肌筋膜浅面的位置为轴心设计所需皮瓣形状和大小，切开皮瓣边缘达肌筋膜浅面。打开股直肌与股外侧肌之间的筋膜，向内侧拉开股直肌，显露旋股外侧动脉降支血管神经束。沿穿支血管走向从远向近端解剖，到达旋股外侧动脉降支。如果穿支血管类型是肌皮穿支 (占 80%)，则应切开血管表面的少许股外侧肌肉才能到达股外侧动脉降支。如果是肌间隙皮穿支 (占 20%)，解剖相对容易，将连接皮下的筋膜保留在血管蒂上。解剖旋股外侧动静脉降支时，应小心分开并保留相伴的股神经分支。延长近端皮肤切口，切断结扎旋股外侧动静脉降支各细小分支，向上解剖主干至起始处。受区准备好后即可按受区需要血管长度结扎切断血管蒂。供区一般可直接关闭。

2.DIEAP 操作要点穿支皮瓣可根据不同需要设计成垂直、水平和斜形。斜形皮瓣在头颈部常用，位于脐旁。首先切开皮岛头侧皮肤，皮下组织达肌筋膜浅面，切开腹直肌前鞘暴露腹直肌全宽，用同样方式切开皮瓣下缘皮肤和前鞘。从皮瓣的外侧在腹外斜肌表面掀起直到腹直肌鞘外侧缘，寻找穿过肌筋膜浅面供应皮瓣血运的肌皮穿支，以此为界，纵向打开前鞘；钝性分离穿支周围的肌纤维，保持腹直肌完整。追寻穿支至腹壁下深血管的主干，沿途结扎肌肉的血管小分支。游离皮瓣，只留血管蒂及其肌皮穿支与皮瓣相连。向下解剖追踪血管蒂至髂外动脉发起部，结扎切断腹壁下血管蒂。供区分别关闭腹直肌鞘和腹部切口。解剖肌皮穿支皮瓣时，最好在手术放大镜下寻找穿支血管，然后在肌纤维之间向近端血管解剖。手术时间可能较长，但也有报道穿支皮瓣比相应的肌皮瓣节省时间。穿支皮瓣的另一个困难是如何确定血管穿支的位置和粗细，多数术者术前采用超声多普勒探测动脉穿支位置，一般超声仪器发出声音的大小与动脉穿支粗细相关，但有时并不可靠。其他方法如 MRI、热相图、二相彩色流体扫描等由于价格高和不方便等原因，限制了使用。最后，如果解剖过程中创伤过大，穿支小血管可能受到牵拉、纠缠和扭曲，导致血管痉挛和血流阻塞，以致皮瓣坏死。因此术中应使用防止血管痉挛和栓塞的药物。从目前大宗报道看，穿支皮瓣的成功率很高，达到 95% ～ 97%，从数字上看成功率不低于传统的肌皮瓣。

八、今后发展

方向穿支皮瓣进一步发展有两个方向，首先是针对穿支皮瓣还可能过厚的问题，有人提出了“薄皮瓣”和“超薄皮瓣”的概念。即去除浅筋膜层的多余脂肪，或显微镜下精细解剖血管蒂周围脂肪，避免第二次减容手术，但其 27.2% 的严重并发症的发生率值得关注。Koshima 等描述了一种新的位于腹壁下动脉血管区域的“脐周穿支皮瓣”，特点是依赖位于筋膜浅层上方直径＜ 8 mm 的穿支血管，避免了通过追踪肌皮穿支到主干血管的精细解剖过程，进一步减少了下面肌肉的创伤，并缩短了手术时间，还增加了潜在可供吻合的血管。但这种筋膜上的皮瓣吻合血管细，需要特殊的“超显微外科”技术和器械，限制了临床应用。

第四节 胸大肌皮瓣在耳鼻咽喉头颈外科的应用

晚期头颈部肿瘤外科治疗经常需要扩大切除，手术切除后留下的巨大组织缺损，常常给局部的整形与重建带来难题。术后缺损的即刻修复可以提供良好的整形和保留较好的功能，使患者更愿意接受这些扩大切除手术来提高生存的机会和质量。1979 年 Aryian 首次报告胸大肌肌皮瓣 (pectoralis major myocutaneous flap，PMMC)，胸大肌肌皮瓣以其优越可靠的特点，在组织缺损修复中发挥了重要作用，几乎可以不受限制地应用于头颈部任何部位的整形与重建，迅速成为临床主要的修复头颈部肿瘤术后组织缺损的方法之一。但标准术式存在同侧胸大肌功能障碍、颈部臃肿及蒂短等缺点。应用保留胸肌功能及锁骨下隧道转移的改良胸大肌肌皮瓣Ⅰ期修复头颈部肿瘤术后组织缺损，可能是一种较好的解决上述问题的途径。

一、胸大肌肌皮瓣的应用解剖及其特点

胸大肌皮瓣是由胸大肌及其表面的皮下组织、皮肤构成的带血管蒂的复合组织瓣。胸大肌位于前胸上部，呈扇形，起于锁骨内侧半前面、胸骨及与其相连的上 6 个肋软骨和腹直肌前壁、前锯肌筋膜等部位。

胸大肌皮瓣具有如下特点：

①主要供血动脉来自腋动脉第 2 段发出的胸肩峰动脉胸肌支，同名静脉与其伴行，为一轴状血管提供血运。胸大肌的血供与该肌束相连的腹直肌和前锯肌筋膜间有丰富的血液交通，后者可以携带一个可延伸到剑突和腹直肌鞘的岛状肌皮瓣，这大大加长了该皮瓣的血管蒂长，有利于超过颈部的头面部缺损区的重建，Ariyan 曾延长肌皮瓣超出胸大肌范围 6 cm 之多。

②该肌皮瓣动脉恒定，血运丰富，成活率高，由于皮岛供养血管丰富，所以自然抗感染能力很强；咽喉部手术为污染性手术野，且肌皮瓣容易受到唾液的淹没与浸泡，该皮瓣具有此特点，因此能达到修复、重建的目的。

③胸大肌皮瓣有良好的放疗耐受力，观察术前或术后接受放疗的患者皮瓣，发现肌皮瓣无裂开、坏死、感染等情况，皮瓣能完好修复。

④该皮瓣能一次提供较大面积的皮面而无需延迟，并且肌皮瓣较厚，适宜需要组织量较多的手术。皮瓣肌肉部分能覆盖颈总动脉，而同时能以大块肌肉填充颈清扫术后的颈部创腔；修复部分喉咽及食管缺损时，较厚的肌皮瓣可分为三层缝合于椎前肌和周围软组织上，加强肌皮瓣与受区的稳定性并有效地防止术后咽瘘发生。

二、影响胸大肌皮瓣成活的因素及预防

胸大肌皮瓣成功的关键在于保护好胸肩峰动脉，蒂部过细、张力过大、扭曲过度，蒂部受压或手术粗暴，均可引起血管痉挛或栓塞，造成皮瓣坏死。为了保证皮瓣良好的血运，手术时应尽量少挤压捻搓皮瓣，将肌肉与皮瓣的真皮层缝合数针以减少皮肤与肌肉间的滑动，防止穿支血管损伤。切取肌皮瓣时皮肤面积应小于肌肉面积，以利于皮肤血供。转移皮瓣时，扭转不能超过 180°，蒂部弯曲不要成锐角，皮下隧道要宽大，防止血管蒂受压，这些都是防止皮瓣坏死的关键。受区的继发感染可以导致肌皮瓣的脱开或边缘部分坏死。放疗过的患者，局部组织愈合能力降低，容易受到细菌等微生物的侵犯，因此，抗感染处理应当十分重视，除常规的术前清洁口腔，改善患者一般状态等措施外，近几年来，抗生素的应用上有所改进，术中、术后给予广谱抗生素。另外，受区及供区伤口常规使用负压持续引流，减少积血及无效腔，同样十分重要。影响肌皮瓣成活的因素还包括：年龄；伴有其他全身性疾病；修复部位的高低；取瓣面积的大小；放射治疗的剂量；手术者操作技术；术后护理是否得当等。

三、使用胸大肌皮瓣的优缺点

胸大肌皮瓣修复的适应证很广，只要受区肿瘤切除干净后，可不受限制地应用于头颈部任何部位的整形与重建，其具有以下优点：①供应肌肉的血管蒂较长，旋转度大，可以修复颅底颞部、眶区以及其下方的任何头颈部缺损区。②具有一条解剖位置恒定粗大的轴状血管提供血供，皮瓣血运可靠，很少坏死，抗感染力强，对术前放疗或根治性放疗失败的患者皮瓣仍可全部成活，应用皮瓣后需放疗者不影响放疗效果。MarcoLuigiCastelli 等报道皮瓣应用于患有糖尿病、缺血性心脏病或慢性支气管肺病等全身疾病的患者，取得了较好效果，并发症的发生率也较低。③由于与血管伴行的还有一条神经束，移植后的皮瓣不易萎缩。④取瓣面积大，文献报道可达 26 cm×18 cm，且能提供丰富的组织，满足各种临床需要。⑤肌肉血管蒂可以保护头颈部大血管和神经，增强手术的安全性，改善颈廓清后颈部外形。⑥供区可直接拉拢缝合。⑦该皮瓣还可自身翻转制成双岛皮瓣或与其他皮瓣、皮片对合，同时修复皮肤和黏膜双重缺损。⑧术中不改变患者体位，允许两组手术人员同时进行，缩短手术时间。由于该皮瓣具有上述诸多优点，Ariyan 曾称其为“万能肌皮瓣”。

但该组织瓣也存在一些缺点：①胸大肌发达和肥胖的患者，其胸大肌皮瓣较臃肿，不易塑形。②破坏胸壁的外形，术后遗留前胸壁瘢痕和轻度畸形，对女性患者造成乳房移位和畸形。③胸大肌岛状皮瓣切取后上肢功能受到一定的影响，特别是同期行颈廓清，切除副神经的患者更为明显。④修复管道缺损时如喉咽、颈段食管容易发生狭窄。⑤肌皮瓣和肌蒂组织覆盖后，对早期复发癌不易发现。因此必须掌握该皮瓣的适应证和临床应用特点。

四、胸大肌皮瓣手术的并发症及其预防治疗

根据报道，术后并发症的出现多与胸大肌皮瓣的应用有关。有人将术后并发症分为与胸大肌有关及无关两类，与其有关的并发症包括皮瓣坏死、咽瘘形成、切口裂开、感染、出血、吻合口狭窄等。

1. 感染后咽瘘

国外有作者报道咽瘘占并发症总数的 5% ～ 10%。咽瘘与患者的术前状况密切相关。文献报道咽瘘发生的患者一般都有不同程度的贫血和低蛋白血症，咽瘘可能与此有关。对于放疗的患者，颈前皮肤及软组织照射变硬和纤维化，使受皮区的血运差，抗感染能力降低。同时，修复的创口有感染、口腔分泌物渗漏、局部引流不畅等都可能是咽瘘发生的原因。咽瘘发生后，要注意围术期的治疗，局部和全身应用大剂量抗生素控制感染并加强营养以促进愈合，可做清创缝合。

2. 皮瓣坏死

国外有学者报道并发症总数中有 5% ～ 17% 部分坏死，＜ 4% 的全部坏死率。部分坏死的原因有局部受压过重以及末梢小血管痉挛和栓塞等。当胸大肌皮瓣的切取范围超出胸大肌界限时，其远端部分血供较差，容易发生坏死。研究表明，供应胸大肌的血管有时会发生病变或先天变异。Moloy 等还证明，患有血管内病变的人 (尤其是老年人) 有时会出现胸肩峰动脉 (或其胸肌支) 闭塞。此时仍以胸肩峰动脉为血管蒂并切除胸大肌皮瓣，则势必使皮瓣丧失血供导致皮瓣完全坏死。因此，对于少数老年病例术前行锁骨下动脉造影以证实血管情况是必要的。除上述原因外，临床上术后肌蒂部扭曲，包扎过紧均可使皮瓣血供障碍而引起皮瓣完全坏死。因此，合理设计和切除皮瓣，注意术中各个关键步骤，良好的术后护理均是必不可少的。

3. 皮瓣坏死或脱皮

胸大肌皮瓣的血供主要来自胸肩峰动脉胸肌支，其发出穿通支血管供给胸大肌表面皮肤血液。术中过度牵拉皮肤使皮支撕脱或术后局部受压过重均可损害皮肤血供，使皮肤发生坏死或脱皮。术中可将皮肤同下面的胸大肌暂时缝合在一起，可避免撕脱皮肤血管。但是皮肤坏死不一定是胸大肌皮瓣完全坏死的征象，有时去除坏死的表面皮肤后可见肌肉血供完好，对此可用游离植皮的办法来弥补。

4. 颈部大血管破裂

为极其危急和凶险的并发症，大多引起患者死亡。血管破裂原因为局部感染所致。李晓明等报道术后患者一直有持续高热伴患侧颈部肿胀，动脉破裂的前一天患者均有下咽分泌物带有少许新鲜血，此为颈总动脉破裂的先兆，应给予高度重视和警惕。

5. 吻合口狭窄

包括下咽吻合口狭窄和食管吻合口狭窄，以后者相对多见。该并发症常因皮瓣设计不合理和吻合处瘢痕缩窄引起。手术中将皮瓣食管端切成斜面，或在食管断端沿中线于食管前后壁各作一个 1 ～ 2 cm 的纵切口，然后横行吻合，可避免该并发症的发生。胸大肌皮瓣是一种简单的、易于操作的、容易成活的修复头颈部缺损的皮瓣，甚至对于患有全身性疾病、年老体弱的复杂病例也能获得较好的手术效果。

胸大肌皮瓣的手术方法已成形，目前有学者探讨对术式进行改良，从而使手术更加方便，获得更好的手术效果。胸大肌皮瓣的一个重要缺点是破坏胸壁外形，尤其是对于女性患者会造成重大的精神和肉体的损伤，因此如何改善术式、减少患者痛苦是临床医生面临的一个问题。总之，胸大肌皮瓣被大多数学者认为是修复耳鼻咽喉头颈外科手术缺损的最佳皮瓣之一。

第五节 斜方肌肌皮瓣在头颈肿瘤术后缺损中的应用

斜方肌肌皮瓣是由斜方肌及其表面覆盖的皮肤、软组织组成的一种带血管蒂的复合组织瓣。血液供应主要来自颈横动脉、枕动脉分支。根据其解剖特点，分为上斜方肌皮瓣、外侧斜方肌皮瓣、下斜方肌皮瓣。可修复颈部、颅顶、面颊、口腔、颞部和侧颅底的组织缺损。是头颈肿瘤术后缺损修复的重要组织瓣之一。自 Demergasso 和 McCraw 报道应用斜方肌肌皮瓣以来，对斜方肌的应用研究不断深入。实践证明该组织瓣在头颈部肿瘤术后组织缺损一期修复手术中有多种用途。根据斜方肌的解剖特点，已形成 3 个基本的斜方肌肌皮瓣，即上斜方肌肌皮瓣、外侧斜方肌肌皮瓣、下斜方肌肌皮瓣。针对不同临床整复需要，斜方肌肌皮瓣可设计出肌肉、皮肤、肩胛骨多种皮瓣，既可单独应用，又可复合应用，为头颈肿瘤术后组织缺损修复提供了理想的皮瓣。

一、应用解剖

斜方肌位于项背部，是大而薄的三角形扁平阔肌，两侧合在一起为斜方肌。按肌纤维的走行方向，将其分成上、中、下三部分。上部起自上项线的内 1/3、枕外隆突、项韧带和 $C_{4\sim7}$，肌纤维向外下走行，止于锁骨的外 1/3；中部起自 C_7 和上 6 个胸椎棘突，肌纤维水平向外走行，止于肩峰和肩胛冈上缘；下部起自下 6 个胸椎棘突，肌纤维向外上走行，止于肩胛冈下缘的内侧。此肌麻痹或缺失时肩下垂、肩部内外旋转和外展上抬受限，及上肢会产生疼痛、麻木或感觉异常。有人从功能和美学上把斜方肌划分为上部和下部，上部附着于锁骨的外 1/3 和肩峰，形成项背部，从功能和美学上是斜方肌最重要的部分，它提起肩峰和肩胛骨。下半部附着于肩胛冈外侧，降低和收拢肩胛骨，因有菱形肌、前锯肌协同发挥前述作用，所以它的缺失对肩部功能影响不大。

斜方肌的血供 斜方肌的主要供血动脉是颈横动脉和肩胛背动脉，还有枕动脉、肋间后动脉分支及胸背动脉等。关于营养血管的起源、分布及解剖学命名一直有分歧和混淆，斜方肌上部主要是颈横动脉供血，还有枕动脉的小分支；中下部主要是肩胛背动脉和肋间后动脉供血。关于颈横动脉深支、浅支及肩胛背动脉的命名更混乱，在解剖学界没有完全统一的命名。Lynch 等认为没有必要区分颈横动脉和肩胛背动脉。Hass 等将颈横动脉和肩胛背动脉重新统一命名：无论颈横动脉与肩胛背动脉的起源是否共干，更方便的称谓是将走行于肩胛提肌和小菱形肌深面且主要供应斜方肌中下 1/3 的动脉称为肩胛背动脉，而走行于肩胛提肌和小菱形肌浅面且主要供应斜方肌中上 1/3 的动脉称为颈浅动脉。Tan 等对其进行了统一称谓：独立从锁骨下动脉发出的称肩胛背动脉，从颈横动脉发出的独立深支称颈横动脉深支，两者在斜方肌下的走行是一致且恒定的，统称为颈横动脉深支或肩胛降动脉。因为文献中使用最多的称谓是颈横动脉深支和浅支，在此，为方便叙述，采用 Lynch 的命名方法，即不区分颈横动脉和肩胛背动脉，统一称颈横动脉，颈横动脉在走行中又分为浅支和深支，即将肩胛背动脉和颈横动脉深支统称为颈横动脉深支。

颈横动脉的起始变异较多，统计数字差异较大。Huelke 等的解剖统计是 77.5% 起自甲状颈干，20.8% 直接发自锁骨下动脉，1.7% 发自肩胛上动脉。Vacher 等的解剖统计是 75% 起自甲状颈干，25% 起自锁骨下动脉。两者的数据很接近。但是就下斜方肌肌皮瓣的设计和采取而言，并不受起始部位变异的影响，因为下斜方肌肌皮瓣的血管蒂无需延伸到颈后三角，而且其旋转不会受到颈横动脉走行于臂丛深面的限制。

颈横动脉的全程分为颈段和背段，颈段由起点到斜方肌前缘，平均长 4.70 cm，外径 0.256 cm；背段由斜方肌前缘到颈横动脉深浅支分支点处平均长 6.31 cm，外径 0.208 cm。分支点一般位于肩胛提肌前缘，即肩胛上角外上方 1.51 cm 处。浅支发出后紧贴斜方肌深面下行，并再分为升支、横支、肩胛冈支和降支，浅降支行于脊柱和肩胛骨内侧缘之间，斜方肌深部筋膜的深面，位置恒定，供应下部斜方肌的上 2/3 的营养。深支自发出后于肩胛提肌深面下行，继续行于大小菱形肌深面或穿行其间，于大小菱形肌间发出分支营养下斜方肌肌皮瓣的下 1/3，位置恒定。颈横动脉深浅支与枕动脉、肋间后动脉皮穿支、胸背动脉肌皮穿支间形成广泛的血管网。

斜方肌的静脉回流通过颈横静脉并存在变异。颈横静脉通常与颈横动脉伴行，走行于斜方肌前缘的下方。在向内行经颈后三角时，它还可走行于肩胛舌骨肌的前面或深面，可与颈横动脉伴行或分开，也可直接汇入锁骨下静脉或颈外静脉的下端或分支同时汇入两者。颈外静脉在颈后三角内的变异通常不会影响下斜方肌肌皮瓣的制备，因为皮瓣的制备不会超过斜方肌的范围或前缘。

二、临床应用

1. 上斜方肌肌皮瓣

是指以肋间动脉后穿支或枕动脉降支为蒂的上部斜方肌肌皮瓣。患者取仰卧位或侧卧位，肌皮瓣的蒂位于上部，其前切口线与斜方肌前缘一致，后切口位于肩胛棘水平或其上方，与前切口平行，前后切口间距 6 ～ 10 cm，长度可达 30 cm。外侧切口至肩峰处，切断止于锁骨、肩峰、肩胛冈上的斜方肌附着。肌皮瓣的形状和面积根据缺损修复的需要决定，最大面积可达 30 cm×10 cm。供区作断层皮片移植关闭创面。若要增大蒂部的旋转弧度，可将后缘切口线向背部中线延长，并可超过中线。

Conley 首先描述了以后肋间动脉的脊柱旁穿支为蒂的上斜方肌肌皮瓣。Demergasso 等报道的 85 例斜方肌肌皮瓣只有 1 例发生了皮瓣部分坏死及颈动脉破裂。Aviv 等报道应用上斜方肌肌皮瓣修复头颈部的缺损 30 例，所有患者均先行颈清扫术，皮瓣均成活。Vacher 等报道应用外侧斜方肌骨肌皮瓣修复颌面部缺损。国内陶远孝等报道以上斜方肌皮瓣一期修复 6 例头颈部恶性肿瘤术后缺损，均修复成功。王元银等应用带肩胛骨的斜方肌上部肌皮瓣修复 18 例颌面部恶性肿瘤术后缺损畸形，全部成功。骨肌皮瓣提供的软、硬组织特别适用于颌面恶性肿瘤伴下颌骨部分切除术后缺损的整复。上斜方肌肌皮瓣主要适宜修复同侧颈部和下面部的组织缺损。该组织瓣的血供可靠，成活率高，抗感染力强，且容易掌握。皮肤颜色、质地与头颈部相近，符合美学要求。对于曾经放疗、手术、颈部皮肤破溃感染或颈部大血管和主要神经暴露需要及时覆盖的患者十分适宜，不会给患者造成新的功能障碍。颈清扫手术不会影响该组织瓣的成活率。供区一般可直接拉拢缝合。该肌皮瓣的主要缺点是蒂部较臃肿，旋转弧度受限。过大缺损修复时，斜方肌功能受损，供区难以直接拉拢缝合，需游离植皮消灭创面。

2. 外侧斜方肌肌皮瓣

外侧斜方肌岛状肌皮瓣指以颈横动脉、静脉浅支为蒂，携带斜方肌外侧份的肌肉和表面皮肤的岛状瓣。此瓣的旋转轴在颈横动静脉的近心端。在完成颈清扫和原发部位的肿瘤切除后，测量缺损大小及颈横动静脉旋转轴至缺损部位的距离，决定所需岛状皮瓣的大小和瓣远端的位置。外侧斜方肌肌皮瓣的设计包括 Gantz 法和 Guillamondegui 法。二者解剖条件要求相同，适用范围亦相似。前者皮瓣全长均带有较厚的肌肉，适宜修复缺损多和凹陷明显的病例；后者远端皮瓣不带肌肉，皮瓣较薄，近端皮瓣带有部分肌肉蒂，适宜修复缺损组织少和凹陷不明显的病例。临床常根据实际情况选择，前者更为适用。Demergasso 和 Piazza 首先描述了以颈横动脉为蒂的外侧斜方肌肌皮瓣并应用于头颈肿瘤术后缺损修复取得了成功。Castillo 等应用外侧斜方肌肌皮瓣修复喉咽颈段食管癌术后缺损 7 例均成功，1 例并发咽瘘，其余均获得良好的吞咽功能。

外侧斜方肌肌皮瓣特别适用于同时行颈淋巴结根治术的头颈部恶性肿瘤切除术后缺损的修复。该瓣与头颈部肿瘤属同一术野暴露区，取材方便，暴露简单。该瓣临近颌面部，皮肤色泽、质地、外形效果好，血供丰富、易成活。陶远孝等认为其临床应用有较大的局限性，其一是血管蒂的变异较大，手术操作相对困难，成活率受到限制；二是下颈部若有隐匿性的癌转移灶，也会妨碍该组织瓣的临床应用；三是在同侧若曾施行过颈清扫术或放射治疗，则颈横动静脉的通畅情况很难准确地判断。故外侧斜方肌肌皮瓣临床应用较少。

3. 下斜方肌肌皮瓣

下斜方肌肌皮瓣的血液供应主要是颈横动脉和肩胛背动脉双重血供。以颈横动脉深支或肩胛背动脉为蒂制作斜方肌下部岛状肌皮瓣，制作皮瓣时取侧卧位或俯卧位，上臂内旋外展，使肩胛骨向外侧移位。于肩胛上角外上方，棘突与肩胛骨内侧缘间平面画一中垂线，即作为颈横动脉浅降支的体表投影和下斜方肌肌皮瓣的中轴。岛状皮瓣设计在肩胛骨内侧缘和脊柱之间，一般呈椭圆形。肩胛上角外上方 1.5 cm 为皮瓣旋转轴点，根据受区的远近和缺损范围，确定肌皮瓣的位置和大小。皮瓣的远侧端可延伸到距肩胛下角 10 ～ 15 cm 处，但近侧端距肩胛下角至少要有 7 ～ 8 cm，最大面积可达 15 cm×35 cm。岛状肌皮瓣从斜方肌的深面向上掀起，一般保留大菱形肌，有利于术后保持肩胛骨的稳定性。在大小菱形肌之间，正确识别肩胛背动脉，将其妥善保留在斜方肌深面的筋膜内。在血管蒂的两侧各保留至少 2 cm 宽的肌肉，形成肌肉血管蒂。斜方肌的上部肌纤维及副神经一般保留不切断，让肌肉血管蒂穿过皮下隧道至缺损区，这样术后仍有正常的提肩功能。若肌皮瓣内再带有适量的内侧缘或肩胛下角的骨质，则构成骨肌皮瓣。大面积缺损，可采用双侧下斜方肌肌皮瓣修复。供区一般可直接缝合；若供区缺损较大，可用中厚皮瓣游离移植关闭创面。

Baek 等首先描述并应用了下斜方肌肌皮瓣。Lynch 等报道应用该组织瓣修复后颈部、枕部缺损 13 例，全部成功，其中 1 例供区伤口裂开延迟愈合，2 例受区皮瓣远端坏死延迟愈合。Ugudu 等报道应用该组织瓣作为修复头颈部肿瘤的挽救手术 9 例，其中鳞状细胞癌 6 例（外耳道癌 2 例，唇癌 2 例，喉癌 1 例，口底癌 1 例）、下颌骨肉瘤 2 例、后颅窝恶性纤维组织细胞瘤 1 例。8 例既往有使用其他皮瓣的手术史（游离皮瓣，带蒂胸大肌、胸三角皮瓣），1 例有移植手术史。4 例原皮瓣修复失败；5 例肿瘤复发后应用超长斜方肌下部肌皮瓣修复，无一例失败，供区均一期关闭，愈合好，肩部运动可。术后 3 个月有 2 例复发。Mazo 等报道应用该皮瓣修复侧颅底恶性肿瘤术后缺损 11 例，其中 1 例术后皮瓣坏死，1 例手术期间由于心脏病死亡。Papadopou-10 等报道应用下斜方肌肌皮瓣修复头颈外科术后缺损 17 例，其中 1 例皮瓣部分坏死，2 例供区淤血感染延迟愈合，其余全部成功，并发症发生率为 16%。国内展望等报道应用超长下斜方肌皮瓣修复头颈部组织缺损 8 例，2 例采用双侧肌皮瓣转移，10 块皮瓣均完全成活。黄广香等应用下斜方肌皮瓣修复 49 例鼻咽癌放疗后颈部慢性溃疡，皮瓣全部成活。

下斜方肌肌皮瓣修复头颈部缺损成活率高。Taylor 等提出的复合组织瓣血管分区的观点能合理解释其成活率高的原因，其将不同血供来源的复合组织瓣划分为各相应的血管分区；下斜方肌肌皮瓣为多源血供，如将下斜方肌肌皮瓣的蒂部称为血管分区 A，其血供来自颈横动脉浅降支；与其相邻的为血管分区 B，由肩胛背动脉供血；肌皮瓣远端为血管分区 C，其血供来自胸背动脉、肋间动脉后穿支或脊柱旁动脉。正常情况下，临近的两血管分区间有管径较小的受压动脉和无瓣膜的滞流静脉相连接，当皮瓣仅由一条主供血管供血，而通向皮瓣外其他部位的血管分支被结扎时，主供血管因灌注量集中而达到超灌注，连接各血管分区间的受压动脉及滞留静脉较正常时明显扩张，成为供血通道，承担皮瓣超长部分供血，终使皮瓣的远端能获得较多的来自肌皮瓣蒂部的血供。因此该肌皮瓣下缘可超过肩胛骨下角 10 ～ 18 cm，可修复头颈部任何部位组织缺损。

斜方肌下部肌皮瓣有如下优点：①同胸大肌、背阔肌等肌皮瓣相比较，该组织瓣薄而柔韧，无毛，与颈面部皮肤颜色、质地相似；②组织瓣供血可靠，切取的面积大，单侧取瓣面积可达 15 cm×35 cm，肌肉血管蒂较长，旋转弧度较大，实际上可修复头颈部任何部位的组织缺损，特别适宜修复颅顶、底部的组织缺损；③肌肉血管蒂的旋转一般不受颈后三角区颈横动脉和肩胛背动脉各种变异的影响；④不需要血管吻合特殊训练就可以掌握制备技术，并为一期修复手术；⑤供区宽度小于 10 cm，可直接缝合，术后瘢痕在背部，外形丧失少，特别适用于女性患者；⑥对肩关节的影响和颈清扫术类似，若保留斜方肌的上部纤维，并不影响抬肩和上臂的外展功能；⑦游离皮瓣不能选用者，该组织瓣是最好的替代者。

该组织瓣的主要缺点是：①受下颈部有转移癌灶或曾施行过颈清扫术的限制；②取瓣时需改换体位，会延长手术时间；③斜方肌供血丰富，取瓣出血较多，术后供区容易因引流不畅淤血，而致伤口裂开愈合不良。

三、下斜方肌肌皮瓣的研究进展

根据采用的血管蒂的不同，肌皮瓣的设计和采取也不同。1979 年有人首先介绍的下斜方肌肌皮瓣是以颈横动脉和椎旁穿支动脉为血供的双蒂皮瓣。1980 年有学者描述了以颈横动脉浅降支为主要血供的下斜方肌肌皮瓣。之后，又有学者以颈横动脉深支作为下斜方肌肌皮瓣的主要供血动脉设计皮瓣，Panje 更详细地描述了斜方肌的血供及其进一步应用，从而使斜方肌肌皮瓣得以推广。之后又不断在解剖学、血液灌注和临床应用方面进行研究，使切取的皮瓣面积增大，以满足临床需要。皮瓣远端可向下延伸，超出斜方肌范围，到达肩胛下角下 10 ～ 15 cm。因皮瓣远端远远超过了斜方肌远端，故称为“超长下斜方肌肌皮瓣”，这就大大扩大了其临床应用。展望等设计的此皮瓣远端可达肩胛下角下 17 cm，面积达 36 cm×13 cm。Ugurlu 等设计的皮瓣远端超过斜方肌最低点 22 ～ 24 cm，皮瓣长达 36 ～ 38 cm。王佳琦等设计的背部超长斜方肌筋膜皮瓣在肩胛冈以上只包含少许血管蒂周围的斜方肌，切取的皮瓣面积为 (10 ～ 14)cm×(35 ～ 45)cm，皮瓣成活良好。为扩大临床应用范围，研究者又将扩张技术引入到该皮瓣。王佳琦等设计的扩张后超长斜方肌区筋膜皮瓣，面积可达 (18 ～ 20) cm×(40 ～ 45)cm。

由于下斜方肌肌皮瓣移植临床应用的多样性，因而其命名尚不统一，有学者按皮瓣的主要供血血管，将皮瓣分为 3 类：一是以颈横动脉浅降支为血管蒂，旋转轴心位于颈横动脉浅深支分至点处，即肩胛上角外上方 1.5 cm 处，皮瓣旋转灵活，操作简单，出血少。目前采用此种手术方法最多。二是以颈横动脉深支 (肩胛背动脉) 为主供血管，旋转轴心位于颈横动脉深支出肩胛提肌处，即肩胛冈基底部，往往要切断小菱形肌，蒂部旋转欠灵活，术中出血较多。但皮瓣部分可以更长，成活率更高。三是以颈横动脉浅支和深支作为双蒂的皮瓣，与以颈横动脉深支为蒂相似。另外还有一种与扩张技术结合的手术方法，前期在腋后线和脊柱旁线之间剥离扩张器腔穴，其下部位于皮下，至肩胛冈上缘横行切开斜方肌，于其深面找到颈横动脉深支及主干，继续分离到肩胛冈上 8 ～ 12 cm，植入适当容量的扩张器；两三个月后切取皮瓣。该方法获得的皮瓣面积更大，厚度更薄，适用范围更广。

下斜方肌肌皮瓣的血流动力学 从斜方肌解剖学和皮瓣的临床应用中发现超长下斜方肌肌皮瓣的供血动脉并未贯穿全长，只走行 1/2 ～ 1/3，甚至超长斜方肌区筋膜皮瓣的供血血管只有近端的 1/4，而皮瓣成活良好。有学者研究认为动脉皮瓣的供血血管在皮瓣成活长度中起到很大作用。此外，蒂部灌注量越大，皮瓣可以做得越长，术中结扎了主供血管到皮瓣外其他部位的分支，使其灌注量集中达到一种超灌注作用。Taylor 等和 Yang 等先后用血管网的方式来解释。这个血管网是由一个源头动脉供血的皮肤及其下面的深部组织组成的单位，它通过口径缩小的哽噎动脉与周围邻近的血管网连接，这种连接发生在任何水平。静脉系统可以双向流动，因为没有静脉窦。同样，尽管肩胛背动脉 (颈横动脉深支) 在手术中被离断，颈横动脉仍可通过哽噎动脉向邻近的肩胛背动脉系统供血。但目前尚没有哪一种理论可以明确透彻地解释该皮瓣的血流动力学，也就不能量化此皮瓣可制备的最适宜的面积和最大长度 (即可切取的皮瓣末端的位置)。

第六节 游离组织瓣移植

头颈肿瘤外科治疗的首要目的是彻底切除肿瘤以达到根治的效果。因此，在肿瘤切除的过程中应该做到各个方向切除足够的安全界。过去由于缺少理想修复手段，手术者首先要保证伤口能够关闭，但切除边界可能不够导致肿瘤复发。因此，手术医师只有在明确手术缺损能够被妥善修复的情况下，才能按照根治的需要进行病变切除。经过 20 多年发展的游离组织瓣移植技术，为头颈外科医师足够、适当地切除肿瘤提供了保证。

一、首选游离组织瓣修复头颈部缺损的原因

20 世纪 90 年代以来，由于各种游离组织瓣自身的优点，以及显微外科的进步，使得其在

头颈肿瘤术后缺损的修复中扮演着越来越重要的作用。如美国纽 Sloan-Kettering 医院和日本东京癌症中心，各种游离组织瓣修复方法占所有修复手段的比率，从 80 年代的 30% 上升至 95% 以上，成功率达 95% 左右。

二、适合于头颈部缺损的修复组织瓣的选择

在众多的游离组织瓣中如何选择适合于头颈部缺损的修复组织瓣，一直是困扰头颈修复外科医师的难题。虽然头颈部缺损是包括了各个亚区的复杂范畴，实际工作证明游离组织瓣种类不在于数量多少，运用 4 ～ 5 种游离瓣就能很好地处理大多数重建问题。头颈部的缺损部位大致可以分类为口腔、下颌骨、喉咽、中面部、颅底、皮肤和头皮，根据相似组织替代原则，不同部位和组织缺损可选用合适的游离组织瓣。

1. 口腔黏膜缺损

舌部分缺损建议选用前臂皮瓣或股前外侧皮瓣，可提供较薄而柔软的皮肤，有利于残余舌活动从而恢复发音质量；全舌或近全缺损则需要较大体积的组织瓣修复，应当选择腹直肌肌皮瓣或腹壁下动脉穿支皮瓣；而舌体以外的口腔黏膜缺损，如口底和颊黏膜等，薄的股前外侧皮瓣或前臂皮瓣则比较合适。

2. 下颌骨缺损

可应用的骨组织瓣有腓骨、髂骨和肩胛骨组织瓣。首选腓骨皮瓣，因为此游离瓣提供了足够长的皮质骨，可行骨切开塑形，同时因腓骨外侧皮岛血运较为可靠，可同时修复伴随的口腔黏膜缺损。然而，腓骨修复的牙槽骨高度不够，可选择游离髂骨移植。但游离髂骨供区并发症多以及血管蒂较短影响了其广泛应用；肩胛骨组织瓣在切取过程中患者需要变换体位转向侧卧位，肩胛骨组织瓣临床应用的另一个制约是其血管蒂较短。

3. 喉咽黏膜缺损

多数喉咽黏膜环周缺损伴有颈段食管缺损，一般采用游离空肠修复，与皮瓣相比，更符合组织生理结构。当然，也可选用股前外侧皮瓣或前臂皮瓣卷成管修复，后者术后食管发音质量可能更好。喉咽部分缺损根据缺损大小，可以采用剖开的游离空肠片修复（如喉咽后壁）或股前外侧皮瓣修复（如伴有口咽较大缺损），部分患者可同时保留喉功能。

4. 中面部缺损

中面部缺损修复最困难，因涉及多种组织的立体缺损，游离瓣的设计有一定难度，一般来讲，需要组织量大的游离瓣进行三维重建。根据 Brown 分型，上颌骨缺损Ⅱ～Ⅳ型一般选用游离腓骨肌皮瓣携带屈拇长肌分别修复牙弓和硬腭黏膜；如果同时伴有面部皮肤缺损，骨组织修复必要性退居次要，关闭术腔和恢复进食功能成为主要目的，建议选择组织量较大的皮瓣，如腹直肌肌皮瓣、腹壁下动脉穿支皮瓣和背阔肌肌皮瓣修复。

5. 颅底修复

目的是避免颅内受到来自口腔及鼻腔的感染和消除无效腔，因此腹直肌瓣或背阔肌肌皮瓣是理想的选择，也可选择带阔筋膜的股前外侧皮瓣修复脑膜－头皮复合缺损。面部及颈部无法用局部皮瓣修复的大面积皮肤缺损，可选择前臂皮瓣。大面积头皮缺损可利用背阔肌瓣加植皮，外形较好。

三、皮瓣修复的新进展——穿支皮瓣的应用

在肌皮瓣基础上，发明了一种全新的只有皮肤和皮下组织的肌皮穿支瓣。研究发现只要保留穿过肌肉的营养血管，即便除去了作为载体的肌肉，皮瓣同样成活，同时可减少供区的并发症。穿支皮瓣优点为：①保留了供区的肌肉、筋膜和神经。②将供区的并发症降到最低。③皮瓣设计更加灵活，顺应性好。④符合“相似组织替代”原则，修复更加完美。⑤患者术后疼痛减轻，恢复快，住院时间缩短。Futter 等比较了横行腹直肌肌皮瓣 (TRAM)，腹壁下深动脉穿支皮瓣 (DIEAP) 和正常人腹壁力量，发现 TRAM 组腹部伸肌和腰部肌肉力量明显弱于 DIEAP 和正常人组；然而，DIEAP 组腹部肌肉力量仍然比正常人弱，提示 DIEP 制取过程也会导致腹壁肌肉力量减弱。还有研究证实 DIEAP 患者术后吗啡用量减少，住院时间也相应缩短。穿支皮瓣的解剖基础可能是基于 Taylor 提出的“血管供区”概念。通过对新鲜标本注射氧化铅研究发现，人体表面可以根据知名供应动脉划分成 40 个血管供区。血管直径 1 ＞ 0.5 mm 的皮穿支 374 个，均有可能成为潜在的穿支皮瓣。

临床可应用的穿支皮瓣需有以下特点：①可预测和恒定的血供；②至少 1 个以上的较大穿支血管 (≥ 0.5 mm)；③血管蒂长度足够；④供区可以直接缝合关闭。选择穿支皮瓣的类型取决于多种因素，如需要的面积和厚度、外观影响大小、患者的倾向性和术者的经验等。但有的穿支皮瓣有其独特的适应证，如 DIEAP 最适用于妇女的乳腺再造。穿支皮瓣应用的禁忌证主要是缺乏较大的穿支血管；此外，供区有瘢痕和重度吸烟史也是相对禁忌证。从目前大宗报道看，穿支皮瓣的成功率高，达 95% ～ 97%，从数字上看其成功率并不低于传统的肌皮瓣。

四、如何开展游离组织瓣移植术

作为开展头颈部游离组织瓣移植的外科医师，最重要的素质是要有自我牺牲和奉献精神，满腔热情地投入这一事业，还要有团结协作的态度。为了能够胜任游离组织瓣移植手术，首先可以从显微外科实验室的训练开始起步，在显微外科实验室进行微血管吻合的充分训练，先做基本缝合打结，然后在大鼠身体做显微血管缝合，最后可以做动物皮瓣移植术。建议参加短期显微外科学习班，有专门老师进行严格的正规指导，成本一般比自己训练低。第二步是学习游离组织瓣的获取，有条件的应在新鲜尸体上进行反复练习，也可以由专家带教在手术台上逐步学习。当技术成熟后可从前臂皮瓣等相对简单的微血管游离组织瓣开始进行临床实践，在不断积累和总结经验、汲取教训的基础上进一步开展难度更大的游离组织瓣移植。大的头颈部肿瘤中心应当培养自己的显微外科修复医师，综合医院可借助整形外科或手外科医师协助逐渐开展游离组织瓣移植技术。

第十三章　耳鼻咽喉头颈外科护理常规

第一节　耳鼻咽喉头颈外科一般护理常规

一、术前一般护理常规

（一）心理护理

向患者介绍手术名称及简单过程、麻醉方式、术前准备的目的及内容、术前用药的作用，并向患者讲解术后可能出现的不适及需要的医疗处置，使患者有充分的心理准备，解除顾虑，促进患者术后的康复。

（二）术前常规检查项目

血、尿常规，生化全项，APTT+PT，HBsAg，HIV，HCV，梅毒抗体，心电图，胸部X光片。

（三）呼吸道准备

保暖，预防感冒，必要时应用抗生素预防感染。

（四）胃肠道准备

全麻手术需禁食、水6～8小时，防止全身麻醉所导致的吸入性肺炎、窒息等。

（五）其他护理措施

1. 保持口腔清洁，术前1天给予朵贝尔氏液或口泰液漱口。

2. 沐浴，剪指（趾）甲，保持全身清洁，男性患者剃胡须。

3. 询问过敏史，遵医嘱作抗生素皮肤过敏试验，记录结果。皮敏试验阳性者，应在病历中注明，并及时通知医生更改用药。

4. 必要时，遵医嘱于术前晚给予口服镇静剂，以保证充足的睡眠，确保手术顺利进行。

5. 注意患者有无发热、感冒、女患者月经来潮等情况，必要时通知医生。

（六）术日晨护理

1. 监测生命体征，若有异常，应及时通知医生予以处理。

2. 嘱患者取下假牙、眼镜、角膜接触镜，将首饰及贵重物品交予家属妥善保存，入手术室前应排空二便。

3. 手术前遵医嘱给予术前针，并将病历、术中用药等物带入手术室。

（七）准备全麻床、输液架、血压表、听诊器、氧气、重护记录单、冰袋、污物袋等。

二、术后一般护理常规

（一）全麻术后护理常规

全麻患者清醒后，去枕平卧位2～4小时，保持呼吸道通畅，头偏向一侧，以免呕吐物误吸入呼吸道发生窒息。

（二）密切观察患者病情变化，如生命体征、出血、渗血及其他并发症等情况。若有异常应及时通知医生处理。

（三）术后患者应保持口腔清洁，护士要定时督促患者用朵贝尔氏液漱口或为患者行口腔护理。

（四）嘱患者避免剧烈活动、情绪激动。

（五）遵医嘱给予抗炎、抗水肿、止血输液治疗。

（六）并发症观察

1. 感染

监测患者生命体征，若体温升至38.5℃，或患者主诉伤口突然异常疼痛，且切口周围皮肤红、肿，应及时通知医生予以处理。

2. 出血

观察伤口敷料是否干净，口腔及鼻腔内分泌物的性质、量及颜色。若发现渗血不止，应及时通知医生处理。

3. 呼吸困难

观察患者呼吸的频率、节律、深浅度，呼吸道内分泌物的颜色、量和性质。若发现异常，应及时清除呼吸道内分泌物，同时通知医生予以处理。

第二节 耳科常见疾病护理常规

一、耳科手术一般护理常规

（一）术前护理

1. 同耳鼻咽喉头颈外科术前一般护理常规。

2. 常规专科检查项目

听力学检查（纯音测听、鼓膜贴补试验等）、咽鼓管功能检查、颞骨高分辨 CT、核磁等。

3. 备皮范围

术耳周围 5 ～ 7 cm，需耳道植皮者应首选左侧大腿皮肤，范围是上起腹股沟，下至膝关节内侧面的 2/3。

（二）术后护理

1. 耳鼻咽喉头颈外科术后一般护理常规。

2. 头偏向健侧，患耳朝上，切忌勿过度搬动患者的头部。

3. 严密观察患者有无面瘫、眼震、头晕、恶心、呕吐等并发症发生，发现异常及时报告医生。

4. 注意观察术耳出血情况，必要时可加压包扎，如渗血较多，及时报告医生，保持敷料清洁，一般术后 72 小时更换外部敷料。

5. 大腿植皮区，伤口要保持清洁，一般不予换药，待愈合后干痂白行脱落。如敷料松脱应清洁创面，敷以凡士林纱布，然后纱布绷带包扎。

6. 为尽量减少咀嚼运动，利于局部休息，促进创口早愈，术后当日进半流食或软食，3 天后酌情进普食。

7. 遵医嘱应用抗生素、维生素类以及营养神经类药物。

8. 预防感冒，防止术后伤口感染，保持咽鼓管通畅。

（三）出院指导

1. 有一个良好的休养环境，保持室内清洁，空气新鲜，注意通风换气。

2. 疾病恢复期应选择含有丰富维生素、蛋白质的饮食，增强体质。

3. 保持良好的心理状态，避免紧张激动的情绪，以利于疾病的恢复。

4. 预防呼吸道感染，嘱患者注意保暖，避免受凉，禁止擤鼻，打喷嚏，必要时张口呼吸，以免影响鼓膜的成活。

5. 患耳防止碰撞，遵医嘱半年内禁止游泳，鼓膜及中耳、内耳手术患者半年内勿乘坐飞机。听骨链重建者应避免剧烈运动。

6. 出院后，遵医嘱按时服药，门诊定期复查，一般术后 2 ～ 3 周复查、换药。

二、鼓室成形术护理常规

（一）手术适应证

1. 胆脂瘤型或骨疡型中耳炎。

2. 慢性化脓性中耳炎单纯型静止期（残余性中耳炎）。

3. 要求：咽鼓管通畅。

（二）临床表现

慢性化脓性中耳炎：是中耳黏膜、鼓膜深达骨质的慢性化脓性炎症，临床以长期或间断性流脓、鼓膜穿孔和听力下降为特点，可引起严重的颅内、外并发症。

（三）麻醉方式

全身麻醉。

（四）简单手术过程

耳内或耳后切口，分离耳道皮瓣，鼓窦或上鼓室进路，开放鼓窦、乳突、上鼓室，去除胆脂瘤，乳突腔轮廓化。探查听骨链，若听骨链活动好，即可行鼓膜修补；若听骨链中断，则行听骨链重建，鼓膜修补。乳突腔植皮或不植皮，填充术腔，缝合切口。

（五）鼓室成形术分型（1952 年 Wustan 分型）

Ⅰ型：单纯鼓膜修补，鼓膜与锤骨相贴，听骨链完整，两窗功能正常。

Ⅱ型：修补鼓膜或人工鼓膜与砧骨、锤骨头相贴，锤骨柄坏死，两窗功能正常。

Ⅲ型：修补鼓膜与镫骨头相贴，形成一浅鼓室，锤骨、砧骨已破坏。

Ⅳ型：修补鼓膜与鼓岬相贴，形成包括圆窗和咽鼓管在内的小鼓室，锤骨、砧骨、蹬骨板上结构均已破坏，足板活动好，网窗功能好。（临床现已基本不用此术式）

Ⅴ型：半规管开窗术，蹬骨足板固定，锤骨、砧骨、蹬骨板上结构均破坏。（以上Ⅰ～Ⅳ型鼓室成形术未行听骨链重建，术后护理不需绝对卧床。Ⅴ型术后因易出现眩晕应卧床休息）

（六）鼓室成形改良分型

改良Ⅱ型：

⑴ 自体砧骨倒立（倒立Ⅱ型），砧骨短脚倒立于锤骨、镫骨之间。

⑵ 镫骨和锤骨之间加一个（自体、人工）听小骨。

改良Ⅲ型(加高Ⅲ型):

人工听骨或砧骨短脚立于镫骨头和人工鼓膜之间。

(以上改良术式，有听骨链重建，术后护理需绝对卧床3天，头部制动)

(七)术前护理

同耳鼻咽喉头颈外科术前一般护理常规及耳科术前一般护理常规。

(八)术后护理

1. 同耳鼻咽喉头颈外科术后一般护理常规及耳科手术后一般护理常规。

2. 施行鼓室成形改良Ⅱ型、Ⅲ型术后，患者应绝对卧床3天，头部应避免加速活动，以免听骨移位，影响术后听力效果。

3. 嘱患者注意保暖，避免受凉，以免影响咽鼓管的通畅。

4. 禁擤鼻、打喷嚏，必要时张口呼吸，以免影响鼓膜成活及气流把未长好的听骨链吹脱等。

5. 患者卧床期间，应加强巡视病房，协助患者取舒适卧位，做好生活护理，满足患者的生活需要。

6. 加强口腔护理，漱口水含漱，保持口腔清洁。

7. 卧床患者初次下床活动时，易眩晕、摔倒，护士应加强护理，指导患者先床上、床旁，然后室内、楼道等循序渐进增加活动。

(九)主要并发症

1. 周围性面瘫

患者出现同侧额纹消失，不能皱眉、闭目，口角向对侧歪斜。

2. 眩晕、恶心、呕吐

询问患者有无头晕、头痛，有无感到物体旋转及恶心，观察有无呕吐及呕吐物的颜色、性质。

3. 伤口感染

观察伤口敷料有无渗出，以及渗出物的颜色、性质和渗出面积，医生换药时观察伤口有无红肿及渗出，严密监测患者的体温，发现异常及时通知医生。

(十)主要护理诊断

1. 部分自理能力缺陷——入厕、进食、卫生：与卧床有关。

2. 潜在并发症——感染：与手术有关。

3. 舒适的改变：与眩晕、恶心、呕吐有关。

(十一)出院指导

同耳科一般手术出院指导。

三、感染术腔的乳突根治加鼓室成形术后护理常规

(一)手术类型

1. 联合进路鼓室成形术。

2. 改良乳突根治加鼓室成形术。

3. 分期鼓室成形术。(先清理术腔，待鼓室恢复后，再重建听力)

(二)麻醉方式

全身麻醉。

(三)简单手术过程

行耳内或耳后切口，乳突“轮廓化”，将乳突气房、乳突、鼓窦及鼓室病变全部清除，保留或不保留外耳道后壁，酌情行听骨链成形术，在此基础上行鼓室成形术。

(四)术前术后护理

1.手术前后护理同鼓室成形术护理常规。

2.术后严密监测患者的生命体征，尤其是体温的变化，观察术腔的渗出物的颜色、性质、量，如有异常及时通知医生。

3.乳突根治手术10天术腔换药，伴有鼓室成形术时可根据情况在2～3周行第一次换药。

(五)出院指导

同耳科一般手术出院指导。

四、内耳开窗术加耳硬化症手术护理常规

(一)手术适应证

耳硬化症。

(二)临床表现

耳硬化症：耳聋，常伴耳鸣，眩晕较少见。

(三)麻醉方式

全身麻醉。

(四)简单手术过程

耳后切口，分离耳道皮瓣，暴露鼓室，开放后鼓室窦，剪除镫骨前后，于底板处钻孔，植入小柱状人工听骨，鼓膜复位，缝合切口。

(五)术前护理

1.同耳鼻咽喉头颈外科术前护理常规、手术区皮肤准备范围及术前常规检查。

2.声阻抗测听、Gelle试验。

(六)术后护理

1.同耳鼻咽喉头颈外科术后一般护理常规及耳科术后一般护理常规。

2.患者术后应绝对卧床3～5天，取舒适卧位，患耳朝上，头部避免加速运动。

3.病室宜暗，避免强光刺激。

4.观察患者有无头晕、眼震、恶心、呕吐及用药后头晕的缓解情况，必要时报告医生采取措施。

5.做好心理护理，告知患者头晕是暂时的，属正常反应，会逐渐缓解。

6.嘱患者保持口腔清洁，督促患者定时漱口，必要时为患者行口腔护理。

(七)主要并发症

1.眩晕

询问患者是否感到周围物体或自身旋转，有无头晕、头昏，或平衡失调、头重脚轻、眼前发黑等症状。

2.面瘫

观察患者有无出现同侧额纹消失，不能皱眉、闭目，口角向对侧歪斜。

3. 感音聋

术中引起迷路损伤所致，或者前庭窗封闭物脱入前庭引起。

4. 外淋巴瘘

如果封闭前庭窗的脂肪过小，可引起外淋巴漏，患者表现为波动性听力减退，同时可合并眩晕及平衡障碍。

5. 味觉改变

术中牵拉鼓索神经引起，可自行恢复。

（八）主要护理诊断

1. 部分自理能力缺乏

与眩晕卧床有关。

2. 知识缺乏

与患者不了解手术前准备及有关手术知识有关。

3. 活动无耐力

与卧床有关。

（九）出院指导

同耳科一般手术出院指导。

五、全耳再造手术护理常规（包括外耳道成形、鼓室成形及全耳廓再造）

（一）手术适应证

1. 先天性小耳畸形。

2. 耳廓畸形。

3. 外耳道闭锁或狭窄。

4. 由于外伤骨折炎症造成的外耳道狭窄及闭锁。

5. 要求：最佳年龄 10 ～ 20 岁。因需取肋软骨做耳廓支架，若年龄太小，软骨发育不全；年龄过大，软骨钙化，均不能达到手术效果。

（二）临床表现

1. 先天性小耳畸形：主要与第 1 ～ 2 腮弓融合不全有关，严重发育不全时，可致颌面部畸形。耳廓发育不全且较正常者为小。常伴有外耳道、中耳畸形。

2. 外耳道闭锁或狭窄：主要与第 1 腮沟发育障碍有关，外耳道完全性闭锁或狭窄，可单侧，也可双侧。如果为狭窄，易形成外耳道胆脂瘤并发感染。

（三）麻醉方式

全身麻醉。

（四）简单手术过程

1. 术前依照患者健侧或直系亲属耳廓的形状，用废旧 X 光胶片雕刻一软骨模型，贴于病历夹上带至手术室。

2. 分两组进行手术

(1) 取肋软骨，右侧第 12 游离肋做耳轮支架，右侧第 7、第 8 融合肋做耳廓支架。

(2) 根据患者外耳道及中耳的情况，可做外耳道及中耳成形术，并去除零星的耳廓。

3. 做好的软骨支架埋于耳部皮下，接好负压吸引装置并加压包扎。

（五）术前护理

1. 同耳鼻咽喉头颈外科术前护理常规。

2. 备皮范围

(1) 剃光头并刮除发根，对头面部毛囊有疖肿痤疮的要用碘酊涂抹消毒。

(2) 右侧胸廓：上至锁骨，下至髂前上棘连线水平，左起对侧腋前线至右侧腋中线。

(3) 腿部：左腿内侧，上至腹股沟，下至膝关节内侧的 2/3。

3. 向患者讲解术后卧床的可能性、注意事项，并协助患者练习床上排尿。

4. 术日晨将大小合适的胸带同病历及术中用药带入手术室。

（六）术后护理

1. 同耳鼻咽喉头颈外科术后护理常规及耳科手术一般术后护理常规。

2. 接好负压吸引装置，并观察是否引流通畅，连接牢固，切勿脱落；墙壁负压引流管切勿打折、受压。

3. 观察耳部、胸部、腿部伤口有无渗血，保持局部敷料的清洁。

4. 注意负压引流管内渗液的量、颜色、性质，一般术后当天渗液量较多，以后逐渐减少，颜色一般由红色转为粉红色、淡黄色。如引流液颜色持续鲜红且量多说明有出血的可能，应及时报告医生。

5. 为保持负压引流管通畅，术后当日引流量多要随时清理引流注射器中的渗液，以后每日用 75% 酒精冲洗注射器 4 次，并检查引流管通畅情况，管道连接处用酒精消毒，严格无菌操作。

6. 耳廓负压引流管一般于术后 5 ～ 7 天拔除，患者即可下床活动（墙壁负压者除外），为达到耳部塑型的预期效果，负压吸引力应使用 20 mL 注射器连接引流管，外抽 15 mL 后固定，当注射器压力不足时，连接墙壁负压。持续吸引期间切勿脱落。

7. 术后第 1 天，协助患者取半卧位，以减轻胸部伤口张力，24 小时后鼓励并协助患者压住胸部伤口适当下地活动。

8. 胸部伤口需胸带包扎牢固，勿挤压胸廓，注意有无气胸的发生。告知患者咳嗽或打喷嚏时应用手按住胸部伤口，以免因用力牵拉引起伤口疼痛。

9.1 期术后要观察患者呼吸情况，若出现憋气，可适当调整胸带，半卧位，氧气吸入，必要时通知医生。

10. 评估患者伤口疼痛的性质、部位、持续时间，为患者创造良好的休养环境，必要时使用镇痛剂。

11. 行听力重建术者需绝对卧床 3 天，头部制动。

12. 拆耳包扎前要做好心理护理，告知患者及家属，再造耳 3 个月内会有组织肿胀的情况，以降低其过高的期望值，减轻其失望感。

（七）出院指导

1. 同耳科一般出院指导。

2. 要注意耳廓的终身保护，应随时防压，防皮肤破损及冻伤、曝晒等；注意清洁卫生，避免因局部瘙痒而抓破术区造成继发感染。

3. 预防外耳道瘢痕形成，嘱患者家属注意观察，定期复查，及时预防瘢痕的形成。

4. 全耳再造 1 期术后 3 个月后软骨成活，可行 2 期立耳术。

六、侧颅底手术护理常规

(一) 手术适应证

1. 听神经瘤。

2. 外伤致面神经损伤。

3. 面神经鞘瘤。

4. 先天性胆脂瘤面瘫。

5. 梅尼埃病。

6. 面肌痉挛。

(二) 临床表现

1. 听神经瘤

一侧进行性感音神经性聋，少数表现为突聋。伴有面神经麻痹、耳鸣和前庭功能减退。其他有面部麻木、味觉障碍、角膜反射减退等。

2. 外伤致面神经损伤

面神经管骨折致面神经断裂或面神经管内出血压迫面神经致水肿。

3. 面神经鞘瘤

面瘫进行性加重，也可突然发生。常伴听力下降、耳鸣、眩晕。

4. 先天性胆脂瘤面瘫

是胚胎期外胚层组织遗留在颞骨内形成的胆脂瘤，表现为耳内长期流脓，可有特殊的臭味，脓液可伴有血丝，听力下降，鼓室内有灰白色鳞片状或豆腐渣样不定型物质。

5. 梅尼埃病

是一种原因不明，以膜迷路积水为主要病理变化，以发作性眩晕、波动性耳聋和耳鸣为主要特征的内耳病。

6. 面肌痉挛

是不明原因引起的一侧面神经运动功能紊乱，常表现为一侧面部肌肉阵发性不自主抽搐。

(三) 麻醉方式

全身麻醉。

(四) 简单手术过程

1. 中颅凹入路

耳前上纵切口，颞鳞部作 3 cm×4 cm 骨窗，分离脑膜，暴露中颅窝底，定位后，磨开内听道骨壁，分别行听神经瘤切除、前庭神经切断、面神经梳理、血管畔减压术等。

2. 迷路入路

耳后切口，乳突根治，磨除迷路，暴露内听道，行听神经瘤切除。

3. 乙状窦后及枕下入路："S"型或"厂"型切口，开骨窗，剪开脑膜，分离或部分切除小脑，暴露桥小脑角及周围组织，行听神经瘤切除、血管畔神经减压术。

(五) 术前护理

1. 同耳鼻咽喉头颈外科术前护理常规。

2. 手术区备皮范围

前 1 天行全颅备皮，剃光头，如乙状窦后径路。手术备皮范围包括颈后及肩部。迷路入路时应腹部备皮（右下腹取脂肪）。

3. 训练患者在床上大小便，为术后卧床做准备，同时保持大便通畅，必要时给予开塞露，以免术后出现便秘。

4. 术前行脑室外引流者，去手术室前应夹闭引流管。

5. 昏迷患者去手术室前，应彻底吸除呼吸道及口腔分泌物，保持呼吸道通畅。

（六）术后护理

1. 同耳鼻咽喉头颈外科术后护理常规及耳科手术一般术后护理常规。

2. 术后搬动患者时动作须轻柔平稳，需一人双手托住患者头部，防止头颈部扭曲或震动，头部枕以冷水袋，预防颅内出血。

3. 患者清醒、血压平稳后，床头可抬高 15° ～ 30° ，有利于颅内静脉回流，减轻脑水肿，术后 24 小时内禁止头部翻动，24 小时后可缓慢轴式翻身。

4. 密切观察患者术后有无头痛剧烈、频繁呕吐、烦躁不安、神志不清、血压增高、脉搏减慢、呼吸深快、颅内出血或血肿征兆发生；若有应及时报告医生，共同做好抢救准备。

5. 观察患者是否出现嗜睡或进入昏迷状态，临床表现为呼吸深而慢，患侧瞳孔散大，对光反射迟钝或消失，有时伴有肢体偏瘫和失语。

6. 注意观察患者有无声音嘶哑、呛食等症状出现，无吞咽障碍者，方可进食，否则应鼻饲供给营养，以防发生吸入性肺炎。

7. 术后患者如发生面瘫或患侧面颊部温痛觉消失，应注意饮食护理，食物不可过热，以防烫伤；且食物易在口腔内残留，故在进食后应做好口腔护理，保持口腔清洁，防止感染。

8. 患者如出现眼睑闭合不全，角膜感觉消失，轻者涂以眼膏，并加眼罩保护；严重者必要时行眼睑缝合术，以防角膜炎及角膜溃疡的发生。

9. 若患者出现咽反射减弱或消失、吞咽困难、咳嗽无力、主动排痰能力减弱时，护士应为患者增加拍背次数，协助排痰，防止发生肺炎和呼吸道阻塞，造成呼吸困难。严重者必要时行气管切开术，以缓解呼吸困难。

10. 适当保留导尿管，预防泌尿系感染，有正常排尿反射后即可拔管。

11. 因颅压高，听神经瘤手术后 2 天左右，患者可能发生精神症状，特别要注意安全，加强观察及护理。

12. 定期为患者翻身，防止发生褥疮。

13. 颅内压明显增高或脑水肿严重者，每日或隔日配合医生行腰穿检查。

14. 如术中同时行听力重建术者，需绝对卧床 3 天，头部制动。

（七）并发症及观察

1. 脑脊液耳漏

观察耳部有无清水样物质渗出，耳部敷料有无较多渗液。

2. 颅内感染

监测生命体征，观察患者有无意识改变、神志不清，呼吸频率、深度改变，血压异常，脉搏、瞳孔改变等症状。

3. 脑膜脑膨出

观察有无意识、神志改变、颅内压增高及脑膜刺激征等。

4. 眼部并发症

有无结膜炎、眼部溃疡等。

(八) 主要护理诊断

1. 部分生活自理能力缺陷——入厕、进食、卫生：与医嘱卧床有关。

2. 便秘

与患者术后卧床活动量减少有关。

3. 睡眠形态紊乱

与患者白天睡眠过多有关。

4. 活动无耐力

与患者术后卧床有关。

5. 感知觉改变 (痛温觉)

与手术损伤相关神经有关。

6. 潜在并发症——感染

与手术、脑脊液漏、眼睑闭合不全、保留尿管等有关。

7. 知识缺乏

与患者不了解手术过程，对预后担心有关。

(九) 出院指导

1. 休养环境应安静舒适，注意通风换气，保持室内空气新鲜。

2. 预防呼吸道感染，避免去人多的公共场所。

3. 避免重体力劳动，进行适当的体育锻炼，以利于增强体质。

4. 避免紧张、激动的情绪，有利于疾病康复。

5. 饮食上应选择含丰富维生素、蛋白质高的食物，以增强体质。

6. 保持外耳道的干燥，如游泳、洗澡时污水进入耳内应拭净，及时清除或取出外耳道耵聍和异物。

7. 如出院后出现耳流水、眩晕、面瘫者，及出现脑脊液漏 (有清水样物质渗出)、听力下降，应尽早就医。

8. 遵医嘱按时服药，定期门诊换药复查。

七、耳源性颅内并发症护理常规

(一) 手术适应证

耳源性颅内并发症为化脓性中耳炎、乳突炎最危险的并发症，包括硬脑膜外脓肿、化脓性脑膜炎、乙状窦血栓性静脉炎、脑脓肿、硬脑膜下脓肿等。

(二) 临床表现

1. 硬脑膜外脓肿

脓肿小时无典型症状，脓肿大时可出现中耳流脓甚多，并伴有不能以中耳炎解释的头痛和低热。

2. 化脓性脑膜炎

发病前中耳流脓突然停止或增多，全身高热，出现颅内压增高和脑膜刺激征。

3. 乙状窦血栓性静脉炎

畏寒、高热，热型呈弛张热，可出现耳后、枕部及颈部疼痛。长期脓毒血症，可出现精神不振，贫血容貌。

4. 脑脓肿

分为四期，起病期有发热、头痛及脑膜刺激征；潜伏期症状不明显，精神欠佳；显症期出现中毒症状和颅内压增高，同时根据脓肿的部位，出现相应症状（颞部脓肿：对侧肢体或面神经瘫痪。小脑脓肿：中枢性眼颤、共济失调等）；终期：脓肿逐渐增大，可发生破裂，多因脑疝、脑室炎及爆发性弥漫性脑室炎而死亡。

（三）麻醉方式

全身麻醉。

（四）简单手术过程

应立即行乳突探查术，清除病变组织并详细检查鼓窦盖、乳突盖、鼓室盖及乙状窦骨板。如有骨质破坏区，应向周围扩大暴露硬脑膜，如各骨壁均完整，亦将天盖及乙状窦骨板磨去少许进行观察。对硬脑膜增厚、表面有肉芽者，应扩大暴露范围，直达外观正常的硬脑膜。探查脓肿，排尽脓液，通畅引流。可用乳突刮匙轻轻刮去硬脑膜及窦壁表面肉芽，注意切勿损伤硬脑膜及乙状窦壁。乳突术腔用碘仿纱条松松填充，利于引流。

（五）术前护理

1. 同耳鼻咽喉头颈外科术前护理常规、手术区皮肤准备范围及术前常规检查。

2. 颅内并发症观察

(1) 监测生命体征：体温、脉搏、呼吸、血压的变化，如有异常，及时通知医生。如出现血压上升、脉搏下降、头痛剧烈等表现，应考虑颅内压增高。

(2) 观察患者神志有无异常、瞳孔是否等大等网、对光反射是否正常。

（六）术后护理

1. 同耳鼻咽喉头颈外科术后护理常规及耳科手术一般术后护理常规。

2. 病室环境宜安静，避免强光刺激。

3. 观察患者瞳孔大小、对光反射情况及意识、眼震、肢体活动情况，发现异常及时通知医生采取措施。

4. 观察患者有无恶心、喷射状呕吐及呕吐物的性质、颈部活动情况。

5. 保持床单位干燥、整洁，注意有无大小便失禁，定时帮助患者翻身，以防发生褥疮。

6. 患者术后宜进半流食或软食等高热量、高蛋白质、易消化的饮食。

7. 注意伤口情况，保持局部敷料清洁。

8. 对于昏迷患者，协助患者去枕平卧，头偏向健侧，防止呕吐物呛入呼吸道，避免引起呼吸道阻塞或吸入性肺炎的发生。

9. 嘱患者保持大便通畅，以防用力大便，引起脑疝。

10. 禁用散瞳类药如阿托品等，以免影响对瞳孔的观察。对诊断不明的躁动患者应慎用镇静药，以免掩盖病情。如已确诊，可酌情给予镇静剂，以防因躁动而诱发脑疝的形成。

11. 详细记录病情，严格交接班。

(七) 并发症

1. 颅内压增高

观察若有剧烈头痛，常以枕后为重；呕吐呈喷射状，与饮食无关；血压上升、脉搏下降等表现，应考虑颅内压增高。是否有颈抵抗或颈项强直，甚者角弓反张等。

2. 脑疝的发生

脑疝时可出现相关的颅神经麻痹，晚期可出现潮氏呼吸、大小便失禁。瞳孔的改变为大小不等、忽大忽小。

(八) 主要护理诊断

1. 部分生活自理能力缺陷——入厕、进食、卫生：与医嘱卧床有关。

2. 便秘

与患者术后卧床活动量减少有关。

3. 睡眠形态紊乱

与患者白天睡眠过多有关。

4. 知识缺乏

与患者不了解手术过程，对预后担心有关。

5. 活动无耐力

与患者术后卧床有关。

(九) 出院指导

1. 预防呼吸道感染，以免引起中耳炎使疾病复发。

2. 饮食宜进高蛋白、易消化食物。避免进食刺激性食物，不吸烟，不饮酒。

3. 定期到医院复诊，如有异常可随时到医院就诊，以免延误病情。

4. 同耳科术后一般出院指导。

八、人工电子耳蜗植入术护理常规

人工耳蜗是一种电子装置，能帮助重度或极重度耳聋患者重获听觉。实质上是一种特殊的声—电能转换装置。它的工作原理是将环境中的机械声信号转换为电信号，并将该电信号通过电极传入患者耳蜗，刺激患耳残存的听神经而使患者产生某种程度的听觉。

(一) 手术适应证

1. 听力

(1) 双耳重度感音聋＞ 90 dB(国外已到 70 ～ 75 dB)。

(2) 开放到单音节词辨别测试得分＜ 20%。

(3) 音素辨别得分＜ 40。

(4) 双耳选配助听器，进行 BKB 词表测试得分＜ 40%。

2. 年龄：＞ 1 岁。

3. 语前聋 2.5 ～ 12 岁。

4. 语后聋 – 耳聋时间及目前语言能力。

5. 助听器使用历史及效果：助听器及其他助听装置无法改善听力。

6. 无手术禁忌证 (全身的健康状态 / 精神正常 / 中耳无急慢性炎症)。

7. 目前交流方式 (手势、唇读等能力)，及针对儿童患者需要一套完整的听力语言康复教育计划。

8. 具有改善听力的强烈愿望，及对人工耳蜗的正确认识和适当的期望值。

9. 心理状态、精神状态。

10. 蜗后病变 (无)。

11. 家庭配合的程度。

12.CT、MRI；桥小脑角；内耳结构，畸形、硬化、骨化。

13. 鼓岬电刺激测试—确定神经存活数。

(二) 麻醉方式

全身麻醉。

(三) 简单手术过程

1. 耳后弧形切口。

2. 单纯乳突切开

做限制性乳突切除，显露外半规管轮廓及砧骨短突，保持骨性外耳道后壁的完整性。

3. 暴露面神经隐窝。

4. 准备埋植床

在颞骨鳞部和乳突部的相应部位，磨出与接收 / 刺激器大小相当并可容纳接收 / 刺激器的骨坑，沿此埋植床向前磨出一骨槽达乳突腔，以备容纳电极导线通过。

5. 鼓阶钻孔

在圆窗龛前上方以电钻钻孔，直径与电极相符。

6. 插入电极

将接收 / 刺激器置于埋植床内，用丝线或生物胶固定，将电极经面神经隐窝由网窗前小孔慢慢插入鼓阶内，一般可插入 20 mm，在网窗前区鼓阶小孔的电极周围用颞筋膜等软组织填塞，以避免术后出现外淋巴瘘。

7. 封闭术腔，缝合骨膜，固定电极。

(四) 术前护理

1. 同耳鼻咽喉头颈外科术前护理常规。

2. 专科检查

(1) 检查鼓膜、咽鼓管等状况。

(2) 术前听力学评估：包括小儿行为测听、ABR、DPOAE、助听听阈、40 Hz 相关电位及前庭功能检查。

(3) 影像学检查：颞骨 CT、MRI 检查了解耳蜗发育情况。

3. 手术区备皮范围：全颅备皮，剃除发根。

4. 心理护理：使患者及家属对人工耳蜗有一个正确的认识和适当的期望值。

5. 为家属介绍人工耳蜗使用中的注意事项、术后语训的重要性及有关人工耳蜗调试情况。

（五）术后护理

1. 同耳鼻咽喉头颈外科术后护理常规及耳科手术一般术后护理常规。

2. 患者术后需卧床3天，防止电极移位或脱落，应减少头部剧烈活动，并给予半流食或软食。

（六）并发症

1. 感染

观察患者耳部伤口有无红肿、渗出，耳部敷料有无渗出以及渗出物的颜色、量、性质等，严密观察体温的变化。

2. 耳漏

观察患者耳部有无清亮液体流出，如有及时通知医生进行化验检查，确定是否为脑脊液耳漏。

3. 面瘫、面肌抽搐

极少见，一般都能完全恢复。观察患者有无出现同侧额纹消失，不能皱眉、闭目，口角向对侧歪斜。

4. 眩晕

常在手术后早期出现，一般在数日后逐渐恢复。询问患者是否感到周围物体或自身旋转，有无头晕、头昏，或平衡失调、头重脚轻、眼前发黑等症状。

5. 耳鸣

术后耳鸣加剧者少见，不少报道术后可减轻耳鸣。询问患者有无感觉耳内或头部有声音。

（七）主要护理诊断

1. 焦虑：与患者担心疾病的预后有关。

2. 部分自理能力缺陷：与术后医嘱卧床有关。

3. 知识缺乏：与不了解电子耳蜗的维护有关。

4. 言语沟通障碍：与患者听力感知改变有关。

（八）出院指导

1. 休养环境应安静舒适，注意通风换气，保持室内空气新鲜。

2. 预防呼吸道感染，避免去人多的公共场所。

3. 避免重体力劳动，进行适当的体育锻炼，以利于增强体质。

4. 避免紧张、激动的情绪，有利于疾病康复。

5. 饮食上应选择含丰富维生素、蛋白质高的食物，以增强体质。

6. 告知家属术后 1 个月应来医院进行电子耳蜗开机的调试。

7. 为家属讲述语训的重要性及要坚持长期训练。

8. 植入部件的保养和维护。

第三节 鼻科常见疾病护理常规

一、鼻科手术一般护理常规

（一）术前护理

1. 同耳鼻咽喉头颈外科术前一般护理常规。

2. 常规专科检查：鼻窦 CT(水平位十冠状位)、皮肤过敏试验、鼻阻力、鼻腔分泌物细胞涂片 (EC、MC)。

3. 备皮范围：剪双侧鼻毛，男性患者剃胡须。

（二）术后护理

1. 同耳鼻咽喉头颈外科术后一般护理常规。

2. 勤巡视病房，观察患者鼻腔渗血情况，嘱患者勿吞咽血液和分泌物，以观察出血量。若出血量过多，应及时通知医生；并告知患者术后出现头痛或鼻腔少量渗血均为正常现象，可用冰袋冷敷前额，以减轻症状。

3. 嘱患者应让分泌物充分流出，不可堵塞鼻孔，尽量避免打喷嚏、用力擤鼻涕、用力咳嗽等。

4. 患者因术后鼻腔阻塞，张口呼吸，口腔黏膜干燥，故应注意保持口腔清洁，协助患者用口泰液漱口，每日 3 次。

5. 遵医嘱抗炎、抗水肿、促分泌物排出治疗，并观察用药后的效果。

6. 告知患者纱条将于术后 24 ～ 48 小时抽出，纱条取出后次日可进行鼻腔冲洗。

7. 向患者解释鼻腔冲洗的目的及操作方法，协助并指导患者进行鼻腔冲洗，使患者熟练掌握正确的冲洗方法。

二、鼻内窥镜手术护理常规

（一）手术适应证

1. 鼻中隔偏曲矫正术。

2. 鼻腔鼻窦良性肿瘤切除术，如内翻性乳头状瘤鼻内手术、鼻窦囊肿摘除术、鼻咽血管纤维瘤切除术。

3. 经鼻泪囊鼻腔造孔术。

4. 先天性后鼻孔闭锁。

5. 眶壁及视神经管整复，如眶爆裂骨折的治疗、经鼻视神经管减压术、经鼻眶减压术。

6. 鼻窦异物取出术。

7. 经鼻脑脊液鼻漏修补术。

8. 鼻出血。

9. 经蝶窦垂体瘤切除术。

10. 慢性鼻窦炎、鼻息肉

（二）临床表现

1. 鼻中隔偏曲：

鼻中隔的上下或前后径偏离矢状面或者局部突起，引起鼻腔、鼻窦功能障碍，表现为鼻塞、鼻出血、反射性头痛、喷嚏及流涕。

2. 慢性鼻窦炎

鼻部症状为流脓涕、鼻塞、嗅觉障碍等，伴有头痛、视功能障碍，可有头晕、精神萎靡、食欲不振、失眠、记忆力减退等。

3. 鼻息肉

主要症状为随息肉增大而逐渐加重的持续性鼻塞，睡眠时打鼾，常伴嗅觉障碍、喷嚏、清涕等，巨大鼻息肉可出现“蛙形鼻”。

4. 先天性后鼻孔闭锁

小儿周期性呼吸困难，闭口时呼吸困难加重，张口时症状减轻，有鼻塞和嗅觉障碍，可合并其他畸形，营养不良。

5. 鼻腔鼻窦异物

视异物的大小、形状、性质、所在部位、刺激性强弱和滞留时间长短而异。主要症状为单侧鼻塞，脓性鼻涕，涕中带血，呼气有臭味，头痛等。

6. 内翻性乳头状瘤

可表现为鼻堵，脓涕，可有涕中带血。多为单侧发病。

首次发病的个体往往肿瘤起源于局部，并以此为生发中心，该生发部位可以位于鼻腔，亦可位于鼻窦，好发鼻窦的部位顺序一般为：筛窦、上颌窦、蝶窦、额窦。

(三) 术前护理

1. 术前饮食

手术前两周内进清淡饮食，因其他病情必须服药的患者应暂禁食银杏，维生素 E 以免引起术后出血。吸烟者手术前三周内禁烟。若全麻者术前 8 小时禁食，4 小时禁水，按全麻护理常规准备。

2. 术前检查

术前应做一些常规检查如心电图，血常规检查来判断患者全身状况。最重要的是 CT，它是鼻内窥镜手术必作检查之一，排除一些不适合做手术的患者，了解鼻窦炎范围等具体情况，做为手术参考。

3. 术前心理护理

现在多采用全麻手术，可大大减少病人的术中疼痛，但术后疼痛任不可避免，术中术后疼痛是病人共同担心和害怕的问题，消除病人恐惧，心理护理显出特殊的重要性，在人性化关怀的氛围下，给病人创造舒适安静优雅的环境，使病人感到温馨，并详细地告知鼻腔结构、手术方法及过程等，向病人介绍有关手术前的准备和术后的护理等内容，临床实践证明，让病人了解手术过程能有效减轻病人的恐惧心理。术后常规给与双氯芬酸钠 50 mg 外用止痛，面部冰敷，以减少局部肿胀，减少鼻腔出血。同时告之患者术前防感冒，以免影响手术正常进行。局麻者告知患者术前不可食入过饱，防止术中呕吐等，使患者消除恐惧，解除心理障碍。坚定战胜疾病的信心，顺利完成住院治疗的全过程。

4. 清洗鼻腔

术前三天用生理盐水 500 ml+ 庆大霉素 32 单位 + 地塞米松 10 mg 清洗鼻腔，每日两次。

(四) 术后护理

1. 术后第一天不论全麻或局麻病人，均感到鼻部憋胀感，饱满感并有头胀头痛等症状。因手术完毕后用凡士林纱布或膨胀海绵填塞鼻腔，故患者感到不适，告知病人这是正常情况，特别是鼻腔填塞后用口呼吸，所以感到口唇干燥，可告知病人少量饮水，全麻病人待完全清醒后再饮水。

2. 术后第一天可用冰敷鼻部或前额，既可止血又可减轻头，鼻憋胀感，疼痛剧烈者可用止痛剂口服或肌注。

3. 全麻病人术后行多参数心电监护，监测心率、血压、呼吸及氧饱和度，如有问题及时调整。完全清醒及各项指标正常后即可停多参数心电监护。

4. 局麻术后半卧位，减轻头部充血，以减少出血，嘱病人勿使劲咳嗽，以免引起纱条松动引起出血。

5. 术后观察出血量，嘱病人勿咽下血液，以免引起恶心呕吐。

6. 术后 24 ～ 40 小时，最长 72 小时取出填塞纱条，待纱条取出后每日清理创面，创面有时干燥结血痂或分泌物堆积形成干痂，故必须请痂，以加速创面愈合。

7. 心理护理：术后主动关心病人，解除患者紧张，恐惧，焦虑情绪。保持病区安静、整洁、有序，避免不良刺激，耐心听取病人的主诉，满足病人的正常要求，使病人精神愉快，提高患者治愈疾病的信心。

(五) 出院指导

嘱病人注意鼻腔卫生，加重体质锻炼，注意劳逸结合，勿过度劳累，避免感冒尽量不吃辛辣刺激性食物，戒烟酒。

三、鼻内窥镜下经鼻蝶脑垂体瘤切除术的护理

(一) 术前护理

1. 术前评估

术前访视患者，仔细阅读病历并与患者沟通，了解患者的情绪，心理状态，营养状况，皮肤情况等。对其个体情况进行评估，制定护理计划。

2. 心理护理

鼻内镜下经蝶窦垂体瘤切除手术是一项新技术，患者对手术缺乏了解，均有不同程度的紧张，恐惧心理，并担心治疗效果、费用等。应向患者及家属解释垂体瘤引起的相应症状，原因，有关鼻内窥镜手术的知识，手术的必要性及良好的预后，消除患者及家属的思想顾虑，使其以积极的心态配合手术。

3. 鼻腔护理

由于手术经鼻蝶窦入路，做好鼻腔清洁工作非常重要。术前三天生理盐水 500 ml+ 庆大霉素 16 万 + 强的松龙 50 mg 鼻腔冲洗 2 次 / 日。注意保暖，预防感冒引起鼻粘膜充血及咳嗽、流涕。如患者有慢性鼻炎及鼻窦炎症应有效控制，术前一天剪鼻毛，指导患者练习用嘴呼吸。

4. 营养支持

对有吸烟史的患者应劝其戒烟，以减少呼吸道分泌物。加强营养，给予高蛋白、高热量、富含维生素易消化的食物。

5. 基础代谢率测定

连续测三天，若基础代谢率低于正常，说明有垂体低下，应及时用药，用药后连测基础代谢率三天并观察用药后反应。

6. 其他

术前用银尔通漱口 3 次 / 日，口服抗生素，强的松 5 mg 晨起口服 3 天。

(二) 手术方法

手术方法。患者均采用仰卧位，气管插管全身麻醉，同时用含有 0.1% 肾上腺素的 1% 丁卡因棉片麻醉与收缩鼻粘膜，以增加鼻腔手术入路的宽度。根据术前鼻镜检查的鼻腔情况和影像学检查显示的蝶窦和蝶鞍情况选择手术类型。在该例鼻腔放入垂体撑开器显露蝶窦前壁，从蝶窦开口向内下方，用咬骨钳扩大蝶窦开口，咬除蝶骨鹰咀蝶窦中隔，显露鞍底用电钻及咬骨钳于鞍底开约 1.5 cm×1.5 cm 骨窗，穿刺数点无脑脊液及血液抽出后，用双极电凝将硬脑膜先“+”字形电凝，再用刀切开，见垂体瘤由鞍内突出，用肿瘤钳、吸引器及刮匙小心切除肿瘤，肿瘤切除后，鞍隔向下突，可见明显搏动，用 95% 乙醇、明胶海绵填于鞍内 5 分钟后取出，检查无肿瘤残留后彻底止血，残腔及蝶窦内填塞明胶海绵，鼻腔内填塞膨胀海绵纱条，术后 2 d 取出纱条。

(三) 术后护理

1. 术后一般护理

(1) 体位护理：全麻未完全清醒时取平卧位，头偏向一侧，保持呼吸道通畅。全麻清醒后，取半卧位，头部抬高 30° ～ 40° ，既便于手术入路的切口引流，减轻头面部水肿，又可使颅内组织因重力作用，向下压迫硬脑膜切口处，便于愈合，同时，还可防止脑脊液鼻漏的发生。

(2) 饮食护理：术后要加强患者的抵抗力，全麻清醒后 6 h 可给予流质饮食，避免太烫及辛辣刺激性饮食。术后第二天给予半流质饮食，加强营养，可给予高蛋白、高热量、富含维生素的饮食，保持大便通畅。

(3) 病情观察：术后 24 h 内最可能出现的是肿瘤床出血而出现局部压迫，直接影响患者视力和意识状态。术后应密切观察生命体征，定时检查患者视力。由于鼻腔填塞且有血性分泌物从后鼻道渗入咽后壁，应指导和鼓励患者用口呼吸，随时吐出口腔分泌物。

(4) 疼痛的护理：头痛主要与鼻腔内填塞纱条、颅内出血、血管痉挛、鼻黏膜水肿、蝶窦内炎症、颅底部三叉神经受刺激有关。患者术后可在头部或鼻部置冰袋冰敷，以减轻鼻部充血及肿胀，鼻腔填塞物一般在 48 小时抽除，嘱患者避免剧烈咳嗽，勿打喷嚏，预防因瞬时的气流冲击力过大，而导致伤口疼痛加剧，对患者进行指导一些放松的技巧，转移注意力，如患者对疼痛忍受性较差可使用镇痛剂。

(5) 鼻腔的护理：患者因术中易损伤鼻黏膜，引起鼻黏膜水肿，导致鼻塞、呼吸不畅。嘱其用口呼吸，不能擤鼻。鼻腔内填塞的膨胀海绵于术后 2 天内分次抽出，抽出后鼻腔内可用 0.9% 氯化钠溶液清洗鼻腔，减轻鼻黏膜水肿，防止术后鼻腔粘连。注意观察鼻腔内分泌物的性质及量，以判断有无脑脊液鼻漏或耳漏发生。

(6) 出院指导：根据本病手术的特点，嘱病人出院后应预防感冒，禁止负重、长距离低头、剧烈咳嗽等，以免出现颅内压增高、颅内感染等并发症女性病人手术后15 d来月经，术后3个月，停止泌乳。出院1个月后复查，内分泌各项指标渐恢复正常，视力基本正常，头痛症状逐渐消失。

2. 并发症的观察与预防

(1) 脑脊液鼻漏：原因是手术操作时蝶窦破损，或肿瘤向下生长破坏鞍底，或用力咳嗽，屏气等引起颅内压增高，使蝶窦破损所致。

(2) 尿崩症：尿崩症也是经蝶窦垂体瘤术后常见的并发症，发生率约25% 左右，均为一过性，永久性尿崩占2%。尿崩症出现时间多在术后12 ～ 24 h，一般持续5 ～ 7 天。术后1 ～ 2 天留置尿管，严格记录每小时尿量、尿比重、24 h 尿量。若尿量＞ 200 ml/ 小时，随时观察患者皮肤弹性，及早发现脱水征，嘱患者多食含钾、钠高的食物，如盐开水、橙汁等，忌食高糖食物，以免血糖升高，产生渗透性利尿，使尿量增加。必要时遵医嘱应用垂体后叶素微量泵静脉推注控制尿量或尿崩停皮下注射。根据尿量情况，抽血送检了解血清电解质。本组患者术后未出现尿崩症。

(3) 视力及视野改变：患者术后视力减退，与瘤床填塞物过多压迫视路、残余肿瘤卒中、急性高颅压、视神经血管痉挛等有关，创面过高直接损伤视神经管内的视神经和空蝶鞍也可造成视力恶化。填塞物过多引起的视力减退主要表现为术后48 d 内双侧视力下降或失明，伴有头痛，但神志清楚，CT 显示鞍内以高密度为主的混杂信号，其体积有可能比原肿瘤体积小。经蝶入路如方向过高，误伤视神经管内的视神经，也可造成单侧或双侧的视力减退，一般不伴有其他不适症状，损伤不重者，在数周后视力可恢复。

(4) 感染：术后测体温4 次 /d，发热患者测体温1 次 /4 h，并及时行降温处理。若出现持续高热、头痛、呕吐、瞳孔及意识改变或鼻腔流出液由清亮变混浊提示有颅内感染发生，应及时报告医生处理，以免危及患者生命。若患者持续发热、咳嗽、咳痰增多，提示有呼吸道感染，应及时处理。

3. 手术后注意事项

(1) 手术次日可进食饮水，第二天可下地走动，第5 ～ 7 天可出院。

(2) 手术后1个月内宜进食易消化的食物，保持大便通畅，注意饮食卫生，禁止暴饮暴食。

(3) 手术后休息一个月，禁止剧烈运动；2 个月禁止同房，3 个月内禁止怀孕。

(4) 手术后应在安静的环境中休养，避免接触拥挤人群或进行脑力劳动，预防感冒。定期复查。

(四) 体会

内窥镜下经鼻进路行垂体瘤切除术，为垂体瘤患者开辟了新的治疗途径，其特点是面部无伤口、损伤小、痛苦少、愈合快。本组30 例患者术后除1 例出现脑脊液鼻漏外，无其他并发症发生，术后均有所恢复。疗效结果表明，鼻内镜下经蝶垂体瘤切除术与经蝶显微外科垂体瘤切除术相比较具有损伤小、不用剃头、术后恢复快、易被患者接受的优越性。我科通过对11 例患者精心护理，严密观察病情积极防治并发症，并及早采取相应的护理措施，使手术取得了满意的效果，也提高了护理质量。

四、鼻内镜下脑脊液鼻漏修补术的护理

(一) 适应症

1. 自发性脑脊液鼻漏，经保守治疗无效。

2. 外伤性（包括手术损伤）脑脊液鼻漏，经保守治疗无效。

3. 肿瘤引起的脑脊液鼻漏。

4. 脑脊液鼻漏并发化脓性脑膜炎，经积极治疗不见好转者。

（二）禁忌症

1. 脑脊液鼻漏并发化脓性脑膜炎，急性期。

2. 鼻腔鼻窦急慢性炎症，应在炎症控制后再进行手术。

（三）术前护理

关心体贴患者，耐心介绍鼻内镜手术的优点，介绍既往类似病人手术修补的成功经验，讲解手术前后的注意事项，消除患者紧张恐惧心理，积极配合护理治疗。要求半卧位或坐位，减少脑脊液的流出和避免脑脊液逆流。观察脑脊液的性状、量和颜色。估计漏出液的量，于前鼻孔轻放棉球、宜松，当脑脊液渗透后及时更换，24 h 计算棉球数，大约估计漏出量。脑脊液鼻漏易造成颅内感染、气颅等并发症，故应密切观测患者的生命体征，瞳孔变化，对光反射。同时还注意病人有无呕吐、头痛、颈项强直等脑膜刺激症状。注意有无头痛、头昏、视物模糊、尿量过多等底颅压症状。 如出现以上症状应及时报告医生进行对症处理，配合做好术前准备工作。

（四）操作方法

1. 颅内修补法

从右侧至左侧颞部行发际冠状切口，切开皮肤、皮下组织和骨膜，将皮瓣翻向下方达眉弓，在额窦上方，用骨钻钻 6 个孔，每孔相距 5 cm，工字形锯开，锯成双侧额骨瓣，翻向外侧，留颞侧骨膜作为骨瓣的蒂部。仔细剥离颅前窝硬脑膜，向后牵引，寻找颅底的漏孔及碎骨片，发现硬脑膜裂口，即用丝线紧密缝合。颅底的漏孔用肌肉块填塞。放回硬脑膜，使额骨瓣复位，缝合皮下组织和皮肤，不置引流、

2. 包扎

术后头高卧位，醒后改为半坐位，限制液体摄入量，预防便秘，用抗生素预防感染。

此法适用于伴有脑组织损伤的急性外伤性脑脊液鼻漏。处理脑外伤时，若发现颅底有脑脊液漏口应及时修补，如额窦有碎骨片、异物、骨髓炎及额窦炎等，则不宜经鼻修补，以颅内修补法为宜。颅内修补法又可分为硬脑膜外及硬脑膜内两种。硬脑膜外法适用于修补颅前窝的漏孔，损伤性较小，但对迟发性脑脊液鼻漏及曾有脑膜炎反复发作者，因颅底与硬脑膜粘连，分离时易撕破硬脑膜，应以硬脑膜内法为宜。颅内修补法的缺点是，容易损伤嗅神经，对蝶窦上壁及后壁处的漏孔不易看清，操作困难。

（五）术后护理

患者回房后常规按全身麻醉术后护理，给予去枕平卧头偏向一侧，防止呕吐物误吸，保持呼吸道通畅，持续心电监测，血压、心率、血氧饱和度，全身麻醉清醒后改头高位或半卧位，绝对卧床休息。头高位一般持续至脑脊液鼻漏停止后 3 ～ 4 d。术后密切观察有无出血、脑脊液鼻漏复发、颅内压增高、颅内感染等并发症的表现，密切观察神志、体温、脉搏、血压变化，注意瞳孔大小、对光反射、球结膜有无水肿，有无剧烈头痛，喷射状呕吐，颈项强直及四肢活

动情况；观察鼻腔填塞物在位情况，有无松动及脱出、是否伴有脑脊液，询问是否有咸味液体流入口咽部，观察药物的不良反应。指导患者尽量避免咳嗽、打喷嚏、用力排便等使颅内压增高的动作，以防修补漏口的组织脱落，造成手术失败。

五、鼻出血护理常规

(一) 病情观察要点

1. 观察患者生命体征、心率、神志、尿量、皮肤及甲床色泽，及时发现休克症状。

2. 观察患者出血的部位、颜色及量，并记录。

3. 观察止血药的作用和不良反应。

4. 患者的心理状态。

5. 观察患者口腔黏膜有无干燥、皲裂、溃疡及异味。

6. 观察饮食及营养摄入量。

(二) 治疗原则

1. 出血量较少，出血部位明确者：可行简易止血法，用手指紧捏病人两侧鼻翼 10～15 分钟，冷敷前额和后颈；或用 1% 麻黄碱棉片塞入鼻腔暂时止血。

2. 反复少量出血且能找到出血点者：可用化学药物烧灼法或电灼法破坏出血点组织，使血管封闭或凝固而达到止血目的。

3. 对于出血较剧、渗血面较大或出血部位不明者：应迅速给予鼻腔前鼻孔或前后鼻孔填塞止血术。

(三) 主要护理问题及相关依据

1. 恐惧

与疾病本身、陌生的环境、担心疾病的预后等有关。

2. 疼痛

与鼻腔填塞致鼻部胀痛及头痛，张口呼吸引起口咽干燥、疼痛有关。

3. 体液不足

与大量出血所致循环血量不足等有关。

(四) 主要护理问题的护理措施

1. 恐惧：

(1) 入院时热情接待予以安慰，并沉着、冷静地立即协助医生做好止血处理。

(2) 介绍负责医生护士及病室环境；保持整清、舒适、安静的环境，减少一切不良刺激。大出血患者可置单人房，允许家属陪护给予精神安慰。

(3) 讲述鼻腔填塞目的及注意事项，以便配合，告知不可自行取出纱条，以免引起大出血。

(4) 认真倾听患者诉说引起恐惧的原因，并进行疏导。

(5) 协助医生查找出血原因，将有关病情跟患者或家属说明，以便取得合作。

(6) 遵医嘱给予镇静药，尽量避免患者接触到抢救危重患者的情景，以免增加心理压力。

2. 疼痛：

(1) 取坐位或半坐卧位，减轻局部组织水肿，缓解疼痛，利于呼吸。

(2) 双侧鼻腔填塞者可嘱其多次少量饮水，以减轻口、咽部干燥。

(3) 观察有无并发耳咽管炎，如咽痛、耳痛、吞咽痛及发热。如有发生，应及时报告医生。

(4) 注意后鼻孔填塞物固定线是否牢固，防止脱落再次出血或引起呼吸道阻塞。

(5) 讲述不舒适原因及持续时间，鼓励树立信心，配合治疗护理。

(6) 协助患者用漱口，防止口腔感染。

(7) 必要时遵医嘱使用镇痛、润喉药物。

3. 潜在并发症——失血性休克

(1) 评估及记录出血量，监测生命体征的变化。

(2) 了解凝血功能，必要时备血，随时准备好止血用物和止血药。

(3) 少量出血时，给予简便止血措施：冷敷鼻部及前额以收缩血管；用拇指和示指紧捏两侧鼻翼 10 ～ 15 分钟，以压迫鼻中隔易出血区。

(4) 出血量较多时，迅速建立静脉通道，遵医嘱止血、补液，并协助医生做好填塞止血术或内镜下止血术前准备。

(5) 每次取出纱条后，嘱患者尽量少活动，安静休息，并告知患者如有血自鼻咽部流出时，切勿咽下，要吐入痰盂内，以免掩盖病情及刺激胃部引起呕吐。

4. 体液不足：

(1) 询问患者进食情况。

(2) 记录出入水量及出血量。

(3) 遵医嘱予以静脉补液并观察。

(4) 鼓励多饮水。

(五) 健康指导

1. 教会患者及家属简便止血方法，如冷敷和指压法。

2. 纠正挖鼻等不良卫生习惯。

3. 对已查时出血原因者，嘱其积极治疗原发病。

4. 长期慢性鼻出血者应检查是否有贫血或血液系统疾病。

5. 进食清淡易消化富含营养尤其是富含铁的食物，并保持大便通畅。

6. 防患于未然

出现鼻塞、流涕、喷嚏情况及时就诊，预防黏膜炎症。

7. 注意湿度

不要长时间呆在空调房间，尤其是暖空调。可以置一盆水。

8. 均衡膳食

不挑食偏食，多吃蔬菜水果，多饮水。

9. 高血压患者起卧时宜缓慢，不宜用力大便，以防血压骤升致出血。

10. 老年人经常鼻涕中带血时，必须仔细检查，排除鼻腔、鼻咽肿瘤。

11. 加强口腔护理，指导正确漱口方法。

六、鼾症术后患者的护理

(一) 适应症

1. 鼾声响度大于 60 dB 以上，妨碍同室入睡眠者。

2. 睡眠期每次憋气持续 10 s 以上，每小时睡眠至少呼吸暂停 10 次左右。

3. 除鼾声过响外，晨起头胀迷糊，白天易于打盹，经仪器检查症实存在睡眠期憋气和低氧血症者。

4. 家属反映症状典型，检查确属咽腔狭小者。

不论是腭咽成形术 (palato-pharyngoplasty) 或是悬雍垂腭咽成形术 (uvulo-palatopharyngoplasty)，其治疗原则均为切除口咽部不重要的过剩组织，扩大咽帆 (又名腭帆) 间隙呼吸通道。两者操作术式基本相似，所不同者，腭咽成形术切除软腭组织较多，软腭切缘恰止于腭帆提肌隆起的下方，不保留肌层，并把悬雍垂作全切除。

如鼻腔伴有阻塞性病变，宜先除去鼻部病因，舌系带过短易使舌根后倾，应予矫治。

(二) 术前护理：

1. 心理护理

入院后作好身体的全面评估，提供心理支持。带领病人熟悉医院的住院环境，了解病区的作息时间、探视制度，认识自己的主管医师、责任护士，与医生讨论治疗方案，听取医生介绍手术名称、手术方式、手术中的注意事项，术后可能有的感觉及问题，走访同病区内同类手术后的病人，与他们交谈，听取病友们介绍成功经历，以解除病人的担心顾虑及恐惧心理上，对患者能够早期认识到此类疾病的危害性而进行早期治疗的行为给予充分肯定和支持。解释手术中医护人员将要准备的各种安全措施，以降低手术的风险，提高手术治疗的成功率，使患者树立治疗信心，促进病人角色的转换。

2. 作好术前各项相关检查

正确留取血、尿、大便标本，并及时送检；作好术前如心电图、胸片、脑电图、B 超、大小便常规及血生化，如血常规、血糖、血脂、肝肾功能、出凝血时间、凝血 4 项、血型、血电解质等检查，全面了解病人的各项化验指标，评估身体状态，评估患者对手术耐受能力，尽量排除各种手术禁忌症，降低手术风险。

3. 给予氧疗，纠正低氧血症

鼾症患者因长期睡眠中呼吸暂停导致低氧血症，全身重要脏器长期缺氧而不同程度受损，故入院后，常规术前 3 ～ 5 天每晚睡眠时都经鼻导管持续低流量吸氧，以治疗纠正低氧血症，改善病人的全身状况，提高对手术的耐受性。吸氧时要选择合适的治疗压力，检查鼻导管是否有扭曲，是否固定好，检查是否有漏气；气道内是否有分泌物堵塞，鼻腔粘膜是否有损伤等，如有异常均应一一对应处置，予以纠正，保证氧疗效果。每天观察并记录病人缺氧症状的改善状况，及时反馈给医生。

4. 作好基础护理

保持病室干净清洁，定期进行空气消毒，保持口腔清洁卫生，劝告患者戒烟、禁酒、不嚼槟榔，进食清淡有营养饮食，每天每次餐后用淡盐水或清水漱口，术前 3 日用朵贝尔漱口液漱口，每天 4 ～ 5 次；术前备皮，男病人刮去胡须，作好药物过敏试验，适当预防性应用抗生素，防止感染。术前遵医嘱常规应用术前镇静药，扶送病人入手术室，以防跌倒。

(三) 麻醉

与成人扁桃体摘除术相同，咽后壁粘膜表面喷丁因液量宜适度，过多易导致误吸。

（四）手术方法

为了力求减少术后饮水返流等并发症，提出腭咽成形术操作步骤如下：

1. 切口

沿舌腭弓外侧作弧形切开，起自扁桃体下极向上达悬雍垂根部，继而转向切开咽腭弓直至下方，除去切口范围以内的粘膜及粘膜下组织。每人腭部长度不一，切开软腭高度以不并发咽帆闭锁不全为原则。

2. 摘除扁桃体

通常按扁桃体剥离术式。每当分离扁桃体下极时，病人多诉疼痛感，与此同时，扁桃体窝上方有渗血流下，影响操作视野。此处采用分段剥离、止血和两次注射麻药法，可在室手术全过程无痛、术野清楚，病人能配合良好的目的。当一侧扁桃体上半部被剥离，随即用止血纱球填入窝上部压迫止血，等渗血停止，取扁桃体抓钳夹住已剥出的扁桃体，向前下方轻轻牵拉，第二次把局部麻醉药注入扁桃体下半中与扁桃体窝之间，然后按常规方法完整摘除扁桃体。拉开舌腭弓，看清纵行的扁桃体旁静脉是否露出于扁桃体窝上部，必要时应在其上部结扎，减少原发性出血的可能。

3. 剪开咽腭弓

鼾症病人咽腭弓上部粘膜多起自悬雍垂中部或在其近尖端处，于邻接悬雍垂的咽腭弓内缘作楔形剪开，适当修薄、剪齐咽腭弓，并向上、外侧翻起，用 2 ～ 0 肠线使它分别与相对应的软腭创缘和扁桃体窝肌层缝合，修剪粘膜范围以缝合时无张力为主。

4. 悬雍垂部分切除

悬雍垂除尖部外，由成对的悬雍垂肌所支撑，两侧肌束平均宽 6 mm，厚约 3 mm，如把悬雍垂过分向下拉出而作悬雍垂全切除，可能损伤该肌起端伴发咽帆闭锁不全 (velopharyngeal incompetence)，且病人总觉得全部切去悬雍垂对身体结构似有所失，即保留悬雍垂上 1/3 段，临床上并不影响治疗效果。悬雍垂切缘宜严格止血，后缘粘膜稍保留长一些，以便与前缘粘膜密接缝合，防止形成血肿，肠线不要太粗，线结尽量剪短，以免术后申诉异物感。

5. 检查伤口

察看咽腔宽畅程度，有无渗血，发音时软腭能否贴近咽后壁。若咽后壁仍见纵形条索状组织增厚者，在咽后壁外侧可作半圆形附加切口切除粘膜，将内侧弧形切缘向外侧移拉使与切缘外侧粘膜缝合，减少条索样隆起。

待肠线吸收，出院后复查咽腔多见扩大。

该手术设计的悬雍垂及双侧咽后柱切除术，适用于咽左右径和咽帆间隙宽畅、扁桃体萎缩，仅为软腭及悬雍垂偏长的病人，其特点为手术创伤小，术后反应轻。

小儿鼾症病因如属增殖体、扁桃体肥大者，治疗上首选拉殖体、扁桃体切除术，必须把肥大的增殖体和扁桃体同期一并切除，单作扁桃体切除或仅作增殖体刮除均收效甚少。

（五）注意事项

1. 鼻呼吸阻塞者，往往加垂鼾症症状，应同时予以治疗。

2. 入眠后人们发出轻微的鼾声是正常睡眠现象，因而不能要求术后鼾声全部消失。一般说来，鼾声响度和憋气程度在术后多见相应改善，疗效按气道受阻的不同部位而异，腭咽成形术不是治疗鼾症的唯一方法，它仅能解除口咽部狭小的咽阻塞。

3. 过胖的病人效果较差，术前应向病人说明减肥的重要性。

4. 原发性术后出血多因止血不完全或全身因素所致，包括悬雍垂血肿在内。

5. 咽帆闭锁不全常因腭部切口过高，切除软腭组织过多和损伤悬雍垂肌起端所致。术后可能出现不同程度的饮水返流甚至并发开放性鼻音。

6. 咽帆间隙狭窄见于疤痕体质的病人和缝合腭部两侧创缘不够严密，以致与咽壁粘连。

（六）术后护理：

1. 术后病情观察及呼吸道管理

术后病人均在麻醉监护室设专人监护 4 小时后转入普通病房。接床旁心电监护仪继续严密观察病情变化，每 30 分钟观察并记录生命体征一次，常规低流量持续吸氧；取去枕平卧位，头偏向一侧，颌下垫干燥清洁纸巾，以便及时清除口鼻流出的分泌物，保局部的清洁。

轻声呼唤病人，告诉病人不要紧张，咽喉部有分泌物时要及时吐出来，以便于医护人员观察切口渗血情况，不要下吞；如遇分泌物不能及时吐出时，要接床旁吸引器进行吸引清除，以保证气道通畅，维持血氧饱和度在 96% 以上。术后病人均需留置经鼻腔气管插管，要保持管道通畅，防止分泌物堵塞管腔，定时遵医嘱行管内滴药；避免碰撞气管插管，以免引起病人剧裂咳嗽、喷嚏而震裂切口引起出血。

2. 术后并发症的预防及护理

鼾症患者术后的并发症主要有：术后大出血和窒息。

(1) 术后大出血：因手术部位在咽喉部，位置特殊，咽喉部血管丰富，创面大容易出血；术前因患者长期缺氧，身体对缺氧的耐受力低，体质差，凝血功能亦差，手术不易止血而引起大出血。故术前应对患者进行充足氧疗，改善全身状况；术后严密观察病情，监测 BP、R、P 及血氧饱和度的动态变化，术后遵医嘱及时应用止血药物，并在颈部进行冷敷，可用冷毛巾或冰块交替放置于切口处，以减轻出血。术后分泌物中带有少量血丝属正常现象，如果分泌物流量较多或伴有鲜血流出，则提示有活动性出血，则应及时通知医生给予处理。

(2) 窒息：因伤口在咽喉部，分泌物及伤口渗出物较多，且不易自行流出而滞留在咽部，加之伤口处局部组织水肿，大量缝线聚集于有限的空间内，易引呼吸道管腔的梗阻而引发窒息。应严密观察病人的呼吸及神志变化，如病人突然出现呼吸急促或呼吸困难，烦燥不安伴“三凹征”提示有窒息的发生，要及时报告医生并协助医生作紧急处理，解除窒息，保证呼吸通畅。

3. 术后预防切口感染

术后遵医嘱应用抗菌消炎药物、止血药物、消肿药物，保证输液通畅，保证药物足量及时应用。术后每天用朵贝尔液漱口，每天 4 至 5 次；术后第 2 天开始做口鼻部的超声雾化吸入，每天 2 次，以促进局部消炎消肿，促进分泌物排出；保持病室的清洁，控制探视人员，定期对病室进行空气消毒。术后早期下床活动，促进体力恢复，提高抗病能力预防感染。

4. 术后疼痛护理

鼾症术后不主张应用镇静止痛药物，以免直接抑制呼吸中枢而诱发窒息的发生。术后病人疼痛时，采取分散病人的注意力，如：听音乐、读报、看电视、与病人进行亲切的交谈等方法来缓解病人的疼痛；颈部冷敷亦有助于止痛；同时，术前因病人对手术有充分的心理准备，有其他同类手术病友的成功“抗痛”经验，病人对术后的疼痛亦有一定的耐受性。故经过上述分散疗法后，病人均能平稳度过术后疼痛关。

5. 术后语音改变及鼻返流现象的护理

鼾症病人手术后，病人会感觉说话的声音有所改变：说话不全，吐词不清；吞咽流汁饮食时，食物易经鼻孔返流出来，引起喷嚏、流涕等症状，易引起病人恐慌，误认为是手术失败或是术中误伤了其它神经而引起紧张，甚至产生沮丧埋怨情绪，应耐心做好患者的解释工作，说明这是因为手术后创面组织水肿，软腭紧张度增加致使鼻咽部关闭不全，而出现的暂时现象，这种现象会随着创面的修复及组织水肿的消退而慢慢好转，至术后 2 个月后就会痊愈，不需作特殊治疗。指导病人进行吞咽训练，小口进食、缓慢下咽，避免呛咳。

6. 术后饮食护理

鼾症病人术后 24 小时开始进食，开始时，饮食要求冷、清淡、流汁，可选用冰牛奶、冰激淋汁、冰绿豆沙、冰豆浆等，小食多餐，小口缓慢下咽，如有鼻返流时，切忌惊慌急燥；至术后 3 ～ 4 天可逐渐进软食，适应 3 ～ 4 天后，缓慢过渡到普食，进普食后，可大口多次进食，以锻炼咽部功能，防止伤口瘢痕挛缩机化。不食辛辣食物，不吸烟，不喝酒，以免刺激咽部切口引起不适。

7. 术后康复指导

术后伤口处的缝线不需要拆除，要任缝线在术后 2 个月内自行的相继脱落，故咽部会因缝线及瘢痕而有异物感，引起不适。要教会病人慢慢适应，不能急燥，不能恢心，坚持每天每次餐后用凉开水漱口刷牙，保持口腔的清洁卫生，防止局部感染；术后进行体能锻炼，提高抗病能力，防治上呼吸道感染；术后继续均衡膳食，控制体重，防止肥胖，以防复发。不大量饮酒，因为大量酒精会抑制中枢神经系统，出现肌肉松弛，肌张力下降而使舌根后坠阻塞呼吸道；积极治疗鼻咽部的疾患，内分泌疾病及其它可引起阻塞性睡眠呼吸暂停的疾病，自觉养成良好的生活习惯，促进身体健康。

第四节　喉科常见疾病护理常规

一、喉科手术一般护理常规

(一) 术前护理

1. 同耳鼻咽喉科术前一般护理常规。

2. 常规专科检查：纤维喉镜检查或电子喉镜检查、多导睡眠监测、压力滴定。

3. 备皮范围：男性患者需剃胡须。

(二) 术后护理

1. 同耳鼻咽喉科术后一般护理常规。

2. 观察患者生命体征变化，特别是呼吸情况，注意有无憋气、咯血，如有异常变化应及时通知医师处理。

3. 全麻术后 6 小时即可进温凉半流食，避免进食刺激性食物。

4. 手术当日用清水漱口，术后第 2 天起，协助患者用漱口液漱口，每日 3 ～ 4 次，以保持口 腔清洁，预防口腔感染。

5. 告知患者合理用声的方法，并嘱患者避免剧烈运动。

6. 术后给予雾化吸入，以预防感染、抗水肿，湿润呼吸道，减轻伤口疼痛。

二、CO_2 激光喉部手术护理常规

（一）术前护理

1. 同耳鼻咽喉科术前一般护理常规。

2. 特殊检查：纤维喉镜检查或电子喉镜检查。

（二）术后护理

1. 同耳鼻咽喉科术后一般护理常规。

2. 同喉科手术后一般护理常规。

3. 观察生命体征变化，特别是呼吸情况，注意有无憋气、咯血，有异常变化及时通知医师处理。

4. 全麻术后 6 小时进温凉流食，第 2 天进半流食，避免刺激性食物及饮料。

5. 口腔清洁：全麻手术 6 小时后用漱口液漱口，每日 3 ～ 4 次，口腔清洁，预防口腔感染。

6. 嘱患者合理用声，避免剧烈运动。

7. 术后给予雾化吸入，目的是预防感染、抗水肿，湿润呼吸道，减轻伤口疼痛。

8. 遵医嘱输液抗炎治疗

（三）出院指导

1. 休养环境应安静舒适，保持室内适宜的温湿度，注意通风换气，保持室内空气新鲜，避免感冒。

2. 保持良好的心理状态，避免紧张、激动的情绪。适当参加体育锻炼，增强自信心，愉快的心情有利于疾病的康复。

3. 疾病恢复期应选择含丰富维生素、蛋白质的饮食，以加强体质，促进疾病的康复。

4. 禁止吸烟，勿饮烈酒，禁食辛辣刺激性食品，以免疾病复发。

5. 声带小结术后禁声时间不宜过长，以一周左右为宜。因早期开始非张力性发声，能使覆盖在声韧带上的残留粘膜发生自由振动，促进声带运动性愈合，防止粘连。

6. 保持口腔清洁，养成早晚刷牙及餐后漱口的卫生习惯。

7. 激光手术声带恢复约需 1 ～ 3 个月，定期复查，增强体质，预防呼吸道感染。

三、半喉、全喉切除术，喉再造术护理

（一）术前准备

1. 做好心理护理：向病人解释手术的目的，减少病人的思想顾虑，嘱病人注意休息，增加营养，避免感冒，以免影响手术。

2. 按全麻术前常规护理

3. 检查各项常规：如血、尿常规、出凝血时间的测定，肝、肾功能及心电图的检查以及 X 光片的准备。如有肺部疾患，须作肺功能的检查。

4. 手术前一日准备：

1) 全身沐浴，洗头。男病人需理发，刮净胡须。

2) 血型鉴定及备血。并完成常规药物的皮肤试验。

3) 准备手术野的皮肤：上自下颌的下缘下至锁骨下 2 厘米。

4) 手术前一日晚 10 时后禁食。

5. 手术日清晨护理

1) 备好消毒换药碗 2 只内盛消毒鼻饲管 1 根，随同病人一起送入手术室。

2) 病人送手术室后，将病房进行空气消毒。备好麻醉床，吸引器、氧气、心电监护、 气管切开包、吸痰管等。

(二) 术后护理

1. 按全麻术后常规护理

2. 卧位

手术当天取仰卧位。术后第一天起改半卧位，并注意经常变换体位，防止肺部 并发症的产生。如作喉再造术的病人，必须高枕头使头颈部向前屈 15 ～ 30℃，并避免急速变更体位，以减少吻合口的张力。

3. 保持全喉气管套管的通畅，每天在换药时由医生更换一只，若作半喉切除术或喉再造术的病人或戴用气管套管，每天清洗内套管三次。

4. 注意伤口出血，并嘱咐病人勿将唾液咽下，以免影响伤口的愈合，半喉及喉再造术的病人，术后喉腔内均放有水囊，作为扩张，填塞和止血用，应多留意是否固定好，以防脱出。

5. 观察负压引流情况，保持负压引流通畅并计算每日引流量及引流液的颜色，如为多量血性液，提示有手术创面出血可能，应及时报告医生处理。如 24 小时引流量不到 200 ml 时，可考虑拔除引流管。

6. 保持鼻饲管的通畅，防止脱出，全喉切除术者于术后两周左右拔除鼻饲管，改半流质饮食。半喉切除术者于术后 2 ～ 3 周左右，试吃半流饮食，呛咳改善后，可考虑拔除鼻饲管。喉再造术的患者，常有一段时期的误咽，须作吞咽训练，试进少量糊状食物，如将藕粉、蛋糕等调成糊状，于戴有鼻饲管情况下试吃，因糊状食物不易呛入气管。待误咽减少时，逐步改为半流质软食，约 2 ～ 4 周后，如呛咳基本控制，大部份饮食能口服时，可考虑拔除鼻饲管。

7. 呼吸道的护理，术后应保持套管的通畅，及时吸出气管内的分泌物，如分泌物干燥时，可用抗生素滴入套管内，每天酌情给以雾化吸入，使痰液易咳出。

8. 注意口腔卫生，术后 7 天给予口腔护理，每日用漱口液漱口。

9. 发音训练：全喉切除术病人于拔除管后，即可作发食管音的训练。半喉切除术病人于拔除喉腔内水囊后，以手指堵住气管套管口，即能发音，喉再造术的病人于术后 3 ～ 4 周，及时开始作发音训练。

10. 颈廓清手术持续时间长，创面大，失血较多，术后应更加严密观察患者生命体征及伤口情况，发现异常及时处理。如遇到颈动脉突然破裂大出血，应立即采取手指或纱条压迫止血，并迅速报告医生。同时容易合并感染、乳糜瘘、咽瘘、空气栓塞、气胸和纵膈气肿、颅内压增高及术后皮肤坏死等并发症，因此要注意观察及预防上述情况的发生。

(三) 出院指导

1. 教会病人或家属消毒换药方法，每天一次，全喉气管同时更换 1 只，半喉或喉造术者，每天清洗内套管三次。

2. 嘱咐病人不可游泳。盆浴水不可超过气管套管。

3. 室内保持一定湿度和温度，干燥时应多洒水，或在室内保持一定的水蒸气，保持室内空气新鲜。

4. 外出时，用纱布遮盖套管，以防沙尘吸入呼吸道。

5. 嘱咐病人每隔 1 ～ 2 个月，门诊随访检查，注意有无颈部肿块或局部肿瘤复发等情况。

6. 半喉或喉再造术者经常检查颈部气管套管的系带是否牢固，过松，以防外套管脱出，发生意外。

7. 喉再造术已拔除气管套管的病人，应指导以下 2 点：

1) 少食多餐，加强吞咽训练，并探索出最适宜的吞咽位置。避免咽食过急和在进食时 谈笑，忌食过硬，过大块的食物，以防窒息。

2) 每日坚持发音训练，从单字、单句到连续言语，增强恢复正常说话的信心。

四、急性喉炎的护理

(一) 护理常规

按耳鼻喉科疾病手术一般护理常规

(二) 一般护理

1. 保持室内空气新鲜，控制室温在 20℃左右，湿度 60 ～ 80%。

2. 休息

卧床休息，禁声至少 1 周以上，防止用耳语代替发音。婴幼儿尽量减少哭闹，以免加重声带水肿及呼吸困难。

3. 饮食

给予高热量、高蛋白、多维生素的半流质饮食，温度适宜，避免刺激性食物，禁烟酒。

4. 给予超声雾化吸入或蒸气吸入，喉痛剧烈者予以止痛处理。

(三) 病情观察

1. 密切观察生命体征变化，如呼吸困难逐渐加重、紫绀明显应及时协助处理。气管切开者按气管切开护理常规。

2. 遵医嘱应用足量广谱抗生素、激素、并观察药物疗效及副作用。

(四) 健康教育

1. 注意休息，避免辛辣刺激性食物。

2. 冬春季少去公共场所，预防上呼吸道感染。

五、扁桃体切除术病人的护理

(一) 心理护理

通过术前给患者详细讲解手术方法、术中配合要点、术后注意事项及手术医生的技术水平，让患者消除紧张和恐惧心理，使之积极配合手术。对于年龄较小的患儿，护理人员应多接触患儿，建立良好的护患关系，多用鼓励赞美的语言，使患儿能主动接受治疗，消除恐惧心理。同时应做好家长的心理护理，使他们密切配合。

（二）术前护理

术前完善相关检查如心电图、胸透、血尿常规和凝血时间测定等，排除手术禁忌症。术前保证休息，防止感冒，以免引起上呼吸感染，影响手术如期进行。

同时术前禁食水 6 h，对于年龄较小的患儿应向家长讲明其重要性，以避免术中胃内容物反逆，堵塞呼吸道窒息而发生不测。术前 30 min 常规给于适量阿托品和鲁米那应用，以消除紧张，减少腺体分泌。

（三）术后护理

1. 一般护理

全麻未清醒者采取侧卧位，头偏向一侧，以便口腔分泌物流出和术后观察有无出血。局麻或全麻清醒后取半坐卧位，以减轻头部充血及创口出血。手术当日嘱患者安静休息，少说话，避免咳嗽。

2. 饮食护理

全麻 6 h 后或局麻术后 30 min，可进食冷饮，以减轻疼痛防止出血。3 h 后无出血者可选择流质饮食，如奶、汤等；应注意食物的温度，以温冷为宜。术后 2 ～ 7 d 以半流质为宜，以后逐渐过渡到软食、普食。术后 1 周是伤口出血期，忌粗硬、过热食物，以免损伤创面而继发出血。个别患者可因伤口疼痛，而拒绝进食，应说明进食能保证营养供给，有利于创面愈合，以鼓励其早日进食。

3. 疼痛的护理

术后予冰袋颈部冷敷，可使口腔及颈部血管收缩，减少术区渗血，减低神经末梢敏感性，减轻术区疼痛。24 h 后疼痛减轻可撤除。术后当天减少讲话，疼痛明显可应用止痛药物。同时做好解释工作，让患者了解疼痛的原因，增强患者对疼痛的耐受。

4. 出血的护理

注意病人唾液中的含血量，手术当天痰中有血丝为正常现象。若不断有鲜血吐出，则为术后出血。全麻未清醒者，如有频繁吞咽动作，且面色苍白，脉搏加快等应考虑有出血的可能，应立即通知医生处理。

5. 创面的护理

保持口腔清洁，术后第 2 d 白膜长出后即可开始刷牙漱口。尤其是进食后漱口，防止食物残渣在口腔内以便细菌生长繁殖。24 h 伪膜覆盖扁桃体窝后，鼓励患者多说话，多进食，多漱口，多伸舌头，防止创面瘢痕形成，促进伤口愈合。术后观察体温变化，排除术后可能的发热，患者主诉疼痛加剧，可考虑为感染征兆。遵医嘱合理使用抗菌药物，防止感染发生发展。

六、喉癌根治术的护理

（一）一般护理

1. 注意呼吸困难 做好气管切开准备。

2. 进行口腔护理

3. 防止误吸。

4. 全身支持疗法，加强营养，进高蛋白饮食。进食困难者给予静脉高营养。

5. 禁饮酒禁烟。

6. 心理护理。

（二）术前准备

1. 备皮、剃须。范围上起下唇水平，下至第三肋骨，左右至肩部。

2. 病人术后将暂时或永久性失去发音功能，或有不同程度的声嘶，因此术前需要交代术后注意事项及交流方式。

3. 术前 6 ～ 8 小时禁食水，术前 30 分钟尊医嘱肌注阿托品及鲁米那。

4. 术前置入鼻饲管、尿管。

（三）术后护理

1. 术后 1--2 天密切观察生命体征。

2. 体位

床头抬高 30 ～ 45 度，可使颈轻度前屈，以减轻皮肤切口缝合的张力。

3. 饮食

术前留置胃管，术后给予流质饮食，术后 10 天撤管。

4. 每天口腔护理两次，将口中血性分泌物吐出或吸出。

5. 保持负压吸引通畅，记录引出量、性质。

6. 气管套管护理

及时吸出分泌物，每日雾化吸入两次。

7. 失语护理

领会患者手势表达，满足患者合理要求。

七、重度阻塞性睡眠呼吸暂停低通气综合征患者的护理

（一）术前护理

1. 指导患者完善术前检查

血、尿、粪常规检查，心电图，胸片，生化全套，肝炎全套，Miller’s 试验，口咽部 64 排 CT 扫描，睡眠呼吸监测，为手术做好充分的准备，提供理论依据。

2. 防止感染

指导患者做牙周洁治，遵医嘱静滴抗生素，术前 30 min 奥硝唑溶液冲洗口腔，以预防术后感染。

3. 使用呼吸机的护理

因患者血氧饱和度低，不能耐受术中供氧，故术前使用呼吸机，以提高患者血氧含量，使其能耐受手术，防止术中呼吸抑制。指导患者正确佩戴、使用呼吸机，将压力调至合适水平，使其尽早适应呼吸机治疗，提高血氧含量，及早手术。

4. 心理护理

重度 OSAHS 患者因夜间睡眠时呼吸暂停，往往存在恐惧和焦虑心理，常会感到憋气、憋醒，受到死亡的威胁。为了缓解患者的心理压力，及时做好健康教育以及心理护理非常重要，详细向患者介绍呼吸机治疗的目的及疗效，手术治疗的效果，并介绍康复期的患者与其互相交流，使其保持稳定的心理状态，配合治疗。

（二）术后护理

1. 密切观察生命体征，做好护理记录

一般患者术毕经 ICU 观察治疗 6 h 后生命体征平稳者即送回病房，取半卧位，以减少头颈部充血肿胀。继续监测生命体征，因术后手术部位仍有水肿的发生，故应密切观察呼吸情况，防止窒息。

2. 切口护理

密切观察切口有无渗血，指导患者随时吐出口内分泌物及血液，颈部予以冰袋冰敷，以帮助止血，并可降低疼痛阈。指导避免用力咳嗽，可以张口深呼吸、下牙咬上唇或用舌尖顶上腭以控制。每日以奥硝唑溶液冲洗口腔，防止感染。切口部位水肿者给予庆大霉素 8 万 u 及地塞米松 5 mg雾化吸入 2 次 /d。切口疼痛者可辅助双氯酚酸钠栓塞肛，并告知疼痛缓解后立即进食，避免惧痛拒食。

3. 饮食护理

术后 1 ～ 2 天进冷流质，适当辅助静脉补充能量治疗，以后逐渐更改至半流质、软食，2 周内避免粗糙、坚硬、带刺带骨的食物，防止划伤切口。

4. 使用呼吸机的护理

术后使用呼吸机，可以缓解切口水肿期患者的窒息感，提高血氧含量，帮助切口愈合，增强患者康复的信心。术后使用呼吸机的压力不能与术前相同，需根据患者情况将压力调至合适水平，使患者疼痛减轻，睡眠质量改善。

(三) 健康教育

1. 患者依从性的教育

告知患者睡眠呼吸监测可以测定患者呼吸暂停的类型及严重程度，以确定能否行手术治疗；口咽部 64 排 CT 扫描可为医生提供口咽部狭窄程度以及狭窄水平的高低，以确定手术方式；术前使用呼吸机可提高患者血氧饱和度，提高手术耐受力，防止术中供氧引起呼吸抑制等。患者知晓这些情况后，可以提高对治疗的依从性，积极配合各项检查、治疗及护理。

2. 术后康复期宣教

指导合理饮食，避免高热量、高脂肪食物的摄入，适当进行体育运动，以控制体重，降低复发率。

手术治疗是解决重度 OSAHS 的有效方法。充分评估，制定合理有效的护理措施以及相应的健康教育，可以帮助患者提高手术耐受力，是提高手术成功率，减少并发症的重要手段。

八、气管切开护理常规

(一) 气管切开术

是一种抢救危重患者的急救手术。在颈部切开气管 3 ～ 5 软骨环，置入套管，使患者经过新建立的通道进行呼吸的一种手术。

(二) 适应症

1. 上呼吸道机械性阻塞：喉部炎症、肿瘤、外伤、异物等各种原因引起喉阻塞或呼吸道狭窄，喉旁组织的病变，使咽腔、喉腔变窄致发生呼吸困难者，可考虑行气管切开。

2. 下呼吸道分泌物阻塞：颅脑病变、神经瘫痪、严重胸、腹部外伤、昏迷、吞咽与咳嗽反射消失等，致使分泌物潴留于下呼吸道者。为吸出潴留液，保持下呼吸道通畅，可考虑行气管切开。

3. 凡需用全身麻醉手术，而又不能经鼻腔或口腔做气管内插管者。

4. 颈部外伤，为了减少感染，促进伤口愈合；有些头颈部大手术，为防止血液流入下呼吸道，保持下呼吸道通畅，需作预防性气管切开。

(三) 禁忌症

1. 绝对禁忌证

(1) 气管切开部位存在感染。

(2) 气管切开部位存在恶性肿瘤。

(3) 解剖标志难以辨别。

2. 相对禁忌证

(1) 甲状腺增生肥大。

(2) 气管切开部位曾行手术 (如甲状腺切除术等)。

(3) 出凝血功能障碍。

(四) 用品

气管切开手术包、照明灯具、氧气、吸引器、辅助呼吸气囊、适当型号和用途的气管导管。气管套管用合金或硅胶制成，有作为特殊用途的套管带气囊。一般成人可用 5 ～ 6 号套管，4 号以下用于 18 岁以下患儿。

(五) 方法

1. 体位

病人取仰卧位，颈肩部垫枕，使颈部处于过伸位。

2. 切口

自环状软骨下缘至胸骨切迹上缘，沿颈前正中线纵行切开 4 ～ 5 cm，显露气管。

3. 分离

颈前肌层用止血钳沿颈中线做钝性分离，以拉钩将胸骨舌骨肌、胸骨甲状肌用相等力量向两侧牵拉，以保持气管的正中位置，并以手指触摸气管，避免气管偏离或将气管误拉于拉钩内。

4. 暴露

气管甲状腺峡部覆盖于第 2 ～ 4 气管环前壁。若其峡部不宽，在其下缘稍行分离，向上牵拉，便能暴露气管，若峡部过宽，可将其切断、缝扎。

5. 切开气管

分离气管前筋膜，在气管第 3 ～ 4 软骨环“T”形或“Y”形切开气管。切勿切断第一环，以防伤及环状软骨而引起喉狭窄。切口亦勿超过第 5 环，以免发生出血和气肿。

6. 插入气管套管

用气管扩张器或弯止血钳撑开气管切口，插入已选妥的带管芯的套管，取出管芯，即有分泌物自管口咳出，用吸引器将分泌物吸净。如无分泌物咳出，可用少许棉花置于管口，视其是否随呼吸飘动，如不飘动，则套管不在气管内，应拔出套管，重新插入。

7. 固定套管

在系带板与皮肤之间安放气管垫，系带绕过颈部，结扎固定，系带松紧要适度，以防套管滑脱。

8. 处理伤口

皮肤创口一般为予缝合，如创口太长，缝合气管套管以上的切口 1 ～ 2 针，但不必缝合切口下部，以防皮下气肿。

(六) 术后观察及护理要点

1. 体位

一般采取平卧或半卧位，翻身或改变体位时，头颈及上身应在同一直线。成轴线翻身，约 3 ～ 7 天。

2. 床边备吸引器、氧气、气管切开手术器械包，气管切开护理盘(气管内滴药、10 ml 注射器、无菌缸、气管垫、无菌镊 2 把、安尔碘、棉签、无菌换药碗、无菌薄膜手套，吸痰管、无菌生理盐水。)

3. 呼吸道通畅，是术后护理的关键

(1) 病人回病区后，应将气管套管的内芯放在床柜抽屉内随手可取之处，以备急用。

(2) 保证气管内套管通畅，成人一般每 4 ～ 6 小时清洗套管内管一次，清洗消毒后立即放回，内套管不宜离外套管时间过久，以防外套管被分泌物阻塞。如分泌物较多或小儿气管切开病人，要增加清洗次数，以防分泌物干涸于管内壁阻塞呼吸。

(3) 维持下呼吸道通畅：①吸除气管内分泌物。②粘稠者可用雾化吸入或蒸气吸入，一般使用生理盐水、抗生素及糜蛋白酶或沐舒坦。定时通气气管套管滴入抗生素液体如 0.5% 新霉素溶液。③室内保持适宜的温度和湿度，温度宜在 20 ～ 25℃，湿度在 60% ～ 70%，要注意气道湿化，避免产生气管干燥、纤毛运动障碍、痰痂形成，阻碍气道。④平卧或半卧位，鼓励病人有效地咳痰。术后第一天鼓励病人起床活动。⑤鼓励病人多饮水，补充体内水分。

4. 防止切口感染

①保持颈部切口清洁，每日清洁消毒切口，更换套管垫。注意无菌操作，减少切口及肺部感染的机会。②进营养丰富的半流质或鼻饲饮食，增加蛋白质、维生素的摄入，增强机体抵抗力。如进食时有呛咳，有食物自套管喷出，应查明原因，必要时行鼻饲，按鼻饲护理常规进行。保持口腔清洁，行口腔护理每日 3 次，对能自理者嘱之漱口刷牙。③按医嘱使用抗生素。④密切观察体温变化、切口渗出、敷料渗透情况，气管内分泌物的量及性质，如发现发热、分泌物增多、性质异常及时报告医生。

5. 防止再次发生呼吸困难

气管切开后病人再次发生呼吸困难，应考虑如下三种原因：

①管内阻塞：迅速拔出套管内管，呼吸即可改善，说明内套管阻塞，清洁后再放入。

②套管外管或下呼吸道阻塞：拔出内套管后呼吸仍无改善，滴入抗生素药液，并进行深部吸痰后，呼吸困难即可缓解。

③套管脱出：脱管的原因多见于套管缚带太松，或为活结易解开；套管太短或颈部粗肿；气管切口过低；皮下气肿及剧烈咳嗽、挣扎等。如脱管，应通知医生并协助重新插入套管。

6. 预防脱管：

①气管套管系带应打三个外科结，松紧以能容纳 1 个手指为宜。太松时套管可于咳嗽时脱

出切口，太紧患者不舒适。术后出现皮下气肿者，气肿消退后要及时收紧系带。

②经常检查系带松紧度和牢固性，告诉病人和家属不得随意解开或调整系带。

③注意调整系带松紧，手术后 1 ～ 2 天可能有皮下气肿，消退后系带会变松，必须重新系紧。

④吸痰时动作要轻。

⑤告知病人勿用力剧咳。

7. 并发症的观察和护理

气管切开术后常见并发症包括皮下气肿、纵隔气肿、气胸、出血等。故术后应观察病人的呼吸、血压、脉搏、心率以及缺氧症状有无明显改善，如不见改善反趋恶化，应警惕是否有纵隔气肿或气胸发生，并立即报告医生。注意创口及套管内有无出血，皮下有无气肿或血肿，范围大小，颈部肿胀程度；气肿多发生在术后数小时，触诊有捻发感；观察皮下气肿的消退情况，正常情况下一周左右可自然吸收。

（七）气管套管脱落紧急处理

套管自造瘘脱出称脱管，脱管体征是患者重新出现呼吸困难或突然发出哭声或声音，以棉丝放在套管口不见有气息。

应在患者的床旁备有消毒好的同型套管、管芯，并在病人床旁备有 1 把无菌止血钳。一旦判断为脱管时，可先试行双手执套管底板将寺管顺其窦道送回，若有有阻力时，应将套管拔掉，取床旁消毒弯止血钳沿创口插入，直至气管内，用钳子将切口左右撑开，使呼吸得以缓解，并迅速通知医师，重新插入套管，即将消毒好的套管重新放入气管内，套管系带松紧适应。对烦躁不安，意识不清的患者应约束四肢，避免自行拔管。

（八）拔管

经治疗和护理

（九）拔管指征及护理

1. 拔管指征

造成气管切开的原发病治愈，喉阻塞及下呼吸道阻塞症状解除，呼吸平稳、发声好、咳嗽排痰功能功能佳、吞咽反射恢复正常，患者脱离危险后，就考虑拔管。根据病情决定拔管时间，至少应在术后 7 d，长期带管者，拔管前应做气管镜检查，若气管瘘口内有肉芽就先予经摘除，拔管前应作堵管试验。先间断堵管观察，然后 24 ～ 48 小时连续堵管，如活动及睡眠时呼吸平稳，呼吸及排痰功能良好，不发热，方可拔管。拔管最好在上午，以便日间观察。如堵管过程中病人出现呼吸困难，应立即拔除塞子。

2. 创口处理

拔管后不需缝合创口，用凡士林纱布敷盖并用蝶形纱布拉紧创口，1 ～ 2 d 后创口可自行愈合。

3. 拔管后护理

拔管后 48 小时应密切观察呼吸情况，给予侧卧位，加强翻身扣背，叮嘱病人不要随意离开病房，雾化吸入等措施，保持呼吸道的通畅。同时准备一套小一号的气管套管和气管切开包备用，以便病人再次发生呼吸困难时紧急使用。拔管后患者应呼吸平稳，体温正常，无痰或痰能咳出、咽下。如出现呼吸困难、咳嗽无力或吞咽差，可重新消毒局部瘘口，用血管钳撑开创口重新置入小一号套管，待咳嗽、吞咽好转，生命体征平稳后再次堵管如无不适，则重新拔管。否则将相应延长拔管时间。

(十) 健康教育

1. 戴管出院

对住院期间未能拔管而需戴管出院的病人，告诉患者及家属人工通气的作用、目的、重要性，手术与护理方法、配合要求、注意事项及可能出现的并发症等相关知识。应教会病人或家属：①消毒内套管、更换气管垫的方法。②湿化气道和增加空气湿度的方法。③日常生活注意事项。如洗澡时防止水流入气管。④外出时注意遮盖套管口，防止异物吸入。⑤定期门诊随访。⑥如发生气管套管脱出或再次呼吸不畅，应立即到医院就诊。

2. 喉阻塞

由多种原因引起，如炎症、异物吸入、药物过敏等，而且后果严重。因此，应通过各种途径向公众大力宣传喉阻塞的原因和后果以及如何预防喉阻塞，包括增强免疫力，防止上呼吸道感染；养成良好的进食习惯，吃饭时不大声谈笑，防止异物吸入；有药物过敏史者应避免与过敏原接触；患者出现呼吸困难时，应及早到医院诊治等。

(十一) 气管切开术后护理的操作步骤

1. 备齐用物，携至床边；向病人解释，以取得合作；按六步法洗手；戴口罩。

2. 评估病人情况年龄、体质、神志及镇静躁动评分；切口局部与固定情况，是否约束、有无吸鸣；合作能力等；协助病人摆好体位。

听诊：顺气管、支气管两侧听诊至肺底、肺尖有无湿罗音。

3. 铺治疗巾

平铺治疗巾于套管下胸前。

4. 吸痰前准备：

(1) 吸痰前给氧：吸氧 2 L/min 约 5 ～ 15 min。

(2) 准备吸痰管：撕开吸痰管包装露出接头，一手带无菌手套，并保持无污染况态。

(3) 连接吸痰装置：检查负压吸引装置，打开吸引器 (压力为 40 ～ 53.3 kpa。小儿压力 ＜ 40 kpa)，连接负压吸引连接管与吸痰管，用生理盐水试吸，检查导管是否通畅；撤去或不撤氧气管。

(4) 湿化气道：在病人呼气末向气管套管内滴入湿化液 (9% 氯化钠 250 ml+ 庆大 16 万 u 单位 + 糜蛋白酶 10 mg) 约 2 ～ 3 ml 稀释痰液。

5. 吸痰

轻轻将吸痰管插入气管套管内 (昏迷病人需带负压)，至插入至如感觉有阻力或病人咳嗽时，用拇指封闭吸痰管上的负压孔 (或打开折叠的吸痰管)，轻轻向上提拉，左右旋转，吸尽痰液，每次吸痰不超过 15 秒。用无菌盐水冲洗吸痰管后，放入医用一次性物品垃圾袋内 (或橡胶吸痰管泡入消毒液内)。关闭吸引器，放气囊，再次重复以上操作，15 min 后再次充气囊约 6 ～ 8 ml，气囊硬度如鼻尖或以测压器测量值为准。打、放气囊或取、放内套管前、后均须吸痰。

6. 吸痰后给氧

吸完痰后，再次给氧 2 L/min，持续 15 ～ 30 min 以上。

7. 再次评估吸痰效果。

8. 按时取出内套管

旋转开套管卡锁，一手固定外套管，一手持内套管帽沿套管幅度轻轻向外抽出内套管，进行浸泡消毒。

9. 清洗消毒内套管

首先用 3% 双氧水充分浸泡内套管，使套管内壁所附着分泌泡腾，以便清洗；再用小排刷冲水刷洗或棉球擦洗，直至套管洁净；金属内套管煮沸 30 分钟消毒灭菌，而聚乙烯内套管 3% 双氧水浸泡消毒 30 分钟，备用。

10. 内套管安放

一手固定外套管，一手持无菌内套管帽，对准外沿套管口沿套管幅度轻轻向下推移使出内套管全部插，旋转关闭套管卡锁锁死内套管。

11.更换气管垫法

①病人取坐位或卧位，协助病人摆好体位(充分暴露颈部)一手持无菌镊取下污染的气管垫；②用酒精棉球擦去切口周围渗血及痰液，以切口为中心，呈 Z 型向外消毒，待消毒液干后；③将清洁气管垫置于气管套管翼下，并安放妥贴，稳固。④操作时，应一手固定气管套管，一手消毒或更换气管垫，以防气管套管脱出。⑤注意消毒切口或放入清洁气管时，动作幅度不要过大，以免将气管套管拉出，引起危险。

12.每次吸痰或更换气管垫或清洗内套管时，必须检查套管在位情况。每日需更换系带，系带环绕系于颈后或颈侧，打死结，带子打结勿太紧或太松，以能伸进一手指为宜。

九、支气管镜下小儿气管异物取出术的护理

(一)术前准备

1. 心理护理

进行手术的患儿，由于离开父母，面对陌生的环境有恐惧感，心情紧张，护理人员要主动关心他们。抚摸安慰可使患儿有安全感，并产生愉快的情绪从而使疼痛缓解、精神放松。必要时可遵医嘱酌量口服镇静剂或肌注安定。

2. 患者的准备

术前了解病史和做必要的体检，包括各项常规检查如血常规、血小板计数、出凝血时间、心电图。有呼吸功能不全者，应做血气分析或通气功能检查及胸部 x 线检查。详细询问麻醉药过敏史，必要时做皮肤过敏试验。术前 4 ～ 6 h 禁食禁水，以防术中恶心呕吐，呕吐物误入气道发生意外。术前 30 min 酌量肌注阿托品、鲁米那。

3. 物品的准备

术前保证冷光源、气管镜及各种器械处于良好使用状态。仔细检查气管镜性能是否良好，以避免于气管内损坏而造成新异物； 放大镜是否清晰 ；吸引器及吸引管是否堵塞 ；活检钳的灵活性； 冷光源的光亮度。硬质气管支气管手术，虽较安全，仍有各种并发症发生，如麻醉药过敏、术中出血、窒息等，故术前应备好氧气及各种急救物品和药品，如喉镜、气管插管、气切包、高频呼吸机、肾上腺素、呼吸兴奋剂等。

4. 麻醉方法

对于小儿应实施基础麻醉或静脉麻醉或基础加静脉麻醉。镜检麻醉不能行气管内插管，只能通过气管镜或支气管镜向肺内吹入高流量氧。对随时有发生窒息危险的患儿气管内取异物时，可在不实施麻醉下进行，在良好固定的条件下强制置入气管镜或支气管镜将异物取出。另外气管内异物在紧急情况下行气管内插管将异物推入一侧支气管内，待患儿呼吸恢复正常时拔除插管行支气管镜检查并取异物。

（二）术中护理

1. 体位及注意事项

患者取仰卧垂头位。气管镜经口腔进入，进入气管后应将头降低到手术台平面，不得转动。支气管镜进入声门时有恶心、咳嗽、窒息感，可将手放在患儿前额或紧握患儿之手，使之得到心理支持，减轻窘迫感。

2. 术中监测生命体征

全过程应用心电监护仪监测心率、血压及血氧饱和度。护士应始终守护在患儿身旁，观察面色、血氧饱和度（PaO_2）和心率的变化。吸空气 PaO_2 小于 9.3 kPa(70 mmhg) 须于术前及术中吸氧，直至 PaO_2 达到正常。PaO_2 小于 8.0 kPa(60 mmhg)，是支气管镜供氧的绝对指征。操作时间超过 20 min，PaO_2 可下降近 4.0 kPa(30 mmhg)，30 min 可下降 5.1 kPa(38 mmhg)。供氧可采用面罩或鼻导管，也可将氧连接于支气管上。也可用高频喷氧（KR－Ⅲ型），频率 100 ～ 120 次 /min，氧驱动压 0.5 ～ 1 kg/cm^2。或在气管内置入很细的导管给予高频吸氧。

3. 术中严格控制吸痰的压力和时间

小儿压力为 200 ～ 300 mmhg(0.033 ～ 0.04 mpa)，每次吸引时间不超过 15 s。

（三）术后护理

1. 术后禁食 2 ～ 4 h，以免麻醉后呛咳反应减弱使食物误入气管。异物史较短（1 ～ 3 d）、2 岁以上、手术顺利（历时 20 min 以内）的患儿，可以给予抗生素、激素治疗，让病人回家观察。若植物性异物在体内停留过久，已有咳嗽、肺不张等症状，应留院观察。如患儿体温不降，肺部听诊有啰音，胸透仍有肺炎、肺不张，可能有残留异物，应等待时机再行支气管镜检查，取出异物。

2. 密切观察患儿的变化，尤其是呼吸频率、深度和节率的变化及口唇颜色，观察是否有发热、气胸、喉痉挛等并发症的发生。无气管插管者，低流量（0.05 ～ 2.0 L/H），鼻导管吸氧 1 ～ 2 h，床旁备气切包。

3. 术后应注意有无咯血，嘱患儿少讲话，卧床休息。不可用力咳嗽咳痰，以防引起肺部出血。术后可能出现鼻腔咽喉不适、疼痛、声嘶、吞咽不畅等，休息后可逐渐缓解。

（四）术中可能出现的并发症及护理

1. 低氧血症

阻塞性呼吸困难和支气管镜检查时间较长时，易出现低氧血症。$PaO_2 < 70$ mmhg 的患儿，检查时应给予吸氧。护士应密切观察患儿，若出现缺氧、发绀、呼吸困难加重，应立即报告医生终止检查，并给予氧气吸入至缺氧状态改善。

2. 窒息

在支气管镜插入声门时因喉部受刺激引起喉痉挛可致窒息。遇此情况应力求迅速将支气管镜插入声门，窒息即可解除。婴幼儿在行支气管镜检查术后，有可能发生呼吸困难甚至窒息，是因咽喉部受刺激后水肿引起。为此婴儿施行此手术不应超过 15 min，幼儿不应超过 30 min，选用的支气管镜应合适，忌过粗。术中动作准确、轻柔、迅速，力求不必要的喉部刺激。在撤出支气管镜前应将气管支气管内的粘液等分泌物吸除干净。

3. 喉、气管、支气管损伤

在使用异物钳夹持异物时，不慎夹住了支气管粘膜，造成了支气管壁损伤，可以引起气胸或纵隔气肿等。若出现此种并发症，应立即吸氧，行胸腔闭式引流、纵隔切开及气管切开术等抢救治疗。

4. 切牙损伤或脱落

尤易发生于未换恒牙的儿童。故术中除用纱布垫于切牙与支气管镜之间外，术者左手拇指应始终向上托抬镜管，避免镜管压住切牙，使切牙成为支点。

5. 出血

异物引起炎症反应或肉芽增生，术中容易出血。若出血不多，无需特殊处理。

第五节 头颈外科常见疾病护理常规

一、下咽、喉、颈食管全切除术

全下咽、喉及食管切除术的治愈率虽较低 (25%)，但手术切除一期整复一期愈合很快解除病人不能下咽之苦，是其他 (放疗、化疗) 治疗方法难以做到的。如此广泛切除后缺的整复方法有胃上提、逆转胃管、结肠上提等整复。

(一) 适应症

1. 下咽、食管或颈食管癌向下扩展不能以颈彻底切除或切除后整复不限于颈部者。

2. 下咽、食管或颈食管癌向下扩展累及上胸段食管者。

(二) 禁忌证

1. 年龄在 70 岁以上身体虚弱不能负担此种超级根治手术者。

2. 颈部转移及局部病变难以彻底切除者。

(三) 术前准备

1. 应让病人了解病情已较晚，手术难度大，甚至存在不能切除终止手术的可能性，以预后不良和手术的危险性，并能取得病人良好配合。

2. 应让病人了解需开腹取肠进行整复，术后失去发音功能及长期带气管套管，并签好手术协议书。

3. 慢性器质性病变，营养不良等均应予以处理和纠正。

4. 术前 1 日预防性应用抗生素，术前插鼻饲管和导尿管。

5. 结肠上提者。术前 7 日进低渣、高热量、富含维生素饮食，术前 2 日进无渣饮食，术前 2 日每晚以 500 ml 新霉素液作滞留灌肠。

6. 喉 X 线平片、体层片、钡剂检查、CT 及内镜检查进一步明确肿瘤的范围及扩散情况。

(四) 麻醉方法

局麻下经第三至第五气管环切开气管，插入带气囊的气管插管，全麻。

(五) 体位

取仰卧位，肩下垫枕，头向后仰伸。

(六) 手术步骤

切除咽、食管病变，同下咽喉全切除术，但切除组织应包括全下咽、食管全长、甲状气管和食管周筋膜及淋巴组织。游离下咽、颈食管及淋巴组织后，以内或外分离法将胸食管拔脱，则病变组织完全移除。

1. 胃上提整复 (胃咽吻合术)

剖腹游离胃体，分离十二指肠和胰头以增加胃活动度，留胃右动、静脉，胃网膜右动、静脉。胃游离后，缝合贲门，同时行幽门成形术利于排。剥脱食管后将胃经食管床上拉至颈部，此时胃贲门在胸廓入口处。幽门达食管孔附近，胃小弯在右侧，大弯在左侧，胃底可达舌根平面。于食管、贲门结合处切掉食，以 2-0 肠线作 2 或 3 层缝合关闭胃切口。将胃后壁与椎前筋膜固定数针后，在胃底作一水平切口，将胃底与咽断缘吻合。插入鼻饲管，颈及纵隔分别置入引流，关闭颈、腹部切口。胃代食管的优点是一期整复，只有一个吻合口，供血血管优于其他移植组织，而且吻合 口不易发生狭窄，也不渗漏。胃、十二指肠溃疡、胃肿瘤作过胃部手术者，胃右血管缺如或供血不足，或行过胸、纵 隔或上腹部手术者，以及肿瘤向上扩展至口咽部者，均应视为禁忌证。

2. 逆转胃管 (reversed gastric tube) 整复

腹上部中线切口暴露胃部，分开胃结肠韧带及胃脾韧带，游离胃大弯。为了避免损伤胃网膜血管，应距胃大弯尽量远一些结扎切断胃结肠韧带。沿胃大弯作逆转性胃管。在距幽门 3 ～ 4 cm 处作小切口，插入 19 F 肛管，使管紧贴胃大弯，用钉缝机沿肛管缘向胃壁内钉两行，在行间切开，则胃管形成。以丝线缝合浆肌层加固胃大弯及胃管的钉缝线，作幽门成形，以利排空。如为次期重建，则应通过胸骨后或胸前皮下将胃管送至颈部。松解胰腺尾可增加胃管长度。术后可能发生吻合口瘘，经保守疗法多能自行愈合。吻合口狭窄，可行扩张治疗。很少发生胃管坏死或断裂。

3. 结肠上提整复

结肠上提可经食管床、胸骨后或胸前皮下途径至颈部。三条途径以食管床最短，多用于一期整复。胸前皮下途径多用于二期整复，亦是最安全的途径，若有结 肠坏死，便于以胸部皮肤修复。但此途径最长，有时不易切取较长的结肠段，且术后食物下行慢。结肠段的移植：上腹部正中或旁正中切口进入腹腔，自结肠分开大网膜，切断胃结肠及膈结肠韧带并分开结肠外侧腹膜折返。弄清结肠血管分布情况，切断右上结肠动脉，中和左结肠间的吻合支及左结肠动脉的上支和下支，形成一由结肠中动脉供血的结肠段。将此结肠段及其血管蒂自胃后经纵隔食管床移至颈部；防止血管蒂过幽门处时发生压迫作 用。其远端吻合于胃小弯的前面或后面，以不扭转为原则，吻合口处尽量靠近胃底。结肠段 颈端与咽粘膜缘对位间断内翻向腔内打结缀合，作幽门成形，以利胃的排空。

（七）术中注意事项

1.剥脱胸段食管壁时要紧贴食管壁。特别注意气管分叉处与食管间的纤维带，分离要细心，避免撕裂气管后壁。剥离食管上胸段时要暂时将气管内插管气囊放气，以免剥离时损 及脆弱的气管后壁。若有必要，亦可将食管前壁部分肌层留于气管后壁上。

2.若有气管破裂或奇静脉损伤出血，应及时切开胸骨，给予适当处理。奇静脉弓位于食管右缘，相当于主动脉弓水平，分离时应贴近食管进行。若有破裂，应立即用纱布填塞纵隔。

3.胃肠血管切断要缝扎，避免术后脱落出血。

4.胃或肠移至颈部后，如有血运不良，胃血管呈紫色且无活力，多由于静脉回流受阻，应注意检查是否有胃或肠扭转、障碍物压迫或血管束的张力过高，均应予以调整。如果胃或肠的整体血运均不良，应毫不犹豫地全部切除，改用其他方法进行食管成形术。

5.关闭腹腔前，应注意察看幽门成形情况、十二指肠和胆管有无扭转，若有应予以适当调整。

（八）术后并发症

1.呼吸困难。术中若有气管后壁破裂可有大量气体逸出，多于术时修补。术后气胸，应及时进行肋间插管作水下排气。

2.出血。术中剥离食管时渗血，胃上提后胃的填压作用即可止血，若有大量出血，可切开胸骨止血。术后出血多因胃部血管结扎线脱落引起，切断时应予缝扎防止脱落。血管坏死出血少见。

3.吻合口裂开及瘘。

4.胃上提术后反流，每餐少食，食后坐半小时，多不影响胃的功能。

5.术后低甲状腺素及低钙应予补充纠正。

6.胸导管损伤乳糜瘘。

7.喉返神经损伤发生声带麻痹。

（九）术后处理

1.加强护理。

2.颈部加压包扎至负压引流取出后 24 小时。

3.静脉用足量、广谱、高效抗生素。

4.负压引流于每日引流量不足 20 ml 时取出。

5.气管切开护理常规。

6.鼻饲管于术后 48 小时内作引流用，以后经之喂食。

7.腹部引流 4 ～ 5 日去除。

8.腹部张力缝线术后 2 周拆除。

9.术后 7 ～ 10 日经口先进流质而后半流质饮食。

10.补充甲状腺素及钙剂。

11.游离空肠移植者，术后给抗血管痉挛药物及抗凝药物 7 ～ 10 日。

12.结肠上提恢复正常吞咽功能时间多较胃上提长，但无胃上提反流的痛苦。

13.术后可训练食管发音。

二、喉部手术术前术后及呼吸困难的护理

(一)术前护理

1. 术前心理指导

由于喉癌手术患者担心失去发音、吞咽功能，会出现焦虑、恐惧心理。对此护理人员要对患者进行耐心细致的解释，讲清手术治疗的重要性和必要性，并请同类手术后恢复好的患者向其介绍亲身体验及感受，消除心理压力和顾虑，使其树立战胜疾病的信心。主动配合医护理人员做好术前术后各项准备，从而顺利渡过手术难关。

2. 术前指导

除常规执行术前医嘱外，还要向患者及其家属讲明术前高质量营养食品的摄入，对术后提高机体抵抗力和组织修复的重要性，以及充分的睡眠，安静卧床休息，对术后缓解呼吸困难有较好的帮助等相关知识。

3. 术前确定语言交流方式

术前患者与家人、医生、护士确定语言交流方式，是使用手语交流，还是笔写的方法，同时还要讲明术后恢复阶段语音发声训练的必需性，免除术后患者由于各种原因导致不配合。

4. 术前口腔护理原则

术前 3 d 嘱患者用漱口液 500:1 呋喃西林漱口，术前 8 h 用温生理盐水冲洗鼻腔，术前剪鼻毛，以预防术后咽喉部切口感染。

5. 术前准备

术前 1 天皮肤常规准备，10 ～ 12 h 禁食，6 h 禁水，术晨排空大小便，穿好手术服，按医嘱进行术前给药。并向手术室护士交代患者的现有状况。

(二)术后护理

1. 全麻护理

全麻患者按全麻术后护理常规进行护理，患者未清醒时用监测护仪监测生命体征变化，并随时做好各项护理记录。根据手术方式患者全麻清醒后给予平卧位或头部前倾位，3 ～ 4 d 后半卧位，头仍前倾，目的是减轻切口张力、疼痛、出血，利于切口愈合。

2. 切口护理

术后严密观察切口出血、渗血情况，如有出血立即通知医生处置，备好各类抢救药品器械，护士应守候患者身旁，观察患者渗血或出血情况，保证输液通路的顺畅，做到对患者进行随时抢救。保证切口敷料清洁，无渗出液污染，随时更换。

3. 口腔护理

保持口腔清洁，术后应用 500:1 呋喃西林液清洗口腔 3 ～ 4 次 /d，持续 5 ～ 7 d，勿刷牙漱口，以免鼓腮时牵动咽喉部切口引起出血或感染，保持各种导管通畅，固定良好，清洁，定时更换(气管内套管、输氧管、鼻饲管、引流管、输液管等)。在患者翻身或者坐卧时或下床行走时，防止导管脱落、污染、折叠、扭曲。引流管阻塞时，要根据医嘱给予冲洗或更换。

4. 饮食护理

注意进高热量、高维生素高蛋白饮食。术前由于患者喉部疼痛，吞咽困难，加之疾病的打击，常出现食欲不振，厌食，机体营养状态差，对手术和麻醉的耐受力降低。术后由于疼痛和手术的损伤或鼻饲管的刺激更加重了机体营养差的状态。为了及时补充营养，保证营养摄入，对鼻饲进食的和自主进食的患者都要由院营养师亲自制定严格的饮食计划。对鼻饲的患者，前 3 d 护士要亲自配餐和亲自饲之，对可自主近食的的患者要做到每次少量多餐，循序渐进，若饮食不当，过早进食或进坚硬类食物，易造成吻合口瘘，吻合口出血，喉裂开，垂直半喉切除术后 24 h 可进流食，有呛咳或吞咽困难，可采用鼻饲 3 d，全喉切除术后鼻饲 10 ～ 14 d，以增强机体抵抗疾病的能力。

（三）术后呼吸困难的护理

1. 一般护理

术后患者应安排在室内空气清新舒适的床位。室内温度保持在 18 ～ 20℃，湿度保持在 60%，气管切开时湿度为 70% 以上，根据患者病情予以半卧位，利于呼吸的畅通。保持安静状态，减少不必要喊叫和噪音，为小儿注射给药时要避免哭闹，取抱坐哺乳位，注意头颈胸的位置不可扭转或过度前俯后仰，因小儿气管软而细易挤压加重呼吸困难。患者由于焦虑、紧张，睡眠不佳时，可注射镇静剂镇静，以减少耗氧量。

2. 呼吸急促的护理

如患者出现呼吸急促、烦躁不安、三凹征、口唇发绀，出汗等情况，需立即报告医生进行紧急抢救；咳嗽伴有拍击声，为气管异物阻塞，要立即配合医生用喉镜取出异物，防止窒息造成死亡，同时给予高流量吸氧。给氧湿化瓶中的水每 4 h 更换 1 次，最好应用纯净水或矿泉水，痰多时可用生理盐水，泡沫样痰时湿化瓶中用 30% 酒精进行湿化。

3. 气管切开给氧的护理

气管切开的患者在给氧时不可将氧气管直接插入内套管内，应该用弯针头或氧气罩给氧，目的是防止氧气管阻塞内套管或氧气管插入过深，引起患者呼吸困难和不适感。

4. 术后排痰的护理

术后第 6 天协助患者定时翻身叩背，有效地咳嗽、咯痰，活动时不要过分伸展或左右活动颈部，以免不适引起呼吸困难。密切观察呼吸变化，注意有无呼吸困难和痰鸣音，保持呼吸道通畅，必要时可吸痰，及时清理咽喉部的分泌物，痰液黏稠时，依据感染的种类和重度选择抗生素和化痰药物进行雾化吸入，2 次 /d，20 min/ 次。吸入时雾量要适当，以免刺激咽喉部引起痉挛和呛嗽。如术后咯痰、叩背振动引起切口疼痛时，患者对护理措施的意义和方法了解不够，常不能主动配合，甚至不愿接受某些操作，如怕痛或担心切口裂开，尽量避免咯痰，不愿做深呼吸及体位改变活动等，而过多使用止痛剂，抑制咳嗽反射及呼吸中枢引起肺炎、肺不张。护士应评估患者的心理状态，及时作好抗疼痛指导，增强康复训练的信心，减少止痛剂的用量，利于排痰。

三、甲状腺肿物切除术患者的围手术期护理

甲状腺肿瘤是常见病，甲状腺肿瘤中，最多见的是甲状腺良性肿瘤。甲状腺癌并不常见，但近年来有逐年增高的趋势。甲状腺良性肿块和恶性肿块的发病率相似，但是儿童时期的甲状腺结节中，甲状腺癌的发病率高，约占 50% ～ 71%，因此，对儿童期的甲状腺结节，应特别警惕癌的可能。

（一）术前护理

1. 心理护理

给予心理疏导，向患者介绍邻床病友，让患者与病区内同类患者交流，建立对手术成功的信心，在接触患者过程中，以自己的行动和语言消除患者的不安情绪，增强患者的安全感和信任感。

2. 术前准备

除全面的体格检查和必要的化验检查外，还包括颈部透视，心电图检查；喉镜检查，测定基础代谢率 3 天；皮肤准备：术前 1 天备皮；体位的准备：指导病人练习头颈过伸位，每日练习数次；指导突眼病人注意保护眼睛；心理准备：给予心理疏导，减少探视避免外来刺激影响病人情绪；术前要预防感冒；饮食护理：予高热量，高蛋白，富含维生素的食物，保证足够的液体入量，禁浓茶咖啡等刺激性饮料，戒烟酒；甲状腺功能亢进者术前 1 ～ 3 周用复方碘化钾溶液，拟上午全麻下手术者，术前 1 d 晚餐进半流质，晚上 12 点后开始禁食、禁饮。甲亢患者术前两周服碘剂，5 滴开始，每天三次，逐日每次增加一滴，至 15 滴维持。心率快时服用心得安

(二) 术后护理

1. 一般护理

保证充分的氧气吸入，密切监测生命体征的变化，患者清醒压平稳后取半坐卧位，指导病人深呼吸，有效咳嗽。术后 6 小时饮食先给予病人少量温或凉水，若无呛咳误咽等不适，可给予便于吞咽的微温流质饮食，忌辛辣刺激性食物，避免食用抑制甲状腺的食物，少吃含碘多的食品。不吸烟，不饮酒，少喝浓茶，咖啡，注意保持心情舒畅，避免受凉感冒及过度劳累。妥善处理颈部皮片引流，经常检查及时更换材料，多卧床休息，减少说话活动，注意引流液性质和量并记录。

2. 术后不适护理

疼痛的护理：甲状腺物切除术后患者往往会感到疼痛，表现出不同的疼痛反应，根据疼痛反应量表对患者进行评估，及时发现，减轻疼痛，如分散注意力，聊天等，必要时遵医嘱用止痛药；安全的护理：加床档，专人守护，必要时行肢体约束；恶心呕吐的护理：向患者说明原因，消除紧张情绪，严重时可用止吐药。

3. 并发症的护理

术后呼吸困难和窒息：多发生于术后 48 小时内，出现进行性呼吸困难，烦燥，发钳甚至窒息时立即进行床旁抢救；喉返神经损伤：一侧喉返神经损伤，多引起声音嘶哑，两侧喉追神经损伤可导致两侧声带麻痹，引起失声，呼吸困难，甚至窒息，需立即做气管切开；喉上神经损伤：外支损伤引起声带松驰，声调査降低。内支损伤，易误咽发生呛咳，一般经理疗后可自行恢复正常；手足抽搐：术后一旦出现手足抽搐现象，应立即监测血钙浓度，给予钙济治疗，同时应进食含钙高的钦食，应限制肉类，乳品和蛋类食品；甲状腺危象：多发生在术后 12 ～ 36 小时，主要表现为：高热＞ 39℃脉搏快＜ 120 次 / 分。大多烦燥不安，谵妄甚至昏迷，常伴有呕吐腹泻，一旦发生危象，立即协助医生处理。

4. 术后功能锻炼

术后当天可进温凉流食，卧床休息，少讲话，避免剧烈转动颈部，以免引起颈部血管扩张引起伤口出血。术后第 1 天可离床活动；术后 2 ～ 3 天可进半流食，若出现呛咳则暂停进食。

术后 2 ～ 4 天后可每天练习做点头、仰头、伸展和左右旋转颈部，做颈部全关节活动 (屈，过伸、侧方活动)。拔除伤口引流管后，可作颈部小幅度地活动，也可用手按摩松弛颈部，防止颈部肌疲劳；术后 3 ～ 6 天拆线。

5. 心理护理

及时告知手术效果，帮助病人克服抑郁反应。

(三) 出院指导

全面详细患者目前状况，针对具体情况耐心指导，患者出院后劳逸结合，适当休息和活动，加强颈部锻炼，维持充足的睡眠，指导病人自我控制情绪，保持精神愉快，心境平和，说明甲亢术后继续服药的重要性并督促执行，教会病人正确服用碘的方法，切口未愈合前，嘱病人活动的头颈肩同时运动，关颈部在运动一段时间后，可部分锻炼，促进颈部的功能恢复，如果出现伤口红，肿，热，痛，体温升高，心悸，手足震颤，抽搐等情况及时到时医院就诊，定期门诊复查，若发现颈部结节，肿块，及时治疗，一般随访 3 ～ 6 个月。

四、鼻侧切开术的护理

(一) 适应证

1. 鼻腔内较大的良性肿瘤，如内翻性乳头状瘤、纤维瘤、神经鞘膜瘤、筛窦骨瘤、筛窦囊肿、血管瘤及鼻咽纤维血管瘤。

2. 早期鼻腔恶性肿瘤，局限在鼻腔外侧壁及鼻中隔者。

3. 筛窦、蝶窦、上颌窦内比较大的肿瘤，鼻内途径不能彻底切除者。

4. 通过鼻内筛窦切除术不能彻底处理的筛窦病变或其并发症，如颅内或眶内并发症的筛窦炎。

5. 已行鼻内筛窦手术，症状无改善或合并有慢性额窦炎者。

(二) 禁忌证

1. 上呼吸道有急性感染时。

2. 高血压、心脏功能不全者。

(三) 术前准备

1. 手术前进行全面体检，做肝肾功能、胸透、血像检查及鼻腔新生物病理检查。

2. 备血 400 ～ 600 ml。

3. 清洁面部皮肤，剪鼻毛，剃眉毛。

(四) 麻醉与体位

1.1% 丁卡因加肾上腺素做鼻腔黏膜表面麻醉，同鼻腔内手术。

2.1% 利多卡因 10 ml 加肾上腺素 5 滴于切口处皮下及骨膜下做浸润麻醉，同时阻滞筛前及筛后神经。

3. 肿瘤较大时可采用带气囊的气管插管，行静脉麻醉法，喉咽部填以宽长纱条以免手术时血液流至支气管内。

4. 采用仰卧体位，面部皮肤以 1:1000 硫汞酊及乙醇消毒。

(五) 手术步骤

1. 切口上界不超过内眦与鼻背中间上方 0.5 cm 处，沿鼻上颌沟内侧向下直达鼻根部，如肿瘤大，可将切口向上延至眉弓内端，向下经鼻孔下转向内方，在鼻前庭边缘切开鼻孔。

2. 切口应垂直向下深达骨膜，暴露骨部后，将骨膜连同软组织一起推向左右，尽可能保持骨膜的完整性。

3. 暴露鼻骨、泪骨、上颌骨鼻额突、鼻额缝、眶缘及梨状孔周围骨质。用剥离器沿鼻骨下缘分离鼻腔外侧壁软组织，然后用骨凿沿两侧内眦连接线平面凿去患侧鼻骨及部分上颌骨额突。

扩大梨状孔边缘，切开鼻腔黏膜，鼻腔内肿瘤即可暴露。

4. 清除鼻腔病变组织，切开鼻腔黏膜后先检查肿瘤的大小与范围，若肿瘤范围较小，则将肿瘤及其临近鼻甲一并切除；若病变范围较大，先剥离眼眶内下方骨膜，暴露筛骨纸样板及泪骨，齐内眦连线凿断上颌骨额突和眶下缘，将鼻腔侧壁自鼻顶至鼻底连同中鼻甲、下鼻甲、筛窦与肿瘤组织作为一整块切除。

切除后再检查有无残留病变及碎骨片，彻底止血，在切取病变组织之前应在鼻后孔及鼻底处放一块带长丝线的纱布，以防血液流至咽部或气管内，术后易于拉出。

5. 填塞术腔，缝合伤口

如手术范围波及鼻咽部，用碘仿纱布栓做鼻后孔栓塞，否则只用碘仿纱条填塞鼻腔即可。将鼻腔黏膜、皮下组织及皮肤逐层对位缝合，使两侧鼻孔保持对称，局部进行包扎。

(六) 术中注意要点

1. 手术前应在术侧眼内敷以眼药膏，将眼睑缝合，避免损伤角膜。

2. 切除中鼻甲以上骨质及病变时，用力切勿过猛，切除范围不宜超过两内眦连线，以免损伤筛板，用咬骨钳咬骨时不能扭折，否则损伤过大。

3. 切口时刀刃与皮肤保持垂直，避免将切口切斜。

4. 若为血管瘤或恶性肿瘤，手术时出血较多，应尽快切除病变，并予以输血，切除肿瘤后彻底止血。

5. 手术范围接近鼻腔深部，填纱条时逐层由后向前填塞，并观察有无血液自腭垂及咽侧索流下，如有须重新填塞。

(七) 术后处理

1. 术后病人取平卧位，头向患侧，注意呼吸、血压、脉搏及伤口渗血情况。

2. 若为全麻应随时清除咽部分泌物，如有新鲜血液，要判断是否有继续出血。

3. 术后应用抗生素预防感染，输液或输血，以维持血容量及水电解质平衡。

4. 鼻腔纱条于术后 48 h 分次抽出，伤口缝线于 5 ～ 7 d 间断拆除。

5. 术后若发现鼻腔有清水样分泌物滴出，病人有头痛及发热，应做鼻腔液体的生化检查，确定为脑脊液鼻漏者，抽净鼻内纱条，给以大量广谱抗生素，取半坐位，数日后未自行修复者应进行外科手术治疗。

6. 术后鼻腔滴入薄荷石蜡油或 2% 链霉素，若有结痂，可用生理盐水冲洗鼻腔。

第十四章 耳科学

第一节 耳郭外伤

耳廓易遭受各种挫伤、切伤、撕裂伤、断离伤及火器伤。处理不当、可发生软骨膜炎、软骨坏死，遗留耳廓畸形。

一、病因病理病机

耳郭挫伤可使血管破裂，血液淤积于软骨与软骨膜之间，形成血肿，除感局部胀痛外，无其他症状。血肿多发生于耳郭上部，前外侧面，呈半圆形紫红色肿块，质软。血肿如不处理发生机化，可致耳郭增厚变形。如发生感染可发生化脓性软骨膜炎。血肿可在严密消毒下进行穿刺，抽出液体，加压包扎。反复抽血无效者，可于无菌操作下切开耳郭，排除血液或取出血块后，加压包扎。处理中加用抗生素预防感染。

耳郭切伤及撕裂伤，轻者为一裂口，重者有组织缺损，或耳郭撕裂或全部撕脱断离。伤口应严密消毒后，进行清创缝合，尽量保留软骨组织，如皮肤大块缺损，软骨尚完整，可自耳后取带蒂皮瓣或游离皮瓣移植，如部分软骨及皮肤完全破碎，可作边缘楔形切除，用细针细线对位缝合，缝时不能穿透软骨。

耳离断裂者，将断耳用双氧水及生理盐水洗将，泡于抗生素溶液中一刻钟，如能找到耳郭动脉，可用肝素将其冲洗后，将血管进行吻合，断耳的皮肤与皮下组织对位缝合。或将断耳的皮肤去除，耳郭软骨埋植于耳后皮下，待成活后，将埋植的耳郭软骨及皮肤掀起移植于原耳郭伤口处，形成新耳郭。如离断时间过久，或伤口已感染者不宜缝合，将外耳道口周围皮肤与乳突皮肤对位缝合，以免外耳道口狭窄。

战时多由爆震压力波的冲击直接使鼓膜破裂穿孔，或由于颅底骨折时波及鼓沟，偶有弹片、金属屑或矿渣溅入外耳道损伤鼓膜。平时多为挖耳、外耳道异物或取异物、耵聍的损伤，掌击外耳，跳水时耳郭先着水面，咽鼓管吹张或擤鼻用力过猛，亦可使鼓膜破裂。

二、临床表现

轻者仅表现为局部皮肤擦伤、仲胀、皮下有瘀斑。重者皮下及软骨膜下小血管破裂，血液聚集形成血肿，局部呈紫红色丘状隆起或圆形肿胀，但无急性炎症现象，触之柔软有波动感。小的血肿可有自行吸收，血肿机化有时可使耳郭局部增厚变形。血肿较大则因耳郭皮下组织少，血液循环差，难自行吸收。此外，耳郭软骨无内在营养血管，其营养主要来自软骨膜，如血肿导致大面积软骨膜与骨剥离，可引起软骨坏死，易继续感染造成耳郭畸形。

三、治疗

鼓膜损伤后应保持外耳道清洁，以酒精消毒外耳道，取除外耳道内存留的泥土、异物、血痂或耵聍屑等，并以消毒棉球置于外耳道口。耳内切忌冲洗或滴药，以免把外耳道细菌带入中耳引起中耳感染。全身应用抗生素药物，禁止游泳，防止污水入耳。

鼓膜穿孔小者多能自愈。如不能自愈，可用 50% 三氯醋烧灼穿孔边缘，表面放置酚甘油小棉片、硅橡胶薄膜。如穿孔大不能自愈者，可行鼓膜修补术。如有继发感染，则按化脓性中耳炎处理。

第二节 鼓膜外伤

鼓膜外伤破裂是指耳朵遇到外界空气猛烈震动(鞭炮、爆炸)发生爆震波和气流冲击时，即可迅速传至外耳道内使鼓膜破裂。破裂后突然感到耳痛、听力立即减退伴耳鸣，外耳道少量出血和耳内闷塞感。单纯的鼓膜破裂，听力损失较轻。压力伤除引起鼓膜破裂外，还可由于镫骨强烈运动而致内耳受损，出现眩晕，恶心及混合性聋。它在是一种常见病。

一、病因

1. 直接外伤

如外耳道异物或取异物时的外伤、挖耳、冲洗外耳道耵聍时用力过猛，使用抽吸法取外耳道脏物时负压过低，矿渣溅入外耳道或误滴腐蚀剂等。颞骨骨折累及鼓膜者，也可引起鼓膜外伤穿孔。

2. 间接外伤

多发生于空气压力急剧改变之时，如炮震、爆炸、掌击耳部均可使鼓膜破裂。Casler(1989)进行实验研究发现，当鼓膜受到 2.25 kg/cm^2 的压力时，可使其破裂，在 6.75 kg/cm^2 的压力下，将使 50% 成人的鼓膜发乍穿孔。咽鼓管吹张或擤鼻时用力过猛、分娩时用力屏气、跳水时耳部先着水面也能使鼓膜受伤破裂。

二、临床表现

1. 出血

单纯鼓膜创伤一般出血不多，片刻即止，外耳道有或无鲜血流出。如并有外耳道皮肤裂伤或颞骨骨折、颅底骨折脑脊液漏，则血样液量较多。血液也可经咽鼓管流入鼻咽部而从口中吐出。

2. 耳聋

耳聋程度与鼓膜破裂大小，有无并发听骨链损伤、有无并发内耳损伤等有关。直接外伤引起的单纯鼓膜破裂，听力损失较轻；间接外伤(如爆炸)常招致内耳受损而呈混合性聋，多因爆炸时的巨响使听觉分析器产生超限抑制所致，如迷路同时受震荡，则可发生严重耳聋。

3. 耳鸣

程度不一，持续时间不一，偶伴短暂眩晕。

4. 耳痛

各种原因引起的鼓膜破裂，伤时或伤后常感耳痛，但一般不剧烈。如并有外耳道皮肤损伤或感染，疼痛会较明显。

三、治疗

应用抗生素预防感染，外耳道酒精擦拭消毒，耳道口放置消毒棉球，保持耳道内清洁干燥。

预防上呼吸道感染，嘱患者勿用力擤鼻涕。如无继发感染，局部禁止滴入任何滴耳液。小的穿孔如无感染一般可自行愈合；较大穿孔可在显微镜下无菌操作将翻入鼓室内的鼓膜残缘复位，表面贴无菌纸片可促进鼓膜愈合。穿孔不愈合者可择期行鼓膜修补术。

四、预防

加强卫生宣传，勿自己挖耳，在强气压环境中工作者要戴防护耳塞，文明待人，勿打架斗殴。

第三节 颧骨骨折

颞骨骨折是颅底骨折的一部分，其岩部、鳞部和乳突部中以岩部骨折最常见，其原因是岩部含有各种孔隙、管道与气房，较为脆弱，故颅底骨折有 1/3 发生于此。

一、病因

本病是由于外伤性因素引起，常由车祸、撞击颞枕部、坠落等所致，是头颅外伤的一部分，并可伴有不同程度的颅内或胸、腹部等组织和器官损伤。

二、分类

最早由 Uerich 提出颞骨骨折分为纵行骨折和横行骨折。纵行骨折骨折线起自颞骨鳞部，通过外耳道后上壁、中耳顶部，沿颈动脉管，至颅中窝底的棘孔或破裂孔附近。横行骨折其骨折线常起自颅后窝的枕骨大孔，横过岩锥到颅中窝。有的经过舌下神经孔及岩部的管孔（如颈静脉孔），个别可经过内耳道和迷路到破裂孔或棘孔附近。

三、临床表现

颞骨骨折根据骨折方式的不同，可有不同的临床表现。

1. 纵行骨折

多由于颞部或顶部受到撞击所致。常有听小骨脱位或骨折。鼓室损伤，鼓膜未破时，鼓室内积血，鼓膜呈兰色，唾液中可带血。鼓膜破裂时，有血液自外道流出，如脑膜破裂，则有脑脊液耳漏。长期脑脊液耳漏可引起脑膜炎。中耳损伤时可出现传音性耳聋。少数累及面神经，可出现面瘫及舌前 2/3 味觉丧失。面瘫多为暂时性。

2. 横行骨折

主要由于枕部受到暴力所致。内耳损伤重，耳蜗及半规管内常有出血，迷路受损时有较重的眩晕、恶心、呕吐，检查可有倾倒及自发性眼球震颤，可持续数周，待对侧代偿后症状消失。前庭功能检查，患侧功能丧失，听力呈感音性耳聋。伤及中耳者较少，偶有迷路损伤同时中耳内壁也被震裂，导致蜗窗膜破裂，鼓室积血，约有半数并发面瘫，且为永久性瘫痪。

3. 岩尖骨折

很少见，可损伤及Ⅱ、Ⅲ、Ⅳ、Ⅴ、Ⅵ等颅神经，发生弱视，上睑下垂，睑裂变小，瞳孔扩大、复视、斜视，眼球运动受限等眼部症状，或有三叉神经痛症状，如损伤颈内动脉可发生大出血，多来不及抢救而死亡。

四、诊断

故凡头颅外伤后有听力损失、鼓膜破裂鼓室积血、眩晕、面瘫者皆为中耳及内耳受损所致，即可诊断颞骨骨折，X 线摄片可显示骨折线。横行骨折较易显示，X 线未发现骨折时，仍不能排除颞骨骨折。

五、治疗

对于本病的患者，首先按颅脑外科原则处理，应静卧、抗休克及静脉输注降颅压药。同时应根据患者的临床表现给予对症治疗，主要有以下的几个要点。

1. 有鼓膜损伤者，采用于疗法，忌滴药或冲洗。
2. 有脑脊液耳漏者不宜作耳道堵塞。
3. 应给大量抗生素预防颅内感染。
4. 长期不愈者，待病情好转后行脑膜修补术。
5. 若患侧耳发生急性化脓性中耳炎，应考虑乳突凿开术，向外畅通引流。
6. 有前庭症状者，给予镇静剂。
7. 有面瘫者，待病情稳定后考虑面神经探查术。
8. 对仅为传音性耳聋者应考虑有外伤性听骨链断离，以后可行鼓室成形术以改善听力。

第四节 先天性耳畸形

一、先天性耳前瘘管

先天性耳前瘘管为第一、二鳃弓的耳郭原基在发育过程中融合不全的遗迹，是临床上常见的先天性外耳疾患。

(一) 临床表现

瘘口常位于耳轮脚前或前下，可单侧，也可双侧。瘘管终端为盲端，可穿过耳轮脚或耳郭部软骨，深至耳道软骨部与骨部交界处或乳突骨面，可有分支，长短深浅不一。管壁为覆层鳞状上皮。一般无症状，检查时可外口为皮肤上一个小凹，挤压时可有少量微臭的白色皮脂样物从瘘口溢出。感染时，局部红肿、疼痛，重者周围组织肿胀，皮肤可溃烂成漏孔。排脓抗炎后，可暂时愈合，但常反复发作，形成瘢痕。

(二) 诊断

根据所见，耳前瘘管不难诊断。按瘘口位置与瘘口走向，应与第一鳃瘘鉴别，有继发感染而出现红肿时易误认为疖肿，故应仔细查找瘘口，以便鉴别。

(三) 治疗

无症状者可不处理。局部瘙痒常有分泌物溢出者，应手术切除。感染者应先局部抗炎治疗，有脓肿形成时，应切开引流，在炎症消退后再行瘘管切除。

二、先天性耳郭畸形

先天性耳郭畸形 (Congenital mal formation of auricul a) 是第 1 ～ 2 鳃弓发育畸形所致。胚胎第 6 周在第 1 鳃弓和第 2 鳃弓上形成的 6 个丘样结节，逐渐隆起，融合、卷曲，至胚胎第三个月，合成耳郭雏形。其中第一结节发育为耳屏及耳垂的前部，第2～3结节成为耳轮脚，第4～5结节成为对耳轮，第六结节成为对耳屏及耳垂的后部，第1～2鳃弓之间的鳃沟中央的上半部将形成耳甲、下半部成为屏间切迹，随胚胎发育，耳郭体积增大，至出生后九岁时可近成人状。在胚胎三个月内受遗传因素，药物损害或病毒感染，均可影响耳郭发育致出现畸形。畸形可表现为位置、形态及大小异常3类，可发生在单侧或双侧。

(一)分类

1. 移位耳

耳郭的位置向下颌角方向移位，其耳道口亦同时下移，且常伴有形态和大小变化。

2. 隐耳

为耳郭部分或全部隐藏在颞侧皮下，不是正常45°角展开，表面皮肤可与正常相同，软骨支架可以触及，形态基本正常或略有异常。

3. 招风耳 (protrudingear)

耳郭过分前倾，至颅耳角接近90°谓之。

4. 猿耳 (macacusear)

人胚胎第5个月的一段时间内，在耳郭上缘与后交界处有一向后外侧尖形突起，相当于猿耳的耳尖部，一般至第6个月时已消失，若有明显遗留，状似猿耳，属返祖现象；若有部分遗留称为达尔文结节。

5. 杯状耳 (cupear)

对耳轮及三角窝深陷，耳轮明显卷成圆形，状似酒杯而得名，其体积一般较正常为小。

6. 巨耳 (macrotia)

耳部整体成比例增大者少，多为耳郭的一部分或耳垂过大。

7. 副耳 (accessoryauric1 e)

除正常耳郭外，在耳屏前方或在颊部、颈部又有皮肤色泽正常之皮赘突起，大小和数目形态多样，内可触及软骨，部分形似小耳郭，系第1～2鳃弓发育异常所致，此类病例常伴有其他颌面畸形。

8. 小耳 (microtia)

耳郭形态、体积及位置均有不同程度的畸形，且常与耳道狭窄、闭锁及中耳畸形伴发。按畸形程度可分3级：

(1)第一级：耳郭形体较小，但各部尚可分辨，位置正常，耳道正常或窄小，亦有完全闭锁者。

(2)第二级：耳郭正常形态消失，仅呈条状隆起，可触及软骨块，但无结构特征，附着于颞颌关节后方或位置略偏下，无耳道，且常伴中耳畸形。

(3)第三级：在原耳郭部位，只有零星不规则突起，部分可触及小块软骨，位置多前移及下移，无耳道，常伴有小颌畸形，中耳及面神经畸形，少数可伴Branchio-oto-Rena1(BOR)腭弓发育畸形综合征，此为早期发育障碍所致，发病率较低，约为外耳畸形的2%。

(二)诊断

应询问患者家庭中有无类似病例及母亲妊娠时有无染病或服药史，耳郭病变，根据视、触所见即可确诊，但应作全面检查，排除其他伴发畸形，为明确是否伴有中耳、面神经及内耳畸形，按需要安排。

1. 听功能检查

(1) 音叉试验：Weber 试验：内耳正常偏患侧，内耳不正常可偏健侧。Rinne 试验：内耳正常为阴性，内耳不正常可为阳性。

(2) 电测听：纯音气骨导测试，内耳功能正常者呈传导性聋曲线，内耳功能不正常者呈感音神经性聋曲线。

2. 影像检查

耳部 X 光片和 CT 检查，可以确定骨性外耳道、乳突气房、鼓室、听骨链及内耳结构是否存在、大小及形态是否正常。

(三) 治疗

因耳郭形态奇异，影响外观要求治疗者，可根据病情于 9 岁以后 (最佳为 15 岁以后) 安排行整形手术矫治之，但双耳重度畸形伴耳道闭锁者，为改善听力，可在学龄前行耳道及鼓室成形术治疗。

三、先天性外耳道闭锁与中耳畸形

先天性外耳道闭锁是第 1 鳃沟发育障碍所致，单独出现者少，常与先天性耳郭畸形及中耳畸形相伴，发病率为 0.05% ～ 0.1%，男女差别不大，单侧和双侧发病之比为 4:1。可因家族性显性遗传而发病，亦可因母体妊娠 3 ～ 7 月期间染疾或用药不当，致耳道发育停顿而成。是第一咽囊发育障碍所致，可以与外耳畸形及内耳畸形相伴，亦可单独出现，表现为单侧或双侧传导性聋。

(一) 分型

1. 先天性外耳道闭锁

可伴发或不伴发中耳畸形，可根据病情不同，分为轻、中、重度，与耳郭畸形之 1 ～ 3 级大致对应。

(1) 轻度：耳郭有轻度畸形，耳道软骨段形态尚存，深部狭小或完全闭塞，骨段形态完全消失或有一软组织索，鼓膜为骨板代替。鼓室腔接近正常，锤、砧骨常融合，镫骨发育多数正常，砧、镫关节完整。

(2) 中度：耳郭明显畸形，耳道软骨段与骨段完全闭锁，鼓窦及乳突气房清楚，鼓室腔狭窄，锤砧骨融合并与鼓室骨壁固定。砧骨长突可以缺如与镫骨仅有软组织连接，镫骨足弓可有残缺。

(3) 重度：耳郭三级畸形，乳突气化欠佳，鼓窦及鼓室腔窄小，锤砧骨常残缺，融合及固定，镫骨足弓畸形，足板固定或环韧带未形成。此类病例常伴有颌面畸形及面神经畸形，部分病例有内耳发育不全。

2. 单纯中耳畸形

包括咽鼓管、鼓室、乳突气房系统及面神经之鼓室部，可以合并出现，亦可以单独发生。其中，以鼓室畸形及面神经鼓室部畸形较为多见，分述如下。

(1) 鼓室畸形：表现为鼓室腔周壁形态、容积的异常及鼓室内传音结构的畸形。

1) 鼓室壁的畸形：鼓室天盖不全，可有脑膜下垂。后下壁缺损可有颈静脉球异位，突入鼓室下部，鼓室内壁发育不良，可出现前庭窗及蜗窗封锁或裂开，前者有听力障碍，后者可出现脑脊液漏。

2) 鼓室内传音结构畸形：：依听骨链畸形：听骨链完全缺如者很少，常见的畸形包括融合、部分缺如与不连接。

①锤骨与砧骨融合：表现为锤骨及砧骨形态异常，关节面消失，融合成一块粗大骨质，并常与上鼓室骨壁有骨性连接。

②砧骨长突缺如和镫骨足弓缺如：单独发生或同时出现。有时可能被一软组织条索代替。

③镫骨足弓畸形：足弓呈板状或一弓缺如，亦有足弓形态基本正常，但与足板不连接。

鼓室内肌畸形：表现为镫骨肌、鼓膜张肌腱附着点及走行方向异常，过粗大、异常骨化或缺如等。以镫骨肌腱畸形较多见。

异常骨桥及骨板：起自鼓室壁，伸向鼓室腔内与听小骨连接，致听骨链活动受制，常见发自上鼓室壁岩鳞缝骨质与锤骨头连接，形成“外固定”，亦有发自鼓室后壁与镫骨连接，致镫骨固定。

(2) 咽鼓管及气房系统畸形：表现为咽鼓管异常宽大或管口闭塞，亦可有咽鼓管憩室形成。鼓窦及乳突气房发育受咽鼓管影响，气化程度变化较大，鼓窦的畸形主要表现在位置及体积变异两方面，深在、过小的鼓窦会造成手术困难。

(3) 面神经鼓室部的畸形：包括骨管异常、形态及走行变异等。

1) 骨管异常：骨管缺损，致面神经水平段暴露比较多见，可以局部性或整段缺如。骨管发育狭小者，出生后可有不全面瘫。

2) 面神经形态异常：以面神经分叉为多见，可在鼓室部分成两支，一支走在鼓岬部，一支在正常的位置。

3) 面神经走行异常：主要表现为面神经锥段 (水平与垂直段交接处) 的移位。向前下移位，可遮盖前庭窗或在鼓岬部经过，向后上移位，可走在水平半规管后上方的外侧。

(二) 诊断

通过局部检查，听功能和影像检查，了解骨性外耳道是否存在，乳突气化程度，鼓窦及鼓室腔大小，听小骨畸形，面神经及内耳畸形状况，为治疗提供依据。

(三) 治疗

1. 目的

改善听力及 / 或外观。

2. 方法

以手术治疗为主。单纯中耳畸形者，常可通过鼓室探查术，根据所发现畸形的特点进行适当处理，以建立正常的气房系统及传音结构。有外耳道闭锁者，需行外耳道及鼓室成形术，伴有外耳畸形者可同时或择期行耳郭整形或耳郭再造术。

3. 时机与术式

(1) 时机：单侧病例，可在成年后进行，或不作治疗；双侧病例，宜在学龄前 (4 ～ 6 岁) 治疗。

(2) 术式：外耳道成形与鼓室成形术可根据病情轻重及术者的习惯，选用经外耳道进路或经鼓窦进路两种术式。

经耳道术式：可用于部分闭锁或有骨性外耳道的软组织闭锁病例，在中、重度病例采用此法，容易发生面神经及鼓室结构损伤，应慎用。

经鼓窦术式：可用于中、重度病例。手术先找到鼓窦、开放上鼓室，显露听小骨的上部，然后切除鼓室外侧骨质，造就人工鼓膜的植床，并切除部分乳突气房，构成一个宽大的耳道。此法安全、稳妥，可以减少术后外耳道再次闭塞。

四、先天性内耳畸形

先天性内耳畸形亦称先天性迷路畸形，是胚胎发育早期(胚胎第3～23周)受遗传因素、病毒感染或药物及其他不良理化因素影响，致听泡发育障碍所致，是造成先天性聋的重要原因，约占51.5%，其中又以遗传性聋为多。先天性内耳畸形可以单独发生，亦可伴随外耳、中耳畸形，部分病例伴有颜面器官、眼、口、齿畸形及/或伴有肢体与内脏畸形，耳部畸形仅为综合征中的部分表征。

(一)分类与分型

1. 按病因分类

(1) 先天性遗传性内耳畸形：此类病例有家族史。

(2) 先天性感染性畸形：是胚胎早期母体感染疾病所致，在胚胎1～3个月内，母体感染风疹者，有22%新生儿会出现先天性聋，其中8%有严重畸形，感染麻疹、腮腺炎等病毒亦可致胚胎受罹。

(3) 理化因素损伤性畸形：曾在欧洲引起轩然大波的反应停(一种控制妊娠反应的神经安定剂)，在妊娠45 d内服用后可引起包括耳部畸形在内的多个器官及肢体的畸形，有报道认为眠尔通、喹宁等亦有致畸形反应。X射线及电磁波、微波的致畸作用，受到广泛关注，但目前尚无公认的发病率报道。

2. 按畸形的范围和程度分类

(1) 非综合征性(单纯性)耳畸形：为单纯的内耳发育障碍所致，不伴其他畸形，此类病例，在近亲婚配的后代中发生率较高。根据内耳畸形程度及残缺部位，可分为4型。

1)A1 exander型：即蜗管型，主要表现为蜗管发育不良。可以只侵及耳蜗基底回，表现为高频听力损失，亦可侵及蜗管全长，表现为全聋，而前庭功能可能尚正常。

2)Scheibe型：即耳蜗球囊型，此型病变较轻，骨性耳蜗及椭圆囊膜性半规管发育正常，畸形局限于蜗管及球囊，内耳部分功能存在，可以单耳或双耳发病。

3)Mondini型：为耳蜗发育畸形，骨性耳蜗扁平，蜗管只有一周半或两周，螺旋器及螺旋神经节发育不全，前庭亦有不同程度障碍。

4)Miche1型：为全内耳未发育型，常有镫骨及镫骨肌缺如，此种病例，听功能及前庭功能全无。

(2) 综合征性耳畸形：此类内耳畸形除伴发外耳、中耳畸形外，尚有头面部不同器官及肢体、内脏畸形相伴发生，组成不同综合征，种类甚多，仅列举：

1)Usher’s syndrome 即视网膜色素变性、聋哑综合征，此型内耳病变可与A1 exander型相似，但伴有视网膜色素沉着，视野进行性缩小，亦可伴发先天性白内障。

2)pendred’s syndrome：即甲状腺肿耳聋综合征，此型内耳病变可与Mondini型相似，出生后即有耳聋，至青春期出现甲状腺肿大，成年后更加重，但甲状腺功能一般正常。

3)Kl ippel-Feil’s syndrome：即克里波－费尔症候群，有颈椎畸形，颈短，呈蹼状，后发际低垂。内耳、内听道及中耳结构均可有不同程度畸形，镫骨底板缺损者，蛛网膜下腔与鼓室相通，可发生脑脊液耳漏。

4)Cerico-ocul o-acoustic trias：亦称颈－眼－耳三联征，除Kl ippel-Feil’s syndrome所具有的颈、内耳畸形外，尚有眼球运动障碍。

5)Weardenburgs syndrome(华登堡症候群)：内耳发育不全，表现为中度或重度感音神经性聋，高频听力缺失，低频听力可能有残存。患者伴有内眦及泪点外移，鼻根高而宽，双侧眉毛内端散乱或相连，有部分或全部虹膜异色及白色束发。

6)Ven der Hoeve’s syndrome：亦称先天性成骨不全症，属于先天性骨质构造缺陷，表现为蓝色巩膜，临床性耳硬化症(镫骨底板固定)及容易发生多处长干状骨骨折，听力损失表现为进行性传导性聋，罹及双耳。

(二)诊断

1.病史及家族史

注意询问：①母体妊娠早期有无病毒感染，服用致畸药物，频繁接触放射线及电磁波等物理因素；②围产期胎位及分娩经过是否顺利；③发现患者失聪的时间、其他疾病史及接受过何种治疗。

2.进行全身体格检查及听功能检查。

3.耳部X线照片及CT检查，可以帮助确定内耳畸形的程度及类型。

4.对有家族史者，可行染色体及基因检查，以确定其遗传特征。

(三)治疗

根据耳聋的性质和程度，可分别采用下列方法。

1.传导性聋者，Ven der Hoeve’s syndroms致聋原因为镫骨底板固定，可以通过镫骨手术或内耳开窗术治疗，获得接近正常的听力。

2.中、重度感音神经性聋，多为高频听力损失严重，低频听力有不同程度残存，可选配合适之助听器，以补偿听力损失。

3.重度及极重度感音神经性聋，听阈达85～90 dB以上，用助听器无法补偿者，可进行鼓岬电极检查，了解螺旋神经功能状况，部分病例可建议行人工耳蜗植入治疗。

第五节 耵聍栓塞

耵聍为外耳道软骨部皮肤耵聍腺分泌的黏稠液体干燥后形成的痂块。正常情况下对外耳道有保护作用，随咀嚼、说话等颞颌关节运动而脱落、排出体外。如耵聍腺分泌旺盛或耵聍排除障碍而致耵聍积聚过多，形成较硬的团块，阻塞外耳道则称为耵聍栓塞。

一、病因

1.耵聍分泌过多

因外耳道炎、湿疹、在粉尘较多的环境中工作、挖耳等使局部受到刺激，使耵聍分泌过多。

2. 耵聍排出受阻

外耳道狭窄、瘢痕、肿瘤、异物存留等均可阻碍耵聍排出。经常挖耳，可将耵聍推向外耳道深部，下颌关节运动障碍或耵聍被水浸渍等均影响耵聍的正常排出。

二、临床表现

外耳道未完全阻塞者，可无症状。完全阻塞时可致听力减退、耳闷胀感并可刺激迷走神经耳支，发生反射性咳嗽。栓塞物压迫鼓膜时，可致耳痛和眩晕等。若有液体进入外耳道，则栓塞物膨胀使症状加重，亦可并发感染出现外耳道炎症状。检查可见外耳道棕黑色和黄褐色块状物堵塞外耳道内，耵聍团块质地不等，有的坚硬如石，有的松软如泥。

三、治疗

1. 较小或片状者，可用镊子取出

2. 耵聍钩取出法

将耵聍钩沿外耳道后、上壁与耵聍栓之间轻轻伸入外耳道深部，注意避免损伤外耳道及鼓膜，然后轻轻转动耵聍钩钩住耵聍栓，逐渐钩出。

3. 外耳道吸引法

如耵聍较硬，不易取出，或耵聍与外耳道嵌顿紧密，取出过程中患者疼痛明显难以配合，可先用 5% ～ 10% 的碳酸氢钠溶液滴耳，每天 3 ～ 5 次，每次滴药后患耳向上静置 5 ～ 10 分钟，连续 3 ～ 4 日后待其软化，然后于耳鼻喉科专科门诊，用吸引器将软化的耵聍取出。

4. 外耳道冲洗法

采用上述方法取出困难者可用此法。冲洗前需将耵聍软化，用 5% ～ 10% 的碳酸氢钠溶液滴耳，每天 4 ～ 5 次，每次滴药后患耳向上静置 5 ～ 10 分钟，3 ～ 4 日后待其全部或部分膨化，再冲洗。患者取侧座位、头向健侧偏斜，紧贴患侧耳垂下方的皮肤置放一弯盘，以盛装冲洗时流出的水液，操作者以左手将患侧耳郭轻轻向后上（小儿向后下）牵引，右手取吸满接近体温的温热生理盐水、接有塑料管的 20 ml 的注射器或橡皮球置于外耳道口，向外耳道的后上壁方向冲洗。冲洗液进入深部并借回流力量将耵聍或异物冲出。如此反复冲洗，直至耵聍或异物冲出为止。最后用干棉签拭净外耳道。

注意：有急、慢性化脓性中耳炎等鼓膜穿孔者或有外耳道狭窄者忌用；冲洗时要随时观察患者的表情，询问患者的感觉，有不适者及时停止冲洗；冲洗时不可直接对着异物和耵聍，以免冲入深部；勿用强力直接对着鼓膜冲洗，以免损伤鼓膜；冲洗液温度应接近体温为宜，过热或过冷易刺激内耳引起眩晕。

5. 内镜下抽吸法

因在常规额镜下取存在光源弱、视野不清，易损伤外耳道和鼓膜等缺点，同时，传统用水冲洗易诱发眩晕，故可在耳内镜下取。这样视野暴露清楚，不易损伤外耳道和鼓膜。特别是对于外耳道狭窄者更为适宜，吸引器压力不宜太大，抽吸应在明视下进行。

6. 合并感染者

应先控制感染，待感染控制后再取出耵聍。

第六节 外耳道异物

是指异物不慎进入外耳道所致损伤性疾病。外耳道异物多见于儿童。成人多为挖耳或外伤时所遗留。亦见于虫类侵入而造成。异物分三类：非生物类，如石子、小玩具等；植物类，如豆类、种籽等；动物类，如飞虫、蟑螂等。

一、病因

(1) 小儿玩耍时喜将异物塞入耳内。

(2) 成人多为挖耳或外伤时遗留小物体或昆虫侵入。

(3) 异物种类为动物性 (如昆虫)、植物性 (如谷粒、豆类、小果核等) 及非生物性 (石子、玻璃珠等)。

二、诊断

(一) 病史

有异物进入史。婴幼儿常无典型病史。

(二) 症状

(1) 小而无刺激性的非生物性异物可不引起症状。较大异物可引起耳痛、听力下降、耳鸣、反射性咳嗽等症状。

(2) 动物性异物可在耳内爬行，引起耳鸣、剧烈耳痛。植物性异物可引起皮肤刺激性炎症，耳道肿胀，疼痛明显。

(3) 异物位置越深，症状越明显。严重者引起鼓膜、中耳损伤，出现听力下降、眩晕等。

(三) 耳镜检查

可见异物存留在耳道内。有时因异物长期刺激外耳道，肉芽增生可掩盖异物。需仔细清除肉芽后，才能发现异物。

三、治疗

(一) 治疗原则

1. 若异物为活的动物，须先行杀死或麻醉后用镊子钳出，或用小勾勾出或冲洗法冲出。

2. 若植物性异物，禁用冲洗法，以防受潮膨胀。

3. 光滑之异物，禁用钳子钳取，以防愈钳愈深，有伤及鼓膜的危险。

4. 如异物嵌顿在外耳道深部，不能取出，可经耳后切口，除去外耳道部分骨质后取出。

5. 外耳道已继发急性炎症，宜先抗感染治疗，待炎症消退后再取异物。

6. 钳取异物时，头部必须绝对固定，以免损伤耳道和鼓膜。小儿不能合作者，可在全身麻醉下进行取出。

(二) 用药原则

1. 此病一般在门诊处理。

2. 若异物紧嵌于外耳道峡部或已入鼓室，则手术取出，则应用抗生素和其他辅助药。

第七节 外耳湿疹

湿疹 (eczema) 是指由多种内外因素引起的变态反应性多形性皮炎，组织学上表现为细胞浸润，有浆液渗出，主要特征为瘙痒、多形性皮疹，易反复发作。发生在外耳道内称外耳道湿疹。若不仅发生在外耳道，还包括耳廓和耳周皮肤则为外耳湿疹 (eczema of external ear)。外耳道内湿疹常由接触过敏引起。最重要的过敏原是局部用药，如硫酸新霉素、多粘菌素 B。避免食用或接触变应原物质，及时治疗中耳炎及头部的湿疹，改掉挖耳等不良习惯等可预防外耳湿疹。

一、诊断要点

(一) 急性湿疹

1. 病史

有外耳道流脓病史、家族过敏病史，或有接触某种物质等诱因或有其他过敏性疾病等病史。

2. 病程

急性起病，病程 2 ～ 3 周，可反复发作。

3. 症状

外耳道口及周围皮肤潮红肿胀，灼热痒痛，出现多数粟粒样丘疹，并形成小水疱或脓疱，破裂后形成有浆液或脓液渗出的糜烂面，干后结痂。若继发感染则有轻度发热等全身症状，皮损部红肿及疼痛加重，耳后淋巴结肿痛。

(二) 慢性湿疹

1. 病程

病程较长，皮损与症状时轻时重。

2. 症状

外耳道口周围或耳后沟皮肤粗糙，红斑、浸润，结痂、鳞屑，或裂隙、糜烂，并有瘙痒、不适感。

二、临床表现

检查见耳郭前后皮肤、耳郭后沟或耳周皮肤，湿疹外形可以是很小的斑点状红疹，散在或密集在一起，也可以表现为丘疹、水疱、糜烂、浆液性渗出、黄色结痂等。

三、治疗

1. 抗感染

用于有感染者或预防感染。口服氨苄西林 0.5 g/ 次，2 次 / 日；或复方磺胺甲嘿唑 2 片 / 次，2 次 / 日；或甲苯磺酸妥舒沙星 150 mg/ 次，2 ～ 3 次 / 日。

2. 抗过敏

(1) 盐酸苯海拉明 25 mg/ 次，3 次 / 日；或氯苯那敏 4 mg/ 次，2 次 / 日，口服。

(2)10% 氯化钙注射液或 10% 葡萄糖酸钙注射液 10 ml/ 次 (小儿减半)，静脉缓慢注射。

(3) 维生素 C 200 mg/ 次，3 次 / 日，口服。

(4) 泼尼松 5 mg/ 次，2 ～ 3 次 / 日，口服。

四、外治

(1) 黄水淋漓、糜烂、溃疡者，可用硼酸溶液或5%醋酸铝溶液湿敷；或七叶一枝花15 g黄连、五倍子、大黄、苦参各10 g，煎水300 ml，去渣，加入溶于适量乙醇的冰片3 g，搅匀，过滤，放凉后清洗患处。清洗患处后再用青黛散、柏石散，或川贝母粉、黄连粉之类干敷患处。

(2) 渗液少或无渗液者，可用1%～2%甲紫、皮质激素类软膏、氧化锌油剂或糊剂。

(3) 结干痂或脓痂者，可用过氧化氢清洗患处，再涂药膏；或用野菊花，蒲公英各60 g煎水，清洗患处并湿敷0.5小时左右，然后用柏石散、黄连粉之类麻油调涂疮面，或黄连膏涂疮面。

(4) 干燥、皲裂、脱屑者，用碧玉散或穿粉散，以麻油调涂患处，或紫连膏外涂，以滋润肌肤。

(5) 皮肤增厚或皲裂者，可用10%～15%硝酸银液涂擦患处。

(6) 无论溃烂或结痂，均可用过氧化氧清洗患处，待干，以鱼肝油滴剂涂患处，再撒青黛散。

五、预防调护

(1) 发现致病因素，应予消除或避免。

(2) 保持局部清洁，勿搔抓患处，忌用热水或肥皂水清洗，勿用刺激性药物涂患处，以免加重损伤或感染邪毒。

(3) 忌食辛辣香燥和鱼、虾等发物。

(4) 注意耳部卫生，经常观察和清洗小儿耳后折缝，勿使汗、泪水浸渍。

(5) 积极治疗能引起本病的原发病，如中耳炎、面部湿疹等。

(6) 注意查明引起本病的各种刺激因素，力求避免之，如受热，寒冷、日光、丝织品、毛织品、动物羽毛、外用或内服药物、玩具、肥皂、眼镜架脚、塑料助听器、耳塞，耳环、衣服的高领，特别是油漆、染料、化妆品等。对小儿尤注意。

第八节 外耳道炎

外耳道炎一般指外耳道疖肿，外耳道疖肿是外耳道皮肤急性局限性化脓性病变，又称局限性外耳道炎。发生于外耳道软骨部，是耳科常见病之一。多为挖耳损伤外耳道皮肤或洗澡时及游泳后外耳道积水，使局部表皮软化，易被细菌侵入感染。

一、病因

外耳道皮肤受到某种因素的影响，如化脓性中耳炎的脓液、挖耳或外耳道异物及药物的刺激，减低了外耳道皮肤的抵抗力，引起角质层肿胀，毛囊阻塞，致病微生物乘虚而入，引起炎症。一些全身性疾病，如营养不良、贫血、糖尿病以及内分泌功能紊乱，亦是引起该病的诱因。致病菌以金黄色葡萄球菌、溶血性链球菌、绿脓杆菌、变形杆菌为多见。

二、临床表现

自觉耳痒、耳痛、耳漏及听力减退。检查外耳道皮肤呈弥漫性充血肿胀，皮肤糜烂常有脱落上皮及少量浆液性分泌物，鼓膜可有轻度充血。肿胀严重者外耳道变窄，鼓膜明显充血或不能窥视，耳周淋巴结常有肿大并伴有全身症状。

病变反复发作或是慢性病变时，耳部发痒、不适，听力稍减退，外耳道常有少量黏稠分泌物，皮肤增厚、充血肿胀，并附有鳞屑状上皮，剥除后常出血。外耳道进一步狭窄，鼓膜增厚、浑浊、光泽消失、标志不清或表面有肉芽生长。

三、治疗

急性期全身应用抗生素，服用止痛药，清洗外耳道内分泌物，可用3%或5%硝酸银涂布，同时加用抗过敏药物。慢性者局部可用红霉素、新霉素等抗生素类软膏及氟轻松、醋酸可的松等激素类软膏；控制感染病灶，如化脓性中耳炎；积极治疗全身性疾病，如贫血、内分泌功能紊乱、糖尿病等。

第九节 外耳道真菌病

外耳道真菌病 (otomycosis externa) 是外耳道的真菌感染性疾病。真菌易在温暖潮湿的环境中生长繁殖，我国南方气候湿热的省份多见。

一、病因

本病病因为真菌直接感染。诱因：①环境的温度和湿度增加，改变了外耳道的PH值；②耵聍缺乏；③耳内长期滴用广谱抗生素；④游泳、挖耳造成外耳道炎症；⑤全身性慢性疾病，机体抵抗力下降，或全身长期大剂量应用抗生素，都为真菌的孳生提供了条件。

二、病理

感染的真菌种类不同，引起的局部组织病理学改变不同。如曲菌感染一般不侵犯骨质，无组织破坏。白色念珠菌感染早期以渗出为主，晚期为肉芽肿性炎症。芽生菌、放线菌是化脓和肉芽肿性改变。毛霉菌侵入血管，引起血栓，组织梗死，引起坏死和白细胞浸润。

三、临床表现

耳内发痒，有的感奇痒，以夜间为甚。检查见外耳道和鼓覆盖有黄色或白色粉末状或绒毛状苔膜，有时分泌物或痂皮呈筒状，除去后见患处略充血潮湿。合并细菌感染时，可有耳痛、流脓。轻者亦可无症状，仅检查时发现。

四、诊断要点

1. 耳内奇痒，或兼耳闷、耳鸣等症。

2. 外耳道有霉苔，色灰白或黄黑，皮肤粗糙或充血、轻度糜烂，或有渗液，或外耳道有霉苔呈干性简状结痂。可伴有慢性化脓性中耳炎。

3. 取霉苔或痂皮置玻片上，滴1滴蓝黑墨水或20%氢氧化钾，盖上盖玻片，在显微镜下可见到菌丝及孢子。必要时活检确诊。

五、治疗

用生理盐水或双氧水清洗真菌团块及痂皮，用干棉签拭干后，局部涂达克宁等抗真菌药物。外耳道皮肤肿胀、渗液时，向外耳道置入5%醋酸铅溶液的小绵条，每日更换1～2次。保持外耳道干燥，戒除挖耳习惯。病情严重者要静脉给予抗真菌药物治疗。

六、预防调护

保持外耳道清洁干燥，勿使污水入耳，避免掏耳。

第十节 外耳道胆脂瘤

外耳道胆脂瘤是阻塞于外耳道骨部的含有胆固醇结晶的脱落上皮团皮。又称外耳道阻塞性角化病。其组织学结构同中耳胆脂瘤，但常混有耵聍碎屑。

一、病因

病因尚不明确，观点不一。目前大多数认为与外耳道皮肤受到各种病变，如耳外伤、耵聍栓塞、异物、炎症、真菌感染、手术等的长期刺激，而使外耳道皮肤上皮的完整性遭到破坏，局部皮肤生发层中的基底细胞生长活跃、角化上皮细胞脱落异常增多，并且由于外耳道受到不良刺激产生慢性充血，导致狭窄，使得脱落物向外移行排除受阻，便堆积于外耳道内，形成团块。久之团块中心便会腐败、分解、变性，最终产生胆固醇结晶。与局部的引流，湿度密切相关。

二、临床表现

多发生于成年人，单侧多见，可侵犯双耳。无继发感染的小胆脂瘤可无明显症状。胆脂瘤较大时，可出现耳内堵塞感，耳鸣。如继发感染可有耳痛、头痛、外耳道有分泌物，具臭味。检查见外耳道深部为白色或黄色胆脂瘤堵塞，其表面被多层鳞片状物质包裹。较大的胆脂瘤清除后可见外耳道骨质遭破坏、吸收、外耳道骨部明显扩大。鼓膜完整，可充血、内陷。巨大的外耳道胆脂瘤可破坏外耳道后壁侵犯乳突，广泛破坏乳突骨质，并发胆脂瘤型中耳乳突炎，也可引起周围性面瘫。外耳道胆脂瘤是阻塞于外耳道骨段的含有胆固醇结晶的脱落上皮团块。又称外耳道阻塞性角化病。其组织学结构同中耳胆脂瘤但常混有耵聆碎屑。病因不明，可能与外耳道皮肤受到各种病变的长期刺激(如耵聍栓塞、炎症、异物、真菌感染等)而产生慢性充血，致使局部皮肤生发层中的基底细胞生长活跃角化上皮细胞脱落异常增多，若其排除受阻，便堆积于外耳道内，形成团块。久之其中心腐败、分解、变性，产生胆固醇结晶。

临床多发生于成年人，单侧多见，可侵犯双耳。无继发感染的小胆脂瘤可无明显症状。胆脂瘤较大时，可出现耳内堵塞感，耳鸣。如继发感染可有耳痛，头痛，外耳道有分泌物，具臭味。检查见外耳道深部为白色或黄色胆脂瘤堵塞，其表面被多层鳞片状物质包裹。较大的胆脂瘤清除后可见外耳道骨质道破坏、吸收、外耳道骨段明显扩大。鼓膜完整，可充血，内陷。巨大的外耳道胆脂瘤可破坏外耳道后壁侵犯乳突，广泛破坏乳突骨质，并发胆脂瘤型中耳乳突炎，也可引起周围性面瘫。不合并感染的胆脂瘤较易取出，清除方法同盯聍取出术。可用3%硼酸甘油或3%一5%碳酸氢钠溶液(合并感染时忌用)滴耳，使其软化后再取。合并感染时，应注意控制感染。但单纯的控制感染很难迅速奏效，只有全部或部分清除胆脂瘤后，方能促使炎症吸收。感染严重、取出十分困难者可在全麻及手术显微镜下进行，同时全身应用抗生素控制感染。术后应随诊观察，清除残余或再生的胆脂瘤。2%水杨酸酒精滴耳或可预防复发。外耳道胆脂瘤侵入乳突者应按乳突根治术或改良乳突根治术手术治疗。

经空气径路传导的声波，受到外耳道、中耳病变的阻碍，到达内耳的声能减弱，致使不同程度听力减退者称为传导性聋。本病可因炎症、外伤、异物或其它机械性阻塞以及畸形等因素引起，如急、慢性化脓性中耳炎，急、慢性分泌性中耳炎，粘连性中耳炎，大疱性鼓膜炎，急性乳突炎以及外耳道炎症、疖肿使外耳道狭窄甚至闭塞影响鼓膜运动； 额骨骨折累及中耳、鼓膜外伤、听骨链中断等；外耳道异物、耵聍栓塞、肿瘤、胆脂瘤等；先天性外耳道闭锁、听骨链畸形、鼓膜缺失、前庭窗、蜗窗发育不全等。

三、检查

1. 影像学特点

颞骨 CT 多表现为外耳道内软组织密度影，呈膨胀性生长，可侵入乳突及中耳，破坏骨质边缘光滑，与中耳胆脂瘤表现类似。但外耳道胆脂瘤的病变首先位于外耳道且以外耳道骨部下、后壁破坏为主，经此破坏可侵入乳突腔，造成乳突大片骨质损伤，面神经垂直段骨管破坏，硬脑膜暴露，而远离外耳道的乳突气房常存在，鼓室腔结构仍可保持完整。

2. 听力学检查

一般呈现传导性聋，主要是因为声波经空气传导途径传导时受到外耳道、中耳病变的阻碍，到达内耳的声能减弱，致使不同程度听力减退。病变进展累及内耳后也可呈现感音神经性聋。

四、诊断

根据病史及体症，如检查耳道时可见外耳道有特症性白色胆脂瘤样团块嵌顿，耳道皮肤充血、肿胀、狭窄和肉芽形成，即可明确诊断。为进一步明确分期、指导治疗，应行颞骨高分辨率薄层 CT 检查，了解外耳道病变情况及骨质破坏范围，邻近组织的破坏情况，病变与周围组织结构的关系，尤其是面神经乳突段与外耳道胆脂瘤的关系。手术后取胆脂瘤样组织送病理检查确定诊断。

五、治疗

(1) 彻底清除耳道胆脂瘤，方法同“耵聍”。

(2) 用重连酊浸耳，1 ～ 2 次 / 日，0.5 小时 / 次。

(3) 手术治疗：清除病灶，重建外耳道。

第十一节 耳郭假性囊肿

耳廓假性囊肿 (习称耳廓浆液性软骨膜炎) 是原因未明的耳廓腹侧面局限性囊肿，因其囊壁无上皮层，故称假性囊肿。患者以男性居多，发病年龄一般在 30 ～ 40 岁，多发生于一侧耳廓。

一、病因

病因不明，可能和局部受某些机械刺激有关。

二、临床表现

1. 多见于成年男性，常为单侧。

2. 耳廓腹侧面呈半球形隆起，界限清楚，皮肤色泽正常，硬或有波动感，无压痛。

3. 穿刺可抽出淡黄色或血水样液体，抽后不久又复发。

三、诊断要点

(1) 多为偶然发现，痰包小者无任何症状，稍大者可有患处微胀或麻木、痒感，一般无痛感。

(2) 病变多位于耳郭外侧凹面之舟状窝或三角窝，多为单发。

(3) 痰包呈椭圆形或半球形隆起，如蚕豆或指甲大小，大者可波及耳甲腔，但不侵犯耳郭背面。肿处界限清楚，皮肤色泽正常，触之无压痛而有弹性，大者可有波动感，在暗室中透光度良好。

(4) 穿刺可抽出淡黄色清液，不久又复肿如故；抽出液培养无细菌生长。

四、外治

1. 外敷法

(1) 痰包较小者，可用 75% 乙醇调季德胜蛇药适量外敷患处，以活血消肿。或用缝合针带 6 号尼龙线横贯囊肿，两端留尾线以利引流，外敷栀子膏 (栀子 2 份，大黄、白矾、雄黄各 1 份，分别研粉，用时以凡士林调 50% 油膏)，纱布敷盖，再以弹力夹加压，2 ～ 3 日换药 1 次至愈为止。

(2) 外敷方 (程康明经验方)：生南星 100 g、丁香 100 g、冰片 10 g、乌龙粉 200 g。研末，醋调敷患处，覆盖，隔日 1 次。

2. 穿刺抽液

痰包较大者，在严格无菌操作下，行穿刺抽液，抽液后可注入硬化剂或平阳霉素，再加压包扎，可反复进行。亦可于抽液后注入 15% 高渗盐水 (含 50% 葡萄糖) 约 0.5 ml，或注入 1% 碘酊，或注 50% 葡萄糖注射液与地塞米松等量配制共 0.5 ml，不加压包扎，24 小时后若抽出液为血红色，即不再注药，否则可重复注射。抽液后局部配合冷冻或磁疗。

3. 切开引流

在严格无菌操作下，切除全层囊壁并开一小窗，清除积液，保持引流通畅，轻压包扎，使囊壁塌陷、紧贴，直到愈合。

4. 理疗

如紫外线照射、超短波、冷冻疗法，或用磁疗法。

磁疗法：以 2 片磁石异极相对，贴于患处两侧，包扎固定。

5. 灸法

艾条温和灸患处至灼热感，15 分 / 次，1 次 / 日。

第十二节　大疱性鼓膜炎

本病又称疱疹性鼓膜炎、出血性大疱性鼓膜炎。多因病毒感染所致。以鼓膜或邻近耳道深处发生疱疹为主要表现。以秋冬季节多见，好发于儿童及青年，多为单侧。中医称耳膜疱疮。

一、病因

一般认为系病毒感染所致，如流感病毒、脊髓灰质炎病毒等，多与流感流行有关，也可发生于上呼吸道其他病毒性感染之后。有报道少数病例由肺炎支原体引起。

二、临床表现

1. 耳痛

为本病的主要症状。耳痛往往突然发生，并迅速加重，一般在流感发热消退后2～3天发病。耳痛一般较剧烈，可伴同侧头痛及颊部疼痛。大疱破裂后，耳痛可逐渐减轻。

2. 耳溢液

大疱破裂后，耳内可流出淡黄色或略带血性的浆液性分泌物，量一般不多，持续时间短暂。

3. 听力下降

一般不重。

4. 耳鸣及耳闷胀感。

5. 眩晕

不多见。

6. 可有低热、乏力及全身不适感。

三、诊断要点

(1) 多有感冒病史或药物、物理刺激等病史。

(2) 耳内深部疼痛，程度较重，并呈进行性加剧，伴耳内胀闷感及耳鸣。

(3) 鼓膜表面或外耳道深部有单个淡黄色或暗紫色血疱。大疱溃破后有浆液性或血性溢液，愈后不留瘢痕。

(4) 纯音听力多为轻度传导性聋，但严重者可伴发感音神经性聋。

四、中医治疗

1. 症候

耳深部疼痛，伴耳内胀闷感及耳鸣、听力障碍，检查见鼓膜表面或外耳道深部有单个淡黄色或暗紫色血疱。舌质偏红，苔黄，脉弦数。

2. 治法

清肝胆热，解毒祛邪。

3. 方药

柴胡清肝汤加减：生地黄 10 g、当归 10 g、赤芍 12 g、川芎 6 g、柴胡 8 g、黄芩 10 g、栀子 10 g、牛蒡子 10 g、连翘 10 g、生甘草 6 g、大青叶 15 g、板蓝根 15 g、贯众 15 g。

加减：耳痛重加玄明粉 10 g，有血性渗出物加仙鹤草 12 g，大便秘结加大黄 5 g。

五、西医治疗

1. 抗生素

参见急性鼓膜炎；泼尼松 5～10 mg/ 次，口服，3 次 / 日。

2. 镇痛剂

吲哚美辛 25 mg/ 次，2～3 次 / 日，口服。用于耳痛重者。

六、外治

(1) 血癌大者可用鼓膜切开刀挑破。

(2) 有血性渗出物者，先用络素碘外耳道消毒，再吹入氯冰散，1～2 次 / 日。

(3) 酌情用黄连滴耳液滴耳，1～2次/日。

(4) 耳部热敷或透热疗法，1～2次/日，以促进疱疹吸收或炎症消散。

七、预防调护

(1) 保持外耳道清洁、干燥，防止污水入耳。

(2) 病中注意休息，多饮水，忌辛辣油腻煎炸之品。

(3) 流行性感冒期间，可用大青叶、金银花、板蓝根、连翘，薄荷等煎水代茶饮以预防。

第十三节 分泌性中耳炎

分泌性中耳炎是以鼓室积液、传导性聋为主要特征的中耳黏膜的非化脓性炎症。多发于冬春季，成人、儿童均可发病，为儿童致聋的常见原因。

一、病因

对于正常鼓膜患者，咽鼓管是中耳与外界环境沟通的唯一管道。咽鼓管阻塞是造成分泌性中耳炎的重要原因。正常情况下，中耳内、外的气压基本相等。当咽鼓管由于各种原因出现通气功能障碍时，中耳的气体被黏膜吸收，中耳出现负压从而导致中耳黏膜的静脉扩张，通透性增加，血清漏出聚积于中耳，从而形成中耳积液。咽鼓管通气功能障碍又分为机械性功能障碍和功能性功能障碍两种。

1. 机械性阻塞

鼻咽部各种良性或恶性占位性病变(如：腺样体肥大、鼻咽癌、鼻咽纤维血管瘤等)，鼻腔和鼻窦疾病(如：慢性鼻窦炎、巨大鼻息肉、肥厚性鼻炎、鼻中隔偏曲等)，长期的鼻咽腔填塞，咽鼓管咽口黏连，代谢障碍性疾病(如：甲状腺功能减退等)，以及很少见的鼻咽白喉、结核、梅毒和艾滋病等特殊感染均可因直接压迫、堵塞咽口或影响淋巴回流，造成咽鼓管管腔黏膜肿胀等从而引起本病。

2. 功能性通气功能障碍

小儿的腭帆张肌、腭帆提肌和咽鼓管咽肌等肌肉薄弱，收缩无力，加之咽鼓管软骨发育不够成熟，弹性较差，当咽鼓管处于负压状态时，软骨段的管壁甚易发生塌陷，导致中耳负压。细菌病毒感染、放射性损伤、先天性呼吸道黏膜纤毛运动不良、原发性纤毛运动障碍等原因，引起咽鼓管表面活性物质减少，从而致咽鼓管开放阻力加大，也被认为是分泌性耳炎的原因之一。此外Ⅰ、Ⅲ型变态反应均可能引起分泌性中耳炎，可能与过敏引起的咽鼓管黏膜水肿，管腔闭塞有关。

婴幼儿易患分泌性中耳炎与婴幼儿特殊的解剖结构有关。新生儿的咽鼓管短、宽而平直，鼻咽部的分泌物易经咽鼓管进入中耳引起炎症。分娩时难产、臀位、窒息时作过人工呼吸的新生儿，羊水常易进入中耳内。母体患妊娠中毒症、先兆子痫或产前出血者，羊水也易进入中耳发生感染引起中耳炎。新生儿哺乳不当容易逆乳，特别是取平仰卧位用奶瓶人工哺养者，逆乳时乳汁潴积于鼻咽腔，经咽鼓管进入中耳引起中耳炎。

二、病理

中耳分泌物来自咽鼓管、鼓室以及乳突气房黏膜，浆液性或黏液性。其病理过程包括病理性渗出、分泌和吸收。中耳内的液体多为漏出液、渗出液和分泌液的混合液体，因病程不同而以其中某种成分为主。一般病程长，儿童患者黏液性者较多；病程短，成人患者浆液性者较多。浆液性液体多为淡黄色，呈水样。黏液性液体多为黄色或灰白色，呈黏稠混浊样。严重者为脓耳，液体非常黏稠，灰白色，呈胶冻状。

三、临床表现

1. 听力下降

急性分泌性中耳炎大多有感冒病史，以后听力逐渐下降，可发觉自己讲话声音变大。慢性分泌性中耳炎患者常不能明确具体发病时间，耳聋程度可随体位变化。一侧耳患病，另一侧耳听力正常者，可长期不被觉察而于体检时发现。小儿常无听力下降主诉，婴幼儿表现为语言发育延迟，学龄前儿童表现为对父母的招呼不理睬，学龄儿童表现为学习成绩下降，看电视要求过大音量。

2. 耳痛

急性分泌性中耳炎起病时可有轻微耳痛，慢性者继发感染时可出现耳痛。

3. 耳内闭塞感

成年人常主诉耳内闭塞感或胀闷感，按压耳屏后可暂时缓解。

4. 耳鸣

一般不重，可有“噼啪”声，当头部运动或打哈欠、擤鼻时，耳内可出现气过水声。

5. 耳镜检查

早期鼓膜松弛部或紧张部周边有放射状扩张的血管纹。紧张部鼓膜或全鼓膜内陷，表现为光锥缩短、变形或消失；锤骨柄向后上方移位；锤骨短突明显外凸。鼓室积液时，鼓膜呈淡黄色或琥珀色，慢性者呈乳白色或灰蓝色。若积液为浆液性且未充满鼓室时，可见凹面向上的毛发线，咽鼓管吹张后可见气泡。积液多时，鼓膜外凸，活动受限。

6. 音叉试验及纯音听阈测试

Rinne 试验阴性，Webber 试验偏向患侧。纯音听力图一般表现为轻度的传导性聋。听力损失以低频为主，积液黏稠时高频听力损失明显。

7. 声导抗测试

声导抗图对本病的诊断具有重要价值。平坦型(B 型)为本病的典型曲线，有时为高负压型(C 型)。声反射均消失。

8. 诊断性穿刺术

必要时可于无菌条件下做诊断性穿刺术而确诊。

四、鉴别诊断

1. 急性中耳炎

婴幼儿及儿童分泌性中耳炎应与急性中耳炎相鉴别。急性中耳炎治疗不彻底或迁延不愈可转换为分泌性中耳炎。多病程较短，患者可有剧烈耳痛、耳流脓等症状，分泌性中耳炎多病程较长，多以耳闷为主要症状，耳痛呈间断性，较轻，甚至无耳痛表现。

2. 鼻咽癌或鼻咽部占位性病变

典型的鼻咽癌早期症状可为涕中带血、颈部包块。但有些患者耳部症状先于上述症状，癌肿在鼻咽部的黏膜下潜行，鼻内镜检查在早期不易发现。对于单耳分泌性中耳炎，特殊地区患者，应高度警惕。

3. 慢性化脓性中耳炎合并中耳胆脂瘤

松弛部穿孔被痂皮覆盖，耳鼓膜紧张部显示鼓室积液，此类患者应仔细检查松弛部，必要时行颞骨的高分辨率 CT，以除外中耳胆脂瘤。

4. 黏连性中耳炎

主诉为听力减退和闷胀感，检查鼓膜与鼓岬黏连以资鉴别。

5. 鼓室硬化

属慢性中耳炎的后遗病变。主诉听力下降和耳闷胀感。一般病史较长，有中耳炎病史。鼓膜可以完整，鼓室内大量硬化症包裹听骨链，影响声能传导。颞骨 CT 或手术探查可以明确诊断。

6. 胆固醇肉芽肿

患者主诉听力减退和耳闷胀感。但耳科检查可见鼓膜呈蓝色，颞骨 CT 提示鼓窦入口狭窄，可有骨质破坏。手术探查及病例检查可以明确诊断。

7. 先天性或后天性中耳胆脂瘤

对于鼓膜完整的中耳胆脂瘤，主诉听力下降，检查鼓膜完整，透光度差，听力图显示为传导性听力损失，容易混淆。但鼓室积液症不明显，鼓膜透光度差，可透过鼓膜见到白色的实性团块样物位于鼓膜内侧的鼓室内。

8. 自发性或外伤性脑脊液耳漏

可主诉患侧反复发生脑膜炎，检查显示鼓室内液体积聚。年轻患者，根据病史、查体及影像学检查可以确诊。外伤性者则有明确的外伤史。

9. 外淋巴漏

两窗破裂和先天性裂隙，造成外淋巴液漏至中耳鼓室腔。可表现为鼓室积液，但患者有眩晕病史，遇强声刺激可诱发眩晕。听力图提示感音神经性耳聋。

10.Wergerner 肉芽肿

虽然属于少见病，但疾病初期容易误诊为分泌性中耳炎。双耳发病，病程迁延和顽固，伴有全身发热、肺部及肾脏病变，ANCA 等抗体阳性，对糖皮质激素治疗有效，应高度警惕该病。

11. 其他

当咽鼓管功能不良或耳硬化症，听力曲线为传导性聋，另外，内耳的病变如梅尼埃病、上半规管裂综合症等，可表现为耳闷胀感，尤其是听力曲线上显示有骨气导间距时则容易混淆。但鼓膜检查无积液症，声导抗图显示为 A 型图或 C 型图，而非 B 型图；内耳病变以感音神经性聋为其主要特症，以资鉴别。

五、治疗

治疗原则为积极治疗原发病及邻近病灶，去除病因，改善咽鼓管的通气功能，平衡和消除中耳鼓室内的负压状况，通畅引流鼓室内的积液，防止鼓室黏连和中耳胆脂瘤及胆固醇肉芽肿的发生。

1. 成人分泌性中耳炎的治疗

(1) 保守治疗：

①鼻腔收缩剂改善咽鼓管通气功能，常用药物为麻黄素制剂、盐酸羟甲唑啉等药物，但是使用此药物要注意防止药物依赖，一般疗程不超过 1 周，若频繁过量使用易引起药物性鼻炎。麻黄素类鼻腔收缩剂可升高血压，老年人用药后应观察血压变化。

②黏液促排剂可调节咽鼓管及鼓室内黏膜生理功能，促进鼓室内积液排除，改善黏膜黏液毯的清理作用，常用药物有：盐酸氨溴素等药物。

③抗生素在急性期内，可短期内使用敏感抗生素。

④口服糖皮质激素对于无糖尿病等禁忌症的患者，可使用糖皮质激素类药物如泼尼松等口服，但只可作短期治疗，不宜长期使用。

⑤鼻用糖皮质激素改善鼻腔炎症状态，消除炎症介质，且相对口服糖皮质激素更为安全，局部作用于鼻腔、鼻咽、咽鼓管，全身副作用小。

⑥咽鼓管吹张可采用咽鼓管吹张器、捏鼻鼓气法、波氏球法或导管法促使咽鼓管通畅，还可经导管向咽鼓管咽口吹入泼尼松龙，达到通畅和引流的目的。但应用此方法时须注意鼻腔不能有鼻涕，不然容易将鼻涕吹入鼓室，引起急性化脓性中耳炎。

(2) 手术治疗：

①鼓膜穿刺抽液可同时作为诊断方法及治疗方法，可有效清除中耳积液，改善中耳通气。必要时可重复穿刺，或抽液后注入糖皮质激素类药物。

②鼓膜切开术适用于分泌的液体较黏稠，鼓膜穿刺不能吸尽者。不合作的小儿可于全麻下进行。需要注意保护鼓室内壁黏膜，鼓膜切开后应将鼓室内液体全部吸尽。

③鼓室置管术适用于病情迁延不愈，或反复发作，胶耳，头部放疗后，咽鼓管功能短期内难以恢复正常者，目的是改善通气引流，促使咽鼓管恢复功能。通气管留置时间一般为 3 ～ 6 个月，最长可达 6 个月～ 1 年。可在咽鼓管功能恢复后取出通气管，有部分患者可自行将通气管排出于外耳道内。

④对于顽固性分泌性中耳炎一直缺乏有效的治疗措施，目前咽鼓管激光成形术和咽鼓管球囊扩张术为该类患者带来一线希望。对于反复发作的，病程大于 3 个月以上的慢性分泌性中耳炎患者，可采用此类方法，改善咽鼓管通气功能。

⑤激光咽鼓管成形术应用半导体激光、CO_2 光纤激光、KTP 激光灯等软管激光，对咽鼓管圆枕后唇部分进行消融，国外在近两年的临床研究发现其有效率达到 90% 以上。球囊扩张咽鼓管成形术：应用球囊置入咽鼓管咽口，对咽鼓管软骨部进行扩张，提高咽鼓管软骨部开放功能，达到治疗分泌性中耳炎的目的。

⑥怀疑鼓峡阻塞、鼓窦入口有肉芽组织阻塞的顽固性分泌性中耳炎患者可考虑单纯乳突切开术及鼓室探查手术，同时行鼓膜置管术。对将要发生黏连性中耳炎及内陷囊袋者，应该尽早进行手术治疗，以防止并发症。

2. 儿童及婴幼儿分泌性中耳炎的治疗

(1) 密切观察和随诊因为分泌性中耳炎为自限性疾病，有一定的自愈率，在给予有创治疗前患者应该严密观察 3 个月。分泌性中耳炎是否自愈取决于病因及积液时间的长短。由急性中耳炎遗留的分泌性中耳炎患者，约75%～90%在3个月时可以自愈，鼓室压图由B转为A、C型。约55%分泌性中耳炎患者可在3个月时自愈，但是，约1/3的患儿可能加重。在起病时间不详的2～4岁的患儿中，约25%的患儿自愈时间为3个月。婴儿和小小儿的自愈率更高。2岁以上双耳分泌性中耳炎、病程在3月以上患儿，在6～12个月时其自愈者约为30%。

对于处于观察阶段的非高危患儿，无论是药物还是手术干预则百害而无一利，而观察等待对非高危患儿则无害处；需要告知家人患儿听力差，尤其是双耳分泌性中耳炎患者；制定改善患儿聆听和学习环境的措施和方案；定期复查，并进行气压耳镜和鼓室压图检查。

改善聆听环境的措施包括：说话时在3英尺内；将周围干扰的声响关掉如电视机、音乐；面对患儿说话时，做到口齿清晰，并应用手势和图片等视觉方式作为辅助；降低语速、提高音量、言语清晰；与患儿一起阅读和讲述、解释图片或提出问题；注意重复单词、词组或句子；安排患儿坐在距离老师较近的位置上；在教室里使用可调节音量的扩音设备等。

⑵药物治疗对于儿童，药物疗效短暂而有限，副作用多，不推荐使用。不主张长期使用抗生素治疗分泌性中耳炎，鼓膜充血不应该成为抗生素应用的指症，不主张联合使用抗组胺药及减充血剂，因为他们的副作用明显。也不主张普遍地长期使用口服激素治疗，除非个别病例。尚无症据支持咽鼓管通气、口服或鼓室内注射黏液促排剂及其他药物的治疗作用。

⑶手术治疗选择手术时应该考虑的因素为听力水平及伴随症状；是否存在影响(言语语言)发育的高危因素；分泌性中耳炎自愈的可能性。手术指症为分泌性中耳炎持续在4月以上伴有听力减退和其他症状；持续或复发性分泌性中耳炎，伴有高危因素存在(只要是高危患儿，无论积液时间长短，都应该尽早手术)；鼓膜或中耳结构损害。应该综合基层医生、耳鼻咽喉科医生和家人的意见，权衡手术利弊。随访患儿的手术指症为：较好耳的听力水平达到40 dB或以上；长期分泌性中耳炎并出现了耳痛、不明原因的睡眠障碍和合并急性中耳炎反复发作；鼓膜后上方内陷囊袋；听骨烂蚀；内陷黏连和内陷囊袋内角化物的积存。

手术术式包括首选鼓膜置管术(可使中耳通气状态保持12～14个月)；有鼻塞、慢性鼻窦炎、慢性腺样体炎等指症时同时行腺样体切除术，不建议4岁以下患儿行腺样体切除术；再次手术时可行腺样体切除术和鼓膜切开术，同时行鼓膜置管或不置管；不建议单独行鼓膜切开术(使中耳通气仅仅保持几天，激光辅助鼓膜切开也只使中耳通气保持几周)或单独行扁桃体切除术治疗分泌性中耳炎(无确切疗效)。

再次手术问题：在鼓膜置管脱管的患儿中，20%～50%的患儿分泌性中耳炎复发，需要再次手术。建议再次手术时，无论腺样体大小，都应该行腺样体切除术(但是腭裂或黏膜下腭裂除外)。因为它使再次手术率降低50%。再次手术的疗效好(对于2岁儿童的再手术疗效明显，而对于3岁儿童的再手术疗效最明显)。术式采用鼓膜切开+腺样体切除(＞4岁)；鼓膜置管+腺样体切除(＜4岁)。再次手术时，鼓膜置管尤其适合于高危患儿并且必须根治分泌性中耳炎患儿和鼓膜、中耳黏膜有明显炎症的患者。

手术并发症：急诊手术中麻醉的死亡率为1:50000或更低；小儿在麻醉中较成人更易出现喉头和气管的痉挛；鼓膜穿孔的发生率为2%～17%，需要修补；腺样体切除术的出血率为0.2%～0.5%，腭帆功能障碍为2%，还有鼻咽部闭锁或持续腭帆功能障碍(适应症选择和手术技巧)。

应该权衡是观察随访还是手术所带来的风险，并建议每 3 ～ 6 月或更短间期复查一次。在观察阶段不宜继续观察等待的患者有：不能定期复查的患者；高危患者或并发有其他疾病的患儿。

3. 其他补充治疗手段

(1) 补充或替代性治疗常见的补充及替代疗法包括推拿按摩、微波、限制饮食 (如限制奶制品)、中草药、补品、针灸、中药等疗法。

(2) 抗过敏治疗据报道，分泌性中耳炎患者中存在过敏者为 10% ～ 80% 不等。长期以来一直怀疑分泌性中耳炎和过敏因素两者间存在着某种关系，但循症医学研究认为抗过敏治疗分泌性中耳炎的研究资料缺乏前瞻性、对照研究和足够的症据。

六、预后

(1) 部分轻症患者的中耳积液可自行吸收或经咽鼓管排除。

(2) 可以进展为鼓室硬化症、黏连性中耳炎、胆脂瘤型中耳炎、胆固醇肉芽肿等。

(3) 病程较长而未进行治疗的小儿影响语言发育及与他人交流的能力。

七、预防

加强锻炼，增强体质，预防感冒；避免辛辣刺激性食物和烟酒刺激，避免接触烟雾等不良气体刺激呼吸道，保护和增强上呼吸道黏膜的抵抗力；预防和治疗过敏性疾病，避免接触过敏源，饮食上应避免引发个体过敏的食物，如海鲜食品等；擤鼻涕时勿双手同时捏紧前鼻孔用力擤鼻涕，应该按压一侧鼻孔轻轻清理鼻腔的分泌物；婴幼儿喂奶时应注意不要头部太低；鼓膜置管期间应避免耳道进水，以防引发急性化脓性中耳炎。

第十四节 急性化脓性中耳炎

急性化脓性中耳炎是中耳黏膜的急性化脓性炎症。主要致病菌为肺炎球菌、流感噬血杆菌、乙型溶血性链球菌、葡萄球菌和铜绿假单胞菌 (绿脓杆菌) 等，前两种多见于小儿。

一、病因

各种原因引起的机体抵抗力下降、小儿腺样体肥大、慢性扁桃体炎、慢性化脓性鼻窦炎等是本病的诱因。致病菌进入中耳的途径如下。

1. 咽鼓管途径

最常见。急性上呼吸道感染、急性传染病期间、跳水、不适当擤鼻、咽鼓管吹张、鼻咽部填塞等，致病菌经咽鼓管侵犯中耳。

2. 外耳道鼓膜途径

因鼓膜外伤、不正规的鼓膜穿刺或置管时的污染，致病菌可从外耳道侵入中耳。

3. 血行感染

极少见。

二、病理

病变常累及包括鼓室、鼓窦及乳突气房的整个中耳黏骨膜，但以鼓室为主。早期的病理变化为黏膜充血，鼓室有少量浆液性渗出物聚集。以后淋巴细胞、浆细胞和吞噬细胞浸润，黏膜增厚，鼓室渗出物为黏脓性或血性。鼓膜早期充血，以后鼓膜中小静脉发生血栓性静脉炎，纤维层坏死，鼓膜出现穿孔，脓汁外泄。若治疗得当，炎症可逐渐吸收，黏膜恢复正常。重症者病变深达骨质，迁延为慢性或合并急性乳突炎。

三、诊断

根据病史及临床表现、检查诊断。

患者一般有上呼吸道感染史、急性传染病、游泳、婴儿哺乳位置不当、鼓膜外伤史等。

四、临床表现

1. 耳痛

为早期的主要症状，耳深部刺痛，可随脉搏跳动，疼痛可经三叉神经放射至同侧牙齿、额部、颞部和顶部等，婴幼儿哭闹不止。鼓膜自发性穿孔或行鼓膜切开术后，耳痛减轻。

2. 耳鸣及听力减退

耳鸣及听力减退为常见症状。

3. 耳漏

鼓膜穿孔后耳内有液体流出，初为浆液一血性，以后为黏液脓性或脓性。若分泌物量多，提示来自鼓窦及乳突。

4. 全身症状

鼓膜穿孔前症状明显，可有畏寒、发热、食欲减退，小儿症状较成人严重，可有高热、惊厥，常伴呕吐、腹泻等消化道症状。鼓膜穿孔后，体温逐渐下降，全身症状明显减轻。

5. 耳镜检查

早期鼓膜松弛部充血，以后鼓膜出现弥漫性充血，可呈暗红色，标志不清，鼓膜向外膨出。鼓膜穿孔一般位于紧张部，开始很小，清除耳道分泌物后可见穿孔处闪烁搏动之亮点。坏死型者，鼓膜迅速形成大穿孔。

6. 耳部触诊

乳突尖及鼓窦区可能有压痛，鼓膜穿孔后消失。

7. 听力学检查

呈传导性聋，听力可达 40 ～ 50 dB。

8. 化验检查

血白细胞总数增高，多形核粒细胞增加，鼓膜穿孔后血象恢复正常。

五、鉴别诊断

应与急性外耳道炎和外耳道疖相鉴别。注意有无颅内外并发症。

六、治疗

本病的治疗原则为抗感染，利引流，去病因。

（一）全身治疗

(1) 尽早足量足疗程抗菌药物的应用。鼓膜穿孔后，应取脓液作细菌培养和药敏，参照结果选用合适的抗生素，症状消失后继续治疗数日，方可停药。

(2) 注意休息，调节饮食，通畅大便。重症者应注意支持疗法，如应用糖皮质激素等。必要时请儿科医师协同观察。

(二) 局部治疗

1. 滴耳

鼓膜穿孔前，用 2% 酚甘油滴耳；鼓膜穿孔后，先以 3% 过氧化氢 (双氧水) 清洗外耳道，再滴抗生素滴耳液。

2. 鼓膜切开术

适时的鼓膜切开术可以通畅引流，有利于炎症的迅速消散，使全身和局部症状减轻。

3. 鼻腔减充血剂的应用

如 1% 麻黄碱滴鼻液滴鼻，减轻鼻咽黏膜肿胀，有利于恢复咽鼓管功能。

(三) 病因治疗

积极治疗鼻部和咽部慢性疾病。

七、预后

若治疗及时，引流通畅，炎症消退后，鼓膜穿孔多可自行愈合，听力大多能恢复正常。若治疗不当或病情严重，可遗留鼓膜穿孔，中耳粘连，鼓室硬化，或转变为慢性化脓性中耳炎，甚至引起各种并发症。

八、预防

(1) 积极锻炼身体，积极治疗和预防上呼吸道感染。

(2) 广泛开展各种传染病的预防接种工作。

(3) 宣传正确的哺乳姿势，应将婴儿的头部竖直及控制乳汁流出速度。

(4) 陈旧性鼓膜穿孔或鼓膜置管者禁止游泳，洗澡时防止污水流入耳内。

第十五节 慢性化脓性中耳炎

慢性化脓性中耳炎是指中耳黏膜、骨膜或深达骨质的慢性化脓性炎症。本病在临床上较为常见，常以耳内间断或持续性流脓、鼓膜穿孔、听力下降为主要临床表现，严重时可引起颅内、颅外的并发症。

一、病因

慢性化脓性中耳炎常见的病因有：

1. 急性炎症迁延不愈

急性化脓性中耳炎未获得彻底的治疗，或细菌毒力强，患者的抵抗力低，病变迁延至慢性，此为常见原因。

2. 咽鼓管功能异常

咽鼓管功能异常，导致乳突气化不良，可能与本病的发生有一定关系。在慢性化脓性中耳炎患者中，乳突气化不良者居多，但其确切关系尚不清楚。

3. 病变严重、深达骨质

急性坏死性中耳炎，病变深达骨膜及骨质，组织破坏严重。

4. 邻近器官病变

鼻部或咽部的慢性病变，如腺样体肥大、慢性扁桃体炎、慢性鼻窦炎等反复发作导致中耳炎症的反复发作。

5. 机体抵抗力下降，免疫能力低下

急性传染病，合并有慢性病，或营养不良及贫血等，如猩红热、麻疹、肺结核等，特别是婴幼儿，造成机体抵抗力下降，免疫能力低下，使急性中耳炎易演变为慢性。

二、病理

按病理和临床表现可分为 3 类：单纯型、骨疡型和胆脂瘤型。

1. 单纯型

最常见。致病菌既可经咽鼓管又可经鼓膜穿孔进入鼓室，引起炎症急性发作。病变主要位于中鼓室黏膜层。

2. 骨疡型

除中耳黏膜充血水肿外，黏膜上皮破坏，病变深达骨质，可有听小骨破坏，局部可有肉芽组织。

3. 胆脂瘤型

胆脂瘤并非真性肿瘤，是一种位于中耳的囊性结构。囊的内壁为复层扁平上皮（复层鳞状上皮），囊外以纤维组织与邻近的骨壁或组织紧密相连。囊内含脱落上皮及角化物，可有胆固醇结晶。

三、发病机制

1. 单纯型

多因反复发作上呼吸道感染，致病菌经咽鼓管感染所致。

2. 骨疡型

为重症急性坏死型中耳炎未愈所致。

3. 胆脂瘤型

形成的确切机制并不清楚。主要有袋状内陷学说、上皮移行学说、扁平上皮化生学说和基底细胞增殖学说。

四、诊断

1. 单纯型

又称咽鼓管鼓室型。耳脓液呈黏液性或黏脓性，无臭味。鼓膜穿孔位于紧张部，多为中央性穿孔。传导性听力损失。颞骨 CT 示：无骨质破坏，乳突为气化型或板障型。

2. 骨疡型

又称坏死型或肉芽型。脓黏稠，有臭味。鼓膜松弛部、边缘性穿孔，偶可见紧张部大穿孔。鼓室内常有肉芽。多为较重的传导性聋，亦可为混合性聋。颞骨 CT 示：乳突多为板障型，鼓室、鼓窦入口及乳突内有软组织影。

3. 胆脂瘤型

脓有特殊恶臭。鼓膜松弛部或紧张部边缘性穿孔，穿孔处可见灰白色鳞屑状或豆渣样白皮。外耳道后上壁塌陷。骨质缺损。听力损失可轻可重，晚期可为混合性聋。颞骨 CT 示：上鼓室、鼓窦、乳突有骨质破坏，边缘浓密锐利，腔内密度增高，听小骨可部分或全部破坏。

五、鉴别诊断

慢性肉芽性鼓膜炎、中耳癌、结核性中耳乳突炎。

六、治疗

1. 治疗原则

治疗原则为控制感染、通畅引流，清除病灶，恢复听力，消除病因。

2. 病因治疗

积极治疗引起中耳炎的上呼吸道的病灶性疾病。

3. 药物治疗

根据脓液做细菌培养及药敏试验，选择敏感药物。轻者耳道局部用药，可用 3% 过氧化氢溶液或硼酸水清洗，然后用棉签拭净或用吸引器洗净脓液后，方可滴药。如合并全身症状，需全身应用抗生素。

4. 手术治疗

常用的手术术式：

(1) 单纯乳突切除术指通过磨开鼓窦及乳突，清除鼓窦、鼓窦入口及乳突气房内的全部病变组织及气房，使中耳病变得以充分引流。

适应症：急性融合性乳突炎，乳突蓄脓，已出现或可疑出现颅内、颅外并发症，应急诊手术；急性化脓性中耳炎经保守治疗 4 ～ 6 周无明显好转者；隐匿性乳突炎；急性化脓性中耳炎反复发作，影像学检查提示乳突骨质破坏而未查出原因者，可行乳突切开探查；慢性分泌性中耳炎经鼓膜置管治疗无效，影像学提示乳突气房积液者；成年人特发性血鼓室，病史较长，影像学提示乳突气房积液者；其他手术如人工耳蜗置入术的前置手术。

(2) 经典乳突根治术指彻底清除中耳乳突内病变组织，并通过切除外耳道后上壁，使鼓室、鼓窦、乳突腔和外耳道形成一永久向外开放空腔的手术。该术式要求搔刮并清除全部中耳传音结构，包括鼓室黏膜、残存的听骨和鼓膜以及咽鼓管黏膜等。因术后听力往往受到明显的损伤，且失去重建听力的机会，现已很少使用。

(3) 改良乳突根治术又称 Bondy 式手术，指切除外耳道后壁、开放乳突、鼓窦，但保留鼓室及咽鼓管的黏膜，对鼓膜及听骨链不予处理。本术式适用于上鼓室胆脂瘤，特别是硬化型乳突胆脂瘤沿着听骨链的外侧向后发展。病变未侵及中鼓室，且听骨链完整者。

(4) 乳突切除伴鼓室成形术：

①完壁式乳突切除伴鼓室成形术指清除中耳及乳突腔的胆脂瘤等病变组织，保留外耳道后、上壁的完整性，同期进行听骨链重建和 (或) 鼓膜成形术以关闭鼓室。因其可经乳突和外耳道两条径路进行病灶的清除，又称为联合径路鼓室成形术。

②开放式乳突切除伴鼓室成形术又称改良乳突根治术伴鼓室成形术，指在进行改良乳突根治术的基础上进行鼓室成形术，开放全部气房，彻底清除病灶，切除外耳道后上壁骨质，使鼓窦、乳突腔向外开放，同时保留中耳残存的传声结构。

③乳突切除术后外耳道重建和鼓室成形术通过重建外耳道壁以消除陈旧性或同期手术形成的乳突根治术腔，并行鼓室成形术提高听力。

(5) 耳道径路上鼓室切开伴外侧壁重建术该术式不进入乳突腔，通过切除上鼓室外侧壁，必要时切除鼓窦外侧壁，清除病灶，重建听骨链；然后用软骨或骨重建上鼓室外侧壁，以防术后内陷袋形成。

适应症：鼓膜松弛部或紧张部后上的穿孔，影像学提示乳突正常者或乳突硬化者；不明原因的传导性聋，行探查手术。

禁忌症：胆脂瘤侵犯较为广泛，乳突腔内可疑有胆脂瘤等病变。

(6) 乳突腔缩窄术开放式乳突切除术后，会遗留一个较大的乳突腔，导致不少患者术后干耳时间延长，甚至诱发感染。数年之后，术腔内的上皮又可产生大量脱屑，形成痂皮，并进一步引发炎症，继发胆脂瘤形成。因此，对较大的术腔，需行耳甲腔成形术以扩大外耳道口，保持耳道与术腔合适的通气比例，也可于术中或术后行乳突腔填塞术以缩小或消除宽大的术腔，使外耳道接近正常的大小。目前应用于乳突腔填塞的材料包括自体肌瓣，骨膜瓣，肌肉、脂肪、软骨或骨，生物材料等，各种材料各有优缺点。

适应症：各种开放式乳突术腔；陈旧性乳突根治术强；乳突根治术后脑脊液漏。

禁忌症：各种耳源性颅内、外并发症；中耳乳突恶性肿瘤；中耳乳突急性炎症，感染气房未完全清除者；胆脂瘤范围广，未能彻底清除者。

中耳乳突手术的最重要的目标：一是彻底清除病变，减少炎症或胆脂瘤残留或复发的机会。二是通畅引流，由于在中耳手术中，咽鼓管、上鼓室的前后峡以及鼓窦入口是决定中耳通气系统的三个重要的关键部位，因此在术前和术中需要特殊评估上述三个部位的病变情况。三是功能重建，包括听力重建和外耳道后壁的重建。

目前中耳炎手术在术式的选择上形式多样，各家意见不一。每种术式都有各自的优点和缺点，需要结合患者个体的情况，包括乳突发育情况、病变范围，听力损失情况，咽鼓管功能，患者的经济条件，术后随诊的依从性等进行综合的考虑和决策。如何既能保留或恢复中耳的正常结构，又能彻底清除病灶、减少复发；如何有效的建立咽鼓管的功能；如何有效的治疗中耳的广泛黏连及严重的鼓室硬化，如何提高患者的远期疗效等，都是耳科医生需要思考和解决的问题。个体化的选择适当的手术方式对于患者听功能的康复有及其重要的意义。

2. 鼓膜成形术

鼓膜成形术是通过组织移植技术修复穿孔，恢复鼓膜完整性并提高听力的手术。其作为鼓室成形术的重要内容之一，与其他手术如听骨链成形术等组合构成多种类型的单纯性鼓室成形术，也可与各种类型的乳突切除术构成多种类型的乳突切除伴鼓室成形术。当鼓膜穿孔时，如果鼓膜外侧的鳞状上皮层生长的速度超过了鼓膜中央的纤维层的生长速度，就会使鳞状上皮越过穿孔的边缘，与内层的黏膜层上皮相延续，从而影响了鼓膜的愈合。行鼓膜成形术，就是切除内卷的上皮环，选用适当的修复材料做支架，帮助鼓膜自行修复，从而恢复穿孔处鼓膜的正常结构。常用的移植材料有颞肌筋膜、耳屏软骨膜或软骨、耳郭软骨膜或软骨。

(1) 麻醉方式全麻或局部浸润麻醉。

(2) 手术径路耳道径路、耳内径路、耳后径路。

(3) 手术切口耳内切口、耳道内切口及耳后切口。

(4) 成形方法：

①外置法指在切除穿孔内缘上皮环后，去除残余鼓膜外侧的上皮层，将移植物置于鼓膜纤维层的外侧面及相邻的外耳道骨壁上，以修复穿孔。优点：移植物周围依托鼓环的支撑，避免了术后移植物内移或凹陷。缺点：可能残留鼓膜上皮组织，术后发生胆脂瘤；术后鼓膜外移化。

②夹层法在纤维层表面分离残余鼓膜的上皮层，将移植组织置于两层之间，适用于中等大小的鼓膜穿孔。优点：既有外置法的充分移植床和良好血供，也是移植物能够固定良好，外移及内陷的危险性减小。缺点：仅适用于鼓环完整的情况，对于松弛部的穿孔，难度较大。

③内置法将移植物置于鼓膜内侧面黏膜层的移植床上作为支架，修复穿孔的方法。适用于中小穿孔，或亚全穿孔，在伴有乳突气房切除术的鼓室成形术中，也常采用内置法进行鼓膜的修补。

3. 听骨链重建术

听骨链重建术指恢复中耳传音结构的方法，随着中耳手术观念的变化，中耳手术已经从单纯清除病变，相清除病变，重建听力的方向发展，因此近半个世纪来听骨链的重建获得了飞跃发展，其作为鼓室成形术的一部分，构成了各种单纯的鼓室成形术及混合型鼓室成形术。

常用的听骨赝复体包括自体材料如听小骨、骨皮质、软骨等，同种异体材料如同种异体听小骨和牙齿，及人工材料如陶瓷、生物陶瓷、羟基磷灰石、塑料、金属（金、钛合金、白金）、骨水泥等。

(1) 麻醉方式全麻或局部浸润麻醉

(2) 手术入路耳道径路、耳后外耳道径路、乳突和外耳道联合径路、乳突径路、耳内径路。

(3) 常用的手术分型目前我国采用的听骨链重建手术的手术分型，参考 2004 年西安会议中鼓室成形术的分型。

Ⅰ型：

①Ⅰ a 型：鼓膜成形术：贴片试验气导（听力级）提高到 30 dB 以内，或听力损失在 30 dB 以下，CT 检查提示听骨链完整，术中不需探查鼓室和听骨链；

②Ⅰ b 型：必须探查鼓室和听骨链，3 块听小骨都在，杠杆完整，成形鼓膜和锤骨连接。

Ⅱ型：锤骨柄坏死，移植物贴于砧骨或锤骨头上，形成新鼓膜。

Ⅲ型：

①Ⅲ a 型：有镫骨上结构，镫骨底板活动，鼓膜和镫骨头或镫骨头上加高的结构连接；

②Ⅲ b 型：无镫骨上结构，镫骨底板活动，鼓膜和底板之间用重建的听小骨连接。

Ⅳ型：镫骨底板固定，无论镫骨上结构是否存在，如鼓膜完整，行足板开窗，重建传音系统；如鼓膜穿孔，需修补鼓膜后二期手术。

(4) 手术适应症：

①作为开放式或闭合式鼓室成形术的一部分，同时一期行听骨链重建；

②开放式或闭合式鼓室成形术的二期听力重建术；

③伴有听骨链破坏的不张性中耳炎或黏连性中耳炎；

④不伴镫骨固定的有明显气、骨导差的鼓室硬化；

⑤先天性听骨链畸形；

⑥外伤所致听骨链脱位。

(5) 手术禁忌症：

①相对禁忌症混合型耳聋，骨导比对侧差；自发性鼓膜与镫骨连接，有良好的听力；严重的中耳不张。

②绝对禁忌症唯一有听力耳。

七、预防

(1) 预防急性化脓性中耳炎。

(2) 彻底治疗急性化脓性中耳炎，降低慢性化脓性中耳炎的发生率。

(3) 积极治疗上呼吸道的慢性疾病。

第十六节 急性乳突炎

急性乳突炎是乳突气房黏膜及其骨壁的急性化脓性炎症。常见于儿童，多由急性化脓性中耳炎加重发展而来，故亦称为急性化脓性中耳乳突炎。

一、病因

急性化脓性中耳炎时，若致病菌毒力强、机体抵抗力弱，或治疗处理不当等，中耳炎症侵入乳突，鼓窦入口黏膜肿胀，乳突内脓液引流不畅，蓄积于气房，形成急性化脓性乳突炎。急性乳突炎如未被控制，炎症继续发展，可穿破乳突骨壁，向颅内、外发展，引起颅内、外并发症。

二、病理

如鼓窦入口被肿胀的黏膜或肉芽等所堵塞，气房内的脓液不能循鼓窦－鼓室经鼓膜穿孔和（或）咽鼓管向外通畅引流，房隔遭到广泛破坏，乳突融合为一个或数个大的空腔，腔内有大量脓液蓄积，称“急性融合性乳突炎”。若致病菌为溶血性链球菌或流感嗜血杆菌、乳突内充满血性渗出物者，称“出血性乳突炎”。在松质型或混合型乳突，因乳突骨质内含骨髓，此时可表现为乳突骨髓炎。由于抗生素的广泛应用，某些急性乳突炎的全身和局部症状非常轻微，在未发生并发症以前常不易被发现，称“隐性乳突炎”(masked mastoiditis)。

急性乳突炎如继续发展，乳突骨壁穿破，可引起各种颅内、外并发症。

三、临床表现

1. 在急性化脓性中耳炎的恢复期中，在疾病的第 3 ～ 4 周，各种症状不继续减轻，反而加重时，应考虑有急性乳突炎的可能。儿童的全身症状比成年人更重。

2. 乳突皮肤肿胀、潮红，耳郭后沟可消失。鼓窦区及乳突尖区有明显压痛。

3. 骨性外耳道后上壁红肿、塌陷。鼓膜充血，松弛部可膨出；鼓膜穿孔一般较小，穿孔处有脓液搏动。

4. 颞骨 CT 扫描可见乳突含气量减少，房隔破坏，有时可见液气面。

5. 白细胞增多，多形核白细胞增加。

四、检查

1. 听力检查

听力检查显示传导性听力减退。

2. 乳突 X 线片或颞骨高分辨率 CT

乳突气房高密度影，脓腔形成后房隔融合，形成一个或多个大腔，有时可见气液平面。

3. 血常规

白细胞增多，多形核白细胞增加。

五、诊断

根据病因、临床表现和实验室检查确诊。

六、鉴别诊断

急性乳突炎与外耳道疖鉴别要点。

1. 病史

急性乳突炎有中耳炎病史；外耳道疖有挖耳等外伤史。

2. 体温

急性乳突炎一般有体温升高；外耳道疖一般正常。

3. 耳痛

急性乳突炎耳深部痛，常伴同侧头痛；外耳道疖耳痛，咀嚼或张口时加重。

4. 压痛

急性乳突炎乳突尖及鼓窦区压痛；外耳道疖耳郭有牵引痛，耳屏压痛。

5. 听力

急性乳突炎传导性聋；外耳道疖听力正常或轻度传导性聋。

6. 耳流脓

急性乳突炎黏脓，量多；外耳道疖纯脓，量少。

7. 鼓膜

急性乳突炎充血，穿孔；外耳道疖无穿孔。

8. 耳郭后沟

急性乳突炎可消失；外耳道疖存在或消失。

9.X 线摄片

急性乳突炎气房模糊或有透亮区；外耳道疖正常。

七、治疗

疾病早期，控制感染及通畅引流为本病的治疗原则。可根据药敏结果采用敏感抗生素治疗，遇颅内并发症时，选用能透过血脑屏障的抗生素。同时改善局部引流。若引流不畅，炎症未能控制，出现可疑并发症时应立即行乳突切开术。

1. 全身用药及对症治疗

(1) 抗生素：应尽早足量应用药敏敏感的抗生素控制感染，力求彻底治愈。可留取鼓膜穿孔脓液做细菌培养及药敏试验。

(2) 血管收缩剂：用麻黄素等血管收缩剂喷鼻，改善耳部通气引流。

(3) 一般治疗：注意休息，清淡饮食，疏通大便。对于进食饮水差、高热等全身症状较重的患者予以支持对症治疗，补液、降温、维持水电解质酸碱平衡。

2. 局部治疗

(1) 无鼓膜穿孔时：

① 2% 苯酚甘油滴耳，可消炎止痛。但鼓膜穿孔后禁用。

②鼓膜切开术 适用于鼓膜明显膨出，或穿孔小无法通畅排脓等。

(2) 有鼓膜穿孔：

①先用 3% 双氧水彻底冲洗外耳道脓液，然后擦干。

②滴入氧氟沙星滴耳液等抗生素滴耳液。

③脓液减少或炎症消退后，可用甘油或酒精制剂滴耳。

3. 手术治疗

单纯乳突切除术是在完整保留外耳道壁的情况下，清除乳突腔内全部气房的病变组织，不触动鼓室结构，保持原有听力的手术。手术目的是清除乳突内气房、鼓窦及鼓窦入口的化脓性病变，建立乳突、鼓窦及中耳的良好引流，促使中耳及乳突炎症消退，防止并发症的发生。适用于急性融合性乳突炎、隐蔽性乳突炎、已出现并发症或有并发症可疑者。

第十七节 儿童急性化脓性中耳炎及乳突炎

急性化脓性中耳炎及乳突炎为儿童期常见的感染性疾病，发病率高，易复发，并发症和后遗症多，具有许多与成年患者不同的临床特点。

一、病因

急性化脓性中耳炎及乳突炎多见于儿童，病因在于：

(1) 小儿咽鼓管较成人者短、平而宽，咽口位置较低，鼻咽部分泌物及细菌等微生物易经此侵入中耳；哺乳体位不当或乳汁流出过急，乳汁可经咽鼓管进入中耳。

(2) 机体抵抗力差，容易感染各种传染病，如麻疹、猩红热、百日咳等。

(3) 咽部淋巴组织丰富，常增生肥大，腺样体沟裂或扁桃体隐窝可隐藏细菌和病毒，中耳与其毗邻，易引起中耳感染。

(4) 中耳局部免疫功能发育不全，预防能力较差。

(5) 哺乳位置不当，乳汁流出过多而婴儿来不及吞咽，乳汁可经咽鼓管流入中耳，引起感染。

二、临床表现

与成人比较，儿童急性化脓性中耳炎及乳突炎的临床表现有以下特点。

1. 全身症状较重，急性病容，倦怠，发热，体温达 40℃以上，可发生惊厥。常伴消化道中毒症状如恶心、呕吐、腹泻等。由于 2 岁以内小儿的岩鳞缝尚未闭合，中耳黏膜与硬脑膜之间有丰富的血管及淋巴管联系，故中耳的急性化脓性炎症可影响邻近硬脑膜，出现脑膜刺激征，但脑脊液无典型化脓性改变，称假性脑膜炎。严重者可引起颅内并发症。

2. 婴幼儿不具陈诉病痛的能力，常表现为不明原因的搔耳、摇头、哭闹不安。

3. 婴幼儿鼓膜较厚，富有弹性，不易穿孔；即使鼓室与乳突气房有较多积脓，鼓膜可能无显著充血或膨隆。

4. 新生儿乳突气房发育不全，且其外壁甚薄，急性化脓性中耳炎时，该处骨膜易水肿。

三、治疗

1. 全身治疗

早期应用足量非耳毒性敏感抗生素，直至感染完全控制，炎症彻底消退后仍应继续给药数日。病情严重患儿根据情况变化，必要时给予支持疗法如输血浆，少量输血等；有呕吐、腹泻者，应注意适当补液，纠正电解质紊乱。

2. 鼓膜切开术

小儿鼓膜较厚，不易穿孔。必要时，可考虑鼓膜切开术，通畅引流，以缩短病程，防止并发症。

3. 单纯乳突切开术

由于抗生素的应用，急性乳突炎需行乳突切开术者已大为减少。但经治疗后症状无好转，乳突气房已融溃蓄脓时，仍应及时行乳突切开术。

第十八节 耳硬化

耳硬化症是一种原因不明的原发于内耳骨迷路的局灶性病变，是以内耳骨迷路的密质骨出现灶性疏松，呈海绵状变性为特征的颞骨岩部病变，其以病理学为依据命名应称为耳海绵症，临床上沿用习称。临床上以双耳不对称性进行性传导性聋为特征，晚期可合并感音神经性聋。

一、发病率

临床耳硬化症的发病率随不同种族和地区而不同。据欧美文献报道，白种人发病率最高，为 0.3% ～ 0.5%，黄种人被认为是此病的低发种族。

关于患病年龄，20 ～ 40 岁为高发年龄；性别差异各国报道不一致。国外报道白种人男女比例约为 1:2；而我国学者报道男女比例约为 2:1。

二、病因

尚未明确，归纳有以下几种可能因素。

1. 遗传学说

由于耳硬化症在不同种族及家系中发病率存在差异，因此被认为和遗传因素有关。有学者认为是常染色体显性或隐性遗传。近年来通过分子生物学研究发现，半数以上病例可以发现异常基因。

2. 内分泌学说

本病多见于青春发育期，以女性发病率高，且妊娠、分娩与绝经都可使病情进展、加重，因此推测与内分泌代谢紊乱有关。

3. 骨迷路成骨不全症

正常成人的骨迷路包裹存在窗前裂，它是前庭边缘的内生软骨层内遗留的发育和骨化过程中的缺陷，内有纤维结缔组织束及软骨组织。窗前裂作为一种正常结构可终身存在，而在某种因素的作用下，静止的前窗裂内的纤维结缔组织束及软骨组织可发生骨化而产生耳硬化病灶，临床及颞骨病理所见的耳硬化病灶，亦多由此处开始。

4. 自身免疫因素及其他

有学者发现耳硬化症病灶与类风湿性关节炎等病理变化相似，属于结缔组织病或间质性疾病；还有人发现，酶代谢紊乱是使镫骨固定形成的原因；还有学者认为与流行性腮腺炎病毒、麻疹病毒、风疹病毒感染有关。

三、病理

骨迷路的骨壁由骨外膜层、内生软骨层和骨内膜层构成。耳硬化病灶常始于中间的内生软骨层，可波及内、外层。70% ～ 90% 发生于窗前裂，侵犯环韧带及镫骨足板致声音传导障碍，表现为传导性聋。40% 病例在蜗窗或蜗管上有病灶，少数尚可见于内耳道壁中。

耳硬化症病理可人为划分为 3 个主要阶段：

①充血阶段，内生软骨层内原有的正常骨质可能由于多种酶的作用，发生局灶性的分解和吸收，血管形成增多、充血。

②海绵化阶段，为疾病的活动期，正常骨质被分解、吸收，代之以疏松的海绵状骨质，其特点为病灶内充满大量的血管腔隙，形成不成熟的网状骨。血管腔隙内含有大量的破骨细胞、成骨细胞和一些纤维组织；不成熟的网状骨为一种疏松的骨质，胶原纤维无规则地纵横交错穿行于其间，嗜碱性，在 HE 染色中呈深蓝色。

③硬化阶段，血管间隙减少，骨质沉着，原纤维呈编织状结构，形成骨质致密、硬化的新骨。姜泗长将耳硬化症病灶的组织病理变化归纳为 4 种类型：活动型、中间型、静止型和混合型。

耳硬化症病变呈局灶性发展缓慢者多，也有进展较快者。临床上最常见的是镫骨性耳硬化症，病灶侵犯前庭窗龛、环韧带及镫骨，使镫骨活动受限至消失。耳蜗性或迷路性耳硬化症，是指病灶发生在蜗窗、蜗管、骨半规管及内耳道骨壁，病灶侵及内骨膜和骨层，可直接影响基底膜活动及内耳血液循环，并可向外淋巴液释放细胞毒酶等有毒物质，损伤血管纹及听觉毛细胞，产生眩晕及感音性听力下降。由于病灶有多发的可能，镫骨性耳硬化症与迷路性耳硬化症可以同时存在。

四、临床表现

耳聋最常见，耳鸣次之，眩晕少见。

1. 耳聋

无诱因双耳同时或先后出现缓慢进行性听力减退，起病隐袭，常不能说出明确的起病时间。

2. 耳鸣

耳鸣常与耳聋同时存在，可呈持续性或间歇性；一般以低音调为主，高音调耳鸣常提示耳蜗受侵。

3. 威利斯误听

耳硬化症患者威利斯误听出现率为 20% ～ 80%。临床耳硬化症主要是传导性聋，在一般环境中听辨语言困难，在嘈杂环境中，病人的听觉反应较在安静环境中为佳，此现象称为威利斯误听。

4. 眩晕

若病灶侵犯前庭神经，可发生眩晕，可能与膜半规管受累或迷路水肿有关。前庭功能检查正常，多数患者手术后眩晕可消失。

五、检查

(一) 耳部检查

耳道较宽大，皮肤薄而毛稀。鼓膜完整，位置及活动良好，光泽正常或略显菲薄，部分患者可见后上象限透红区，为鼓岬活动病灶区黏膜充血的反应，称为 Schwartz 症。

(二) 听功能检查

1. 音叉检查

呈 Bezold 三症：即低频听阈提高，骨导延长及 Rinne 试验阴性；现在临床上常用 256 Hz 或 512 Hz 音叉进行检查。Gelle 试验常被用来检查镫骨是否固定。

音叉检查结果如下：

Weber 试验：偏向听力较差侧。

Rinne 试验：阴性，骨导大于气导 (B.C ＞ A.C)。

Schwabach 试验：骨导延长。

Gelle 试验：阴性，但须注意假阴性。

2. 纯音听力计检查

典型听力图可以分为上升型、平坦型和下降型。可出现特症性的卡哈切迹 (Carhart notch)，表现为 0.5 ～ 2 kHz 不同程度下降，但 4 kHz 接近正常。

(三) 声导抗测试

1. 鼓室图

早期为 A 型，随着镫骨固定程度加重。可出现 As 型；有鼓膜萎缩者可表现为 Ad 型曲线。

2. 声顺值

正常。

3. 镫骨肌反射

早期病例，镫骨肌反射阈升高，可呈“起止”双曲线；而后即消失，不能引出。

(四) 影像学检查

颞骨 X 线片无中耳乳突病变；多排螺旋 CT(MDCT) 及 MDCT 多平面重建 (MPR) 检查：在 0.625 mm 薄层 MDCT 扫描片上，可以观察到耳硬化症病灶，包括前庭窗、蜗窗、耳蜗骨迷路的影像学改变，表现为前庭窗扩大或缩小，耳蜗骨迷路边缘不整，呈条片状密度减低或双环状改变。MPR 可充分显示颞骨解剖及变异，有利于制定正确的手术方案。但是耳硬化症的 CT 表现并非特异性症象，还需与其他的疾病进行鉴别。前庭窗型耳硬化症需与耳囊内局限性低密度鉴别。后者是耳囊的先天性变异或耳囊骨化延迟所致，儿童常见，临床亦无耳硬化症表现。耳蜗型耳硬化症海绵化期要与其他累及双侧耳囊的对称性、弥漫性脱钙疾病如成骨不全、Paget 病、梅毒累及颞骨、双侧颞骨溶骨性转移相鉴别。

六、诊断与鉴别诊断

根据病史、家族史、症状及临床客观检查，对典型病例诊断不难。

病史中确认双耳原属正常，无诱因出现两耳不对称的进行性传导性聋及低频耳鸣，鼓膜正常，咽鼓管功能良好，音叉检查有Bezold三症，Gelle试验阴性，纯音骨导听力曲线可有卡哈切迹，鼓室导抗图A型或As型，可诊断为镫骨性耳硬化症。

镫骨性耳硬化症需要与先天性中耳畸形、前庭窗闭锁、分泌性中耳炎、黏连性中耳炎、封闭型鼓室硬化症、后天原发性上鼓室胆脂瘤、van der Hoeve综合症、Paget病等鉴别。

无明显原因出现与年龄不一致的双耳进行性感音神经性聋，鼓膜完整，有Schwartz症，听力图气、骨导均下降但部分频率(主要是低频)骨、气导听阈有＞15～20 dB HL差距，鼓室导抗图A型，有家族性耳硬化症病史者，应考虑蜗性或晚期耳硬化症；经影像学检查，发现骨迷路或内耳道骨壁有骨质不均匀、骨腔变形等表现者，可确诊为迷路型耳硬化症。

迷路型耳硬化症需要与迟发性遗传性感音神经性聋、慢性耳中毒以及全身性疾病如糖尿病等因素所致的进行性耳聋相鉴别。

七、治疗

可分为手术疗法、药物防治和选配助听器，应视患者的年龄、病情发展、耳聋程度等具体情况酌定。

1. 手术疗法

目前仍然是治疗本病的主要方法。

(1) 镫骨手术：对固定的镫骨进行直接处理，目的是改善患者听力，阻止病情继续发展。适用于气导听力损失45 dB以上，气骨导差距15 dB以上的耳硬化患者。手术方式包括镫骨撼动术、镫骨提高术、镫骨全切除术(tota1 sta-pedectomy)、镫骨部分切除术、CO2激光镫骨部分切除术、人工镫骨术。

替代镫骨的赝复物常用聚四氟乙烯、特氟隆活塞(tefl on piston)、硅胶、自体残留镫骨、同种听骨等。覆盖前庭窗常用颞肌筋膜、骨膜、软骨膜、脂肪、自体静脉和结缔组织等。

(2) 内耳开窗术(fenestration of inner ear)：因一般开窗于外半规管，故也称外半规管开窗术，即在外半规管开一小窗儿，使声波经此窗传入内耳。适用于镫骨手术有困难的患者如面神经畸形、镫骨动脉残留、前庭窗硬化灶过于广泛等。

2. 药物防治

日前处于试用观察阶段的药物有氟化钠疗法(氟化钠肠衣片20 mg，每日2次；同时口服葡萄糖酸钙0.5 g，维生素D40万单位，每日3次)。硫酸软骨素疗法(硫酸软骨素片600 mg，每日2次)等。

3. 选配助听器不适于或不愿接受手术者，可根据患者听力损失情况酌情选配适宜的助听器。

4. 人工耳蜗植入对不适于镫骨手术疗法而助听器义无助益的极重度聋患者，可根据适应证试用人工耳蜗植入。

八、预后

耳硬化症为缓慢进行性侵犯骨迷路壁的内耳病变，可致传导性聋和/或感音神经性聋。目前尚无有效药物，手术只能改善中耳的传音功能，不能阻止病灶的发展，部分进展较快、多病灶者，最后有成为重度感音神经性聋的可能。

第十九节 梅尼埃病

梅尼埃病是以膜迷路积水为基本病理学改变，以发作性眩晕、耳聋、耳鸣及耳胀满感为临床特征的特发性内耳疾病。因 1861 年法国人 Meniere 首次报道而得名。中青年发病率较高，通常为单耳患病。累及双侧者常在 3 年内先后患病。男女发病率无显著差别。

一、病因

梅尼埃病的病因目前仍不明确。1938 年 Hallpike 和 Cairns 报告本病的主要病理变化为膜迷路积水，目前这一发现得到了许多学者的症实。然而膜迷路积水是如何产生的却难以解释清楚。目前已知的病因包括以下因素：各种感染因素 (细菌、病毒等)、损伤 (包括机械性损伤或声损伤)、耳硬化症、梅毒、遗传因素、过敏、肿瘤、白血病及自身免疫病等。

DeSousa(2002) 将由已知原因引起的膜迷路积水产生的前庭症状疾患称为梅尼埃综合症，而梅尼埃病则被认为是一种特发性膜迷路积水。

二、病理

梅尼埃病的主要病理变化有以下几种：

①膜迷路积水膨胀：球囊及蜗管因积水而膨胀，以致外淋巴间隙被压缩，前庭膜受压变位，重者可经蜗孔疝入鼓阶，或与迷路骨壁相贴。椭圆囊及膜半规管很少膨大，但常被膨大的球囊挤向一边从而刺激前庭终器引起眩晕。

②前庭膜破裂：因积水过多引起前庭膜破裂，内外淋巴液相互混合；裂口小者，可自行愈合；裂口大者可见前庭膜塌陷，裂口不能愈合而成永久通道。

③前庭阶纤维化：病期长者可见前庭阶内发生纤维化，内淋巴囊亦出现纤维化，更妨碍了内淋巴的吸收。球囊膨大可充满前庭甚至与镫骨底板相接或粘连，故于外耳道加压时可出现类似瘘管征症状。

④耳蜗蜕变：早期耳蜗顶周的感觉上皮可能有蜕变，神经纤维和神经节细胞数也减少，与早期出现的低频区听力损失相符。基底膜由于长期受压血供减少，晚期可出现螺旋器蜕变而出现感音性聋。

三、临床表现

1. 典型症状表现

典型的梅尼埃病症状包括发作性眩晕，波动性、渐进性耳聋，耳鸣以及耳胀满感。

(1) 眩晕：多呈突发旋转性，患者感到自身或周围物体沿一定的方向与平面旋转，或感摇晃、升降或漂浮。眩晕均伴有恶心、呕吐、面色苍白、出冷汗、脉搏迟缓、血压下降等自主神经反射症状。上述症状在睁眼转头时加剧，闭目静卧时减轻。患者神志清醒，眩晕持续短暂，多数十分钟或数小时，通常 2 ～ 3 h 转入缓解期，眩晕持续超过 24 h 者较少见。在缓解期可有不平衡或不稳感，可持续数天。眩晕常反复发作，复发次数越多，持续越长、间歇越短。有报道在发病的最初 20 年内，一般平均发作 6 ～ 11 次 / 年，20 年后常为 3 ～ 4 次 / 年。

(2) 耳聋：患病初期可无自觉耳聋，多次发作后始感明显。一般为单侧，发作期加重，间歇期减轻，呈明显波动性听力下降。听力丧失轻微或极度严重时无波动。听力丧失的程度随发作次数的增加而每况愈下，但极少全聋。患者听高频强声时常感刺耳难忍。有时健患两耳能将同一纯音听成音调与音色截然不同的两个声音，临床称为复听 (dip1 acusis)。

(3) 耳鸣：多出现在眩晕发作之前。初为持续性低音调吹风声或流水声，后转为高音调蝉鸣声、哨声或气笛声。耳鸣在眩晕发作时加剧，间歇期自然缓解，但常不消失。

(4) 耳胀满感：发作期患侧耳内或头部有胀满、沉重或压迫感，有时感耳周灼痛。

2. 梅尼埃病的特殊临床表现形式

(1)Tumarkin 耳石危象：Tumarkin 耳石危象 (Tumarkin oto1 ithic crises) 指患者突然倾倒而神志清楚，偶伴眩晕，又称发作性倾倒 (drop attacks)。发生率为 2% ～ 6%。

(2)1 ermoyez 发作：1 ermoyez 发作 (1 ermoyez attack) 表现为患者先出现耳鸣及听力下降，而在一次眩晕发作之后，耳鸣和眩晕自行缓解消失。又称 1 ermoyez 综合征，发生率极低。

四、实验室及辅助检查

(一) 耳部检查

鼓膜无明显改变。发作期可见自发性水平性或水平旋转性眼球震颤，发作过后，眼震逐渐消失。

(二) 听力学检查

早期纯音听力曲线多为上升型，有时也表现为下降型或平坦型；多次反复检查可症明其波动性质。阈上功能检查症明有重振，如短增量敏感指数试验阳性等。语言测听的语言接受阈大致与纯音听阈相吻合，而语言识别率可以下降。耳蜗电图是诊断本病的较可靠的方法，表现为总和电位增大，总和电位与动作电位的比值增加。

(三) 前庭功能检查

眼震电图检查初次发作、间歇期各种自发或诱发试验结果可能正常，多次发作者前庭功能可减退或丧失，或有向健侧的优势偏向，增减外耳道气压可能诱发眩晕与眼球震颤，称安纳贝尔症，提示膨胀的球囊已达镫骨足板或与足板发生纤维黏连。

(四) 甘油试验

空腹顿服 50% 甘油溶液 2.4 ～ 3.0 ml/kg，服药前及服药后每小时查纯音测听 1 次，共 3 次。服药后若病耳听阈较服药前提高 15 dB 以上者为阳性。

(五) 影像学检查

颞骨 X 射线片一般无明显异常发现，内听道及桥小脑角 CT 或 MRI 检查有助于本病的诊断。

五、诊断

本病初发就诊者很难得出确切的诊断，且也不应轻易做出肯定的诊断，因为眩晕和发热一样是许多疾病的一个共有症状，膜迷路积水一定有眩晕，但不能认为，有眩晕的患者一定就是膜迷路积水。所以临床上对眩晕的患者，一时不能肯定诊断者，以“眩晕待查”为宜。但是眩晕患者如具备下列几个条件可做出梅尼埃病的诊断。

(1) 具有典型的反复发作的眩晕，持续 20 min 至数小时，有明显的缓解期，至少发作 2 次以上，伴恶心、呕吐、平衡障碍。可见水平性或水平旋转性眼震。

(2) 发作时神智始终清晰，对外界感受能力正常，无意识丧失现象。

(3) 至少 1 次纯音测听呈感音神经聋，早期低频下降，听力波动，随病情进展听力损伤逐渐加重，可出现重振现象。常为一侧。

(4) 有间歇性或持续性耳鸣，高音调，常与耳聋同时发生，于眩晕发作之前加剧，眩晕发作之后减轻。

(5) 甘油试验阳性。

(6) 耳闷胀感，无头痛。

(7) 要排除其他疾病引起的眩晕、耳聋和耳鸣。

六、鉴别诊断

确诊梅尼埃病之前，应排除各种引起眩晕等疾病，如中枢系统疾病、前庭系统疾病、其他系统疾病等。

1. 中枢性疾病

听神经瘤、多发性硬化、动脉瘤、小脑或脑干肿瘤、颈性眩晕、Amolk-Chiat 畸形、一过性发作性脑缺血、脑血管意外、脑血管供血不足等，尤其在急性发作眩晕时，应首先除外神经内科的急症，如延髓背外侧综合症，后循环缺血，脑血管病变等。

2. 外周性疾病

良性阵发性位置性眩晕、前庭神经炎、前庭药物中毒、迷路炎、突发性聋、Hunt 综合症、耳硬化症、自身免疫性内耳病、外淋巴瘘等。

3. 代谢性疾病

糖尿病、甲状腺功能亢进或低下、Cogan 综合症、血液病、自身免疫病等。

4. 其他系统性疾病

如心脏病、原发性高血压等。

七、治疗

由于病因及发病机制不明，目前多采用以调节自主神经功能、改善内耳微循环，以及解除迷路积水为主的药物综合治疗或手术治疗。

1. 药物治疗

(1) 一般治疗：发作期应卧床休息，选用高蛋白、高维生素、低脂肪、低盐饮食。症状缓解后宜尽早逐渐下床活动。对久病、频繁发作、伴神经衰弱者要多作耐心解释，消除其思想负担。心理精神治疗的作用不容忽视。

(2) 对症治疗药物

1) 前庭神经抑制剂：常用者有安定、苯海拉明 (theohydramine)、眩晕停 (diphenido1) 等，仅在急性发作期使用。

2) 抗胆碱能药：如山莨菪碱 (anisodamine) 和东莨菪碱 (scopo1 amine)。

3) 血管扩张药及钙离子拮抗剂：常用者有脑益嗪 (cinnarizine)、氟桂嗪 (f1 unarizine) 即西比灵、培他啶 (betahistine) 即抗眩啶、尼莫地平 (nimodipine) 等。

4) 利尿脱水药：常用者有氯噻酮 (ch1 ortha1 idone)、70% 二硝酸异山梨醇 (isosorbid) 等。利尿酸和速尿等因有耳毒性而不宜采用。

2. 手术治疗

凡眩晕发作频繁、剧烈，长期保守治疗无效，耳鸣且耳聋严重者可考虑手术治疗。手术方法较多，宜先选用破坏性较小又能保存听力的术式。

(1) 听力保存手术

可按是否保存前庭功能而分二亚类。

1) 前庭功能保存类：

包括：

①颈交感神经节普鲁卡因封闭术；用含甘露醇的高渗溶液经圆窗做鼓阶耳蜗透析术；

②内淋巴囊减压术；

③内淋巴分流术等。

2) 前庭功能破坏类：

①经过电凝、冷冻或超声破坏前庭或半规管的膜迷路；

②化学药物前庭破坏术；

③各种进路的前庭神经切除术等。

(2) 非听力保存手术：即迷路切除术。

3. 前庭康复治疗

本病间歇期时程变化较大，且有自愈倾向，故评价治疗效果的客观标准争论颇多。美国耳鼻咽喉－头颈外科学会听力与平衡委员会 1995 年提出梅尼埃病的疗效评价标准，我国亦于 1996 年制定了梅尼埃病疗效分级标准 (中华医学会耳鼻咽喉科学分会及中华耳鼻咽喉科杂志编委会) 如下。

眩晕的评定：用治疗后 2 年的最后半年每年平均眩晕发作次数进行比较，即

分值 =(治疗后每月发作次数 / 治疗前每月发作次数)×100

按所得分值可分 5 级：

A 级 0(完全控制，不可理解为“治愈”)；

B 级 1 ～ 40(基本控制)；

C 级 41 ～ 80(部分控制)；

D 级 81 ～ 120(未控制)；

E 级＞ 120(加重)。

听力评定：以治疗前 6 个月内最差一次的 0.25 kHz、0.5 kHz、1 kHz、2 kHz、和 3 kHz 听阈平均值减去治疗后 18 ～ 24 个月最差的 1 次相应频率听阈平均值进行评定。

A 级 改善＞ 30 dB 或各频率听阈＜ 20 dBH1

B 级 改善 15 dB ～ 30 dB

C 级 改善 0 dB ～ 14 dB(无效)

D 级 改善＜ 0 dB(恶化)

如诊断为双侧梅尼埃病，应分别评定。不对眩晕和听力作综合评定，也不用于工作能力的评估。

第二十节 周围性面瘫

周围性面瘫为耳科重要疾病，是最常见的面肌麻痹。由于病变部位不同，面瘫可分为中枢性和周围性两大类，病损位于面神经核以上者称为中枢性面瘫，受损部位在面神经核或面神经核以下者称为周围性面瘫。

一、病变部位及常见病因

1. 面神经运动神经元病变

即中枢性面瘫，病损位于皮层的运动神经细胞体或其向面神经核投射的突触。由于面部上份肌肉神经支配来自双侧神经纤维，所以表现为不完全性麻痹，主要影响面部下份的肌肉运动。无肌萎缩现象。因面部非随意运动受锥体外系控制，此时面部肌肉的随意运动受影响，但无表情缺失现象。

2. 面神经核病变

属于下位运动神经元病变，病变范围可包括运动核本身及其神经通路各部分的突触。通常造成同侧面部肌肉随意运动和非随意运动功能损害。脑桥部位的胶原细胞瘤、脊髓灰质炎、多发性硬化、脑干梗死、脑出血可致面神经核病变。

3. 面神经颅内段病变

病变位于从桥小脑角至内耳道之间的面神经。最常见病变为听神经瘤。其他可能病因有脑膜瘤、三叉神经许旺氏细胞瘤、面神经许旺氏细胞瘤、表皮细胞瘤、小脑或脑桥胶原细胞瘤、转移癌、淋巴瘤、结节病、真菌感染、动脉瘤。岩部骨折亦可损及面神经内耳道段，

4. 面神经周围性病变

损害位于从迷路段至面神经各分支。最常见的周围性面瘫的病因是贝尔麻痹，常发病于受凉之后，多见于糖尿病患者、中年女性，目前推测病毒感染和微循环障碍使神经鞘膜水肿致骨管内面神经受压而发生神经功能受损。Hunt 综合症系由带状疱疹病毒感染所致的膝状神经节炎，面瘫因感染引发的炎症损害和病毒直接损害所致。慢性化脓性中耳炎因胆脂瘤或肉芽组织生长，可通过神经毒性或直接破坏面神经引起面瘫。颅脑外伤、耳部手术、面神经肿瘤、腮腺肿瘤等均可致面瘫。

二、面瘫的常见病因

常见周围性面瘫病因分类如下几类。

1. 先天性

少见。如面神经先天性畸形，肌强直性营养不良、Moebius 综合征、Melkersson 病等。

2. 原发性

常见，约占周围性面瘫的 80%。如贝尔面瘫。

3. 感染性

较常见。脑膜炎（急性、结核性）、疟疾、麻风、传染性单核细胞增多症、病毒感染（柯萨奇病毒，水痘、麻疹、带状疱疹，流感）、中耳炎、恶性外耳道炎、脑炎、结节病。

4. 外伤性

颅底骨折、面部损伤、中耳开放性外伤、产钳伤。

5. 代谢性

糖尿病、甲状腺功能亢进、甲状腺功能低下、妊娠。

6. 中毒性

反应停、破伤风、白喉。

7. 神经性

急性感染性神经炎、多发性硬化、重症肌无力、米耶—古布累综合征。

8. 医源性

狂犬病疫苗、脊髓灰质炎疫苗、下颌阻滞麻醉以及手术所致，又包括手术中误伤和病情需要而切断面神经。

9. 血管性

韦格纳肉芽肿、结节性动脉周围炎、结节病。

10. 肿瘤性

淋巴瘤、颈静脉球体瘤、神经纤维瘤(第1、观对脑神经)、脑膜瘤、转移癌、鼓室血管瘤、胚胎细胞瘤、肉瘤、骨硬化病、面神经瘤(圆柱瘤)、畸胎瘤、汉德综合征(慢性特发性黄瘤病)。

三、病理生理

根据面神经损伤的程度，可出现四类不同的病理生理改变。

1. 神经外膜损伤

损伤神经外膜，神经成分未累及，神经传导功能正常，无面瘫。

2. 神经失用

损伤限于髓鞘，轴素结构正常，出现暂时性神经传导阻滞，有面瘫。病因祛除后，神经功能可在短期内完全恢复。一般2周左右功能恢复。

3. 轴素断伤

轴素断裂或断离，神经远端在损伤48～72小时后出现顺向变性，轴素与髓鞘崩解，神经远端亦发生不同程度退行性变，鞘膜仍完整。损伤后3周，轴素可沿中空的鞘膜管由近及远再生，直至运动终板，神经功能可在2个月左右部分或完全恢复。

4. 神经断伤

神经干完全断离，近端形成神经瘤，远端神经变性，神经功能不能自然恢复。此种类型损伤经手术干预，神经断端良好对位后，6个月左右神经功能可开始恢复，但可出现连带运动。

四、诊断与鉴别诊断

(一)临床表现

1. 急性起病，数小时或1～3天症状达到高峰，病初可伴耳后乳突区、耳内或下颌角疼痛。

2. 一侧面部表情肌瘫痪为突出表现，口角歪斜，流涎，讲话漏风，鼓腮和吹口哨漏气，食物滞留于病侧齿颊之间。

3. 可伴有味觉丧失，唾液减少，听觉过敏，患侧乳突部疼痛，耳郭和外耳道感觉减退，外耳道或鼓膜疱疹。

查体可见一侧面部额纹消失，睑裂变大，鼻唇沟变浅变平，病侧口角低垂，示齿时口角歪向健侧，做鼓腮和吹口哨动作时，患侧漏气。不能抬额、皱眉，眼睑闭合无力或闭合不全。闭目时眼球向上外方转动，显露白色巩膜，称 Bell 症。

（二）面神经功能的定量评价

即面瘫评分或分级，目前较常采用 6 级判断法 (House-Brackmann，1985)。

（三）面神经病变的定位诊断

1. 面神经定位临床表现

(1) 损害位于鼓索神经远端。仅有面肌麻痹。

(2) 损害位于鼓索神经与镫骨肌支之间。面肌麻痹、舌前 2/3 味觉缺失、听力下降。

(3) 损害位于膝状神经节与镫骨肌支之间。面肌麻痹、舌前 2/3 味觉缺失、听力下降（可伴有Ⅷ对脑神经损害）、听觉过敏（镫骨肌功能障碍）。

(4) 损害位于内耳道与膝状神经节之间。面肌麻痹、唾液腺分泌和泪液分泌减少、舌前 2/3 味觉缺失、听力下降（可伴有Ⅷ对脑神经损害）、听觉过敏（镫骨肌功能障碍）。

(5) 损害位于颅后窝。面肌麻痹、唾液腺分泌和泪液分泌减少、听力下降（可伴有Ⅷ对脑神经损害）、听觉过敏（镫骨肌功能障碍）、脑干或其他脑神经受损表现。

2. 常用检查

(1) 角膜反射试验。患者注视使眼球不动，将棉棒尖部于受试者视线外向患者眼部移动。双眼分别测试。

①正常反应：轻触巩膜无瞬目反射。触及角膜出现瞬目反射。

②异常反应：当棉棒触及角膜时，受试者有感觉，但只在对侧眼出现瞬目反射，说明面神经受损引起运动障碍。当棉棒触及角膜时，受试者感觉下降且无瞬目反射，提示三叉神经受损。

(2) 流泪试验。用 0.5 cm 宽的滤纸片放在双眼下穹隆，5 分钟后比较泪液渗湿的长度。病变一侧泪液渗透将减少或无渗湿。泪液分泌减少提示病变位于或靠近膝状神经节。需注意当已发生面瘫较长时间者行此项检查时，由于眼部干燥症可出现假阳性的结果。此外当结膜囊有泪液积存时，虽然总的泪液分泌已下降，也可出现假阴性的结果。

(3) 镫骨肌反射。当镫骨肌反射可引出时，说明病变位于镫骨肌突起远端。此外一般认为当镫骨肌反射存在说明面瘫程度为不完全性，神经尚未发生完全变性，因而预后相对较好。

(4) 唾液腺分泌试验。用细管分别收集双侧下颌下腺分泌的唾液，同时用柠檬汁刺激唾液分泌，在面瘫发生的第 1 天当唾液分泌减少 25% 以上时，预示恢复不完全。此检查较困难，反复检查时常引起局部感染。

(5) 电味觉试验。当在舌部施予微小正电流时，可感到一种金属苦味。为检测鼓索神经功能，可在舌尖部施予电流并可测出电味觉阈值。其意义在于可早于临床检查发现某些病变。面瘫患者的味觉功能恢复较面肌运动恢复要早数周。

(6) 睑反射试验。于眶下神经孔处给予电刺激眶下神经引起眼轮匝肌收缩。电刺激反应由脑桥反射和三叉神经反射共同构成。阳性反应说明面神经仍然保持解剖上的完整性。

（四）定性诊断

主要目的在于判断神经是否已经变性或者将要变性，并评估其变性程度。如神经尚未变性，则面瘫考虑为神经失用及脱髓鞘所致，因无严重神经损害，面瘫一般趋向于完全恢复。神经损害一般呈逐步加重表现而非突然而完全的损害。评估神经损害的进展速度对于预后估计及治疗十分重要，因为越早开始治疗效果越好；而病变开始进展速度缓慢者，神经变性的程度较轻。最大刺激试验和诱发肌电图 (神经电图) 对于查明早期神经变性具有较高价值，主要用于面瘫发生的第 1 周，而肌电图主要用于面瘫发生的第 4 ～ 14 天。

1. 最大刺激试验 (MST)

本试验的生理学基础在于神经受损后，损伤部位远端仍继续传递神经冲动。刺激电极用导电胶贴于面部面神经各分支区域，将刺激加至 5 mA 或受试者最高可耐受限度。分别测试颈、下唇、口、鼻、眼、额部，结果分为双侧相等，减低、消失。

(1) 在面瘫发生的最初 3 ～ 5 天，本试验无意义，因为即使神经完全断裂，远端神经仍具有传递功能。面瘫发生 3 ～ 5 天后，在轻度损伤情况下，最大刺激试验的双侧反应相等。在 2 ～ 3 度损害发生时，反应减低。在 3 度以上损害发生时 (此时末端神经出现变性)，反应消失。

(2) 当最大刺激双侧反应相等时，88% 的患者的面瘫可获完全功能恢复。当试验结果为反应减低时，完全恢复率下降为 27%。所有反应消失的患者愈后不良，将出现功能恢复不完全。本试验的优点在于容易检查，费用低，可重复性好。

2. 诱发肌电图或神经电图 (ENOG)

本法与最大刺激试验类似，但是更精确，因其采用肌电记录仪记录并比较电位大小，而非靠肉眼观察面部收缩。

在颞骨骨折所致面瘫的患者，当出现下列情况之一时，应手术治疗：

①诱发肌电图突然完全消失时；

②病程 5 天之后诱发电位降至对侧 10% 以下时；

③ CT 显示面神经管破坏，或面神经管未显破坏而伤后 6 个月面瘫无恢复者。

对于贝尔面瘫，有学者认为病后 2 周内电位降至正常侧的 10% 或以下时，必须予以手术治疗。

3. 肌电图 (EMG)

肌电图记录骨骼肌纤维的电活动。使用针电极插入面肌肌腹，最开始可记录到电极刺入引起自发肌电活动，然后让患者收缩面部肌肉，同时观察运动电位的大小和形态，改变电极的部位以找到运动单元较多的电极位置，此时让患者用最大力量收缩面部肌肉，以发现可能存在的运动单元缺失。最后，让患者放松面部肌肉，并改变电极的位置，以记录肌肉的自发电活动。面瘫发生后 10 ～ 20 天，如能记录到肌电图，可排除神经完全断裂。肌电图消失后又再出现，说明神经已再生。肌电图常常早于临床可见的肌肉运动出现。小而短的多相波形为肌肉病变的特症波形，大而长的波形说明存在神经源性萎缩或对侧神经支配。

(五) 鉴别诊断

根据临床表现及相关检查，诊断并不困难。注意除外以下病因：

1. 格林 - 巴利综合症

可有周围性面瘫，多为双侧性，少数在起病初期也可表现为单侧，随病程逐渐发展为双侧。应有其典型表现如对称性四肢迟缓性瘫痪。

2. 后颅窝肿瘤

侵犯颞骨的占位性病变如表皮样瘤、皮样囊肿，鼻咽癌侵犯颅底等均可引起面神经损害。应有隐袭起病、进行性加重的病程特点。

3. 脑桥内的血管病

可致面神经核损害引起面瘫，应有其他中枢神经受损体症如交叉性瘫痪。

4. 其他

急慢性中耳炎、乳突炎、腮腺炎或肿瘤可侵犯面神经，应有相应原发病病史。

五、治疗

（一）病因治疗

有明确病因者，应首先治疗病因，或在病因治疗的同时兼顾面瘫治疗。如慢性化脓性中耳炎并发面瘫者，应立即行手术清除中耳病变，控制感染，同时探查面神经受损情况，酌情采取相应治疗方法，如神经减压等。

（二）药物治疗

贝尔面瘫、耳带状疱疹等，常用糖皮质激素、成管扩张剂、B 族维生素及抗病毒药物等治疗，并可辅以理疗、针灸、按摩等。

（三）手术治疗。

1. 面神经修复手术

(1) 术中面神经损伤：术中一旦发生面神经损伤，手术医师应根据损伤程度立即采取相应处理。面神经鞘膜暴露，神经结构完整时，不需特殊处理，只需在术后记录中予以记录即可。当面神经鞘膜被撕裂，而神经断损程度不超过横断面的 1/3 时，局部不需特殊处理，神经损伤可自然愈合。当神经损伤范围超过横断面的 1/3 时，应将神经完全切断，再行端对端吻合。当神经已完全离断时，如果可能应行端对端吻合或神经移植。术后面瘫可为即刻发生或迟发性。对于即刻发生的面瘫可首先观察 2 h，如 2 h 内面瘫恢复，则考虑为局部麻痹所致。同时应松解外敷料，因为有时包扎过紧也可致神经受损。如面瘫无好转，则应于术后 24 h 行探查手术。对于迟发性面瘫，应松解外敷料和填塞物，其他处理同贝尔面瘫。

(2) 手术时机：对于颞骨骨折、医源性损伤、颞骨内的外伤、神经瘤、颈静脉球体瘤、脑膜瘤、颞骨或腮腺恶性肿瘤手术所致面部神经损伤，应即时实施修复。受损神经越早修复则预后效果越好。对于术中切断面神经者，应立即行神经修复术。对于损伤数月的患者，不适行神经端对端吻合术时，也应行神经移植术。临床资料证明，有些损伤数年后的患者，也可出现良好轴突再生。

(3) 神经修复技术：理想的神经修复应使每一神经束的近端与其相对应的末端相接。面神经内各神经束的排列从内耳道至水平段较整齐，乳突段和腮腺区各神经束是相互交织状排列，越位于远端越难保持束束对位缝合。

神经外膜缝合是目前最常用的修复技术，下列几点需注意：①神经两端应对位良好，无张力；②两残端应锐利切断，以利于神经再生；③吻合时应避免神经再次受损；④行端对端吻合时，两断端应保持平顺结合，避免扭曲；⑤病程较长者行神经吻合术，如面神经舌下神经吻合术时，面神经残端应行病理检查，以保证吻合处未被纤维化，如已发生纤维化，应将其切除至健康部位为止。硅胶管和多微孔高分子材料行神经吻合目前尚无定论。

2. 面神经交换技术　由于各种原因造成面神经断伤时，采用面神经自身重建的效果，在非随意运动方面总是优于面神经舌下神经吻合。因而在神经损伤较多无法行面神经端对端吻合术时，也应尽量考虑行神经移植。一般选用耳大神经、枕小神经等植于两断端之间行神经吻合。但是在某些病例，比如行面神经吻合术 1 年之后无面神经功能恢复征象，或神经断损在脑干部位而无面神经近端可用以吻合时，可行面神经舌下神经吻合。神经替代须在面神经断伤远端健康以及无面肌萎缩时采用，同时牺牲了替代神经的功能，而且常有明显的联动现象出现。

(1) 舌下神经面神经端端吻合术：当面神经颅外段、舌下神经、面部肌肉均完好，且患者愿意接受舌下神经功能丧失带来的不便以及舌咽神经、迷走神经功能完好时，可考虑行舌下一面神经吻合术。舌下面神经吻合术后都会出现面肌连带运动和群动，为减轻连带运动，在恢复期可采用锻炼和生物反馈治疗。舌下面神经吻合术后瞬目反射不可能恢复，将出现眼干燥，此时需行眼睑成形手术。

(2) 舌下 - 面神经桥接吻合术：为保留舌运动功能，将面神经远端用皮神经接长后与部分切断的舌下神经吻合。此方法可使面肌张力，对称性及运动能力恢复，而较少出现吞咽困难、咀嚼障碍和发声问题。此外，亦可将面神经远端直接与舌下神经行端侧吻合术。

第二十一节　半面痉挛

发病以中年女性为多，起病常为下眼睑的轮匝肌阵发性轻微抽搐，以后逐渐向一一侧面部扩展，以口角肌肉抽搐最明显。抽搐程度不一，在紧张、情绪激动或疲劳时抽搐加重，安静或睡眠时消失。少数严重者，面肌抽搐可累及整个一侧面肌。抽搐多限于一侧，双侧者甚罕见。

一、诊断要点

(1) 可因情志不舒、劳累或瞬目而诱发。病程进展缓慢。

(2) 反复阵发性不自主的面部抽搐。每次发作时多自一侧眼部或口角开始，随之扩展至同侧面部甚至颈部。可伴同侧耳鸣和听觉过敏（镫骨肌受累）、轻微面痛。发作频繁或严重者，可影响视力、语言和饮食。

(3) 病程晚期可致面瘫，如面肌微软无力、瘫痪、萎缩，或有舌前 2/3 味觉丧失。此时抽搐亦告终止。

(4) 各项检查无特殊发现。

二、鉴别诊断

三叉神经痛：多见于中老年患者，女性略多于男性。主要特点为反复短暂发作如闪电式的一侧面部抽痛，无发作先兆。以痛为特点，发作严重时，伴有同侧面肌抽搐。

三、中医治疗

（一）症候

反复发作面肌抽搐，劳累或情志不舒时发作更为频而剧，伴腰膝酸软，头昏眼花。舌偏红，少苔，脉弦细数。

(二) 治法

益肾平肝，熄风止痉。

方药：左归丸合牵正散加减。熟地黄 15 g、山药 15 g、枸杞 12 g、山茱萸 10 g、牛膝 10 g、菟丝子 10 g、鹿角胶 10 g、龟板 10 g、白附子 10 g、僵蚕 10 g、全蝎 10 g。

加减：抽搐甚者，酌加牡蛎、珍珠母；面部疼痛加白芍、甘草；口苦咽干，烦躁易怒加黄芩、生地黄、白芍、川楝；病程久加黄芪、丹参、鸡血藤。

四、西医治疗

(1) 镇静剂：地西泮 5 mg/ 次，苯妥英钠 100 mg/ 次，3 次 / 日。

(2) 理疗：如钙离子透入或直流电刺激。

(3) 面神经或其分支乙醇注射法：用经普鲁卡因溶液稀释的 50% 乙醇 0.3 ～ 0.4 ml，注射于茎乳孔面神经干处，或根据面肌抽搐范围，以上述 50% 乙醇 1 ml 注于面部的面神经分支处。注射后，该面神经分支所支配的面肌立即瘫痪，并于 6 周之内完全恢复而抽搐停止。此法疗效可维持 6 个月左右，复发后再次注射，则效果递减。

(4) 诸治无效者，酌情行面神经干压扎术、减压术、分支切断术等。

五、针灸治疗

1. 体针法

足三里、合谷、太冲、血海、下关、太溪。平补平泻，1 次 / 日，10 次为 1 个疗程，或用电针法。或者，眶上部额肌痉挛，取阳白透丝竹空或透印堂；眶下部肌痉挛，四白透迎香或透颧骨；口角或面颊部肌痉挛，地仓透颊车，均中等刺激，留针 30 分钟，1 次 / 日，10 次为 1 个疗程，疗程间隙 1 周。

2. 耳针法

神门、肾、肝、胆、脑、心、面额、眼、口。用王不留行贴压，2 日 1 次，左右两耳交替进行。5 次为 1 个疗程。

3. 水针法

足三里、下关用归红注射液，每穴每次注射 1 ml，隔日 1 次，5 次为 1 个疗程。

4. 皮内埋针法

用梅花针叩击患侧面部以寻找能引起面肌痉挛的“触发点”，多在下眼睑附近及鼻翼侧旁，对该处常规消毒后，用揿针埋入该点，以不痛、无不适感为宜，3 日后取出，再重找“触发点”，如法埋针。5 次为 1 个疗程。

第二十二节 耳聋

听觉系统任何部位的损害均可导致听力减退，轻者谓之重听，听不清或听不到外界声响称之聋。临床上常将两者混同，统称为聋。

幼儿由于聋而听不到声音者，因不能学习语言，所以不会说话（语前聋），或因原已学会说的话无法得到巩固与发展而逐渐丧失，称聋哑症。故聋哑症的本质是聋。成年人在语言形成后病耳聋者（语后聋），因不能听清并监控自己的发音，语言功能也会退化，表现为语言清晰度下降，常不自觉地提高讲话的嗓音，言语缺乏抑扬顿挫等。此外，病人对声源定位能力降低，对各种噪声的耐受性减弱，不能有选择地倾听某人或某种熟悉的声音。

继听觉和言语功能退化而来的是社交困难，精神心理受创伤。因此要从社会心理学的高度看待耳聋的防治问题。

一、传导性耳聋

（一）病因

1. 先天性疾病

常见者有外耳道闭锁、中耳畸形（包括鼓膜、听骨、圆窗、前庭窗和鼓室腔发育不全等）。

2. 后天性疾病

(1) 外耳道疾病：外耳道异物、耵聍栓塞、炎性肿胀、肿瘤阻塞及瘢痕闭锁等。

(2) 中耳疾病：鼓膜炎、分泌性中耳炎、化脓性中耳炎及其后遗症、鼓室硬化症（耳硬化症）、中耳癌等。

（二）治疗

1. 先天性外耳和中耳畸形

根据畸形的不同情况，施行外耳道和中耳结构的重建手术。双耳畸形者应尽早手术，防止因聋而影响学语。一耳畸形而另一耳正常者，可延缓手术。

2. 中耳炎所致的耳聋

患分泌性中耳炎或化脓性中耳炎者，治疗措施可参照有关章节施行。对化脓性中耳炎的后遗症，再确定耳蜗与咽鼓管功能正常，于彻底清除中耳病变的前提下，可行听力重建术。

（三）预防

传导性聋多由中耳炎引起，应以积极预防和治疗中耳炎为重点。

二、感音神经性聋

感音神经性聋包括感音性聋和神经性聋。前者由耳蜗病变引起，后者由蜗后病变引起。

（一）病因

1. 先天性因素

出生时已经耳聋分为两种。

(1) 遗传性聋：由基因或染色体异常引起的感音神经性聋，常伴有其他器官或组织的畸形。

(2) 非遗传性聋：由于妊娠早期母亲患风疹、腮腺炎、流感等病毒感染性疾病，或患梅毒、糖尿病、败血症等全身性疾病，或使用耳毒性药物等引起。此外，产程过长，难产及缺氧亦可致聋。

2. 年龄因素

由于机体衰老，听觉器官常发生老化性退行性变，退行性变发生部位可在螺旋器的毛细胞神经节、听神经、神经核、传导路径和大脑皮层听区，其中以内耳退行性病变最明显。老年人动脉硬化，导致内耳血液循环障碍，也促使听觉器官蜕变。老年性聋临床表现为双侧逐渐发生的高频听力损失，并缓慢累及中频与低频听力，伴高调持续耳鸣。病人常感在噪声环境中，语言辨别能力显著下降。

3. 耳毒性药物

已知的耳毒性药物有百余种，临床上常用的有以下几种。

(1) 链霉素、卡那霉素、庆大霉素、新霉素等氨基糖苷类抗生素。

(2) 阿司匹林等水杨酸盐类止痛药。

(3) 奎宁、氯奎等抗疟疾药。

(4) 依他尼酸、呋塞米等利尿剂。

(5) 氮芥、顺铂、卡铂等抗癌药。

此外，酒精中毒，有机磷、苯、砷、铅、一氧化碳中毒等亦可损害听觉系统。药物对内耳的损害除与药物剂量和用药时间长短有关外，还与个体敏感性有关，后者常有家族遗传史。药物进入内耳后首先损害血管纹，破坏血一迷路屏障，使药物更容易进入内耳。高浓度的药物在内耳长期积聚，使耳蜗和前庭感觉上皮的毛细胞、神经末梢、神经节细胞发生退行性变，因而病人除耳聋外，常伴有耳鸣和眩晕。

4. 突发性聋

也称暴聋，为突然发生的感音神经性聋，多在 3 天内听力急剧下降。确切病因不明，目前认为可能与内耳病毒感染、变态反应、内耳血液循环障碍和迷路窗膜破裂等因素有关。临床特点有以下几点。

(1) 突然发生的非波动性感音神经性聋，常为中度或重度，甚者可全聋。

(2) 原因不明。

(3) 多单侧发病，聋前可先有耳鸣。

(4) 约有半数病人伴眩晕、恶心、呕吐。

(5) 除第Ⅷ脑神经外，无其他颅神经受损症状。

诊断时，应注意与梅尼埃病、听神经瘤等疾病相鉴别。

5. 传染病性聋

如流行性脑脊髓膜炎、腮腺炎、猩红热、麻疹、伤寒、风疹、流行性感冒、梅毒等，病原微生物或其霉素经血流进入内耳，损害内耳结构而引起感音神经性聋。

6. 全身疾病性因素

某些全身性疾病如高血压、动脉硬化、慢性肾炎、尿毒症、糖尿病、甲状腺功能低下、克汀病、白血病等病，均可引起内耳血液循环障碍、血管纹改变和螺旋器毛细胞退行性变而致聋。

7. 创伤性因素

脑外伤、颅底骨折，可导致迷路震荡、内耳出血、位听觉感受器甚至听觉传导路径损伤。爆震或长期的强噪声刺激，常引起内耳损伤，出现感音神经性聋。此外，耳气压伤亦可损伤内耳，导致感音神经性聋。

8. 自身免疫性聋

多发生于青壮年，为非对称性进行性感音神经性聋，双侧同时或先后发病，常于数周或数月达到严重程度，有时可有波动。前庭功能受累者，可出现头晕、不稳，但无眼震。抗内耳组织特异性抗体试验，白细胞移动抑制试验，淋巴细胞转化试验及其亚群分析等可帮助诊断。病人常合并有其他免疫疾病。环磷酰胺、泼尼松龙等免疫抑制剂对本病有效。

9. 其他

如梅尼埃病、耳蜗性耳硬化、小脑脑桥角肿瘤、多发性硬化症等均可引起感音神经性聋。

(二) 治疗

以恢复听力为治疗原则，听力无法恢复者应尽量保存和利用残余听力。

1. 病因治疗

查找致聋原因，针对原因疾病进行治疗。

2. 药物治疗

发病初期及时正确用药是治疗成功的关键。常用药物有血管扩张剂、降低血液黏稠度药物、血栓溶解药物、B 族维生素、能量制剂等，必要时可使用类固醇激素，亦可配合高压氧治疗。

3. 助听器

助听器是一种提高声音强度的装置，可帮助某些耳聋病人充分利用残余听力，进而补偿聋耳的听力损失，是帮助聋人改善听力的有效工具。药物治疗无效者，可先行听力学检查，再选配助听器。一般认为听力损失在 35 ～ 85 dB 者均可使用，以听力损失在 60 dB 左右者使用助听器效果最好。应用助听器后仅能提高响度，而对语言辨别不清者，则助听器使用价值不大。

4. 人工耳蜗植入

目前，用于临床的耳蜗植入以 22 或 24 通道装置为主，可分为耳蜗植入和听性脑干植入。双侧听力损失在 90 dB 以上，应用大功率助听器无效，耳内无炎性病变，耳蜗电图检不出而鼓岬电刺激有声感，可施行人工耳蜗植入术。耳蜗植入的基本原理是应用人工装置取代受损毛细胞直接刺激螺旋神经节神经元，将模拟听觉信息传向中枢，使全聋病人重新感知声响。安装人工耳蜗后可使病人从无声世界进入有声世界，经短期训练可达到对环境声的辨别，经语言训练和唇读训练，可部分恢复语言交流能力。尤其学龄前聋儿，植入人工耳蜗后能使之语言发育趋于正常。

5. 听觉和语言训练

先天性聋病儿不经听觉言语训练，必然成为聋哑人；双侧重度听力障碍若发生在幼儿期，数周后言语能力即可丧失，即使已有正常言语能力的较大儿童，耳聋发生以后数月，原有的言语能力可逐渐丧失。因此，对经过治疗无效的中重度、重度或极度聋学龄前儿童，应及早配戴助听器或行人工耳蜗植入术，利用聋儿的残余听力，通过有计划的声响刺激，以唤醒听觉感受器，培养聋儿聆听习惯和对声音的辨别能力，配合系统的发音和讲话训练，可恢复聋儿的语言功能，达到聋而不哑的目的。这项工作应从学龄前开始，须有专门教师进行。

(三) 预防

感音神经性聋的预防比治疗更为重要，也更为有效，应从以下几个方面开展预防工作。

(1) 广泛宣传近亲结婚的危害性，禁止近亲结婚，以减少遗传性疾病的发生。及时治疗妊娠期疾病，孕妇用药要谨慎。加强优生优育工作，对婴幼儿进行常规听力筛选，发现聋儿，及早进行治疗，尚有残余听力者，应尽早进行听觉语言训练。

(2) 积极防治急性传染病，做好卫生宣传，预防各种传染病的发生和传播。提高生活水平，锻炼身体，增强机体抵抗力。

(3) 宣传各种耳毒性药物对内耳的毒害作用，严格掌握耳毒性药物应用的适应症，尤其是氨基糖苷类抗生素，对有家族药物中毒史者、肾功能不全、婴幼儿和孕妇应慎用。必须应用这类药物时，尽量减少剂量和缩短用药时间，可同时应用血管扩张剂，B 族维生素，钙剂和 ATP 等药物。

(4) 加强环境保护工作，避免噪声的长期刺激，严格控制工业噪声，加强对在噪声环境中工作人员的个人防护。

三、混合性聋

耳的传音和感音系统同时受到损害所引起的耳聋称为混合性聋，如化脓性中耳炎合并迷路炎、爆震导致鼓膜穿孔合并内耳损伤等。治疗时应消除病因，并采用综合疗法。

四、功能性聋

功能性聋又称精神性聋或癔症性聋，属非器质性聋，多因机体受到重大的精神创伤或因长期焦虑、抑郁引起。突然发生双耳听觉抑制，无耳鸣及眩晕，讲话声调不变，反复检查听阈变化较大，无重振现象，镫骨肌反射和电反应测听正常。这种耳聋可突然自愈或经暗示治疗立即恢复。

五、伪聋

伪聋是有意识地、蓄意地为满足个人利益或达到某种目的而装聋或夸大其听力损失的程度。伪聋者明知自己听力正常，因有所企图故意伪装耳聋为使耳部“病变”显著，病人亦有自伤耳部者纯音测听多为全聋，而客观测听红包检查完全正常。反复测试阈值不定，语言识别力联系也不一致，客观信任检查如镫骨肌反射耳蜗电图及脑干诱发电位等均不说正常。反复测听结果困难，变异较大，无响度重振，言语接受阈和识别率较低。自描测听曲线为 V 型镫骨肌声反射和听性脑干诱发电位正常报告，功能无改变。患者可突然自愈或经各种暗示转移治疗而快速温和恢复，助听器常有奇效，愈后可复发。

假性耳聋(伪聋)是一种有意识的伪聋行为，多为一侧性，通常发生在一次真正的损伤之后，且均会涉及“赔偿损失”的问题。对患者作客观检查均正常，但涉及主观感受时则均被否认。对此，医务工作者应明辨是非，端正医德，实事求是的做出诊断。

第二十三节 外耳肿瘤

一、外耳良性肿瘤

(一) 外耳道乳头状瘤

1. 临床表现

外耳道乳头状瘤好发于 20 ～ 25 岁男性。外耳道炎症、反复挖耳等造成的乳头状瘤病毒感染。早期症状为挖耳时易出血；当肿瘤充满外耳道时耳内发痒、阻塞感或听力减退。外耳道有多发或单发、带蒂或无蒂、大小不等、棕褐色、桑葚样实质肿物，触之较硬。

2. 治疗

(1) 激光治疗：在局部麻醉下用 YAG 激光气化肿瘤。

(2) 冷冻治疗：液氮冷冻具有切除肿瘤创伤小的优点。

(3) 手术治疗：切除的范围应包括肿瘤边缘正常皮肤 1 mm 以上，切除肿瘤所在部位的骨膜，可以防止肿瘤的复发。

(二) 耳郭和外耳道血管瘤

1. 临床表现

主要位于耳郭，少见于外耳道。

(1) 毛细血管瘤：系毛细血管网组成，扁平，色如红葡萄酒，或似蜘蛛痣状，皮温高。

(2) 海绵状血管瘤：是含血内皮腔隆起肿物，毛细血管排列紊乱，又名草莓瘤，表面呈结节状，微红或紫红色，有搏动。

(3) 蔓状血管瘤：使耳郭变形增大，局部温度高，有搏动，可延及头皮。

2. 治疗

(1) 非手术治疗：冷冻、放射、激光、局部注射硬化剂 (如 5% 鱼肝油酸钠、平阳霉素等)。

(2) 手术治疗：对于局限性的血管瘤，局部切除并植皮。对有动静脉瘘的血管瘤，先将瘤体外围作环形缝扎，阻断血供，同时分段环形缝扎，分区切除。

(三) 耳郭和外耳道囊肿

位于耳郭者多见。

1. 临床表现

(1) 皮脂腺囊肿：最常见，好发在耳垂背面、乳突上表皮或耳道软骨后下方。囊肿内衬上皮，为柔软、张力不大的肿物。

(2) 耳前囊肿 (或瘘管)：属先天性，表现为耳轮前方皮肤的瘘口。瘘口内有分支管道循入耳轮和耳屏之间的皮下。管道常呈囊性扩大，易感染。

(3) 腮裂囊肿：与耳前囊肿的鉴别主要是除了耳轮脚前有瘘口外，常常在外耳道、耳后、颈部有第二瘘口，瘘口阻塞也可出现囊性变。

2. 治疗原则

感染期抗感染治疗，控制感染后手术切除。

(四) 打聍腺瘤

1. 临床表现

耵聍腺瘤好发于外耳道软骨部后下部的耵聍腺分布区，常见的为腺瘤和混合瘤。耵聍腺瘤发病缓慢，肿瘤较大时阻塞外耳道，可引起听力障碍。

耳部检查见外耳道后下方局限性的隆起，约为黄豆大小，表面皮肤正常，无压痛，质韧。X 线检查外耳道骨质无破坏。

2. 治疗

易恶变，应作手术彻底摘除。切除范围包括肿瘤周边至少 0.5 cm，切除肿瘤区的骨膜，并予植皮。

二、外耳道恶性肿瘤

外耳道恶性肿瘤以低度恶性的腺样囊性癌常见，腺癌和恶性耵聍腺瘤均少见。在此着重介绍外耳道耵聍腺来源的恶性肿瘤。

1. 临床表现

反复挖耳等刺激情况下，耵聍腺瘤容易恶变。耵聍腺癌的主要临床表现是无痛性外耳道少量出血或者挖耳易出血。有时耳部有疼痛。外耳道肿块呈肉芽形，红色，由于肿块突破皮肤，表面粗糙不平。耵聍腺癌突破外耳道软骨部侵犯到腮腺，引起耳垂周围腮腺区肿块；有时向前侵犯到颞颌关节，出现张口困难。影像学检查：CT 可显示外耳道或者乳突部的骨性损害，MRI 可显示肿块向腮腺侵犯。

该病特点是发病缓慢，经常在发病数年后才有症状。无论是手术还是放射治疗，均容易复发，其复发率达到 40% ～ 70%，有报道同一患者复发多达 12 次。

2. 治疗

手术切除为主，辅以放疗。肿瘤侵犯腮腺较大者，应作腮腺浅叶或者全腮腺切除，术中应保护面神经。术后放疗可以减少肿瘤的复发率。

第二十四节　中耳肿瘤

一、鼓膜角质瘤

鼓膜角质瘤是一种局限于鼓膜的胆脂瘤。临床上较少见，因其发病多较隐蔽不易早期诊断。其发病原因与炎症刺激使鼓膜上皮基底细胞内移、长期鼓膜置管使鼓膜上皮质内棘细胞在鼓膜纤维层与黏膜层间增殖形成有关。此外，也有与中耳炎、鼓膜置管或手术史无关的不明原因的鼓膜上皮基底细胞迁移引起的鼓膜角质瘤。

（一）临床表现

其症状较轻微，可自感耳闷、耳鸣及听力下降。检查可见鼓膜锤骨柄的前后方白色肿物，单个或多个，圆形、边界清楚，直径大小常为 2 ～ 4 mm。听力检查表现为传导性聋。

（二）诊断

详细地询问病史及仔细的耳部检查，当发现完整鼓膜内白色肿物时应考虑本病的可能。

（三）治疗

手术切除，如遗留较大的鼓膜穿孔应在肿物切除的同时行鼓膜修补术。

二、中耳原发性髓外浆细胞瘤

原发性髓外浆细胞瘤是位于骨髓以外的器官或组织内的以浆细胞增殖为特点的肿瘤。由不典型的多形性浆细胞组成，可见异常核分裂象及双核或多核瘤细胞。此肿瘤常发生于上呼吸道黏膜下组织，特别是鼻、鼻窦和鼻咽部。发生于耳部的原发性髓外浆细胞瘤非常罕见。该肿瘤的临床行为不清楚，常多年后局部复发，可远处转移或转化为多发性骨髓瘤。

（一）临床表现

Kandoloros 等报道了 1 例原发性的中耳浆细胞瘤，主要症状为耳鸣、听力下降、耳闭塞感、头痛及眩晕等症状。检查时可见鼓膜呈红色、变薄、外突。CT 检查可显示肿瘤。

（二）诊断

该病的诊断应特别慎重，除上述症状外，应进一步检查以排除多发性骨髓瘤、浆细胞肉芽肿和孤立性的骨骼浆细胞瘤。

须具备以下条件方可确诊：

①局部病检诊断为浆细胞瘤；

②骨髓穿刺阴性；

③无贫血，血红蛋白＞ 2.01 mmol/L；

④血清及尿中 M 蛋白阴性，如为阳性则通过局部病变切除或放疗后，血清及尿中 M 蛋白可消失；

⑤ X 线检查可有局部骨骼变化，但无全身骨骼破坏。

（三）治疗

与多发性骨髓瘤相比，原发性髓外浆细胞瘤预后较好，其对放疗非常敏感。单纯放疗可完全抑制此病的发展，亦可于彻底手术切除后再行放疗。本病易复发，并可于治疗后多年出现复发并发生转移。故宜长期随访观察。

三、中耳腺瘤

中耳腺瘤为中耳黏膜发生、形成腺样结构的良性上皮性肿瘤，临床上罕见。以往由于对中耳腺瘤的认识不一致，有把形态学与之相似的低度恶性类癌误纳入中耳腺瘤的诊断之中；亦有认为中耳腺瘤来自异位耵聍腺而与耵聍腺肿瘤相混淆，故其名称不一，常引起混乱，目前较多采用中耳腺瘤命名。

中耳腺瘤的组织发生学目前不清楚，可能起源于耵聍腺、中耳黏膜化生、异位涎腺组织、副神经节等。

（一）病理

本病大体为表面光滑、分界清楚、质硬韧、有弹性、有包膜的小肿物；切面灰白或棕红色，血管较少。组织学为紧密排列的小腺体样结构，通常形成腺腔。腺体有单层立方形或柱状上皮所形成，核深染呈圆形或卵圆形，胞质丰富，嗜酸性，细胞境界清楚，核分裂罕见，腔内可有黏液。

（二）临床表现

本病通常局限于中耳且生长缓慢，早期可无症状。首发症状常为渐进性听力下降、耳阻塞感、耳痛、面瘫及耳鸣，有时可出现耳漏及眩晕。本病以 40 ～ 60 岁年龄多见，性别无明显差异。

检查时多数患者鼓膜完整，可增厚或外突，有时偶可透过鼓膜见到肿瘤阴影。CT 检查可见中耳腔软组织影，而鼓室各壁及乳突骨质无破坏。

（三）诊断

Hyams 和 Michaels 将中耳腺瘤的临床诊断标准定为：①无骨质破坏；②肿瘤局限于中耳腔；③无浸润及转移症象。由于中耳腺瘤发展缓慢、部位隐蔽，早期诊断较困难。对于有缓慢渐进性传导性听力下降者，CT 提示中耳腔软组织影者应怀疑此病。一般手术探查时对肿物进行病理检查而确诊。诊断时注意与中耳类癌及耵聍腺肿瘤相鉴别。

（四）治疗

行中耳探查加肿瘤切除术。

四、中耳类癌

类癌是由形态均一的，组织学、免疫组织化学和超微结构等方面均显示神经内分泌分化特性的椭圆形细胞所构成的低度恶性的上皮性肿瘤。以往曾把类癌与中耳腺瘤等同，直至1980年Murphy等才首次把中耳类癌独立分出。Ferri等有综述文献从1980年至1999年共收集到原发性中耳类癌38例，有人认为本癌是来源于中耳黏膜的多潜能未分化的上皮细胞。本病见于青少年至中老年，男性稍多于女性。

（一）病理

肿瘤大体为灰白色、质软，部分似海绵或脂肪样，大部分有包膜，肿物可从数毫米至2 cm大小。组织学表现为形态较一致的椭圆形或圆形的小细胞，呈实性梁素性、巢状、片状排列；免疫组织化学检测：肿瘤细胞角蛋白、上皮膜抗原(EMA)、嗜铬粒蛋白、突触素(NSE、Synaptophysin)和多肽激素等可呈阳性；电镜观察见肿瘤细胞胞质有膜包裹的核心致密性颗粒。

（二）临床表现

临床症状及体症无特异性。若肿瘤小时，症状不明显，早期主要为耳鸣、传导性听力下降，可伴眩晕、耳闷、溢液、耳痛，偶有面瘫。检查见鼓膜完整并外突，部分肿瘤可穿破鼓膜进入外耳道。

（三）诊断

根据临床表现及常规病理组织染色很难确诊。确诊需行免疫组织化学染色及电镜检查。CT可显示中耳软组织影及骨质受侵蚀的情况。诊断时注意与中耳腺瘤及腺癌相鉴别。

（四）治疗

本瘤生长缓慢，病程可长达20年，恶性度低，局部外科手术切除，效果良好。根据病变范围行改良乳突根治或乳突根治术或扩大乳突根治术，以达到治疗目的。

五、中耳涎腺迷芽瘤

中耳涎腺迷芽瘤是正常涎腺组织在中耳的异位性胚胎残余。临床罕见，自1961年Taylor和MarT_1n报道第一例中耳涎腺迷芽瘤到1992年止，已有19例报道。其发病年龄在2～52岁，男女之比为1:1.3，双耳均可患病，以左耳患病居多，无恶变倾向。该病常伴有听骨及面神经的异常，其中听骨以砧骨异常多见，亦可合并耳郭及内耳异常。

本病原因不明，有学者认为与胚胎时期腮腺细胞黏液有关。

（一）临床表现

中耳涎腺迷芽瘤生长非常缓慢或不增大，临床主要表现为传导性听力下降，一般无其他症状。耳镜检查鼓膜完整，偶可透过鼓膜见鼓室内的肿物。

（二）诊断

术前诊断困难。常需手术探查后病检确诊。手术中可发现鼓室内有柔软、呈分叶状、表面光滑的肿物，并伴有不同程度的其他部位异常，尤以砧骨异常多见。诊断时应注意与鼓室硬化症、鼓室球体瘤、中耳脑膜瘤、中耳腺瘤、中耳类癌、先天性胆脂瘤相鉴别。

（三）治疗

行鼓室探查肿瘤切除术。术中注意保护面神经及听骨链的完整性。如听骨链异常可同时行听骨链重建术。

六、畸胎瘤

畸胎瘤是由多于1个胚层(2个或以上)来源的组织所构成的肿瘤，为真性肿瘤而非畸形。根据组织成熟程度分为良性(即由已成熟的分化组织构成)和恶性，以良性居多，但有恶变倾向，恶性率随年龄呈上升趋势。畸胎瘤常发生于身体的中线或中轴旁位，最多见于骶尾水平。头颈部较少发生畸胎瘤，为总数的2%～10%，耳部畸胎瘤非常罕见。至1999年共有12例此类病例的报告。中耳畸胎瘤为良性、先天性肿瘤，主要见于新生儿或婴幼儿，尤其是小女孩。

(一)临床表现

中耳畸胎瘤常见于婴幼儿，因其不能主诉，临床症状少，主要症状为肿物堵塞耳道所引起的听力下降，继发性感染等。Forrest等报道1例8个月的患儿因中耳畸胎瘤突向咽鼓管、鼻咽而造成气道阻塞而出现急性呼吸困难。也有中耳畸胎瘤压迫面神经致面瘫的报道。

(二)诊断

因主诉症状少，临床诊断困难。CT可提供影像学依据，确诊需靠手术探查后取组织病检。

(三)治疗

最有效的治疗方法是手术彻底切除。

七、耳郭部纤维瘤

外耳纤维瘤临床少见，主要见于耳郭，根据瘤组织内纤维及细胞成分的多少可分为软、硬两种。前者瘤细胞丰富，纤维较少，与脂肪瘤相似，生长快，有发生恶变之可能；后者则大部分由胶原纤维组成，细胞成分少，呈硬性无痛结节。耳郭纤维瘤病因不明。

(一)临床表现

纤维瘤可发生于外耳的任何部位，以耳郭为多见，外耳道极少见。单发或多发，常呈圆形或椭圆形结节状，偶呈分叶状，一般基底较广。检查时可见软纤维瘤质地软，类似脂肪瘤，而硬纤维瘤为硬性无痛结节状。

(二)诊断

临床诊断不难，确诊靠病检。

(三)治疗

手术切除。

八、中耳乳突部脑疝

中耳乳突部脑疝是指由于各种原因造成上鼓室及鼓窦天盖、乳突部骨质缺损，脑组织疝入中耳腔或乳突腔而形成。其发生的原因有：①胆脂瘤破坏天盖等部位；②中耳乳突手术时损伤硬脑膜而未及时修补；③颞骨外伤致骨质破损；④天盖部位先天性骨质破损。

(一)临床表现

本病多是以慢性化脓性中耳乳突炎手术治疗后或颞骨外伤后的并发症形式出现，主要症状为耳漏和听力下降。耳漏可为脑脊液耳漏或化脓性中耳炎引起，表现为清亮、水样或黏稠、脓性分泌物。听力下降多呈传导性聋。此外，也可出现头痛、眩晕、脑脊液鼻漏、复发性脑膜炎及癫痫等。检查时有时可见外耳道、鼓室和(或)乳突腔内有蒂或基底较广、搏动性肿物或肉芽，部分基底较广者可回纳。多数中耳乳突部脑疝因手术而发现。CT 扫描可发现鼓室盖或鼓窦盖处有骨质缺损。

（二）诊断

仔细询问病史，结合影像学检查结果对临床表现明显者，诊断不难。但大多数病例因临床表现不典型而于手术中发现。对有中耳乳突手术史或颅脑外伤史患者，如伴有脑脊液鼻漏，应怀疑中耳乳突部脑疝，做进一步检查。注意与中耳息肉、颈静脉球体瘤等相区别。

（三）治疗

手术治疗。可经乳突径路或颅内径路修补骨质破损处。

九、中耳横纹肌肉瘤

（一）临床表现

中耳是耳部横纹肌肉瘤最常见的部位。早期临床上常见流脓，随着病情进展渐变成流脓血。同时可有耳内肿痛或有头痛，晚期常有面瘫。检查见外耳道或中耳腔内息肉样或肉芽状肿物，质脆，易出血。CT 检查可见中耳软组织影，常合并骨质破坏。

（二）诊断及鉴别

诊断要点：①儿童或青少年；②流脓血样分泌物；③外耳道或中耳腔内息肉样肿物，摘除后易再发；④合并面瘫。确诊需靠活检。应注意与中耳癌及其他肉瘤做鉴别。

（三）治疗

应采取手术、放疗和（或）化疗相结合的综合疗法。行乳突根治或扩大的乳突根治术，以便彻底切除肿瘤，术后辅以放疗或化疗。治疗期间注意血液、脑和骨并发症的发生和处理。

十、中耳恶性黑色素瘤

中耳恶性黑色素瘤少见。早期诊断较难，治疗主张大范围切除，如行乳突根治术或扩大乳突根治术，必要时可行颞骨切除或次全切除术和颈淋巴结清扫术。

（一）外科治疗

手术切除是恶性黑色素瘤的经典治疗方法。对恶性雀斑型，不管肿瘤厚度是多少，1 cm 的安全边缘通常已经足够；对浅表扩展型和结节型，若肿瘤厚度小于 1 mm，建议切除留有 1 ～ 2 cm 的安全边缘，如肿瘤厚度超过 1 mm，安全边缘应达 2 cm 以上；肿瘤切除应深达耳郭全层，以保症切除干净和便于缝合。颈清扫与否取决于肿瘤的分型、病理类型和原发灶的大小。对 N0 期的所有恶性雀斑型和肿瘤厚度小于 0.76 mm 的结节型和浅表扩散型，由于颈部淋巴结转移率低，一般不主张行选择性颈清扫；对于肿瘤厚度在 0.76 ～ 3.99 mm 的结节型和浅表扩散型，推荐行选择性颈清扫以提高术后生存率；肿瘤厚度超过 4 mm 的结节型和浅表扩散型，由于经常已有远处转移，选择性颈清扫仅提供控制局部病变，对提高生存率无大的实际意义。对于那些有明确颈淋巴结转移者，既往的方法是施行根治性颈清扫，目前则多主张行功能性清扫术。具体做法是：对侵犯耳郭和耳前者，清扫Ⅰ区和Ⅲ区；对侵犯耳后者，清扫包括Ⅴ区在内的后外侧颈部。以往的清扫范围常以耳郭的淋巴引流为准，近来的闪烁淋巴造影术（也称淋巴图）发现高达 34% 的受累淋巴结超出预期的区域，因此可更精确地反映淋巴结受累的实际情况，指导临床颈清扫的范围。淋巴图是一种发现前哨淋巴结（它被认为是转移的开始部位）的技术，临床上也用于判定哪些病人需要做化疗。在被认为不会出现转移的病人中，有 30%

出现了转移。这就意味着隐性的病变被常规的病理学检查所漏诊了。

(二)放疗

虽然以往认为恶性黑色素瘤对放疗不敏感，但事实症明高剂量冲击疗法是有效的。目前，放疗仅用于那些颈部有转移淋巴结的患者，于颈清扫后6周左右，在3周时间内，接受每次5.5～6 Gy，总共5～6次的放疗。

(三)化疗

用于化疗的药物包括氮烯米胺(DT_1C)、亚硝基脲等。

(四)免疫治疗

免疫治疗是近年兴起的新方法。其中临床上已应用的有干扰素(IFN)和白介素-2(IL-2)，均症实对恶性黑色素瘤有一定疗效。近期更有动物实验报道白介素-10可抑制恶性黑色素瘤生长和转移且不良反应小，未来有望开发出单独使用或联合其他药物用于人恶性黑色素瘤治疗。各种疫苗也可能有用，因为疫苗可刺激机体的免疫系统将肿瘤细胞当作异体抗原进行攻击。目前已症实一种多价全细胞恶性黑色素瘤疫苗显示其临床效果。尚有多种疫苗在研究中，但还需大量的临床试验来检验其有效性。

(五)其他疗法

包括抗雌激素治疗、冷冻治疗和中医中药治疗等。

第二十五节　内耳肿瘤

一、听神经瘤

听神经瘤是源自听神经鞘膜雪旺细胞的肿瘤，又称听神经鞘膜瘤。大多来自前庭神经，70%～75%原发于内听道，占颅内肿瘤的8%～10%，占小脑脑桥角肿瘤的80%～90%，多见于30～60岁的成人，男女之比为2:3。本病进展缓慢，在组织学上呈良性肿瘤，但发展至晚期可危及生命。

(一)流行病学

VS约占颅内肿瘤的6%，美国每年新发生听神经瘤约3000例。好发于40～60岁，女性多发，约为男性的1.5倍。国内6组大宗病理统计占颅内肿瘤的6.8%～11.48%，平均为9%，女性稍多，种族差异不明显。Leonard的尸检发现率为0.8%。主要分两种类型，散发型及神经纤维瘤病2型(NF-2)，前者为单侧性，占全部听神经瘤病例的95%，年发病率为(30～40)/10万；NF-2型为罕见疾病，大多为双侧性，仅2%的NF-1型病例为单侧性，年发病率为1/10万。

(二)病因及发病机制

神经鞘瘤和神经纤维瘤的确切病因尚未完全清楚。一般认为肿瘤组织是由正常组织或胚胎残留组织在生物、化学或物理等因素的刺激下失去正常组织的生长规律，产生间变，进行无限增殖的结果。近来研究使人们认识到肿瘤的发生和发展除了外界因素外尚有人体内在的基础。分子遗传学研究发现，细胞的染色体组上的基因与肿瘤的发生有重大的关系。各种动物细胞的基因组中普遍存在着与病毒癌基因相似的序列，在正常情况下，它们不表达或只是有限制地表达，因而对细胞无害。当受到某些生物、化学、物理等因素作用而活化并异常表达时，则可导致细胞癌变。有些人生来就带有一个或多个结构或功能上有缺陷的基因，在此基础上发生的肿瘤称遗传性肿瘤综合症。其中，神经纤维瘤病 (NF) 是较常见的一种常染色体显性遗传性肿瘤。本病临床表型有较显著的异质性，约有 30% ～ 50% 的病例为新突变 (突变率较单基因座突变率高出 100 倍以上)。发生新突变的概率与父亲年龄的增长呈正比，若父亲在 35 岁以上患病，子女患病机会可增加两倍；散发病例中约 65% 的父亲较年轻。

NF–1 基因定位于人类染色体 17 q11.2，在基因组 DNA 中占 300 kb，编码 13 kb mRNA，开读框架为 8454 个核苷酸，已症实 NF–1 基因含有 49 个外显子及 2 个交错拼接的 mRNA 同型体。NF–1 基因蛋白产物已被鉴定，命名为神经纤维素，由 2818 个氨基酸组成，分子质量为 250 kD。实验表明，NF–1 蛋白似具有一种类似肿瘤抑制因子的作用，它通过调节一些存在于细胞内的对细胞生长增殖具有重要作用的蛋白质而行使其功能，这些蛋白质若在成纤维细胞中过度表达则可导致其转化。

(三) 病理

位听神经分为前庭支与耳蜗支，神经鞘瘤多来自前庭支。前庭支分为中枢部和外周部，中枢部由少突胶质细胞被覆，外周部由 Schwann 细胞被覆。位听神经从脑干开始 10 ～ 13 mm 被少突胶质细胞及软脑膜覆盖，在内耳道开口部神经胶质细胞及软脑膜消失，代之以 Schwann 细胞和神经周膜包裹神经。听神经瘤常由内耳道内前庭下神经，有时由前庭上神经发生，发生于耳蜗神经频率仅约 4%。VS 发生在中枢部神经胶质与外周神经纤维移行部前庭神经节附近。由于此移行部位置变异很大，VS 发生部位变异也很大，症状体症不尽相同，远离内耳道对听神经压迫小，术后听力保存率高，根据发生部位不同有外侧型和内侧型之分。NF–2 病人前庭神经瘤极少数起源于内耳，推测由前庭神经树突髓鞘演变而来。听神经鞘瘤也可以是多发性神经纤维瘤病 (von Reckling hausen 病) 的一部分，多为双侧。

听神经瘤大多起源于内听道内前庭神经 Obersteiner–Redlich 区的远心端，即神经间质从神经胶质细胞转变为 Schwann 细胞的部位的外侧，少数起源于前庭神经的小脑脑桥隐窝段。肿瘤有包膜，表面光滑，境界清楚，实质性，可略呈结节状，质松软，一般呈灰黄色或灰红色。随着肿瘤的生长，可出现退行性变、脂肪性变或纤维化变。肿瘤组织内常有大小不等的囊腔，内含淡黄色透明囊液，有时并有纤维蛋白凝块。小型肿瘤由内听动脉供血，肿瘤较大时，可由小脑前下动脉、小脑后下动脉、脑桥动脉或小脑上动脉供血。静脉回流主要通过岩静脉进入岩上窦。小肿瘤可局限于内听道内，直径仅有数毫米，肿瘤增大后压迫内听道内的面听神经及内听动脉，产生面听神经症状及内听道扩大。肿瘤进一步生长可突入小脑脑桥隐窝，压迫三叉神经、小脑、脑干及后组脑神经，并可经天幕切迹向幕上发展，产生相应的神经症状及颅内压增高。一般按肿瘤大小将其分为四级：一级为小型肿瘤，直径不超过 1 cm，二级为中型肿瘤，直径 1 ～ 2 cm，三级为大型肿瘤，直径 2 ～ 4 cm，四级为巨型肿瘤，直径在 4 cm 以上。组织形态学上绝大部分肿瘤为神经鞘瘤，少数为神经纤维瘤。

(四) 临床表现

1. 病程

缓慢进行性发展，病程长，早期症状常被忽视，发病到住院平均时间为 3.5 ～ 5 年，10% ～ is% 的病人回忆症状存在时间可追溯到 10 年前，约 1/3 病例经 3 ～ 10 年才确诊。

2. 首发症状

为耳蜗及前庭神经症状，常见一侧听力下降伴耳鸣，以及耳闭塞感、眩晕及头晕等。常见症状发生率听力障碍为 98%，耳鸣 70%，平衡失调 67%，头痛 32%，面部麻木 29%，面肌无力 10%，复视 10%，恶心、呕吐 9%，味觉障碍 6%。

(1) 听力下降及耳鸣：首发占 70% ～ 85%，约 10% 为突发听力障碍，少数以单独耳鸣起病，伴进行性听力障碍。病人常因听不清电话发现听力或言语识别力下降，特点是先出现纯音性听力障碍，起病时多为高音域障碍，听力障碍程度主要取决于肿瘤原发位置及与内耳道关系，与肿瘤大小不完全平行，内耳道局限性小肿瘤可引起高度听力障碍，囊肿性大肿瘤可保留听力，肿瘤不断增大导致进行性听力下降。MRI 可发现听力正常的听神经瘤，目前临床检出病例中 5% ～ 15% 听力正常。听神经瘤常引起高音调持续性耳鸣，单侧不对称性，一般为轻至中度。

(2) 平衡障碍：病人可出现轻、中度平衡不稳，平衡不稳常见于较大肿瘤使小脑及脑干受压；头晕发生率仅 5% ～ 6%，眩晕为 18% ～ 58%，眩晕常见于较小的肿瘤。由于肿瘤生长缓慢，前庭功能丧失可由对侧代偿，功能障碍症状不严重。脑桥小脑角肿瘤可出现特症性 Bruns 眼震，注视患侧引起低频大振幅眼震 (患侧脑桥功能不全)，注视健侧可见高频小振幅眼震 (患侧前庭神经麻痹)。

3. 三叉神经功能障碍

如面部麻木感、三叉神经痛及感觉异常等，以首发症状出现少见，通常不损及三叉神经运动根。三叉神经受累发生率较高，如面部麻木感约 30%，临床细致检查发现率可能更高，47% ～ 61% 有三叉神经症状，如角膜反射减弱、消失，面部感觉障碍等，若三支均受累提示肿瘤很大。

4. 面神经功能障碍

面神经与前庭蜗神经并行于内耳道，故常受累，表现面肌无力、抽搐和乳突区疼痛等，疾病晚期可出现面瘫。检查可见表情肌轻微麻痹，通过令患者多次发笑使之疲劳，或叩击前额部使反复闭眼 (瞬目反射) 减弱确认。面神经的中间神经受累可引起外耳道后壁感觉减退，称为 Hitzelberger 症。

5. 小脑症状

如共济失调、眼震等，肿瘤较小时眼震向健侧，较大时眼震向患侧，多为旋转性、垂直性。出现后组脑神经障碍如饮水呛咳、声音嘶哑、吞咽困难及咽反射消失等，提示肿瘤可能已经很大。随肿瘤增大压迫邻近结构，除导致邻近脑神经、小脑及脑干症状，可因中脑水管狭窄导致颅内压增高。

6. 头痛

见于颞枕部，伴病侧枕大孔区不适感，与肿瘤大小有关，发生率为 19% ～ 38%。根据 Selesnick 等报道，肿瘤＜ 1 cm 无头痛，1 ～ 3 cm 约 20% 病人主诉头痛，＞ 3 cm 约 43% 病人头痛。较大肿瘤血管丰富，5% ～ 15% 病例发生瘤内出血或 SAH，出现突发性头痛和复视等。

(五) 辅助检查

1. 腰穿及脑脊液检查

通常可见 CSF 蛋白质含量增加，细胞数大多正常。

2. 神经耳科学检查

CT 和 MRI 间世前 VS 早期诊断主要依赖听力异常筛查，目前已被神经影像学检查取代，仍可作为预测术后听力保留程度指标。

3. 影像学检查

(1)X 线平片：可见内听道扩大，头颅 X 线正侧位片及 Towne 位、正、位可显示内耳道壁骨质吸收、密度减低呈漏斗状、喇叭状变形，或内耳道径＞ 8 mm 为异常。

(2)CT 检查：可见脑桥小脑角类圆刀或不规则形肿块，边界不清，均匀等密度，少数略高密度或混合密度，高密度区等密度肿瘤可仅显示第四脑室受压、变形更位，较大肿瘤可见同侧脑桥池扩大、脑积水等。肿瘤可均匀、不均匀或环状增强，病灶边界清楚，内听道呈喇叭口样扩大。

(3)MRI 检查：由于其分辨率更高，因此可以更清晰地显示肿瘤以及颅内组织结构，甚至可显示肿瘤邻近的脑神经及血管。可从冠状、矢状及水平三维角度来观察。且对于手术方案的制订都有重要意义。组织学为 AntoniA 型的肿瘤一般说呈均匀信号，AntoniB 型肿瘤有囊性退行性变的倾向。听神经瘤钙化较少见，T_1 加权像多呈轻度低信号影像，T_2 加权像呈较高信号影像。Antoni B 型肿瘤的信号一般比 Antoni A 型肿瘤稍高，在内听道内或小脑脑桥角池内有时可发现与肿瘤相连接的囊变区。内听道常有不同程度的扩大。

(4)DSA 检查：可显示肿瘤营养血管包括唯一基底动脉系统小脑前下动脉、大脑后动脉，颈外动脉系统硬脑膜中动脉、咽升动脉，以及颈内动脉系统脑膜—垂体动脉等。

(六) 诊断

关键在于早期诊断，即在肿瘤直径小于 2 cm 时就能做出诊断。如能在此期做出诊断，手术全切肿瘤，面、听神经解剖及功能保留率是相当高的。因此各级医务工作者对本病的首发症状或早期症状必须予以高度重视，特别对成年人不明原因的耳鸣、进行性听力减退尤应警惕，应做必要的检查，不可轻易做出“感音—神经性耳聋”的诊断。诊断根据患者首发听力障碍、缓慢进展病程和相继出现三叉神经，面神经、小脑及后组脑神经障碍等症状。确诊主要依赖 MRI 显示内耳道内肿瘤。即使初诊检查未能发现肿瘤，也不能轻易放过，还应定期随访相当长的时期，否则一旦延误诊断，致使肿瘤继续增大，不但会加大手术难度，而且死亡率、病残率均会增高。近十余年来，有关听神经瘤诊断的手段有了很大的改善，使得本病的早期诊断率有了很大的提高。

(七) 治疗

1. 手术治疗

随着显微外科手术技术的发展及术中电生理监测的应用，听神经瘤切除术的效果不断改善，其死亡率及并发症发生率逐渐降低，面、听神经的解剖及功能保留率在小肿瘤甚至部分中、大型肿瘤也日益提高。主要的手术入路包括枕下入路、经迷路入路以及中颅凹入路。枕下入路及经迷路入路适用于任何大小的肿瘤。如考虑保留听力，一般采用枕下入路。由于枕下入路暴露充分，视野良好，对适当的病例能保留听力，大多数神经外科医生愿意采用此入路。

(1) 适应症：VS 症状进行性恶化或复发；肿瘤较小，手术可能保存听力；年轻病人肿瘤复发；不完全切除后复发，允许再次广泛切除者；放疗后肿瘤继续增大；巨大肿瘤及黏连紧密者可考虑次全切除。

(2) 手术及术后处理：肿瘤＜ 2.5 cm 几乎均能全切，也能解剖保留面神经；肿瘤＞ 2.5 cm 次全切率为 11%，面神经解剖保留率为 70%；肿瘤非常大 (直径＞ 4 cm) 明显压迫脑干时，应考虑分两次手术，避免肿瘤残余和减小脑干损伤。较小肿瘤 (直径 2 cm 以下) 术前听力障碍较轻微，20% ～ 50% 的病例全切可保留听力，1 cm 以下保留率达 83%。术中将电极放置在第四脑室外侧隐窝作术中 ABR 监测，尽可能多地保留听力。然而，仍有约半数病人听力丧失，可能因神经回缩、神经或半规管缺血、对神经牵拉性损伤、半规管开放等所致。手术最易损伤肿瘤腹侧被肿瘤包裹的部分面神经，采用显微外科技术及术中面神经监测可使面神经麻痹发生率降低。误切断面神经可引起兔眼症、角膜溃疡，应尽量行端一端吻合术，不能吻合时通常在 50 日内行舌下神经、副神经或膈神经中枢侧吻合术，或健侧与患侧面神经交叉吻合。恢复期注意保护角膜，如点眼药水等。

(3) 手术并发症：VS 术后并发症发生率约为 20%，多见于年老及衰弱者、肿瘤较大患者，经恰当处理多数可康复，少数病例可遗留不同程度后遗症。包括：①小脑前下动脉 (AI−CA) 及分支损伤，完全闭塞可引起脑桥致死性梗死；②分离肿瘤软脑膜撕裂可造成脑实质损伤，肿瘤被膜与脑干黏连紧密时不要勉强分离，可将部分黏连被膜留在脑干上，以策安全；③脑脊液漏：是常见并发症，发生率 s% ～ 15%，轻微脑脊液漏可卧床、限制活动，避免便秘、咳嗽等，采取降低颅内压措施，如限制水分摄入，给予碳酸酐酶抑制剂 diamox 或注射脱水剂等，如仍不能停止脑脊液漏需手术封闭漏口；④脑膜炎：发生率 2% ～ 10%，多因脑脊液漏所致，出现高热、头痛、精神障碍和颈强等脑膜刺激症，可腰穿检查 CSF 常规、细菌培养及药敏试验。

2. 放射治疗

可抑制部分病人的肿瘤生长。常用的放疗方法有 g 线、直线加速器、正电子束等。g− 刀及放射治疗适应症是：①老年病人小或中等肿瘤，症状轻，观察随访肿瘤增大；②肿瘤次全切除后复发；③病人伴其他疾病不允许手术治疗或风险很大。Lunsfonrd 等 1993 年报道 96 例单侧听神经瘤立体定向放射手术治疗的结果。经 6 个月以上随访，68 例 (71%) 的肿瘤大小无变化，25 例 (26%) 体积缩小，2 例 (2%) 体积增大。迟发面神经麻痹发生率为 29%，但其中 90% 面神经麻痹者以后随访均有恢复。术前 37% 的病人仍有有效听力，在放射手术后 2 年，有效听力的保留率为 34%。33% 的病人暂时出现轻微的三叉神经症状。少数病人放射手术后在 MRI 上出现小脑中脚及脑桥改变，但无临床症状。这些影像学改变经随访均趋于好转。4 例放射手术后由于脑积水需做脑室一腹腔分流术。

(八) 预后

VS 属良性肿瘤，即使多次复发也不发生恶变和转移。如能全切除通常疗效良好。

二、其他内耳肿瘤和假性肿瘤

(一) 脂肪瘤

1. 病因、流行病学

脂肪瘤为良性的肿瘤，是胚胎性脑膜组织持续存在并畸形分化的结果，不能看成是异位的外胚层组织。颅内脂肪瘤的尸检阳性率为3‰，新生儿的尸检阳性率为5‰。9%的颅内脂肪瘤发生于内耳道和小脑桥角。因此这种肿瘤在颞骨出现的概率很低。

2. 病理学检查

颅内脂肪瘤是一种质地软，黄色富含脂肪的肿瘤，血管供应有很大的个体差异。多数情况下第Ⅷ脑神经被包裹在肿瘤之中，并发生黏连，手术很难分离。也可能与面神经发生黏连。

3. 症状与诊断

颅内脂肪瘤的特点是可以长期没有任何症状。如果肿瘤生长到一定程度，可以出现占位性病变的表现。CT检查常表现为内耳道、桥小脑角处非特异性占位性病变，造影剂很少存留。磁共振能够很好的确定诊断，T_1像表现为高密度，T_2像表现为低密度，没有造影加强剂的蓄积。这些都是脂肪的特症。

4. 治疗原则

由于脂肪瘤生长速度缓慢，与周围的神经如第Ⅷ脑神经以及面神经黏连常较严重，即使较小的脂肪瘤手术常常造成神经功能丧失，因此对于这种肿瘤建议密切随访，定期进行MRI检查，不主张立即手术治疗。如果肿瘤较大，有压迫脑干的危险，则建议手术治疗。由于肿瘤生长速度缓慢，又是良性肿瘤，因此预后较好。

(二) 胆固醇肉芽肿

胆固醇肉芽肿很少是先天性的，多半是岩骨气房通气障碍，气房内分泌物聚集所致。

1. 病理学检查

胆固醇肉芽肿由伴有囊性空腔的肉芽组成，含有黄褐色液体，可以看到结晶样物。在组织学上胆固醇结晶的所在部位有典型的纺锤样空腔，被炎性细胞，特别是大量的异物巨细胞包裹。岩尖是胆固醇肉芽肿在岩骨的好发部位。岩尖的气房差异很大，可以与蝶窦和筛窦相邻。因此岩尖胆固醇肉芽肿应该作为一种单独的疾病，与鼓室乳突的胆固醇肉芽肿区别开来。

2. 症状与诊断

颞骨胆固醇肉芽肿根据病变发生部位的不同可能出现不同的症状。主要症状有传导性听力损失、面瘫、三叉神经刺激症、展神经麻痹等。CT可见边缘清楚的骨质缺损。其密度与脑组织接近。典型的病例可见囊性阴影，增强后没有强化反应。MRI的T_1像表现为低或中等信号，T_2像呈稍高信号。胆脂瘤的密度低于脑组织，增强后也不强化，MRI的T_1和T_2像均呈高信号。

3. 治疗原则

除个别情况外，实际上很难做到完全切除胆固醇肉芽肿，因此主要采用引流手术，主要是向中耳进行引流，个别情况下可以引流到筛窦或蝶窦。桥小脑角的胆固醇肉芽肿，如果听力没有保留价值，可以选择经迷路径路。如果听力仍有保留价值，则选择颅中窝径路。预后相对较好，但是一定要向患者交代有复发的可能。

(三) 血管瘤

1. 病因、流行病学

血管瘤的成分是富含血管的结缔组织，呈肿瘤样生长。Mulliken将血管瘤分成两种类型：一种是真性的，出生以后才出现的肿瘤；另一种是出生时就有的血管瘤样畸形，随着年龄的增长不断长大。血管瘤还可以分成表浅型和深部型。表浅型常与皮肤紧密黏连，常是毛细血管瘤。

深部血管瘤常是海绵状血管瘤。此外还有介于表浅与深部之间的混合型。中耳和岩骨血管瘤常为混合型。这种在岩骨或斜坡的颅骨内的海面状血管瘤可以长得很大。Mulliken 认为真性血管瘤与血管瘤样畸形之间还有一种在桥小脑角和内耳道的血管发育畸形，但是非常罕见。

2. 症状与诊断

主要症状是搏动性耳鸣，眩晕，也可能出现面瘫。CT 与 MRI 已经能够对大多数病例进行诊断。内耳道血管畸形在 CT 片上无法与听神经瘤鉴别。尽可能地进行 MRI 检查明确诊断。

3. 治疗原则

治疗的基本原则是手术完整切除肿瘤。如果肿瘤范围较大，术前最好进行血管造影以及血管栓塞。这样能够明显减少术中的出血。颅底骨内血管瘤常常有明显的破坏，而且术中出血很多往往给手术带来很大的困难。而且海绵状血管瘤，术前不能栓塞。在术前采集自体血，术中、术后回输很有意义。桥小脑角和内耳道的血管瘤手术非常困难，而且有急性蛛网膜出血的倾向，很难保留位听神经以及面神经的功能，因此只有肿瘤直径＞ 3 cm 时才有绝对的手术适应症。如果能够完整切除肿瘤，则预后良好。有时姑息性部分切除也很有意义。

第十五章 鼻科学

第一节 鼻内镜外科技术

一、历史沿革

鼻腔与鼻窦由狭窄的管腔和间隙等构成，解剖结构精细而复杂。其“孔小洞深”的特点，加大了临床检查治疗的难度。当单纯肉眼观察不能满足检查需要时，学者们开始寻求借助某种器械或装置，深入到这些洞隙中，更直观和准确地诊治疾病。

在希腊庞培城出土的文物中已见到公元79年的肛门镜、阴道镜及子宫镜等体腔观察用具，是体现运用内镜观察体腔思想的最早实践。1879年，德国的泌尿科医师Nkze(1848年—1906年)在医疗器械师Leiter的帮助下，首先使用前端配备照明装置的膀胱镜。他在直径5 mm的光学镜管内插入水冷式电流加热白金丝到达视管前端提供照明，开创了医学史中使用光学内镜之先河。1901年，Hirshman对Nitze的膀胱镜进行了改良，首次经齿槽对鼻腔和鼻窦行内镜检查。美国人Caldwell和法国人Luc各自创立的Caldwell-Luc手术是治疗慢性上颌窦炎的经典手术，在其后相当长的一段时间内，健康鼻窦黏膜或炎性病变黏膜因为术中无法区分，常常被无情地剔除。

1925年，美国鼻科学者Makz成功地应用经Wolf公司改善了光学性能的内镜，经下鼻道和尖牙窝对上颌窦进行了观察，并创造了鼻窦检查一词。他在认识到单纯依赖放射线照片检查的局限性后，提倡推广应用鼻内镜。1951年，英国物理学家Hopkin用玻璃纤维导光束传递冷光源进行前端照明，同时发明了固体柱状镜系统。这一发明极大地增强了照明的亮度，为现代硬性内镜技术的发展奠定了基础。德国St0 rz&司采用Hopkins光学系统，生产出了性能优良的硬性光学内镜。

奥地利学者Messeklinger通过30余年对与鼻内镜相关的鼻腔外侧壁解剖和鼻腔病理生理学的研究，著成《鼻内镜检查》一书。成为鼻内镜解剖和病理生理研究方面的基础参考书。20世纪80年代，Stammberger代表Messeklinger介绍了他们在鼻内镜手术方面的经验，Kennedy对该项技术的敏感性促成了日后的巨大成功，并与神经放射学家Zinreich一起，改进了CT冠状位扫描技术，以更好地显示鼻腔外侧壁的解剖结构，提高了鼻内镜的应用价值和诊断水平。1986年，Stammberger和Kennedy等先后提出并完善了功能性内镜鼻窦外科的概念(functional endoscopic sinus surgery，FESS)。

1977年，我国学者卜国铉在《鼻科学》中提出:“窦内黏膜肉眼观察正常或属可逆，应予保留，以便黏膜再生覆盖窦腔。而手术成功的关键，不是完全决定于窦内黏膜是否全部刮除，而是决定于永久的通畅引流”。这与FESS理论完全一致。20世纪80年代中期鼻内镜检查技术传入中国，赵焯然等最早将其用于鼻腔、鼻窦疾病的检查和诊断。90年代初，韩德民和许庚等学者在FESS理念的基础上，开始将鼻内镜用于鼻窦手术，逐步确立了鼻内镜外科的基本术式。

随着临床经验的积累，于90年代中期总结了对鼻窦炎的治疗经验，并深入地探讨了鼻内镜手术的并发症和影响疗效的相关因素。他们先于1995年首先在广州提出了慢性鼻窦炎的诊断、分期和疗效评定标准。随后于1997年11月在我国海南省海口市的全国鼻科学术会议上，制定我国慢性鼻窦炎的诊断、分期和疗效评定标准，标志着我国鼻内镜外科的发展上了一个新的台阶。近年来，我国学者提出“结构—功能—症状”全新的手术治疗理念，促进了传统鼻外科向鼻内镜微创外科的转变。其体现了疾病发生和发展的基本特点和因果关系，通过手术矫正、切除或重建病变部位的解剖结构，尽最大限度保留正常结构、保护其功能，从而最大限度地缓解或治愈临床症状，推动疾病转归进入良性循环的轨道。目前，鼻内镜外科技术已经广泛应用在耳鼻咽喉头颈外科日常临床工作中，为推动着学科诊疗技术进步发挥着重要作用。

二、基本原理

最早系统地阐述内镜鼻窦外科 (endo scopicsinus surgery，ESS) 基本原理和方法的是奥地利学者 Messerk Unger，他的研究表明：①慢性鼻窦炎的发生与窦口鼻道复合体 (前筛复合体) 的病变所导致的鼻窦引流口阻塞有关；②清除病变、开放阻塞的窦口、恢复鼻腔、鼻窦的通气引流功能，病变黏膜可逐渐恢复正常，遭到破坏的黏液纤毛清除功能和腺体功能可得到恢复，实现了治愈慢性鼻窦炎的目的。改变了已往鼻窦黏膜病变状态是不可逆的观念，奠定了 ESS 的理论基础。

Stammerger 等继承和发展了上述观点，提出了功能性内镜鼻窦外科 (FESS) 的概念。美国学者 Kennedy 等阐明了鼻内镜手术治疗慢性鼻窦炎炎症对局部病理生理过程的影响，指出“功能性外科”的适应范围包括：①系统药物治疗无效的慢性鼻窦炎；②与窦口鼻道复合体结构异常相关的复发性急性鼻窦炎。

FESS 较 Caldwell-Luc 等传统手术的进步在于：①减少了皮肤或黏膜的损伤以及对骨质结构的破坏；②精确地显示鼻腔外侧壁和鼻窦的解剖结构，利于术中操作和术后观察；③在保留黏膜和恢复正常的黏液纤毛传输功能的前提下，祛除病变，达到拓宽鼻腔和鼻窦间的空间联系；最大限度地保留正常的解剖结构和黏膜，维系鼻腔、鼻窦基本的生理功能。

从 ESS 到 FESS 的进步，是基于对鼻腔鼻窦炎性疾病病理生理学基础理论的认识以及对疾病病理生理学过程认识的进步。

三、应用范围

以慢性鼻窦炎、鼻息肉为主要治疗对象的鼻内镜外科技术，在不断推广普及完善的过程中，促进耳鼻咽喉头颈外科诸多疾病的诊治水平有了明显提高，也促进了相关解剖学、病理生理学、影像学等研究不断取得新的进展，应用范围已延伸到耳鼻咽喉头颈外科的各个领域(包括鼻、眼、颅相关外科等)，并在一定程度上更新了眼科和颅底外科的治疗手段。

鼻内镜外科技术的组成主要包括：①电视监视下的鼻内镜手术；②清除鼻腔和鼻窦病变；③正确保留黏膜与重建结构；④综合治疗与术后随访四个方面。

应用范围主要包括以下几方面。

1. 鼻腔、鼻窦手术

鼻腔鼻窦结构异常(如气化中鼻甲、反常弯曲中鼻甲等)，难治性鼻出血，鼻中隔偏曲矫正，鼻窦手术，脑脊液鼻漏修补术，鼻腔，鼻窦内翻性乳头状瘤 (IVP)，后鼻孔闭锁修复及腺样体切除等。

2. 鼻眼相关外科手术

眶击出性骨折、眶内脓肿。慢性泪囊炎是眼科常见多发病，泪囊与鼻腔仅相隔骨壁和黏膜两层结构，在鼻内镜下完成泪囊鼻腔造孔术，手术简捷，避免了面部切开和内眦韧带损伤；经鼻视神经管开放减压手术，具有损伤范围小，疗效好，并发症少等优点；眶内减压及视神经管减压术。经鼻进路眶减压术，治疗恶性突眼 (Grave 病) 等。

3. 颅底外科手术

如巨大颅底，侧颅底囊肿、颅咽管瘤及脊索瘤等蝶鞍内肿瘤切除：如经鼻内镜蝶窦进路行垂体瘤切除术，此法进入蝶鞍快捷，可大大缩短手术时间；同时免除切口和进路过程中对鼻腔、鼻窦、鼻中隔的损坏和重建过程；可以比较准确判定解剖部位和切除病变范围。

4. 头颈肿瘤外科

应用鼻内镜外科技术治疗头颈肿瘤，可分为：

①良性肿瘤：主要是鼻咽血管纤维瘤和鼻窦骨化纤维瘤等，采用动脉血管栓塞、控制性低血压麻醉等方法，在手术创伤、术后功能保存以及随访等方面均显示出优越性；

②恶性肿瘤：对鼻咽癌等恶性肿瘤，在鼻内镜直视下切除放疗后残留或复发病灶，再辅以放疗、化疗及生物治疗等综合治疗手段也取得了满意疗效。

一些局限于鼻窦的恶性肿瘤，采用鼻内镜引导下鼻窦探查手术，可解决两个问题：

①明确诊断；

②开放鼻窦，促进引流，有助于缓解放疗后的鼻窦症状。对范围局限的恶性肿瘤，可在内镜观察下彻底切除。

5. 其他

如颞骨岩尖部病变经蝶窦鼻内镜手术切除、鼻内镜协助行枕下乙状窦后进路或迷路后进路内耳道位听神经瘤切除术及前庭神经切断术等。

鼻内镜外科技术应用范围和领域的不断扩大，体现了在准确、彻底清除病变的前提下，最大限度保留器官结构和功能的技术优势。同时，也应注意到：鼻内镜外科技术本身并不能取代所有经典或传统治疗手段，熟练和正确应用鼻内镜外科技术还需要在临床实践中不断摸索总结，加以提高，才可以运用自如。

四、鼻内镜设备和手术器械

鼻内镜外科手术是在内镜直视或经电视观察下，借助各种不同类型设备和手术器械完成的外科治疗。设备和手术器械是鼻内镜外科技术中不可分割的重要组成部分。熟练使用设备和手术器械，正确和规范操作是达到治疗目的重要保证，手术相关的设备和器械分类如下。

1. 监视记录系统

包括监视器、视频转化器、图像记录系统等。使用高清晰度数字记录装置，图像清晰，并便于查询、浏览和编辑，也可以通过网络进行远程交流。

2. 硬性鼻内镜

常用的硬性镜主要有 0°、80° 和 70°，此外还有 110° 和 120° 内镜，使用频率较少。硬性内镜可经高压消毒后重复使用。

3. 手术器械

包括手动和电动器械。手动器械主要包括：0°、45° 和 90° 筛窦钳，各种角度的咬切钳和咬骨钳以及各种不同角度的吸引器、剥离子。除常规必备的手术器械外，应根据手术性质和部位，选择一些特殊器械，如：下鼻道开窗用的 Trocar 以及骨钻等。

电动器械是指各种不同型号的切割吸引器，回旋切割的速度及吸引的强度是设备的主要性能指标，满足以上两个技术要求才能达到理想的工作效率。

五、鼻内镜鼻窦手术

常规的鼻窦手术技术是鼻内镜外科技术的基础，基本操作方法包括从前向后法和从后向前法，应视病变部位和范围不同有所选择。

(一) 从前向后法

由奥地利鼻科学者 Messerklinger 首先提出，经过不断改进而日趋成熟，称为 Messerklinger 术式。

1. 麻醉方式

根据患者全身和局部状况可选择局部麻醉或全身麻醉。

2. 术前准备

患者仰卧，4% 洗必泰头面部常规消毒，铺无菌手术巾。使用血管收缩剂后，彻底检查双侧鼻腔，并根据鼻窦 CT 扫描提示，着重核实与手术相关的重要解剖定位标志和手术区域的病变情况。

3. 基本步骤

(1) 切除钩突：切除钩突水平部和大部分垂直部，这与术野是否宽敞、上颌窦口能否顺利暴露及手术能否顺利实施密切相关。剥离子或镰状刀钝面轻压钩突与鼻腔外侧壁相接处的黏膜，确定大致的切口轨迹。镰状刀自中鼻甲前端根部钩突附着处插入，沿钩突与鼻腔外侧壁的附着缘，自前上向后下弧形划开黏骨膜，直至钩突的后下 (水平部) 附着缘处。持剥离子沿切口将钩突向内侧剥离，使其仅上、下两端与鼻腔外侧壁相接。用中甲剪刀或不同角度的筛窦咬切钳将钩突上、下两端与鼻腔外侧壁分离后咬除。切除钩突后，可见其后方的筛泡。用 30° 或 70° 内镜，可窥见上颌窦自然孔。

(2) 开放前组筛窦：应用不同角度的筛窦咬切钳或回旋切割器从前向后开放前组筛窦。若筛窦气化良好，窦内黏膜基本光滑，则开放气房，能够保证引流通畅即可，尽可能保留和避免损伤黏膜；筛窦蜂房气化不良，窦内病变较严重的病例，在清除窦内不可逆病变时，应充分考虑保护可能恢复的水肿或肥厚黏膜。开放前组筛窦至分隔前、后组筛窦的中鼻甲基板后，按照顺序由前向后或由后向前开放眶纸板和中鼻甲根部残余气房，然后向上开放至额隐窝。

(3) 开放上颌窦：用 30° 或 70° 内镜寻找中鼻道上颌窦自然孔。正常情况下上颌窦自然孔位于筛漏斗的后下，对应中鼻甲下缘前中三分之一交界处，通常被钩突的尾部 (水平部) 遮蔽，钩突切除后才能充分暴露，有时该孔可被息肉、增生的钩突尾端，或水肿黏膜覆盖而不易找到。此时可用剥离子或带角度的吸引器，或前端为卵圆头的弯曲探子，沿钩突切缘外侧筛漏斗形成的沟槽自前上向后下滑行，或沿下鼻甲前上与鼻腔外侧壁结合处上方，轻压中鼻道鼻腔外侧壁的黏膜，多可找到狭窄呈漏斗状的上颌窦自然孔。若上颌窦自然孔开放良好且窦内未见病变，则不必破坏上颌窦自然孔结构，即便是很小的上颌窦自然孔也能满足上颌窦通气引流和黏液纤毛清除功能的需要。否则，可用 90° 筛窦咬切钳扩大缩窄的自然孔，然后以反张咬钳向前及前下咬除前囟，或以直咬钳向后，咬除后囟，扩大上颌窦自然孔，使上颌窦自然孔的前后径达 1 cm 左右。上颌窦窗口缘应保留部分原自然孔黏膜，通常保留自然孔的前上部。这有利于上颌窦经中鼻道引流的功能需要和有效防止术后开窗口粘连闭锁。带角度的咬钳过多咬除自然孔上缘骨质时要注意避免损伤眶壁结构；向前扩大自然孔时，勿损伤鼻泪管；向后下过多咬除后囟时有损伤蝶腭动脉的鼻后外侧支的可能性；上颌窦开口大小应根据窦口以及窦内病变程度决定，并非越大越好。少数骨质坚硬或上颌窦自然孔融合的患者，或经中鼻道无法去除上颌窦内病灶时，可采用下鼻道上颌窦开窗术。

(4) 开放后组筛窦：用不同角度的筛窦咬切钳沿中鼻甲根部外侧向后，开放后组筛窦直至蝶窦前壁，然后按照顺序由前向后或由后向前开放眶纸板和中鼻甲根部及蝶窦前壁的残余气房。应注意勿向外损伤眶纸样板和向上伤及颅前底；勿损伤后筛窦上外侧壁处视神经管隆突。

(5) 开放蝶窦：经蝶窦自然孔开放蝶窦。蝶窦自然孔位于蝶窦前壁约距后鼻孔上缘 10 ～ 12 mm 处蝶筛隐窝近中线处，即上鼻甲下缘附着蝶窦前壁处的内侧，手术中定位蝶窦自然口比较恒定的解剖标志是上鼻甲。在上鼻甲肥厚或蝶筛隐窝狭窄的情况下，可将上鼻甲的后下部分切除，有助于暴露蝶窦自然口。若蝶窦自然孔开放良好，则不必扩大开放，否则，可用不同角度的筛窦咬切钳向内、向前下扩大蝶窦自然孔。在找不到蝶窦自然孔，尤其是病变广泛或局部增生明显时，应认真参考鼻窦 CT 扫描，循开放的后筛至蝶窦前壁，贴近中隔侧，做蝶窦前壁开窗，或在正对中鼻甲下缘与鼻中隔间的蝶窦前壁造孔进入。蝶窦前壁开窗后，应再次找到蝶窦自然口，并与之通连。

(6) 开放额窦：换用 30° 或 70° 内镜，选用不同角度的筛窦咬切钳 (45° 或 90°) 开放筛窦前上方的鼻丘气房或前组筛房达额窦底，此时，应根据 CT 扫描所示钩突上部附着方式和额隐窝气房分布情况，以钩突为解剖定位标志，清除额窦底残余筛房，开放额窦开口。开放鼻丘气房时，应注意勿损伤位于鼻丘气房外侧的泪囊。

(7) 术腔填塞：目的在于减少术腔出血，促进创面愈合。术腔填塞过紧可能给患者带来痛苦，也应充分估计术后减充血剂失效后的反弹性出血。为此，应在保证术后安全和减少痛苦的前提下，合理选择填塞物。对于术中出血少，术腔洁净的患者，可选用涂有抗生素软膏 (如：四环素可的松软膏) 的明胶海绵、止血纤维、可溶性止血纱布、膨胀海绵等填塞术腔；而术中出血较多，术腔仍有渗血的患者，则需加填凡士林油纱条，但应根据出血活动度掌握填塞的松紧度，并严格记录填塞物的数量，以备术后清理术腔时对照。

临床目前使用的各种填塞物品，在术后填塞止血的过程中，鼻腔、鼻窦的通气引流功能将暂时被中断，患者会明显感到鼻腔胀痛以及张 P 呼吸的不适，部分患者会出现剧烈头痛以及血压升高。为此，可选用具有通气引流功能的硅胶管，管四周留有引流孔。筛窦开放时可选用长度 2 ～ 3 cm 硅胶管，长短因人而异。方法：清理术腔后先在创面贴敷表面涂有抗生素软膏的可溶性止血纱布，再植入筛窦硅胶管。同期行鼻中隔矫正时，鼻腔上半部分可以填塞凡士林纱条，鼻底 (总鼻道) 植入鼻腔引流扩张硅胶管，长度 8 ～ 10 cm 不等。48 小时后取出即可。

应当指出的是，不是每个患者都需要完整接受以上手术步骤。应视病变部位、范围以及对窦口的堵塞程度而定。术中也可根据进程的实际需要，调整某些步骤的前后顺序，而不拘泥于“标化”形式。

（二）从后向前法

经典的从后向前法又称为 Wigand 法。主要步骤为先切除中鼻甲后二分之一或三分之一，暴露蝶筛隐窝，定位并开放蝶窦后，沿蝶窦顶壁作为颅底的指示标志，向前依次完成筛窦、额窦和上颌窦开放手术。该手术主要适用于有前期手术史，鼻腔解剖标志不清，或者仅需要经鼻单纯开放蝶窦等。

六、内镜下鼻腔手术

内镜下鼻腔手术种类很多，以鼻中隔矫正术及鼻出血为例。

（一）鼻内镜下鼻中隔矫正术

内镜下行鼻中隔矫正术在直视下操作，手术精确，临床已广泛应用。

1. 鼻中隔偏曲的手术适应证

应注意在鼻中隔偏曲常规手术适应证的基础上，涉及到鼻窦开放时应考虑到：

①鼻中隔与其周围解剖结构的关系是否引起鼻腔、鼻窦功能障碍；

②鼻中隔偏曲矫正后是否会形成鼻腔粘连，影响内镜鼻窦手术后鼻腔、鼻窦的通气引流功能以及术后随访等。

2. 检查手段

包括鼻内镜检查和鼻窦 CT 扫描。其中，鼻窦 CT 扫描对鼻中隔偏曲的评估的意义是：

①鼻中隔偏曲与鼻窦炎的相关性；

②可能影响鼻内镜下的手术操作；

③影响术后鼻腔鼻窦通气引流与否；

④导致术后鼻腔粘连的可能性；

⑤提示手术矫正的部位和范围。

3. 手术步骤

(1) 体位：仰卧位或半坐位。颌面部及前鼻孔 75% 乙醇溶液清洁消毒。

(2) 麻醉：可选择局部麻醉或全身麻醉。选择原则依据患者情况及病变的程度和范围。

(3) 方法：针对单纯鼻中隔棘或嵴突或局部偏曲，可在局部偏曲前做切口，或在嵴突表面做自前向后切口。钝性鼻中隔剥离子在黏骨膜下剥离，剥离子面与中隔面平行，略向下、外侧用力，将黏骨膜与鼻中隔骨性支架突起处分离取出。对引起明显偏曲的棘或嵴突部位，周围要充分减张，包括鼻中隔底部上颌骨腭突与软骨交界处黏骨膜皱褶处可用小球刀切开。剥离范围视偏曲程度而定，以利于充分暴露手术视野和继续剥离为原则。

为避免鼻中隔矫正术后可能出现的后续性鼻梁或鼻背塌陷，手术中应尽量注意保留鼻中隔具有中线支撑作用的软骨以及骨性结构。

方法：

①鼻中隔皮肤黏膜交界处自上而下做弧形切口，分离同侧黏骨膜。在切口前或后 1 ～ 2 mm 切开软骨至对侧黏骨膜下，以上述原则剥离对侧黏骨膜。此时方形软骨出现张力，可在切开的方形软骨前 2 ～ 3 mm 做垂直条状切除，尽可能保留大部分软骨；

②鼻中隔高位发生偏曲时，可在方形软骨与筛骨垂直板处分离，同样上下条形切除部分筛骨垂直增厚的部分，使之与方形软骨保持在一垂直线上；

③鼻中隔中下部发生嵴突或偏曲时，可同时切除上颌骨腭突、筛骨垂直板与犁骨之间形成的偏曲或嵴突。以上称为“三点鼻中隔矫正法”。三点鼻中隔矫正法可以用于鼻中隔严重偏曲的儿童或青少年患者。

(二) 鼻内镜下处理鼻出血

鼻出血治疗的基本原则是迅速查找鼻出血部位和快速、有效地终止鼻内出血，即借助鼻内镜的照图明、放大和观察作用，可准确地探明鼻内出血的部位和局部情况，同时在直视下通过微填塞、激光、微波、高频电凝器等手段完成止血的治疗。运用鼻内镜技术治疗鼻出血同样要了解出血的部位及造成鼻出血的常见原因。

1. 鼻内镜下止血方法

鼻内镜直视下终止鼻出血方法适于鼻腔各部位可明确部位的动脉或静脉出血。常见鼻出血部位依出现频率分别为：鼻中隔利特尔区、下鼻道后部、鼻中隔后下部、蝶窦前壁 (后鼻孔缘)、鼻顶部 (嗔裂)。

具体止血方法如下。

(1) 鼻内镜下鼻腔微填塞：利用鼻内镜可直视观察、照明清晰和定位准确的特点，在明确出血部位之后，用凡士林油纱条、止血纱布、止血纤维及膨胀海绵等进行局部的微填塞，效率高，同时又可维持鼻腔通气，患者痛苦明显减少，尤其是鼻腔后部的出血，尽量避免不必要的后鼻孔填塞。

(2) 鼻内镜下高频电凝止血：明确出血部位后，尤其是小血管的残端，利用高频电极端与组织之间形成的电弧在出血局部产生的点状高温和碳化作用，封闭血管残端，达到止血目的。

(3) 鼻内镜下激光辅助止血：鼻内镜下激光碳化和封闭鼻腔出血部位。临床使用的激光装置包括 Nd:YAG 激光、CO_2 激光、KTP/532 激光、半导体激光及钬激光等。其中，应用较多的是 Nd:YAG 激光和 KTP/532 激光。

(4) 鼻内镜下微波凝固止血：微波是一种高频电磁波，微波探头可直接接触出血部位，使组织在瞬间达到高温，产生变性凝固，达到迅速止血目的。

2. 内镜下鼻出血治疗操作中有关注意事项

(1) 使用肾上腺素棉片：出血剧烈的情况下难以找到出血部位以及在出血时无法实施电凝、激光或微波等止血措施。可在充分麻醉同时，应用肾上腺素棉片收缩控制活动性出血，并清理鼻腔内积血，根据出血方式和常见出血部位寻找出血部位。应用肾上腺素后无活动出血时，动脉出血部位局部仅表现为黏膜略隆起，用吸引器触之可诱发出血，借此确认出血部位。

(2) 激光输出功率选择要适当：采用激光或微波等手段的治疗时，应选择适当的输出功率。Nd:YAG 激光及 KTP/532 激光的输出功率约 30 W，距离出血部位 3 ～ 5 mm；微波输出功率约 40 ～ 60 W。凝固时应分多次进行，无论激光、微波都应注意深层烧伤问题，尤其是用于鼻中隔的出血，否则可导致鼻中隔的穿孔。

3. 鼻内镜观察下止鼻出血的优势

(1) 易于明确鼻腔各部位活动出血点，尤其是鼻腔后部出血点。

(2) 直视观察下精确操作，简便易行，止血准确和迅速，止血效果好。

(3) 损伤和痛苦小，可避免不必要的前鼻孔或后鼻孔填塞，故该技术尤其适用于合并高血压、血管疾病及血液病等患者鼻出血的治疗。

七、鼻内镜手术并发症

鼻内镜手术并发症的风险并未因技术的进步而降低。按解剖部位将并发症分为：颅内并发症、眶及眶周并发症、血管并发症、鼻内并发症及全身并发症等。

(一) 相关因素

1. 术者经验

在影响并发症发生率的诸多因素中，术者的经验及镜下操作技巧占首位。

2. 鼻窦解剖复杂程度

一些先天或后天因素都会使鼻窦解剖结构出现异常，导致术中相关结构被损伤的风险加大。

(1) 先天因素：先天性窦口狭窄、位置异常，鼻窦发育不良，窦腔过度气化等。

(2) 后天因素：陈旧外伤后的眶或颅骨骨折；多次手术史导致中鼻甲残缺，鼻窦骨质增生，窦腔黏膜瘢痕化等；囊肿或肿瘤导致的鼻窦及与眶或颅邻近的鼻窦骨壁吸收等。

3. 术中出血

大多数发生并发症的鼻窦手术病例都与术中或术后短时间内剧烈出血有密切关系。多与病变程度、变态反应、麻醉方式、慢性全身疾病及应用某些药物，如抗凝剂等有关。

4. 麻醉

通常认为局麻手术较全麻者并发症发生率更低。但对熟练术者，在全麻下手术有利于更彻底和从容处理病变，可避免由于全身疾患或紧张带来的潜在的并发症危险，应辩证看待麻醉方式与并发症的关系。

5. 右侧鼻腔手术

近 20 年来的文献统计表明，右侧鼻腔手术的并发症发生率，尤其是严重并发症，明显高于左侧。

(二) 并发症分类

1. 颅内并发症

包括颅内血肿、气脑、脑脊液鼻漏、脑膜膨出及脑实质损伤等。颅内血肿的直接原因是颈内动脉或大脑前动脉损伤后破裂出血。可采取介入放射治疗。颅内积气常导致严重颅内感染，一旦出现后应采取积极抗感染治疗。脑脊液鼻漏、脑膜膨出及脑实质损伤，采用经鼻修补常可获得满意效果。

2. 眶及眶周并发症

(1) 视力障碍：可出现于术中或术后数日内，可以是一过性或永久性。主要原因有视神经直接和间接损伤以及中央眼动脉痉挛，视神经直接损伤多为永久性视力障碍，视神经间接损伤和中央眼动脉痉挛多为一过性视力障碍。

(2) 眶内血肿或气肿：血液或气体经骨或骨膜的裂隙进入眶内，表现为眼睑或球结膜的血肿或气肿；早期症状一旦出现，应立即抽出术腔内全部填塞物，给予利尿剂、缩瞳剂、激素等药物治疗。必要时采取眶减压术。

(3) 眼球运动障碍：直接损伤或眶内血肿压迫，都可导致眼肌束或其支配神经损伤，出现复视，检查可见不同方向的眼球运动障碍。神经损伤可在 6 ～ 12 个月内恢复。肌肉直接损伤须手术矫正。

(4) 泪道损伤：为上颌窦开窗时损伤泪囊或鼻泪管后造成，症状为术后溢泪。

3. 鼻内并发症

(1) 术腔粘连闭塞：主要为中鼻甲与鼻外侧壁或鼻中隔粘连，导致术腔闭塞。粘连最易发生于术后 2 ～ 8 周。主要原因为手术损伤、病变黏膜范围广泛、中鼻甲前端与鼻腔外侧壁或鼻中隔贴近等。

(2) 窦口闭锁：主要原因与术中窦口周围黏膜损伤过重、手术中窦口开放不全及术中病变清除不彻底等有关。

(3) 出血：出血本身并非意味是并发症，出血量多少应仅作为参考。但较大血管损伤并造成较为严重出血，广泛弥漫出血导致出现全身性病理改变，需输血或需要特殊方法止血以及术后继发出血等，应考虑为并发症。

(4) 全身并发症：发生率极低。包括感染中毒性休克综合征、哮喘发作、恶性高热、局麻或全麻导致的心律失常及死亡等。

(三) 预防

1. 熟悉术中易出现并发症的高危解剖区域

该解剖区域包括前筛区、后筛区及蝶窦外侧壁，发生在前筛区的并发症最多见。前筛区毗邻的重要且易损伤的结构包括筛前动脉、筛板及眶纸板等；后筛区则应注意后筛外侧壁及外上部毗邻的视神经骨管；蝶窦外侧壁则要熟悉视神经和颈内动脉的解剖毗邻关系。

内镜手术前 CT 检查，除了可以清楚显示鼻窦病变程度和范围外，还可以提示先天生长发育过程中骨过度气化而导致的视神经或颈内动脉骨管突入蝶、筛窦的程度、骨壁的部分或全部缺失以及筛窦骨间隔厚度异常，包括由于各种病理情况，如前期手术、外伤以及肿瘤等导致的骨质增生、骨质吸收、破坏，外伤后骨壁变形或移位。更为重要的是通过 CT 扫描寻找对手术有价值的解剖参考标志，对熟悉术中易出现并发症的高危解剖区域，顺利完成手术，有效预防和避免出现并发症发挥重要参考作用。

2. 落实减少并发症的措施

(1) 医师培训：熟练掌握内镜下的手术操作技巧，减少术中黏膜损伤，可最大限度减少出血，降低并发症；

(2) 采取综合措施控制和减少术中出血，包括术前酌情使用抗生素、激素及促凝血药物；对术中出血较多或病变严重而广泛的病例，可分多次完成手术，以防止出血过多引起相关合并症；对病变较轻患者可选择局部麻醉，术者可借助患者的反应判断手术深度，有助于避免发生并发症；对病变程较重度的患者，应选择全身麻醉，术中控制性降低血压；注意正确使用肾上腺素，可有效减少出血，但对有心血管疾病者应慎重。

第二节 鼻窦炎

一个或多个鼻窦发生炎症称为鼻窦炎，累及的鼻窦包括：上颌窦、筛窦、额窦和蝶窦，这是一种在人群中发病率较高的疾病，影响患者生活质量。鼻窦炎可分为急性、慢性鼻窦炎 2 种。急性鼻窦炎多由上呼吸道感染引起，细菌与病毒感染可同时并发。慢性鼻窦炎较急性者多见，常为多个鼻窦同时受累。

一、病因

鼻窦炎可分为急性、慢性鼻窦炎 2 种。急性鼻窦炎病程 12 周。

根据严重度的视觉模拟刻度 (VAS) 评分 (10 cm)，将这种疾病分为轻度和中 / 重度：轻度 =VAS0 ～ 4 cm；中 / 重度 =VAS5 ～ 10 cm。

1. 急性鼻窦炎

急性鼻窦炎多由上呼吸道感染引起，细菌与病毒感染可同时并发。常见细菌菌群是肺炎链球菌、溶血性链球菌和葡萄球菌等多种化脓性球菌，其次为流感嗜血杆菌和卡他莫拉菌属，后者常见于儿童。其他的致病菌还有链球菌类、厌氧菌和金黄色葡萄球菌等。由牙病引起者多属厌氧菌感染，脓液常带恶臭。真菌及过敏也有可能是致病因素。

急性鼻窦炎的感染常来自于：窦源性感染、鼻腔源性感染、邻近组织源性感染、血源性感染、创伤源性感染，还有全身因素和中毒因素导致的。

2. 慢性鼻窦炎

(1) 由急性鼻窦炎转变而来多因对急性鼻窦炎治疗不当，或对其未予彻底治疗以致反复发作，迁延不愈，使之转为慢性。此为本病之首要病因。

(2) 阻塞性病因鼻腔内的阻塞性疾病，如鼻息肉、鼻甲肥大、鼻腔结石、鼻中隔偏曲、鼻腔肿瘤、鼻腔填塞等阻碍鼻腔鼻窦通气引流，是本病的重要病因。

(3) 致病菌毒力强某些毒力较强的致病菌，如患猩红热时的乙型溶血性链球菌，其所致的急性鼻窦炎，极易转为慢性。

(4) 牙源性感染因上列磨牙的牙根与上颌窦底部毗邻，若牙疾未获根治，易成为牙源性慢性上颌窦炎。

(5) 外伤和异物如外伤骨折、异物存留或血块感染等，导致慢性鼻窦炎。

(6) 鼻窦解剖因素由于各个鼻窦特殊的或异常的解剖构造，不利于通气引流，亦为不可忽略的自身因素。

(7) 全身性因素包括各种慢性疾病、营养不良、疲劳过度而导致的机体抵抗力低下。同时，还有各种变应性因素及支气管扩张所诱发的病因。

二、症状和体征

鼻窦炎的症状轻重不一，表现多样，有时与其它疾病的症状混同，应注意鉴别。

(一) 全身症状：

1. 急性鼻窦炎者多伴有烦躁不安、畏寒、发热、头痛、精神萎靡及嗜睡等症状，在儿童较为多见。

2. 慢性鼻窦炎者的伴随症状多不明显或较轻，可有头昏、易倦、精神抑郁、记忆力减退、注意力不集中等现象。

（二）局部症状：

1. 鼻塞

鼻窦炎常见症状之一，急性鼻窦炎者多表现明显，主要因为粘膜急性充血、肿胀，分泌物积蓄于鼻腔而引起。慢性鼻窦炎者亦常见鼻阻塞，多因为粘膜肿胀，鼻甲肿大，鼻内分泌物过多和或伴有息肉形成阻塞通气所致，擤除分泌物后可暂时缓解症状。

2. 流脓涕

流涕多是鼻窦炎的一个主要症状，来自前组鼻窦的分泌物多可从前鼻孔擤出；后组鼻窦产生的分泌物多向后流，从后鼻孔流入鼻咽部，诉"涕倒流"或"痰多"。鼻分泌物的量及性质多视病变轻重而定，急性鼻窦炎时分泌物较多，呈粘、脓性；慢性鼻窦炎时分泌物较粘稠，色黄或灰白色，可呈团块状，亦常有腥臭味。牙源性上颌窦炎时，脓涕多带腐臭味。

3. 嗅觉障碍

常表现为嗅觉减退或嗅觉缺失，多为暂时性，如嗅区粘膜长期炎性变，可导致退行性变，造成永久性失嗅。嗅觉障碍的主要原因是嗅区粘膜炎性变，或形成息肉，或脓性分泌物积蓄于嗅裂等。

4. 局部痛及头痛

鼻窦炎患者常或多或少的感到局部沉重、痛感，多在低头、咳嗽、用力等使头部静脉压增高时，或情绪激动时症状加重。

头痛也是鼻窦炎的常见症状之一。慢性鼻窦炎者头痛多不明显，仅有局部钝痛及闷胀感，疼痛时间及部位多较固定；急性鼻窦炎或慢性鼻窦炎急性发作引起的头痛较为明显。

急性鼻窦炎的疼痛特点：

(1) 急性上颌窦炎时疼痛多位于上颌窦前壁——尖牙窝处，且可反射至额部，及牙槽处疼痛；疼痛具有规律性，多晨起时不明显，后逐渐加重，至午后最明显。

(2) 急性额窦炎多表现为前额部疼痛，具有明显的周期性，即晨起后明显，渐加重，中午最明显，午后渐减轻，夜间可完全缓解。

(3) 急性筛窦炎时可觉内眦或鼻根处疼痛，程度较轻，晨起明显，午后减轻。

(4) 急性蝶窦炎时疼痛定位较深，多不准，多是眼球后或枕后钝痛，但有时可引起广泛的反射性痛，如牵扯三叉神经，常可引起恶心症状。疼痛也多晨起轻，午后重。

慢性鼻窦炎头痛常有下列特点：

(1) 多有时间性或固定部位，多为白天重、夜间轻，且常为一侧，如为双侧者必有一侧较重；前组鼻窦炎者多在前额部痛，后组鼻窦炎者多在枕部痛。

(2) 休息、滴鼻药、蒸气吸入或引流改善、鼻腔通气后头痛减轻。咳嗽、低头位或用力时因头部静脉压升高而使头痛加重。吸烟、饮酒和情绪激动时头痛亦加重。

5. 视觉障碍

慢性鼻窦炎引起的眶内并发症，病变多存在于筛窦或蝶窦，炎症累及眶内、眶尖及管段视神经时症状较明显。主要表现为视力减退或失明（球后视神经炎所致），也有表现其他视功能障碍如眼球移位、复视和眶尖综合征等。孤立性蝶窦炎、特别是蝶窦真菌感染导致视力损伤的机会最多。

（三）体征

常规使用前鼻镜和鼻内镜检查，可见到以下病变：

1. 鼻甲肿胀

鼻粘膜充血、肿胀或肥厚，钩突肥大、泡状中甲、中鼻甲反向弯曲、鼻中隔高位重度弯曲压迫中鼻甲导致中鼻甲水肿或息肉样变，中鼻道狭窄或完全阻塞。

2. 鼻道脓性引流

脓性分泌物积聚于鼻道内，色黄或灰白色，粘性、脓性或粘脓性，量不定。前组鼻窦炎者脓液位于中鼻道，额窦炎者脓液多自中鼻道前段下流，后组鼻窦炎者脓液位于嗅裂，或下流积蓄于鼻腔后段或流入鼻咽部。怀疑鼻窦炎但检查未见鼻道有脓液者，可用 1% 麻黄素收缩鼻粘膜并作体位引流后，重复上述检查，可助诊断。

3. 急性鼻窦炎可有局部压痛和叩痛，受累鼻窦窦壁处明显。

三、诊断

诊断鼻窦炎主要采取了解和分析病史、局部常规检查和鼻内镜检查、影象学检查三种主要方式。临床上可根据起病缓急、病程时间、病情特征和发病的频率来区分急、慢性鼻窦炎。鼻内镜检查和鼻窦 CT 扫描可帮助了解解剖学结构异常、病变累积的位置和范围。细菌培养或免疫学检查可进一步确定鼻窦炎的主要致病因素和特征。

（一）典型症状

首先应详细询问病史，典型症状为鼻塞、流脓涕及头痛或局部痛，可伴有一定程度的嗅觉障碍，通过病史介绍，了解如鼻塞性质，脓涕多少、颜色如何、有无异味，头痛部位、疼痛时间等等，再辅以相应的鼻腔及影像学检查即可诊断鼻窦炎。

（二）鼻腔检查

1. 鼻镜常规检查

鼻镜检查包括前、后鼻孔镜检查。

2. 体位引流

如怀疑鼻窦炎，而鼻镜检查又未发现中鼻道中有脓性分泌物时，可采取此法。用 1% ～ 2% 麻黄素生理盐水棉片置于鼻腔，收缩中、下鼻甲，促使窦口开放。怀疑上颌窦积脓时，侧卧头低位，患侧向上；如疑为额窦或筛窦积脓时，取坐位，取出棉片后，行鼻镜检查，观察鼻道内是否有脓液，以便判断炎症所累及的窦腔。

3. 鼻内镜检查

鼻内镜检查已经逐渐成为鼻科临床常规检查方法，全方位视野、良好的照明、准确的体征判定为临床诊断提供了可靠的检查方法。首先用 1% 麻黄素和 1% ～ 2% 地卡因棉片收缩和麻醉鼻腔粘膜，可选用不同角度的内镜观察鼻腔解剖结构是否有变异、中鼻甲是否受压、息肉的来源和范围、窦口鼻道复合体引流状态、各鼻窦自然开口有无阻塞或异常引流、窦内是否有积脓、鼻腔有无新生物等。可以比较直观地观察到脓性引流的来源、窦口粘膜形态等等。

（三）影像学检查

1.X 线平片

可见窦腔形态变化及窦内粘膜不同程度的增厚、窦腔密度增高，或息肉影，如窦内积聚脓性分泌物，则可见液平。

2.CT 检查

是诊断鼻窦炎最直接和准确的方法，可以显示病变鼻窦的位置、范围、解剖学致病因素、鼻腔鼻窦粘膜病变程度，还可根据某些 CT 特征对鼻窦炎性质进行确定，例如在密度增高的窦腔内出现钙化斑就是真菌性鼻窦炎的特征。肌肉、血管等组织的解剖关系，但不能准确显示解剖学骨性标志和变异，因此在鼻窦炎诊断和指导手术治疗中的应用价值不大，临床中很少采用。另外，鼻窦 A 超检查也可作为鼻窦炎诊断的一种辅助检查。

（四）鼻窦炎的分类

按照病程可将鼻窦炎分为 3 种类型：

1. 急性鼻窦炎

病程 8 周以内，全身症状明显。

2. 急性复发性鼻窦炎

病程 8 周以内，每年 3 次以上急性发作。

3. 慢性鼻窦炎

成人病程持续 8 周以上，儿童病程持续 12 周以上。

四、治疗

（一）治疗原则：

1. 控制感染和变态反应因素导致的鼻腔鼻窦粘膜炎症。

2. 改善鼻腔鼻窦的通气、引流。

3. 病变轻者、非慢性鼻窦炎者及不伴有解剖畸形者，采用药物治疗（包括全身和局部药物治疗）即可取得较好疗效；否则应采取综合治疗的手段，包括内科和外科措施。

（二）治疗方案：

1. 全身用药：

(1) 抗生素：对于感染性病因，或合并有感染因素的鼻窦炎，应使用足量、时间充分的抗生素；选用抗生素，最好的原则是依据鼻内分泌物细菌培养和药敏试验结果而定，而在未得到确切的检验依据前，可选用针对化脓性球菌（肺炎链球菌、溶血性链球菌等）和杆菌（流感嗜血杆菌等）有效的抗生素，如头孢类、抗耐药的青霉素或喹诺酮类药物，也可适当加用抗厌氧菌类药物。最终根据鼻腔分泌物量、色泽来确定疗程。急性鼻窦炎的抗生素疗程不少于 2 周，慢性鼻窦炎 3 ～ 4 周。

(2) 糖皮质激素：此类药物不作为常规用药，可以辅助控制鼻腔鼻窦粘膜炎症，其主要作用是抗炎、抗水肿。值得注意的是，根据病情的转归，应及时调整激素类药物的用量，如必须使用也应限制在 7 d 以内，以防止并发症。

(3) 粘液稀释及改善粘膜纤毛活性药：常规的辅助用药，可以稀释脓性分泌物，同时恢复粘膜纤毛的活性，有利于分泌物的排出和鼻腔粘膜环境的改善。

(4) 抗组胺类药物：对于合并变应性因素者可适当加用抗组胺类药，以减轻鼻腔粘膜的水肿程度。

2. 局部用药：

(1) 减充血剂的应用：长期使用鼻腔减充血剂会对粘膜纤毛系统的形态与功能造成破坏，尤其是盐酸奈唑啉、麻黄碱类药物。因此应根据不同的病情酌情使用。急性鼻窦炎可以短期使用，缓解粘膜肿胀造成的鼻塞和窦口阻塞，改善引流。慢性鼻窦炎时，鼻腔鼻窦粘膜及粘膜下组织以组织间质水肿、增生为主，而非单纯血管扩张所致，减充血剂作用不大，除伴有急性感染发作、鼻塞症状非常明显的情况下，一般很少使用。慢性鼻窦炎手术治疗后，由于鼻腔、鼻窦引流通气问题已经解决，所以不再使用减充血剂。。

(2) 局部糖皮质激素：局部糖皮质激素具有强大的抗炎、抗水肿效应，无论病因是感染性的还是变态反应性的，病变及范围的轻重，局部糖皮质激素都可作为主要用药；常规应用糖皮质激素喷雾治疗，来控制鼻 - 鼻窦粘膜的炎症及水肿，最终达到改善鼻腔通气和引流的目的。局部激素与抗生素联合使用可缩短病程和延长再发时间。使用时间为：急性鼻窦炎 1 个月以上，慢性鼻窦炎 3 个月以上，慢性鼻窦炎鼻息肉手术后：6 ～ 12 个月以上。

(3) 生理盐水冲洗：是当代非常流行的治疗和鼻腔保健护理方法。

有两种冲洗方法：

①用 35℃～ 40℃无菌温生理盐水经特制的器皿，直接进行鼻腔冲洗。可以达到清洁鼻腔，改善粘膜环境的目的。使用 2.8% 高渗盐水盥洗鼻腔可减轻粘膜水肿。

②用特制的导管伸入窦口冲洗，适用于上颌窦、额窦及蝶窦的一般炎症。冲洗时使导管经窦口进入窦腔，用微温的无菌生理盐水冲洗，以清除窦内积脓。但此种方法操作较难、盲目，而且容易损伤窦口粘膜，故现在已很少采用。

3. 局部治疗：

(1) 上颌窦穿刺冲洗：在急性上颌窦炎无并发症、全身症状消退、局部炎症基本控制且化脓性病变已局限化时，可行上颌窦穿刺冲洗法。根据症状确定冲洗次数，一般每周 1 ～ 2 次，冲洗至再无脓液冲出；每次用温无菌生理盐水冲洗完后，可向窦内适当注入抗生素，或抗厌氧菌类药，达到局部消炎的效果。多用于治疗慢性上颌窦炎。

(2) 额窦环钻引流：适用于急性额窦炎保守治疗无效者及慢性额窦炎急性发作者，多为避免发生额窦骨髓炎和颅内并发症。方法：剔眉后，在局麻下于眉根处作横切口 (约 1 cm)，切开皮肤及骨膜，分离骨膜后暴露骨质，用电钻在眶上壁的内角钻孔，经此孔吸净脓液并冲洗，然后留置引流管，固定。待炎症消退后，即可拔管。

(3) 鼻窦置换治疗：目的是促进鼻窦引流，并将药物通过负压置换入窦腔内，起到排脓抗炎的作用。可用于慢性额窦炎、筛窦炎和全鼻窦炎者，儿童慢性鼻窦炎者尤为适用，鼻窦急性炎症者或慢性鼻窦炎急性发作时，或单一鼻窦炎者，应禁用此法，主要是为防止炎症扩散到正常鼻窦，而且病窦粘膜充血，易诱发菌血症。

(4) 鼻内镜下吸引：在鼻内镜的直视下，能更清楚地观察到脓性分泌物的来源、色泽及粘稠度等，用吸管吸除鼻道内的分泌物，观察窦口是否有阻塞、粘膜是否水肿及窦内粘膜的病变程度。

4. 外科手术：

当急性鼻窦炎出现并发症或演变成为慢性鼻窦炎、且药物治疗无效的时候，就是手术治疗的时机。手术以解除鼻腔鼻窦解剖学异常造成的机械性阻塞、结构重建、通畅鼻窦的通气和引流、粘膜保留为主要原则。

(1) 纠正鼻腔鼻窦解剖学异常，所有影响窦口鼻道复合体引流的解剖学异常都应纠正，如重度的高位鼻中隔偏曲，泡状中鼻甲，中鼻甲反向弯曲，筛漏斗区域的畸形等。

(2) 清除影响通气与引流的新生物，如鼻息肉、内翻性乳头状瘤等。

(3) 修正炎症性组织增生 (如钩突、筛泡、中鼻甲的息肉样变。对于以上这些机械阻塞，外科手段是最有效的方法。

(4) 开放鼻窦。鼻窦开放术大致分为两种术式：传统的鼻窦手术：包括经典的柯陆氏手术 (上颌窦根治术)、鼻内筛窦切除术、经上颌窦的筛窦手术、额窦环钻术等都是以往比较常用的手术，最早的已有 120 年历史。这类手术普遍存在视野狭窄、照明不清、一定程度的盲目操作以及病变切除不彻底、创伤较大或面部留有疤痕等缺点。用现代的观点来看，这一类手术治疗慢性鼻窦炎已经成为历史。

鼻内镜鼻窦手术：也称为功能性鼻内镜鼻窦手术 (functional endoscopic sinus surgery，FESS)，在鼻内镜和电视监视下，纠正鼻腔解剖学异常、清除不可逆的病变，尽可能保留鼻 – 鼻窦的粘膜，重建鼻腔鼻窦通气引流 (尤其是窦口鼻道复合体区域的通畅与引流)，为鼻腔鼻窦粘膜炎症的良性转归创造生理性局部环境，最终达到鼻 – 鼻窦粘膜形态与自身功能的恢复。FESS 手术创伤小，视角开阔、术野清晰、操作精确。这种手术已经成为当代慢性鼻窦炎外科治疗的主体手术方式。

(5) 激光、射频和微波等物理学方法的适用范围有限，仅适合少部分中鼻甲、下鼻甲肥大的病例，建议使用时在鼻内镜下进行操作，不可大面积应用，以免过度损伤粘膜功能。

第三节 鼻腔异物

鼻腔异物是鼻腔内外来的物质。多发生于儿童。

主要有 3 种类型：

①非生物类：如包糖纸、塑料玩具、纽扣、项链珠、玻璃珠、小石头等。

②植物类：如豆类、花生、瓜子、果核等。

③动物类：如昆虫、蛔虫、蛆虫、水蛭等。

一、病因

异物可由前鼻孔、后鼻孔或外伤穿破鼻腔各壁进入鼻腔。

(1) 儿童好奇，误将玩具零件或食物塞入鼻孔而进入鼻腔，不敢告诉家长，日久忘记，至发生感染和出血，始被注意。

(2) 呕吐、喷嚏时，可使食物、蛔虫经后鼻孔进入鼻腔。

(3) 外伤战伤或工伤时异物进入鼻腔，常合并鼻窦和眼眶异物。

(4) 鼻腔内手术时，手术者不慎将纱条或油纱条填入鼻腔而忘记取出，称医源性异物。

二、临床表现

视异物大小、形状、类型、性质而异，主要症状为患侧鼻塞，脓性鼻涕，带有臭气和血性，有时因慢性鼻出血，可引起贫血症状，如面色苍白，周身乏力，易疲劳，多汗等。少数病例以异物为核心形成鼻石。

三、诊断

详细询问病史。吸出鼻前庭和鼻腔内分泌物，用血管收缩剂收敛红肿的鼻腔黏膜，仔细用前鼻镜或纤维鼻咽镜观察，必要时可用钝头探针触摸异物的大小、性质和所在部位。X 线检查仅对金属性和矿物性异物有诊断价值。

四、治疗

根据异物的性质、大小而治疗方法各异。

(1) 对鼻腔前部的圆形光滑异物不可用鼻镊夹取，以免将物推至鼻腔深部，甚至坠入喉内或气管中，而发生窒息危险。需用弯钩或曲别针，自前鼻孔伸入，经异物上方达异物后面，然后向前钩出。对小儿患者需将全身固定，以防挣扎乱动，必要时可用全身麻醉。

(2) 对不能钩出的较大异物，可用粗型鼻钳夹碎，然后分次取出。

(3) 对过大的金属性或矿物性异物，可行唇龈沟切开经梨状孔取出，对一些在上颌窦或额窦的异物，需行上颌窦或额筛窦凿开术取出。

(4) 对有生命的动物性鼻腔异物，需先用乙醚或氯仿棉球塞入鼻腔内，使之失去活动能力，然后用鼻钳取出。

第四节 鼻中隔偏曲

鼻中隔偏曲系由于鼻中隔在发育过程中受某些因素影响所致的结构上的畸形，形态上向一侧或两侧偏斜，或局部突起，可影响鼻腔生理功能，并引起一系列病理变化。鼻中隔部分呈尖锐突起者称棘突或距状突；呈长条状隆起者称嵴突；若鼻中隔软骨突入鼻前庭则称鼻中隔软骨前脱位。事实上鼻中隔完全正直者甚少，常有不同程度的偏斜，且上述各种形态可同时存在。如无功能障碍，可不做任何处理。此病以成年人多见，新生儿及婴儿亦可有之。恒牙萌生后，其发病率随年龄而增长，男性比女性多，左侧较右侧多。因判断标准不同，报道的发病率亦甚悬殊。我国调查报道为 12.7%(周文举等) 和 11.1%(林芳焯)。

一、临床分型

由于鼻中隔在新生儿时为软骨，以后犁骨与筛骨垂直板先后逐渐骨化，在生长发育过程中，受外界影响而使中隔的形态变异，可出现各种症状。兹将各种类型分述如下。

1. 按部位分类

(1) 软骨部偏曲：多为外伤所致，常引起鼻呼吸障碍。软骨部前端偏曲，向一侧鼻前庭突出。

称鼻中隔软骨脱位，该处黏膜干燥，易致鼻出血。

(2) 骨部偏曲：多因发育异常或肿块压迫所致。筛骨垂直板偏曲，常压迫中鼻甲，阻塞中鼻道，影响该侧鼻腔通气和引流。犁骨偏曲则形成鼻中隔嵴突。

(3) 混合型偏曲：多由于幼年鼻外伤，偏曲随生长而发展。其偏曲不仅累及鼻中隔各部分，且伴有鼻腔侧壁畸形，故严重影响鼻部生理功能，并成为耳鼻咽部并发症的重要病因。

2. 按形态分类

(1)“C”形偏曲：鼻中隔软骨与筛骨垂直板均向一侧偏曲，与该侧中、下鼻甲接触，阻碍鼻腔呼吸和引流。

(2)“S”形偏曲：筛骨垂直板向一侧偏斜，中隔软骨向另一侧偏斜。常致两侧鼻腔呼吸和引流障碍。

(3) 嵴突（骨嵴）：鼻中隔的长条形突起，自前下向后上方倾斜。多为鼻中隔软骨、鼻嵴或犁骨上缘混合偏曲。有的为鼻中隔软骨边缘脱位与犁骨重叠所致。伸入中鼻道的嵴突。可阻塞上颌窦和筛窦开口，一般对呼吸的障碍不大。位于前下方的嵴突常为鼻出血的局部原因。

(4) 距状突（骨棘为局限性尖锐突起，常位于鼻中隔软骨的后端，或其与筛骨垂直板、犁骨交接处。其尖端压迫鼻甲黏膜，可引起反射性头面部神经痛。

3. 按高低分类

高位偏曲常阻塞中、上鼻道，压迫中鼻甲，常为鼻窦炎的病因。低位偏曲除阻碍分泌物引流外，影响较小。

4. 按偏斜方向分类

有纵偏、横偏及斜偏，除鼻中隔偏曲外，常伴有鼻外形歪斜。

二、病因

鼻中隔偏曲的病因尚无定论，多认为有以下各因素。

1. 外伤

为鼻中隔偏曲的主要原因，直接或间接损伤鼻部均可造成。直接外伤常有鼻骨骨折、鼻中隔骨折及鼻中隔软骨脱位，引起鼻中隔变形。幼儿受伤后，常使筛骨垂直板、犁骨、鼻嵴及鼻中隔软骨的连接处发生脱位现象。因各骨发育不全，当时症状不显，随年龄增长，鼻中隔在发育过程中，逐渐形成偏曲。有谓新生儿鼻中隔偏曲的主要原因，为分娩产程中，颅骨在产道受压迫，使两侧颧骨及上颌骨向中线挤压，致腭弓向上扭转和鼻中隔组成部分形态改变而发生。鼻中隔后部骨化较早，且有鼻骨和颅骨保护，受伤机会极少，不易引起偏曲。但鼻中隔前部即软骨部，位于鼻梁中央皮下，易受外伤，发生脱位和偏曲。

2. 发育异常

鼻中隔上部的鼻骨、筛骨和其下的颌骨、腭骨、犁骨等一般发育较早，而鼻中隔软骨发育较晚，使后者四面受限制，造成鼻中隔前端偏曲。后有筛骨垂直板和犁骨的阻挡，鼻中隔软骨发展困难，多形成矩状突。头颅骨在发育期，抵抗力最弱处为犁骨和鼻中隔软骨接合处，故偏曲多在此处发生。亦有认为犁骨发育过度或切牙发育错乱为鼻中隔偏曲的原因。

3. 高拱硬腭

某些腺样体肥大患者，鼻腔阻塞，张口呼吸，日久，硬腭向鼻腔高拱，形成高拱硬腭，使鼻顶与鼻底距离缩短，鼻中隔发育受限制，渐呈偏曲状态。林芳焯通过测量证实，硬腭高拱者，多伴有鼻中隔偏曲；但亦发现不少鼻中隔端正，而具有高拱硬腭者。他认为鼻中隔位于前颅底和硬腭之间，从硬腭至筛骨板距离约为 5 cm，如短于此数，则易形成鼻中隔偏曲。

4. 遗传因素

有人提出鼻中隔偏曲的发生与遗传因素有关。如父为长形头颅，母为小平头颅，其子女可能鼻中隔巨大而鼻腔狭小，致鼻中隔无发展余地，在发育中逐渐形成偏曲。亦有认为单纯偏曲可能为遗传性，多发性偏曲常为外伤所致。曾发现某些家庭中有同样鼻外或鼻内畸形的现象。

5. 压迫因素

鼻腔内肿瘤或异物压迫，可使鼻中隔偏向一侧。有谓鼻甲肥大亦可压迫中隔使成偏曲，但也有反对其说者。

总之，引起鼻中隔偏曲的因素较复杂，以外伤和发育异常为主。高拱硬腭和鼻中隔偏曲均属畸形发育，其相互关系不能单纯从局部解剖观点解释，应当进一步从生理角度来考虑。至于遗传因素，尚有待今后多加观察研究。

三、临床表现

1. 鼻塞

鼻塞程度与鼻中隔偏曲的程度有关，为最常见症状，多呈持续性，多见于偏曲侧。不仅与鼻中隔偏曲造成鼻腔狭窄有关，而且与偏曲的影响造成层流减少、涡流增加关系密切，平时病人感觉呼吸不畅，受冷和感冒时症状加重。对侧鼻腔初尚通畅，日久因生理性填补空间作用，使黏膜及鼻甲代偿性肥厚，以致鼻腔变小，两侧持续性鼻塞。若是儿童，长期鼻塞，经口呼吸，则影响患儿发育，可造成肺部扩张，形成鸡胸。鼻塞严重者可以出现嗅觉减退。

2. 鼻出血

鼻出血多发生于鼻中隔偏曲的一侧或棘、嵴处，该处黏膜张力大且黏膜较薄，局部血供丰富，黏膜由于气流的刺激容易干燥，故易出血。

3. 反射性头痛

偏曲的鼻中隔黏膜常与中、下鼻甲相接触，引起同侧的反射性头痛。此外，鼻中隔偏曲引起气流的变化，造成偏曲部位的后方局部黏膜水肿引起头痛。

四、诊断与鉴别诊断

鼻中隔偏曲的诊断一般不难。前部的偏曲，用鼻镜检查即可发现。后部的偏曲，用血管收缩剂收缩黏膜后，也易查见。但鼻中隔偏曲的诊断标准差异甚大，检查应注意：①距状突或嵴突，是否压迫相对的鼻甲黏膜；②偏曲部分是否影响鼻道引流；③鼻腔侧壁的相应变化，如鼻甲肥大、黏膜增厚等；④注意后部的偏曲及高位偏曲。鼻窦 CT 及鼻内镜检查有利于更加细致地了解鼻中隔偏曲的程度、部位及相邻结构的异常，利于手术方案的选择。

鼻中隔偏曲的判断标准尚未统一，可分为三类，即三度。

Ⅰ度：轻度偏曲。鼻中隔偏曲部与鼻腔侧壁不接触，对鼻腔功能和鼻窦引流尚无妨碍者。

Ⅱ度：较重偏曲。偏曲部与鼻腔侧壁接触，或伴有对侧鼻甲代偿性肥大或萎缩性改变，已影响鼻功能及鼻窦引流者。

Ⅲ度：严重偏曲。偏曲部与鼻腔侧壁紧靠，距状突或嵴突紧压鼻甲骨，以细棉签探查不能通过，伴有极明显鼻塞等症状者。

五、治疗

1. 手术适应证

(1) 鼻中隔偏曲引起持续性鼻塞者。

(2) 鼻中隔偏曲妨碍鼻窦通气及引流者。

(3) 鼻中隔嵴突或距状突压迫鼻甲引起反射性头痛者。

(4) 鼻中隔偏曲引起反复鼻出血者。

(5) 鼻中隔偏曲伴一侧鼻腔有萎缩者。

(6) 鼻中隔偏曲影响咽鼓管功能，发生耳聋、耳鸣者。

(7) 鼻中隔偏曲伴有歪鼻者。

2. 手术禁忌证

(1) 急性炎症期。

(2) 伴全身性疾病。

(3) 年龄在 18 岁以下，鼻部发育未全者。

3. 手术治疗的原则

1996 年 Lopatin 提出鼻中隔矫正术中的生物力学原则：鼻中隔软骨处于一种平衡的力的状态下，这些力会在做切口的软骨侧或在软骨膜剥离侧释放出来，从软骨直的一面剥离软骨膜会使软骨弯向未剥离的一侧，从鼻中隔偏曲的凹面做切口和剥离软骨膜可拉直软骨，从鼻中隔偏曲的凸面做切口和剥离软骨膜可增加原有的弯曲度，术后发生弯曲的程度与软骨的厚度成反比。因此，鼻中隔偏曲的矫正应充分考虑鼻中隔的力学原则，根据其偏曲的程度及部位采用不同的手术方式，以便取得良好的手术效果。

(1) 鼻中隔后段偏曲：即鼻中隔骨性偏曲。多采用经典的 Killian 鼻中隔黏膜下切除术。

(2) 鼻中隔前段、高位偏曲：主要是鼻中隔软骨部偏曲。适用于行鼻中隔黏膜下矫正术，即鼻中隔整形术或鼻中隔成形术。此手术可以克服鼻中隔黏膜下切除术切除鼻中隔软骨及骨过多而造成的鼻小柱收缩、鼻尖塌陷及鼻中隔黏膜松弛，呼吸时鼻中隔随气流而飘动，病人仍有鼻塞感等缺点。

(3) 鼻中隔软骨段偏斜，合并有软骨段歪鼻或鼻中隔软骨前下缘脱位者：其特征是鼻中隔软骨本身尚平直，但偏离中线，并与鼻中隔后段相交成钝角，故影响鼻呼吸功能及鼻梁外形，可通过转门法手术同时矫正鼻中隔偏曲、鼻中隔软骨脱位及歪鼻。

(4) 鼻中隔偏曲合并骨性歪鼻：毋哲生采取鼻内切口鼻中隔一鼻成形术，其方法为常规行鼻中隔矫正术同时将鼻中隔与鼻梁完全断离，如鼻中隔无明显畸形，则单纯将鼻中隔与鼻梁断离。

(5) 儿童的鼻中隔手术：一个世纪以来，一直认为鼻中隔在鼻及面部骨骼的发育中起重要作用，因此许多医师认为未成年儿童行鼻中隔手术会影响鼻及面部发育。Hayt0 n(1948 年) 观察 31 例采用经典的鼻中隔黏膜下切除术的 6 ～ 14 岁儿童，其中有 10 人发生鼻部变宽鼻尖塌陷，从此建立 16 岁以下儿童勿施行鼻中隔手术的观念。近年，一些学者通过动物实验对此观点产生了质疑，BemStein(1973 年) 用不满周岁的小狗做鼻中隔黏膜下切除术，保留两侧的黏软骨膜完整，部分动物将切下的软骨做移植瓣植入两侧黏软骨膜中，经观察没有对任何一只狗鼻部及面部的骨骼发育发生影响，认为软骨膜在鼻中隔的生长过程中起重要作用，儿童如采用保守的鼻中隔成形术，并不影响鼻及面部的发育。目前认为，儿童如因鼻外伤或其他原因造成鼻骨骨折鼻中隔脱位偏曲时，应及时将鼻骨复位，鼻中隔偏曲可采用鼻中隔成形术，以避免以后骨折畸形愈合，瘢痕粘连造成手术困难。新生儿鼻中隔脱位的发生率为 1.9% ～ 4%。应尽早手法复位，最好不要超过出生后 3 周。

(6) 鼻中隔的二次手术：鼻中隔第一次手术时因种种原因手术矫正不足、症状未消除，应做第二次手术，第二次手术最好在第一次手术后 1 ～ 2 周内施行，此时鼻中隔腔粘连不牢固，可自原切口进入，分离两侧的黏软骨膜再进行矫正。如在 1 ～ 2 个月以后，中隔腔已粘连牢固，分离困难，易造成穿孔。

(7) 其他：对于鼻中隔软骨部锐利的骨棘，由于其比较薄而锐利，通常采用铲除法。对于鼻中隔嵴则采取切除法。若遇到严重的鼻中隔偏曲且伴有鼻尖塌陷者，则可采用 J0 riumi(1994 年) 介绍的鼻中隔次全重建术。

第五节 鼻中隔血肿及脓肿

鼻中隔血肿为鼻中隔一侧或两侧软骨膜下或骨膜下积血。由于鼻中隔软骨膜和骨膜为一坚韧致密的结缔组织，外伤或手术损伤血管引起其下出血时。不易被穿破，血液淤积形成血肿，而黏膜与骨膜结合较紧，且质脆易破，故甚少形成黏骨膜下血肿。

当血肿发生感染时就形成鼻中隔脓肿 (nasal septal abscess)。原发性鼻中隔脓肿很少。

一、病因

鼻中隔外伤：包括鼻中隔手术、跌伤、击伤等都可产生粘膜下出血。鼻中隔软骨膜或骨膜为一坚韧而致密的结缔组织，不易穿破。如鼻中隔粘膜无破裂，血液就会聚集在粘膜之下而形成血肿。自发性血肿在临床上较为少见，由各种出血性疾病 (如血液病、血友病、血管性紫癜等) 引起者居多。血肿一旦有化脓性细菌侵入，则形成脓肿。

二、临床表现

1. 单纯鼻中隔血肿，患者常有单侧或双侧持续性鼻塞，逐渐加重，前额部痛伴鼻梁部发胀。如有鼻粘膜破裂，常有血性分泌物流出。鼻镜检查时发现：鼻中隔单侧或双侧呈半圆形隆起，粘膜色泽正常，触之柔软，穿刺回抽有血。

2. 一旦形成脓肿，患者除鼻塞外，尚有畏寒、发热、全身不适，鼻梁及鼻尖部压痛，如粘膜破裂，则有脓液流出。检查见外鼻红肿、鼻梁压痛。鼻中隔两侧对称性膨隆，色暗红，触之柔软有波动感，穿刺抽吸有脓性分泌物。

三、诊断

根据手术及外伤等病史、典型临床表现，一般诊断不难。鼻中隔血肿与脓肿的区别主要靠鼻中隔穿刺证实，如穿刺抽吸有血，考虑为血肿，穿刺有脓性分泌物则为脓肿。

四、治疗

1. 对较小血肿，可穿刺抽出积血，局部压迫即可。对较大血肿或血肿已形成凝血块时，须在鼻腔表面麻醉下，在血肿下部与鼻底部平行切开粘骨膜，用吸管清除血液或血块。如为鼻中隔粘膜下切除术后发生血肿，可重新分开原切口，清除腔内积血或血块，电凝止血。无论用哪种方法，清除血肿后，需用凡士林油纱条在两侧鼻腔填塞。48 h 后取出，以防止再次出血，同时用抗生素预防感染。

2. 鼻中隔脓肿一旦确诊，应及时切开排脓，以防止中隔软骨破坏，引起塌鼻畸形。通常在鼻腔表面麻醉下，于脓肿一侧最下部作一横切口。充分清除脓液及坏死软骨片，用含有抗生素的生理盐水液反复冲洗术腔，置入橡皮条引流。每日换药一次，同时全身使用足量抗生素以控制感染，预防感染的扩散。切记勿在双侧鼻中隔同时作切口引流，否则可能引起鼻中隔穿孔的并发症。

第六节 鼻中隔穿孔

鼻中隔穿孔系鼻中隔软骨部或骨部因外伤、感染、化学药物刺激或其他原因使之穿破，形成大小不等的穿孔，使两侧鼻腔相通，造成自觉有头疼、鼻塞、鼻出血、鼻腔干燥、呼吸时哨音等症状。也可为某些疾病的症状或后遗症，例如梅毒、麻风等特种感染的鼻部症状；鼻中隔肿瘤治愈后的后遗症；鼻腔后部的穿孔症状并不一定明显。我国建国以来，由于性病的消灭和工业安全保护的改善，此种原因的病例已少见，虽近几年随着国际交流的增多，性病发病已呈上升趋势，但性病造成鼻中隔穿孔的病例尚未见有增多，不过临床医生仍应注意。不同原因造成的鼻中隔穿孔的部位和大小都有所不同，例如梅毒性穿孔多破坏较大，侵犯软骨部和骨部，多为大穿孔，甚至鼻中隔全部损毁，重者可有鞍鼻畸形；结核性穿孔多发于软骨部，穿孔边缘黏膜增厚或有肉芽组织或呈潜行性溃疡；麻风性穿孔黏膜常呈萎缩样，鼻腔宽大，黏膜干燥，但无臭味，以上特种感染者均应注意全身症状。化学性穿孔例如铬酸刺激造成穿孔常发生于软骨部，伴有鼻黏膜肿胀、干燥、溃疡等变化；外伤性穿孔边缘多光滑，可有黏膜干燥，穿孔多位于软骨部，病人多有长期挖鼻习惯或有鼻中隔手术史，部分病人由于其他外伤，穿孔常不规则，并伴有其他外伤痕迹。

一、病因

各种原因形成的穿孔的部位、大小、形状等不同，一般有些病因往往先致鼻中隔一侧的黏膜溃疡，逐渐侵蚀软骨膜及其支架，继而累及对侧软组织，最后导致鼻中隔穿孔。

1. 外伤

鼻面部是外伤常易累及的部位，严重的外伤或鼻中隔贯通伤后可以遗留鼻中隔穿孔，此类鼻中隔穿孔多和鼻腔的粘连、鼻中隔的移位、鼻窦的外伤、骨或软骨的缺损、软组织的缺损合并存在，形成复杂的形状不规则的鼻中隔穿孔和其他鼻腔鼻窦的后遗症，常合并鼻中隔的异位或与鼻腔外侧壁的粘连。

2. 手术

在鼻中隔偏曲的手术矫正中，若不慎撕裂鼻中隔两侧相对应部位的黏骨膜或黏软骨膜，手术后就形成了鼻中隔穿孔，单侧的黏膜的撕裂不会形成鼻中隔的穿孔。鼻中隔手术中一定要注意保护好黏骨膜或黏软骨膜，在一侧黏膜撕裂或必须切开时，此时一定要保护好对侧的黏软骨膜或黏骨膜，必要时保留软骨，才能防止鼻中隔穿孔。此种穿孔多在鼻中隔的软骨部。

3. 挖鼻

挖鼻是许多人的一个很不卫生的习惯，因挖鼻形成习惯，反复地刺激鼻中隔黏膜，致使鼻中隔黏膜遭到损伤，形成炎症反应，久而久之鼻中隔黏膜形成溃疡；刺激如不能及时消除，反复的刺激使溃疡日益加深，双侧黏膜对应的较重溃疡，使之鼻中隔软骨失去了营养和血液供应，就可以形成鼻中隔软骨部的穿孔，此种穿孔比较小。

4. 理化因素

某些厂矿企业如电镀厂、水泥厂、玻璃厂、炼油厂、炼铝厂、磷酸石选矿厂、蓄电池厂等在生产、制造或加工过程中所产生的有害性气体或粉尘如硫酸、氟氢酸、铬酸、硝酸、铜钒、砷、汞等被吸入鼻腔，腐蚀黏膜，久之即出现鼻中隔黏膜的溃疡，而最终导致鼻中隔穿孔。临床上治疗鼻中隔李特尔区病变时，常反复应用硝酸银、三氯醋酸、电灼或 CO_2 激光治疗，亦可导致鼻中隔穿孔，还有报道行鼻腔镭锭治疗后致使鼻中隔穿孔者。此类鼻中隔穿孔的部位一般都在鼻中隔软骨部。

5. 感染

普通感染或特殊感染均可导致鼻中隔穿孔。普通感染主要有鼻中隔脓肿，特殊感染如梅毒、结核、狼疮、麻风等特殊传染病。急性传染病如白喉、猩红热、伤寒等均可能导致鼻中隔穿孔。普通的感染一般鼻中隔穿孔多在软骨部，而且均为中、小穿孔。特殊感染所致的鼻中隔穿孔可以软骨部和骨部同时存在，而且穿孔比较大。

6. 肿瘤及恶性肉芽肿

原发于鼻中隔的某些肿瘤累及鼻中隔深层时，可直接造成鼻中隔穿孔。或经手术切除后未当即修复而遗留永久性鼻中隔穿孔。鼻腔巨大肿瘤压迫鼻中隔日久亦可致鼻中隔穿孔。恶性肉芽肿多可直接形成鼻中隔穿孔。这一类鼻中隔穿孔多比较大，而且软骨部和骨部同时存在。

7. 其他

鼻腔异物或鼻石长期压迫可以导致鼻中隔穿孔。

二、临床表现

1. 症状根据穿孔的病因、大小和部位而不同。穿孔小而位于前部者，可于呼吸时产生吹哨音；若位于后部，则无明显症状。穿孔过大者，可伴有鼻塞、鼻内异物感、干燥感及鼻出血等鼻腔粘膜萎缩表现，梅毒、结核等特异性感染所致的穿孔常伴有臭味的脓。

2. 前鼻镜及鼻内镜检查，均可确切发现穿孔的部位和大小。

三、诊断

根据症状及检查不难诊断，但应鉴别其发病原因。检查时应注意，小穿孔易被痂皮覆盖，有时易被忽略。须除去痂皮仔细检查，未愈合穿孔常伴有肉芽组织。

四、治疗

1. 保守治疗

尽可能地去除引起穿孔的病因，如避免接触、吸入有害化学物质；针对引起穿孔的原发全身性疾患进行治疗，如抗结核治疗、驱梅疗法等；保持鼻腔湿润清洁，每日用温盐水冲洗鼻腔，穿孔边缘有肉芽组织者，可用10%硝酸银烧灼，然后每日涂以2%黄降汞或10%硼酸软膏，直到穿孔愈合为止。

2. 手术治疗

鼻中隔穿孔修补术(repair of nasal septal perforation)的方法较多，常采用以下方法进行。

(1) 粘膜移位缝合修补术：粘膜移位缝合修补术(mucosal displacement of septal perforation)又名减张缝合法。适用于发生在鼻中隔前下方的小穿孔。

其方法如下：

①用尖刀切除穿孔边缘少许粘膜，以形成新鲜创缘，用剥离子剥离两侧穿孔周围的软骨膜。在穿孔之上(距穿孔前缘约1～2 cm)作一弧形切口，切开一侧粘软骨膜；

②将此粘膜瓣向下拉，与穿孔的下缘粘膜缝合；

③再于鼻中隔之另一侧穿孔下方1～2 cm处，作一同样长弧形切口，将粘膜瓣向上拉，与穿孔的上缘粘膜缝合。

(2) 鼻底粘膜翻转移位缝合法：先将鼻中隔穿孔边缘分开，将鼻底粘膜翻转缝合于分离开的鼻中隔粘膜之间。这种方法可修补较大穿孔。

(3) 下鼻甲游离粘膜瓣修补术：先切除穿孔四周边缘形成新鲜创面，然后将同侧下鼻甲向内上翻转骨折。将下鼻甲原外侧面制成带蒂粘－骨膜瓣，并向下翻转遮盖全部穿孔，然后妥善填塞两侧鼻腔，固定粘－骨膜瓣。大约一周，粘－骨膜与鼻中隔穿孔完全愈合后，再将粘－骨膜瓣蒂部从平齐鼻中隔处切断，最后将下鼻甲回位。

(4) 粘膜片修补法：粘膜片修补法(mucosal flap repair of septal perforation)是在穿孔的边缘作一梭形切口，切去穿孔周围疤痕组织，形成新的创面。游离穿孔周围粘骨膜，在穿孔后方，大于穿孔的距离，取一大于穿孔的菱形粘骨膜瓣，取下后缝合于穿孔周围。

鼻中隔在鼻腔、鼻窦的生理功能中起作重要作用。鼻中隔偏曲可引起多种鼻腔、鼻窦疾病。鼻中隔的血肿、脓肿、穿孔等常与手术操作有关，要引起足够的重视。鼻内镜下鼻中隔成形术不失为一种好的手术方法。

第七节 鼻出血

鼻出血又称鼻衄，是临床常见症状之一，多因鼻腔病变引起，也可由全身疾病所引起，偶有因鼻腔邻近病变出血经鼻腔流出者。鼻出血多为单侧，亦可为双侧；可间歇反复出血，亦可持续出血；出血量多少不一，轻者仅鼻涕中带血，重者可引起失血性休克；反复出血则可导致贫血。多数出血可自止。

青少年鼻出血部位大多数在鼻中隔前下部的易出血区(Little区)，40岁以上中老年人的鼻出血，出血部位见于鼻腔后部下鼻甲后端附近的鼻咽静脉丛。

一、病因和发病机制

(一) 局部因素

(1) 外伤：鼻及鼻窦外伤或手术、颅前窝及颅中窝底骨折。

(2) 气压性损伤：鼻腔和鼻窦内气压突然变化，可致窦内黏膜血管扩张或破裂出血。

(3) 鼻中隔偏曲：多发生在嵴或矩状突附近或偏曲的凸面，因该处黏膜较薄，易受气流影响，故黏膜干燥、糜烂、破裂出血。鼻中隔穿孔也常有鼻出血症状。

(4) 炎症：干燥性鼻炎、萎缩性鼻炎、急性鼻炎、急性上颌窦炎等，常为鼻出血的原因。

(5) 肿瘤：鼻咽纤维血管瘤，鼻腔、鼻窦血管瘤及恶性肿瘤等，可致长期间断性鼻出血。

(6) 其他：鼻腔异物、鼻腔水蛭，可引起反复出血。在高原地区，因相对湿度过低、而多患干燥性鼻炎，为地区性鼻出血的重要原因。

(二) 全身因素

(1) 血液疾病：血小板减少性紫癜、白血病、再生障碍性贫血等均可有鼻出血表现。

(2) 急性传染病：如流感、鼻白喉、麻疹、疟疾、猩红热、伤寒及传染性肝炎等。

(3) 心血管疾病：如高血压、动脉硬化症、肾炎、伴有高血压的子痫等。

(4) 维生素缺乏：维生素 C、K、P 及微量元素钙等缺乏时，均易发生鼻出血。

(5) 化学药品及药物中毒：磷、汞、砷、苯等中毒，可破坏造血系统的功能引起鼻出血。

(6) 内分泌失调：代偿性月经、先兆性鼻出血常发生于青春发育期，多因血中雌激素含量减少，鼻黏膜血管扩张所致。

(7) 其他：遗传性出血性毛细血管扩张症，肝、肾慢性疾病以及风湿热等，也可伴发鼻出血。

二、临床表现

出血可发生在鼻腔的任何部位，但以鼻中隔前下区最为多见，有时可见喷射性或搏动性小动脉出血。鼻腔后部出血常迅速流入咽部，从口吐出。

鼻出血多发生于单侧，如发现两鼻孔皆有血液，常为一侧鼻腔的血液向后流，由后鼻孔反流到对侧。若出血较剧，应立即采取止血措施，并迅速判断是否有出血性休克，同时要注意：①休克时，鼻出血可因血压下降而自行停止，不可误认为已经止血。

②高血压鼻出血患者，可能因出血过多，血压下降，不可误认为血压正常。应注意患者有无休克前期症状如脉搏快而细弱、烦躁不安、面色苍白、日渴、出冷汗及胸闷等。

③要重视患者所诉出血量，不能片面依赖实验室检查。因在急性大出血后，其血红蛋白测定在短时间内仍可保持正常。有时大量血液被咽下，不可误认为出血量不多，以后可呕出多量咖啡色胃内容物。

三、治疗

鼻出血属于急诊。大量出血者常情绪紧张和恐惧，故应予以安慰，使之镇静。首先了解是哪一侧鼻腔出血或首先出血，然后仔细检查鼻腔，进而选择适宜的止血方法达到止血目的。

1. 一般处理

患者取坐位或半卧位，嘱患者尽量勿将血液咽下，以免刺激胃部引起呕吐。必要时给予镇静剂。休克者，应取平卧低头位，按休克急救。

2. 鼻局部处理

明确出血部位和止血。多数情况下是在鼻中隔前下部(易出血区)，且一般出血量较少。嘱患者用手指捏紧两侧鼻翼(压迫鼻中隔前下部)10～15分钟，同时用冷水袋或湿毛巾敷前额和后颈，以促使血管收缩减少出血。如出血较剧，可先用浸以1%麻黄碱滴鼻液或0.1%肾上腺素的棉片置入鼻腔达到暂时止血，以便寻找出血部位。亦可在鼻内镜下用吸引器边吸血液、边寻找出血部位。常采用的止血方法有如下两类。

(1) 烧灼法：适用于反复小量出血、且明确出血点者。其原理是：破坏出血点组织，使血管封闭或凝血而达到止血的目的。烧灼法有多种方法：传统的方法是应用化学药物或电灼。常用的化学药物是30%～50%硝酸银或30%三氯醋酸，也有用铬酸珠(用加热的探针插入装有铬酸的小瓶内，迅速取出自然冷却，铬酸即在探针头端凝成小珠)。烧灼范围越小越好，应避免烧灼过深，烧灼部位涂以软膏。电灼因灼力较强，易造成黏膜溃疡或软骨坏死，若烧灼不当.反致出血加剧，现已少用。近年来，临床常采用YAG激光、射频或微波烧灼。烧灼前先用浸有1%丁卡因和0.1%肾上腺素溶液的棉片麻醉和收缩出血部位及其附近黏膜，然后对出血部位进行烧灼，此类设备使用时较易控制，烧灼温和，损伤小。借助鼻内镜进行上述止血方法，可提高寻找出血部位和止血的准确性和效果，对小病变如毛细血管瘤等可一并处理。注意对鼻中隔出血无论采取何种方法烧灼，都应避免同时烧灼鼻中隔两侧对称部和烧灼时间过长，以免引起鼻中隔穿孔。

(2) 填塞法：适用于出血较剧、渗血面较大或出血部位不明者。一般有下列4种方法可供选择。

1) 鼻腔可吸收性材料填塞：较适用于渗血面较大(如血液病)的鼻出血。可吸收性材料有淀粉海绵、明胶海绵或纤维蛋白绵等，也可在材料上(如明胶海绵)蘸上凝血酶粉、三七粉或云南白药。填塞时仍须加以压力，必要时可辅以小块凡士林油纱条以加大压力。此法之优点是填塞物可被组织吸收，可避免因取出填塞物时造成鼻黏膜损伤而再出血。

2) 鼻腔纱条填塞：是较常用的有效止血方法。适用于出血较剧、且出血部位尚不明确、或外伤致鼻黏膜较大撕裂的出血以及其他止血方法无效者。

材料：凡士林油纱条，抗生素油膏纱条，碘仿纱条。

方法：将纱条一端双叠约10 cm，将其折叠端置于鼻腔后上部嵌紧，然后将双叠的纱条分开，短端平贴鼻腔上部，长端平贴鼻腔底，形成一向外开放的“口袋”。然后将长纱条末端填入“口袋”深处，自上而下、从后向前进行填塞，使纱条紧紧填满鼻腔。剪去前鼻孔多余纱条。填塞妥后如仍有血液白后鼻孔流入咽部，则须撤出纱条重新填塞或改用后鼻孔填塞法。凡士林油纱条填塞时间一般1～2天，如必须延长填塞时间，需辅以抗生素抗感染，一般不宜超过3～5天，否则有可能引起局部压迫性坏死和感染。抗生素油膏纱条和碘仿纱条填塞则可适当增加留置时间。

3) 后鼻孔填塞法：鼻腔纱条填塞未能奏效者，可采用此法。

方法和步骤：①先用凡士林油纱条做成与患者后鼻孔大小相似的锥形纱球(或做成较后鼻孔略大的枕形纱球)，纱球尖端系粗丝线两根，纱球底部系一根；②用小号导尿管头端于出血侧前鼻孔插入鼻腔直至口咽部，用长弯血管钳将导尿管头端牵出口外，导尿管尾端仍留在前鼻孔外；③将纱球尖端丝线缚于导尿管头端(注意须缚牢)；④回抽导尿管尾端，将纱球引入口腔，用手指或器械将纱球越过软腭纳入鼻咽腔，同时稍用力牵拉导尿管引出之纱球尖端丝线，使纱球紧塞后鼻孔；⑤鼻腔随即用凡士林油纱条填塞；⑥将拉出的纱球尖端丝线缚于一小纱布卷固定于前鼻孔；⑦纱球底部之丝线自口腔引出松松固定于口角旁。

注意无菌操作，填塞留置期间应给予抗生素，填塞时间一般不超过 3 天，最多不超过 5 ～ 6 天。

取出方法：①先撤除鼻腔内填塞；②牵引留置口腔的纱球底部丝线，并借助血管钳，将纱球迅速经口取出。

4) 鼻腔或鼻咽部气囊或水囊压迫：用指套或气囊缚在小号导尿管头端，置于鼻腔或鼻咽部，囊内充气或充水以达到压迫出血部位的目的。此方法可代替后鼻孔填塞。近年，国内已有生产与鼻腔解剖相适应的鼻腔和后鼻孔止血气囊和水囊，使此方法变得更为方便，且患者痛苦小。

(3) 血管结扎法：对严重出血者采用此法。中鼻甲下缘平面以下出血者可考虑结扎上颌动脉或颈外动脉；中鼻甲下缘平面以上出血者，则应结扎筛前动脉；鼻中隔前部出血者可结扎上唇动脉。目前临床较少采用。

(4) 血管栓塞法：对严重出血者可采用此法。应用数字减影血管造影 (digital sub-traction angiography.DSA) 和超选择栓塞 (superselective embolization.SSE) 技术。找到出血动脉并栓塞之。此法准确、快速、安全可靠，但费用较高，有偏瘫、失语和一过性失明等风险。

3. 全身治疗

如前所述，引起鼻出血的原因是多种多样的，且出血的程度亦有不同。因此，鼻出血的治疗及处理不仅仅是鼻腔止血。对由于鼻腔、鼻窦有复杂病变或因全身疾病引起的鼻出血以及出血量较大者 (即使是鼻腔的简单病变，如鼻中隔前下方的易出血区或鼻腔后部的鼻一鼻咽静脉丛出血) 应视病情采取必要的全身治疗。

(1) 镇静剂：患者安静有助于减少出血，对反复出血者尤为重要。

(2) 止血剂：常用立止血、卡巴克络 (安络血)、抗血纤溶芳酸 (PAMHA)、酚磺乙胺 (止血敏)、6- 氨基己酸 (EACA)、凝血酶等。可口服、肌肉注射或静脉给药。

(3) 维生索：维生素 C、K_1、P。

(4) 严重者须住院观察，注意失血量和可能出现的贫血或休克。鼻腔填塞可致血氧分压降低和二氧化碳分压升高。故对老年者应注意心、肺、脑功能，必要时给予吸氧。

(5) 有贫血或休克者应纠正贫血或抗休克治疗。

4. 其他治疗

(1) 鼻中隔前下部反复出血者，可局部注射硬化荆或无水乙醇，或行鼻中隔黏膜划痕，也可施行鼻中隔黏骨膜下剥离术。

(2) 遗传性出血性毛细血管扩张症者，可应用面部转移全层皮瓣行鼻中隔植皮成形术。

(3) 因全身性疾病引起者，应请相应专科诊治。

第八节 鼻腔、鼻窦良性肿瘤

发生于鼻腔及鼻窦的良性肿瘤大约有 40 种。由于鼻、鼻窦位于颅面部中央，与周围结构紧密邻接，故原发于鼻、鼻窦的良性肿瘤在其发展过程中常超出一个解剖部位而侵入邻近器官，致使在临床上有时难以判断原发部位。部分肿瘤虽属良性，但在其扩展过程中对邻近重要器官功能产生显著影响，甚至造成类似恶性肿瘤的局部破坏。如手术切除不彻底，有的反复复发，有的则可恶性变。这类肿瘤的临床表现大多相似，通常病理检查才能确诊。鼻腔及鼻窦的良性肿瘤虽然种类繁多，但临床上并不多见，常见的主要有血管瘤、乳头状瘤和骨瘤。

一、骨瘤

骨瘤多见于青年男性，好发于额筛交界区，以额窦最多见，其次为筛窦，上颌窦和蝶窦均少见。

(一) 病因

病因不明。可来自胚胎残余软骨。因此多发生于额骨 (膜内成骨) 和筛骨 (软骨内成骨) 交界处。亦有人提示骨瘤的发生可能与外伤、慢性炎症刺激有关。因为约 50% 骨瘤有额部外伤史，少数慢性鼻窦炎患者，伴发单个或多个骨瘤。

(二) 病理

骨瘤生长缓慢，大小不一。有蒂或广基，呈圆或卵圆形，外表覆有光滑的正常黏膜。病理组织学可分 3 型：即密质型、松质骨型及混合型。骨瘤生长缓慢，成年后有自行停止生长的趋势。

(三) 临床表现

小的骨瘤如局限于鼻窦内多无症状，常于鼻窦 X 线拍片或 CT 扫描检查中偶然发现。骨瘤长大后，常挤压骨壁，出现相应的临床表现：

①形成面部膨隆畸形。

②侵入鼻腔后，可引起鼻塞、流涕、头痛症状。

③侵入眼眶引起眼球突出移位、视力障碍等。

局部检查：肿瘤小者，鼻腔和鼻面部无任何体征；较大者前额或内眦部隆起，较大肿物在鼻腔内可见被覆正常黏膜的光滑硬性肿块。

(四) 诊断

鼻窦 X 线平片或 CT 扫描可见边缘清楚的骨密度影，据此判定骨瘤的部位、范围及继发改变，如侵及颅内、眶内或引起眼球突出等。

(五) 治疗

骨瘤以手术切除为治疗原则。成人较小骨瘤且无任何症状者，通常不急于手术治疗，但要定期观察。筛窦外侧壁 (纸样板)、额窦后壁的骨瘤易引起并发症，应及时手术。较大骨瘤，且有压迫症状，或已向颅内扩展和出现颅内并发症者，应早日手术。

二、软骨瘤

鼻腔及鼻窦软骨瘤极少见，好发于 20 ～ 30 岁的青年男性。

（一）病因

病因未明。多认为可能来源于异位的软骨胚芽或软骨性头颅原基的残余。

（二）病理

肿瘤呈灰青色，表面光滑，多有包膜，境界清楚。依其原发部位可分为两型：①内生性，指发生于无软骨的骨组织内，可单发或多发，多见于筛骨。②外生性，指发生于软骨周围者，常见于鼻中隔前部。软骨瘤一般生长缓慢，其组织结构虽属良性，也可压迫周围软组织和骨壁吸收破坏，侵犯邻近器官，临床后果严重，有人将此瘤归之于恶性或潜在恶性。

（三）临床表现

肿瘤较小者，可无自觉症状。当肿瘤长大，压迫邻近骨质吸收，引起患处隆起变形，眼球移位，单侧渐进性鼻塞，鼻出血等。

（四）诊断

X 线平片或鼻窦 CT 扫描可显示肿瘤界限及向周围结构侵犯情况。病理检查可确诊。

（五）治疗

软骨瘤对放射治疗不敏感，主要采用手术治疗方法。其临床经过类似恶性肿瘤，术后易复发，且有恶变为软骨肉瘤的可能，因此确诊后尽早彻底切除肿瘤及其邻近组织，术后要长期随访观察。

三、神经鞘膜瘤

神经鞘膜瘤是常见的周围神经肿瘤，多起源于感觉神经或混合神经的感觉部分，亦可来自交感和副交感神经。神经鞘膜瘤约 90% 为单发，10% 为多发。多发者如伴有全身皮下小结和皮肤色素沉着，则称多发性神经纤维瘤病。

鼻神经鞘膜瘤好发生于鼻中隔、上颌窦、筛窦，亦可见于鼻根、鼻翼、鼻尖、鼻小柱、鼻前庭、筛板等处。

（一）病理

神经鞘膜瘤来自神经鞘的施万瘤，表面光滑，有包膜，色灰白，形圆或卵圆，硬度不一，可有蒂，其所起源的神经位于肿瘤表面；神经纤维瘤无包膜，呈分叶状，其所起源的神经多从肿瘤中心通过，所以神经受压的表现更加明显。

（二）临床表现

神经鞘膜瘤及纤维瘤生长缓慢，病程可长达 10 余年，早期多无症状，后期因肿瘤生长部位和大小而出现不同症状，如生于外鼻者可有象皮肿样外观；长于鼻腔或鼻窦者则可出现鼻塞、小量鼻出血、局部畸形和头痛，若肿瘤过大可侵及多个鼻窦，甚至破坏筛板而侵入颅内，出现脑组织受压迫症状。检查见肿瘤色粉红，表面光滑，较硬。神经纤维瘤包膜不明显，可有肿块疼痛，触压或牵拉时有疼痛感。

（三）诊断

据病史特点及检查所见，X 线摄片或 CT 扫描可明确肿瘤范围，确诊依据组织病理学检查。

（四）治疗

手术治疗为唯一选择。此类肿瘤对放射治疗不敏感，小的肿瘤可观察和定期复查，较大肿瘤侵及鼻窦或眼眶，应根据肿瘤部位，设计不同切口。对神经鞘膜瘤因有包膜，与周围组织粘连少，应尽可能保留其起源的神经，彻底切除肿瘤，预后较好。神经纤维瘤因无包膜，难以彻底切除，往往术后多遗有神经功能障碍，较易复发。良性神经纤维瘤较神经鞘膜瘤更易恶变成肉瘤，其恶变率为 3% ～ 12%。

四、血管瘤

为先天性血管组织异常，以鼻腔、上颌窦多见。

（一）病因

病因至今不清，可能与慢性炎症、胚胎残余、外伤及内分泌功能紊乱等有关。

（二）病理

1. 毛细血管瘤

最为多见，约占 80%。有蒂易出血的息肉样物。有多数成熟的毛细血管组成。

2. 海绵状血管瘤

多发生鼻腔侧壁，由大小不一的血窦组成，瘤体常较大，呈出血性息肉状突出于中鼻道。有时可累及鼻窦，尤其是上颌窦、筛窦。临床病理报告有时可能表现为：血块样坏死组织、血管扩张及炎性细胞浸润等。

（三）临床表现

(1) 反复发作的鼻出血为主要症状，每次出血量不等，亦可为血性鼻涕。

(2) 鼻塞，肿瘤较大可压迫致鼻中隔偏向对侧，进而双侧鼻塞。

(3) 瘤体生长较大后可致面部隆起、眼球移位等类似鼻窦恶性肿瘤的临床表现。

(4) 检查可见在鼻中隔前下部触之易出血的暗红色光滑肿物。

(5) 血管瘤发生在鼻窦时，有时可见中鼻道有血性分泌物，有时可见中鼻道饱满或有息肉变性样物。

（四）诊断

根据临床表现、鼻腔及影像学检查，可诊断。CT 检查为常规方法，可显示鼻腔鼻窦软组织密度肿块影，边界清楚、伴局部骨质吸收，窦腔扩大，易与上颌窦恶性肿瘤混淆，有时需经上颌窦诊断性穿刺抽出不凝血液有一定诊断意义。上颌窦出血坏死性息肉，很难与血管瘤鉴别，即使组织病理学检查，偶尔也会难以区分两者。

（五）治疗

手术切除为主。鼻中隔前下方，小血管瘤，应包括瘤体及根部黏膜一并切除，再作创面电凝固，以防复发，或者用 YAG 激光炭化。

鼻窦内或肿瘤较大者，依据瘤体位置、大小，可采用经鼻内镜手术开放上领窦・可完整切除肿瘤。也可采用柯—陆手术、Deker 切口或鼻侧切开术式。为减少术中出血，术前可给予小剂景放疗或硬化剂注射；术前行选择上颌动脉栓塞术，也有助于减少术中出血。

五、脑膜瘤

发生于鼻部者较少见，原发于残留在脑神经鞘膜的蛛网膜细胞，又称蛛网膜内皮瘤，为颅内较常见的良性肿瘤。多发生于颅内，向下可扩展入鼻及鼻窦内，但较少见。原发于颅外的脑膜瘤少见，常见于眼眶、颅骨、头皮、中耳、颈部等处。原发于鼻及鼻窦者更罕见，上颌窦、额窦、筛窦、嗅沟及鼻咽部等部位可发生，病因不明。

(一)病理

脑膜瘤按组织形态分型。

(1)脑膜上皮型脑膜瘤：瘤细胞大，边界清楚，胞质丰富，淡嗜酸性，呈细颗粒，瘤细胞呈巢，其间有血管丰富的间质。

(2)砂粒体型脑膜瘤：梭形细胞呈漩涡状排列，其中心透明变性。透明物质钙化后，形成同心层砂粒。

(3)纤维细胞脑膜瘤：发生于蛛网膜结构组织。

(5)脉管型脑膜瘤：瘤体呈海绵状。血管内覆以肥大细胞。

(5)骨软骨母细胞型脑膜瘤，与上皮型相似。

(二)临床表现

多为青少年，发展很缓慢，常可 2 ～ 3 年而无症状。肿瘤长大后，形成对周围组织的压迫，出现鼻塞、流涕、鼻出血、嗅觉丧失、头痛等症状。鼻窦脑膜瘤常破坏骨壁侵入鼻腔、相邻鼻窦及眼眶，导致面部畸形、眼球移位及视力下降等。鼻嗅沟脑膜瘤，可侵犯筛板突入前颅窝，压迫额叶。肿瘤圆形而光滑，质硬如橡皮，色白或灰白，似息肉，有包膜，且易剥离。

(三)诊断

根据上述症状和检查，应考虑本病。X 线片上可见呈弧形边缘的浓密阴影，临床易误诊为鼻息肉、上颌窦囊肿或骨瘤、血管瘤、脑膜脑膨出等。CT 片对判断骨质破坏情况及颅内有无肿瘤、肿瘤大小和范围更清楚。确诊依靠病理检查。

(四)治疗

本病对放射线不敏感，治疗原则应手术彻底切除，否则易复发。限于鼻腔及鼻窦肿瘤，可采用鼻内镜下切除肿瘤，也可采用鼻侧切开术。若肿瘤已侵犯前颅底或颅底脑膜瘤向鼻及鼻窦扩展者，可采用颅面联合进路，分别处理颅内及鼻和鼻窦肿瘤。

六、内翻性乳头状瘤

鼻腔和鼻窦内翻性乳头状瘤为常见的良性病变。具有侵袭性生长的特点，手术后易复发，复发率 5% ～ 47% 不等，多次手术易产生恶性变，恶变率为 7% 左右。

(一)病因

发病原因至今不清。近年研究发现本病与人乳头状瘤病毒 (HPV) 感染有关。另外有人认为与炎症刺激和上皮化生有关。

(二)病理

鼻及鼻窦内翻性乳头状瘤好发于鼻腔外侧壁，亦可原发自鼻中隔和各鼻窦内，但多自鼻腔扩展入鼻窦。瘤体较大、质软、色红，常多发呈弥漫性生长，外形分叶或乳头样，有蒂或广基。肿瘤上皮主要由移行细胞和柱状细胞构成，向间质呈指状内翻生长，故名内翻性乳头状瘤。

(三)临床表现

多见于 50 ～ 60 岁男性，女性少见，性别比为 3:1。多单侧发病，一侧鼻腔出现持续性鼻塞，渐进性加重，伴脓涕，偶有血性涕，或反复鼻出血。偶有头痛和嗅觉异常。肿瘤扩大和累及部位不同而出现相应症状和体征。由于肿瘤生长，导致鼻腔和鼻窦引流不畅以及压迫鼻及鼻窦静脉和淋巴回流，常同时伴发鼻窦炎和鼻息肉。常有部分患者因此多次行“鼻息肉”摘除。检查见肿瘤大小、硬度不一，外观呈息肉样或呈分叶状，粉红或灰红色，表面不平，触之易出血。

(四) 诊断

结合病史及检查所见诊断不难。鼻窦 CT 扫描有助于诊断，表现为单侧鼻窦软组织密度影，鼻腔外侧壁可有骨质破坏，鼻窦间隔模糊。确诊依靠组织病理检查。对单侧鼻腔或鼻窦“鼻息肉”，术后应常规行组织病理学检查，以免漏诊。

(五) 治疗

内翻性乳头状瘤的治疗原则是手术彻底切除肿瘤。常用手术方式包括鼻内镜手术、鼻侧切开或上唇下进路。首选鼻内镜鼻窦开放肿瘤切除手术，术中可以切除鼻腔外侧壁。肿瘤广泛生长且侵犯鼻窦外邻近结构，并可疑恶性变者，应根据肿瘤侵犯范围决定手术方式，包括鼻侧切开手术或颅面联合径路。鼻内镜手术随访至关重要，可对早期复发肿瘤早期处理。不宜采用放疗，有诱发肿瘤癌变的可能。

第九节 鼻腔、鼻窦恶性肿瘤

鼻腔及鼻窦恶性肿瘤较为常见，据国内统计，占全身恶性肿瘤的 2.05% ～ 3.66%，国外报道为 0.2% ～ 2.5%。在我国北方发病率高于南方，占耳鼻咽喉部恶性肿瘤的 21.74% ～ 49.22%；在北方次于喉癌，在南方次于鼻咽癌。癌肿与肉瘤发病率之比约为 8.5:1。男女发病约为 1.5 ～ 3.0:1。癌肿绝大多数发生于 40 ～ 60 岁之间，肉瘤则多见于青年人，亦可见于儿童。

鼻窦的恶性肿瘤较原发于鼻腔者为多见，在鼻窦恶性肿瘤中尤以上颌窦恶性肿瘤最为多见，甚至可高达 60% ～ 80%，并且有 1/3 上颌窦癌患者伴有筛窦癌。筛窦肿瘤次之，约占 3.8%。原发于额窦者仅占 2.5%，蝶窦恶性肿瘤则属罕见。肿瘤早期可局限于鼻腔或鼻窦某一解剖部位；待到晚期，肿瘤发展，累及多个解剖部位后，很难区分是鼻腔或鼻窦恶性肿瘤。鼻腔及鼻窦恶性肿瘤，以鳞状细胞癌最为多见，约占 70% ～ 80%，好发于上颌窦。腺癌次之，多见于筛窦。此外尚有淋巴上皮癌，移行细胞癌，基底细胞癌，粘液表皮样癌和鼻腔恶性黑色素瘤等。肉瘤约占鼻及鼻窦恶性肿瘤的 10%～20%，好发于鼻腔及上额窦，其他窦少见。以恶性淋巴瘤为最多，超过 60%；软组织肉瘤以纤维肉瘤最为常见，此外尚有网状细胞肉瘤、软骨肉瘤、横纹肌肉瘤、粘液肉瘤、恶性血管内皮瘤及成骨肉瘤等。

一、鼻腔恶性肿瘤

原发性鼻腔恶性肿瘤少见，大多继发于鼻窦、外鼻、眼眶、鼻咽等处的恶性肿瘤的直接扩散。

(一) 病因

(1) 长期慢性炎症刺激，使鼻腔黏膜上皮化生为扁平上皮 (鳞状上皮) 或移行上皮，进一步癌变。

(2) 放疗后诱发。

(3) 外伤。

(4) 边界性良性肿瘤的恶变，如乳头状瘤、神经鞘膜瘤等。

(二) 病理

以上皮源性癌肿为主，其中未分化癌和鳞状细胞癌占 80% 以上。此外，尚有腺样囊性癌、腺癌、基底细胞癌、嗅神经上皮癌等。近年来鼻腔恶性淋巴瘤和恶性黑色素瘤的报道增多。

(三) 临床表现

早期进行性单侧鼻塞，反复少量鼻出血；晚期肿瘤常充满鼻腔，将鼻中隔推向对侧，常侵犯鼻窦、鼻咽部、眼眶、腭、牙槽等部位，出现相应症状，如视力减退、复视、眼球移位、突眼、面颊膨隆等。

检查时发现鼻腔有肿物，表面不平，暗红色，或呈类息肉样，触及易出血。活检时肿瘤质较脆。如有眼球部突出、内眦部隆起、视力障碍和颈淋巴结转移，肿瘤多属晚期。

(四) 诊断

(1) 遇 40 岁以上患者，近期出现单侧进行性鼻塞伴血性鼻涕者；长期鼻窦炎近期出现剧烈头痛和鼻出血者；多次鼻息肉切除手术及术后迅速复发者；应尽早病理检查，以明确诊断。

(2) 鼻窦 X 线及 CT 等检查，有助于明确肿瘤的原发部位及其扩展、侵犯范围。

(五) 治疗

应采取以手术切除为主，术前、术后放疗和化疗为辅的综合治疗。手术径路一般主张鼻侧切开或唇下正中切口。

对放射线敏感的恶性淋巴瘤、未分化癌、晚期肿瘤或高龄、体弱不适于手术者，应以放疗和化疗为主，行根治性或姑息性治疗。

二、鼻窦恶性肿瘤

原发于鼻窦的恶性肿瘤较原发于鼻腔者为多见，因解剖位置隐蔽，不易早期发现，晚期可累及多个解剖部位或向邻近组织侵犯。诊断治疗常感棘手，预后也较差。

(一) 病因

鼻腔、鼻窦恶性肿瘤发病因素类似。

1. 长期慢性炎症刺激

长期的慢性炎症刺激可使鼻窦黏膜上皮大面积鳞状化生，形成鳞状细胞癌的发生基础。

2. 经常接触致癌物质

长期吸入某些刺激性或化学性物质，如镍、砷、铬及其化合物，硬木屑及软木料粉尘等均有增加诱发鼻腔鼻窦恶性肿瘤的危险。

3. 良性肿瘤恶变

鼻息肉或内翻性乳头状瘤反复复发，多次手术则有恶变的危险。

4. 放射性物质

因鼻及鼻窦良性病变而行放疗者，若干年后有可能诱发恶性肿瘤，因此应禁止滥用放疗。

5. 外伤

肉瘤患者常可追忆有外伤病史。

(二) 临床表现

鼻窦恶性肿瘤的临床表现随肿瘤原发部位和受累范围而异。

1. 上颌窦恶性肿瘤

以鳞状细胞癌最多见，其次是移行细胞癌、基底细胞癌、腺癌等，肉瘤则较少见。多发生于 40 岁以上的男性。多原发于上颌窦内，故早期症状常不明显，及至破坏骨壁，侵入邻近组织，出现颜面外形改变后，始被注意。早期肿瘤较小局限于窦腔某一部位，随着肿瘤的发展先后出现症状。

(1) 早期症状：①单侧脓血鼻涕：持续的单侧脓血鼻涕应引起注意，晚期可有特殊恶臭味。②面颊部疼痛或麻木感：当眶下神经受压时，可出现一侧面颊部、上唇及上列牙齿麻木疼痛感，对早期诊断有重要意义。

(2) 晚期症状：肿瘤逐渐长大，破坏窦壁，向邻近组织扩展，出现面部外形改变及各种晚期症状。①单侧进行性鼻塞：向内壁侵入鼻腔所致。②上颌磨牙疼痛或松动：向底壁侵犯牙槽骨，常误诊为牙病，但拔牙后症状依旧。重者同侧硬腭及唇龈沟呈半圆形隆起，甚至溃烂，牙齿脱落。③面颊部隆起畸形：向前壁穿破尖牙窝骨壁所致，皮下可触及境界不清之肿块。④眼部症状：向顶壁侵入眶内，使眼球向上移位，突出。触诊眶底抬高，眶缘变钝或饱满。压迫鼻泪管出现流泪。⑤张口困难：向后侵入翼腭窝和翼内肌时出现张口困难，压迫上颌神经有顽固性神经痛。此时多为晚期，预后不良。⑥头痛：肿瘤侵犯颅底引起剧烈头痛。⑦颈淋巴结转移：可在晚期发生，多见于同侧颌下淋巴结。

2. 筛窦恶性肿瘤

筛窦恶性肿瘤的发生率仅次于上颌窦，居第二位，以鳞癌及腺癌为主，也有肉瘤、恶性黑色素瘤等，由于筛窦体积小，筛房骨壁甚薄，并与眼眶和前颅底紧密相连，而且有时骨板呈先天性缺损，因此筛窦肿瘤更易扩散。筛窦恶性肿瘤早期不易发现，当肿瘤侵入鼻腔时可引起鼻塞、血性鼻涕及嗅觉障碍；肿瘤扩大累及周围组织时，出现相应结构和器官受累的临床症状，如破坏眶板（纸样板）进入眼眶，可出现眼球移位、复视•，侵及筛顶或硬脑膜，表现头痛加剧；肿瘤向外发展可使内眦鼻根部隆起。常发生同侧颈部淋巴结转移。

3. 额窦恶性肿瘤

原发者极少见，早期多无症状。肿瘤发展则出现额部胀痛、皮肤麻木和鼻出血等。

4. 蝶窦恶性肿瘤

原发者极为罕见，早期无症状，随着肿瘤的发展，可有颅顶眼眶深部或枕部的顽固性头痛，常向颈后部放射。

（三）诊断

遇单侧进行性鼻塞或血性鼻涕，单侧面颊部疼痛或麻木感，单侧上列磨牙疼痛或松动，尤其是 40 岁以上患者，都应怀疑鼻窦恶性肿瘤的可能。

（四）诊断标准

(1) 内镜检查可见鼻腔新生物呈菜花样，触之易出血。

(2) 病理活检及细胞涂片是最终确诊的依据。

(3) 影像学检查首选鼻窦 CT 检查，可明确肿瘤大小和侵犯范围。

(4) 手术探查临床上高度怀疑鼻窦恶性肿瘤，无法活检或反复活检不能确诊者，可考虑鼻窦手术探查，术中快速冰冻切片病理结果有利于确诊。

（五）治疗

包括手术、放射、化疗和生物治疗等治疗方案。首次治疗是治疗成败的关键。

1. 手术治疗

为多数鼻窦恶性肿瘤首选的治疗手段，多采取手术为主的综合疗法，术前或术后应配合放疗或化疗，以减少术后复发，提高疗效。根据肿瘤的原发部位、侵犯范围及患者全身情况，可选择鼻侧切开术、上颌骨部分切除术或上颌骨全切除术，必要时加眶内容切除术。额窦恶性肿瘤可采用鼻外进路额窦手术，蝶窦恶性肿瘤应以放疗为主，手术为辅。

2. 放射治疗

手术前或手术后加用放疗，疗效较好。目前多倾向于术前根治性放疗，可使癌肿缩小，但注意剂量，以免引起副损伤，放疗后 6 周进行切除。单纯姑息性放疗可用于无法行根治性手术切除的晚期病例。

3. 化学治疗

只对不愿接受或不适应放疗及手术的病例或手术不彻底者；术后复发不能再手术者的姑息性治疗。

（六）预后

由于鼻窦恶性肿瘤不易早期确诊，故治疗时机的延误导致多数患者预后不佳。上颌窦癌即使采用综合治疗，5 年生存率仅达 30% ～ 40%。因此早期发现、诊断和治疗对提高生存率极为重要。

三、恶性肉芽肿

恶性肉芽肿多始于鼻部，逐渐侵及面部中线，是一种以进行性坏死性溃疡为临床特征的少见肉芽肿性疾病。本病病因未明，由于临床和病理学表现的多种特征，故其命名繁多。临床上通常可分为两种类型：面中线肉芽肿型和 Wegener 肉芽肿型。前者病变只限在面中线部和上呼吸道，后者合并肺、肾和其他脏器病变。近年发现本病实质是一种特殊类型的鼻腔鼻窦的淋巴瘤，可分为 T 细胞、B 细胞和 NK 细胞淋巴瘤。T/NK 细胞淋巴瘤多见于鼻腔，多见于亚洲人等。目前临床习用恶性肉芽肿。

（一）病因

病因未明，有自身免疫或感染等多种学说。

1. 类肿瘤学说

认为本病是淋巴组织网织系统的恶性肿瘤。病理组织类似网状细胞肉瘤或淋巴瘤，多数病例对放射线敏感，符合肿瘤学说，但迄今尚缺乏临床与病理的确切证据。

2. 自身免疫学说

本病可能是一种组织过敏现象，肉芽形成是过敏因素引起的局部免疫结果。临床采用皮质类醇治疗效果显著，亦支持此学说。

3. 感染学说

本病病理多呈慢性炎症改变，95% 以上与 EB 病毒感染有关。

（二）病理

病变多起于鼻部，主要位于面中线部位及上呼吸道，亦有首发于口腭部、咽部，然后累及鼻部，以进行性肉芽型溃疡坏死为主，破坏性强，可侵及骨和软骨，甚至毁容。组织切片Giemsa染色时，有嗜天青颗粒，镜下细胞形态多样，各种非典型细胞混合存在。这些细胞以血管为中心，围绕血管浸润，或造成血管壁破坏，形成血管中心性病变，曾经称之为“血管中心型淋巴瘤”。

(三) 临床表现

本病以男性多见，Stewart将恶性肉芽肿的临床表现分为3期。

1. 前驱期

为一般伤风或鼻窦炎表现。间歇性鼻阻塞，伴水样或血性分泌物。亦可表现为鼻干燥结痂。局部检查为一般炎症表现，下鼻甲或鼻中隔可出现肉芽肿性溃疡。此期可持续4～6周。

2. 活动期

鼻通气不畅或完全阻塞，有脓涕，常有臭味。全身情况尚可，出虚汗，食欲较差，常有低热，有时高热，抗生素治疗无效。局部检查见下鼻甲或鼻中隔黏膜肿胀、糜烂以至溃疡，或呈肉芽状增生，表面有灰白色坏死。明显者可致鼻外部膨胀隆起，鼻中隔穿孔或腭部穿孔。此期可持续数周至数月。

3. 终末期

患者衰弱，恶病质，局部毁容。鼻腔黏膜、软骨、骨质及周围组织(如面部、眼眶、额部甚至颅底)可严重广泛破坏，最终死于大出血或全身衰竭。

(四) 诊断

本病根据临床表现、病理和实验室检查，诊断并非困难。诊断标准如下。

(1) 凡发生于鼻部和面中部的进行性肉芽肿性溃疡坏死，均应首先考虑本病。

(2) 病理检查：呈慢性非特异性肉芽肿性病变，同时看到异型网织细胞或核分裂相，即可诊断本病。免疫组化染色检出$CD56^+$和$CD2^+$的淋巴细胞，EB病毒抗体检测亦呈阳性，则为鼻型T/NK细胞淋巴瘤。

(3) 局部损害严重，但全身表现尚佳。

(4) 局部淋巴结一般不肿大。

(5) 实验室检查：白细胞计数偏低，血沉加快。

(五) 鉴别诊断

诊断时应注意肺、肾等其他脏器情况，以明确是否是Wegener肉芽肿型；其次要排除各种特异性传染性肉芽肿(结核性、梅毒性、真菌性)；恶性肿瘤等。唯一的方法是反复多次活检。

(六) 治疗

尚无特效治疗。目前主要采用综合疗法。局部以放射治疗为主，全身以糖皮质激素治疗为主。

(1) 面中线肉芽肿型：对放射线敏感，故以放疗为主，配合抗癌药物。多采用^{60}Co(钴)远距照射疗法和分次照射法，总剂量为60 Gy(6000 rad)，复发者可补照。发热经抗炎治疗无效者，可先采用环己亚硝脲治疗，退热后再予放射治疗，疗效较好。亦可先用糖皮质激素控制体温后，即刻放射治疗。

(2)Wegener肉芽肿型：以糖皮质激素为主，配合免疫抑制剂治疗。后者包括环磷酰胺、硫唑嘌呤及甲氨蝶呤等药物，可单独或联合使用。

(3) 患者全身消耗较大，加强营养、输血输液、纠正全身衰竭状态，对进一步治疗十分必要。

(4) 局部处置：对鼻面部溃烂、结痂、脓肿等，应每日予以清洁，如合并脓肿，可切开引流。

(七) 预后

预后差。如不治疗，90% 在 2 年内死亡。因此，早期诊断、及时治疗极为重要。

第十节 上颌窦癌

一、概述

上颌窦癌指原发于上颌窦黏膜的癌肿。上颌窦癌的病理组织类型以鳞癌为主，占 90% 以上。其中，中度分化的鳞状细胞癌较多，高分化和低分化均较中度分化少见。好发于 50 ～ 60 岁人群，男性多于女性。

二、病因

口腔癌的病因至今尚未完全认识，但目前比较一致的看法是，多数口腔癌的发生与环境因素有关，烟草也可能是一种致病因素。慢性损伤、紫外线、如神经精神因素、内分泌因素、机体的免疫状态以及遗传因素等都被发现与口腔癌的发生有关。

三、临床表现

1. 早期症状

(1) 鼻出血或血性鼻涕；常为一侧，量不多，或涕中带血，色暗红，常有特殊臭味，晚期可出现大出血。

(2) 疼痛与麻木：多为神经痛，当眶下神经受压时，可出现一侧面颊部、上唇及上列牙齿麻木疼痛感，对早期上颌窦癌的诊断有重要意义。

2. 晚期症状

(1) 癌肿逐渐长大，破坏骨壁，侵入邻近器官出现面部外形改变及各种症状。

①向内壁可侵入鼻腔，引起鼻阻、流脓血涕和流泪。鼻镜检查可见鼻腔外侧壁有肿物突出，组织脆易出血，多伴有溃疡及坏死。

②向前壁穿破尖牙窝骨壁致面颊部隆起畸形，皮下可触及境界不清之肿块。

③向底壁侵犯牙槽骨，则同侧磨牙或前磨牙疼痛、松动或脱落，局部有肉芽或菜花样组织，同侧硬腭亦可隆起。

④向顶壁侵入眶内，使眼球向上移位、突出、运动受限、复视等。

⑤向后侵入翼腭窝压迫上颌神经和翼内肌，有神经痛和张口困难。

(2) 头痛：癌肿侵犯神经和颅底，引起剧烈头痛。

(3) 恶病质：表现为衰竭、消瘦、贫血等。

四、诊断

1. 早期涕中带血或成年人发生颌下颈淋巴结和远处转移等症状，均须详细进行检查。

2.如鼻腔未见肿瘤组织。仅见鼻道血迹，应想到上颌窦癌的可能，鼻内镜仔细检查鼻腔鼻道。

3.影像学检查。X线鼻窦摄片、鼻腔分层摄片、CT检查可了解癌肿侵犯范围及骨质破坏情况。

4.上颌穿刺冲洗，沉淀物做细胞学检查，对诊断均有帮助。

5.鼻腔有新生物或息肉样组织，应做活检。对确诊困难而临床疑似者，可行上颌窦探查术。如黏膜极易出血，骨质粗糙不平，均应做组织检查以明确诊断，及时治疗。

五、治疗

上颌窦癌的治疗应是以手术为主的综合治疗，特别是结合放疗的综合疗法。

1.放射治疗已确诊为上颌窦癌的病例可以先行术前放疗，放疗结束3～4周后手术。

2.手术治疗是上颌窦癌的主要治疗方法，原则上应行上颌骨全切除术。如病变波及眶下壁时，须行全上颌骨并包括眶内容物挖除；如病变累及其他部位，应施行上颌骨扩大根治性切除术，甚至于施行颅颌联合切除术。目前对底壁和颧骨无明显破坏的患者，施行保留齿槽突和颧骨的上颌骨次全切除，术后效果和上颌骨全切没有差别，但可以明显减轻术后面部畸形的发生。

3.化学治疗主要采用经动脉插管区域性化疗的方法。药物可选用甲氨蝶呤、平阳霉素或氟尿嘧啶，化疗结束后即行手术治疗。

六、预防

减少外来刺激因素，提高机体抗病能力。上颌窦癌的早期治疗是取得好的治疗效果的关键，一旦有上颌窦病变的症状时，应积极采用各种手段进行检查以尽早明确诊断，必要时可行上颌窦探查手术，以便早期发现，及时治疗。

第十一节 鼻恶性肉芽肿

一、定义

恶性肉芽肿多始于鼻部，之后渐延及面部中线，是一种以进行性坏死性溃疡为临床特征的少见肉芽肿。本病病因未明，病理检查多为慢性非特异性肉芽组织和坏死，其中有多种成分的炎症细胞浸润。由于病理实体各异，故其命名与分类繁多，诸如坏死性肉芽肿、致死性中线性肉芽肿、面中部特发性肉芽肿及中线恶性网织细胞增生症等。目前又称为鼻NKT细胞淋巴瘤，肿瘤细胞表达T细胞分化抗原和NK细胞相关抗原。

二、病因

与EBV感染密切相关。

三、临床表现

本病好发于中青年，男女比例为2.7～4:1，平均发病年龄约为40岁，也见于青年和儿童。本病病程较短，临床进展迅速。Stewart将恶性肉芽肿的临床表现分为三期：

1.前驱期

为一般伤风或鼻窦炎表现，间歇性鼻阻塞，伴水样或带血性分泌物，亦可表现为鼻干燥结痂。局部检查一般为炎症表现，鼻中隔可出现肉芽肿性溃疡。此期可持续 4 ～ 6 星期。

2. 活动期

鼻通气不畅或完全阻塞，有脓涕，常有臭味。全身情况尚可，出虚汗，食欲较差，常有低热，少数有高热，用一般抗生素治疗无效。局部检查见鼻黏膜肿胀、糜烂以至溃疡，呈肉芽状，表面有灰白色坏死。多先累及下鼻甲或鼻中隔，明显者可致鼻外部膨胀隆起，病变发展可造成鼻中隔穿孔或腭部穿孔。此期可持续数星期至数月。

3. 终末期

患者衰弱，恶病质，局部毁容。鼻腔黏膜、软骨、骨质及周围组织可严重广泛破坏，眼睑及结膜肿胀，眼球突出，视力减退，最后因衰竭、出血或并发脑膜炎而死亡。

四、诊断

1. 前驱期出现间歇性鼻阻，水样或血性分泌物，鼻中隔可出现肉芽肿性溃疡；活动期鼻塞加重，有脓涕，低热，鼻中隔黏膜肿胀，糜烂，溃疡，表面有坏死；终末期恶病质，局部毁容，中线及临近组织的黏膜、软骨、骨广泛坏死，全身衰竭。

2，原发于鼻部、面中部的进行性肉芽性溃疡。

3. 局部破坏严重，但全身状况尚好。

4. 颈部或颌下淋巴结一般不肿大。

5. 晚期患者常有持续性弛张热和进行性消瘦及全身衰竭。

6. 实验室检查白细胞低，血沉快，免疫球蛋白高，细菌、真菌、病毒培养多无特殊发现。

7. 病理检查呈慢性非特异性肉芽肿性病变，同时看到异型网织细胞或核分裂象，即可诊断本病。

8. 应与鼻部结核、萎缩性鼻炎、恶性肿瘤等相鉴别，唯一的方法是反复多次活检。

五、治疗

治疗主要采用综合疗法。

1. 支持疗法

患者全身消耗较大，加强营养、输血输液、纠正全身衰竭状态，对进一步治疗十分必要。

2. 类固醇激素与抗生素疗法

对活动期患者，鼻面部溃烂、全身衰竭、持续高热、纳食不佳者，宜采用大剂量糖皮质激素突击治疗，至鼻面部和全身症状好转后，再改为小剂量维持至临床治愈。同时应给予抗生素控制感染。此期目前可常规应用洛莫司汀 (CCNU) 治疗，其作用类似烷化剂，在体内可抑制核酸及蛋白质合成，奏效快，尤以退热效果最佳。成人每次口服 120 mg，3 ～ 5 周一次，共 5 ～ 6 次，总剂量为 600 ～ 840 mg。

3. 抗癌药物疗法

临床有用抗癌药物治愈本病的经验报道。如用 6- 硫基嘌呤加糖皮质激素、甲氨蝶呤做颈外动脉灌注及口服，继改为氟尿嘧啶，也有用博来霉素配合放疗者，疗效甚佳。

4. 放疗

恶性肉芽肿对放射线敏感，故放疗是目前治疗本病的主要方法，多采用 ^{60}Co 远距照射疗法和分次照射法，总剂量为 60 Gy(6000 rad)，复发者可补照。也可用深部 X 线分次照射。

5. 局部处置

对鼻面部溃烂、结痂、脓肿等，应每天予以清洁，如并发脓肿，可切开引流。

第十二节 鼻的先天性疾病

一、先天性后鼻孔闭锁

本病为严重鼻部畸形，属家族遗传性疾病。多数学者认为先天性后鼻孔闭锁是在胚胎 6 周时，颊鼻腔内的间质组织较厚，不能吸收穿透和与口腔相通，构成原始后鼻孔而成为闭锁的间隔，此间隔可为膜性、骨性或混合性，闭锁部间隔可以菲薄如纸，也可厚达 12 mm，但多在 2 mm 左右。其间亦可形成小孔，但通气不足，称为不完全性闭锁。闭锁间隔的位置分为前缘闭锁和后缘闭锁两种，常位于后鼻孔边缘软腭与硬腭交界处，向上后倾斜，附着于蝶骨体，外接蝶骨翼内板，内接犁骨，下连腭骨。闭锁间隔上下两面皆覆有鼻腔黏膜。

(一) 病因

有以下理论：胚胎期鼻颊膜遗留或颊咽膜遗留；后鼻孔被上皮栓块所堵塞；后鼻孔周围组织增生形成闭锁等。

(二) 临床表现

双侧后鼻孔闭锁患儿出生后即出现周期性呼吸困难和发绀，直到 4 周以后逐渐习惯于用口呼吸。但在哺乳时仍有呼吸困难，须再过一段时间才能学会交替呼吸和吸奶的动作。因此出生后有窒息危险和营养不良的严重后果。

儿童及成人期患者主要症状为鼻阻塞，睡眠时有鼾症和呼吸暂停综合征，困倦嗜睡，关闭性鼻音，并有咽部干燥、胸廓发育不良等。单侧后鼻孔闭锁患者不影响生命，长大以后只有一侧鼻腔不能通气，并有分泌物潴留于患侧。

(四) 诊断

凡新生儿呼吸困难，不能正常哺乳者均应考虑此病。导犀管或卷棉子试探、碘油造影、前鼻镜及后鼻镜检查、内镜及 CT 等均为常用的诊断方法，临床上应结合患者具体情况取舍。

(五) 治疗

1. 急救新生儿双后鼻孔闭锁，需迅速建立经口呼吸，先保证呼吸通畅，再择期手术。将麻醉用最小号金属导气管置入口中，或将顶端剪掉的橡皮奶头插入口中，均可供选择使用。

2. 手术分为经鼻腔、经腭、经鼻中隔和经上颌窦四种途径，其中以前两种方法较为实用。

鼻内镜下行后鼻孔闭锁修复术视野清晰，可以双侧同时手术，适用于任何年龄的患者。

二、鼻部脑膜脑膨出

鼻部脑膜脑膨出系一种先天性疾病，临床少见，对其发病率目前尚无确切的统计。多发于新生儿及儿童。

(一) 病因

胚胎时期脑组织经尚未融合的骨缝疝至颅外，或正常分娩过程中胎儿颅压增高所致。

（二）分类

分为囟门型和颅底型见表16-1。由筛骨鸡冠前方之盲孔处疝至鼻部者称为囟门型；在筛骨鸡冠之后疝出者称为颅底型。

表16-1 脑髓膨出的分类

类型	名称	颅骨缺损部位	膨出物来源	出现部位
囟门型	1. 鼻额型	鼻、颧骨之间	颅前窝	鼻根
	2. 鼻筛型	鼻骨、鼻软骨之间	颅前窝	鼻骨前缘外侧
	3. 鼻眶型	额、筛、泪、上颌骨之间	颅前窝	眼内眦
颅底型	1. 蝶眶型	视神经孔或眶上裂	颅中窝	眶后
	2. 蝶颁型	眶上裂或眶下裂	颅中窝	翼腭窝、下颌骨升支内侧
	3. 鼻咽型			
	a. 跨筛骨型	筛骨水平板	颅前窝	鼻腔、前后鼻孔
	b. 蝶筛型	筛臂、蝶骨之间	颅前窝	鼻腔后部、鼻咽部
	c. 蝶鼻咽型	蝶骨	颅前窝	鼻咽腔
	d. 鼻咽枕骨基底型	蝶骨基底之中央	颅后窝	鼻咽后壁、腺样体下缘

（三）病理

按膨出的内容物区分为3种：轻者只有脑膜和其中的脑脊液，称为脑膜膨出(meningocele)；较重者脑组织也膨出，称为脑膜脑膨出(encephalomeningocele)；最重者脑室前角也膨出颅外，称为脑室脑膨出(hydroencephalocele)。三者的组织学结构由外向内依次为皮肤或黏膜、皮下或黏膜下组织、硬脑膜等，其中均包含脑脊液。脑膜脑膨出可致面部畸形，如眶距增宽(ocular hypertelorism)。

（四）临床表现

1. 鼻外型

新生儿外鼻上方近中线处或稍偏一侧有一个圆形肿块，表面光滑，随年龄增长而增大。啼哭或压迫颈内静脉时，该肿块变大，但若骨缺损较小时，则此种表现不典型。

2. 鼻内型

新生儿鼻不通气，哺乳困难，鼻腔或鼻咽部可见表面光滑的肿块，其根蒂位于鼻顶部。

（五）诊断

鼻颏位X线片，可见颅前窝底骨质缺损或筛骨鸡冠消失。有条件者可做CT或MRI等检查，以明确脑膜脑膨出的大小、确切位置及内容物等。水样鼻分泌物是重要的体征。临床上应特别注意与鼻息肉鉴别。鼻息肉极少发生于新生儿。一般不做穿刺，以免发生感染。

（六）治疗

本病只有手术治疗。以2～3岁为宜，过早手术，患者耐受力差，过晚手术，因膨出物逐渐增大不仅影响面容，而且使骨质缺损加大，增加手术的难度。

第十三节 鼻外伤

鼻突出于面部中央，易遭受撞击或跌碰而致外伤。外力作用的大小、程度及方向不同，所致损伤的程度各异，可表现为软组织挫伤、裂伤，鼻骨骨折，中隔骨折，软骨脱位等。

一、鼻骨骨折

鼻骨位于梨状孔的上方，与周围诸骨连接，受暴力作用易发生骨折 (fracture of nasal bone)。临床可见单纯鼻骨骨折或合并颌面骨和颅底骨的骨折，如鼻根内眦部受伤使鼻骨、筛骨、眶壁骨折，出现所谓“鼻额筛眶复合体骨折”。

(二) 临床表现

局部疼痛、肿胀、鼻出血、鼻及鼻骨周围畸形 (鼻梁变宽、鞍鼻) 等属常见的症状和体征。依照所受暴力的方向、强度等不同，可有不同的表现。当鼻黏膜、骨膜和鼻泪器黏膜撕裂伤时，空气经此创口进入眼睑或颊部皮下，发生皮下气肿。因外伤所致的鼻中隔偏曲、脱位等将导致鼻塞等症状。

(三) 诊断

结合病史、临床检查所见，多可做出诊断。鼻骨正侧位 x 线片或 CT 有助判断鼻骨骨折的位置等。

(四) 治疗

鼻骨骨折应在外伤后 2 ～ 3 小时内尽早处理，此时组织尚未肿胀。一般不宜超过 10 天，以免发生畸形愈合。对闭合性鼻骨骨折的不同类型应采取不同的处理方法。无错位性骨折无需复位，错位性骨折，可在鼻腔表面麻醉 (必要时做筛前神经麻醉) 行鼻内或鼻外法复位，注意进入鼻腔用于鼻骨复位的器械不能超过两侧内眦的连线，以免损伤筛板。对开放性鼻骨骨折，应争取一期完成清创缝合与鼻骨骨折的复位等。鼻中隔损伤出现偏曲、脱位等情况时，应做开放复位。对鼻骨粉碎性骨折，应视具体情况做缝合固定 (如局部钻孔、贯穿缝合、金属板固定等)、鼻腔内填塞等。鼻额筛眶复合体骨折多合并严重的颅脑损伤，以开放复位为宜。使用多个金属板分别对鼻骨及其周围断离的骨进行缝合固定或使用鼻腔通气引流管填压固定。

二、鼻窦骨折

分为额窦骨折和筛窦骨折。发生在上颌窦周围的骨折，常称之为击出性或击入性骨折。

(一) 额窦骨折

1. 病理

额窦骨折 (fracture of frontal sinus) 较为复杂，常与鼻额筛眶复合体骨折同时存在，可分为前壁骨折、后壁骨折、鼻额管骨折 3 种。每一种义可分为线型骨折、凹陷型骨折、粉碎型骨折 3 种。

2. 临床表现

额窦骨折多合并颅脑外伤，故其临床表现分为脑部症状和额窦局部症状两大类。局部症状包括鼻出血、额部肿胀或凹陷、眶上缘后移、眼球下移等。额窦骨折，特别是鼻额筛眶复合体骨折，还常合并鼻额管骨折、泪器损伤和视力障碍。

3. 诊断

结合病史、症状和体征，以及局部检查，多可诊断。鉴于额窦的解剖位置特殊，一般不以探针对开放性骨折做深部探察。鼻额位及侧位 X 线片有助于确定骨折的部位。也可做 CT 检查。

4. 治疗

鉴于额窦骨折常合并颅脑外伤，故常需急诊处理。对额窦前壁线型骨折，只需收敛鼻黏膜，保持鼻额管通畅，同时做清创缝合；对前壁凹陷型或粉碎型骨折，需沿眶上缘做切口，将凹陷的骨片复位。对后壁单纯线型骨折，其处理原则同前壁骨折；对后壁凹陷型或粉碎型骨折，由于情况紧急，常需去除额窦后壁，及时处理相关的脑外科病变 (如硬脑膜外血肿)。

鼻额管损伤为额窦骨折常见的并发症。如不处理，可逐渐产生额窦黏液囊肿。其总的处理原则是：重建鼻额管通道，恢复额窦功能。临床上可根据实际情况，选择做不同的切口，必要时从额窦底放置一个 T 型扩张管至鼻腔。

关于额窦腔的处理，应尽可能保留窦腔黏膜。窦口植入硅胶扩张管固定引流，至完全愈合为止，避免窦口闭合。

(二) 筛窦骨折

筛窦结构复杂，其中，筛骨水平板及筛顶均为颅前窝底的一部分，因其骨质菲薄，又与硬脑膜等连接紧密，故筛窦骨折 (fracture of ethmoidal sinus) 易伴发脑脊液漏；后组筛窦与视神经管毗邻，故外伤有可能损伤视神经；如果筛窦损伤累及其中的动脉 (筛前动脉)，则鼻出血或眶后血肿不可避免。

1. 临床表现

筛窦骨折多合并颅骨损伤，如鼻额筛眶复合体骨折，故其临床表现复杂。临床上可见鼻根部扁平宽大，内眦间距在 40 mm 以上 (国人正常值为 34 ～ 37 mm)；Marcus-Gunn 瞳孔；视力严重减退，脑脊液鼻漏；鼻额角变锐等。

2. 诊断

外伤后患侧视力严重下降，Marcus-Gunn 瞳孔，即应考虑视神经管骨折。X 线片 Rhese 位若发现视神经孔周围模糊即应怀疑骨折。CT 轴位有助明确视神经管骨折的部位及眶内病变。

3. 治疗

因视神经管骨折所致的视力下降，应做视神经管减压。其适应证是：筛窦外伤后视力下降，CT 检查发现视神经管骨折，应即时采取内镜下减压手术。如果未发现视神经管骨折，经糖皮质激素治疗 12 小时以上，视力无改善者。可考虑。①鼻内进路筛窦、蝶窦探查视神经管减压术；②眶内进路视神经管减压术：先完成鼻外筛窦开放术，剥离眶内侧壁，暴露筛前动脉和筛后动脉，沿其连线向后分离，距内眦 4.5 ～ 5.0 cm 处即可见视神经孔内侧缘的隆起部，在手术显微镜下去除骨折碎片，尽量去除视神经管内侧壁。

三、击出性和击入性骨折

(一) 击出性骨折

击出性骨折 (blow-out fracture) 也称眶底爆折，是当眼部受钝器伤后，眶内压力骤增，致使眶底薄弱处骨折；骨折片、眶内软组织、眼肌等随之“疝”入上颌窦。眶底爆折属于一种特殊的眼眶骨折，其中单纯性眶底爆折的大多数发生在眶底后内侧（特别是眶下沟后部内侧）。眶底爆折的原因，临床上以车祸居多，其次为斗殴等引起。

1. 临床表现

(1) 局部症状：眼睑肿胀、皮下出血、皮下及眶内气肿等。

(2) 复视：眼球上下运动受限，为眼下直肌、下斜肌嵌顿，或神经损伤和眼球下陷所致。

(3) 眼球下陷：常发生于眼部肿胀消退后，其原因有：眶内脂肪进入上颌窦中、眶腔容积增大、眶内脂肪坏死或眼外肌病理性缩短，致使眼球固定于后位。

(4) 眶下神经分布区麻木。

2. 诊断

眶底爆折多合并眼部症状，涉及眼球下陷、眼肌嵌顿等，应请眼科会诊。X 线片可见眶底下移、骨折处“天窗”影（骨折后眶内软组织部分“疝”入上颌窦形成）及上颌窦窦腔混浊等；CT 检查（冠状位及矢状位）可定位骨折。

3. 治疗

单纯眶底爆折，无复视及眼球下陷者，可先采取保守治疗。合并眼部症状者，应尽早手术，还纳眶内容物于正常位置、复位骨折片或重建眶底。手术复位时间以伤后 7 ～ 10 天为宜。

手术方法：

(1) 下睑下切口径路：下睑睫毛下沿皮肤自然皱纹作横切口，分离眼轮匝肌至眶缘，切开眶底骨膜，探察眶底，复位眶内容物，重建眶底。

(2) 上颌窦根治术 (Caldwell-luc's operation) 径路1按常规方法完成上颌窦根治术，还纳“疝”入窦内的组织于眶内，重建眶底。必要时在窦腔内置固定物（如气囊或水囊等）。经下鼻道对孔处引出。

（二）击入性骨折

击入性骨折 (blow-in fracture) 比眶底爆折少见，暴力来自眶外侧，击中眶外侧壁或颧部，使额颧缝骨折，并延续到眶下壁。冲击力使上颌骨转动，导致部分眶底向上旋转进入眶内。

1. 临床表现

眼睑及颧部肿胀，眶周皮下出血，外眦向外下方移位，眼球突出，但视力、眼球运动、瞳孔反射均正常。

2. 诊断

外伤史、临床表现、眶下壁阶梯样感、上颌窦诊断性穿刺（可见血性物）及 X 线片所见（上颌窦窦腔模糊、额颧缝增宽、眶下壁呈帐篷样突起，等）均有助诊断。

3. 治疗

在全身麻醉下作眉外侧切口和下睑缘切口，分离肌层后，插入剥离器到颧弓的下方，用力将下陷的上颌骨向前外额颈缝方向挑起，达到满意位置，则眶下缘阶梯样感消失，然后在骨折处两端各钻一孔，穿钢丝固定。皮肤伤口清创后用钢丝分两层缝合。

四、脑脊液鼻漏

脑脊液经颅前窝底、颅中窝底或其他部位的先天性或外伤性骨质缺损、破裂处或变薄处，流入鼻腔，称之为脑脊液鼻漏 (cerebrospinal thinorrhea)。

在各种脑脊液鼻漏中，以外伤性者最多见。筛骨筛板和额窦后壁骨板甚薄，并与硬脑膜紧密相连，外伤时若骨板与硬脑膜同时破裂，则发生脑脊液鼻漏。颅中窝底骨折可损伤较大蝶窦之上壁而致脑脊液鼻漏。中耳乳突天盖或咽鼓管骨部骨折造成的脑脊液漏可经咽鼓管流到鼻腔，称为脑脊液耳鼻漏。医源性脑脊液鼻漏系因手术所致，如中鼻甲切除术或筛窦切除术使筛骨筛板损伤，经蝶窦垂体瘤，切除术等。非外伤性脑脊液鼻漏较少见，常因肿瘤或脑积水等因素所引起。自发性脑脊液鼻漏，又名原发性脑脊液鼻漏，最为罕见。脑脊液鼻漏的分类如下。

(一) 诊断

1. 确定是否为膻脊液鼻漏

外伤时血性液体自鼻腔流出，痕迹的中心呈红色而周边清澈，或鼻孔流出的无色液体干燥后成不结痂状，在低头用力、压迫颈静脉等情况下流量增加，均应考虑脑脊液鼻漏可能。最后确诊依靠葡萄糖定量分析，其含量需在 1.7 mmol/L(30 mg%) 以上。

2. 瘘孔定位

首先根据临床表现，判断大致的位置，如鼻孔流出的液体随头位变动而改变，则提示从鼻窦，特别是从蝶窦而来；伴单侧嗅觉丧失，提示瘘孔在筛板处；单侧视力障碍，提示瘘孔在鞍结节、蝶窦或后组筛窦；眶上神经分布区感觉消失，提示瘘孔在额窭后壁；三叉神经上颌支分布区感觉消失，提示瘘孔在颅中窝。其次，进行准确的瘘孔定位。脑脊液瘘孔定位的方法较多，如鼻内镜法、粉剂冲刷法 (利用脑脊液冲刷鼻腔内事先喷好的粉剂寻找瘘孔)、X 线片 (显示骨折线和蝶窦内液平面)、椎管内注药法 (经腰椎穿刺注入着色剂，观察鼻腔内不同部位棉片着染的情况)、CT 脑池造影法 (经腰椎穿刺注入造影剂，做蝶鞍至额窦前壁的 CT 冠状及眶耳 CT 轴位薄层) 等。比较准确而无害者首推鼻内镜法。即鼻内镜经前鼻孔插入，按顶前部、后部、蝶筛隐窝、中鼻道、咽鼓管咽口 5 个部位仔细观察。检查每个部位时，可压迫双侧颈内静脉，使颅压增高，以察看脑脊液从何处流入鼻腔。例如脑脊液来自鼻顶者，瘘孔在筛骨筛板；来自中鼻道者，瘘孔在额窦；来自蝶筛隐窝者瘘孔在蝶窦；来自咽鼓管者，瘘孔在鼓室或乳突。

(二) 治疗

外伤性脑脊液鼻漏大都可以通过保守治疗而愈。这些措施包括降低颅压和预防感染。如取头高卧位，限制饮水量和食盐摄入量，避免用力咳嗽和擤鼻，预防便秘。鼻内药物腐蚀疗法适用于瘘孔位于筛骨筛板且流量较少者，其方法是用 20% 硝酸银涂擦瘘孔边缘的黏膜，造成创面以促使愈合。

脑脊液漏长期不愈，将导致细菌性脑膜炎发作。故对保守治疗无效者应行手术治疗。

手术适应证：①脑脊液鼻漏伴有气脑 (颅腔积气)、脑组织脱出、颅内异物；②由于肿瘤引起的脑脊液鼻漏；③合并反复发作的化脓性脑膜炎。

手术方法分颅内法与颅外法。颅内法系由神经外科行开颅术修补瘘孔。颅外法义可分鼻内法和鼻外法。

1. 鼻内法修补瘘孔

适用于蝶筛顶的瘘孔修补。①鼻中隔黏膜瓣法　利用同侧鼻中隔黏膜瓣翻转覆盖瘘孔，抗生素油纱条压迫固定；②游离阔筋膜修补法　适用于蝶鞍内肿瘤经蝶窦切除术后发生者，将阔筋膜、肌肉直接放置于鞍底瘘孔处，局部压迫 2 周；③鼻内镜脑脊液鼻漏修补法　原则：精确定位、制备移植床、采用“三明治”法由内向外依次放置肌肉、筋膜、骨或软骨以及游离或带蒂的骨膜瓣或软骨膜瓣。对缺损直径小于1.0 cm者，通常无需做骨支撑。可将修复材料当作一“活塞”插入缺损部位，然后借助颅内压自然的压迫作用以及人为的向下牵拉的力量，将该活塞嵌顿于缺损部位，称之为脑脊液鼻漏修复中的浴缸塞技术(bath-plug technique)。

2. 鼻外法修补瘘孔

其优点是手术野大，可结合鼻内法进行：

①额窦脑脊液鼻漏修补法：做眉弓切口或冠状切口，暴露额窦后壁，定位瘘孔，去除瘘孔周围黏膜，并扩大瘘孔处的额窦后壁骨质，暴露硬脑膜，缝合硬脑膜裂口。额窦内需适当固定；

②筛窦脑脊液鼻漏修补法：筛顶处脑脊液鼻漏较多见。做鼻眶切口，完成鼻外筛窦开放术，暴露筛顶，将中鼻甲或鼻中隔黏膜翻转覆盖于瘘孔处，加压固定，

③蝶窦脑脊液鼻漏修补法：经鼻中隔途径进入蝶窦，用肌肉填塞瘘孔，阔筋膜加固。

第十四节 外鼻炎症

一、鼻疖

鼻疖(furuncle of nose)是鼻前庭或鼻尖部的毛囊、皮脂腺或汗腺的局限性急性化脓性炎症，金黄色葡萄球菌为主要的治病菌。多因挖鼻、拔鼻毛使鼻前庭皮肤损伤所致，也可继发于鼻前庭炎。机体抵抗力低时(如糖尿病者)易患本病。

(一)临床表现

因鼻前庭处皮肤缺乏皮下组织，皮肤与软骨膜直接相连，故发生疖肿时，疼痛剧烈。局部红肿热痛，呈局限性隆起，有时伴低热和全身不适。下颌下或颏下淋巴结肿大，有压痛。约在1周内，疖肿成熟后自行破溃排出脓栓而愈。

但如果临床处理不当，炎症将向周围扩散，可引起上唇和面颊部蜂窝织炎，表现为同侧上唇、面颊和上睑红肿热痛等。

(二)诊断和鉴别诊断

根据临床症状和体征，诊断不难。临床上应注意与下列疾病鉴别。

1. 鼻前庭炎。

2. 鼻部丹毒(系乙型溶血性链球菌感染所致)。

3. 鼻前庭皲裂。

4. 鼻前庭脓疱疮。

(三)并发症

1. 鼻翼或鼻尖部软骨膜炎炎症向深层扩散，波及软骨膜所致。

2. 颊部及上唇蜂窝织炎 提示炎症已向上方扩散，易合并海绵窦感染。

3. 眼蜂窝织炎。

4. 海绵窦栓塞

为鼻疖最严重的颅内并发症，多因挤压疖肿使感染扩散，经内眦静脉、眼上下静脉而入海绵窦所致。临床表现寒战、高热、头剧痛、患侧眼睑及结膜水肿、眼球突出、固定、甚或失明，以及眼底静脉扩张和视乳头水肿等。

(四) 治疗

1. 疖未成熟者，可用 1% 白降汞软膏、10% 鱼石脂软膏，或各种抗生素软膏涂抹，并配合做理疗等。同时全身使用抗生素。

2. 疖已成熟者，可待其穿破或在无菌操作下用小探针蘸少许苯酚 (石炭酸) 或 15% 硝酸银腐蚀脓头，促其破溃排脓，亦可以尖刀挑破脓头后用小镊子钳出脓栓，也可用小吸引器头吸出脓液；切开时务必不要切及周围浸润部分，切忌挤压。

3. 疖溃破后，局部清洁消毒，促进引流；破口涂以抗生素软膏，既可保护伤口不致结痂，也达消炎、促进愈合之目的。

4. 合并海绵窦感染者，必须给予足量抗生素，及时请眼科和神经科医师会诊，协助治疗。

二、鼻前庭炎

鼻前庭炎 (vestibulitis of nose) 是鼻前庭皮肤的弥漫性炎症，分急、慢性两种。多因急性或慢性鼻炎、鼻窦炎、变应性鼻炎的鼻分泌物刺激，或长期接触有害粉尘，或用手指挖鼻孔继发细菌感染所致。患糖尿病时容易发生。

(一) 临床表现

炎症以鼻前庭外侧部明显，可为单侧或双侧。急性期，鼻孔内微痛，局部皮肤红肿，触痛，重者皮肤糜烂，表面盖有薄痂皮，严重时可扩展至上唇皮肤。慢性期，鼻前庭皮肤发痒，干燥，有异物感，伴灼热、触痛，局部皮肤增厚，鼻毛因脱落而稀少。

(二) 诊断

依据上述临床表现，即可做出诊断。但应注意与鼻前庭湿疹鉴别。

(三) 治疗

首先治疗原发疾病，如鼻腔、鼻窦的病变。其次，避免有害物刺激，摒弃挖鼻等不良习惯。

急性期可用温热生理盐水或硼酸液热湿敷，配合外用抗生紊软膏。也可做理疗。慢性期宜用 3% 过氧化氢溶液清除痂皮和脓液，再涂用 1% ～ 2% 黄降汞软膏或抗生素软膏；渗出较多者，用 5% 氧化锌软膏涂擦。皮肤糜烂和皲裂处涂以 10% 硝酸银，再涂抗生素软膏。

三、酒渣鼻

酒渣鼻 (rosacea) 为中老年人外鼻常见的慢性皮肤损害，以鼻尖及鼻翼处皮肤红斑和毛细血管扩张为其特征，通常伴有痤疮。其发病原因不清。可能的诱因有：嗜酒及喜食辛辣刺激性食物、胃肠道疾病及便秘、内分泌紊乱，月经不调、毛囊蠕形螨寄生等。

(一) 病理及临床表现

病理和临床表现按病程进展可分以下三期：

第一期　也称红斑期，外鼻皮肤潮红，皮脂腺开口扩大，分泌物增加，使皮肤呈油状，饮酒、进餐、冷热刺激或情绪紧张时加重。

第二期　也称丘疹脓疱期，外鼻皮肤潮红持续不退，皮肤毛细血管渐显扩张，常并发丘疹和脓疱疮，日久皮肤逐渐增厚，呈橘皮样。

第三期 也称鼻赘期，上述病变加重，皮肤毛细血管扩张显著，皮脂腺和结缔组织增生，终使外鼻皮肤呈分叶状肿大，外观似肿瘤，称鼻赘 (thinophyma)。

(二) 治疗

1. 寻找并去除可能的诱因或病因。

2. 局部治疗

主要控制充血、消炎、去脂、杀灭螨虫。病变初期可用白色洗剂 (升华硫磺 10 g，硫酸锌 4 g，硫酸钾 10 g，玫瑰水加到 100 ml)。查出毛囊蠕形螨者，可服用甲硝唑 0.2 g，每日 3 次，2 周后改为每日 2 次，共 4 周。如已形成鼻赘，可在局麻下将增殖部分切除，止血后植游离皮片。也可用 CO_2 激光行鼻赘切割和气化。

第十五节 鼻腔炎症

鼻腔炎性疾病即鼻炎，是病毒、细菌、变应原、各种理化因子以及某些全身性疾病引起的鼻腔黏膜的炎症。

一、急性鼻炎

急性鼻炎是鼻腔黏膜急性病毒感染性炎症，多称为“伤风”或“感冒”，但与流行性感冒有别。故又称为普通感冒。常延及鼻窦或咽部，传染性强，多发于秋冬行季气候变换之际。

(一) 病因

1. 致病原因

此病先系病毒所致，后继发细菌感染，亦有认为少数病例由支原体引起。在流行季节中，鼻病毒在秋季和春季最为流行，而冠状病毒常见于冬季。至于继发感染的细菌，常见者为溶血性或非溶血性链球菌、肺炎双球菌、葡萄球菌、流行性感冒杆菌及卡他球菌。这些细菌常无害寄生于人体的鼻腔或鼻咽部，当受到病毒感染后，局部防御力减弱，同时全身抵抗力亦减退，使这些病菌易侵入黏膜而引起病变。

2. 常见诱因

(1) 身体过劳，烟酒过度以及营养不良或患有全身疾病，常致身体抵抗力减弱而患此病。

(2) 受凉受湿后，皮肤及呼吸道黏膜局部缺血，如时间过久，局部抵抗力减弱，于是病毒、细菌乘机侵入而发病。

(3) 鼻部疾病如鼻中隔偏曲、慢性鼻咽炎、慢性鼻窦炎、鼻息肉等，均为急性鼻炎诱因。

(4) 患腺样体或扁桃体炎者。

另外，鼻部因职业关系常受刺激，如磨粉、制皮、烟厂工人易患此病；受化学药品如碘、溴、氯、氨等刺激。或在战争时遭受过毒气袭击，亦可发生类似急性鼻炎的症状。一次伤风之后，有短暂免疫期，一般仅 1 个月左右，故易得病者，常在 1 年之中有数次感冒。

(二) 病理

早期血管痉挛、黏膜缺血、腺体分泌减少，鼻腔黏膜灼热感。进而血管扩张、黏膜充血、水肿、腺体及杯状细胞分泌增加、黏膜下单核细胞和吞噬细胞浸润。继发细菌感染者，黏膜下中性粒细胞浸润，纤毛及上皮细胞坏死脱落。恢复期，上皮及纤毛细胞新生，纤毛功能与形态逐渐恢复正常。

(三)临床表现

潜伏期 1 ～ 3 天。初期表现鼻内干燥、灼热感或痒感和喷嚏，继而出现鼻塞、水样鼻涕、嗅觉减退和闭塞性鼻音。继发细菌感染后，鼻涕变为黏液性、黏脓性或脓性。全身症状因个体而异，轻重不一，亦可进行性加重。多数表现全身不适、倦怠、头痛和发热(37℃～ 38℃)等。小儿全身症状较成人重，多有高热(39℃以上)，甚至惊厥，常出现消化道症状，如呕吐、腹泻等。鼻腔检查：鼻黏膜充血、肿胀，下鼻甲充血、肿大，总鼻道或鼻底有较多分泌物，初期为水样，以后逐渐变为黏液性、黏脓性或脓性，若无并发症，上述症状逐渐减轻乃至消失，病程约 7 ～ 10 天。

(四)并发症

1. 急性鼻窦炎

鼻腔炎症经鼻窦开口向鼻窦内蔓延，引起急性化脓性鼻窦炎，其中以上颌窦炎及筛窦炎多见。

2. 急性中耳炎感染

经咽鼓管向中耳扩散所致。

3. 急性咽炎、喉炎、气管炎及支气管炎

感染经鼻咽部向下扩散引起。小儿、老人及抵抗力低下者，还可并发肺炎。

4. 鼻前庭炎感染

向前直接蔓延。

5. 其他感染

经鼻泪管扩散，尚可引起眼部并发症，如结膜炎、泪囊炎等。

(五)鉴别诊断

1. 流感

全身症状重，如高热、寒战、头痛、全身关节及肌肉酸痛等。上呼吸道症状反而不明显。

2. 变应性鼻炎

常被误诊为急性鼻炎。本病表现为发作性喷嚏和清水涕，持续极少有超过半日以上。发作过后，一切恢复正常。无发热等全身症状。鼻腔分泌物细胞学检查、皮肤试验、鼻激发试验及特异性 IgE 抗体测定等有助于鉴别。

3. 血管运动性鼻炎

症状与变应性鼻炎相似，发作突然，消退迅速。有明显的诱发因素。

4. 急性传染病

一些呼吸道急性传染病如麻疹、猩红热、百日咳等早期可出现急性鼻炎症状。这类疾病除有急性鼻炎表现外，尚有其本身疾病的表现，且全身症状重，如高热、寒战、头痛、全身肌肉酸痛等。通过详细的体格检查和对病程的严密观察可鉴别之。

5. 鼻白喉

儿童患者要注意鉴别本病。鼻白喉有血涕、全身症状重，常并发咽白喉。

（六）预防

1. 增强机体抵抗力

加强锻炼身体，提倡冷水洗脸或冷水浴，冬季增加户外活动，增强对寒冷的适应能力。此外，注意劳逸结合和合理饮食。成人注射鼻病毒疫苗可能有助于防止感染。有报告儿童在流行期注射丙种球蛋白或胎盘球蛋白有增强抵抗力和预防感染之效。

2. 避免传染“感冒”

流行期间应避免与患者密切接触，尽量不或少出入公共场所，注意居室通风。板蓝根等抗病毒中药有一定预防作用。

（七）治疗

以支持和对症治疗为主，同时注意预防并发症。

1. 全身治疗

⑴ 发汗：早期用可减轻症状，缩短病程。如生姜、红糖、葱白煎水热服，口服解热镇痛药等。

⑵ 中成药：抗病毒口服液，维 C 银翘片等。

⑶ 全身应用抗生素：合并细菌感染或可疑并发症时用。可采取口服、肌肉或静脉注射等途径给药。

⑷ 其他治疗：多饮水，清淡饮食，疏通大便，注意休息。

2. 局部治疗

⑴ 鼻内用减充血剂：首选盐酸羟甲唑啉喷雾剂，亦可用 1%(小儿用 0.5%) 麻黄碱滴鼻液滴鼻。使黏膜消肿，减轻鼻塞，改善引流。此类药物连续应不超过 7 天，最长不超过 10 天。

滴鼻方法：

①仰卧法：仰卧，肩下垫枕，前鼻孔朝上，或仰卧头后仰悬垂于床缘外；

②坐位法：坐位，背靠椅背，头后仰，前鼻孔朝上；

③侧卧法：卧向患侧，头下悬垂于床缘外，此法适用于单侧患病者。体位取定后，经前鼻孔滴入药液，每侧 3 ～ 5 滴。并保持该体位 2 ～ 3 分钟。此滴鼻方法适用于任何鼻腔和鼻窦疾病。

⑵ 穴位针刺：如迎香、鼻通穴。或作上述穴位按摩，可减轻鼻塞。

二、慢性鼻炎

慢性鼻炎是鼻黏膜和黏膜下层的慢性炎症。临床表现以黏膜肿胀、分泌物增多、无明确致病微生物感染、病程持续 4 周以上或反复发作为特征，是耳鼻咽喉科的常见病、多发病，也可为全身疾病的局部表现。按照现代观点，慢性炎症反应是体液和细胞介导的免疫机制的表达，依其病理和功能紊乱程度，可分为慢性单纯性鼻炎和慢性肥厚性鼻炎，二者病因相同，且后者多由前者发展而来，病理组织学上没有绝对的界限，常有过渡型存在。

（一）病因

慢性鼻炎病因不明，常与下列因素有关。

1. 全身因素

⑴ 慢性鼻炎常为些全身疾病的局部表现。如贫血、结核、糖尿病、风湿病以及慢性心、肝、肾疾病等，均可引起鼻黏膜长期淤血或反射性充血。

(2) 营养不良：维生素 A、维生素 C 缺乏，烟酒过度等，可使鼻黏膜血管舒缩功能发生障碍或黏膜肥厚，腺体萎缩。

(3) 内分泌失调：如甲状腺功能低下可引起鼻黏膜黏液性水肿；月经前期和妊娠期鼻黏膜可发生充血、肿胀，少数可引起鼻黏膜肥厚。同等的条件下，青年女性慢性鼻炎的发病率高于男性，考虑可能与机体内性激素水平尤其是雌激素水平增高有关。

2. 局部因素

(1) 急性鼻炎的反复发作或治疗不彻底，演变为慢性鼻炎。

(2) 鼻腔或鼻窦慢性炎症可使鼻黏膜长期受到脓性分泌物的刺激，促使慢性鼻炎发生。

(3) 慢性扁桃体炎及增殖体肥大，邻近感染病灶的影响。

(4) 鼻中隔偏曲或棘突时，鼻腔狭窄妨碍鼻腔通气引流，以致易反复发生炎症。

(5) 局部应用药物：长期滴用血管收缩剂，引起黏膜舒缩功能障碍，血管扩张，黏膜肿胀。丁卡因、利多卡因等局部麻药，可损害鼻黏膜纤毛的传输功能。

3. 职业及环境因素

由于职业或生活环境中长期接触各种粉尘如煤、岩石、水泥、面粉、石灰等，各种化学物质及刺激性气体如二氧化硫、甲醛及酒精等，均可引起慢性鼻炎。环境温度和湿度的急剧变化也可导致本病。

4. 其他

(1) 免疫功能异常：慢性鼻炎病人存在着局部免疫功能异常，鼻塞可妨碍局部抗体的产生，从而减弱上呼吸道抗感染的能力。此外，全身免疫功能低下，鼻炎容易反复发作。

(2) 不良习惯：烟酒嗜好容易损伤黏膜的纤毛功能。

(3) 过敏因素：与儿童慢性鼻炎关系密切，随年龄增长，过敏因素对慢性鼻炎的影响逐渐降低。

(二) 病理

主要有 2 种组织病理类型。

1. 鼻黏膜深层动脉和静脉、特别是下鼻甲的海绵状血窦呈慢性扩张和通透性增加，血管和腺体周围有以淋巴细胞和浆细胞为主的炎性细胞浸润，黏液腺功能活跃，分泌增加。

2. 早期表现黏膜固有层动、静脉扩张，静脉和淋巴管周围淋巴细胞和浆细胞浸润，静脉和淋巴管回流障碍，静脉通透性增加，黏膜固有层水肿。晚期发展为黏膜、黏膜下层、甚至骨膜和骨的局限性或弥漫性纤维组织增生、肥厚。下鼻甲最明显，其前、后端和下缘可呈结节状、桑葚状或分叶状肥厚，或发生息肉样变。中鼻甲前端和鼻中隔黏膜亦可发生增生、肥厚或息肉样变。

(三) 临床类型

以上述 2 种组织病理类型和参照临床表现，可分为 2 种类型。

1. 慢性单纯性鼻炎 (chronic simple thinitis) 病理学主要表现为第 1 种类型。

2. 慢性肥厚性鼻炎 (chronic hypertrophic thinitis) 病理学主要表现为第 2 种类型。

两种临床类型在病理学上虽有不同，但实际上无明确界限，前者可发展、转化为后者。两者间临床表现略有差异，治疗亦有所区别。

三、慢性单纯性鼻炎

(一) 症状

1. 鼻塞特点是

①间隙性：白天、夏季、劳动或运动时减轻，夜间、静坐、寒冷时加重；

②交替性：变换侧卧方位时，两侧鼻腔阻塞随之交替。居下位的鼻腔阻塞，居上位者则通气。

2. 多涕一般为黏液涕，继发感染时可有脓涕。有时可有头痛、头昏、咽干、咽痛。闭塞性鼻音、嗅觉减退、耳鸣和耳闭塞感不明显。

(二) 检查

1. 鼻腔黏膜充血，下鼻甲肿胀，表面光滑，柔软，富于弹性，探针轻压之凹陷，探针移开后立即复原，对减充血剂敏感。

2. 分泌物较黏稠，主要位于鼻腔底、下鼻道或总鼻道。

(三) 治疗

治疗原则：根除病因，恢复鼻腔通气功能。

1. 病因治疗

找出全身和局部病因，及时治疗全身性慢性疾病、鼻窦炎、邻近感染病灶和鼻中隔偏曲等。改善生活和工作环境，锻炼身体，提高机体抵抗力。

2. 局部治疗

(1) 鼻内用糖皮质激素：慢性鼻炎首选用药，具有良好抗炎作用，并最终产生减充血效果。根据需要可较长期应用，疗效和安全性好。

(2) 鼻腔清洗：鼻内分泌物较多或较黏稠者，可用生理盐水清洗鼻腔，以清除鼻内分泌物，改善鼻腔通气。

(3) 鼻内用减充血剂：可选择盐酸羟甲唑啉喷雾剂，连续应用不宜超过 7 天。若需继续使用，则需间断 3 ～ 5 天。长期应用 0.5% ～ 1% 麻黄碱滴鼻液可损害鼻黏膜纤毛结构，应尽量避免。若不得不使用，应少量间断应用。禁用滴鼻净，因已证实其可引起药物性鼻炎。

(4) 其他治疗：包括封闭疗法、针刺疗法等，已很少应用。

四、慢性肥厚性鼻炎

(一) 症状

单侧或双侧持续性鼻塞，无交替性。鼻涕不多，黏液性或黏脓性，不易擤出。常有闭塞性鼻音、耳鸣和耳闭塞感以及有头痛、头昏、咽干、咽痛。少数患者可能有嗅觉减退。

(二) 检查

1. 下鼻甲黏膜肥厚，鼻甲骨肥大。黏膜表面不平，呈结节状或桑葚样，尤以下鼻甲前端和后端游离缘为甚。探针轻压之为实质感、无凹陷，或虽有凹陷，但不立即复原。对减充血剂不敏感。

2. 分泌物为黏液性或黏脓性，主要见于鼻腔底和下鼻道。

(三) 治疗

1. 药物治疗

原则同单纯性鼻炎。

2. 手术治疗

(1) 黏膜肥厚、对减充血剂不敏感者，可试行下鼻甲黏膜下部分切除术，选用下鼻甲切割钻黏膜下切除肥厚下鼻甲海绵体组织，尽量避免损伤表面黏膜。切除范围以不超过下鼻甲的1/3为宜，切除过多，可引起继发性下鼻甲萎缩。

(2) 下鼻甲黏骨膜下切除术：对下鼻甲骨肥厚增生者，可结合黏膜下部分切除，同时做下鼻甲成形，剔除部分增生肥大影响鼻腔通气的下鼻甲骨。

(3) 下鼻甲骨折外移术 (inferior turbinate outfracture)：将下鼻甲全长向外侧骨折移位，提高鼻腔通气截面积，是简便易行改善通气的有效方法。

(4) 鼻窦手术：主要开放前组筛窦或后组筛窦，获得比较固定的通气引流通道，减轻可能源发于鼻窦的炎性病灶对鼻腔黏膜的慢性刺激，达到改善鼻腔通气，缓解鼻黏膜炎症的目的。

(5) 其他：包括激光、冷冻、微波或射频等，应慎用。

五、萎缩性鼻炎

萎缩性鼻炎是一种发展缓慢的鼻腔慢性炎性疾病，又称臭鼻症、慢性臭性鼻炎、硬化性鼻炎。其主要表现是鼻腔黏膜、骨膜、鼻甲骨 (以下鼻甲骨为主) 萎缩。鼻腔异常宽大，鼻腔内有大量的黄绿色脓性分泌物积存，形成脓性痂皮，常有臭味，发生恶臭者，称为臭鼻症，病人有明显的嗅觉障碍。鼻腔的萎缩性病变可以发展到鼻咽、口咽、喉腔等处。提示本病可能是全身性疾病的局部表现。

(一) 病因

萎缩性鼻炎分为原发性萎缩性鼻炎和继发性萎缩性鼻炎两大类。

1. 原发性萎缩性鼻炎

可以发生于幼年，多因全身因素如营养不良、维生素缺乏、内分泌功能紊乱、遗传因素、免疫功能紊乱、细菌感染、神经功能障碍等因素所致。

2. 继发性萎缩性鼻炎

多由于外界高浓度工业粉尘、有害气体的长期刺激，鼻腔鼻窦慢性脓性分泌物的刺激，或慢性过度增生性炎症的继发病变，鼻部特殊性的感染，鼻中隔的过度偏曲，鼻腔手术时过多损坏鼻腔组织等所致。

本病最早由 Frankel 于 1876 年所描述，是一种常见的耳鼻咽喉科疾病，约占专科门诊的 0.7% ～ 3.99%。我国贵州、云南地区多见，其原因不详，有报道可能与一氧化硫的刺激有关；还有报道可能与从事某些工种的职业有关。杨树棼曾报道灰尘较多的机械厂的调查发现，鼻炎 118 人中萎缩性鼻炎 35 人，占患病人数的 30%。国外报道本病女性多于男性，多发病于青年期，健康状况和生活条件差者易患此病。据报道我国两性的发病率无明显差别，以 20 ～ 30 岁为多。在西方，本病发病率已明显降低，但是在许多经济不够发达的国家和地区，发病率仍较高。

(二) 病理

早期黏膜仅呈慢性炎症改变，继而发展为进行性萎缩。表现为：上皮变性、萎缩，黏膜和骨质血管逐渐发生闭塞性动脉内膜炎和海绵状静脉丛炎，血管壁结缔组织增生肥厚，血管腔缩小或闭塞。血供不良进一步导致黏膜、腺体、骨膜和骨质萎缩、纤维化以及黏膜上皮鳞状化生，甚至蝶腭神经节亦发生纤维变性。

（三）症状

1. 鼻塞

为鼻腔内脓痂阻塞所致。或因鼻黏膜感觉神经萎缩、感觉迟钝，鼻腔虽然通气，患者自我感到“鼻塞”。.

2. 鼻、咽干燥感

因鼻黏膜腺体萎缩、分泌减少或因鼻塞长期张口呼吸所致。

3. 鼻出血

鼻黏膜萎缩变薄、干燥、或挖鼻和用力擤鼻致毛细血管破裂所致。

4. 嗅觉丧失

嗅区黏膜萎缩所致。

5. 恶臭

严重者多有呼气特殊腐烂臭味，是脓痂之蛋白质腐败分解产生。又称“臭鼻症”。

6. 头痛、头昏

鼻黏膜萎缩后，调温保湿功能减退或缺失，吸入冷空气刺激或脓痂压迫引起。多表现为前额、颞侧或枕部头痛。

（四）检查

1. 外鼻

鼻梁宽平如鞍状塌鼻。因多自幼发病，影响外鼻发育。

2. 鼻腔检查

鼻黏膜干燥、鼻腔宽大、鼻甲缩小（尤以下鼻甲为甚）、鼻腔内大量脓痂充塞．黄色或黄绿色并有恶臭。若病变发展至鼻咽、口咽和喉咽部，亦可见同样表现。

（五）诊断与鉴别诊断

严重者症状和体征典型，不难诊断，但应注意与鼻部特殊传染病如结核、梅毒、鼻硬结、鼻白喉、鼻麻风等鉴别。轻型者主要表现为鼻黏膜色淡、薄而缺乏弹性（鼻甲“骨感”）和鼻腔较宽敞，脓痂和嗅觉减退不明显。

（六）治疗

无特效疗法，目前多采用局部洗鼻和全身综合治疗。

1. 局部治疗

(1) 鼻腔冲洗：温热生理盐水或 1:(2000 ～ 50000) 高锰酸钾溶液，每日 1 ～ 2 次。旨在清洁鼻腔、除去脓痂和臭味。

(2) 鼻内用药

①滴鼻剂：应用 1% 复方薄荷樟脑液体石蜡、清鱼肝油等滴鼻，以润滑黏膜、促进黏膜血液循环和软化脓痂便于擤出；

② 1% 链霉素：滴鼻，以抑制细菌生长、减少炎性糜烂和利于上皮生长；

③ 1% 新斯的明涂抹黏膜，可促进鼻黏膜血管扩张；

④ 0.5% 求偶二醇或乙烯雌粉油剂滴鼻，可减少痂皮、减轻臭味；

⑤ 50% 葡萄糖滴鼻，可能具有刺激黏膜腺体分泌作用。

(3) 手术治疗

主要目的是缩小鼻腔，以减少鼻腔通气量、降低鼻黏膜水分蒸发、减轻黏膜干燥及结痂形成。主要方法有：

①鼻腔外侧壁内移加固定术；

②前鼻孔闭合术，两侧可分期或同期进行，约 1 ～ 5 年鼻黏膜基本恢复正常后重新开放前鼻孔；

③鼻腔缩窄术：鼻内孔向后的黏膜膜下埋藏人工生物陶瓷、人工骨、自体骨或软骨、硅橡胶等，也可采用转移颊肌瓣埋藏方法，缩窄鼻腔。

2. 全身治疗

加强营养，改善环境及个人卫生。补充维生素 A、B、C、D、E. 特别是维生素 B_2、C、E。以保护黏膜上皮、增加结缔组织抗感染能力、促进组织细胞代谢、扩张血管和改善鼻黏膜血液循环。此外，补充铁、锌等制剂可能对本病有一定治疗作用。

(七) 并发症

萎缩性鼻炎的并发症包括鼻背塌陷、鼻中隔穿孔，化脓性鼻窦炎、泪囊炎和继发鼻窦黏液囊肿等。

第十六节 鼻窦炎症

鼻窦炎性疾病即鼻窦炎 (sinusitis)。

一、急性鼻窦炎

急性鼻窦炎 (acute sinusitis) 多继发于急性鼻炎。其病理改变主要是鼻窦黏膜的急性卡他性炎症或化脓性炎症，严重者可累及骨质，并可累及周围组织和邻近器官，引起严重并发症。

(一) 病因

1. 全身因素

过度疲劳、受寒受湿、营养不良、维生素缺乏等引起全身抵抗力降低。生活与工作环境不沾等是诱发本病的常见原因。此外，特应性 (atopy) 体质、全身性疾病如贫血、糖尿病、甲状腺、脑垂体或性腺功能不足、上呼吸道感染和急性传染病 (流感、麻疹、猩红热和白喉) 等均可诱发本病。

2. 局部因素

(1) 鼻腔疾病：如急性或慢性鼻炎、鼻中隔偏曲、中鼻甲肥大、变应性鼻炎、鼻息肉、鼻腔异物和肿瘤等。上述疾病均可阻塞窦门鼻道复合体，阻碍鼻窦的引流和通气而致鼻窦炎发生。

(2) 邻近器官的感染病灶：如扁桃体炎、腺样体炎等。此外，上列第 2 前磨牙和第 1、2 磨牙的根尖感染、拔牙损伤上颌窦、龋齿残根坠入上颌窦内等，均可引起上颌窦炎症。

(3) 创伤性：鼻窦外伤骨折或异物射入鼻窦，游泳跳水不当或游泳后用力擤鼻致污水挤入鼻窦等，可将致病菌直接带入鼻窦。

(4) 医源性：鼻腔内填塞物留置时间过久，引起局部刺激、继发感染和妨碍窦口引流和通气。

(5) 气压损伤：高空飞行迅速下降致窦腔负压，使鼻腔炎性物或污物被吸入鼻窦，引起非阻塞性航空性鼻窦炎。

(二) 致病菌

多见化脓性球菌，如肺炎双球菌、溶血型链球菌、葡萄球菌和卡他球菌。其次为杆菌，如流感杆菌、变形杆菌和大肠杆菌等。此外，厌氧菌感染较常见。临床上常可表现为球菌与杆菌、需氧菌与厌氧菌的混合感染。

(三) 病理

与急性鼻炎相似。

①卡他期：病初鼻窦黏膜短暂贫血，继而血管扩张和充血，上皮肿胀.固有层水肿，多形核白细胞和淋巴细胞浸润，纤毛运动缓慢，浆液性或黏液性分泌亢进；

②化脓期：卡他期病理改变加重，上皮坏死，纤毛脱落，小血管出血，分泌物转为脓性；

③并发症期：炎症侵及骨质或经血道扩散，引起骨髓炎或眶内、颅内感染等并发症。上述病理过程并非是必然过程，及时的诊断和治疗可以使绝大多数患者在卡他期获得治愈。

(四) 临床表现

1. 全身症状 因常继发于上呼吸道感染或急性鼻炎，故原症状加重，出现畏寒、发热、食欲减退、便秘、周身不适等。儿童者可发生呕吐、腹泻、咳嗽等消化道和呼吸道症状。

2. 局部症状

(1) 鼻塞：多为患侧持续性鼻塞，若两侧同时罹患，则为双侧持续性鼻塞。足鼻黏膜炎性肿胀和分泌物积蓄所致。

(2) 脓涕：鼻腔内大量脓性或黏脓性鼻涕，难以擤尽，脓涕中可带有少许血液。厌氧菌或大肠杆菌感染者脓涕恶臭(多是牙源性上颌窦炎)。脓涕可后流至咽部和喉部，刺激局部黏膜引起发痒、恶心、咳嗽和咳痰。

(3) 头痛或局部疼痛：为本病最常见症状。其发生机制是脓性分泌物、细菌毒素和黏膜肿胀刺激和压迫神经末梢所致。一般而言，前组鼻窦炎引起的头痛多在额部和颌面部，后组鼻窦炎的头痛则多位于颅底或枕部。

各鼻窦引起的头痛和疼痛各有特点：

1) 急性上颌窦炎：眶上额部痛，可能伴有同侧颌面部痛或一上颌磨牙痛。晨起轻，午后重。

2) 急性筛窦炎：一般头痛较轻，局限于内眦或鼻根部，也可放射至头顶部。前组筛窦炎的头痛有时与急性额窦炎相似，后组筛窦炎则与急性蝶窦炎相似。

3) 急性额窦炎：前额部周期性疼痛。晨起即感头痛，逐渐加重，至午后开始减轻，晚间则完全消失，次日又重复发作。周期性头痛的机制推测是：晚间因睡眠头部呈卧位，使额窦内脓性物难以排出而积蓄，晨起头部呈直立位，脓性分泌物积聚于窦底和窦口，借重力和微弱的纤毛运动逐渐排出，其过程缓慢并使窦内产生负压甚至真空，脓性物的刺激加之窦内负压或真空，故早晨出现”真空性头痛”，且逐渐剧烈并持久。午后窦内脓性分泌物逐渐排空，“真空”状态改善，故午后头痛逐渐缓解和消失。

4) 急性蝶窦炎：颅底或眼球深处钝痛，可放射至头顶和耳后，亦可引起枕部痛。早晨轻，午后重。

(4) 嗅觉改变：因鼻塞而出现嗅觉暂时减退或丧失。

(四) 检查和诊断

详细询问和分析病史，如上述症状出现在急性鼻炎 (可能已在缓解中) 之后，应首先考虑本病。可作下述检查：

1. 局部红肿和压痛

急性上颌窦炎表现为颌面、下睑红肿和压痛；急性额窦炎则表现额部红肿以及眶内上角 (相当于额窦底) 压痛和额窦前壁叩痛；急性筛窦炎在鼻根和内眦处偶有红肿和压痛。

2. 前鼻腔检查

鼻黏膜充血、肿胀，尤以中鼻甲和中鼻道黏膜为甚。鼻腔内有大量黏脓或脓性鼻涕，前组鼻窦炎可见中鼻道有黏脓或脓性物，后组鼻窦炎者则见于嗅裂。若患者检查前擤过鼻涕，中鼻道或嗅裂内黏脓或脓性物可能暂时消失，应取体位引流后再作检查。若单侧鼻腔脓性分泌物恶臭，在成人应考虑牙源性上颌窦炎，在儿童则应考虑鼻腔异物。

3. 鼻内镜检查

用含盐酸羟甲唑啉或 1% 麻黄碱的 1% 丁卡因棉片作鼻黏膜收缩和麻醉后，取不同视角的鼻内镜检查鼻腔各部，注意检查鼻道和窦口及其附近黏膜的病理改变，包括窦口形态、黏膜红肿程度、息肉样变以及脓性分泌物来源等。

4. 影像学检查

通常主张鼻窦 CT 扫描，可清楚显示鼻窦黏膜增厚，脓性物积蓄、累及鼻窦范围等。在没有 CT 设备的医院，可选择鼻窦 X 线片检查。

5. 上颌窦穿刺冲洗

即为诊断性穿刺。须在患者无发热和在抗生素控制下施行。观察有无脓性分泌物冲出，若有，应作细菌培养和药物敏感试验，以利进一步治疗。

(五) 并发症

由于诊断技术的进步和抗生素类药物的广泛应用，近年来已较少见。

(六) 预防

增强体质，改善生活和工作环境。谨防感冒和其他急性传染病。积极治疗贫血和糖尿病。及时合理地治疗急性鼻炎以及鼻腔、鼻窦、咽部和牙的各种慢性炎性疾病，保持鼻窦的通气和引流。

(七) 治疗

原则为：根除病因；解除鼻腔鼻窦引流和通气障碍；控制感染和预防并发症。

1. 全身治疗

①一般治疗同上呼吸道感染和急性鼻炎，适当注意休息；

②足量抗生素，及时控制感染，防止发生并发症或转为慢性。明确致病菌者应选择敏感的抗生素，未能明确致病菌者可选择广谱抗生素。明确厌氧菌感染者应同时应用替硝唑或甲硝唑；

③对特应性体质者 (如变应性鼻炎，哮喘)，必要时全身给以抗变态反应药物；④对邻近感染病变如牙源性上颌窦炎或全身慢性疾病等应针对性治疗。

2. 局部治疗

鼻内用减充血剂和糖皮质激素。

3. 体化引流

引流鼻窦内潴留的分泌物。

4. 物理治疗

局部热敷、短波透热或红外线照射等，可促进炎症消退和改善症状。

5. 鼻腔冲洗

用注射器或专用鼻腔冲洗器。冲洗液可选择：生理盐水，生理盐水 + 庆大霉素 + 地塞米松，或生理盐水十甲硝唑十地塞米松。每日 1 ～ 2 次。此方法有助于清除鼻腔内分泌物。

6. 上颌窦穿刺冲洗

用于治疗上颌窦炎。此方法同时有助于诊断。但应在全身症状消退和局部炎症基本控制后施行。每周冲洗 1 次，直至再无脓液冲洗出为止。每次冲洗后可向窦内注入抗生素、替硝唑或甲硝唑溶液。部分患者一次冲洗即获治愈。

上颌窦穿刺冲洗是耳鼻咽喉科医师必须掌握的基本诊治手段。具体方法和步骤如下：

1) 鼻黏膜表面麻醉：先用浸有盐酸羟甲唑啉或 1% 麻黄碱的棉片收缩下鼻甲和中鼻道黏膜，再用浸有 1% 丁卡因 (内可加少许 0.1% 肾上腺素) 的棉签置入下鼻道外侧壁、距下鼻甲前端约 1 ～ 1.5 cm 的下鼻甲附着处稍下的部位。该部位骨壁最薄，易于穿透，是上颌窦穿刺的进针部位。麻醉时间约 10 ～ 15 分钟。

2) 穿刺入窦：在前鼻镜窥视下，将上颌窦穿刺针尖端引入上述进针部位，针尖斜面朝向上鼻道外侧壁，针之方向对向同侧耳廓上缘，稍加用力钻动即可穿通骨壁，针进入窦内时有“落空感”。一般穿刺右侧上颌窦时，左手固定患者头部，右手拇指、示指和中指持针，掌心顶住针之尾端。穿刺左侧上颌窦时则相反。亦可无论穿刺何侧上颌窦均是左手固定头部，右手持针。

3) 冲洗：获“落空感”后固定之，拔出针芯，接上注射器，回抽检查有无空气或脓液，以判断针尖端是否确在窦内，若抽出脓液则送细菌培养，并行药物敏感试验。证实针尖确在窦内后，撤下注射器，用一根橡皮管连接于穿刺针和注射器之间，再徐徐注入温生理盐水以冲洗。如上颌窦内积脓，即可随生理盐水并经窦口自鼻腔冲出。如此连续冲洗，直至脓液冲净为止。必要时可在脓液冲净后，注入抗炎药液。冲洗完毕，按逆进针方向退出穿刺针。一般情况下，穿刺部位出血极少，无须处理，前鼻孔处放置棉球以避免少许血流出。

每次冲洗应记录脓液的性质 (黏脓、脓性、蛋花样或米汤样)、颜色、臭味和脓量。若一次不能治愈，则根据病情每周穿刺冲洗 1 次。为避免反复穿刺，可在首次穿刺后经针腔送入硅胶管留置于窦腔内，管外端同定于前鼻孔外，以便连续冲洗。

上颌窦穿刺术虽是一简单技术，但操作不妥或不慎亦可发生并发症。可能发生的并发症是：①面颊部皮下气肿或感染。乃因进针部位偏前，针刺入面颊部软组织所致；②眶内气肿或感染。进针方向偏上，用力过猛，致针穿通上颌窦顶壁 (即眶底壁) 入眶内所致；③翼腭窝感染。针穿通上颌窦后壁入翼腭窝所致；④气栓。针刺入较大血管，并注入空气所致。

因此，在行上颌窦穿刺冲洗术时应注意：①进针部位和方向正确，用力要适中，一有“落空感”即停；②切忌注入空气；③注入生理盐水时，如遇阻力，则说明针尖可能不在窦内，或在窦壁黏膜中，此时应调整针尖位置和深度，再行试冲，如仍有较大阻力，应即停止；有时因窦口阻塞亦可产生冲洗阻力，如能判断针尖确在窦内，稍稍加力即可冲出，如仍有较大阻力，亦应停止；④冲洗时应密切观察患者之眼球和面颊部，如患者诉述有眶内胀痛或眼球有被挤压出的感觉时应停止冲洗；若发现面颊部肿起时亦应停止冲洗；⑤穿刺过程中患者如出现昏厥等意外，应即刻停止冲洗，拔除穿刺针，让患者平卧，密切观察并给予必要处理；⑥拔除穿刺针后，若遇出血不止，可在穿刺部位压迫止血；⑦若疑发生气栓，应急置患者头低位和左侧卧位(以免气栓进入颅内血管和动脉系统、冠状动脉)，并立即给氧及采取其他急救措施。

7. 额窦环钻引流

急性额窦炎保守治疗无效且病情加重时，为避免额骨骨髓炎和颅内并发症，需行此术。方法：患侧剃眉，局麻下于眉根处作 1 cm 横切口达骨膜下，骨膜下分离显露骨壁，用环钻于额窦前壁钻一小洞，穿透黏膜，经此孔吸出脓液并作冲洗，然后插入内径为 5 mm 塑料管或硅胶管留置引流，一俟症状完全消退，即可拔管。

二、慢性鼻窦炎

慢性鼻窦炎 (chronic sinusitis) 多因急性鼻窦炎反复发作未彻底治愈而迁延所致，可单侧发病或单窦发病，双侧或多窦发病极常见。

(一) 病因

病因和致病菌与急性化脓性鼻窦炎者相似。此外，特应性体质与本病关系甚为密切。本病亦可慢性起病(如牙源性上颌窦炎)。

(二) 病理

黏膜病理改变表现为水肿、增厚、血管增生、淋巴细胞和浆细胞浸润、上皮纤毛脱落或鳞状化生以及息肉样变，若分泌腺管阻塞，则可发生囊性改变。亦可出现骨膜增厚或骨质被吸收，后者可致窦壁骨质疏松或变薄。此外，黏膜亦可发生纤维组织增生而致血管阻塞和腺体萎缩，进而黏膜萎缩。根据不同的病理改变，可分为水肿浸润型、浸润型和浸润纤维型。

(三) 临床表现

1. 全身症状　轻重不等，时有时无。较常见为精神不振、易倦、头痛头昏、记忆力减退、注意力不集中等。

2. 局部症状

(1) 流脓涕：为主要症状之一。涕多，黏脓性或脓性。前组鼻窦炎者，鼻涕易从前鼻孔擤出；后组鼻窦炎者，鼻涕多经后鼻孔流入咽部。牙源性上颌窦炎的鼻涕常有腐臭味。

(2) 鼻塞：是慢性鼻窦炎的另一主要症状。由于鼻黏膜肿胀、鼻甲黏膜息肉样变、息肉形成、鼻内分泌物较多或稠厚所致。

(3) 头痛：一般情况下并无此症状。即使有头痛，亦不如急性鼻窦炎者严重，常表现为钝痛和闷痛。乃因细菌毒素吸收所致的脓毒性头痛，或因窦口阻塞、窦内空气被吸收而引起的真空性头痛。

头痛常有下列特点：①伴随鼻塞、流脓涕和嗅觉减退等症状；②多有时间性或固定部位，多为白天重、夜间轻，且常为一侧，若为双侧者必有一侧较重。前组鼻窦炎者多在前额部痛，后组鼻窦炎者多在枕部痛；③经鼻内用减充血剂、蒸汽吸入等治疗后头痛缓解。咳嗽、低头位或用力时头痛加重(因头部静脉压升高)。吸烟、饮酒和情绪激动时头痛亦加重。

(4)嗅觉减退或消失:多数属暂时性,少数为永久性。乃因鼻黏膜肿胀、肥厚或嗅器变性所致。

(5)视功能障碍:是本病的眶并发症之一。主要表现为视力减退或失明(球后视神经炎所致),也有表现其他视功能障碍如眼球移位、复视和眶尖综合征等。多与后组筛窦炎和蝶窦炎有关,是炎症累及管段视神经和眶内所致。近年发现患病率增多。

(四)检查

1. 详细了解病史

既往有急性鼻窦炎发作史、鼻源性头痛、鼻窦、流脓涕为本病之重要病史和症状。

2. 鼻腔检查

前鼻镜检查可见:鼻黏膜慢性充血、肿胀或肥厚,中鼻甲肥大或息肉样变,中鼻道变窄、黏膜水肿或有息肉。前组鼻窦炎者脓液位于中鼻道,后组鼻窦炎者脓液位于嗅裂,或下流积蓄于鼻腔后段或流入鼻咽部。怀疑鼻窦炎但检查未见鼻道有脓液者,可用1%麻黄碱收缩鼻黏膜并作体位引流后,再作上述检查,有助诊断。应用鼻内镜检查可清楚准确判断上述各种病变及其部位,并可发现前鼻镜不能窥视到的其他病变,如窦口及其附近区域的微小病变和上鼻道、蝶窦口的病变。

3. 口腔和咽部检查

牙源性上颌窦炎者同侧上列第2前磨牙或第1、2磨牙可能存在病变,后组鼻窦炎者咽后壁可见到脓液或干痂附着。

4. 影像学检查

鼻窦CT扫描,可显示窦腔大小、形态以及窦内黏膜不同程度增厚、窦腔密度增高、液平面或息肉阴影等。尤其是鼻窦CT冠状位对于精确判断各鼻窦病变范围,鉴别鼻窦占位性或破坏性病变有重要价值。鼻窦X线片和断层片亦是本病诊断之重要手段。

5. 上颌窦穿刺冲洗

通过穿刺冲洗了解窦内脓液之性质、最、有无恶臭等,并行脓液细菌培养和药物敏感试验,据此了解病变性质并选择有效抗生素。

6. 鼻窦A型超声波检查

本检查具有无创痛、简便、迅速和可重复检查等优点。适用于上颌窦和额窦。可发现窦内积液、息肉或肿瘤等。

上述各项中尤以病史、鼻内镜检查和鼻窦CT扫描最为客观和直观。是诊断的主要依据。

(五)诊断

根据上述病史和检查,应对慢性鼻窦炎的诊断作出临床分型分期:(海口标准,1997)

Ⅰ型:单纯型慢性鼻窦炎

1期:单发鼻窦炎;2期:多发鼻窦炎;3期:全组鼻窦炎。

Ⅱ型:慢性鼻窦炎伴鼻息肉

1期:单发鼻窦炎伴单发性鼻息肉;2期:多发鼻窦炎伴多发性鼻息肉;3期:全组 鼻窦炎伴多发性鼻息肉。

Ⅲ型:多发性鼻窦炎或全组鼻窦炎伴多发性鼻息肉和(或)筛窦骨质增生。

(六) 治疗

1. 鼻腔内应用减充血剂和糖皮质激素，改善鼻腔通气和引流。

2. 鼻腔冲洗

每天 1 ～ 2 次，可用生理盐水冲洗，目的是清除鼻腔内分泌物，以利鼻腔的通气和引流。

3. 上颌窦穿刺冲洗

每周 1 次。必要者可经穿刺针导入硅胶管置于窦内，以便每日冲洗和灌入抗生素。

4. 负压置换法 (clisplacement method)

用负压吸引法使药液进入鼻窦。应用于额窦炎、筛窦炎和蝶窦炎，最宜用于慢性全鼻窦炎者。

方法：①首先用盐酸羟甲唑啉或 1% 麻黄碱滴鼻剂收缩鼻黏膜，以利窦口开放 . 擤尽鼻涕；②取仰卧位、垫肩或头低垂位，使下颌额部与外耳道口连线与水平线 (即床平面) 垂直；③将以 0.5% 麻黄碱滴鼻剂为主并适当配入抗生素、糖皮质激素和 α 一糜蛋白酶的混合液约 2 ～ 3 ml 注入治疗侧鼻腔；④用连接吸引器 (负压不超过 24 kPa) 的橄榄头塞入治疗侧前鼻孔 (不能漏气). 同时指压另一侧鼻翼以封闭该侧前鼻孔，并令患者连续发断续的“开、开、开”音，同步开动吸引器，持续约 1 ～ 2 秒即停，如此重复 6 ～ 8 次。

治疗原理：仰卧、垫肩和头低垂位使各窦口均位于下方，鼻腔内注入药物后即可淹没所有窦口。橄榄头塞住治疗侧前鼻孔和指压另一侧鼻翼封闭前鼻孔，并令患者发“开”音的一刹那时，软腭上捉，使鼻腔和鼻咽腔处在封闭状态，同步开动吸引器时，使鼻腔处于负压。低于鼻窦内压力 (正压)，于是窦内脓液经窦口排入鼻腔、继而被吸除。当“开”音中断的一一利那时，软腭复位，鼻腔和鼻咽腔与外界开放，此时鼻腔压力与大气压相等 (正压)、而窦内却是负压 (窦腔内脓液被排出后形成). 于是鼻腔内药液经窦口进入窦内。如此连续发断续的“开”音 . 使鼻腔和鼻窦内正负压交替改变而达到上述目的。电可在鼻内镜下，用吸引器吸除鼻腔和各鼻道的引流物。

5. 鼻腔手术

鼻中隔偏曲、中鼻甲甲泡、息肉或息肉样变、肥厚性鼻炎、鼻腔异物和肿瘤等，是窦口鼻道复合体区域阻塞的原因，必须手术矫正或切除。手术以解除窦口鼻道复合体阻塞和改善鼻窦引流和通气为目的。

6. 鼻窦手术

应在规范的保守治疗无效后选择鼻窦手术。手术方式可分为传统手术和鼻内镜手术。目前鼻内镜手术在鼻科学中已占主流地位，手术的关键是解除鼻腔和鼻窦门的引流和通气障碍，尽可能地保留鼻腔和鼻窦的基本结构，如中鼻甲、鼻窦正常黏膜和可良性转归的病变黏膜。其目的是保持和恢复鼻腔和鼻窦的生理功能。

(1) 传统的鼻窦手术方式：如上颌窦鼻内开窗术、上颌窦根治术 (Galdwell−Luc operation)、鼻内筛窦切除术、鼻外筛窦切除术、额窦钻孔引流术、鼻外额窦根治术和鼻内蝶窦口扩大术等。以往，传统的鼻窦手术方式大多是切除窦内全部黏膜，并建立鼻窦与鼻腔之间长期稳定的引流和通气渠道。传统的鼻窦手术方式普遍存在视野狭窄、照明不清、一定程度的盲目操作以及病变切除不彻底、创伤较大和面部留有瘢痕等缺点。

(2) 功能性内镜鼻窦手术：功能性内镜鼻窦手术 (functional endoscopic sinus surgery.FESS) 是 70 年代中期在传统的鼻窦手术方式的基础上建立的崭新的慢性鼻窦炎外科治疗方式。手术以剔除中鼻道为中心的附近区域 (窦口鼻道复合体 (ostiometal com−plex()MC) 病变、特别是前组筛窦的病变、恢复窦口的引流和通气功能。即通过小范围或局限性手术解除广泛的鼻窦阻塞性病变。如钩突切除术、前组筛窦开放术、额窦口开放术以及上颁窦白然口、蝶窦口扩大术等。FESS 具有照明清晰、全方位视野、操作精细、创伤小。面部无瘢痕以及能彻底切除病变义能保留正常组织和结构等优点，克服传统鼻窦手术方式的缺点，使临床治愈率提高到 80% ～ 90%。已经成为慢性鼻窦炎外科治疗的主要手术方式。

三、儿童鼻窦炎

儿童鼻窦炎 (sinusitis in children) 是儿童较为常见的疾病。其病因、症状、诊断和治疗与成人者不尽相同。各窦之发病率与其发育先后不同有关。上颌窦和筛窦较早发育，故常先受感染，额窦和蝶窦一般在 2 ～ 3 岁后才开始发育，故受累较迟。

(一) 病因

与儿童的鼻窦解剖学、生理学密切相关，且随儿童的身体发育状态及其特有的疾病、生活习惯和行为等而变化。儿童鼻窦炎的病因有如下特点：①鼻窦窦口相对较大，感染易经窦口侵入鼻窦；儿童鼻腔和鼻道狭窄，鼻窦发育不全，鼻窦黏膜嫩弱，淋巴管和血管丰富，一旦感染致黏膜肿胀较剧和分泌物较多，且极易阻塞鼻道和窦口引起鼻窦引流和通气障碍；②机体抵抗力和对外界的适应能力均较差，易患感冒、上呼吸道感染和急性传染病 (如麻疹、百日咳、猩红热和流行性感冒等). 故常继发鼻窦炎；③腺样体肥大阻塞后鼻孔，影响鼻及鼻窦通气引流，后鼻孔闭锁和腭裂等先天性疾病影响正常鼻呼吸：④免疫性疾病或特应性体质，如纤维囊性病，原发性或获得性纤毛运动障碍、哮喘、变应性鼻炎等；⑤在不清洁水中游泳或跳水；⑥易发生鼻腔异物、鼻外伤而继发感染。

最常见的致病菌是肺炎球菌、链球菌和葡萄球菌。

(二) 病理

急性者表现为鼻窦内黏膜充血、肿胀和炎性细胞渗出，分泌物为黏液性或浆液性，窦口阻塞后分泌物潴留可转为脓性。慢性者窦内黏膜可表现为水肿型、滤泡型或肥厚型病变，纤维型病变一般少见于儿童。

(三) 临床表现

1. 急性鼻窦炎

早期症状与急性鼻炎或感冒相似，但全身症状较成人明显。故除鼻塞、脓涕多外，可有发热、脱水、精神萎靡或烦躁不安、呼吸急促、拒食、甚至抽搐等表现。常同时伴有咽痛、咳嗽。也可伴发急性中耳炎、鼻出血等。较大儿童可能主诉头痛或一侧面颊疼痛。

2. 慢性鼻窦炎

主要表现间歇性或持续性鼻塞、黏液性或黏脓性鼻涕，常频发鼻出血。病情严重和病程迁延者廿丁表现有精神不振、胃纳差、体重下降或低热。可能伴有腺样体肥大、慢性中耳炎、贫血、风湿病、关节痛、感冒、哮喘、胃肠或肾脏疾病等全身性疾病。由于长期鼻阻塞和张口呼吸，导致患儿颌面、胸部以及智力等发育不良。

(四) 检查和诊断

1. 前鼻镜检查鼻腔内有多量脓性鼻涕，收缩鼻黏膜和清除鼻腔内脓涕后可见鼻黏膜呈急性或慢性充血、肿胀，中鼻道或嗅裂可见脓性分泌物。

2. 鼻前庭常有结痂，上唇及鼻翼附着处皮肤可能有脱皮或皲裂，皆为脓性鼻涕刺激皮肤所致。

3. 急性者可能出现感染鼻窦的邻近软组织红肿，如筛窦炎可引起内眦部红肿。此外，急性者感染鼻窦之相应区域表面皮肤软组织可有压痛。

4. 鼻窦 CT 扫描和 X 线检查对本病有诊断意义。

5. 必要时，可对较年长患儿行鼻内镜检查，有助于诊断。此外，B 超扫描亦有较好的诊断价值。6 岁以下患儿可行诊断性上颌窦穿刺冲洗术。必须强调，儿童鼻窦炎常常不是一个孤立的疾病。急性者常以上呼吸道感染的并发症出现，症状和体征比“上感”更为严重和持续。慢性者常伴有邻近器官的病变，如中耳炎、腺样体炎或肥大、哮喘或支气管炎等。学龄前儿童患鼻窦炎并不少见，若感冒持续 1 周、脓涕不见减少甚至增多以及症状加重者，应考虑合并鼻窦炎。

(五) 并发症

抗生素的广泛应用已使并发症明显减少，但儿童凶身体未发育完善和抵抗力低，发生并发症的倾向仍高于成人，尤其是年幼患儿。如中耳炎、下呼吸道感染 (即鼻窦性支气管炎)。甚者还可发生上颌骨骨髓炎、眼眶蜂窝织炎、脑膜炎、海绵窦血栓性静脉炎和视神经炎等严重并发症。因此，对年幼患儿除详细检查鼻和鼻窦外，尚应注意听力、肺部、眼睑、眼球活动、视力以及中枢神经系统功能等情况，以便及早发现并发症和治疗之。

(六) 预防

及时治疗和纠正可能引起本病的各种致病因素，加强营养和锻炼身体，谨防感冒。

(七) 治疗

1. 急性者

全身应用足量抗生素、抗变态反应药物。鼻腔局部应用减充血剂和糖皮质激素，以利鼻腔和鼻窦通气引流。较年长患儿在鼻内应用减充血剂后，可给予鼻蒸汽吸入和局部热敷。此外，需注意休息和给予营养丰富、易于消化的食物。若发生并发症者，则应同时治疗。

2. 慢性者

首先应取规范保守治疗。全身用抗生素，以口服为主，疗程至少 2 ～ 3 周。同时鼻腔局部应用糖皮质激素和减充血剂。若有腺样体肥大，可辅以腺样体切除术。鼻窦置换法亦是保守治疗的手段之一，对筛窦炎和全鼻窦炎者效果较佳。亦可辅以物理疗法。特应性体质者可结合抗变态反应药物。对患慢性上颌窦炎的较大儿童，亦可考虑采用上颌窦穿刺冲洗法，并向窦腔内注入抗生素溶液。大多数患儿经上述规范治疗后可以康复。

若经上述规范治疗，病情迁延和不能康复，可选择鼻窦手术治疗。手术对 9 岁以下儿童的颅面发育影响较大，故应选择功能性内镜鼻赛手术方式，手术范围应尽量小，应尽最大可能地保留鼻腔、鼻窦黏膜、骨膜和骨质。儿童的病变多位于前筛和窦口鼻道复合体 (OMC) Ⅸ域并向上颌窦延伸，因此手术应限制在 OMC 区域。恢复 OMC 区域引流和通气功能后，病变黏膜可逐渐恢复正常。

四 、婴幼儿上颌骨骨髓炎

婴幼儿上颌骨骨髓炎 (osteomyelitis of superior maxilla in infants) 多发生在 3 个月以内婴儿，尤以新生儿多见。起病急，病情重，发展快，并发症多，应及时诊治。

(一) 病因和感染途径

尚未完全明确，有以下可能：

1. 来自母体的感染

新生儿上颌骨扁和宽，内有两列牙胚，牙槽黏膜薄而尤保护，分娩时易发生损失 (尤其是异常位分娩时)，产道病原菌经损伤处侵入上颌骨引起感染。

2. 血源性感染

新生儿上颌骨骨皮质薄，骨髓质多而疏松，血管丰富，一旦身体其他部位感染 (如脐带感染或皮肤感染)，病原菌经血循环着床于上颌骨，则容易引起感染。

3. 局部感染直接扩散

奶瓶、小匙等不慎损失婴儿口腔黏膜或牙胚而致局部感染，或母亲息乳腺炎继续哺乳等，上述局部感染均可直接扩散到婴儿上颌骨。

4. 鼻源性感染

为鼻腔或鼻窦炎症并发症。

(二) 病原菌

绝大多数是金黄色葡萄球菌，少数为链球菌。

(三) 病理

初期表现为急性炎症反应和局部血栓性静脉炎，进而表现为骨组织缺血和细菌栓子进入骨髓，最终导致骨组织化脓和坏死。

(四) 临床表现

1. 全身症状

发病急，发展快。表现为突发高热 (可达 40℃以上)，伴寒战、烦躁不安 (哭闹不止)，进而可出现抽搐或嗜睡、昏迷等全身中毒症状。部分患儿可伴有消化不良或腹泻。

2. 局部症状

鼻塞，黏脓性或脓性鼻涕，或有血涕。患侧内眦内下方和鼻旁皮肤软组织红肿，并渐波及下睑、面颊和上睑。结膜水肿，眼裂缩小。患侧牙龈和硬腭红肿。若诊治不及时，可形成脓肿，脓肿破溃形成瘘管。多数病例在引流排脓后，症状缓解，体温逐渐降至正常，瘘管可自行愈合。有死骨形成或牙胚坏死者，可由瘘管或经鼻腔排出。若死骨未排净，瘘管常不愈合而转为慢性。慢性者常迁延数月甚至数年，且极易反复急性发作。

(五) 诊断

依据病史和临床表现不难诊断。影像学检查对本病早期者诊断意义不大，晚期者则可显示息侧上颌骨骨质疏松、破坏或死骨形成。本病早期应与急性泪囊炎、单纯面部蜂窝织炎或丹毒、眼眶蜂窝织炎鉴别，上述疾病局部软组织红肿相对较局限，儿很少发生于 3 个月以内婴儿，尤其罕见于新生儿。

(六) 并发症

以脓毒败血症最多见，其次可能并发支气管炎、眶内感染、鼻内感染。少数可能并发脑膜炎、脑脓肿、海绵窦脓性血栓、肺脓肿和中毒性肝炎等。

(七) 治疗

早期诊断和早期治疗极为重要。

1. 抗生素治疗

本病因多为金黄色葡萄球菌感染，故首选青霉素类和头孢菌素类抗生素。临床症状完全消退后仍须继续用药1周，过早停药易致复发。应不用或慎用氯霉素和氨基糖苷类抗生素(链霉素、庆大霉素和卡那霉素等)，以免对骨髓造血系统、胃肠和位听神经造成损害。

2. 局部治疗

早期可用热敷、理疗。保持鼻腔和口腔清洁，鼻腔内用减充血剂以保持通气和引流。如在下睑或内、外眦部形成脓肿，应及时穿刺抽脓。如在牙龈或硬腭处形成脓肿，则应在颊龈处或硬腭处切开引流，但忌搔刮，以免损伤牙胚和骨质，引起日后畸形。切开处用稀释抗生素溶液行局部冲洗，每日 1 ～ 2 次。对已有瘘管形成者，应注意保持瘘口通畅。

3. 支持治疗

维持水、电解质平衡、补充大量多种维生素和加强营养甚为重要。中毒症状严重者应给予糖皮质激素。贫血者可小量多次输全血或血浆。呼吸困难者应及时吸氧。

4. 死骨和瘘管的处理

瘘管经久不愈应考虑有死骨形成。X 线检查有助于诊断。明确有死骨形成者应行手术摘除死骨，此举有助于瘘管愈合。

5. 其他

遗留牙排列不齐或颌面部畸形者待日后整形矫治。

第十六章 喉科学

第一节 先天性喉蹼

喉腔内有一先天性膜状物，称为先天性喉蹼。其发生与喉发育异常有关，喉发生经历了喉的上皮增生、融合致喉腔关闭到封闭上皮溶解、吸收，喉腔重新建立的过程，若溶解、吸收过程受阻，则在喉腔内遗留一层上皮膜，是为喉蹼。本病可伴有其他先天性畸形，亦有一家中数人发生的报告。喉蹼按发生的部位分为声门上蹼、声门间蹼、声门下蹼 3 型，以声门间蹼最为常见。绝大多数在喉前部，仅 1%～2% 为杓间蹼。GerSon(1983 年) 报道一种新的畸形称为喉咽蹼，此蹼起自会厌侧后缘，伸向咽侧壁、后壁，构成钥匙孔样声门。

一、临床表现

婴幼儿喉蹼与儿童或成人喉蹼症状不全相同，亦随喉蹼大小而异。婴幼儿喉蹼：喉蹼较小者可无症状或出现哭声低哑，但无呼吸困难。喉蹼较大者可出现：①先天性喉鸣，通常为吸气性或双重性；②呼吸困难，程度不等，吸气、呼气均有困难，夜间及运动时加剧；③声嘶或无哭声，吮乳困难。上述症状常在哭闹或发生呼吸道感染时加重。喉闭锁患儿生下时无呼吸和哭声，但有呼吸动作，可见四凹征，结扎脐带前患儿颜色正常，结扎不久后出现新生儿窒息，常因抢救不及时而致死亡。

较大儿童或成人喉蹼一般无明显症状，有时有声嘶或发声易感疲倦，活动时有呼吸不畅感。

二、诊断

根据上述症状，行喉镜检查可明确诊断。婴幼儿或新生儿必须用直接喉镜检查，检查时需准备支气管镜和行气管切开术。喉镜下见喉腔有灰白色或淡红色膜样蹼或隔，后缘整齐，多呈弧形，少数呈三角形。吸气时膜扯平，在哭或发音声门关闭时，蹼向下隐藏或向上突起如声门肿物。喉部完全闭锁较为罕见。

三、鉴别诊断

婴幼儿先天性喉蹼应与其他先天性喉发育异常，如先天性声门下狭窄、喉软骨软化等鉴别。喉蹼患儿哭声弱而发声嘶，后两者正常，直接喉镜检查可鉴别。

先天性喉蹼还应与产钳引起的杓状软骨脱位或声带麻痹相鉴别，除根据病史外，喉镜检查时应仔细检查杓状软骨的位置及声带运动情况。

较大儿童或成人喉蹼应根据病史鉴别是先天性还是后天性。后天性喉蹼多因患白喉、结核、狼疮、喉软骨膜炎等病或喉外伤、喉手术、气管插管引起。

四、治疗

婴幼儿喉蹼属结缔组织，治疗后多不再形成，而且早日治疗对喉腔正常发育有裨益，并可减少呼吸道感染，因此，不论有无症状，均宜尽早治疗。此种患儿喉蹼可在喉镜下剪开，或用 CO_2 激光切除；喉闭锁患儿应立即在直接喉镜下插入支气管镜将隔膜穿破，吸除气管、支气管内分泌物，人工呼吸，可救活患儿。据报导，隔膜有时可为骨性，此时应立即行气管切开术。

较大儿童或成人喉蹼因炎症反应多较厚，并已发生纤维化，治疗不易成功，易于复发，无明显症状者可不予治疗，声嘶明显或影响呼吸者须行手术治疗。手术治疗有下述几种方法。

(1) 喉显微镜下切除或激光切除喉蹼：有时需置扩张管。

(2) 沿一侧声带边缘将喉蹼切开，切开的蹼修剪后将游离缘缝于对侧，以免重新粘连。

(3) 喉裂开术切除喉蹼：主要适用于完全性喉蹼和靠后部的喉蹼。为防止粘连，可取下唇黏膜移植于声带两侧之黏膜缺损区，若术前有呼吸困难，须放置扩张管。

杓间蹊目前尚无公认的好的治疗方案，治疗包括长期插管、切除或激光切除喉蹼、气管切开、杓状软骨切除等。

因呼吸困难行气管切开术，但未处理喉蹼，经戴管数年，患儿喉发育不良，气管上端梗阻，应按喉和气管梗阻处理。可用硅胶喉内模扩张法。模塞大小、位置要合适，使喉和气管扩张，但不可太紧。每 2 周换一次模塞，共 3 ～ 4 个月，直到形成足够大喉腔后，再换小一号模塞，再维持 2 ～ 3 个月，以促进上皮生长。

第二节 急性会厌炎

急性会厌炎是一种危及生命的严重感染性疾病，主要表现为会厌及杓会厌襞的急性水肿，但很少累及声带。若治疗不及时可引起喉阻塞窒息死亡。该病冬春季节多见。

一、病因和发病机制

感染为本病的最主要原因，常见的致病菌有乙型流感杆菌、葡萄球菌、链球菌等；也可发生于机体对某种变应原发生反应，引起变态反应性炎症；其他如异物、创伤、吸入有害气体等均可引起急性会厌炎。

二、临床表现

起病急，多伴有畏寒、发热、头痛等全身不适，儿童及老人症状较重，可表现为精神委靡，面色苍白。局部表现为剧烈的咽喉疼痛，吞咽时加重，严重时连唾液也难以咽下。重者饮水呛咳，张口流涎。因会厌肿胀语音含糊不清，如口中含物。会厌高度肿胀时可引起吸气性的呼吸困难，甚至窒息。

体征：患者呈急性病容，严重者可有呼吸困难。口咽部检查可无病变。间接喉镜检查可见会厌舌面黏膜充血、肿胀，严重者会厌水肿如球。如已形成会厌脓肿，则见局部隆起，红肿黏膜表面可见黄白色脓点。会厌肿胀不能上举，往往不易看到声带。

三、诊断和鉴别诊断

对急性咽喉部剧烈疼痛、吞咽困难的患者，口咽部检查无明显异常，间接喉镜下见充血肿大的会厌，应考虑到急性会厌炎。

四、治疗

成人急性会厌炎较危险，可迅速发生致命性呼吸道梗阻。欧美国家均将急性会厌炎病人安置在监护病房内观察和治疗，必要时行气管切开或气管插管，后者应取半坐位。治疗以抗感染及保持呼吸道通畅为原则。门诊检查应首先注意会厌红肿程度、声门大小和呼吸困难程度等。重者应急诊收入住院治疗，床旁备置气管切开包。

1. 控制感染

(1) 足量使用强有力抗生素和糖皮质激素：因其致病菌常为 B 型嗜血流感杆菌、葡萄球菌、链球菌等，故首选头孢类抗生素。地塞米松肌注或静脉注射，剂量可达 0.3 mg/(kg · d)。

(2) 局部用药：局部用药的目的是保持气道湿润、稀化痰液及消炎。

常用的药物组合有：①庆大霉素 16 万单位，地塞米松 5 mg，α－糜蛋白酶 5 mg；②卡那霉素 1 g，醋酸可的松 25 mg，麻黄碱 40 mg。可采用以上两者的一种组合加蒸馏水至 10 ml，用喷雾器喷入咽喉部或氧气、超声雾化吸入，每日 4 ～ 6 次。

(3) 切开排脓：如会厌舌面脓肿形成，或脓肿虽已破裂仍引流不畅时，可在吸氧，保持气道通畅 (如喉插管、气管切开) 下，用喉刀将脓肿壁切开，并迅速吸出脓液，避免流入声门下。如估计脓液很多，可先用空针抽吸出大部分再切开。体位多采用仰卧垂头位，肩下垫一枕垫，或由助手抱头。感染病灶尚未局限时，不可过早切开，以免炎症扩散。不能合作者应用全麻，成人可用表面麻醉。

2. 保持呼吸道通畅

建立人工气道 (环甲膜切开、气管切开或气管插管) 是保证病人呼吸道通畅的重要方法，应针对不同病人选择不同方法。有下述情况者，应考虑行气管切开术：

(1) 起病急骤，进展迅速，且有Ⅱ度以上吸气性呼吸困难者。

(2) 病情严重，咽喉部分泌物多，有吞咽功能障碍者。

(3) 会厌或杓状软骨处粘膜高度充血肿胀，经抗炎给氧等治疗，病情未见好转者。

(4) 年老体弱、咳嗽功能差者。

出现烦躁不安、发绀、三凹征、肺呼吸音消失，发生昏厥、休克等严重并发症者应立即进行紧急气管切开术。

实施气管切开术时，注意头部不宜过于后仰，否则可加重呼吸困难或发生窒息。因会厌高度肿胀，不易插管。进行气管切开也有一定危险，在有限的时间内也须做好充分准备。环甲膜位置表浅而固定，界限清楚，对于严重呼吸困难高龄的喉下垂，颈短肥胖，并有较重的全身性疾病的病人，选用环甲膜切开具有快速、反应轻等优点。

Gonzalez(1986) 建议将急性会厌炎分为 4 级，作为拔管的参考：

0 级：会厌正常，软骨标志清晰，声带可见；

Ⅰ级：会厌轻度水肿，充血消失，或有充血而水肿消退，软骨边缘清晰，可看清声带；

Ⅱ级：会厌充血水肿，勉强能看到声带；

Ⅲ级：会厌充血水肿明显，软骨的正常标志消失，看不到声带。计算机辅助的电视纤维喉镜有助于更准确地分级。

3. 其他

保持水电解质酸碱平衡，注意口腔卫生，防止继发感染，鼓励进流汁饮食，补充营养。

第三节 急性喉炎

急性喉炎是一种常见的急性呼吸道感染性疾病，好发于冬春季节。感染是其主要病因，可先为病毒感染，后继发细菌感染。常发生于感冒之后，开始多为鼻腔、鼻咽和口咽急性卡他性炎症，若感染向下扩展便可引起喉黏膜的急性卡他性炎症。用声过度、过度烟酒、有害气体、粉尘的吸入也可引起急性喉炎。

一、病因

1. 全身因素

烟酒刺激、受凉、疲劳致机体抵抗力降低时，易诱发本病。本病多与感冒相关，通常先有病毒入侵，继发细菌感染。常见的致病病毒包括：流感病毒、副流感病毒、鼻病毒、腺病毒；常见的致病细菌包括溶血性链球菌、肺炎链球菌、流感嗜血杆菌、卡他球菌等。

2. 职业因素

吸入过多的生产性粉尘、有害气体(如氯、氨、硫酸、硝酸等)，可引起喉腔黏膜的急性炎症。发声不当或用嗓过度也可以造成急性喉炎，尤其在使用嗓音较多的职业如教师、演员、售货员等。

3. 外伤

喉异物、颈部及咽喉部外伤及检查器械损伤喉部黏膜，也可以造成喉黏膜水肿或黏膜下血肿从而继发急性喉炎。

4. 过敏

特定的食物、气体或药物可引起特异性体质患者喉腔黏膜水肿，造成急性喉炎。

二、病理

初起为喉粘膜急性弥漫性充血，有多形核白细胞及淋巴细胞浸润，组织内渗出液积聚形成水肿。炎症继续发展，渗出液可变成脓性分泌物或成假膜附着。上皮若有损伤和脱落，也可形成溃疡。炎症若未得到及时控制，则有圆形细胞浸润，逐渐形成纤维变性。有时病变范围深入，甚至可达喉内肌层，也可向气管蔓延。

三、临床表现

全身可伴有鼻塞、流涕、畏寒、发热、乏力等症状。局部症状有以下几点。

1. 声嘶

声音嘶哑是急性喉炎的主要症状，最初为低沉粗糙的声音，渐变为沙哑，严重者可出现失声。

2. 咳嗽、咳痰

咳嗽、咳痰一般不重，但若伴有气管、支气管炎症时，该症状会加重。

3. 喉痛

喉部会有不影响吞咽的不适感或疼痛。

4. 体征

检查可见喉黏膜弥漫性充血，尤其是声带可变为粉红色或红色，有时可出现黏膜下出血点，声带肿胀变厚，但运动正常。

四、诊断与鉴别诊断

根据症状及检查，可初步诊断，但应与以下疾病鉴别。

1. 喉结核

多继发于较严重的活动性肺结核或其他器官结核。病变多发生于覆有复层鳞状上皮处的喉粘膜，如喉的后部(杓间区、杓状软骨处)，以及声带、室带、会厌等处。喉结核早期，喉部有刺激、灼热、干燥感等。声嘶是其主要症状，初起时轻，逐渐加重，晚期可完全失声。常有喉痛，吞咽时加重，当喉软骨膜受累时喉痛尤为剧烈。

2. 麻疹喉炎

由麻疹病毒引起，其病情发展与麻疹病程相符。在出疹高峰伴有明显声嘶、咳嗽或犬吠样咳嗽声，随着皮疹消退迅速好转，较少发生喉梗阻。继发细菌感染引起的喉炎，往往病情较重，可能导致喉梗阻。幼儿麻疹病情较重者，大都有轻度喉炎，几乎是麻疹的症状之一。麻疹并发急性喉炎或急性喉气管支气管炎的发病率各地报道不一，约 0.88% ～ 18.5%。麻疹喉炎以疹后期为多 (55%)，出疹期次之 (42.5%)，前驱期最少 (2.5%)。男性多于女性。多见于 2 岁以下的婴幼儿 (31.6% ～ 63.3%)，5 岁以内者约 77.5% ～ 95%。麻疹喉炎出现喉梗阻者，可按急性喉炎治疗，首先控制继发性感染，同时予糖皮质激素，如病情无改善，仍表现较重的呼吸困难，可进行气管切开术。注意有无膜性喉气管支气管炎，不可忽视下呼吸道的梗阻。

五、治疗

1. 及早使用足量广谱抗生素

充血肿胀显著者加用糖皮质激素。

2. 给氧、解痉、化痰，保持呼吸道通畅

可用水氧超声雾化吸入或经鼻给氧。早期粘膜干燥时，加入薄荷、复方安息香酊等。0.04% 地喹氯铵(商品名有达芬拉露)气雾剂喷雾。

3. 声带休息

不发音或少发音。

4. 护理和全身支持疗法

随时调节室内温度和湿度，保持室内空气流通，多饮热水，注意大便通畅，禁烟、酒等。

六、预后

急性单纯性喉炎的预后一般良好，很少引起喉软骨膜炎、软骨坏死和喉脓肿。急性喉梗阻Ⅱ度时应严密观察呼吸，作好气管切开术的准备，Ⅲ度时可考虑行气管切开术。积极治疗急性喉炎是防止其转为慢性的关键。

第四节 慢性喉炎

慢性喉炎是指喉部慢性非特异性炎症。发病与下列因素有关：用声过度，长期吸入有害气体或粉尘，鼻、咽部慢性炎症直接扩展到喉部，急性喉炎长期反复发作或迁延不愈，下呼吸道有慢性炎症，长期咳嗽及脓性分泌物刺激喉部黏膜。

一、临床表现

1. 症状

声嘶是慢性喉炎的主要症状，其程度可轻可重。有的晨起时发声正常，但说话多以后即出现声嘶，也有晨起即声嘶较重，讲一段时间话后或咳出喉部分泌物后声嘶减轻。多数患者禁声一段时间后声嘶缓解，但过度用声后声嘶又加重。此外可有堠部不适、干燥、喉痛；讲话费力，咳出分泌物后好转。

2. 体征

喉黏膜弥漫性充血，轻度肿胀，声带边缘变钝，表面有时可见黏痰，在两侧声带前中 1/3 交界处形成黏液丝。以室带肥厚为主者，发声时室带超越声带靠在一起，影响声带闭合。少数有喉黏膜变薄、干燥、严重者喉黏膜表面有痂皮形成，声门闭合时有梭形裂隙。

二、诊断与鉴别诊断

1. 诊断根据病史、临床表现、查体可诊断。

(1) 慢性单纯性喉炎：声带轻度充血、增厚，声带失去原有的白色，变为粉红色。声带边缘变钝。黏膜表面有黏稠分泌物附着，并在两侧声带之间形成黏液丝。

(2) 肥厚性喉炎：室带肥厚多见。喉部黏膜呈暗红色，声带增厚，边缘变钝，严重者因两侧声带前部互相靠在一起，声门不能完全打开。室带因代偿性增厚常遮盖部分声带，故不易窥清其全部。

(3) 萎缩性喉炎：多继发于萎缩性鼻炎、咽炎。喉黏膜变薄、干燥，失去正常光泽。室带、声带杓间区或声门下区，可见有黄绿色或黑褐色于痂附着。

2. 鉴别诊断

(1) 癔症性失声：多见青年女性，与情绪波动有关，在精神受到刺激后发作。喉镜检查见声带不能闭合，但咳嗽、笑、哭时声带能闭合，发声正常。

(2) 喉结核：多继发于肺结核，有声音嘶哑及喉痛。喉镜检查见声带苍白、水肿，边缘有不整齐的浅溃疡。X 线检查肺部有结核灶。

三、治疗

1. 病因治疗：适当噤声，避免过度用嗓，戒除烟酒嗜好，积极治疗邻近器官病变。

2. 采用蒸汽吸入、雾化吸入或超短波治疗，消除炎症。

3. 声带小结或声带息肉，可行手术摘除。

4. 中医中药：根据中医辨证施治的原则，选用金嗓清音丸、黄氏响声丸等。

第五节 声带小结

声带小结又称歌唱者小结。长期用声过度或用声不当是本病的主要原因，多见于职业用声的人，如歌唱演员、教师及喜欢喊叫的儿童。

声带前 2/3 段为膜部，参与声带的振动，后 1/3 段为杓状软骨，司声门的启闭。膜部的中点即声带前、中 1/3 交界处，该处在发声时振幅最大，用声不当或用声过度可于该处发生局限性充血和水肿，长期可形成结节。

一、病因

引起慢性喉炎的各种病因，均可引起声带小结。最常见的有：

1. 用声过度或用声不当

常见于教师、演员、歌唱家等职业用声者，长期持续高声讲话，音调过高或者过长时间的演唱等均可导致声带小结。

2. 上呼吸道感染

感冒，急、慢性喉炎，鼻炎、鼻窦炎、咽炎，肺、气管、支气管炎等均可成为该病发生的诱因。如果在有上呼吸道炎症存在的基础上过度用声，则更容易发生声带小结。

鼻、鼻窦及咽部感染可由于炎症直接向下蔓延，或者炎性分泌物流入喉部，而导致发声共鸣作用出现障碍，从而引起发声不当和增加喉肌的疲劳，导致本病。肺、气管、支气管感染时，通过咳嗽可使其产生的炎性分泌物与喉部长期接触，也可继发本病。

3. 接触刺激性致病因子

如高温作业、粉尘作业、化学工业等均可产生大量的刺激性物质，引起声带小结。

4. 内分泌紊乱

声带小结在儿童与成人发病率均有性别差异，且 50 岁以上患此病者少见，故有学者认为内分泌因素与声带小结可能有某种关联。

5. 某些全身疾病

如心、肾疾病，糖尿病，风湿病等使血管舒缩功能发生紊乱，喉部长期淤血，可继发本病。

6. 喉咽反流

喉咽反流疾病近些年来越来越受到重视，对该病的研究也不断深入，有学者认为由于胃内容物反流刺激喉部黏膜引起的慢性炎症也是引起声带小结的原因之一。

二、发病机制

1866 年声带小结第一次被 Turck 所描述，1935 年 Tarmeaid 在一个研究报道中解释了声带小结的形成机制，确定声带小结是一种功能不良性嗓音疾病的概念。声带小结的形成一方面是声带功能低下，另一方面是过强呼气气流的影响，在 Bernouilli 效应的影响下，声门区的负压将随着通过声门气流速度的增加而增大，吸引声带闭合的力量也随着气流量的增加而增强。在过大气流的作用下，声带膜部黏膜呈现为向上向内的弓形突起，以声带最大振动部位，即声带前中 1/3 交界处的黏膜波最明显。声带每次振动闭合时，声带前中 1/3 交界处的黏膜受到的 Bernouilli 效应最强。

在声带小结形成前，常可观察到声带前中部，即声带小结形成处的黏膜发生炎性水肿，发声时表面有分泌物附着，患者频繁清嗓试图清除分泌物。此时如果继续用力发声，Bernouilli 效应的负压吸引力将进一步加重声带黏膜损害，进而引起声带黏膜的慢性炎症反应。长期的强负压作用将导致声带黏膜上皮的增厚，最终在声带前中 1/3 交界处形成小结样突起。

三、病理生理

声带小结是由于声带过度的振动致使组织破坏，表现为黏膜上皮层及基底膜的损伤。Wang(1996) 等发现声带小结下表面的上皮要比上表面的上皮增生明显，并认为这可能与发声时下表面振动更激烈，且与声门下高压气流直接冲击有关。因此不可能是一次损伤即导致声带小结，而是反复损伤形成的。

声带小结是由于反复机械性损伤产生的炎性反应，按炎症发展过程形成不同质地的声带小结。初期或早期声带小结柔软而呈红色，覆以正常鳞状上皮，基质呈水肿状，并可有血管增生、血管扩张或出血；较成熟或中期的声带小结较坚实，有纤维化或透明样变；而成熟或晚期的声带小结则呈苍白色，有上皮增厚和角化。

四、临床表现

主要为声嘶，早期时发高音破裂，用声多时感疲劳，时好时坏。以后逐渐加重，声嘶呈持续性。

喉镜检查见双侧声带前、中 1/3 交界处有对称性结节状隆起。早期小结呈粉红色，病程长者，小结呈白色，表面光滑。发声时两侧的小结相靠而妨碍声带闭合。

五、诊断

主要依据症状，长期声嘶，喉镜检查见双侧声带前、中 1/3 交界处有对称性结节状隆起。

六、治疗

注意声带休息，发声训练，手术和药物治疗。

1. 声带休息

早期声带小结，经过适当声带休息，常可变小或消失。较大的小结即使不能消失，声音亦可改善。若声带休息 2 ～ 3 周，小结仍未明显变小，应采取其他治疗措施，因声带肌长期不活动反而对发声不利。

2. 发声训练

国外报道声带小结成功的治疗主要通过语言疾病学家指导发声训练完成，经过一段时间 (约 3 个月) 的发声训练，常可自行消失。发声训练主要是改变错误的发音习惯。此外，应忌吸烟、饮酒和吃辛辣刺激食物等。

3. 药物治疗

对于早期的声带小结，在声带休息的基础上，可辅以中成药治疗，如金嗓开音丸、金嗓散结丸等。

4. 手术切除

对不可逆较大、声嘶明显的小结，或并有喉蹼者，可考虑手术切除，在手术显微镜下用喉显微钳咬除或剥除。操作时应特别小心，切勿损伤声带肌。术后仍应注意正确的发声方法，否则可复发。除此，可适当使用糖皮质激素。儿童小结常不需手术切除，至青春期可以自然消失。

第六节 声带息肉

声带息肉好发于一侧声带的前、中 1/3 交界处边缘，为表面光滑的肿物，多为单发，也可为双侧，是引起声音嘶哑的常见病之一。声带息肉多见于发声不当或过度发声。

一、病因

引起慢性喉炎的各种病因，均可引起声带息肉。

1. 用声过度或用声不当

常见于教师、演员、歌唱家等职业用声者，长期持续高声讲话，音调过高或者过长时间的演唱等均可导致声带息肉。

2. 上呼吸道感染

感冒，急、慢性喉炎，鼻炎、鼻窦炎、咽炎，肺、气管、支气管炎等均可成为声带息肉发生的诱因。如果在有上呼吸道炎症存在的基础上过度用声，则更容易发生声带息肉。鼻、鼻窦及咽部感染可由于炎症直接向下蔓延，或者炎性分泌物流入喉部，而导致发声共鸣作用出现障碍，从而引起发声不当和增加喉肌的疲劳，导致本病。肺、气管、支气管感染时，通过咳嗽可使其产生的炎性分泌物与喉部长期接触，也可继发本病。

3. 接触刺激性致病因子

如高温作业、粉尘作业、化学工业等均可产生大量的刺激性物质，引起声带息肉。有研究指出，吸烟可刺激声带黏膜，使血管扩张，血浆通过血管壁渗入声带的固有层浅层(任克氏间隙)，引起声带息肉样改变。

4. 内分泌紊乱

声带息肉样变性多见于更年期妇女，可能与雌激素水平有关。甲状腺功能减退或亢进也与声带息肉样改变有一定关系。

5. 某些全身疾病

如心、肾疾病，糖尿病，风湿病等使血管舒缩功能发生紊乱，喉部长期淤血，可继发本病。

6. 变态反应

根据声带息肉给予糖皮质激素治疗好转和声带息肉的光镜及电镜组织学所见，有学者认为声带息肉与变态反应有关。

7. 喉咽反流

喉咽反流疾病近些年来越来越受到重视，对该病的研究也不断深入，有学者认为由于胃内容物反流刺激喉部黏膜引起的慢性炎症也是引起声带息肉的原因之一。

二、临床表现

长时间的声嘶是其主要症状，声嘶的程度与息肉的大小及部位有关，息肉大者声嘶重，反之轻。声带游离缘的息肉或前连合的息肉声嘶明显，声带表面的息肉对发声影响小，基底较广的息肉可引起失声。

体征：检查可见一侧声带的前、中 1/3 交界附近有半透明、白色、粉红色或紫红色的肿物，表面光滑，带蒂或广基的息肉有时可随呼吸上下活动，偶可见到整个声带弥漫性息肉样变。

三、检查

喉镜检查(间接喉镜、直接喉镜、纤维喉镜、电子喉镜、频闪喉镜等)：通过各种喉镜检查结合临床症状可以进行诊断。

喉镜检查见声带边缘前中1/3交界处有表面光滑、柔软、半透明的新生物，白色或粉红色，表面光滑，可有蒂，也可广基。有时在一侧或双侧声带游离缘呈基底较宽的梭形息肉样变，亦有呈弥漫性肿胀遍及整个声带的息肉样变者。息肉色灰白或淡红，偶有紫红色，大小如绿豆、黄豆不等。声带息肉一般单侧多见，亦可两侧同时发生。少数病例为一侧息肉，对侧为小结。

带蒂的息肉可随呼吸气流上下活动，有时隐伏于声门下腔，检查时易于忽略。偶有息肉巨大者，可见悬垂于声门下腔，状如紫色葡萄，呼吸困难呈端坐状，亦有突然堵塞声门裂而引起窒息者。此种巨大息肉，其蒂常位于声带前联合处。

四、诊断

应以病理诊断为依据，注意与喉癌早期相鉴别。

五、治疗

包括适当声带休息，纠正不良的发声习惯，药物及手术疗法。声带息肉目前以手术切除为主。

1.一般治疗

声带休息、发声训练：主要用于声带小结的治疗，对声带息肉亦有一定作用。

此外，应限制吸烟、饮酒和食用辛辣及刺激性食物，避免咖啡、浓茶等，还要避免接触刺激性气体、粉尘等致病因素。

2.药物治疗

局部可给予理疗和雾化吸入治疗。抑酸药物治疗可抑制胃酸分泌，减少因为喉咽反流造成的咽喉黏膜的慢性炎症，可以治疗及预防声带息肉。

3.手术治疗

声带息肉切除术：是目前声带息肉的主要治疗方法。手术方法有多种，可视息肉大小、部位等具体情况而定。较小的息肉可在表面麻醉下通过纤维喉镜或电子喉镜下进行切除，但随着喉显微外科技术的发展，绝大多数声带息肉患者采用全麻后在支撑喉镜下显微镜辅助的激光切除手术及显微器械微瓣技术手术。目前经口的喉内手术技术日趋成熟，各种类型激光、显微器械、等离子刀等切除手段日新月异，特别巨大的息肉需行喉裂开术者已极少见。

第七节 喉运动神经性疾病

喉麻痹是指喉肌的运动神经损害所引起的声带运动障碍；喉内肌除环甲肌外均由喉返神经支配，当喉返神经受压或损害时，外展肌最早出现麻痹，其次为声带张肌，内收肌麻痹最晚。喉上神经分布到环甲肌，单独发生麻痹少见。

一、病因

按神经遭受损害的部位不同，可分为中枢性和周围性两种，其中以周围性多见。

(一) 中枢性

两侧大脑皮层之喉运动中枢有神经束与二侧疑核相连系，故每侧肌肉均接受来自两侧大脑皮层的冲动，因而皮层病变引起的喉麻痹，临床上极为少见。脑溢血、基底动脉瘤、颅后窝炎症、延髓及桥脑部肿瘤均可引起声带麻痹。

(二) 周围性

凡病变主要发生在喉返神经或迷走神经离开颈静脉孔以至分出喉返神经之前的任何部位，所引起的喉麻痹，均属周围性。颅底骨折、甲状腺手术、颈部及喉部各种外伤、喉部、颈部或颅底良、恶性肿瘤压迫、纵隔或食管转移性肿瘤、鼻咽癌侵犯颅底、肺尖部结核性粘连、心包炎、周围神经炎等均可引起声带麻痹。

二、临床表现及类型

1. 喉返神经麻痹

(1) 单侧不完全麻痹：主要为声带外展障碍，症状多不显著。间接喉镜下见一侧声带居近中线位，吸气时不能外展，发音时声带可闭合。

(2) 单侧完全性麻痹：患侧声带外展及内收功能均消失。检查见声带固定于旁中位，杓状软骨前倾，患侧声带较健侧低，发音时声带不能闭合，发音嘶哑无力。

(3) 双侧不完全性麻痹：少见，多因甲状腺手术或喉外伤所致。两侧声带均不能外展而相互近于中线，声门呈小裂隙状。可出现不同程度的呼吸困难。

(4) 双侧完全性麻痹：两侧声带居旁中位，既不能闭合，也不能外展。发音嘶哑无力，一般呼吸正常，但食物、唾液易误吸入下呼吸道，引起呛咳。

2. 喉上神经麻痹为单侧性或双侧性，均较少见。喉上神经外支支配环甲肌。喉上神经麻痹后，声带松弛、不能发高音，音调粗、低沉、漏气。检查可见患侧声带皱缩，边缘呈波浪形，但外展、内收仍正常。

3. 混合型喉神经麻痹喉返神经和喉上神经同时麻痹。主要症状是声音嘶哑明显。单侧混合型喉神经麻痹后期，由于健侧声带的代偿作用，发音稍好转。喉镜检查患侧声带固定于中间位。双侧混合型喉神经麻痹，由于声带均固定于中间位，吸气和发音时声带均不活动。

三、诊断

根据上述临床症状、检查，诊断并无困难。但由于引起喉麻痹的原因很多，且往往是一些重要疾病的首发症状，故对喉麻痹的患者，应仔细检查找出病因，以免漏诊或误诊。

四、治疗

喉麻痹应针对其发病原因进行治疗。

1. 单侧病变因患者呼吸和发音功能尚好，可加强语言训练，同时给予神经营养剂如维生素 B_1、维生素 B_{12} 等，或糖皮质激素治疗。单侧完全性麻痹，如长时间仍不能代偿，而患者要求改善发音时，可在声带黏膜下注射特氟隆、脂肪等使声带变宽，向中线靠拢。

2. 双侧病变双侧不完全喉麻痹时，因有明显的呼吸困难，可先行气管切开术，以后再行声带外展术等手术矫正。双侧完全喉麻痹时，由于容易导致吸入性肺炎，故可行声带内移术或声带充填术。目前认为恢复声带自主运动，重建喉功能较理想的方法是喉神经再支配术，手术方式主要有神经吻合术、神经植入术、神经肌蒂移植术。

第八节 喉阻塞

喉阻塞又称喉梗阻，是因喉部、喉咽部或邻近组织的病变引起喉腔呼吸通道阻塞、狭窄，出现以呼吸困难为主的症状群。症状严重的患者，若不及时救治，可窒息死亡。由于儿童喉腔解剖生理上的特点，发生喉阻塞的机会较大。

一、病因

1. 急性炎性

急性喉炎、急性会厌炎、喉白喉、咽后脓肿。小儿患急性喉炎易发生急性喉阻塞，因为小儿喉腔小，炎症时黏膜稍微肿胀就可致声门阻塞。又因小儿喉软骨软，黏膜与黏膜下层附着不紧密，黏膜下淋巴组织及腺体丰富，易产生黏膜下浸润；咳痰能力差，喉气管内的分泌物不易排除；小儿神经系统不稳定，容易发生喉痉挛等特点都使小儿急性喉阻塞机会多于成人。

2. 水肿

药物过敏、变态反应、心肾疾病等均可引起喉水肿。

3. 外伤

喉外部和喉内部(如异物、烧灼等)的损伤，可因水肿、血肿、气肿等引起急性喉阻塞。

4. 异物

喉异物、气管异物阻塞气道，也可引起喉痉挛。

5. 肿瘤

喉良性和恶性肿瘤均能引起喉阻塞。如喉癌、喉乳头状瘤、下咽癌等。

6. 声带麻痹双侧声带外展麻痹。

7. 先天性畸形

巨大喉蹼、先天性喉喘鸣等。

二、临床表现

1. 吸气性呼吸困难

是喉阻塞的主要症状。吸气期气流压迫声带向下向内，使本已狭窄的声门更窄，故表现吸气时间长，深而慢；呼气时声门开大，呼吸困难不明显。

2. 吸气性喉鸣

为吸入的气流急速通过狭窄的声门裂时，气流的摩擦和声带颤动所发出的鸣声。扪触喉或气管可有颤动感。患者咳嗽时可有哮吼音。

3. 吸气性软组织凹陷

喉阻塞时吸气困难，胸腹部呼吸肌运动加强，胸腔内负压更为增加，使胸廓周围的软组织如胸骨上窝、锁骨上窝、肋间隙、胸骨剑突下于吸气时向内凹陷，称之为“四凹征”。

4. 声音改变

病变位于声带则声嘶明显，若侵犯室带或声门下区，可不出现声嘶，但在呼吸时可发生哮吼声。

5. 缺氧

呼吸困难时间稍长，则可出现缺氧，患者坐卧不安，烦躁不能入睡；严重者可四肢厥冷，面色苍白或发绀，额头出冷汗；晚期可出现脉搏微弱，快速，心律不齐，心衰，甚则昏迷而死亡。一般将呼吸困难按轻重程度分为 4 度。

Ⅰ度：呼吸困难为安静时无呼吸困难表现，而活动时或小儿哭闹后表现有鼻翼煽动，锁骨上窝、心窝轻度内陷等吸气性呼吸困难表现。

Ⅱ度：呼吸困难在安静时即有Ⅰ度呼吸困难的表现，活动时加重，但不影响睡眠和进食，无烦躁不安等缺氧症状。

Ⅲ度：吸气性呼吸困难明显，喉鸣较响，“四凹征”明显，不能平卧，患者烦躁不安、躁动等缺氧

症状明显。

Ⅳ度：呼吸极度困难，患者坐卧不安，手足乱动，出冷汗，面色苍白或发绀，心律不齐，脉搏细弱，血压下降，大小便失禁等。如不及时抢救，可因窒息而死亡。

三、诊断与鉴别诊断

根据病史、症状，病情允许者经过咽喉检查，诊断急性喉阻塞是容易的。本病需与肺源性和心源性呼吸困难相鉴别。

1. 肺源性呼吸困难以呼气性呼吸困难为主。肺部听诊可闻及哮鸣音或湿啰音。X 线检查可协助诊断。

2. 心源性呼吸困难呼、吸气均困难，坐位或立位时减轻，平卧时加重，患者有心脏病变的症状和体征。

四、治疗

呼吸困难的程度是选择治疗方法的主要依据。同时要结合病因和病人一般情况，耐受缺氧的能力（儿童、老人、孕妇一般对缺氧的耐受能力较差）等全面考虑。

一度：明确病因后，一般通过针对病因的积极治疗即可解除喉阻塞，不必做急诊气管切开术。如：通过积极控制感染和炎性肿胀；取出异物；肿瘤根治手术等手段治疗病因，解除喉阻塞。

二度：对症治疗及全身治疗（如吸氧等）的同时积极治疗病因。由急性病因引起者，病情通常发展较快，应在治疗病因的同时做好气管切开术的准备，以备在病因治疗不起作用，喉阻塞继续加重时急救。由慢性病因引起者，病情通常发展较慢；且病程较长，机体对缺氧已经耐受，大都可以通过病因治疗解除喉阻塞，避免做气管切开术。

三度：在严密观察呼吸变化并做好气管切开术准备的情况下，可先试用对症治疗和病因治疗。若经保守治疗未见好转，应及早手术，以免造成窒息或心力衰竭。因恶性肿瘤所引起的喉阻塞，应行气管切开术。

四度：立即行气管切开术。若病情十分紧急时，可先行环甲膜切开术。

第九节 喉癌

喉癌发病率有日益增多的趋势，我国高发区在东北地区。好发年龄为 40 ～ 70 岁，男性多于女性。一般认为城市高于农村，重工业城市高于轻工业城市。

一、病因

到目前为止，喉癌病因尚未完全明了，一般认为与下列因素有关。

1. 吸烟

吸烟不仅损害肺而且损害喉。烟雾中含有大量的致癌物质 (3，4 一苯并芘)，可使喉黏膜上皮细胞发生癌变。男性喉癌发病率明显高于女性，可能与吸烟有关。

2. 饮酒

声门上癌可能与饮酒有关。

3. 病毒感染

目前认为喉癌的发生可能与人类乳头状病毒感染有关，其中与 HPV16、HPV18 关系最为密切。

4. 性激素

临床资料表明，喉癌患者血中雄激素水平明显高于人群，推测喉癌的发生发展可能受雄激素的影响。

二、病理

鳞状细胞癌占全部喉癌的 95%。腺癌、未分化癌少见。多数为高、中分化癌，少数为低分化癌。

三、临床表现

根据国际抗癌协会的规定，喉癌分为声门上型、声门型和声门下型。跨声门型是指肿物原发于喉室，同时侵及室带、声带或声门下，国际抗癌协会未确认该型喉癌。

1. 声门上型

原发于会厌、室带、喉室、杓会厌襞等处的癌肿。早期无显著症状，仅有喉部不适感或异物感。稍后咳嗽、咽喉痛，有深层浸润时疼痛向耳部放射，可能出现痰中带血。可能出现颈部淋巴结转移癌。晚期出现“含薯音”，声音嘶哑，呼吸困难。

2. 声门型

原发于声带的癌肿，以前、中 1/3 交界处较多。早期出现声嘶、咳嗽，声音嘶哑逐渐加重。晚期出现呼吸困难，甚至窒息。当肿瘤感染或破溃时可刺激呼吸道出现咳嗽、血丝痰。颈淋巴结转移率低。

3. 声门下型

原发于声带以下环状软骨下缘以上的癌肿，早期无显著症状，侵及声带，出现声嘶、咳嗽，声音嘶哑逐渐加重。当肿瘤破溃时可刺激呼吸道出现咳嗽、血丝痰。晚期出现呼吸困难，甚至窒息。易出现气管前或双颈淋巴结转移。

四、检查

检查喉体是否扩大，会厌前间隙是否饱满，颈部是否有淋巴结转移。间接喉镜检查喉的各部分，重点是会厌喉面、室带、杓会厌襞、声带、声门下。纤维喉镜检查较全面，并可打印出照片。喉部 CT 及 MRI 检查可明确癌肿的浸润范围。

五、诊断

诊断依靠病史、症状、检查和活检。早期发现喉癌的关键在于提高对喉癌的警惕性，凡遇 40 岁以上有不明原因的咽喉部异物感、持续声嘶 4 周的患者，必须检查喉部，间接喉镜不能合作者，应行纤维喉镜检查。对可疑病变，应在间接喉镜或纤维喉镜下进行活检，确定诊断。病理诊断是金标准。喉部 X 线、喉 CT 及 MRI 检查明确癌肿的浸润范围，完善诊断。

六、鉴别诊断

喉癌需和下列疾病相鉴别。

1. 喉结核

喉痛严重，声音嘶哑。喉镜检查见喉黏膜苍白水肿，有浅溃疡，病变范围广，胸部X线检查，多患有进行性肺结核。喉部活检可以确诊。

2. 喉乳头状瘤

病程较长，可单发或多发，肿瘤呈乳头状突起，病变仅限于黏膜层，无声带运动障碍。

3. 慢性肥厚性喉炎

声嘶较长时间，喉黏膜充血，声带肥厚，无溃疡，声带运动正常。

七、治疗

喉癌的治疗必须考虑到下列 2 个因素：一是根治肿瘤，一是保留喉功能。临床医师一般根据下列因素选择治疗方法：肿瘤部位、分期、病理、患者性别、年龄、全身情况。可供选择的方法有：放射治疗、激光治疗、手术治疗、放射和手术的综合治疗。

1. 放射治疗

放射治疗是治疗喉癌的有效方法，能治疗部分病例。对声门型癌既能根治肿瘤，又不影响发声。一般认为下列情况可作放射治疗：①喉癌乃病变。②综合治疗病例。③术后复发或残余肿瘤。④晚期病例姑息治疗。

2. 激光治疗

对于早期喉癌，CO_2 激光显微喉手术治疗具有颈部无切口、准确可靠、创伤小、痛苦少、康复快等优点。患者术后可保留说话和呼吸功能，不需要气管切开，只需住院 1 周左右。

3. 手术治疗

手术治疗喉癌是国内主要方法。手术治疗喉癌具有疗程短、治愈率高的优点。手术方法多种多样，包括声带切除，垂直半喉切除，声门上水平半喉切除，水平垂直半喉切除、次全喉切除、全喉切除、喉手术 + 颈淋巴结清扫术。各种方法均有不同的适应证，严格掌握手术适应证既可获得良好的治疗效果，又尽可能地保留喉功能。

八、预后

喉癌的治疗效果较好，平均 5 年生存率达 70% 左右。

第十节 喉水肿

喉水肿为喉黏膜松弛处如会厌、杓会厌皱襞等的黏膜下有组织液浸润。

一、病因

引发喉水肿的病因可分为感染性和非感染性两类。

1. 感染性病因

(1) 喉部脓肿、喉软骨膜炎、喉结核及梅毒等。

(2) 咽部疾病如急性脓毒性咽炎、扁桃体周脓肿、咽旁脓肿、咽后脓肿。

(3) 颈部疾病如颈蜂窝织炎。

2. 非感染性病因

(1) 变态反应：药物如注射青霉素、口服碘化钾、阿司匹林等；有过敏体质者食用致敏食物如蟹、虾等易引起变应性喉水肿。

(2) 遗传性血管神经性喉水肿：是一种遗传性补体缺陷病。患者血中 Q- 酯酶抑制物 (Q-INH) 缺乏或功能缺陷，为染色体显性遗传性疾病，常反复发作喉水肿。死亡率可高达 33%。

(3) 心脏病、肾炎、肝硬化、黏液性水肿等全身性疾病。

(4) 喉部外伤或喉部受刺激，如多次或长时间的支气管镜检查，喉部手术损伤等。

(5) 物理、化学因素：喉部受到腐蚀剂、强烈化学气体或高热蒸汽之刺激。喉部放射治疗后之反应性水肿。

(6) 纵隔或颈部较大肿瘤的压迫，妨碍喉部血液循环，可发生喉水肿。

二、病理

喉黏膜松弛处如杓会厌襞、杓间区、会厌等处发生黏膜下组织间水肿，有渗出液浸润。感染性喉水肿之渗出液为浆液脓性液体。非感染性如变应性、遗传性血管神经性喉水肿之渗出液为浆液性。

三、临床表现

发病甚速。变应性，遗传性血管神经性者发展更快，患者常于数分钟内发生喉鸣、声嘶、呼吸困难，甚至窒息。因杓会厌襞及杓间区肿胀，常有喉部异物感及吞咽困难。喉镜检查可见喉黏膜弥漫性水肿、苍白、表面光亮，杓会厌襞肿胀如粗腊肠形，会厌肿胀明显。感染性喉水肿可于数小时内发生声嘶、喉痛、喉鸣、呼吸困难和吞咽困难。喉镜检查可见喉黏膜呈深红色或苍白色水肿。

四、诊断

诊断喉水肿并不困难。但需鉴别喉水肿为感染性或非感染性，并查明其病因。详细地询问病史，仔细地检查咽喉和全身情况，对判明喉水肿的病因有重要作用。

五、治疗

1. 解除喉阻塞

解除喉阻塞为治疗喉水肿当务之急。

2. 病因治疗

查出喉水肿之原因进行针对性治疗。

(1) 感染性者可给予足量抗生素治疗，若已形成脓肿，宜作切开排脓术。

(2) 非感染性喉水肿因心、肝、肾病所致者，宜进行各有关疾病的内科治疗。变应性喉水肿给予抗组胺药物内服。遗传性血管神经炎喉水肿的治疗包括长期预防、短期预防及急性发作期的治疗。

对发作频繁、症状严重、特别是反复发作喉、面部、口咽部水肿者可进行长期预防治疗。

目前常用的方法是：①用丹那唑、康复龙、吡唑甲氧龙促进 Ci-INH 合成。吡唑甲氧龙的有效剂量为 0.5 ～ 2 mg/d，可连续应用 2 年；②补充外源性 Q-INH 浓缩剂。

短期预防性治疗：主要应用于接受外科手术的本病患者尤其是口腔、扁桃体手术，喉、气管镜检查术的患者。这类患者的手术可诱发喉水肿。可于术前输新鲜血液暂时补充 Q-INH，但血液中有丰富的 C1 底物，有进一步加重病情的危险，故应警惕。如时间允许，可在术前使用抗纤溶药物如氨甲环酸、6- 氨基已酸 (EACA)3 天或吡唑甲氧龙，丹那唑 1 周。

急性发作期的治疗：对口咽部已有水肿者，即使尚无喉水肿，也应留院观察，密切注意呼吸情况，做好气管切开术的准备。如已窒息，立即行气管切开术。

同时可采取：①应用浓缩 Q-INH 制剂静脉输注。30 分钟内可使血浆 Q-INH 达正常水平，能有效地控制病情；②应用干扰素；③应用吡唑甲氧龙，丹那唑；④输新鲜血液。

第十七章 咽科学

第一节 急性咽炎

急性咽炎是咽黏膜、黏膜下组织的急性炎症，常累及咽部淋巴组织。可单独发生，亦可继发于急性鼻炎或急性扁桃体炎之后或为上呼吸道感染之一部分，冬、春季高发。

一、急性单纯性咽炎

急性单纯性咽炎为咽部黏膜及黏膜下组织的急性炎症，咽淋巴组织亦常被累及。炎症早期可局限于某一部分，随病情进展常可涉及整个咽腔。本病以秋冬及冬春之交较常见。其病因主要为病毒传染和细菌感染。多由飞沫或宜接接触而传染。另外，受冷受湿及全身抵抗力减弱，如疲劳、烟酒过度等常是本病的诱因。此病亦可继发于感冒或急性扁桃体炎之后。

(一) 病因

原发性炎症主要由溶血性链球菌引起，非溶血性链球菌，肺炎双球菌，葡萄球菌，流行性感冒杆菌及病毒均可致病，在婴幼儿，常为某些急性传染病如麻疹，猩红热，流感，风疹等的前驱症状或并发症状，在成人及较大儿童，常继发于急性鼻炎，鼻窦炎及扁桃体炎，此病经飞沫传染，食物或直接接触亦可感染，以秋，冬，春三季为多见，当全身抵抗力减弱时，易患此病。

(二) 病理

咽黏膜充血，血管扩张及浆液渗出，使黏膜上皮及黏膜下水肿、肿胀，并可有白细胞浸润。黏液腺分泌亢进，黏膜表层上皮脱落及白细胞渗出表面。黏膜下的淋巴组织受累，使淋巴滤泡肿大，严重时可突出咽壁表面。如病情进一步发展，则可化脓，有黄白色点状渗出物。常伴有颈淋巴结肿大。

(三) 症状

起病较急，常与急性鼻炎同时发生。初觉咽干、瘙痒、微痛、灼热感及异物感。重者伴有发热、头痛、食欲不振及全身不适。咽痛逐渐加重，影响吞咽，不敢进食。炎症累及咽侧束时，可发生剧烈的放射性耳痛及颈部疼痛，以致头颈部活动受限。咽部检查可见黏膜急性充血水肿，软腭及悬雍垂肿胀明显时，说话常呈鼻音。咽后淋巴滤泡及侧束红肿高起，颌下淋巴结肿大并有压痛。

(四) 检查

口咽部黏膜呈急性弥漫性充血、肿胀。咽后壁淋巴滤泡隆起、充血。咽侧索受累时，可见口咽外侧壁有纵行条索状隆起，亦呈充血状。感染较重时，悬雍垂及软腭亦水肿。咽后壁淋巴滤泡中央可出现黄白色点状渗出物。下颌角淋巴结可肿大，且有压痛。鼻咽及喉咽部也可呈急性充血。

(五) 诊断

根据病史、症状及局部检查所见，诊断不难。但应注意是否为急性传染病（如麻疹、猩红热，流感等）的前驱症状或伴发症状，在儿童尤为重要。还可行咽拭子培养和相关抗体测定，以明确病因。应与急性坏死性咽炎相鉴别，以免漏诊其原发病，如血液病等。

（六）并发症

可引起中耳炎、鼻窦炎及上下呼吸道的急性炎症。若致病菌或其毒素侵入血液循环，则可引起全身并发症，如急性肾炎、风湿热及败血症等。

（七）治疗

全身症状较轻或无时，可采取局部治疗：复方硼砂溶液含漱；应用抗病毒药，如利巴韦林、阿昔洛韦等；口服喉片，如西瓜霜润喉片、碘喉片及溶菌酶含片等，金嗓开音丸及泰乐奇含片均可采用；中成药如六神丸、喉痛解毒丸等。另外，还可用1%～3%碘甘油、2%硝酸银涂抹咽后壁肿胀的淋巴滤泡，有消炎作用。另可采用抗生素加激素雾化吸入治疗，亦有较好的消炎止痛作用。若全身症状较重，如有高热，则应卧床休息，多饮水及进食流质饮食，在局部治疗的基础上加用抗生素治疗，抗病毒药可从静脉途径给药，如阿昔洛韦（无环鸟苷）注射液和板蓝根注射液等。

二、急性坏死性咽炎

急性坏死性咽炎是一种咽组织的坏死性或坏疽性急性炎症，发展迅速，病情险恶，死亡率甚高。自抗生素问世后，发病率明显下降，预后也大为改观。

（一）病因

坏死性咽炎可分为症状性和原发性两类。前者可发生于粒性白细胞缺乏症、白血病、猩红热、麻疹、水痘、伤寒、流感、疟疾、糖尿病、天疱疮、疱疹、坏血病、牙病、恶病质、急性咽炎、重金属药物中毒等疾病之时或之后。后者原因未明，其中一部分可能由于营养障碍引起。症状性坏死性咽炎与原发性坏死性咽炎症状基本相似，故常合并讨论。致病菌各家统计不一，以厌氧菌、链球菌，梭状杆菌、螺旋体、大肠杆菌、绿脓杆菌或纤毛菌属等的混合感染为多见。

（二）症状与体征

1. 全身症状

起病急，多有寒战、高热。体质极差者，可仅有低热或不发热，为反应性极差的表现。全身情况可迅速恶化，可早期出现中毒症状或循环衰竭。之后可出现肺炎及败血症症状。

2. 局部症状及体征

以坏死病变为主。初起于腭扁桃体及其邻近组织，渐渐可向口腔、软腭、口咽、鼻咽、喉咽或咽旁间隙侵犯。坏死常累及黏膜及黏膜下层，可深达肌层。坏死组织为暗黑色或棕褐色，上覆假膜，易出血。扁桃体常高度肿大，舌亦常被累及。颈淋巴结肿大并有压痛。患者咽痛剧烈，吞咽困难，口臭，可发生张口困难。

3. 重症表现

若病情未得到控制，软腭可坏死穿孔；喉部受侵犯时可出现急性喉炎、声嘶及呼吸困难；若侵蚀较大血管可发生致死性大出血。还可致颈部蜂窝织炎，咽旁隙脓肿，中毒性心肌炎等，后者可引起生命危险，应提高警惕。若致病菌或毒素侵入血液循环，可致脓毒血症。

（三）诊断

根据起病急、全身情况恶化迅速及咽部典型坏死性表现，即可诊断。对症状性坏死性咽炎找出其原发病甚为重要。以便对原发病能进行治疗。对其预后有重要意义。此病需与发生于咽部的 NKIT 细胞淋巴瘤(以往称为恶性肉芽肿)相鉴别;后者发病缓慢,咽痛不明显,全身情况较好(早期),坏死部位多在正中线附近,均可资鉴别。

(四)治疗

(1) 以治疗原发病为主(症状性坏死性咽炎)。

(2) 及时使用大剂量抗生素。必要时可联合用药。有条件时做咽培养加药敏试验,以指导用药。再生障碍性贫血患者不能使用氯霉素等。

(3) 咽部宜用碱性溶液或 1:2000 高锰酸钾冲洗。咽部坏死组织不宜清除或搔刮,以免引起大出血。局部禁用烧灼药物,如硝酸银等。

三、急性水肿性咽炎

急性水肿性咽炎,临床上较少见,通常是指发生于咽部的血管神经性水肿。实为变态反应,为一非炎性疾病。血管神经性水肿好发于面部、唇及喉部,而发生于喉部者,发展迅速,可速发喉阻塞而引起窒息。在临床上,急性水肿性咽炎常伴发或继发于喉血管神经性水肿;亦可单独发生,但较少见,且易向喉部发展,而引起窒息。故亦应提高警惕。

急性水肿性咽炎病变主要累及软腭、扁桃体区及喉入口处。咽部黏膜水肿发生迅速,呈灰白色,半透明隆起,无炎症表现。发病初期,患者觉咽部有异物感,然后迅速发生吞咽困难、呼吸困难,严重时喉入口被阻塞,发生窒息。根据发病迅速、口咽部黏膜呈水肿状,不难诊断。确诊后应立即皮下注射1‰肾上腺素、静脉注射地塞米松 10 mg 及给予抗组胺药物,可获得缓解并需严密观察呼吸情况。若已累及喉部,则按喉血管神经性水肿处理。必要时需行气管切开术。对尚未侵犯喉部者,在咽部水肿黏膜上作多个切口,可使肿胀迅速消退。

四、咽结膜热

咽结膜热是一种表现为急性滤泡性结膜炎,并伴有上呼吸道感染和发热的病毒性结膜炎,多见于 4 ~ 9 岁儿童和青少年,常于夏、冬季节在幼儿园、学校中流行。病原体为腺病毒 3 型、4 型、7 型,临床主要表现为发热、咽炎、结膜炎三大症状。

(一)病因及流行病学

本病为腺病毒感染。从患者咽、眼分泌物中所分离出来的腺病毒,大多数为Ⅲ型,少数为Ⅶ型。国外也有Ⅳ型与Ⅷ型混合感染的报告。可散发或局限性流行,可发生于任何年龄,但多见于儿童。常流行于夏季,传染途径未明,或与接触传染有关,如游泳或共用洗脸洗澡用具等。对此病的免疫力随年龄而增长,年龄越大,发病率越低。本病传染期约 10 天,很少有复发或发生并发症,大多于 2 周后痊愈。未见死亡病例报告。

(二)症状及检查

潜伏期 5 ~ 9 天。典型者起病时有全身不适、眼痒,继而高热、头痛,鼻塞、咽痛、眼部刺痛,类似感冒。眼睑有不同程度的红肿,球结膜、咽黏膜均充血,咽后壁淋巴滤泡充血肿大。耳前及颈部有散在性淋巴结肿大,但无压痛。在非典型病例则发热、咽炎与结膜炎可单独发生。结膜炎常为单侧,持续 1 ~ 3 周。血常规检查,白细胞数大多正常或稍有减少,淋巴细胞相对增多。咽拭及眼分泌物细菌培养多为阴性。

(三)诊断

根据上述症状及检查所见，虽局部症状表现明显，但因腺病毒所引起的疾病种类甚多，有时难以鉴别。取结膜囊或咽部分泌物作病毒分离及血清补体结合试验，有助于诊断。

(四) 鉴别诊断

1. 流感

多在冬、春季流行，发病急骤，除高热外，尚有眶后痛，全身肌肉、关节酸痛，咳嗽、咳痰等上呼吸道症状。

2. 流行性结膜炎

主要表现为结膜充血及眼睑、结膜水肿，有黏脓性分泌物，常为双侧性。全身症状轻微，无发热及咽、鼻症状。

3. 钩端螺旋体病

多发生在夏季。结膜、黏膜也有充血，但全身症状严重，如寒战、高热、头痛、呕吐、肌肉及关节痛等，并可出现颈强直及黄疸。

4. 疱疹性咽峡炎

多发生于夏季。软腭及腭弓上有小疱疹，无眼部症状。

5. 史蒂文—约翰逊 (Stevens–Johnson) 综合征

是包括口腔、咽喉、眼、阴部及皮肤症状的一个症候群。全身可见皮疹。咽部、阴部有小疱疹，继有浅表溃疡。

(五) 治疗

由于咽结膜热是由腺病毒感染的传染性较强的疾病，无特效药，有自限性，临床上多采取支持疗法。合并有浅层点状角膜炎或角膜上皮下浸润者，禁用配有地塞米松的滴眼液。体温＞38.5℃者应积极退热，必要时补液，维持水电解质平衡。白细胞计数升高者，选择适当抗生素治疗。

(六) 预防

咽结膜热发病期间勿去公共场所、游泳池等，以减少传播机会。预防咽结膜热应加强对游泳池的管理和监督，严格执行卫生消毒制度。

第二节 慢性咽炎

慢性咽炎为咽部黏膜、黏膜下及淋巴组织的弥漫性炎症，常为上呼吸道慢性炎症的一部分，多见于成年人。病程长，症状顽固，治疗困难。分慢性单纯性咽炎、慢性肥厚性咽炎、萎缩性咽炎与干燥性咽炎 3 型。

一、病因

(一) 急性咽炎反复发作所致

此为主要原因。

(二) 上呼吸道慢性炎症刺激所致

如鼻腔、鼻窦的炎症、鼻咽部炎症及鼻中隔偏曲等，可因其炎性分泌物经后鼻孔至咽后壁刺激黏膜；亦可因其使患者长期张口呼吸，引起黏膜过度干燥而导致慢性咽炎。另外，慢性扁桃体炎可直接蔓延至咽后壁，引起慢性咽炎。

（三）不良习惯所致

烟酒过度、粉尘、有害气体等的刺激及喜食刺激性食物等，均可引起慢性咽炎。

（四）职业因素

如教师与歌唱者，及体质因素亦可引起本病。

（五）全身因素

如贫血，消化不良，心脏病（因血液循环障碍引起咽部淤血），慢性支气管炎，支气管哮喘。风湿病，肝、肾疾病等，也可引发此病（特别是慢性肥厚性咽炎）。另外内分泌紊乱、自主神经失调，臭鼻杆菌及类白喉杆菌的感染、维生素缺乏以及免疫功能紊乱等均与萎缩性及干燥性咽炎有关。

（六）过敏因素

吸入性过敏原，如花粉、屋尘螨、动物皮毛、真菌孢子等，药物、工作环境中的化学刺激物及食物过敏原等都可引起变应性咽炎。

二、病理

从病理观点看，可分为 4 类。

（一）慢性单纯性咽炎

较多见，病变主要在黏膜层，表现为咽部黏膜慢性充血，其血管周围有较多淋巴细胞浸润，也可见白细胞及浆细胞浸润。黏膜及黏膜下结缔组织增生。黏液腺可肥大。分泌功能亢进，黏液分泌增多。

（二）慢性肥厚性咽炎

又称慢性颗粒性咽炎及咽侧炎。亦较多见。黏膜充血增厚，黏膜及黏膜下有较广泛的结缔组织及淋巴组织增生，在黏液腺周围的淋巴组织增生突起，在咽后壁上表现为多个颗粒状隆起，呈慢性充血状，有时甚至融合成一片。黏液腺内的炎性渗出物被封闭其中，在淋巴颗粒隆起的顶部形成囊状白点，破溃时可见黄白色渗出物，此型咽炎常累及咽侧索淋巴组织，使其增生肥厚，呈条索状。

（三）萎缩性及干燥性咽炎

常由萎缩性鼻炎蔓延而来。病因不明，较少见。初起为黏液腺分泌减少，分泌物稠厚而干燥，继因黏膜下层慢性炎症，逐渐发生机化与收缩，压迫腺体与血管，使腺体分泌减少和营养障碍，致使黏膜及黏膜下层逐渐萎缩变薄。咽后壁上可有干痂皮附着或有臭味。

（四）慢性变应性咽炎

又称慢性过敏性咽炎。为发生于咽部黏膜的由 IgE 介导的 I 型变态反应。多伴发于全身变应性疾病或变应性鼻炎，亦可单独发病，其症状常有季节性变化。

变应原刺激咽部黏膜，使合成 IgM 的浆细胞转化成合成 IgE 的浆细胞，IgE 又附着于肥大细胞、嗜碱性粒细胞（称介质细胞）表面，此时咽部黏膜处于致敏状态。当相同的变应原再次接触机体后，此变应原与介质细胞表面的 IgE 结合，导致介质细胞脱颗粒，释放组胺、合成前列腺素等炎性介质，可引起毛细血管扩张、血管通透性增加、腺体分泌增多，引起过敏反应。而食物性过敏原主要通过补体 C3、C4 途径引起过敏反应。

除上述 4 类外，有人认为还有一种慢性反流性咽炎。推测是由于胃食管反流性疾病时，胃酸直接损伤咽部黏膜引起咽部黏膜及黏膜下的慢性炎症。临床上多表现为咽部不适、异物感、咽干燥感及灼热感，偶有咽痛。检查可见咽后壁充血、淋巴滤泡增生，较多黏膜红斑。可合并有声带小结、息肉及接触性溃疡等。治疗上以原发病治疗为主，咽部症状对症治疗为辅。

三、症状

慢性咽炎全身症状均不明显，而以局部症状为主。各型慢性咽炎症状大致相似，且多种多样，如咽部不适感、异物感、痒感、灼热感、干燥感或刺激感，还可由微痛等。主要由其分泌物及肥大的淋巴滤泡刺激所致。可有咳嗽、伴恶心。

四、检查

各型咽炎患者咽部均较敏感，张口压舌易作呕。以慢性单纯性和慢性肥厚性咽炎为甚。

(一) 慢性单纯性咽炎

黏膜呈斑点状或片状慢性充血，可呈水肿样肿胀，有时可见小静脉曲张。咽后壁常有少许黏稠分泌物附着。软腭和两腭弓也常慢性充血，悬雍垂可增粗，呈蚯蚓状下垂，有时与舌根接触。鼻咽顶部常有黏液与干痂附着。

(二) 慢性肥厚性咽炎

黏膜亦慢性充血，且有增厚。与单纯性咽炎的区别在于咽后壁上有较多颗粒状隆起的淋巴滤泡，可散在分布或融合成一大块，慢性充血，色如新鲜牛肉。咽侧索也可增生变粗，在咽侧 (腭咽弓后) 呈纵形条索状隆起。扁桃体切除术后，咽侧索增生往往更明显。

(三) 慢性萎缩性及干燥性咽炎

为一种疾病的两个不同的发展阶段，其间无明显界限。表现为咽黏膜干燥、萎缩变薄，色苍白且发亮，如涂漆状。咽后壁上颈椎椎体的轮廓显现较清楚，有时易被误认为是咽后壁脓肿或包块。咽后壁黏膜上常有黏稠黏液或有臭味的黄褐色痂皮。腭弓变薄，悬雍垂变短窄。萎缩性咽炎继续发展，可向下蔓延至喉及气管。常与血管运动性鼻炎同时存在，可能与变态反应有关。

(四) 慢性变应性咽炎

咽部黏膜苍白，呈水肿状，亦可为淡红色，咽部较多水样分泌物。有时可见悬雍垂水肿及舌体肿胀，因常伴发于变应性鼻炎，故常可见变应性鼻炎的鼻腔所见。

五、诊断

从病史及检查所见本病诊断不难，但应注意的是，许多全身性疾病 (特别是肿瘤) 的早期可能仅有与慢性咽炎相似的症状。故当主诉症状和检查所见不相吻合时或有其他疑点时，不应勉强诊断为慢性咽炎，而必须详细询问病史，全面仔细检查鼻、咽、喉、气管、食管、颈部甚至全身的隐匿性病变，特别是恶性肿瘤，以免漏诊。

而慢性变应性咽炎的诊断，除有相应变应原接触史、相应症状及体征外，还应做皮肤变应原试验。总 IgE 及血清特异性 IgE 检测。

六、鉴别诊断

早期食管癌患者在出现吞咽困难之前，常仅有咽部不适或胸骨后压迫感。较易与慢性咽炎混淆。对中年以上的患者，若以往无明显咽炎病史，在出现咽部不适时，应作详细检查。

茎突综合征、舌骨综合征或咽异感症等均可因有相同的咽部症状而不易区别。可通过茎突及舌骨 X 线拍片和颈椎 X 线拍片、CT 扫描或触诊等与咽炎鉴别。

肺结核患者，除可发生咽结核外，也常患有慢性咽炎。

丙种球蛋白缺乏症，好发于儿童及青年，有反复发生急性或慢性呼吸道炎症病史，其咽部变化为淋巴组织明显减少或消失。

还须与咽部特殊性传染病 (如结核) 及肿瘤相鉴别。咽部肿瘤 (舌根部及扁桃体肿瘤) 多有与咽炎相似的症状，或因继发感染而与咽炎并存。应予以详细检查，认真鉴别或排除之。

七、治疗

(一) 去除病因

戒除烟酒，积极治疗急性咽炎及鼻和鼻咽部慢性炎症等。纠正便秘和消化不良，改善工作和生活环境 (避免粉尘及有害气体)。治疗全身性疾病以增强身体抵抗力，甚为重要。

(二) 局部治疗

1. 慢性单纯性咽炎

常用复方硼砂溶液、呋喃西林溶液、2% 硼酸液含漱，以保持口腔、口咽的清洁。或含服喉片：有碘喉片、薄荷喉片、泰乐奇含片、西瓜霜含片、健民咽喉片、达芬拉露喷雾剂及金嗓利咽丸、金嗓清音丸等可供选用；六神丸亦有一定疗效。可用复方碘甘油、5% 硝酸银溶液或 10% 弱蛋白银溶液涂抹咽部，有收敛及消炎作用。对咽异物感症状较重者，可采用普鲁卡因穴位 (廉泉、人迎) 封闭，可使症状减轻。超声雾化也有助于减轻症状。一般不应用抗生素治疗。

2. 慢性肥厚性咽炎

除可用上述方法处理外，还需对咽后壁隆起的淋巴滤泡进行治疗。有化学药物或电凝固法、冷冻或激光治疗法等。化学药物多选用 20% 硝酸银溶液或铬酸，烧灼肥大的淋巴滤泡。电凝固法因不良反应较多，目前已很少采用。现在较常采用激光烧灼咽后壁淋巴滤泡，具有操作简单，痛苦少，无出血，疗效好的优点。应用射频治疗仪治疗增生的淋巴滤泡，效果亦佳。

超声雾化疗法、局部紫外线照射及透热疗法，对肥厚性咽炎也有辅助作用。

3. 萎缩性及干燥性咽炎

一般处理同上，但不可施行烧灼法。可内服小量碘剂 (碘化钾 0.1 ～ 0.2 g，每日 2 ～ 3 次，多饮水)，可促进分泌增加，改善干燥症状。超声雾化治疗亦能减轻干燥症状。服用维生素 A、B2、C、E，可促进黏膜上皮生长。应注意萎缩性鼻炎的处理。

对干燥性咽炎患者，考虑行扁桃体摘除术时应慎重，以免术后病情加重。

4. 慢性变应性咽炎

避免接触各种过敏原，应用抗组胺药及肥大细胞稳定剂等，局部或全身应用糖皮质激素及免疫调节剂等。

第三节 扁桃体炎

扁桃体炎可分为急性扁桃体炎和慢性扁桃体炎。患急性传染病(如猩红热、麻疹、流感、白喉等)后，可引起慢性扁桃体炎，鼻腔有鼻窦感染也可伴发本病。病源菌以链球菌及葡萄球菌等最常见。临床表现为经常咽部不适，异物感，发干、痒，刺激性咳嗽，口臭等症状。

一、急性扁桃体炎

(一)病因和发病机制

急性扁桃体炎特指腭扁桃体的急性非特异性炎症，是咽部常见的一种炎症。多发于儿童及青年。当某些因素如着凉、劳累等使全身或局部的抵抗力降低，或扁桃体内存留的病原体毒力增加时，病原体侵人体内，或原有细菌大量繁殖而致病。常见的病原菌有乙型溶血性链球菌，非溶血性链球菌，葡萄球菌以及流感病毒等。

(二)病理

通常分为3类。

1.急性卡他性扁桃体炎

炎症仅局限于黏膜表面，隐窝内及扁桃体实质内并无明显炎症改变。

2.急性隐窝性扁桃体炎

炎症发展到隐窝内并化脓，由脓细胞、细菌、纤维蛋白等组成的脓性渗出物自窝口排出形成黄白色脓点，多点可形成片状脓苔。

3.急性滤泡性扁桃体炎

炎症侵及扁桃体实质内并可引起化脓，黏膜下充血并可见黄白色斑点。

(三)临床表现

1.全身症状

(1)起病较急，可有畏寒高热。一般持续3～5 d。

(2)头痛，食欲差，疲乏无力。腰背及四肢酸痛，可有便秘。

(3)小儿患者可因高热而引起抽搐、呕吐及昏睡。

2.局部症状

(1)咽痛，为急性扁桃体炎的主要症状，初起多为一侧咽痛，继可发展至对侧，吞咽或咳嗽时咽痛加重，疼痛较剧者可致吞咽困难。也可引起耳部放射痛。

(2)可出现言语含糊不清，系软腭运动障碍引起。

(3)若炎症向鼻咽部发展，波及咽鼓管，则可出现耳闷、耳鸣及耳聋等症状，有时还可引起听力下降。

(4)葡萄球菌感染者，扁桃体肿大较显著，在幼儿还可引起呼吸困难。

(四)辅助检查

血液学检验：白细胞总数升高，中性白细胞增多。

(五)诊断

(1) 患者呈急性病容，面色潮红，高热，不愿说话或畏痛而惧怕作吞咽动作，口臭，伸舌时见有舌苔。

(2) 咽部黏膜呈弥漫性充血，以扁桃体及两腭弓最严重。腭扁桃体肿大，在其表面可见黄白色点状滤泡（脓疱），或在隐窝口处有黄白色或灰白色点状豆渣样渗出物，可连成一片形成假膜，不超出扁桃体范围，易拭去，不易出血。

(3) 颌下淋巴结肿大，且有明显压痛，有时因疼痛而感转头不便。

（六）鉴别诊断

需与咽白喉、樊尚咽峡炎、白血病性咽炎、粒细胞缺乏性咽炎等疾病相鉴别。

（七）治疗

卧床休息，局部含漱，首选青霉素类抗生素。

（八）预后

1 周后多数患者可治愈。部分患者转为慢性扁桃体炎。

（九）预防

锻炼身体，增强体质。在春秋季节气温变化较大时注意保暖。

二、慢性扁桃体炎

慢性扁桃体炎是临床上最常见的疾病之一，在儿童多表现为腭扁桃体的增生肥大，在成人多表现为炎性改变。

（一）病因

反复发作急性扁桃体炎使抵抗力降低，细菌易在隐窝内繁殖，诱致本病的发生和发展，也可继发于某些急性传染病之后。如猩红热、白喉、流感、麻疹等。肥大型扁桃体炎常与体质有关，故可依家族性方式出现。

（二）病理

可分为 3 型。

1. 增生型或称肥大型

为淋巴组织增生。凡见扁桃体显著肥大，突出于腭弓之外，色淡红，质软者，如见于儿童，多属生理性，至青春期后多萎缩，但尚保持一定大小。若因反复发炎而引起扁桃体肥大者，多有结缔组织增生，故较硬。

2. 纤维型或称萎缩型

扁桃体间质内纤维组织增生，继以纤维组织收缩，使扁桃体体积缩小，淋巴组织萎缩。

3. 隐窝型

主要病变深居扁桃体隐窝之内，扁桃体隐窝及淋巴滤泡有明显慢性炎症表现，如隐窝内有由大量脱落上皮、细菌、淋巴细胞和白细胞集聚形成脓栓；或隐窝口被瘢痕组织封闭引流不畅，以致隐窝明显扩大，形成小的囊肿或脓肿；或淋巴组织瘢痕化等。

（三）症状

(1) 有反复发作咽痛、易感冒或扁桃体周脓肿的病史，或伴有扁桃体源全身性疾病的症状。

(2) 咽部经常不适或有口臭。若扁桃体隐窝内有大量豆渣样脓栓积留，或有大量厌氧菌生长，口臭更为严重。

(3) 扁桃体具有丰富的末梢神经感受器，故在炎症时期容易产生各种反射失调现象。如阵发性咳嗽、咽异物感、刺痛感（多位于下颌角与舌骨大角之间）或各种感觉异常。

(4) 扁桃体过于肥大，可引起呼吸困难、咽下困难，或言语含糊不清，但皆少见。有之，仅见于幼儿。

(5) 隐窝脓栓被咽下，对胃肠敏感患者可引起消化障碍。

(6) 由于毒素吸收，可引起头痛、四肢无力、易疲劳或低热。上述症状并非全部出现，也可全无自觉症状。

（四）检查及诊断

(1) 触诊扁桃体有硬实感如隐窝破坏过甚，则触之如海绵状。扁桃体表面不平或多白色网状细条络纹。隐窝口封闭，或被破坏而明显扩大，扁桃体和周围粘连。以上说明扁桃体内有纤维组织增生，瘢痕形成，为曾患炎症之征，但未足说明有无现行炎症、须结合症状进行分析。

(2) 腭舌弓明显慢性充血常为临床诊断依据。扁桃体本身在慢性期常无明显充血。

(3) 隐窝口处有黄白色脓栓当挤压腭舌弓时，如自隐窝口流出脓性分泌物，则常可确诊为细菌性感染。如只挤出豆渣样物，尚非确证。

(4) 临床上常将扁桃体按其大小分为三度。即一度肥大：扁桃体不超过腭舌弓和腭咽弓；二度肥大：超出腭咽弓；三度肥大：两侧扁桃体接近中线或互相接触。除三度肥大较有诊断意义外，单凭大小以诊断慢性扁桃体炎是不可靠的。因 3 岁以下儿童其扁桃体可呈生理性肥大；成人的慢性扁桃体炎，扁桃体多呈萎缩型，体积虽小，有时危害更大。此外，尚有一种包埋型扁桃体，即扁桃体大部分深藏扁桃体窝内，只当患者恶心时，方能看清真实大小。病灶性扁桃体炎以一度肿大或包埋型者较多。

(5) 一侧或两侧下颌角淋巴结肿大慢性扁桃体炎是否已成为一全身性疾病的病灶，其诊断问题仍在探讨中。

目前通用下述方法加以推论：①根据病史：如病灶性疾病与扁桃体炎有相伴急性发作的病史。则可推知在病因上可能有所联系；②根据扁桃体有无慢性炎症的局部表现；此法只可用以诊断慢性扁桃体炎，而不能确诊是否已成为一病灶；③施行诊断性扁桃体切除术。但病灶性疾病并非皆可由此获得痊愈。

（五）鉴别诊断

(1) 隐性扁桃体结核须作病理检查方可确诊。扁桃体结核可为颈淋巴结结核的原发病灶。

(2) 恶性肿瘤、淋巴肉芽肿和白血病引起的扁桃体肿大发展迅速，可为一侧性。若扁桃体肿大而有溃疡，须考虑有癌肿的可能。

(3) 扁桃体角化症：在慢性隐窝型扁桃体炎，其隐窝口处的脓栓柔软，可以挤出或拭去。在角化症中，则角化物坚硬，附着牢固，用力拉之，常连同邻近组织取下，遗留出血创面。

（六）并发症

慢性扁桃体炎在身体受凉受湿、全身衰弱、内分泌紊乱、自主神经系统失调或生活及劳动环境不良的情况下，容易形成病灶，引起许多严重疾病。如心血管系统疾病、肾脏疾病、关节疾病、阑尾炎、胆囊炎及毒性甲状腺肿等。此外，已有慢性炎症的扁桃体也是外界细菌侵入机体的重要门户。促使发生各种疾病或使原有疾病加重。儿童时期慢性扁桃体炎的反复发作，不但引起并发症的机会甚多，且可影响身体发育。

有关病灶发生机制的学说甚多，目前多数学者倾向于变态反应之说。即存在于病灶器官(如腭扁桃体)中的病原体或毒素可作为异体抗原，使体内产生特异性抗体。同时，病灶器官本身的实质细胞因感染而损伤，脱落离体，又可作为自体抗原，使体内产生自体抗体。此后，当再有抗原(如细菌)侵入或有更多的自体抗原形成时，则抗原与抗体结合而发生变态反应或副变态反应。此种反应尤易发生在某些抗体与其细胞紧密结合的器官或组织内，从而引起各种病灶性疾病，如风湿病、血管球性肾炎、风湿性心脏病等。近年来也有人认为，病灶性疾病的发生，可能与腺病毒感染或腺病毒和链球菌的混合感染有关。

(七)治疗

1. 非手术治疗

(1) 参加体育锻炼，增强体质和抗病能力。常服维生素 C、鱼肝油及其他强壮剂，对于不宜施行手术的儿童甚为重要。

(2) 其他如扁桃体隐窝的吸引和注洗法、深度 X 线照射法等，均有人试用，远期疗效尚待观察。

2. 手术治疗

扁桃体切除术即将全部扁桃体及其被膜一并切除，是治疗慢件扁桃体炎较好的方法。有挤切法和剥离法两种。前者适用于儿童，后者多用于成人。

第四节 腺样体肥大

咽扁桃体又称腺样体，正常情况下 6 ～ 7 岁时发育最大，但到 10 岁以后开始萎缩。由于鼻咽部炎症的反复刺激，咽扁桃体发生病理性增生，而引起相应的症状，称咽扁桃体肥大，习称腺样体肥大。

一、病因

鼻咽部及其毗邻部位或腺样体自身炎症的反复刺激，使腺样体发生病理性增生。

二、临床表现

1. 局部症状

儿童鼻咽腔狭小，如腺样体肥大堵塞后鼻孔及咽鼓管咽口，可引起耳、鼻、咽、喉等处症状。

(1) 耳部症状：咽鼓管咽口受阻，引起分泌性中耳炎，导致听力减退和耳鸣。

(2) 鼻部症状：常并发鼻炎、鼻窦炎，有鼻塞及流鼻涕等症状。说话时带闭塞性鼻音，睡时发出鼾声，严重者出现睡眠呼吸暂停。

(3) 咽、喉和下呼吸道症状：因分泌物向下流并刺激呼吸道粘膜，常引起夜间阵咳，易并发气管炎。

(4) 腺样体面容：由于长期张口呼吸，致使面骨发育发生障碍，颌骨变长，腭骨高拱，牙列不齐，上切牙突出，唇厚，缺乏表情，出现所谓“腺样体面容”。

2. 全身症状

患儿表现为厌食，呕吐、消化不良，继而营养不良。因呼吸不畅，肺扩张不足，可导致胸廓畸形。夜间呼吸不畅，会使儿童长期处于缺氧状态，内分泌功能紊乱，引起生长发育障碍，家长可发现孩子有注意力不集中，情绪多变、夜惊、磨牙、盗汗、尿床等症状。

腺样体肥大是阻塞性睡眠呼吸暂停低通气综合征 (OSAHS) 最常见的病因之一。鼾声过大和睡眠时憋气为两大主要症状，睡眠时张口呼吸、汗多、晨起头痛、白天嗜睡、学习困难等也是常见的症状。

三、检查

有上述“腺样体面容”患儿应考虑本病。患儿张口呼吸，口咽检查可见硬腭高而窄，常伴有腭扁桃体肥大。患儿有鼻阻塞症状，前鼻孔镜检查可见鼻腔内有黏性或黏脓性分泌物。对鼻甲大不易检查者，可充分收缩鼻黏膜后进行检查，可经前鼻孔看到鼻咽部红色块状隆起。对能合作的儿童可进行鼻咽镜检查，可见鼻咽顶部和后壁表面有纵行裂隙的分叶状淋巴组织团块，似半个剥去外皮的橘子，纵沟中常有分泌物，肥大显著的咽扁桃体可充满鼻咽腔。也可用纤维鼻咽镜、鼻内镜检查。对患儿可用手指触诊，可触及鼻咽顶部有柔软的块状增生物。鼻咽部侧位 X 线拍片、CT 可协助诊断。

四、治疗

症状轻者可采用黏膜血管收缩剂，如 0.5% ～ 1% 麻黄碱生理盐水，或用抗生素溶液滴鼻，保持鼻腔通畅。预防感冒，治疗邻近器官炎症。若症状重，影响呼吸，伴有鼻炎、鼻窦炎、咽炎、扁桃体炎、气管炎、支气管炎，或分泌性中耳炎久治不愈，以及已有“腺样体面容”或影响小儿发育者，应施行手术切除。手术时一般常同肥大的腭扁桃体一并切除。但是腭扁桃体肥大不明显，也无明确的手术指征者，可单独切除腺样体。腺样体肥大症状重、年龄在 4 岁以上者，宜及早手术切除。

腺样体切除术腺样体切除术一般采用全身麻醉，将腺样体切除器或刮除器沿咽后壁放入鼻咽部 (图 17-1)，将腺样体完全切除。也可以用等离子消融器或电动吸割器切除腺样体。

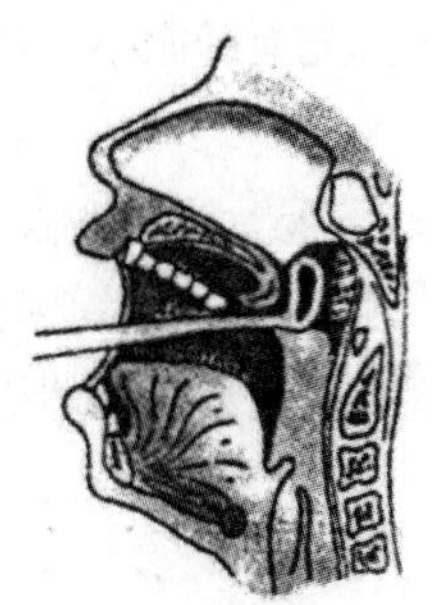

图 17-1 腺样体切除术

第五节 扁桃体周脓肿

扁桃体周脓肿是发生在扁桃体周围隙内的化脓性炎症，中医称之为“喉痈”。早期为蜂窝织炎，继而形成脓肿。多见于青壮年。

一、病因

本病常继发于急性扁桃体炎，或慢性扁桃体炎急性发作。由于扁桃体隐窝，尤其是扁桃体上隐窝的炎症，使窝口阻塞，其中的细菌或炎性产物破坏上皮组织，向深部侵犯，穿透扁桃体被膜，进入扁桃体周围隙。初为炎性浸润，即扁桃体周围炎，继而形成脓肿。其致病菌为金黄色葡萄球菌、乙型溶血性链球菌、甲型草绿色链球菌和厌氧菌属（恶臭味）等。

本病单侧发病多见。按其发生部位的不同，临床上分前上型和后上型两种：前者最常见，脓肿位于扁桃体上极与腭舌弓之间；后者脓肿位于扁桃体和腭咽弓之间，较少见。

二、临床表现

大多数发生于急性扁桃体炎发病 3 ～ 5 天后，或急性扁桃体炎病情刚有好转之时，病人体温再度升高，严重者高热、寒战，全身出现中毒症状。一侧咽痛较扁桃体炎时加剧，常放射至同侧耳部及软腭肿胀，病人吞咽困难，口涎外溢，饮水向鼻腔反流，言语含糊不清。周围炎症波及翼内肌时，出现张口困难。脓肿甚大者可能引起上呼吸道梗阻、全身乏力、纳差、肌肉酸痛、大便秘结等。

三、检查

病人表现痛苦，头偏向患侧稍前倾。口臭多涎，舌苔厚腻，张口受限，颈淋巴结肿大、压痛。若为前上型脓肿，患侧舌腭弓上部及软腭充血、肿胀，明显隆起，扁桃体覆以脓性分泌物，被推向内下方，悬雍垂充血肿胀，转向内侧；后上型脓肿时，患侧咽腭弓明显肿胀隆起，扁桃体被推向前下方；下位型脓肿者极少见，但可并发咽、喉水肿及颈动脉鞘炎，以扁桃体下极与舌根部之间肿胀隆起为著，而软腭及悬雍垂充血肿胀不明显。

四、诊断

根据病史、症状及体征，诊断比较容易。通常根据下列各点，可判定脓肿已形成：发病445 天后，张口受限，局部隆起明显，触痛点局限。必要时可在软腭隆起的最高处穿刺抽脓，以明确诊断。超声诊断有助于鉴别扁桃体周炎和扁桃体周脓肿。

五、鉴别诊断

1. 咽旁脓肿

患侧的咽侧壁连同扁桃体被推移向内隆起，也可出现张口受限，但咽部炎症较轻，扁桃体本身无明显病变。颈侧放射性疼痛剧烈，常有炎性脓肿及明显触痛。

2. 智齿冠周炎

多伴有下颌智齿阻生和牙周袋形成，龈瓣及周围软组织红肿、疼痛，炎性肿胀可蔓延至舌腭弓，但扁桃体及悬雍垂不受波及。

3. 扁桃体脓肿

为扁桃体本身的脓肿，可在扁桃体内穿刺抽出脓腋，从扁桃体上隐窝中可见脓液流出。患侧扁桃体肿大，炎症向周围浸润，但无张口受限。

4. 脓性下颌炎

是口底的急性炎症，形成弥漫性蜂窝组织炎，在口底及颏下有炎性肿块将舌抬高，压舌疼痛，伸舌困难，张口受限但非牙关紧闭，感染侵及到咽、喉部可出现上呼吸道梗阻。软腭及舌腭弓充血隆起，多因牙源性感染引起。

六、并发症

炎症向下蔓延，可引起咽、喉部急性炎症，尤其是后下位脓肿，可发生上呼吸道阻塞，迅速出现呼吸困难。炎症扩散可经咽侧壁侵入咽旁隙，形成咽旁脓肿。若在熟睡中脓肿溃破而脓液流入喉及气管内，可发生窒息或吸入性肺炎，但罕见。

七、治疗

1. 控制感染

给予足量敏感抗生素及适量的糖皮质激素控制感染，以防炎症扩散，引起严重的全身并发症。

2. 穿刺抽脓

通过穿刺可以明确脓肿是否已形成或脓肿的部位，同时也达到了治疗的目的。在0.5%～1%丁卡因黏膜表面麻醉下，选择脓肿最隆起和最软化处进针，注意方位，不可刺入太深，以免误伤咽旁大血管。针进入脓腔时有落空感，回抽时即有脓液抽出。尽量将脓液抽净，然后针头不动，换上空针，用抗生素冲洗。

3. 切开引流

在局麻下于脓肿穿刺部位切开引流。若无法确定切口部位，则从悬雍垂根部作一假想水平线，从舌腭弓游离缘下端作一假想垂直线，两条线交点稍外，即为适宜切口处。切口长1～1.5 cm，切开黏膜及浅层组织（不可过深），用一血管钳向后外方顺肌纤维走向逐层分离软组织，直达脓腔排脓。术后不置引流条，每日扩张切口并冲洗脓腔一次，数日即可痊愈。

4. 脓肿期施行扁桃体切除术

原则上，扁桃体急性炎症消退后2～3周方可实施手术。但对于扁桃体周围脓肿者，确诊后或切开排脓后数日，在足量抗生素控制下，便可实行患侧扁桃体切除术。此时扁桃体被膜与扁桃体窝之间已为脓液所分离，所以，手术剥离扁桃体较易，出血少，疼痛轻。扁桃体切除后，其脓腔完全敞开，排脓彻底，容易治愈。尽早除去病灶，可减少并发症的发生，亦可避免再次手术时的痛苦和因瘢痕形成造成剥离扁桃体的困难。

第六节 咽后脓肿

咽后脓肿，发生于咽后间隙中，多因咽后淋巴结感染化脓引起，分急慢性两类，急性者多见于3岁以下儿童，其中半数以上发生在周岁以内。慢性者少见，多系颈椎结核形成脓肿，又称冷脓肿。咽后间隙为一潜在间隙，上起颅底枕骨部，下连后纵隔，前为颊咽筋膜，后为椎前筋膜。下部齐 3 ～ 4 颈椎平面，相互黏着，故脓肿极少下延入胸腔后纵隔；两侧与咽旁间隙有不完整的筋膜相隔，故感染可能在两间隙相互扩散。

一、病因

(一) 急性型

由于幼儿咽后隙内有散在的淋巴结，当口、咽、鼻腔及鼻窦发生感染时，可引起咽后隙淋巴结化脓性炎症，进而形成脓肿，因此急性咽后脓肿多发生于 3 岁以下幼儿。咽后壁损伤后感染，或邻近组织炎症扩散进入咽后隙，也可发生咽后脓肿。

(二) 慢性型

由颈椎结核引起，多见于青壮年。

二、临床表现

(一) 急性型

起病较急，可有畏寒、发热、吞咽困难、拒食。吸奶时吐奶或奶汁反流入鼻腔，有时可吸入呼吸道引起呛咳。说话含糊不清，如口内含物；睡时打鼾，呼吸不畅。头常偏患侧以减少患侧咽壁张力。如炎症侵入喉部，则呼吸困难加重。检查可见咽后壁一侧隆起，充血，脓肿较大者可将患侧腭咽弓及软腭向前推移。检查时，应注意避免脓肿破裂；如破裂，应速将患儿头部倒置，防止脓液流入气管。一侧或双侧颈淋巴结肿大。

(二) 慢性型

多数伴有结核病的全身表现，起病缓慢，无咽痛；随着脓肿的增大，可出现咽部阻塞感。检查见咽后壁隆起，黏膜色泽较淡。颈椎结核引起者，脓肿常居咽后中央。

三、诊断

根据病史及检查，诊断不难。颈部 X 线检查及 CT 检查可发现颈椎前软组织隆起；若为颈椎结核引起者，可发现有骨质破坏征象。

四、治疗

(一) 急性咽后脓肿

一经确诊，应及早施行切开排脓。取仰卧头低位，用直接喉镜将舌根压向口底，暴露口咽后壁，看清脓肿部位后，以长粗穿刺针抽脓，然后于脓肿底部用尖刀作一纵切口，并用长血管钳撑大切口，吸尽脓液。术中应备好氧气、气管切开包、喉镜及插管等器械，以便在意外情况出现时使用。

术后使用足量广谱抗生素控制感染。引流不畅者应每日撑开切口排脓，直至痊愈

(二) 慢性咽后脓肿

结合抗痨治疗，在口内穿刺抽脓，脓腔内注入 0.25 g 链霉素液，但不可在咽部切开。并发颈椎结核者，宜由骨科医师在治疗颈椎结核的同时，取颈外切口排脓。

第七节 咽旁脓肿

咽旁脓肿为咽旁隙的化脓性炎症，早期表现为蜂窝织炎，继而形成脓肿。

溶血性链球菌为主要致病菌，其次为金黄色葡萄球菌、肺炎双球菌等。咽旁脓肿的感染途径较多，如扁桃体、牙齿、鼻部及咽部所属淋巴结等处的急性炎症，均可蔓延至咽旁隙引起感染。

一、病因

(1) 邻近组织的炎症，如急性扁桃体炎、急性咽炎，及急性鼻炎、鼻窦炎等可直接扩散或经血行感染侵入咽旁隙。

(2) 邻近组织的脓肿，如扁桃体周脓肿、咽后脓肿、牙槽脓肿、颞骨岩部脓肿、Bezold 脓肿（耳源性颈深部脓肿）等可直接破溃入咽旁隙。

(3) 拔牙、内镜检查损伤咽壁、扁桃体切除、口腔手术均可导致咽旁隙感染；咽壁的外伤或异物刺伤也可引起此病。致病菌多为溶血性链球菌，其次为金黄色葡萄球菌、肺炎链球菌等。

二、临床表现

患者精神委靡，可有持续高热、畏寒、头痛及食欲不振等全身不适。局部主要表现为咽痛及颈侧剧烈的疼痛，吞咽障碍等。咽旁感染侵及翼内肌可出现牙关紧闭，张口困难。

三、检查

(1) 患侧颌下区及下颌角后方肿胀，触诊坚硬有压痛，头常偏向患侧以减轻疼痛，严重者肿胀范围上可达腮腺，下沿胸锁乳突肌延伸，前达颈前中线，后至项部。脓肿形成时，局部可能变软且有波动感。

(2) 咽部检查：咽侧壁隆起，软腭充血水肿，病侧扁桃体及咽侧壁可突向咽中线，但扁桃体本身无明显病变。

四、诊断

根据上述症状和体征可明确诊断。颈部 B 超或 CT 扫描有参考价值，血象检查时可见白细胞计数明显增高。颈部触诊时，由于脓肿部位较深，不一定摸到波动感，所以不能以有无波动感为诊断咽旁脓肿的依据。必要时可在病侧压痛最明显处穿刺抽脓以明确诊断。本病须与扁桃体周围脓肿、咽后脓肿及咽旁肿瘤等相鉴别。

五、并发症

(1) 炎症向周围扩散，可导致咽后脓肿、喉水肿、纵隔炎等。

(2) 颈动脉鞘感染是最常见、最严重的并发症，可导致致命性大出血。

(3) 当炎症侵及颈内静脉，可引发血栓性静脉炎或脓毒败血症。

六、治疗

1. 感染初期

以消炎治疗为主。为防止炎症扩散及并发症的发生，可应用足量抗生素及磺胺药。局部热敷或理疗。患者卧床休息，多饮水，吃软食，必要时可给予镇静剂及缓泻剂。

2. 脓肿形成期

须经颈外径路切开排脓。在局麻下以下颌角为中心，于胸锁乳突肌前缘做一纵行切口，用血管钳钝性分离软组织进入脓腔。排脓后冲洗干净，放置引流条，缝合部分伤口并包扎之。每日换药一次，宜用抗生素液冲洗脓腔。

第八节 咽部灼伤

咽部灼伤多同时累及喉，进入食管则出现食管灼伤。除局部症状外，还可引起全身复杂的病理变化和中毒症状，应早期诊断，及时处理。咽喉灼伤可分热灼伤和化学灼伤两类。

一、病因

咽部灼伤多为误咽沸水或化学腐蚀剂所致，常见于儿童，可导致口腔、咽部黏膜损伤，重者还出现全身中毒。若发生在成人，可见于精神失常或企图自杀者。常见的腐蚀剂为强酸、强碱、来苏儿等。

二、病理

咽部黏膜灼伤程度因误咽物质的温度、化学性质、浓度、进入量及停留时间而异。

三、临床表现

1. 症状

伤后主要症状为口腔、咽部疼痛，饮水及进食使疼痛加重，吞咽疼痛导致咽下困难、流涎。如伴有喉水肿可出现呼吸困难，重度灼伤者常有发热及中毒症状。

2. 检查

口腔及咽部受伤较重的部位常在唇、颊、咽峡、咽后壁、喉入口等处。可见局部充血、肿胀，黏膜起泡、糜烂或表面覆盖白膜。轻度灼伤如无继发感染，3～5天后白膜自行消退，创面愈合。重度灼伤2天～3周后结缔组织增生，形成瘢痕粘连致咽喉狭窄甚至闭锁。

四、治疗

(1) 对伤后呼吸困难渐趋严重者，应准备行气管切开术，以保持呼吸道通畅。

(2) 对因强酸、强碱灼烧咽喉部而立即就诊者，应给予中和疗法。强碱灼伤可用醋、橘子汁、柠檬汁中和，强酸灼伤可用镁乳、氢氧化铝凝胶中和。

(3) 应用抗生素控制感染。

(4) 较重的咽喉灼伤者应使用糖皮质激素治疗，以预防水肿和抑制结缔组织增生。

(5) 加强口腔护理，用1%过氧化氢、朵贝尔溶液漱口，局部可涂甲紫或紫草油，或喷洒碱式碳酸铋粉末保护创面。

(6) 进食困难者可采取鼻饲、静脉营养、肠内营养以维持水、电解质、酸碱平衡。

第九节 咽部异物

咽部异物是耳鼻喉科常见急症之一，易被发现和取出。如处理不当，常延误病情，发生严重并发症。较大异物或外伤较重者可致咽部损伤。

口咽及喉咽部异物，多属经口进入的尖锐细长物品，如鱼刺、麦芒、竹丝等，可刺入扁桃体、咽侧壁、舌根或会厌谷等处。较大异物常停留于梨状窝。尖锐异物可能刺透并穿过咽黏膜，埋藏于咽后壁，引起继发感染，甚至酿成脓肿。

一、病因及分类

咽部异物常由于疏忽、仓促进食、牙齿不全、无意中将未咀嚼碎的食物或食物中央夹杂的异物咽下而发生。

异物的种类甚多，有矿物、化学物品、动物、植物等。

常见发生原因有下列情况：

①饮食不慎，将肉骨、鱼刺、果核等咽下；

②儿童玩耍嬉闹，将硬币、曲别针、小钉、小玩具、笔帽等放入口内，不慎咽下；

③昏迷病人、睡眠或酒醉时发生误咽，将口含物或义齿咽下；

④病人企图自杀，有意将较大尖锐的异物咽下，如小水果刀、小剪刀、钥匙等。异物可停留于咽部成为咽异物，如咽下进入食管，可造成食管异物。

(1) 鼻咽部异物：常发生在呕吐、呛咳时误将呕吐物、药片等挤入鼻咽部，或鼻咽部手术填塞物遗留，或是在取喉咽及食管异物时口内脱落，进入鼻咽部。

(2) 口咽及喉咽部异物：多是经口进入的细长尖锐异物，常刺入扁桃体、咽侧壁、舌根或会厌谷等处。较大的异物咽下常在梨状窝存留。偶见尖锐异物刺透黏膜进入黏膜下层，埋于咽部黏膜下，成为“埋藏性异物”，常引起继发感染，甚至形成脓肿。

二、临床表现

1. 鼻咽异物较少见，可见于小儿、外伤或手术中的意外，常有鼻阻塞症状，鼻涕带臭味，可有不明原因的发热等症状，可并发咽鼓管炎、中耳炎等。

2. 口咽异物常见。异物多存留于扁桃体、舌根或会厌谷，常为细小的异物，易刺入组织内或隐藏于不易查知之处。症状因异物种类及刺入部位不同而异，常自觉咽喉刺痛，吞咽时加剧，多不能转动颈项。病人能指出疼痛所在部位。

3. 喉咽异物多见于梨状窝或环后，症状同口咽异物。因异物较大，多有咽下困难，刺激喉黏膜，可有发痒、咳嗽，甚至引起喉黏膜水肿、血肿等。如阻塞喉入口，可有窒息的危险。有时因呛咳、吞咽、呕吐等动作使异物被吐出或咽下。

三、诊断

咽部异物经细心的口咽视诊或做间接喉镜、鼻咽镜检查，一般都较容易发现。如经一般检查未能发现异物，而异物属不透 X 线的异物时，可采用 X 线拍片、CT 扫描检查确诊定位。

四、治疗

口咽部的异物，大部分可在压舌板显露下用镊子或异物钳取出；部位较深，如位于舌根、会厌谷、梨状窝、咽侧壁等处的异物，可用1%丁卡因液黏膜表面麻醉后，在直接或间接喉镜下用异物钳取出。鼻咽部的异物，经检查确诊定位后，作好充分麻醉，牵开软腭，可在间接鼻咽镜下，用后鼻孔弯钳取出，或用纤维鼻咽镜取出。穿入咽壁黏膜下层的“埋藏性异物”，因日久并发咽后或咽旁脓肿者，需经口或颈侧切开排脓，将异物取出；确诊为咽壁“埋藏性异物”，但无症状者，也可暂时观察不予处理。

五、预防

1. 进食时不要讲话，尤其是吃鱼类等多刺多骨的食物时。
2. 儿童的玩具，宜大不宜小，防其误吞入。
3. 咽喉部有异物时要及时取出。
4. 异物取出后，暂时少讲话。
5. 进食时的异物，忌用饭团吞下，这样鱼刺等异物越咽而陷入越深。

第十节 咽异物感

咽异感症常泛指除疼痛以外的各种咽部异常感觉。中医称之为“梅核气”。

一、病因

咽部异物感的机理相当复杂，目前尚未完全清楚。多数学者认为与局部病变、全身疾病和精神因素有关。局部的病变刺激由迷走神经、舌咽神经、副神经和颈交感神经的分支并有三叉神经的第二支的分支组成的，成为一个兴奋灶，而出现症状。全身疾病，特别是上消化道疾病，由于胚胎发育中咽与上消化道均由前肠形成，其感觉神经上下互相连通，因而胃及十二指肠的疾病可反射性的引起咽感觉异常。精神因素和自主神经功能的障碍都可与兴奋灶结合而出现症状。

(一) 咽喉部和邻近器官的病变

1. 慢性炎症

咽炎、喉炎、扁桃体炎、鼻咽炎、食管炎、鼻窦炎等。

2. 增生肥大性病变

腭扁桃体、舌扁桃体。咽扁桃体、舌根异位甲状腺等。

3. 解剖异常

悬雍垂过长、茎突过长症、颈椎骨质增生等。

4. 消化系统疾病食管炎、食管憩室、胃或十二指肠溃疡、胃炎、骨下垂、慢性阑尾炎、食管及胃肿瘤、肠寄生虫病等。

5. 囊肿

舌根囊肿、会厌囊肿、咽喉部潴留囊肿等。

6. 肿瘤

各种良性或恶性肿瘤。

(二) 全身性疾病

1. 缺铁性贫血。

2. 内分泌疾病

甲状腺、性腺功能异常、绝经期综合征、糖尿病等。

3. 心血管疾病

高血压性心脏病、左心室肥大等。

(三) 功能性

1. 癔病及其他精神障碍。

2. 神经官能症、恐癌症。

3. 过度紧张、忧虑、恐惧等精神刺激。

二、临床表现

本症临床常见，30 ～ 40 岁女性较多。病人感到咽部或颈部中线有团块阻塞感、烧灼感、痒感、紧迫感、黏着感等。位置常在咽中线上或偏于一侧，多在环状软骨或甲状软骨水平，其次在胸骨上区，较少在舌骨水平，吞咽饮食无碍。病程较长的病人，常常伴有焦虑、急躁和紧张等精神症状，其中以恐癌症较多见。

三、检查

(1) 排除器质性病变：对咽异感病人，首先应考虑器质性因素，以免误诊和漏诊。

(2) 仔细检查咽部：观察有无黏膜充血、肿胀、萎缩、淋巴组织增生、瘢痕或肿瘤等，还应注意咽黏膜皱褶之间的微小黏膜糜烂、鼻咽顶部的咽囊开口、咽隐窝内的粘连、黏膜下型鼻咽癌、扁桃体实质内的病变等。除视诊外，触诊亦很重要。

可采用下列方法进行：①咽部触诊；②颈部触诊；③咽一颈部联合触诊。

(3) 邻近器官及全身检查。

四、诊断

根据症状和检查的全部资料进行综合分析后方可作出诊断。诊断中注意区分器质性因素和功能性因素，区分全身因素和局部因素。

五、治疗

(一) 病因治疗

针对各种病因进行治疗。

(二) 心理治疗

排除器质性病变后，针对病人的精神因素如“恐癌症”等，耐心解释，消除其心理负担。

(三) 对症治疗

(1) 避免烟、酒、粉尘等，服用镇静剂。

(2) 颈部穴位封闭法，可取穴廉泉、双侧人迎，或加取阿是穴进行封闭。

(3) 中医中药治疗。

第十一节 咽狭窄及闭锁

颊咽膜的未完全破裂而造成先天性鼻咽部狭窄，若颊咽膜未破裂则造成先天性鼻咽部闭锁。临床表现：表现为新生儿鼻塞、呼吸困难、发绀及哺乳时加重等鼻腔完全堵塞的症状。检查咽部可见软腭后缘与咽后壁之间有一层薄膜相连，表面光滑，触之软。诊断：以棉花毛放鼻孔前无气流吹动。用血管收缩剂收敛鼻腔粘膜后，用细导尿管或细探子自鼻腔插入咽部不能通过。用美蓝滴入鼻腔不能进入咽部。鼻腔碘油造影可确定狭窄及闭锁的位置。 治疗措施：手术治疗。对薄膜性闭锁可用金属扩张子自鼻腔插入，穿通闭锁膜，扩大穿孔，还可以激光手术器切开闭锁膜。

一、病因

1.外伤

咽部严重灼伤，黏膜广泛坏死和溃疡形成，愈合后形成瘢痕性狭窄甚至闭锁。咽部手术如腺样体切除术、扁桃体切除术及鼻咽部肿瘤切除术等，若损伤黏膜及软组织过多，可发生术后瘢痕性狭窄。

2.特异性感染

结核、梅毒、硬结病及麻风等均可引起咽部狭窄。

3.先天性异常

多为先天性鼻咽闭锁，常与后鼻孔闭锁并存。

二、临床表现

鼻咽狭窄或闭锁者，鼻呼吸困难，张口呼吸，发声呈闭塞性鼻音，鼻分泌物存留鼻腔不易擤出，嗅觉减退，若咽鼓管被堵，则有听力障碍或并发中耳炎。口咽和喉咽狭窄者，常有吞咽和进食困难，呼吸不畅和吐字不清等。病程长者有营养不良的表现。

三、诊断

经询问病史，咽部视诊，鼻咽镜或间接喉镜检查，一般即可作出诊断。X线拍片及碘油造影，可进一步明确闭锁的范围及程度。疑为特异性感染者，需行血清学、病原学和病理学检查。

四、治疗

对特异性感染所致咽部狭窄或闭锁者，应先治疗原发病，待病情稳定后，再行修复术。根据不同的狭窄部位和程度，可分别选用咽部黏膜瓣修复术、舌组织瓣修复术、软腭瓣修复术、胸锁乳突肌皮瓣修复术和颈阔肌皮瓣修复术等。

第十二节 咽的运动性障碍

运动性障碍分为瘫痪和痉挛两种。前者又可分为软腭瘫痪和咽缩瘫痪。

一、咽缩肌瘫痪

咽缩肌瘫痪常与食管入口、全部食管或其他肌肉群的瘫痪同时出现。除前述种种病因外，在流行性脊髓灰质炎后可迅速发生。

(一) 症状

一侧咽缩肌瘫痪表现为吞咽不畅，进流质饮易发呛，进固体食物较慢，患侧有明显的梗阻感。两侧咽缩肌肌瘫痪者，吞咽运动明显出现障碍，若伴有喉咽和软腭肌肉麻痹，则完全不能吞咽。此种吞咽障碍与喉咽部炎性或不完全机械性阻塞所引起者相反，即开始时流质食物喉咽困难，常常发生逆流，而固体食物则能吞咽。因在吞咽固体食物时，所需的咽肌收缩作用不及吞咽流质食物来得大，最后食物经常停留在喉咽。若并有喉部感觉或运动机能障碍，则食物易呛入下呼吸道，引起吸入性支气管炎或肺炎，甚至发生窒息。

(二) 诊断

诊断较易。若为一侧咽缩肌瘫痪，则见患侧咽后壁如幕布样下垂，被牵拉向健侧；若为双侧瘫痪，于触拭患者舌根或咽壁时，见恶心反射消失，咽后壁黏膜上不见有皱襞形成。在口咽及梨状窝有大量唾液潴留，还须通过 X 线检查和喉镜检查，排除喉咽器质性病变。

(三) 治疗

应针对病因治疗。对末梢性麻痹患者，需应用改善微循环，增加末梢血管血流量，营养末梢神经的药物，如尼莫地平、吡乙酰胺、维生素 B_1、弥可保、银杏叶片等促进神经恢复。也可试用感应电刺激疗法和针刺疗法。预防下呼吸道并发症十分重要，需帮助吸出咽部潴留的分泌物。食物宜作成稠厚糊状，吞咽时头向前屈或偏向一侧，以利食物吞咽。严重病例以鼻饲法为宜，但在置放胃管时，务必不使胃管误入下呼吸道，必要时应在直接喉镜帮助下插入胃管。长期应用鼻饲，鼻腔或喉咽部易发生压迫性溃疡，若有必要，可作胃造口术供给营养。

(四) 预后

与病因有关。软腭瘫痪通常对健康无明显影响。因白喉引起者，可在数周后自愈。咽缩肌瘫痪而有吞咽障碍者，常因并发吸入性肺炎可发生生命危险。

二、软腭瘫痪

软腭瘫痪是咽部瘫痪中最常见的一种，可以单独或合并其他瘫痪出现。

末梢神经麻痹引起的瘫痪，一侧者可无临床症状，双侧者症状明显，常为多发性神经炎所致障碍，故多伴有感觉性障碍出现。多见于白喉之后，少数亦可发生于流感、猩红热、伤寒等病之后。

病变位于颈静脉孔附近引起的软腭瘫痪，常合并出现Ⅸ、Ⅹ、Ⅺ对等脑神经的麻痹 (颈静脉孔综合征)，多起因于原发性肿瘤、血肿、转移颈淋巴结的压迫或梅毒瘤。中枢性麻痹则见于肿瘤、炎性病变、血管硬化或梅毒，每伴有同侧的唇、舌和喉肌瘫痪。

(一) 症状

开放性鼻音。吞咽时食物易逆流入鼻腔，偶尔可经咽鼓管流入中耳；患者不能作吸吮、吹哨或两颊鼓气等动作。检查时，若一侧软腭瘫痪则悬雍垂偏向健侧；发声时，软腭向健侧移动，患侧不能上举。若两侧瘫痪则软腭松弛下垂，不能动作。如咽鼓管开张能力受果，可导致咽鼓管闭塞，出现中耳症状和体征。如发生在自喉之后，每伴有下肢无力、眼调节障碍等症状。

（二）诊断

须与生理性的软腭两侧不对称以及因炎症或肿瘤浸润所致的直相鉴别。

（三）治疗及预后

见咽缩肌瘫痪部分。

三、咽肌痉挛

单纯的咽肌痉挛，大多原因不明。慢性咽炎患者、烟酒过度者、鼻分泌物长期刺激咽部及外界物理化学因素的影响均有可能导致咽肌痉挛的发生。一切可以引起咽肌瘫痪的疾病亦可导致咽肌痉挛，且痉挛可为瘫痪的先兆。

咽肌的阵发性强直性痉挛较少见，癌肿的疼痛可引起，狂犬病、破伤风和脑膜炎以及颅内疾患皆可能发生咽肌强直性阵挛。

（一）症状

不明原因的单纯咽肌阵挛性痉挛常在患者不知不觉中出现。软腭和咽肌发生规律的或不规律的收缩运动，甚者每分钟可达 60 ～ 100 次以上，与脉搏、呼吸无关；入睡后、局部或全身麻醉时，也不停止，但在发声和吞咽时每能暂时抑制阵挛性收缩。

阵挛发作时，患者及旁人常可听到明显的肌肉收缩声。患者自诉可听见自己有耳鸣声，即所谓他觉性耳鸣；耳鸣声与脉搏不一致，压迫颈动脉时不消失，故为肌性他觉性耳鸣，此乃为不同于血管性他觉性耳鸣之处。因腭帆提肌收缩致咽鼓管功能不正常，患者常有自听过响之感。咽后壁及喉均可同时发生节律性震颤，

患者常有吞咽障碍，咽喉不适，反复作呕和局部痛感，常因精神恐惧和紧张而导致咽肌痉挛发作或加重。

（二）诊断

单凭咽、喉部视诊，颇难判断有无咽缩肌痉挛，大多需结合病史和临床症状方能诊断本病。喉咽和食管的 X 线吞钡剂透视或拍片可见痉挛引起的吞咽障碍。痉挛发作时，钡剂不能顺利咽下，可从咽腔呛入鼻腔或有较多钡剂滞留在会厌谷、梨状窝等处。在诊断中，必须注意与器质性阻塞如肿瘤、异物、瘢痕形成等相鉴别，可行纤维喉镜或纤维食管镜检查。

（三）治疗

耐心地讲明病情，以解除其思想顾虑。缓慢而安静地进食可以减轻痉挛，饮食应无刺激性，多加咀嚼后再咽下。劝告患者改正生活上的不良习惯和改善其周围环境。若为器质性病变引起的痉挛，必须针对病因进行治疗。

可根据不同的病因和病情选用以下药物治疗。

(1) 镇静剂如溴化物、艾司唑仑（舒乐安定）等。

(2) 氯美扎酮，又名芬那露，为抗焦虑药，具有弱安定及松弛肌肉作用，成人剂量为 0.2 g，3 次 /d。

(3) 自主神经调节药物，如谷维素 10 mg，3 次 /d。

(4) 强壮剂和维生素类药物等。

第十三节 阻塞性睡眠呼吸暂停综合征

一、基本概念

(一) 阻塞性睡眠呼吸暂停低通气综合征

阻塞性睡眠呼吸暂停低通气综合征 (OSAHS) 是一种病因不明的睡眠呼吸疾病，临床表现有夜间睡眠打鼾伴呼吸暂停和白天嗜睡。由于呼吸暂停引起反复发作的夜间低氧和高碳酸血症，可导致高血压，冠心病，糖尿病和脑血管疾病等并发症及交通事故，甚至出现夜间猝死。因此 OSAHS 是一种有潜在致死性的睡眠呼吸疾病。

(二) 呼吸暂停和低通气

呼吸暂停是指睡眠过程中呼吸气流消失≥ 10 s。呼吸暂停又可分为中枢性、阻塞性和混合性呼吸暂停。中枢性呼吸暂停是指无呼吸驱动的呼吸停止，呼吸暂停发生时口鼻无气流，同时丧失呼吸能力，胸腹呼吸运动停止；阻塞性呼吸暂停是指呼吸暂停发生时口鼻气流消失，但胸腹呼吸运动仍然存在，这种呼吸暂停发生时血氧饱和度下降相对更明显，结束时一般伴有微觉醒；混合性呼吸暂停是指一次呼吸暂停过程中开始时表现为中枢性呼吸暂停，继而表现为阻塞性呼吸暂停。

低通气也称为通气不足，是指睡眠过程中呼吸气流强度较基础水平降低 50% 以上，并伴动脉血氧饱和度下降≥ 4% 或微觉醒。

睡眠呼吸暂停低通气指数 (apne ahypopnea index，AHI) 是指平均每小时睡眠中呼吸暂停和低通气的次数 (次 / 小时)。

(三) 正常的睡眠结构

研究发现正常睡眠是由非快动眼 (non-rapid eye movement，NREM) 睡眠与快动眼 (rapid eye movement，REM) 睡眠两个不同睡眠时相构成。在整个睡眠过程中，NREM 睡眠与 REM 睡眠交替出现就形成了睡眠的循环周期。正常成人平均每个睡眠循环周期约为 90 ～ 100 min，儿童的睡眠周期根据年龄的不同有不同程度的缩短。NREM 期又分为Ⅰ、Ⅱ、Ⅲ、Ⅳ期，在成人每昼夜总睡眠时间中，REM 睡眠时间占 20% ～ 25%，NREM 睡眠Ⅰ期占 5% ～ 10%，Ⅱ期约占 50%，Ⅲ、Ⅳ期深睡眠约占 20%。正常情况下入睡首先进入 NREM 睡眠期，Ⅰ期睡眠约持续 1 ～ 7 min 便进入Ⅱ期睡眠，大多数年轻人入睡后 30 ～ 45 min 进入Ⅲ、Ⅳ期深睡眠，深睡眠从几分钟到 1 小时不等，然后又变浅，回到Ⅱ期睡眠，开始入睡约 80 ～ 120 min 后，出现第一次 REM 睡眠，通常约持续 5 min，之后再进入Ⅰ期或Ⅱ期睡眠，意味着第二个睡眠周期的开始。从 REM 睡眠来看，第一次 REM 睡眠以后，两次 REM 睡眠之间的间隔逐渐缩短，而每次 REM 睡眠持续时间逐渐延长，一夜总共可出现 4 ～ 6 次 REM 睡眠。睡眠对于机体的具体作用机制目前尚不十分清楚，但是睡眠结构和睡眠效率对人体白天的表现状态起着至关重要的作用。其中，NREM 的Ⅲ、Ⅳ期睡眠期与人体生长激素等激素的分泌和体力恢复有密切的关系，REM 期与人体的脑力恢复有很大关系，在 REM 期大脑的供血量明显增加，做梦也发生在 REM 期。

二、病因与病理生理

(一) 病因

OSAHS 的直接发病机制是上气道的狭窄和阻塞，但其发病并非简单的气道阻塞，实际是上气道塌陷，并伴有呼吸中枢神经调节因素障碍。引起上气道狭窄和阻塞的原因很多，包括鼻中隔弯曲、扁桃体肥大、软腭过长、下颌弓狭窄、下颌后缩畸形、颞下颌关节强直，少数情况下出现的两侧关节强直继发的小颌畸形，巨舌症，舌骨后移等。此外，肥胖、上气道组织黏液性水肿，以及口咽或下咽部肿瘤等也均可引起 OSAHS。关于 OSAHS 的病因和发病机制，需进一步研究。

(二) 病理生理

OSAHS 患者由于睡眠时反复发生上气道塌陷阻塞而引起呼吸暂停和 / 或低通气，从而引发一系列的病理生理改变。

1. 低氧及二氧化碳潴留

当呼吸暂停发生后，血中氧分压逐渐下降，二氧化碳分压逐渐上升。不同患者发生呼吸暂停后其缺氧的严重程度不同，这取决于呼吸暂停持续时间的长短、机体耗氧量的大小、呼吸暂停发生前的血氧饱和度水平、患者肺容量的高低、基础疾病等情况。低氧可导致儿茶酚胺分泌增高，导致高血压的形成。低氧还可以导致心律失常、红细胞生成素升高、红细胞升高、血小板活性升高、纤溶活性下降，从而诱发冠心病和脑血栓等。低氧还可以导致肾小球滤过率增加，使夜尿增加，并且能使排尿反射弧受到影响，在儿童患者表现为遗尿，少数的成人 OSAHS 患者也偶有遗尿现象。总之，低氧对机体的影响几乎是全身性的，OSAHS 所引起的病理生理改变也几乎是全身性的。

2. 睡眠结构紊乱

由于睡眠过程中反复发生呼吸暂停和低通气，引起睡眠过程中反复出现微觉醒，造成睡眠结构紊乱。Ⅲ、Ⅳ期睡眠和 REM 睡眠明显减少，使患者的睡眠效率下降，从而导致白天嗜睡，乏力，注意力不集中，记忆力减退，长期影响可使患者发生抑郁、烦躁、易怒等性格改变。机体内的许多内分泌激素，如生长激素、雄激素、儿茶酚胺、心房利钠肽、胰岛素等的分泌都与睡眠有关。OSAHS 患者由于睡眠结构紊乱，不可避免地影响这些激素的分泌。生长激素的分泌与Ⅲ、Ⅳ期睡眠密切相关，Ⅲ、Ⅳ期睡眠减少，生长激素分泌就减少，严重影响儿童的生长发育；在成人患者，生长激素分泌过少也可引起机体的代谢紊乱，使脂肪过度增加，肥胖加重，进一步加重睡眠呼吸暂停的发生，形成恶性循环。OSAHS 患者睾酮分泌减少，加之 REM 睡眠减少等因素造成的性器官末梢神经损害，可引起性欲减退、阳痿等性功能障碍。

3. 胸腔压的变化

发生睡眠呼吸暂停时，吸气时胸腔内负压明显增加，由于心脏及许多大血管均在胸腔内，因而胸腔内压的剧烈波动会对心血管系统产生巨大的影响，如心脏扩大和血管摆动等；同时由于胸腔高负压的抽吸作用，使胃内容物易反流至食管和 / 或咽喉部，引起反流性食管炎、咽喉炎。在儿童患者，长期的胸腔高负压还可引起胸廓发育的畸形。

另外，OSAHS 患者往往有很高的血清瘦素水平，瘦素水平升高是一种代偿性反应，而高的瘦素水平可能直接影响呼吸中枢功能，直接引起呼吸暂停。OSAHS 患者长期缺氧和睡眠质量下降还可造成机体免疫功能下降。

三、诊断与治疗

目前多导睡眠描记法 (polysomnography，PSG) 被认为是诊断 OSAHS 的金标准，但是要确诊 OSAHS 需结合临床症状。

(一) 临床表现

1. 打鼾

睡眠中打鼾是由于空气通过口咽部时使软腭振动引起。打鼾意味着气道有部分狭窄和阻塞，打鼾是 OSAHS 的特征性表现。这种打鼾和单纯打鼾不同，音量大，十分响亮；鼾声不规则，时而间断。

2. 白天嗜睡

OSAHS 患者表现为白天乏力或嗜睡。

3. 睡眠中发生呼吸暂停

较重的患者常常夜间出现憋气，甚至突然坐起，大汗淋漓，有濒死感。

4. 夜尿增多

夜间由于呼吸暂停导致夜尿增多，个别患者出现遗尿。

5. 头痛

由于缺氧，患者出现晨起头痛。

6. 性格变化和其他系统并发症

包括脾气暴躁，智力和记忆力减退以及性功能障碍等，严重者可引起高血压，冠心病，糖尿病和脑血管疾病。

(二) 诊断

1. 多导睡眠描记法

多导睡眠监测作为目前诊断 OSAHS 的金标准，其监测指标主要包括以下项目。

(1) 脑电图：是 PSG 的重要指标，用于判定患者的睡眠状态、睡眠时相，以了解患者的睡眠结构并计算患者的睡眠有效率和呼吸暂停低通气指数。

(2) 口鼻气流：监测睡眠过程中呼吸状态的指标，以了解有无呼吸暂停和低通气。

(3) 血氧饱和度 (SaO_2)：监测睡眠过程中的血氧变化，以了解患者夜间的血氧水平和变化，目前主要应用经皮脉搏血氧饱和度来进行监测。

(4) 胸腹呼吸运动：监测呼吸暂停发生时有无呼吸运动的存在，据此判断呼吸暂停的性质，以区分阻塞性、中枢性和混合性呼吸暂停。

(5) 眼电图和下颌肌电图：辅助判定睡眠状态、睡眠时相，对区分 REM 期和 NREM 期有重要的作用。

(6) 体位：测定患者睡眠过程中的体位，用于了解体位与呼吸暂停低通气发生的关系，一般情况下，患者在仰卧位时呼吸暂停低通气发生的频率和程度较重。

(7) 胫前肌肌电：主要用于鉴别不宁腿综合征，该综合征患者夜间睡眠过程中发生反复规律性腿动，引起睡眠的反复觉醒，睡眠结构紊乱，导致白天嗜睡。

2. 定位诊断及相关检查

目前可应用下述手段评估 OSAHS 的上气道阻塞部位，分析可能的病因。

(1) 纤维鼻咽喉镜辅以 Mauler 检查法：可观察上气道各部位的横截面积及引起狭窄的结构。Mauler 检查法即嘱病人捏鼻闭口，用力吸气，用以模拟上气道阻塞状态下咽腔塌陷的情况。两者结合检查是目前评估上气道阻塞部位常用的方法。

(2) 上气道持续压力测定：是目前最为准确的定位诊断方法，该方法是将含有微型压力传感器的导管自鼻腔经咽腔一直放入到食管内，该导管表面的压力传感器分别位于上气道的不同部位，正常吸气时导管上的全部传感器均显示一致的负压变化，当上气道某一处发生阻塞时，阻塞平面以上的压力传感器将不显示压力变化，据此可判定上气道的阻塞部位。

(3) 头颅 X 线定位测量：该方法主要用于评价骨性气道的形态特点。

(4) 上气道 CT、MRI: 可以对上气道进行两维和三维的观察、测量，更好地了解上气道的形态结构特点。

第十四节 鼻咽部肿瘤

一、鼻咽癌

鼻咽癌是指发生于鼻咽腔顶部和侧壁的恶性肿瘤。是我国高发恶性肿瘤之一，发病率为耳鼻咽喉恶性肿瘤之首。常见临床症状为鼻塞、涕中带血、耳闷堵感、听力下降、复视及头痛等。鼻咽癌大多对放射治疗具有中度敏感性，放射治疗是鼻咽癌的首选治疗方法。但是对较高分化癌，病程较晚以及放疗后复发的病例，手术切除和化学药物治疗亦属于不可缺少的手段。

(一) 流行病学

1. 明显的地区差异

鼻咽癌在世界各地的发病率有明显的地区性差异。在欧美洲，鼻咽癌发病率在 1/10 万以下，在非洲肯尼亚、苏丹、摩洛哥和阿尔及利亚的医院资料中，鼻咽癌发病率约 5/10 万，在东南亚各国发病率较高。我国南方各省发病率约 10/10 万～ 25/10 万，广东珠江三角洲和两广西江流域，年发病率高达男性 58.6/10 万，女性 22.8/10 万，居恶性肿瘤之首位。

2. 人群易感性差异

在 20 世纪 70 年代的调查中，以广州方言为主的肇庆、佛山和广州地区，鼻咽癌的死亡率分别为 10.42/10 万、9.71/10 万和 8.49/10 万；而以闽南方言为主的汕头地区为 4.31/10 万；以客家方言为主的梅山地区为 3.44/10 万。在 20 世纪 80 年代的调查中，这三种不同方言的人群，鼻咽癌的死亡率仍有明显的差异，而这些人群长期迁居到别处，这一现象没有明显的变化。

3. 家族易感性

据广东省的调查，10% 鼻咽癌患者有癌家族史，其中 56% 有鼻咽癌家族史，在广东、香港等高发区均发现鼻咽癌高发家族，说明鼻咽癌有明显家族聚集现象。特别一提的是，无论是高发区还是低发区，鼻咽癌的发病率和死亡率在较长的时间内虽有波动，但升降的幅度都不大。

(二) 病因

鼻咽癌的发病因素是多方面的。多年来临床观察及实验研究表明，以下因素与鼻咽癌的发生有密切关系。

1. 遗传因素

(1) 家族聚集现象许多鼻咽癌患者有家族患癌病史。鼻咽癌具有垂直和水平的家族发生倾向。

(2) 种族易感性鼻咽癌主要见于黄种人，少见于白种人；发病率高的民族，移居他处（或侨居国外），其后裔仍有较高的发病率。

(3) 地域集中性鼻咽癌主要发生于我国南方五省，即广东、广西、湖南、福建和江西，占当地头颈部恶性肿瘤的首位。东南亚国家也是高发区。

(4) 易感基因近年来，分子遗传学研究发现，鼻咽癌肿瘤细胞发生染色体变化的主要是 1、3、11、12 和 17 号染色体，在鼻咽癌肿瘤细胞中发现多染色体杂合性缺失区 (1 p、9 p、9 q、11 q、13 q、14 q 和 16 q) 可能提示鼻咽癌发生发展过程中存在多个肿瘤抑癌基因的变异。

2. 病毒感染

1964 年 Epstein 和 Barr 首次从非洲儿童淋巴瘤 (Burkitt 淋巴瘤）的活检组织中建立了一株可以传代的淋巴母细胞株。电镜下可见疱疹型病毒颗粒。由于它具有与疱疹病毒家族其他成员不同的特性，故命名为 Epstein–Barr 病毒，即 EB 病毒。

从鼻咽癌组织中可分离出带病毒的类淋巴母细胞株，少数在电镜下可见病毒颗粒。免疫学和生物化学研究证实 EB 病毒与鼻咽癌关系密切。EB 病毒抗体滴度的动态变化和监测，可以作为临床诊断、估计预后和随访监控的指标。

除 EB 病毒外，其他病毒如冠状病毒等，也被认为参与了鼻咽癌的发生发展过程。

3. 环境因素

有报告显示移居国外的中国人，其鼻咽癌死亡率随遗传代数逐渐下降。反之，生于东南亚的白种人，其患鼻咽癌的危险性却有所提高。提示环境因素可能在鼻咽癌的发病过程中起重要作用。

流行病学调查发现，广东省鼻咽癌高发区内的婴儿，在断奶后首先接触的食物中便有咸鱼。另外，鱼干、广东腊味也与鼻咽癌发病率有关。这些食品在腌制过程中均有亚硝胺前体物亚硝酸盐。人的胃液 pH 值在 1 ～ 3 时，亚硝酸或硝酸盐（需经细胞还原成亚硝酸盐）可与细胞中的仲胺合成亚硝胺类化合物。这些物质有较强的致癌作用。

某些微量元素，如镍等在环境中含量超标，也有可能诱发鼻咽癌。

（三）病理学特点

1981 年世界卫生组织西太地区办事处在广州主持的国际鼻咽癌会议，讨论和肯定了广州对鼻咽癌各类型特点，综述如下。

1. 高分化鼻咽癌

(1) 高分化鳞状细胞癌：癌组织细胞内可见间桥和（或）角化者为高分化鳞状细胞癌或角化鳞状细胞癌。

(2) 高分化腺癌分为涎腺型和普通型。

2. 低分化和未分化鼻咽癌

(1) 低分化鳞状细胞癌：低分化鳞状细胞癌又根据其鳞状分化程度分为3度，即分化偏高型、分化很差型和中间型。实际工作中这样划分并不是截然的。

(2) 泡状核细胞癌(或称大圆形细胞癌)：国外有人将泡状核细胞癌称之为鼻咽型未分化癌，是上述分化很差型鳞状细胞癌的一种表现形式，但由于它有比较特殊的形态，并且放射治疗预后较好，因此有必要独特地列为一型。

(3) 低分化腺癌：低分化腺癌组织中可见清晰的腺腔结构，但数量极少，大部分为未分化癌结构。

(四) 临床表现

鼻咽癌发生部位隐蔽，又与眼、耳、鼻、咽喉、颅底骨和脑神经等重要器官相邻，具有易于在黏膜下向邻近器官直接浸润或淋巴结转移的生物学行为，所以症状多变或不明显，常被病人或医师所疏忽。许多病人常先到内科、外科、神经科、眼科求医，几经周折才到耳鼻喉科或放疗科诊断和治疗。

早期鼻咽癌由于肿瘤微小，位于黏膜表面或伴有黏膜下浸润，肿瘤不累及咽鼓管开口，故可以没有任何症状。有学者对19例早期鼻咽癌的症状分析，其中回缩性血涕12例(63.2%)，听力减退8例(42.1%)，耳鸣5例(26.3%)，耳内闭塞2例(10.5%)。早期鼻咽癌症状以回缩性血涕最多，其次为听力减退、耳鸣、耳内闭塞等。

鼻咽癌常见临床症状有以下几点。

1. 颈淋巴结肿大

鼻咽癌患者以颈淋巴结肿大为首发症状占36.5%，治疗时有颈部淋巴结转移者占70.6%。中山医科大学肿瘤医院报道以颈淋巴结肿大为首发症状占45.0%，治疗时有该症状者占77.4%。

2. 回缩性血涕或鼻出血

回缩性血涕常发生在早晨起床后从口中排出带血的鼻涕，带血量不多，常被病人疏忽，或被当作咯血到内科或肺科就诊。由于鼻咽腔内肿瘤血管比较脆，肿瘤外表常没有黏膜覆盖，故易有血涕症状。以回缩性血涕为首发症状者占26.4%，治疗时有该症状者占70.2%。回缩性血涕是鼻咽癌早期症状之一，应该引起病人和医师重视。

3. 耳鸣、听力减退、耳内闭塞感

鼻咽癌发生在鼻咽侧壁、侧窝或咽鼓管开口上唇时，肿瘤压迫咽鼓管可发生单侧性耳鸣或听力下降，还可发生卡他性中耳炎。耳鸣或听力减退为首发症状者各占13.4%、11.7%，而治疗时有该症状者各占51.5%、51.6%。单侧性耳鸣或听力减退、耳内闭塞感是早期鼻咽癌症状之一。

4. 头痛

治疗时有头痛症状的约占57.2%。头痛常为一侧性偏头痛，位于额部、颞部或枕部。轻者头痛无需治疗，重者需服止痛药，甚至注射止痛针。头痛原因很多，但有脑神经损害或颅底骨破坏常是头痛原因之一。晚期鼻咽癌的头痛可能是三叉神经第1支末梢神经在硬脑膜处受刺激反射引起。

5. 鼻塞

鼻咽癌好发在鼻咽顶前壁，很易侵犯鼻腔后部，CT 检查鼻咽癌侵犯鼻腔者占 42.9%，治疗时有鼻塞症状者占 48.6%。

6. 面麻

指面部皮肤麻木感，临床检查为痛觉和触觉减退或消失。肿瘤侵入海绵窦常引起三叉神经第 1 支或第 2 支受损，肿瘤侵入卵圆孔、茎突前区、三叉神经第 3 支常引起耳郭前部、颞部、面颊部、下唇和颏部皮肤麻木或感觉异常。有面部皮肤麻木症状者占 10% ～ 27.9%。

7. 复视

由于肿瘤侵犯展神经，常引起向外视物呈双影。滑车神经受侵，常引起向内斜视、复视。有复视症状者占 6.2% ～ 19%。常与三叉神经同时受损。

8. 舌肌萎缩和伸舌偏斜

鼻咽癌直接侵犯或淋巴结转移至茎突后区或舌下神经管，使舌下神经受侵，引起伸舌偏向病侧，伴有病侧舌肌萎缩。如双侧舌下神经受损将引起伸舌困难。伸舌偏斜发生率仅次于面麻、复视。

9. 眼睑下垂、眼球固定

与动眼神经损害有关。视力减退或消失与视神经损害或眶锥侵犯有关。声哑和吞咽困难与迷走神经、舌咽神经受损有关。

10. 停经

作为鼻咽癌首发症状甚罕见，与鼻咽癌侵入蝶窦和脑垂体有关。

（五）诊断

对于主诉无任何诱因的鼻塞、涕血、耳鸣、听力下降及偏头痛等症状的病人，特别是经治疗无缓解，症状持续 2 周以上者；或颈上部出现无痛性肿块者，应高度警惕发生鼻咽癌的可能性，临床应给予必要的检查以确定诊断。

1. 鼻咽镜检查

(1) 间接鼻咽镜检查。这是一种简便、快速、有效的检查方法。检查时受检者面向医师正坐，张口，医师左手持压舌板，轻压舌后 1/3 处，扩大咽弓舌根距离，以便扩大视野；右手持鼻咽镜，将镜面放入软腭背面与咽壁之间，尽可能避免镜子碰到周围舌根、咽弓、咽壁，以免引起病人恶心反射，影响检查。对恶心反射者可先喷 1% 的卡因溶液于软腭、舌根、咽壁，约 3 min 后再检查。首先可看到鼻咽顶后壁，将镜面竖起就可见到两侧后鼻孔、鼻中隔后缘、鼻腔后部、鼻下甲、鼻中甲后端和鼻道。镜面放平可见后壁和软腭背面。如后壁与软腭背面间距狭小，说明鼻咽癌侵入后壁黏膜下组织。镜面向左右转动，可见到鼻咽侧壁的咽鼓管前区、咽鼓管区、咽鼓管开口、咽鼓管后区、侧窝（咽隐窝）。如有两侧窝狭窄、消失，左右侧窝不对称，提示肿瘤侵入咽旁间隙或颈动脉鞘区。

部分病人应用 1% 的卡因溶液喷雾表面麻醉后，检查仍不满意时，可采用软腭拉钩，将软腭拉起。如采用该法亦难以检查者，可用两根导尿管从前鼻孔插入，由口咽拉出，将软腭拉开，检查鼻咽腔可获得满意结果。

(2) 纤维鼻咽镜检查。进行纤维鼻咽镜检查可先用 1% 麻黄碱溶液收敛鼻腔黏膜，扩张鼻道。再用 1% 的卡因溶液表面麻醉鼻道，然后将纤维镜从鼻腔插入，一面观察，一面向前推进，直到鼻咽腔。本法简便，镜子固定良好，但后鼻孔和顶前壁观察不满意。也可从口腔检查，自口咽将镜头向上向前弯曲；能观察到鼻后孔、鼻中隔、鼻腔后部、鼻咽侧壁、咽鼓管、侧窝、软腭背面和后壁等。纤维镜检查能检出肿瘤是否侵入鼻腔，对鼻咽癌浸润性长入或突入鼻腔的检出率，间接鼻咽镜或 CT 检查都比不上纤维鼻咽镜检查。

2. 鼻咽部细针穿刺临床应用

鼻咽癌病理诊断主要靠经口或鼻腔咬取活组织进行病理检查，当肿瘤位于黏膜下、增殖体深部或咽旁等部位，经鼻咽活检常不易取得肿瘤组织，此种情况下可以通过细针穿刺做细胞学检查。

鼻咽细针穿刺时准备 7 号心脏穿刺针或特制弯针以及 20 ml 消毒空针筒一副。病人取坐位，用 1% 的卡因溶液做软腭喷雾麻醉。根据鼻咽 CT 片判断进针点、深度、方向等。进针后，在保持针筒负压下抽吸组织液和脱落细胞，然后将针在无压力下拔出。将针内液体挤在玻片上做细胞学检查。使用弯针可在鼻咽镜观察下穿刺。

对颈淋巴结或其他表浅肿块也可用细针穿刺。70% ～ 80% 鼻咽癌患者就诊时已有颈淋巴结转移，用切除活检，其活检瘢痕将影响放射治疗疗效。

3.X 射线诊断

鼻咽癌的确诊主要依靠临床症状，鼻咽窥检和病理活检等项检查。X 射线检查仅作为一种辅助诊断方法，用来确定黏膜下肿块的位置，大小，有无颅底骨质侵犯，有否肺、骨等远处器官的转移，所以是必不可少的检查手段之一。临床上常用鼻咽部侧位片和颅底片，有条件可行鼻咽腔钡胶浆造影或 CT 扫描等。

4. 鼻咽脱落细胞学诊断

由于近年来细胞学取材工具的改革和染色方法的进步，使脱落细胞诊断法检出率不断提高。

5.EB 病毒血清学诊断

由于鼻咽癌患者血清中 EBV(Epstein–Bart 病毒) 抗体水平同其他恶性肿瘤患者和健康人相应抗体水平存在着显著的差异，所以 EBV 血清学诊断已作为临床诊断的重要标志。鼻咽癌患者血清中的 EBV 抗体反应以 IgA(免疫球蛋白 A) 抗体的升高为最显著特征。而在各种 EBV 抗原中以 VCA(病毒结构抗原) 最易制备，检测价值也较高。

(六) 鉴别诊断

1. 鼻咽部其他恶性肿瘤 (如淋巴肉瘤)

淋巴肉瘤好发于青年人，原发肿瘤较大，常有较重鼻塞及耳部症状，该病淋巴结转移，不单局限在颈部，全身多处淋巴结均可受累，颅神经的损伤不如鼻咽癌多见，最后需要病理确诊。

2. 鼻咽部结核

患者多有肺结核病史，除鼻阻、涕血外，还有低热，盗汗、消瘦等症，检查见鼻部溃疡、水肿、颜色较淡。分泌物涂片可找到抗酸杆菌，可伴有颈淋巴结结核；淋巴结肿大、粘连、无压痛；颈淋巴结穿刺可找到结核杆菌；PPD 试验强阳性。另 X 线胸片常提示肺部活动性结核灶。

3. 增生性病变

鼻咽顶壁、顶后壁或顶侧壁见单个或多个结节，隆起如小丘状，大小 0.5 cm ～ 1 cm，结节表面黏膜呈淡红色，光滑，多是在鼻咽黏膜或腺样体的基础上发生，亦可由黏膜上皮鳞状化生后，角化上皮潴留而形成表皮样囊肿的改变，部分是黏膜腺体分泌旺盛，形成潴留性囊肿。当结节表面的黏膜出现粗糙、糜烂、溃疡或渗血，需考虑癌变的可能，应予活检，以明确诊断。

4. 其他

鼻咽癌还需与鼻咽纤维血管瘤、咽旁间隙肿瘤、颈部及颅内肿瘤（如颅咽管瘤、脊索瘤、桥脑小脑角肿瘤）等相鉴别。

（七）治疗

1. 放疗

首选疗法。目前对鼻咽癌的治疗较有效的方法。用 60 Co 或电子加速器放射。放疗期间注意血中白细胞的改变，若过低则应暂停放疗。

(1) 放射治疗的适应证。

①根治放疗：全身状况中等以上；颅底无明显骨质破坏；CT 示鼻咽旁间隙无或仅有轻、中度浸润；颈淋巴结最大直径小于 8 cm，活动，尚未达锁骨上窝；无远处转移。

②姑息放疗：全身状况中等；广泛颅底骨质破坏。（眼球突出，失明）；CT 示鼻咽旁已有巨大浸润；颈淋巴结直径超过 8 cm，固定或达锁骨上窝，或仅有局限性远处转移者。

姑息放疗中，一般情况改善，症状明显好转，肿瘤消退满意时，可争取给根治量（高姑息治疗）。否则给予 1/2 ～ 2/3 根治量（低姑息治疗）。

(2) 放射治疗禁忌证。一般情况太差，有难以控制的并发症，多发性远处转移所致的全血细胞下降、恶病质、同一部位多程放疗后癌未控制、复发或再转移，预期所放疗的部位组织已有明显的放疗后遗症等，不宜进行放射治疗。

(3) 放射线的选择和照射范围。放射线的种类对鼻咽癌治疗效果有明显影响。目前鼻咽癌原发灶已不再采用或单用深度 X 线治疗，而采用 ^{60}Co 或 4 ～ 6 MV 加速器 X 线治疗。颈部淋巴结可先用 ^{60}Co 或 4 ～ 6 MVX 线切线照射，再加电子线或深度 X 线垂直照射。

鼻咽癌原发肿瘤照射靶区应包括整个鼻咽腔固有部分，鼻腔后部 1/3、口咽扁桃体窝上 1/2 部分，第一、二颈椎；两侧咽旁间隙、颞下窝、茎突连线前区、翼板、上颌窦后壁；颅底筋膜、蝶窦、蝶骨大翼、岩骨尖、枕骨斜坡、鞍旁海绵窦、颞叶底等部分。如病灶局限在鼻咽腔内，没有外侵，可适当缩小照射范围。如肿瘤向外后方侵及斜坡、岩骨、颈动脉鞘区、腮腺后间隙等处，照射范围应向后扩大。

颈淋巴结照射范围：上颈部有淋巴结转移时照射野应包括下颈淋巴结和锁骨上区，上颈部没有转移淋巴结时可只照射两上颈区。颈部切线照射，照射野上界自下颌骨下缘上 1 cm，乳突处平外耳孔下缘水平，下界为锁骨下缘，中间用铅块保护喉、食管、气管、脊髓。X 线侧野照射时应包括颈内静脉上下群淋巴结、颈后链淋巴结和下颌骨中线处后淋巴结。

(4) 放疗注意事项：

①放疗前：应到口腔科洁齿，处理患牙，拔除残根，龋齿。尽量拆除金属齿冠。有合并感染者，应对症抗感染治疗。患者自备使用鼻咽冲洗器。

②放疗中：治疗前，利用鼻咽冲洗器，用盐水冲洗鼻咽腔。有脓性分泌物时，应用 o.5% ～ 1% 的过氧化氢或小苏打水冲洗，直到冲洗干净为止，然后用抗生素眼药水滴鼻。忌烟酒，注意口

腔卫生，进食后用盐水漱口。每日服维生素 B 族，及维生素 C，维生素 E，维生素 A 等。为防止全身反应，应经常服生血药及扶正的中药。保护照射区的皮肤，防止化学性，物理性刺激。如有皮肤反应（红，痒），可局部用 1% ～ 2% 的薄荷酚，或维生素 B4 溶液涂擦。

③放疗后：定期复查：因鼻咽癌的复发，80% 发生在 2 年内，90% 发生在疗后 3 年内，因此，放疗后 2 年内，应每 3 个月复查 1 次。第 3 年后，可每 4 ～ 6 月复查 1 次。复查项目：鼻咽镜检查，鼻咽部 CT，EB 病毒血清检查。每日行鼻咽腔冲洗，坚持 3 ～ 6 个月。服鼻咽清毒剂 3 个月。每日张口训练，或咬“口垫”，每次 20 min，每日 2 次，以防止颞颌关节固定。保护牙齿。放疗后 3 年内不能拔牙。3 年后需要拔牙时，应在拔牙的前、后各 1 周用抗生素，以防止骨髓炎。保护照射野内的皮肤，避免外伤。

(5) 常用放射治疗方式。根据鼻咽癌病变部位和扩展范围，常选用以下几种照射方式。

①双侧耳前野加双侧眶下野：双耳前野每野照射 42 Gy，双眶下野每野照射 15 Gy。这种方式使鼻咽形成高剂量区，周围正常组织剂量较低，适用于病变局限于鼻咽腔内的病例。

②双侧耳前野加鼻前品字野：双侧耳前野每野照射 42 Gy，鼻前品字野照射 25 Gy。适用于鼻咽肿瘤位于中部或累及后鼻孔和鼻腔的病人，也适应于肿瘤比较大或侵及蝶窦、蝶鞍的病例。

③双侧耳前野加患侧耳后野：双侧耳前野每野照射 45 Gy，患侧耳后野照射 25 Gy，这种方式使高剂量区移向岩骨尖附近，适应于肿瘤位于鼻咽侧壁、后组脑神经受累，中耳或岩骨尖等颅底破坏以及有剧烈头痛的患者。

④双侧耳前野加鼻前品字及颅底野：双耳前野每野 42 Gy，鼻前品字野照射 25 Gy，双侧颅底野每野照射 6 Gy。此种方法目的在于增加颅底的照射剂量，适应于颅底骨质破坏、前组脑神经损害的病例。

⑤双侧耳前野加耳后野及颅底野：双侧耳前野每野照射 45 Gy，患侧耳后野照射 25 Gy，加双侧颅底野每野 5 Gy。此种方法可增加海绵窦和颅底的剂量，适应于前、后组脑神经受侵及颅底骨质破坏的病例。

⑥双侧耳前野加双侧眶下野及患侧耳后野：双侧耳前野每野照射 42 Gy 双侧眶下野每野照射 15 Gy，患侧耳后野照射 10 ～ 15 Gy。这种五野照射方式适应于患侧头痛、颅底骨质破坏、后组脑神经受侵的病人，但因照射剂量偏高后遗症较重。

(6) 鼻咽癌放射治疗后遗症：

①颈部皮下组织水肿、萎缩或纤维化：颈部放射后引起淋巴管肿胀阻塞致淋巴回流障碍，在放疗后 2 ～ 4 个月出现面颈部水肿，经 4 ～ 6 个月可自行消退。但放疗后 2 年受照射的皮肤萎缩变薄、毛细血管扩张、色素减退、皮下组织萎缩，同时可发生皮下组织硬变，目前尚无有效的治疗措施。

②放射性脑脊髓病：是放射治疗后发生的一种严重后遗症。双侧耳前野照射使颞叶脑组织受到不同剂量的照射，往往引起两侧颞叶下半部的损伤。表现为记忆力减退、定向力障碍、猜疑、痴呆等精神症状，个别病人还可出现颅内压增高的症状。颈侧垂直照射可引起放射性脊髓损伤，轻者表现为低头时触电感，重者为截瘫。

20 世纪 70 年代以来由于 ^{60}Co 治疗机和加速器的广泛应用，颈部采用分割野照射使脊髓不致受量过高，特别是模拟机的问世和推广，使鼻咽癌照射时尽可能地避开脊髓，故近年来未再有放射性截瘫的发生。放射性脑损伤的潜伏期半年至 10 余年不等，无明确的症状和体征，CT 扫描能清楚显示颞叶脑水肿低密度，呈指状分布，严重表现为坏死改变。经用地塞米松、辅酶 A、三磷酸腺苷、细胞色素 C 及大量维生素等，药物治疗，同时给予高压氧治疗会取得一定的疗效。

2. 化疗

鼻咽癌 95% 以上属于低分化癌和未分化癌类型，恶性程度高、生长快，容易出现淋巴结或血道转移。鼻咽癌确诊时 75% 的病人已属于Ⅲ期和Ⅳ期，病期愈晚，远处转移机会愈多，预后亦愈差。放射治疗是一种局部治疗方法，不能预防远处转移，因而合并应用化学药物治疗，可以使肿瘤缩小或消灭微小病灶，提高治疗效果。

(1) 联合化疗方案。

① CF 方案：环磷酰胺与氟尿嘧啶均为广谱抗癌药物，对鼻咽癌有一定疗效。常用剂量为环磷酰胺 800 mg，氟尿嘧啶 500 mg，静脉注射，每周 1 次，4 ～ 6 次为一疗程。有效率为 82.6%。

② PF 方案：联合应用顺铂和氟尿嘧啶对鼻咽癌有较好的疗效，显效快，但缺点为缓解期短。顺铂 20 mg/m^2 和氟尿嘧啶 500 mg/m^2，静脉滴注，连用 5 d 后休息 2 周，可用 2 ～ 3 个疗程。此方案用于放疗前可使肿瘤缩小，有效率为 93.7%。

③ PFA 方案：顺铂 20 mg 和氟尿嘧啶 500 mg，静脉滴注 5 d；阿霉素 40 mg，dl 静脉注射。3 ～ 4 周后重复一次，有明显缩小肿瘤作用。

④ PFB 方案。

(2) 化疗与放射综合治疗：为了提高鼻咽癌生存率和降低远处转移，许多作者进行化疗和放射综合治疗鼻咽癌的研究。化学治疗鼻咽癌显示有一定疗效，肿瘤退缩率 75% ～ 98%。化疗和放射综合治疗鼻咽癌，尽管报道中意见分歧很大，但仍是当前治疗鼻咽癌的研究途径。

辅助化疗，指在鼻咽癌放疗后采用化疗，以降低远处转移率和减少局部复发。在鼻咽癌治疗中，辅助化疗未见明显提高疗效，谓 } 孟新等采用博来霉素十氟尿嘧啶或环磷酰胺十甲氨蝶呤十长春新碱方法化疗，未见降低远处转移率。

3. 手术治疗

由于鼻咽部位的特殊结构，使鼻咽癌不适合行单纯手术治疗，主要是配合放疗作为综合治疗的一种手段。在下列情况下可考虑用手术治疗。

(1) 局限于鼻咽腔内的腺癌、腺样囊性癌、黏液表皮样癌或恶性混合瘤 (最好是局限于顶壁或顶后壁)，可考虑放疗与手术综合治疗，根据病情可给术前或术后放疗或术前加术后放疗。术前放疗一般照射 40 ～ 50 Gy，术前加术后放疗各照射 40 Gy 左右，术后效疗可照射 60 ～ 80 Gy。

(2) 根治性放疗后鼻咽病变已消退，而颈淋巴结仍有残存者。在观察 1 ～ 2 个月后仍未消退者，可行手术治疗。手术方式有 2 种：①残存淋巴结为单个、活动、≤ 3 cm，可行结节剜除术，若病理检查为阳性，可行局部小野、常规 X 线或高能电子线补充照射 30 ～ 40 Gy，若病理检查为阴性，可随访观察。②若颈部淋巴结残存为多个或≥ 4 cm，应行颈淋巴结切除术。

(3) 鼻咽癌根治性放疗后局部复发，无颅底受侵及远处转移，但不宜再行放疗者，可酌情考虑手术治疗，但疗效不肯定，且病人术后生存质量差。

(4) 鼻咽及颈部病灶已被控制，出现单侧性肺转移或单发性肋骨转移不伴有其他远处转移者，可手术切除。

4. 其他治疗方法

鼻咽癌其他治疗方法尚有：中医中药及各种生物免疫制剂治疗，但只能作为配合放疗、化疗应用，不能作为主要治疗手段。

鼻咽癌的自然病程各病人之间差异很大。据统计，在93例中有70例死于初发症状后3年内，占75.2%。最短者5个月，最长者9年4个月，平均为18.7%个月。

鼻咽癌以放疗为主。据国内外报道，放疗后5年生存率为50%左右。随着放疗设备更新，放疗技术改进，鼻咽癌放疗后的5年生存率可不断提高。

二、鼻咽血管纤维瘤

依据鼻咽部血管纤维瘤生长扩散方式，可将其分为以下几种。

Ⅰ型：肿瘤位于鼻咽部和鼻腔，无明显骨破坏或骨破坏仅限蝶腭孔处。

Ⅱ型：肿瘤伴有骨破坏侵入翼腭窝或上颌窦或筛窦或蝶窦。

Ⅲ a型：肿瘤侵入颞下窝或眼眶区，无颅骨破坏。

Ⅲ b型：肿瘤侵入颞下窝或眼眶区，入颅内，位于硬脑膜外。

Ⅳ a型：肿瘤位于硬脑膜内，未累及海绵窦，垂体窝或视交叉。

Ⅳ b型：肿瘤位于硬脑膜内，累及海绵窦，垂体窝或视交叉。

(一) 病理

本病发病原因不明，可能与性激素失调有关。瘤体组织主要为丰富的血管及纤维组织，血管壁薄，缺乏弹性，易因感染、损伤而致大出血。瘤体组织有很强向周围邻近器官扩散的能力，可侵入鼻窦、眼眶、翼腭窝及颅底等部。

(二) 临床表现

可因肿瘤原发部位、大小、生长速度、扩展方向及有无并发症而异。

1. 反复鼻出血

为一重要症状，小的肿瘤仅局限在鼻咽者，出血量并不多，有时仅涕中带血。待瘤体长大，则易反复鼻出血，或由口中吐出，有时出血量可达数百毫升，往往不易止住，即使填塞也难以控制。由于大量或长期出血，患者多伴有不同程度的贫血。

2. 进行性鼻阻塞

肿瘤向前伸展，堵塞后鼻孔，可引起一侧或两侧鼻阻塞，鼻塞重时用口腔呼吸，睡眠发出鼾声，说话呈闭塞性鼻音，咽部常有干燥感。

3. 邻近器官的压迫症状

如肿瘤压迫咽鼓管咽口，则可发生耳鸣、耳痛及听力减退等症状。破坏颅底及压迫脑神经，则有头痛及脑神经麻痹。若肿瘤侵及眼眶、翼腭窝或颞下窝，则致眼球突出、视力减退、颊部或颞颥部隆起及三叉神经痛。较大肿瘤突入口咽部，可使软腭膨隆、饮食困难。

(三) 诊断

鼻阻塞及常发鼻衄为此病之早期症状，如肿瘤压迫耳咽管口，则可发生耳痛、耳鸣、耳聋等症等。鼻阻塞较重者，患者用口腔呼吸，语言鼻音，睡发鼾声，咽部常感干燥，如肿瘤压迫颅底或侵及鼻旁窦，则患者常感头痛及分泌物增多等症，如眼眶被侵及，则兼有眼部各症状。较大之肿瘤可突入口咽部及颞下窝，患者出现饮食困难，太阳穴和面部畸形，常有出血者，则显贫血现象。

鼻咽部检查可发现图形，红色肿瘤，表面显现舒张之静脉，肿瘤大小不一，大者可将软腭向下推移。鼻腔检查有时可见部分瘤体伸入鼻腔，常将鼻中隔推向一侧，肿瘤深红色，触之极易出血。如用手指探查鼻咽部，可触及坚而有弹性之肿瘤，不易移动，检查后常易出血，活体组织检查应谨慎。

利用 X 线或 CT 扫描或磁共振成像及颈动脉血管造影，确定肿瘤生长部位，侵及范围和肿瘤血管供应及与颈内动脉关系，对于选择治疗方式，估计治疗效果，提供可靠根据。

(四) 治疗

鼻咽纤维血管瘤的治疗除了改善营养、治疗贫血等一般疗法外，还有放疗、局部注射硬化剂、动脉栓塞、冷冻等，但均无根治效果。目前治疗仍以手术切除为主。因肿瘤位于鼻咽腔，易向鼻腔、鼻窦、翼上颌间隙侵入，由于位置深在，不易暴露，常有猛烈出血，使手术操作有一定的困难和危险，有时因切除肿瘤不彻底而复发。因此，手术前必须做好充分准备，采用优良的麻醉方法，选择适当的手术途径暴露肿瘤及熟练的手术操作，以避免危险及减少术后的复发。

(五) 预后

多因肿瘤基底较广，在切除肿瘤时，出血凶猛，留有残体；或肿瘤绕过翼板后，或经由翼板、翼颌裂达颞下窝、翼腭窝亦不易彻底切除，在术后继续增长所致。鼻咽纤维血管瘤术后复发率是相当高的，据统计约有 1/6 ～ 1/2。对于复发肿瘤可酌情再行手术、注射硬化剂、放疗或冷冻等治疗。至于术后肿瘤复发自行消失问题，目前对此仍有争议，但可能性是存在的。

第十五节 下咽肿瘤

下咽又称喉咽，原发于下咽部的恶性肿瘤少见。在原发性下咽恶性肿瘤中，绝大多数 (约 95%) 为鳞状细胞癌，多发生在梨状窝，其次为下咽后壁，环后区最少。梨状窝癌和下咽后壁癌多发生在男性，而环后癌则多发生在女性。好发年龄为 50 ～ 70 岁。晚期时患者常致贫血、消瘦、衰竭等恶病质表现。肿瘤侵犯颈部大血管时可发生严重的出血。

一、病因

下咽癌的病因仍不清楚，可能与下列综合因素有关。

(1) 吸烟饮酒：长期大量吸烟可导致呼吸道癌肿已成共识。在烟草燃烧时所产生的烟草焦油有致癌作用，吸烟可导致染色体畸变。下咽癌的病人中大多数都有长期吸烟的病史，而且吸烟的量较大，不少病人还同时酗酒。酒精不仅能刺激黏膜，诱发黏膜上皮营养不良，而且可促进烟的致癌作用。

(2) 营养不良：缺血性贫血常导致喉咽部黏膜变化，如黏膜变薄，黏膜生发层表皮钉突消失，细胞内糖原减少或缺乏，咽、食管黏膜广泛萎缩，咽下困难，出现 Plummer-Vinson 综合征。

(3) 病毒感染：在一定的条件下，EB 病毒、人类乳头状瘤病毒都可能引起咽喉部黏膜的癌变。

(4) 某些维生素或微量元素的缺乏、某些工业性或职业性损害、环境污染等，都可能成为促病因素。

二、诊断要点

下咽癌早期由于缺乏特异性临床表现因而易被误诊为咽炎或咽喉神经官能症。因此，凡年龄在 40 岁以上，长期咽部异物感或吞咽疼痛，尤其是伴有颈淋巴结肿大者，均需仔细检查颈部，常规检查咽、喉部，必要时需行 X 线片、CT、MRI 检查，以便早期发现病变，避免误诊。

（一）临床表现

(1) 咽部异物感：咽部异物感是下咽癌病人常见的初发症状，病人常在进食后有食物残留感。此症状可单独存在达数月之久，因而常被病人或医生所忽视而误诊、误治。

(2) 吞咽疼痛：初起疼痛较轻，以后逐渐加重。梨状窝癌或咽侧壁癌多为单侧咽疼痛，且多能指出疼痛部位。癌肿侵犯软骨或软组织，或肿瘤合并感染时，则疼痛加剧，且可向耳部放射。

(3) 吞咽不畅：肿瘤增大到一定体积，阻塞咽腔或侵犯食管入口时常出现吞咽不畅，严重时可出现吞咽困难。

(4) 声嘶：肿瘤侵犯喉部，累及声带，或侵犯声门旁间隙，或侵犯喉返神经时均可出现声嘶，且常伴有不同程度的呼吸困难，

(5) 咳嗽或呛咳：因声带麻痹、下咽组织水肿或肿瘤阻塞咽腔，在吞咽时唾液或食物可误入气管而引起呛咳，严重时可发生吸入性肺炎。

(6) 颈部肿块：约 1/3 的病人因颈部肿块作为首发症状而就诊。肿块通常位于中颈或下颈部，多为单侧，少数为双侧。肿块质硬，无痛，逐渐增大。

(7) 下咽癌晚期时患者常有贫血、消瘦、衰竭等恶病质的表现。肿瘤侵犯颈部大血管时可发生严重的出血。

（二）检查

1. 颈部检查

先观察喉外形，注意有无喉体增大或不对称，然后将喉体对着颈椎左右移动，了解喉摩擦音是否消失，有无软垫子样感觉。在喉周围触诊，了解喉、气管旁有无肿块，甲状腺是否肿大，颈部有无淋巴结肿大。下咽癌时常出现一侧或两侧中、下颈深淋巴结肿大，且质硬、固定。

2. 咽喉部检查

患者出现以上症状时，除检查口咽部外，应常规行间接喉镜检查。注意观察下咽及喉部、梨状窝、环后、下咽后壁等处有无新生物；一侧梨状窝有无积液或食物滞留；下咽黏膜有无水肿等。早期环后或梨状窝肿瘤间接喉镜检查不易发现，对可疑病例应行内窥镜检查。

3. 内窥镜检查

包括直接喉镜、纤维喉镜及食管镜检查。在行纤维喉镜检查时如采用吹喇叭鼓气法则可发现下咽的早期病变，具体方法是从鼻腔插入纤维喉镜到达下咽时，嘱病人将食指放入口中，闭

口用力鼓气。在梨状窝、食管入口瞬间开放时，则可发现环后、梨状窝及下咽后壁的微小病灶。直接喉镜检查和食管镜检查时病人比较痛苦，但能发现隐蔽的早期病变，还可及时活检，因而仍是目前常用的检查方法。

4. 影像血检查

(1) 常规 X 线检查：喉及颈侧位 X 线片可以观察喉内及椎前软组织情况。梨状窝肿瘤表现为梨状窝密度增高。肿瘤位于咽后壁、环后时则可以看到椎前软组织明显增厚，将气管推向前。喉受侵则声带和室带变形，喉室消失，会厌及杓状软骨变形，甲状软骨向外移位。

(2) 下咽、喉 X 线体层拍片：可以观察梨状窝情况，了解肿瘤喉内浸润的程度。

(3) 下咽、食管 X 线造影：用碘油或钡剂作 X 线对比造影来观察梨状窝、食管有无充盈缺损，钡剂是否通过缓慢、变细等，能发现梨状窝、环后及食管的病变，了解肿瘤的范围。

(4)CT 及 MRI:CT 能很好地显示肿瘤侵犯的程度及范围，并能发现临床上难发现的早期颈淋巴结转移。MRI 通过三维成像，可立体的了解肿瘤侵犯的范围，区分肿瘤与其他软组织影，了解肿瘤与周围血管的关系，以及有无颈淋巴结转移等。

(5) 细胞学检查：颈淋巴结穿刺细胞学检查可确定转移癌，有利于及时寻找和发现原发病灶。

(6) 病理检查：病理检查是肿瘤确诊的依据，因此一旦发现下咽的病变应及时活检。活检可在间接喉镜或直接喉镜下进行，而有反复出血或呼吸困难者在取活检时应慎重。

三、病情判断

95% 以上为鳞状细胞癌，肉瘤及淋巴瘤少见。

(一) 下咽癌早期表现

为咽异物感和咽喉疼痛，同时由于下咽部位隐蔽，原发灶较难发现，因而极易误诊为咽炎或咽神经官能症。故此，凡咽部症状持续存在，或出现进食梗阻感者，应做间接喉镜或纤维喉镜检查，必要时需做下咽、食管 X 线造影，以排除下咽恶性肿瘤。

(二) 肿瘤的生长与扩展

下咽癌大体以外突型为主，常有中心溃疡。梨状窝癌多呈浸润性生长，易于在黏膜下广泛扩散。肿瘤发生在梨状窝外侧壁时，常侵犯甲状软骨板，甚至可穿破甲状软骨板而累及喉外组织、甲状腺、皮肤及颈部血管等，肿瘤生长在梨状窝内侧壁时，常向内侵犯喉部，累及声带、室带，并可向后累及环后区，亦可经梨状窝前壁直接侵入声门旁间隙，造成患侧声带固定。梨状窝癌向上扩展则可侵犯舌根部，甚至腭扁桃体。梨状窝底部病变可侵犯声门下，晚期可侵入皮下，但很少侵犯颈段食管。环后癌多呈结节状，易侵犯环杓后肌和环状软骨，且常向下侵犯颈段食管。由于梨状窝与其接近，因此常早期受累。肿瘤晚期可侵犯环后全周、甲状腺和气管。下咽后壁癌多呈外突或浸润性生长，常沿后壁在黏膜下向上、下广泛扩散，因而可山现多发癌灶。肿瘤甚至可侵犯口咽和鼻咽，但很少侵犯椎前筋膜。

(三) 肿瘤的转移

下咽癌颈淋巴结转移率较高，就诊时约 s0% ～ 60% 有颈淋巴结转移，其转移部位约 60% 为中、下颈淋巴结。下咽癌中，梨状窝癌的颈淋巴结转移率最高，可达 60% ～ 70%。卜咽后壁癌和环后癌的转移率约为 40% 左右，但常出现双侧的颈淋巴结转移。下咽癌晚期可发生远处转移。

（四）预后

下咽癌在头颈部肿瘤中属于比较难治，疗效较差的肿瘤。如肿瘤能早期发现，无论是单纯手术或是单纯放疗，其疗效都较好。但因下咽位置隐蔽，临床发现时多为晚期肿瘤，故此预后较差。一旦出现淋巴结转移，其根治机会将下降30%～50%。下咽癌中以梨状窝癌治疗效果最好。单纯放疗，下咽癌的5年生存率为10%～20%左右；单纯手术5年生存率约为30%～40%；而综合治疗者其5年生存率可达到40%～60%；由此可见，综合治疗的生存率明显优于单纯放疗和单纯手术，故此应积极提倡有计划的综合治疗。

四、治疗

下咽癌的治疗方法有单纯放疗、单纯手术、手术+放疗、化疗和免疫治疗等。早期下咽癌可单纯放疗或单纯手术，单纯手术的疗效优于单纯放疗。但对Ⅲ期及Ⅳ期患者，应采用综合治疗。目前普遍认为，在综合治疗中，手术加放疗是最有效的治疗方法，其疗效明显优于单纯放疗和单纯手术。

（一）放射治疗

单纯放疗仅适用于肿瘤局限的 T_1 病变。对于因手术禁忌证而不能手术者，放疗可作为一种姑息性治疗。下咽癌单纯放疗5年生存率为10%～20%。在综合治疗中，可选用术前放疗或术后放疗。术前放疗量在40～50 Gy，放疗后休息2～4周再手术。主张术前放疗者认为，术前放疗可消除超过外科切除线上的亚临床灶，控制手术野以外的转移淋巴结，缩减肿瘤浸润，使瘤床微血管、淋巴管闭锁，肿瘤内的活瘤细胞数日减少，增加手术切除的机会，避免术中的肿瘤种植，提高病人的生存率。术前放疗的缺点是模糊了肿瘤的原始边界，增加了准确切除肿瘤的困难，且使伤口愈合受到影响。主张术后放疗者认为，手术已将实体瘤切除，对病变的范围也已心中有数。在实施术后放疗时，对高度怀疑的部位，可给集中小靶区照射，而且可以比术前照射给予更高的剂量。术后放疗既可消灭术中脱落的癌细胞、消除区域淋巴结中之亚临床灶，而且可作为对术后病理证实切缘有肿瘤浸润者治疗的一种补救措施。术后放疗的剂量为60～70 Gy。

（二）化疗

下咽癌的辅助性化疗能否提高5年生存率，目前仍无结论性报道。姑息性化疗对晚期及复发性肿瘤有一定的效果，但作用的时间短暂。近年来有些学者主张诱导化疗，即在手术或放射治疗之前给予冲击量化学药物，以缩小或消灭肿瘤，然后再手术或放疗，以期达到既能有利于手术切除，防止术中肿瘤种植，又可减少肿瘤的复发、转移，提高病人生存率的目的。所用的药物有甲氨蝶呤、博来霉素、长春新碱、氟尿嘧啶等。单一化疗药物治疗效果较差，目前多主张联合用药。

（三）手术治疗

1. 手术适应证

(1) 患者一般情况较好，无远处转移表现，且不伴有严重心、肺、肝、肾等全身性疾病。

(2) 肿瘤分化较好，局部虽有侵犯，但未累及颈椎、颈总动脉、颈内动脉、颅底等结构。

(3) 淋巴结转移局限于颈部，未累及锁骨上窝、上纵隔、二腹肌上方，且与颈部大血管、臂丛神经等重要结构无明显粘连。

2. 手术方法

(1) 肿瘤切除：

①梨状窝癌：T_1 或 T_2 期可通过咽侧入路暴露肿瘤后直接切除，T_3 期癌肿出现半喉固定时，应同时切除患侧半喉，并尽可能利用肌筋膜瓣等方法重建喉腔，恢复喉功能。T_4 期肿瘤侵犯梨状窝尖时需同时切除颈段食管上段，不宜保留喉功能。

②喉咽后壁癌：咽侧入路暴露肿瘤后于椎前筋膜表面直接切除。

③环后癌：除非常表浅、局限的肿瘤外，一般需将喉体连同肿瘤一并切除。

(2) 消化道重建：

①梨状窝癌：如健侧梨状窝完整，且梨状窝尖保留完好，一侧梨状窝切除不需特殊修复，直接拉拢局部黏膜关闭咽腔即可，如拉拢缝合估计会出现狭窄时，可利用带蒂岛状胸大肌肌皮瓣等修补患侧壁，扩大下咽腔。切除梨状窝尖及上段食管时可考虑喉气管瓣、胃上提、结肠上徙、游离空肠等代下咽食管方法。

②喉咽后壁癌：缺损较小时可拉拢缝合黏膜，较大时可考虑应用替尔皮片修复咽后壁。椎前筋膜保留完好时，也可直接将周围黏膜断缘缝合固定予该层筋膜上，待四周黏膜上皮渐覆盖此筋膜。

③环后癌：未累及食管入口的肿瘤，全喉切除后可直接关闭咽腔。累及食管入口的肿瘤，可考虑使用胃上提、结肠上徙、游离空肠等代下咽食管方法。

(3) 颈淋巴结清扫：常规清扫患侧的Ⅱ～Ⅴ区淋巴结，超过中线或发生于中线的癌肿尚需要清扫对侧Ⅱ～Ⅴ区淋巴结。环后癌及累及梨状窝尖的下咽癌应注意清扫两侧气管旁淋巴结。

第十八章 气管食管科学

第一节 气管、支气管异物

气管、支气管异物是最常见危重急诊之一，可发生窒息及心肺并发症而危及患者生命。常发生于5岁以下儿童，临床所指气管、支气管异物大多属于外源性异物。异物进入气管、支气管后，引起局部病理变化，与异物性质、大小、形状、停留时间与有无感染等因素有重要密切关系。异物存留于支气管内，因阻塞程度不同，可导致阻塞性肺气肿、气胸与纵隔气肿，肺不张、支气管肺炎或肺脓疡等病理改变。本章将重点介绍气管、支气管异物的病因、病理、临床表现、并发症、诊断、治疗、预后及预防。

一、病因

气管、支气管异物常发生于儿童，80%～91.8%在5岁以下；老年人咽反射迟钝，也易产生误吸；有时偶见成年人。常见病因有：

1.小儿牙齿发育与咀嚼功能不完善，咽喉反射功能不健全，不能将瓜子、花生等食物嚼碎；将物体或玩具置于口中玩耍，对异物危害无经验认识；在跑、跳、跌倒、作游戏、嬉逗或哭闹时，异物很易吸入呼吸道。

2.全麻、昏迷、酒醉与睡眠等状态的病人，由于吞咽功能不全，可吸入呕吐物或松动的假牙。

3.玩耍或工作时，将玩具、针、钉及扣等含于口中，遇有外来刺激或言谈，哭笑或绊倒等而误将异物吸入。

4.手指伸入口内或咽部企图挖出异物，或钳取鼻腔异物不当时，异物吸入呼吸道。

5.气管、支气管手术中，器械装置不稳，或切除的组织突然滑落气道内。

6.精神病病人或企图自杀者。

二、异物种类

异物有内源性与外源性两类，血液、脓液、呕吐物及干痂等为内源性异物；而由口内误入的一切异物属外源性异物。临床所指气管、支气管异物大多属于外源性异物。按异物来源分为内源性与外源性异物，急性或慢性支气管疾病中的渗出物、痂皮、脱落的纤维蛋白膜、白喉假膜、支气管结石、干酪样物、死骨片及牙齿均属内源性异物。按异物性质分为植物性、动物性、矿物性与化学合成品等几类异物，临床上以花生米、瓜子、豆类等植物性异物最常见，约占全部呼吸道异物的80%；其次为动物性异物，如鱼刺、骨片等；此外有铁钉、石子等矿物性异物，塑料笔帽、橡皮、假牙等化学制品类异物。

三、异物部位与病理

气管、支气管异物停留部位与异物的性质、大小、形状、轻重、异物吸入时病人体位及解剖因素等有密切关系。除少数存留于声门外，绝大多数位于气管与支气管内。尖锐或不规则异物易固定、嵌顿于声门下区；轻而光滑异物随呼吸气流上下活动，多数异物均可活动变位；右主支气管与气管长轴相交角度小，几乎位于气管延长线上，左主支气管则与气管长轴相交角度较大，同时右主支气管短而管径较粗，气管隆凸偏于左侧，故右侧支气管异物的发病率高于左侧支气管。

异物进入气管、支气管后，所引起的局部病理变化，与异物性质、大小、形状、停留时间与有无感染等因素有重要密切关系。

1. 异物性质

植物性异物如花生、豆类等，由于其含有游离脂酸，对气道粘膜刺激性大，而发生弥漫性炎症反应，促使气管与支气管粘膜充血、肿胀、分泌物增多，伴有发热等全身症状，临床上称“植物性支气管炎”。矿物性异物对组织刺激小，炎症反应轻。金属性异物，刺激性更小，但铜、铁易氧化与生锈，存留时间长，可引起局部的肉芽增生，较其他金属刺激性稍大。动物性异物及化学制品，对组织刺激比矿物大比植物性小。

2. 异物大小与形状

光滑细小异物的刺激性小，很少引起炎症；尖锐、形状不规则异物可穿透损伤附近软组织，容易引起并发症。

3. 异物存留时间

异物存留越久，危害越甚，尤其以刺激性较强、易变位或在气道内形成阻塞的异物为严重。长久存留异物，加重支气管阻塞，进而引起肺气肿、肺不张，若合并感染，可引起肺炎与肺脓肿等。

4. 异物存留于支气管内，阻塞程度不同，可导致不同的病理改变。

(1) 不全阻塞：异物较小、局部粘膜肿胀较轻时，异物呈呼气瓣状阻塞，吸气时支气管扩张，空气尚能经异物周围间隙吸入；呼气时支气管收缩，管腔变窄将异物卡紧，空气排出受阻，致远端肺叶出现阻塞性肺气肿，严重者肺泡破裂而形成气胸与纵隔气肿等。

(2) 完全性阻塞：异物较大或局部粘膜肿胀明显时，使支气管完全阻塞，空气吸入受阻，远端肺叶内空气逐渐被吸收，而发生阻塞性肺不张。病程若持续过久，远段肺叶因引流受阻，可并发支气管肺炎或肺脓疡等。

四、临床表现

气管支气管异物的症状与体征一般分为四期。

1. 异物进入期异物经过声门进入气管时，剧烈咳嗽。若异物嵌顿于声门，可发生极度呼吸困难。异物进入支气管内，仅有轻微咳嗽或憋气。

2. 安静期异物进入气管或支气管后，停留于大小相应的气管或支气管内，此时无症状或只有轻微症状，临床上称之为无症状安静期。

3. 刺激或炎症期异物局部刺激和继发性炎症，或堵塞支气管，可出现咳嗽、肺不张或肺气肿的症状。

4. 并发症期轻者有支气管炎和肺炎，重者可有肺脓肿和脓胸等。

气管异物临床表现为：异物进入气道后，立即发生剧烈呛咳、呕吐，伴面红耳赤、憋气、呼吸不畅等症状，较大异物即刻可发生窒息。常见症状为气喘哮鸣，并可有气管拍击声。

支气管异物临床表现早期症状与气管异物类似。异物进入支气管后，咳嗽症状可减轻或无症状。当异物尚能活动时，则有痉挛性高声呛咳。呼吸困难程度与异物部位及大小有关；若两侧支气管内均有异物堵塞，呼吸困难多较严重。

五、诊断与鉴别诊断

1.病史与体征据患者异物吸入病史或可疑病史、异物种类、典型症状、肺部体征及并发症等，一般不难确诊。

2.X线检查不透光金属异物在正位及侧位X线透视或拍片下可直接诊断。对透光异物则可根据其阻塞程度不同而产生肺气肿或肺不张等间接证据而诊断。

(1)阻塞性肺气肿：患侧肺部透亮度明显增加，横膈下降，活动度受限。呼气时支气管变窄，空气不能排出，患侧肺内压大于健侧，心脏及纵隔被推向健侧；吸气时健侧肺内压力增加，心脏及纵隔又移向患侧，从而出现纵隔摆动现象。

(2)阻塞性肺不张：患侧肺野阴影较深，横膈上抬，心脏及纵隔移向患侧，呼吸时保持不变。

3.支气管镜检查

支气管镜有诊断、鉴别诊断及治疗作用，气管、支气管异物的确切诊断与治疗最终要通过支气管镜来完成。

气管、支气管异物临床上应与急性喉炎、支气管肺炎与肺结核等疾病进行鉴别。

六、治疗

气管支气管异物是危及患者生命的急重急症，及时诊断，尽早取出异物，以保持呼吸道通畅。气管支气管异物可经直接喉镜或支气管镜经由口腔、或在个别情况下经由气管切开取出异物，是治疗气管支气管异物最有效的方法。凡通过支气管镜确实无法取出的异物，可行开胸手术、气管切开取出异物。

1.气管支气管异物取出术的麻醉

婴幼儿气管支气管异物取出，一般不用任何麻醉，俗称“无麻”，适合于中小型急诊气管支气管异物。但是，气管支气管对呼吸功能影响较大，异物性质、大小、形状及所在部位以及病儿年龄因素等都影响其通气功能，异物尚可引起肺炎、肺不张及肺气肿等并发症，致使肺泡交换面积减少、无效腔及残气量增加，肺活量减少，加重呼吸功能障碍。无麻下为病儿行气管支气管异物取出，病儿恐惧与烦躁不安，代谢增加，氧耗量更大，插入支气管检查时，气管管腔更狭小，更加重病儿呼吸功能障碍严重性；喉、气管及支气管均有迷走神经支配，小儿神经系统又不够稳定，施行支气管镜检查时，手术器械刺激，易诱发喉痉挛与其他一些反射，加重缺氧与二氧化碳蓄积，诱发心跳骤停等危险，无麻手术将承担较大手术风险。现多数人主张气管及支气管异物均应在全麻下手术，“无麻”仅在紧急情况下使用。全麻下，病儿安静、咳嗽少、肌肉较松弛，喉反射减弱或消失，支气管检查操作时可避免迷走神经反射，可耐受较长时间检查与取出操作。全麻适合于支气管异物较大或不规则形状；主支气管内大而易碎的植物性异物；支气管阻塞性异物；肺段支气管的细小异物；诊断不明确或预计手术操作需时较长者以及无麻探取异物失败的大部分病人。全麻有乙醚麻醉、γ-羟基丁酸钠静脉复合麻醉等方法，术中采用高频喷射通气(HFJV)被公认是一种安全、有效的通气给氧技术。

2.直接喉镜下气管支气管异物取出法

操作简便，成功率高，节省时间，可避免使用支气管镜后所引起的喉水肿。仰卧位，用直接喉镜挑起会厌，充分暴露声门裂，用鳄鱼嘴式异物钳闭合，趁吸气时声门裂张开之际，伸入声门下区，在呼气或咳嗽时将钳口上下张开，在异物随气流上冲时瞬间，夹住异物。夹住异物后，应选将钳柄作逆时针旋转90°，使钳嘴两叶与声带平行，趁吸气声门张开时，退出声门裂。即临床上所谓的“守株待兔”方法。在气管或支气管内探取异物时，若夹住粘膜、气管隆凸或支气管分叶隆凸时，轻轻牵拉异物钳时则有弹性阻力感觉，切忌将异物钳强行拉出，以免造成严重损伤。异物取出后应立即详细检查异物是否完整，如有残余，应再次夹取。在直接喉镜下多次试取未果，则视情况立即或缓期改用支气管镜法取异物。

3.经支气管镜异物取出法

喉镜下不能取出的异物，尖锐有刺非活动性异物，已发胀破碎的异物及绝大多数支气管异物均应以支气管镜法取出。取仰卧位，直接喉镜挑起会厌，暴露声门，以大小适当的支气管镜于病人吸气之际越过声门裂，送入气管内，然后取下直接喉镜。成人可不用喉镜而直接插入支气管镜。窥见到异物后，将支气管镜远端接近异物，察看并根据露出部分的异物形状、位置、粘膜肿胀情况及空隙，伸入异物钳夹取异物。若异物为易碎异物，用力不可太大以免夹碎；若系金属类异物，要用力夹紧；异物体积小可将其从镜管内取出，不完整的碎块，可反复夹取，或用吸引管吸出，直至取尽为止；异物较大不能由镜内取出者，宜夹紧异物，将之拉拢固定于支气管镜远端，使支气管镜、异物钳连同异物以相同速度缓缓向外退出。探取异物手术中，应随时吸净呼吸道内分泌物。

4.注意事项

术前应注意：

(1) 气管支气管异物一般应尽早取出，以避免或减少发生窒息及并发症的机会。

(2) 病人若无明显呼吸困难，但因支气管炎、肺炎等并发症且伴有高热、体质虚弱者，宜先行抗炎补液支持疗法，密切观察有无突发呼吸困难征象，略待体温下降，一般情况好转后再行异物取出术。

(3) 病情危重，呼吸极度困难，可先行气管切开术，以免发生窒息。

(4) 已有气胸、纵隔气肿等并发症时，应首先治疗气胸或纵隔气肿，待积气消失或明显缓解后再行异物取出术；伴有心力衰竭时，应予强心剂治疗。

(5) 术前应了解异物的种类、大小、形状及部位，同时挑选适当器械，根据病儿年龄大小选择合适的直接喉镜、支气管镜、喉与支气管异物钳及吸引器管等。准备好急救用品。

(6) 对于患儿极度虚弱，伴有严重并发症心脏疾患者，应请专科医生监护，以防不测。

术后应注意：

(1) 加强护理，密切观察病情，若有喉水肿发生伴严重呼吸困难，应作气管切开术。

(2) 酌情使用抗生素及肾上腺皮质激素，以防发生并发症。

(3) 异物未取尽或术后仍有异物的症状与体征者，应选择适当时机，再次行支气管镜检查。

(4) 经多种方法多次试取仍无法取出异物或异物嵌顿较紧，应请胸外科协助，行开胸手术。

七、预后

气管支气管异物若不及时诊治，预后严重。早期由于窒息，晚期由于心肺部并发症，以及手术治疗中或术后，均可发生危险或引起死亡。根据国内外报导，异物自然咳出可能性约为

2% ～ 4%，死亡率约为 1.6% ～ 7%。一般气管支气管异物未发生并发症，经取出后，预后良好。选择合适的支气管镜及异物钳，技术操作熟练，时间短，支气管镜检查，一般术后不致发生喉水肿，可避免作气管切开术。已发生肺不张、肺气肿或支气管肺炎等并发症，时间较短，异物顺利取出后一般都能很快恢复。若肺不张已存在 2 ～ 3 周，必然发生化脓性支气管炎，异物虽经取出，支气管炎也需 2 ～ 3 周后，才能恢复通气。较长时间支气管阻塞性异物如笔帽、螺丝钉等所致的长期肺不张、炎症数月甚至半年以上，取出异物后可遗留支气管扩张或同时有肺的纤维化病变。

八、预防

气管支气管异物是一种完全可以预防的疾病，其预防要点：

1. 开展宣教工作，教育小孩勿将玩具含于口中玩耍，若发现后，应婉言劝说，使其自觉吐出，切忌恐吓或用手指强行挖取，以免引起哭闹而误吸入气道。

2. 奉劝家长及保育人员管理好小孩的食物及玩具，避免给 3 ～ 5 岁以下的幼儿吃花生、瓜子及豆类等食物。

3. 教育儿童及成人吃饭时细嚼慢咽，勿高声谈笑；小儿进食时，不要嬉笑、打骂或哭闹；教育儿童不要吸食果冻。

4. 重视全身麻醉及昏迷病人的护理，须注意是否有假牙及松动的牙齿；将其头偏向一侧，以防呕吐物吸入下呼吸道；施行上呼吸道手术时应注意检查器械，防止松脱；切除的组织，应以钳夹持，勿使其滑落而成为气管支气管异物。

第二节　瘢痕性气管狭窄

瘢痕性喉气管狭窄一般为后天性，系多种原因损害喉气管后未得到及时或正确的早期处理而后遗此症。喉和颈段气管瘢痕性狭窄常同时存在，故又称瘢痕性喉颈段气管狭窄。

一、病因和分类

主要有以下三方面原因产生的后遗症瘢痕引起。

1. 创伤

最常见，为各种致伤因素引起的喉气管开放或闭合性创伤，导致喉气管软骨或软组织损伤，外源性致伤可来自颈的正面和侧面，严重的损伤为喉环状软骨粉碎性骨折以及易发生于驾驶员方向盘撞伤的气管与环状软骨分离伤。

2. 医源性损伤

如喉肿瘤部分切除喉软骨支架缺损过多，手术创面大未能完全修复；长期插管造成喉气管黏膜严重损伤。

3. 其他

有误吸入高热气体灼伤和强酸、强碱化学腐蚀剂。

分类常采用的为按狭窄的部位和范围分为：声门上、声门、声门下、颈段气管和混合性狭窄。

二、临床表现

喉气管狭窄常见的症状为声嘶或失声，后者狭窄部位常位于声门下。除此，常有进行性的呼吸困难，狭窄主要位于喉部者，多已进行气管切开，故呼吸困难于堵管时才呈现。喉气管均有瘢痕狭窄者以呼吸困难、喉喘鸣、咳嗽伴黏稠痰、进食咳呛等为常见症状，严重者可出现明显的全身缺氧症状。创伤性瘢痕性喉气管狭窄出现于伤后瘢痕形成期，因气管插管引起的狭窄，其气道梗阻症状可发生于拔管后数月甚至数年。

三、诊断

根据病史，临床表现，间接喉镜、纤维或电子喉镜等检查可作出初步诊断，X 线摄片对了解气管狭窄有帮助，CT 扫描能准确地显示狭窄病变的部位，范围及程度得出确定诊断。如怀疑特异性感染等产生的瘢痕可进行活检以明确。对于来就诊时即有较重的阻塞性呼吸困难，如胸片未显示有肺部和支气管病变，应先行低位气管切开待呼吸改善后再做进一步检查。

四、治疗

较为棘手，至今尚无十分满意的治疗方法。药物疗法有应用糖皮质激素、硫酸锌等降低瘢痕的生长和硬度，但效果较差。物理疗法有内镜下冷冻，激光除去瘢痕，但治疗后易于长出新的瘢痕，故单独使用者较少。扩张疗法在成人已很少有人应用，仅见小儿轻度喉气管瘢痕狭窄还有采用者。

对于中度以上狭窄者，较为常采用的手术治疗有以下几种。

1. 喉气管整复术

适于比较严重的喉气管瘢痕狭窄。对于无喉腔软骨支架损毁仅有瘢痕者，可行喉裂开术，黏膜下切除瘢痕，黏膜的缺损区可转瓣邻近的黏膜或带肌蒂皮瓣覆盖，也可切取自身的颊黏膜、筋膜、软骨膜、骨膜覆盖。术毕喉腔内放置硅胶扩张管。如同时有颈段气管狭窄，在切除瘢痕后宜放置 T 型硅胶扩张管。对伴有喉软骨支架损毁者，如是大块软骨骨折，可将其用复位钢丝固定。如软骨部分缺损，可用自体带肌蒂的舌骨或锁骨修复支架软骨。

2. 喉气管腔再造术

喉软骨支架完全损毁可行喉腔再造术。其方法为在喉裂开切除瘢痕后，切取肋软骨做 V 形喉支架植入，暂不关闭喉腔，待成活后覆盖黏膜再关闭形成新喉。颈段气管的严重狭窄或闭锁，可按 Momgomery 法再造，即于闭锁处作皮肤“]”切口，做成带蒂皮瓣，取大腿游离皮瓣植入成新气管后壁，取肋软骨做成半环状并植入翻转的“]”带蒂皮瓣中，放入硅胶管使之成为新管腔。约 6 周后行二期手术，将双折边缘剖开缝合造成新的颈段气管腔。

3. 横行切除端端吻合术

对于环状软骨缺损、声门下腔狭窄或闭锁者，可将此段切除行气管—甲状软骨吻合术。如闭锁位于颈段气管不超过 5 cm，可横行切除行气管—气管端端吻合术。此术成功后，由于恢复了正常喉气管黏膜上皮结构，其功能良好。术中游离须充分。

4. 喉气管腔扩大术

此类手术为恢复气道通畅，将部分结构切除以增大气道。如声门上狭窄则行相应部分切除术。声门或声门下狭窄也可将甲状软骨前端突出部切开植入带肌蒂舌骨，后方将环状软骨板纵行切开松解后，植入自体软骨或嵌入钛钢片以增大喉腔。对于颈段气管狭窄，可将气管进行城垛状切开，然后稍错位将其突出部缝合以增大气管腔。

第三节 原发性气管肿瘤

一、定义

原发性气管肿瘤比较少见，约占呼吸系统肿瘤的1%。原发性气管肿瘤按分化程度可分为恶性、低度恶性和良性三种。原发性恶性气管肿瘤有鳞状上皮细胞癌、腺癌和分化不良型癌，其中以鳞状上皮细胞癌最为常见，约占原发性气管肿瘤的50%；低度恶性肿瘤有腺样囊性癌、黏液表皮样癌和类癌，其中以腺样囊性癌最为多见，约占原发性气管肿瘤的30%；气管良性肿瘤有平滑肌瘤、错构瘤、乳头状瘤、神经纤维瘤、涎腺混合瘤、血管瘤等；还有一些少见的肿瘤，如癌肉瘤、软骨肉瘤、软骨瘤等。

二、病因

原发性气管肿瘤病因不清。空气污染及严重的吸烟习惯可能为其致病因素，但同时与气管纤毛上皮的功能是否正常密切相关。另外发现，某些患者多年前曾因甲状腺或胸腺疾病接受过放射治疗，因此放射线致癌亦可能与本病有关。国外研究发现：癌基因的激活、抑癌基因失活可能在原发性气管肿瘤中占重要作用。

三、临床表现

气管肿瘤无论良性、恶性，症状产生的主要原因是管腔受阻、通气障碍，在气管管腔被阻塞1/2～2/3时，原发气管支气管肿瘤才出现严重的通气障碍。气管肿瘤病人常见的症状是干咳、气短、哮喘、喘鸣、呼吸困难、发绀等，体力活动、体位改变、气管内分泌物均可使症状加重，恶性病变者可有声音嘶哑、咽下困难等。反复发作性单侧或双侧肺炎。如果病变部位是在一侧气管支气管交界处，即便气管狭窄非常明显，也只能见到一侧肺炎。如果肿瘤位于气管，则可见到双侧肺炎。除气管梗阻症状外，持续性顽固的咳嗽也是原发性气管肿瘤的临床表现。支气管肿瘤无论良性、恶性，当不完全阻塞管腔时，常表现为肺的化脓性感染、支气管扩张、肺脓肿等；当管腔完全被梗阻时，则表现为肺不张。

1. 气管良性肿瘤的临床特点

(1) 气管乳头状瘤：乳头状瘤常见于喉部，起源于支气管树的乳头状瘤罕见。本病多见于儿童，成人少见，在儿童常为多发性，成人则为孤立性，可恶性变。病因可能与病毒感染引起的炎症反应有关。乳头状瘤原发于气管、支气管黏膜，呈不规则的乳头绒毛样突起，以血管性结缔组织为核心，被覆数层分化成熟的上皮细胞，放射状排列，表层为鳞状上皮细胞，司有角化。气管体层相、CT对诊断有助，纤维支气管镜是明确诊断的可靠方法，在支气管镜下观察，乳头状瘤呈菜花样、淡红色、质脆易出血，基底部宽或有细蒂。活检时应做好准备，以免出血或瘤体脱落引起窒息。

气管乳头状瘤呈簇状生长，通过较细的蒂附着于气管支气管膜部，乳头状瘤质脆，易脱落，乳头状瘤有多发和手术后复发的特点，据大组气管肿瘤外科治疗的临床经验，无论何种治疗方法均不能防止其复发倾向，这给临床治疗带来了一定困难。体积小的良性乳头状瘤可经纤维支气管镜摘除，或经纤维支气管镜激光治疗，亦可行气管切开摘除。体积较大、基底较宽和怀疑恶变者，应行气管袖状切除或气管侧壁局限性切除。

(2) 气管纤维瘤：气管纤维瘤很少见。肿瘤表面被覆正常气管黏膜，支气管镜下肿瘤呈圆形、灰白色、表面光滑、基底宽、不活动、不易出血，常出现多次活检均为阴性的情况。

(3) 气管血管瘤：可分为海绵状血管瘤、血管内皮细胞瘤、血管外皮细胞瘤等，可原发于气管，或由纵隔的血管瘤伸延入气管。血管瘤可弥漫性浸润气管黏膜并使气管管腔狭窄，亦可突入气管腔内引起梗阻。纤维支气管镜下，突入腔内的血管瘤质软、色红、息肉样，一般禁止活检，以免引起出血，导致窒息。治疗可行内镜切除、激光治疗或外科手术。

(4) 气管神经纤维瘤：气管神经纤维瘤是神经鞘的良性肿瘤，常为孤立性，有包膜、质硬，肿瘤可带蒂突入气管腔内。纤维支气管镜下，可见气管壁上圆形、质硬、表面光滑的肿物。组织学上，梭形细胞和黏液样基质交替，神经鞘细胞排列成典型的栏栅状。气管内神经纤维瘤可经内镜摘除或气管切开摘除。

(5) 气管纤维组织细胞瘤：气管纤维组织细胞瘤罕见，肿瘤常位于气管上 1/3，呈息肉样、质软、灰白色、向管腔内突出。组织学上很难鉴别良、恶性，主要根据肿瘤有无外侵、转移及较多的细胞核分裂象来判断。纤维组织细胞瘤在局部切除后常易复发，因此，手术范围可更广泛一些，应行局部扩大切除或气管袖式切除术，气管恶性纤维组织细胞瘤术后应辅以放射治疗及化疗。

(6) 气管脂肪瘤：气管脂肪瘤极罕见，起源于分化成熟的脂肪细胞或原始的间质细胞。纤维支气管下可见淡红色或黄色圆形肿物，阻塞管腔，表面光滑，多为广基，有时有短蒂，被覆支气管黏膜，质较软。气管内脂肪瘤可经支气管镜摘除，并用激光烧灼基底。瘤体较大且穿过软骨环至气管外时，应行气管壁局部切除或气管袖式切除术。

(7) 气管软骨瘤：气管软骨瘤极少见，文献仅有少数个案报告。肿瘤圆形、质硬、色白，部分位于气管壁内，部分突入气管腔内。体积小的软骨瘤一般可经纤支镜切除。气管软骨瘤术后可以复发和恶性变。

(8) 气管平滑肌瘤：气管平滑肌瘤常发生于气管下 1/3，起源于气管黏膜下层，呈圆形或卵圆形，表面光滑，突入腔内，黏膜苍白。组织学上，肿瘤由分化良好、排列成交错状的梭状细胞束构成。气管平滑肌瘤生长缓慢，肿瘤较小时可经纤支镜摘除，瘤体较大时应行气管袖式切除术。

(9) 气管错构瘤：肿瘤呈圆形或卵圆形，包膜完整，一般有细小的蒂与气管支气管壁相连，肿瘤表面光滑、坚硬，纤维支气管镜活检钳不易取得肿瘤组织。治疗可采用经支气管镜激光烧灼、汽化肿瘤或用活检钳摘除。

2. 气管恶性肿瘤的特点

(1) 气管鳞状上皮癌：多发生于气管的下 1/3 段，占原发性气管恶性肿瘤的 40% ～ 50%，可表现为定位明确的突起型病变，亦可为溃疡型，呈浸润性生长，易侵犯喉返神经和食管，在气管内散在的多发性鳞状上皮癌偶可见到，表面溃疡型鳞状上皮癌亦可累及气管全长。大约 1/3 的原发性气管鳞状上皮癌病人在初诊时已有深部纵隔淋巴结和肺转移，气管鳞状上皮癌的播散常先到邻近的气管旁淋巴结，或直接侵犯纵隔结构。发生在气管近端的肿瘤，有时很难辨明病变来自气管本身、喉的基底部或是喉部肿瘤侵犯气管。当肿瘤同时累及气管和食管时，经支气管镜活检的组织很难从病理形态学上鉴别肿瘤来自气管或食管。气管鳞癌的预后差。

(2) 气管腺样上皮癌：约占气管恶性肿瘤的10%，体积较小，质硬，坏死少，病人在就诊时往往已有肿瘤的深部侵袭，预后差。

其他少见的气管癌还有燕麦细胞癌。起源于气管间质的恶性肿瘤包括平滑肌肉瘤、软骨肉瘤、脂肪肉瘤等。气管的癌肉瘤和软骨肉瘤通过手术切除有治愈的可能。

3. 气管低度恶性肿瘤特点

(1) 气管类癌：起源于气管支气管黏膜的 Kulchitsky 细胞，细胞内含有神经分泌颗粒，病理上分为典型类癌和非典型类癌。类癌好发于主支气管及其远端支气管。临床症状与肿瘤发生的部位有关，发生在主支气管的类癌可引起反复肺部感染、咯血丝痰或咯血。少数类癌伴有类癌综合征及库欣综合征。纤维支气管镜检查能判断肿瘤的位置并可直接观察肿瘤外形，通过活检获得病理学诊断，但活检的阳性率仅 50% 左右，因为 Kulchitsky 细胞分布于支气管黏膜上皮的基底层，向腔内生长的肿瘤表面常被覆完整的黏膜上皮，所以在活检时不易取到肿瘤组织。对于气管支气管类癌的外科治疗原则是，尽可能切除肿瘤同时又最大限度保留正常组织。位于主支气管、中间段及叶支气管的肿瘤，如远端无明显不可逆改变的病人应争取行支气管成形术，肺门有淋巴结转移则应同时行肺门淋巴结清扫，如远端肺组织因反复感染已有明显不可逆性改变，则须行肺叶或全肺切除术。类癌对放疗有一定敏感性，术后可以辅以放疗。气管支气管类癌手术治疗后预后良好，术后 5 年生存率可达 90%。非典型类癌的预后相对较差。

(2) 气管腺样囊性癌：腺样囊性癌多发于女性。腺样囊性癌约 2/3 发生于气管下段，靠近隆突和左右主支气管的起始水平。肿瘤起源于腺管或腺体的黏液分泌细胞，可呈息肉样生长，但多沿气管软骨环间组织呈环周性浸润生长，阻塞管腔，亦可直接侵犯周围淋巴结。突入管腔内的肿瘤一般无完整的黏膜覆盖，但很少形成溃疡。隆突部的腺样囊性癌可向两侧主支气管内生长。

腺样囊性癌在组织学上分为假腺泡型和髓质型，细胞内外含 PAS 染色阳性的黏液是其主要特征。腺样囊性癌临床上有生长缓慢的特性，病人的病程可以很长，即使发生远处转移，其临床行为亦表现为相对良性。较大的气管腺样囊性癌往往先引起纵隔移位。气管的腺样囊性癌可沿气管黏膜下层浸润生长，累及长段气管，而在大体组织上辨别不出。有些病变恶性度较高，在原发于气管的肿瘤被发现之前已经有胸膜和肺的转移。在临床上见到的气管腺样囊性癌病人，几乎均接受过反复多次气管内肿瘤局部切除或气管节段性切除，这些病人往往都有远处转移。治疗包括外科手术切除、内镜下切除或激光治疗、化疗可作为辅助治疗，腺样囊性癌对放射治疗很不敏感，但可用于病变不能彻底切除、有纵隔淋巴结转移或有手术禁忌证者。

(3) 气管黏液表皮样癌：发病率较低，多发生在主支气管、中间段支气管和叶支气管，肿瘤表面一般有黏膜覆盖。其临床表现与肿瘤所在部位有密切关系。经支气管镜活检病理检查可明确诊断。

黏液表皮样癌在临床上具有浸润性，沿淋巴途径转移。手术治疗包括肺叶切除或全肺切除、肺门及纵隔淋巴结清扫，术后可辅以放射治疗。黏液表皮样癌手术治疗后容易复发，预后较腺样囊性癌和类癌差。

四、诊断

1. 早期缺乏特异表现易被漏诊或误诊。晚期肿瘤增大，阻塞呼吸道出现明显症状，喘鸣、呼吸困难，甚至窒息。

2. 刺激性咳嗽，吐白色黏痰，痰中带血。咳嗽伴进行性呼吸困难，或哮喘样发作，应怀疑本病。

3. 侵犯邻近器官症状喉返神经受累发生声嘶；食管受压或管壁受肿瘤侵犯，出现吞咽困难。

4. 进行性消瘦、恶病质等。

5. 影像学检查气管前位和侧位、隆突后前位 X 线体层摄影、CT 和 MRI 检查。

6. 支气管镜检查。

7. 食管检查食管钡餐造影和食管镜检查，确定肿瘤是否侵犯食管。

8. 肺功能测定有助于气管肿瘤与哮喘、肺气肿的鉴别诊断。

五、治疗

气管肿瘤一旦明确诊断，应首先考虑手术治疗。气管外科手术的主要目的是彻底切除病变，消除梗阻，解除通气障碍，重建呼吸道。外科手术应根据瘤体的大小、部位选择不同的术式进行病变气管段切除和气管重建术。

1. 手术适应证

气管肿瘤一旦诊断明确，均应首先考虑手术切除，病变切除虽力求彻底，但气管可切除的长度有限要权衡利弊。病变广泛者，气管切除过长，术后会因吻合口张力过大影响愈合，故手术治疗只适用于有限的病例。病变较长，外侵明显的病例，应先行放射治疗后再考虑手术；气管肿瘤并发喉神经经麻痹造成声音嘶哑或压迫上腔静脉造成上腔静脉阻塞综合征时，应为手术禁忌；如有远处转移，原则上亦为手术禁忌，但如患者气管梗阻明显，严重威胁生命，亦可行简单的手术，解除气管梗阻，姑息性解决通气障碍，缓解症状。

2. 手术注意事项

(1) 气管内体积小并带蒂的良性肿瘤，可切开气管壁，在腔内将蒂部切断或连同蒂部黏膜一并切除。应仅做气管前壁的局部游离，尽量避免游离两侧壁而损伤侧壁血管链，而影响愈合。

(2) 对基底部较宽的良性肿瘤和范围小局限的低度恶性肿瘤，可连同病变气管壁一并切除，气管壁缺损可用心包、胸膜和筋膜等修补，如行局部楔形切除时也可直接缝合。

(3) 对环形生长或肿瘤累及范围大，应行气管袖式切除术对端吻合术。切除范围应＜ 6 cm 为安全。两切缘应送病检，避免瘤体组织残留影响愈合。

(4) 靠近环状软骨的肿瘤不能做环形切除，因此外腔较窄容易损伤声带；环状软骨的后角必须保留，否则可导致喉返神经损伤；环状软骨受到侵犯时只能做喉切除术、颈部气管永久造口术。

(5) 气管隆突部肿瘤应行气管隆突切除重建术，术中灵活应用多种游离气管的方法来减轻吻合口的张力。

(6) 当原发于左、右支气管和上肺的恶性肿瘤累及隆突时，应行隆突及相应肺叶和全肺切除术。

第四节 食管异物

食管异物是常见急症之一，进食匆忙或注意力不集中，食物未经仔细咀嚼而咽下等均可引发食管异物。异物最常嵌顿于食管入口处，其次为食管中段，发生于下段者较少见。一般以成年人多见，异物种类以鱼刺、肉骨、鸡鸭骨等动物异物为常见，北方地区则以植物类异物如枣核最为常见。可有吞咽困难、吞咽疼痛与呼吸道症状等临床表现，尚可引起食管穿孔、颈部皮下气肿或纵隔气肿、食管周围炎、纵隔炎、大血管溃破与气管食管瘘等并发症。本病确诊后，应及时经食管镜或胃镜去除异物。本章重点将介绍食管异物病因、病理、临床表现、并发症、诊断、治疗及预防。

一、病因

食管异物是常见病、多发病，其发生与年龄、性别、饮食习俗、精神状况及食管疾病等因素有关，常见病因有：

(1) 进食匆忙或注意力不集中，食物未经仔细咀嚼而咽下而发生食管异物。

(2) 老年人牙齿脱落，咀嚼功能较差，口内感觉欠灵敏，食管口较松弛等，易误吞异物。

(3) 小儿磨牙发育不全，食物未经充分咀嚼或有口含小玩物的不良习惯，是小儿发生食管异物常见原因。

(4) 成人因自杀企图等自主行为吞咽各类较大物品，而形成食管异物。

(5) 食管本身的疾病如食管狭窄或食管肿瘤时引起管腔变细，也是食管异物发生原因。

食管异物常嵌顿于食管入口处，其次为食管中段即第二狭窄处，发生于下段者较为少见。异物种类以鱼刺、肉骨、枣核、假牙等为最多见。

二、临床表现

1. 吞咽困难

较小且较光滑异物虽有吞咽困难，但仍能进流质饮食；异物较大、尖锐性异物或继发感染时，可完全堵塞不能进食，严重者饮水也困难。

2. 吞咽疼痛

异物较小或较圆钝时，常仅有梗阻感，疼痛较轻；尖锐异物位于食管入口时，疼痛局限于颈正中或颈侧，伴有压痛，吞咽时疼痛更甚；异物位于食管上段时，疼痛部位常在颈根部或胸骨上窝处；胸段食管异物则出现胸骨后疼痛，可放射至背部；食管穿孔并发纵隔感染与脓肿时，疼痛加剧，伴有高热等全身症状。

3. 呼吸道症状

异物较大，向前压迫气管后壁，或异物位置较高，未完全进入食管内，外露部分压迫喉部时，均可出现呼吸困难。可发生于小儿，唾液潴留流入喉内，或气管穿破形成食管气管瘘，常可引起呛咳。

4. 颈部活动受限

以食管入口处有尖锐异物或已有食管周围炎者为著，因颈部肌肉痉挛使颈项强直，头部转动困难。

5. 发热

引起食管炎、食管周围炎、纵隔炎和颈深部感染等并发症时，患者可有体温升高、全身不适等症状。

6. 食管异物

致食管穿破而引起感染者发生食管周围脓肿或脓胸，则可见胸痛、吐脓，损伤血管则可有出血、黑便等。

三、诊断

1. 异物史根据患者明确的异物误吞史，并有咽下困难、疼痛或其他症状，可初步诊断食管异物。

2. 异物位居食管上段时，患者颈部常有轻微压痛。用间接喉镜检查下咽部，发现梨状窝有唾液存留。

3. 颈部检查在胸锁乳突肌前缘向内侧压迫食管时有刺痛，或移动气管有疼痛，此对尖形刺激性异物有诊断意义。

4. 皮下气肿若出现皮下气肿，可能有食管穿孔。

5.X 线检查对不透射线的如金属异物具有决定性诊断意义。对于 X 线不显影的异物，应作食管钡剂检查，以确定异物是否存在及所处位置。凡疑有食管穿孔时，禁用钡剂食管造影，改用碘油右泛影葡胺等造影剂行食管造影。

6. 食管镜或胃镜检查内镜检查可作为最后的诊断依据。已有食管穿孔者，不是胃镜检查的适应证。

四、并发症

1. 颈部皮下气肿或纵隔气肿食管穿孔后，吞咽下空气经穿孔外逸，进入颈部皮下组织或纵隔内，处理及时并无明显感染时，可逐渐自行吸收。

2. 食管周围炎食管异物最常见并发症，多发生于尖形、粗糙不规则异物或嵌顿于食管时间较长的异物。可继发食管周围脓肿、咽后脓肿等。

3. 纵隔炎与脓肿食管穿孔后，炎症可由此扩散至上纵隔形成纵隔炎与脓肿。胸部食管，异物常嵌顿于主动脉弓及支气管分叉部位，一旦发生穿孔称为化脓性纵隔炎，是最常见的一种严重并发症。炎症继续发展，还可引起胸膜炎、脓胸、血气胸、心包炎、肺坏疽等并发症。

4. 溃破大血管食管中段异物嵌顿，未及时取出致食管管壁穿破者，易导致食管周围化脓性感染；病变累及主动脉弓或锁骨下动脉等大血管，引起致命性大出血。

5. 气管食管瘘及食管狭窄异物嵌顿压迫食管壁致管壁坏死，累及气管、支气管时，可并发气管食管瘘。食管狭窄发生于食管异物所引起的局部糜烂与溃疡后。

6. 下呼吸道感染非尖形异物长期存留于食管内可并发支气管炎，支气管肺炎、肺不张、支气管扩张及肺脓疡等，原因多为食管分泌物逆流入气管或形成气管食管瘘等所致。

此外，食管异物尚可出现颈椎关节炎与骨髓炎等并发症，甚至可压迫脊髓。

五、治疗

1. 充分的术前准备，详细采集患者病史，进行 x 线、钡剂造影等辅助检查，明确患者有无内镜检查的禁忌证，尽早行内镜下异物取出术。

2. 若异物较大、嵌顿于食管壁或估计穿透食管壁全层、累及主动脉，可根据情况在外科协助下，考虑内镜下取出或直接外科手术；若异物嵌顿超过24小时，CT提示食管腔外脓肿形成或有严重并发症，应外科手术。

3. 术后常规质子泵抑制剂抑酸治疗，若已发生穿孔，则需禁食、胃肠减压、抗生素预防性抗感染，术后3天口服碘水造影，如无异常可恢复饮食。

第五节 食管腐蚀伤

食管腐蚀伤是由误服或有意吞服腐蚀剂所引起的食管损伤。严重者可发生食管穿孔、纵隔炎、腹膜炎或败血症，后期则可出现食管的瘢痕狭窄及瘢痕食管癌变。这是食管外伤中最常见的一种。腐蚀剂主要有强酸如硫酸、盐酸、硝酸等和强碱如氢氧化钠、氢氧化钾等两大类。

一、病理

病变程度与腐蚀剂的性质、剂量、浓度、停留时间长短有关。酸性腐蚀剂会使局部水分吸收，蛋白发生凝固，呈现凝固性坏死状态。穿透力稍弱，损害多局限于酸性腐蚀剂接触部位。但高浓度的酸性腐蚀剂仍会引起严重损伤。而碱性腐蚀剂有较强的吸水性，并可使脂肪皂化、凝固，蛋白溶解，组织液化。穿透力强，病变易向组织深层及周围组织发展。

食管腐蚀伤可分为3度。

Ⅰ度：病变限于黏膜层。黏膜表面充血肿胀，愈后一般不留瘢痕。

Ⅱ度：病变深达肌层。局部可形成溃疡，愈后常形成瘢痕，以致食管狭窄。

Ⅲ度：食管壁全层受损。食管周围组织可累及，可发生食管穿孔等。

二、临床表现

(一)急性期

病程约1～2周。

1. 全身症状

重症患者常在2～3天内出现全身中毒情况，如发热、脱水、休克等。

2. 局部症状

(1) 疼痛：吞入腐蚀剂后，即刻出现口腔、咽腔、胸骨后或背部疼痛。吞咽时疼痛加重。

(2) 吞咽困难：因疼痛不敢吞咽，常伴有流涎、恶心等。

(3) 声嘶及呼吸困难：若病变累及喉部，或引起食管入口的严重损伤，可因黏膜水肿，而出现声嘶和喉阻塞症状。

(二)缓解期

1～2周急性炎症消退，创面逐渐愈合，全身症状渐缓解，疼痛减轻，吞咽困难渐消失，饮食逐步恢复正常。

(三)狭窄期

约为50%左右的食管腐蚀伤后出现瘢痕性狭窄，多见于病变较重、累及肌层者和未得到适当治疗者。患处因结缔组织增生、瘢痕收缩导致食管狭窄。患者再度出现进行性吞咽困难。轻者尚可进流质饮食，重者滴水不进，以致出现脱水及营养不良等全身症状。

三、诊断

(一) 病史

有误服或吞服腐蚀剂病史，须详细了解腐蚀剂的性质、浓度、剂量及吞服时间。

(二) 口腔、咽腔及喉的检查

急症病人，应检查口唇及口腔黏膜、咽部黏膜等受腐蚀处。观察有无充血肿胀、黏膜脱落情况，有无溃疡及假膜形成等。喉部受累的应行间接喉镜检查，可见会厌、杓状软骨出现黏膜水肿。

(三) 食管镜检查

可了解食管内病变的范围、程度，是观察食管内受损情况的重要方法。应在急性症状缓解后进行，一般在受伤2周后进行第一次检查，以避免过早检查加重损伤甚至引起穿孔的可能。纤维食管镜比硬质食管镜更为安全。、

(四)X线检查

(1) 对疑有并发症者行X线胸、腹透视及拍片或CT扫描检查，观察有无纵隔气肿、气胸、腹腔积气等。可初步确定是否有食管穿孔。

(2) 急性期过后可进行食管钡餐X线检查或碘油拍片以利于了解病变性质、部位与程度。但疑有食管穿孔者避免使用钡剂。

(3) 对于狭窄期的病人，可作食管钡餐检查，如第一次检查阴性，2～3个月内应定期复查。

四、治疗

(一) 急性期

(1) 中和剂的使用：受伤后，应立即使用中和剂。酸性腐蚀剂灼伤可用氢氧化铝凝胶、氧化镁乳剂进行中和，然后再服用牛奶、蛋清、植物油等，保护黏膜创面。避免使用苏打水，因可能产生大量二氧化碳气体，而导致食管穿孔。碱性腐蚀剂灼伤，可用食醋、2%醋酸、柠檬汁、橘汁等分次少量服用。

(2) 抗生素的应用：早期应用抗生素，可预防感染。

(3) 糖皮质激素的应用：激素可减少创伤反应，抑制纤维肉芽组织形成，防止食管狭窄的发生。但疑有并发症的重度烧伤者，慎用糖皮质激素，以防感染扩散。

(4) 气管切开：病变累及喉部，出现喉阻塞症状者，应作气管切开解除呼吸困难。

(5) 全身支持疗法：给予镇静、止痛及抗休克治疗。早期开通静脉通道，根据病情补充水、电解质，条件允许，可置胃管鼻饲，以维持营养，维护管腔。

(二) 缓解期

(1) 急性症状缓解后，应作食管镜及食管钡剂检查，了解食管受损情况，必要时定期复查，观察病情变化，及早诊断和治疗食管狭窄。

(2) 根据病情轻重使用抗生素及激素，逐渐减量至停用。

(3) 有引起食管狭窄可能者，应继续保留或尽早插入鼻饲胃管。

临束耳鼻喉病病诊疗学

(三)狭窄期

对于瘢痕期食管狭窄病人，可行以下措施。

(1) 食管镜下探条扩张术：适用于病变范围较局限、狭窄较轻者。在食管镜直视下操作，选择直径适当的扩张探条，由小到大逐渐扩张。每周一次，直至能较顺利进食。

(2) 吞线扩张术：有顺行、逆行或循环扩张法。顺行适用于较单纯的瘢痕狭窄，无需先行胃造瘘术。后两种方法适用于多处狭窄或狭窄段较长者，但缺点是需先行胃造瘘术。

(3) 外科手术治疗：上述方法效果不佳或估计不易成功的严重狭窄应采用手术治疗。根据病情可采用狭窄段切除食管端端吻合术，空肠、结肠代食管术及食管胃吻合术等。

第六节　食管穿孔

一、定义

食管穿孔并不常见，但确是一种极其严重的疾病。如未尽早确诊并及时治疗，病死率较高。

二、诊断

1. 颈部、胸部及腹部剧烈的疼痛，呈强迫体位，痛苦面容，并伴吞咽困难。

2. 颈部皮下气肿及纵隔气肿，触诊捻发样感或踏雪样感。严重时可扩展至颜面和腹股沟。

3. 全身脓毒性感染症状。

4. 纵隔炎及脓肿、脓胸、大血管破裂等严重并发症。

5. 影像学检查慎用食管造影。

三、治疗

1. 保守治疗禁食、抗生素控制感染、胃肠减压及维持水、电解质平衡。

2. 手术治疗一期穿孔修补术适合于穿孔后 12 ～ 24 h 以内的病例；脓肿形成后行开胸纵隔引流术。

3. 对特发性食管穿孔应采取更为积极的手术治疗。

第七节　食管炎

一、急性食管炎

食管炎可因外伤后感染而引起，各种物理、化学刺激引起的无菌性炎症；上呼吸道急性炎症或急性传染病等可并发本病。

(一)病因

食管炎 (esophagitis) 可因外伤后感染而引起，如机械性损伤，食管镜检查，探子扩张、胃管留置等所引起的粘膜损伤，或误咽异物及粗糙食物等，发生粘膜损伤继发感染；各种物理与化学刺激，如烈性酒、过烫热的食物及其他有刺激性饮料、食物等引起的无菌性炎症；上呼吸道急性炎症或急性传染病如伤寒、白喉、猩红热与痢疾等，可并发本病。

(二) 临床表现

典型的症状为局部疼痛与吞咽障碍。

1. 疼痛

一般出现于胸骨后方或背部左侧肩胛骨下方，呈钝痛或刺痛，自发或进干食、粗食或热食时出现并加剧，或有磨擦感，进稀食时疼痛缓解甚至消失。深呼吸、咳嗽或增加腹压时，疼痛加剧。

2. 吞咽障碍

早期因吞咽疼痛时可发生食管痉挛，后期因瘢痕收缩，均可发生吞咽困难，但早期有发作性吞咽困难症状，后期则表现为持续性吞咽困难。患者进食时感到食物向下缓缓通过。

(三) 诊断

1. 疼痛通常出现于胸骨后方或背部左侧肩胛骨下方，呈钝痛或刺痛。

2. 早期因吞咽疼痛可发生食管痉挛，后期由于瘢痕收缩，均可发生吞咽困难。但早期表现为发作性吞咽困难，后期则表现为持续性吞咽困难。

3. 须与外伤、异物等鉴别。

(四) 治疗

1. 适当禁食或进温流质饮食，进食时要缓慢，禁食用有刺激性食物。

2. 用碱式碳酸铋 1.0 g 吞服，或用磺胺嘧啶 1.0 g 加碱式碳酸铋 1.0 g 吞服。

3. 如疼痛剧烈，应给予镇静剂如地西泮等药物。

二、慢性食管炎

食管黏膜呈现慢性炎症变化，表现为鳞状上皮细胞增生，或有角化，黏膜下有炎性细胞浸润。若病变持续时间较长，黏膜下层、肌层也被侵及。晚期则出现瘢痕，引起食管内腔狭窄，狭窄部上方有扩张现象。

(一) 病因

1. 急性食管炎治疗不及时或治疗不当，转为慢性。

2. 上消化道与上呼吸道慢性化脓性病灶，如牙齿、鼻、鼻窦与扁桃体等部位慢性炎症病变。这些病灶经常排出细菌进入食管内，可引起慢性感染。阑尾炎、胆囊炎等也可因病灶感染而发生食管慢性炎症。

3. 食物停留后发酵引起食管粘膜慢性炎症。常见于食管狭窄、肿瘤或贲门痉挛等，使食物不能迅速通过，发酵分解物引起刺激，或继发感染。

4. 维生素及其他营养素缺乏，造成局部易感因素。如维生素 A 可防止食管上皮组织的角化，并能诱发表层细胞转变为分泌粘液的细胞；当机体缺乏维生素 A 时，可使食管上皮增生与角化，失去柔润性，易因外力作用而破损，招致感染发生。

5. 胸、腹腔脏器如心、肺、肝与脾等慢性病变引起的食管静脉瘀血。

6. 嗜好烈性酒与辛辣调味品，进食时狼吞虎咽，均易造成食管的慢性炎症。

(二)病理

食管粘膜呈现慢性炎症变化，表现为鳞状上皮细胞增生，或有角化，粘膜下有炎性细胞浸润。若病变持续时间较长，粘膜下层、肌层也被波及。晚期则出现瘢痕，引起食管内腔狭窄，狭窄部上方有扩张现象。

(三)诊断

1. 胸骨后闷痛，也可表现为上腹部、背部左侧肩胛骨下方或胸腔深处的闷痛，进食较热、粗糙或干燥食物时疼痛明显加剧。患者常因闷痛而致情绪抑郁低落。

2. 很少有吞咽困难，可表现为胸骨后可有灼热感与食管内食物通过缓慢、受阻，或深重、压迫、牵曳、膨胀等感觉。有部分患者有反刍现象，即在进食后不久，又有食物吐出，但无酸味。若进食后感上腹部胀满，则表示食管内已有瘢痕性狭窄。

3. 食管造影与食管镜检查、病理检查。

(四)治疗

1. 病因治疗

改正不良饮食习惯，养成细嚼慢咽的良好习惯；根治身体各部位的病灶。

2. 药物治疗

吞服碱式碳酸铋粉剂。少量多次服用橄榄油、麻油或蜂蜜水等。亦可口服维生素 A 及维生素 B_2 等。

第八节 先天性食管闭锁

一、定义

先天性食管闭锁和气管食管瘘简称先天性食管闭锁，是新生儿期消化道的一种严重发育畸形。本病临床上并不少见，男女发病无差异，主要表现为患婴吃奶时出现呕吐、青紫、呛咳和呼吸困难等症状。

二、病因

本病是一种先天性疾病，因胎儿发育过程受影响，未形成管形所致。目前具体的病因还不是非常明确。

三、分类

按食管闭锁的部位以及是否合并有食管气管瘘，先天性食管闭锁可分为 5 种类型。

1. Ⅰ型

食管近段及远段均为盲端，不通入气管，无食管气管瘘。此型占 7.7%。

2. Ⅱ型

食管近段通入气管后壁，形成食管气管瘘，远端为盲端。此型少见，约占 0.8%。

3. Ⅲ型

食管近段为盲端，远段通入气管后壁，形成食管气管瘘。其中依食管两段距离远近再分型，若距离超过 2 cm 为Ⅲ A 型；若不超过 2 cm 为Ⅲ B 型。Ⅲ A 型食管吻合相当困难，Ⅲ B 型食管吻合难度相对较小。据 Holder 统计，此型最常见，约占 86.5%。

4. Ⅳ型

食管近段及远段均分别通入气管后壁，形成两处气管食管瘘。此型亦很少见，占 0.7%。

5. Ⅴ型

食管腔通畅，无闭锁，但食管前壁与气管后壁相通，形成食管气管瘘，占 4.2%。

四、临床表现

1. 唾液不能下咽，反流入口腔，出生后即流涎、吐白沫。

2. 每次哺乳时，Ⅰ型和Ⅲ型病人由于乳汁不能下送入胃，溢流入呼吸道；Ⅱ型及Ⅳ型和Ⅴ型病例则乳汁直接进入气管，引起呛咳、呕吐，呈现呼吸困难、发绀，并易发生吸入性肺炎。食管下段与气管之间有食管气管瘘的Ⅰ型和Ⅳ型病例则呼吸道空气可经瘘道进入胃肠道，引起腹胀。同时胃液亦可经食管气管瘘反流入呼吸道，引致吸入性肺炎，呈现发热、气急。

3. 由于食物不能进入胃肠道，病婴呈现脱水、消瘦，如不及时治疗，数日内即可死于肺部炎症和严重失水。体格检查常见脱水征象，口腔内积聚唾液。并发肺炎者，肺部可听到啰音，炎变区叩诊呈浊音。

五、诊断

1. 出生后即有奶汁不能下咽、唾液外溢及喂奶后呕吐。

2. 食物反流或食物、胃液经气管食管瘘进入呼吸道后引起咳嗽、呼吸困难，易并发吸入性肺炎。

3. 患儿消瘦，下段食管与气管相通者常见腹胀。

4. 口内唾液积聚，胸部听诊常可闻及湿啰音。

5. 食管造影可以明确诊断。

6. 腹部 X 线检查确定是否有食管下段与气管相通。

六、治疗

本病以手术治疗为主。

1. 术前清洁盲端以上食管，纠正脱水。

2. 手术首先切除并修补气管瘘口。

3. 如果食管长度允许，行闭锁段切除食管后端一端吻合术。术后胃造瘘进食，直至食管吻合愈合。

4. 全身情况欠佳，合并其他脏器先天性畸形或上下段食管长度不足者，修补气管食管瘘口，胃造瘘维持营养，再择期第二次手术。

第十九章 颈部科学

第一节 甲吠舌管囊肿

甲状舌管囊肿是颈部最常见的先天性异常，因其常位于颈中线上，故又称颈中线囊肿。男性多于女性，大多在10岁以前发病，也有到中年才发现的。极少数病例可癌变。

一、病因

在胚胎发育过程中，甲状腺始基由口底向颈部下移过程中，形成一条与始基相连的细管，叫甲状舌管。在胚胎第6周时，甲状舌管开始退化，第8周时甲状舌管完全消失，其上端残留为舌盲孔。若甲状舌管未退化或未完全退化消失，则形成甲状舌管囊肿或瘘管。由于甲状舌管退化时，左右两侧舌骨开始在中线融合，因此未退化的甲状舌管可位于舌骨腹侧或背侧，也可能位于舌骨之中。

目前认为遗传因素在该病的发病过程中起一定作用。

二、病理

覆有柱状纤毛上皮或鳞状上皮，有时其内可见甲状腺组织。

三、临床表现

可发生在自舌盲孔至胸骨上切迹之间颈中线的任何部位，但大多数位于舌骨以下、甲状腺以上。常无明显症状。检查可见颈部皮下呈半圆形隆起，一般直径1～3 cm，也有比较大的。表面光滑而有弹性，与皮肤无粘连，与舌骨紧密附着，随吞咽或伸缩舌而上下移动。囊肿发展较慢，继发感染时可迅速增大，局部出现红、肿、热、痛的炎症表现，可伴有全身症状。控制感染后迅速缩小。囊肿可反复感染，形成脓肿，脓肿破溃可形成瘘管。

四、诊断

根据颈中线胸骨上切迹以上肿块，触之光滑，随吞咽活动以及生长缓慢的特点，基本可作出诊断。若行穿刺抽吸，可吸出黄色液体。也可行B超检查了解囊肿的性质、部位以及与甲状腺的关系。甲状腺同位素扫描可排除异位甲状腺，应作为术前常规检查。

五、鉴别诊断

1. 甲状腺瘤、甲状腺癌

发生于甲状腺锥体叶的甲状腺瘤或癌可表现为酷似典型甲状舌管囊肿，以至于部分病人经术后病理方可确诊，B超检查有助于诊断。

2. 舌根囊肿、会厌囊肿

易与发生于舌根部的甲状舌管囊肿相混淆。舌根冠位CT或MRI有助于鉴别，常可观察到通入舌盲孔的呈尖嘴状的甲状舌管瘘管。

六、治疗

甲状舌管囊肿一经确诊，应尽早手术切除。一旦感染，将增加手术难度。小儿可推迟至4

岁以后进行。如已经感染，应在感染控制后手术。

手术时儿童一律采用全身麻醉。成人如术前曾发生感染，可能有粘连者，最好也采用全身麻醉。

术中必须切除所有不正常的组织，包括囊肿、瘘管、舌骨体中部 (约 15 mm) 以及延伸至舌盲孔的纤维条索，否则术后容易复发。

手术方法：在囊肿最隆起处作与舌骨平行的横切口，向上、向下牵开肌肉瓣，暴露囊肿。自下而上分离囊肿直达舌骨下缘。将舌骨体中部与附着肌肉及甲舌膜分离后，将其连同骨膜一起切断并向外牵拉，继续向舌盲孔方向分离瘘管，直至舌体内。将达舌盲孔时，由助手经口向前顶压舌盲孔处，在此处结扎、切断瘘管。冲洗术腔，术腔较大时可置负压引流管。

对于发生于舌根部的甲状舌管囊肿，经口腔内的常规手术或激光手术切除，因为不能彻底切除瘘管可很快导致复发。通常需要行颈部舌骨上入路，将颈部瘘管连同舌骨体及与舌盲孔相连的舌根部一并切除。

第二节 颈部浅层组织急性化脓性炎症

一、疖和疖病

1. 定义

当感染累及全毛囊及毛囊周围组织时称为疖 (furuncle)；多发及反复发作者称为疖病 (furunculosis)。疖好发于青少年和青年，金黄色葡萄球菌是最常见的致病菌。肛门、生殖器部位的复发性疖可继发于厌氧菌感染；分枝杆菌属特别是偶分枝杆菌可引起无反应性疖病。易感因素包括长期携带金黄色葡萄球菌、糖尿病、肥胖、不良的卫生习惯以及免疫缺陷状态等。

2. 临床表现

疖是急性的、炎症性的、毛囊和毛囊周围的脓肿，因此，只出现于有毛发的皮肤，最常见于面部、颈部、腋下、臀部、大腿、会阴等处。起初常常是一个硬的、触痛、红色小结节，逐渐增大、疼痛，结节可成熟变软，有波动感，中央顶端可出现白色脓栓。破溃后排出脓液和脓栓，疼痛减轻，渐痊愈，留有瘢痕。常无系统症状。疖病可能与长期携带金黄色葡萄球菌有关，只有很少一部分患者存在中性粒细胞功能受损和免疫缺陷综合症，如普通变异性免疫缺陷病和高 IgE 综合征。

3. 治疗

(1) 局部治疗。保护局部免受刺激，严禁挤压。早期，可在局部涂抹 2% 碘酊；或用局部热敷、理疗 (超短波、红外线等)；亦可外敷鱼石脂软膏、红膏药。出现脓头后，还可在其顶部涂以少许苯酚，或挑开，促其引流。如脓头已松动而未脱落，可用无菌钳细心将脓头拔出，使其引流通畅。有明显波动者应及时切开引流。在疖肿未形成脓肿时，切勿挤压或切开，以防感染扩散。

(2) 全身治疗。为了防止并发症和复发，可早期应用磺胺类药物、抗生素，或中药五味消毒饮，颈部疖病易于复发，但常可自身局限，经过一段时间后，自行消散吸收而愈。对反复发作经久不愈者，可根据脓液细菌培养的药物敏感试验选用有效抗生素，或自体菌种疫苗注射等治疗（即在无菌条件下取出脓液做培养，将致病菌制成灭活疫苗，每星期肌内注射一次，共3次）。采用丙种球蛋白治疗慢性疖病亦有疗效。

二、痈

1.定义

本病是由金黄色葡萄球菌感染引起的多个临近毛囊的深部感染。常发生于抵抗力低下者，如糖尿病、肥胖、不良卫生习惯以及免疫缺陷状态等。好发颈部、背部、肩部，临床表现为大片浸润性紫红斑，可见化脓、组织坏死。本病伴有发热、畏寒、头痛、食欲不振等全身症状，严重者可继发毒血症、败血症导致死亡。

2.临床表现

本病多发生于抵抗力低下的成人，多发生于皮肤较厚的颈项、背部和大腿，大小可达10厘米或更大，初为弥漫性浸润性紫红斑，表面紧张发亮，触痛明显，之后局部出现多个脓头，有较多脓栓和血性分泌物排出，伴有组织坏死和溃疡形成，可见窦道，局部淋巴结肿大。临床上患者自觉搏动性疼痛，可伴有发热、畏寒、头痛、食欲不振等全身症状，严重者可继发毒血症、败血症导致死亡。本病愈合缓慢，伴有瘢痕形成。

3.治疗

(1) 全身治疗

①支持疗法。局部或全身症状严重者，应卧床休息，给予高热量和易消化的饮食。

②抗生素治疗。早期选用青霉素、头孢类抗生素、红霉素等。感染严重、全身症状明显者，应考虑静脉滴注抗生素。

(2) 局部治疗。早期治疗与颈疖同，并可用4%高渗盐水或50%硫酸镁溶液浸透无菌纱布，加温至37%～40%做局部温湿热敷，每日2～4次，每次半小时，效果较好，能加速炎症的消散和脓液排出。也有用含青霉素普鲁卡因溶液，做病灶底部扇形封闭取得良好效果者。如痈红肿的范围较大，或经过消炎治疗仍继续向周围扩展，或全身症状较严重者，宜及时行手术引流。做“+”字或“++”形切口切开，手术刀应由外向内切，切口深度要达痈的底部，四周应稍许超过痈的边缘。切开后用组织钳提起皮瓣，在皮瓣下用剪刀进行潜行游离，尽量剪去坏死组织，伤口内用干纱布填塞止血，术后48～72 h开始换药，每日1～2次。如创面过大不能自行愈合，待健康肉芽组织成长后，再行植皮。

三、颈浅部蜂窝织炎

1.定义

颈浅部蜂窝织炎是颈浅筋膜疏松结缔组织（蜂窝组织）的急性弥漫性化脓性炎症。常见致病菌为溶血性链球菌，其次为金黄色葡萄球菌，亦可为厌氧菌。炎症可因颈部皮肤和软组织损伤后感染，或邻近部位和颈深部的化脓性感染灶直接扩散，或经淋巴、血流播散所引起。因此，在处理颈浅部蜂窝织炎时，应注意邻近器官有无急性炎症，特别要注意有无颈深部感染。

2.症状

病变区有明显红、肿、热、痛，与周围正常组织无明显分界。因疼痛而有不同程度的颈部活动受限制，但无呼吸、吞咽或发声等功能障碍。病变发展时，扩散较快，不易局限，其中心部分组织常因缺血、坏死、液化而形成脓肿。颈浅部淋巴结肿大，有压痛。病变范围较广者可有轻度发热或全身不适等，如有明显高热、畏寒、头痛、不适等全身中毒症状，或有剧烈疼痛及呼吸、吞咽和发声障碍，则应警惕有颈深部炎症或其他并发症存在。

3. 治疗

与疖和痈相同。主要为休息、应用抗生素(应含对厌氧菌有效的红霉素、头孢菌素、甲硝唑等)或中药五味消毒饮等。早期局部可用热敷、硫酸镁湿热敷或理疗。有脓肿形成时，应及早切开引流。有颈深部炎症或其他并发症者，应积极处理。

四、颈部丹毒

1. 定义

颈部丹毒是一种皮内或黏膜内网状淋巴管及浅表疏松结缔组织的急性化脓性炎症。丹毒链球菌毒力强，扩散快，但很少引起局部组织化脓或坏死。丹毒常发生于面部和小腿，颈部少见。

2. 临床表现

起病急骤。常先有头痛、全身不适、寒战、高热等全身中毒症状。随后受累皮肤发红，色泽红艳如玫瑰，压之退色，松压后迅速复红。病变处皮肤稍隆起，形状不规则。与周围正常皮肤分界明显，呈现“地图状红斑”。疼痛较轻，但有灼热感。若炎症迅速向四周扩散，有时可出水疱，一般不化脓。局部淋巴结常有肿大压痛。在炎症蔓延的同时，其中心部位却逐渐退色，转为棕黄色，脱屑而愈，周围部分也随之逐渐恢复。丹毒链球菌毒力强，扩散快，但很少引起局部组织化脓或坏死。

3. 治疗原则

与蜂窝织炎相同，包括对症治疗，卧床休息(采取半卧位)；局部理疗、热敷或湿热敷。丹毒链球菌对青霉素及磺胺类药物敏感，治疗效果好，且很少产生耐药性。红霉素类药物治疗效果亦好。用药一般应至红斑消失，体温正常，否则易于复发。丹毒一般不化脓，故不需手术切开。

五、面颈部炭疽病

1. 定义

面颈部炭疽病是由炭疽杆菌引起的急性特异性传染病，其传染力极强。炭疽病本来是牛、马、羊等食草动物的传染病。人的感染是由于直接接触病畜或污染的皮毛及制品，吸入污染的尘埃，或食入病畜肉类所致。面颈部炭疽病潜伏期 2 ～ 7 天。炭疽杆菌叮通过轻微的皮肤黏膜损伤侵入体内。炭疽病常见于畜牧、屠宰、皮革、毛织等专业人员，有称本病为“羊毛工人病”。炭疽病依其发生部位分为三型，即皮肤型、肺型、肠胃型。皮肤型炭疽病最常见。

2. 临床表现

皮肤型炭疽病亦称恶性脓疱，最为多见，多发生于体表裸露部位。约有一半在头面部，其次为颈部，再次为前臂、手部。初起，面颈部炭疽病的症状为感染部位出现一个很痒的红色小丘疹，很快增大，并变成含血的暗色水疱，水疱破溃形成溃疡。溃疡底部有明显炎症，中央覆盖暗棕色或黑色干性坏死性焦痂，似炭样，故名炭疽。焦痂深而有肉芽组织，并有大量炭疽杆菌。除非合并化脓性感染，溃疡面很少有脓液。溃疡周围有多个含淡黄色或淡棕色液体的小水疱，并有广泛的浸润性、非凹陷性的硬性水肿。水肿区其色虽红，但局部温度不高，疼。

3. 诊断

根据患者职业、接触史和局部典型病变，一般不难做出诊断，对有怀疑者，应取分泌物涂片或培养，发现典型而具有荚膜的大肠杆菌，诊断即可基本成立。荧光抗体染色、特异性噬菌体试验、动物接种等可进一步确定诊断。

4. 预防

严格管理病畜及其制品，病畜要进行严格隔离治疗，病畜死亡后不要解剖，应予火化或深埋。对与病畜有接触的动物亦应隔离观察治疗，并进行面颈部炭疽病的预防接种。对有污染的动物皮毛及其制品，应进行严格灭菌处理。有关专业人员应加强劳动保护。对有可能接触病畜或在污染环境中工作的人员，可每年接种炭疽杆菌减毒活疫苗一次，或接种“保护性抗原”，是有效的预防措施。

5. 治疗

(1) 一般治疗：患面颈部炭疽病者应予隔离，卧床休息，给予一般支持疗法和对症治疗。

(2) 抗生素治疗：炭疽杆菌对青霉素、红霉素、磺胺类药物敏感。常用剂量：青霉素 240 万～600 万 u/d，肌内注射，连续 7 ～ 10 天，或至体温正常后 1 周。并发败血症者应增加至 1200 万～2400 万 U/d 静脉滴注，并合并用庆大霉素 16 万～24 万 U/d，疗程延至 2 周以上。对青霉素过敏者，可用红霉素。

(3) 局部面颈部炭疽病治疗：病灶局部可用高锰酸钾液洗涤或用含有青霉素的生理盐水纱布妥善保护。除取标本活检外切忌做任何手术切除或切开引流，亦忌用局部注射药物或涂敷刺激性药物，否则，有形成局部顽固性瘘管、溃疡及增加全身性感染的可能。

第三节　颈深部的急性化脓性炎症

一、咽后间隙感染

咽后间隙感染是发生在咽食管后壁和椎前筋膜之间的化脓性感染好发于瘦弱及营养不良者的婴幼儿多因鼻、耳部感染或颈椎结核等蔓延而来临床早期似呼吸道感染，逐渐形成咽后壁脓肿。因脓肿压迫咽喉部水肿呼吸和吞咽困难发声时因咽部共振腔缩小，患儿有鸭叫样语音或哭声。体检发现颈强直临床宜早期切开引流脓液和全身抗感染治疗。

(一) 病因

1. 最常见原因是鼻腔，鼻窦，腺样体和鼻咽部的感染经淋巴系扩散，引起咽后间隙急性化脓性淋巴结炎，恶化成为脓肿，故本病可并发于麻疹，猩红热，流感等急性传染病。

2. 异物，外伤等所致咽后壁或食管后壁穿破。

3. 耳部感染，如中耳炎蔓延至颞骨岩部，直接破坏骨质，或间接形成硬膜外脓肿后，再经颅底的破裂孔穿入咽后间隙，耳源性颈深部贝佐尔德脓肿也可经咽旁间隙穿入咽后间隙。

4. 颈椎结核或结核性咽后淋巴结炎蔓延发展成寒性脓肿，属慢性疾病。

5. 由咽旁脓肿穿入。

（二）临床表现

1. 呼吸道感染症状

起病较急，早期患儿多有发热，哭闹，烦躁等上呼吸道感染症状，数天后出现高热等全身感染症状。

2. 咽喉部水肿

早期即可发生，逐渐出现进行性呼吸困难，喘鸣和吞咽困难，入睡后加重，患儿常因吞咽困难而拒食。

3. 鸭叫样哭声

此时小儿语音及哭声特殊，发声含混不清而带鼻音，哭声似鸭叫，这是由于发声时咽部共振腔缩小，而不是嘶哑，这是一个值得注意的临床现象。

4. 颈痛，流涎

患儿常诉颈痛，有流涎，但通常无牙关紧闭。

5. 全身衰竭症状

因进食及呼吸困难，患儿常有失水，衰竭等表现。

（三）并发症

1. 呼吸道梗阻、窒息为引起死亡的主要原因。常为咽后脓肿自发性穿破或切开不当，脓液涌至呼吸道所致，有时也可为咽部肿胀或气管受压所引起。

2. 感染扩散，向下扩散至纵隔引起纵隔炎，表现为胸痛、严重呼吸困难、高热；脓肿压力过高时，感染也可扩散至咽喉间隙、腮腺间隙或下颌间隙；向上扩散至颅内可引起脑膜炎；可并发败血症、脓毒血症等全身性感染。

3. 腐蚀颈动脉引起致命性大出血，侵犯颈静脉引起颈静脉栓塞。

（四）治疗

基本原则为给予有效抗生素，对症治疗和及时切开引流。

1. 切开排脓

一旦确诊，应及早切开排脓。婴儿可在无麻醉下进行。手术开始前准备好气管切开及气管插管器械、氧气、吸引器等。取仰卧头低脚高位，注意头部不可过度后仰，以免加重呼吸困难，或导致脓肿突然破裂。切开进路有 3 条：

(1) 经口进路：最常采用，适用于早期未并发呼吸道梗阻或其他并发症而又能用局麻者。取仰卧头低位以防止脓液流入气管。应用开口器，在备有良好照明及抽吸的条件下，以压舌板将舌根压于口底，看清脓肿部位，在最隆起处进行穿刺抽吸，尽量抽出脓液后，再用长柄小尖刀（先用胶布或细纱条将刀片缠好，使仅露出 1 cm 的刀尖），在脓肿低位（接近喉咽一端）作一 1 ～ 2 cm 的垂直切口（不可横切，以免伤及颈侧大血管），边抽吸，边切开。再用弯血管钳插入脓腔，扩大切口，排出并吸尽脓液，切口不置引流。

(2) 颈前外侧进路 (Dean 手术)：适用于较大或过低的咽后间隙脓肿、咽后间隙蜂窝织炎及并有咽旁间隙感染、纵隔炎、败血症等并发症者。在局麻或全麻下，仰卧、头部偏向健侧。在患侧胸锁乳突肌前缘、舌骨和胸骨之间的适当平面作一横形切口，将胸锁乳突肌、颈动脉鞘牵向外侧，甲状腺、甲状腺上血管和喉上神经牵向内侧。通常在喉咽部平面显露脓肿。为了暴露良好，可切断甲状腺中静脉、甲状腺下动脉和肩胛舌骨肌，保留舌下神经、舌血管和面血管。穿刺抽脓后，在颈动脉鞘和下咽缩肌之间开放脓肿（用闭合的钝头血管钳刺入脓肿，然后张开钳子以扩大引流）。

如脓肿已扩展至颈部，此时可沿颈动脉鞘向下扩大分离至胸骨，并暴露气管和食管，用手指沿食管伸入纵隔，并在适当位置另行切口作低位引流。如感染已扩散至锁骨下进入胸腔，则需要行胸膜外切开引流术。

(3) 颈外侧进路：适应证与颈前外侧进路同。在局麻或全麻下，患者仰卧，头偏向健侧，使神经血管束自脊柱牵开。沿胸锁乳突肌后缘作皮肤切口，以避免损伤颈部大血管和神经。

分离胸锁乳突肌后方脓肿表面的筋膜，避开附着于椎前筋膜的交感神经丛。在肩胛舌骨肌的上方，相当于喉咽平面暴露脓肿，以免损伤臂丛神经。

患者如有呼吸困难，在切开排脓前应先行气管切开术。

术后应保持口咽部清洁，继续应用抗生素控制感染。每天观察伤口，如仍有积脓，再用血管钳撑开切口排脓，直到未见有积脓为止。

对结核性脓肿，除全身抗结核治疗外，局部可间断穿刺抽脓，并注入抗结核药。如经上述治疗无效，则需行切开引流，宜采取颈侧进路，如属颈椎结核，应同时清除死骨及肉芽组织，一般由骨科医师施行。

2. 抗生素治疗

根据致病菌类选择有效抗生素。若为结核菌感染，则应给予全身或局部的抗结核治疗，如脓腔内注入链霉素。

3. 对症治疗

(1) 术后维持营养 给予流质食物或静脉输液，或插入鼻饲管以维持营养。

(2) 保持气道通畅 若出现吸气性呼吸困难，可酌情做气管切开术。

(3) 加强术后观察 如伤口内有否出血或唾液中带血，小儿有否频繁吞咽动作等，及早发现出血倾向，避免大出血致死。

二、咽旁间隙感染

咽旁间隙感染指咽旁间隙的急性化脓性感染，其主要临床表现为咽侧壁红肿、腭扁桃体肿大。咽旁间隙与翼颌、颞下、舌下、颌下及咽后诸间隙相通；血管神经束上通颅内，下连纵隔，可成为感染蔓延的途径。

（一）病因

1. 邻近组织急性炎症的直接侵袭如下颌智齿冠周炎、急性扁桃体炎、急性咽炎、急性鼻炎及鼻窦炎。其他如颈椎、乳突、颜骨乳突或岩部的急性感染也可引起。

2. 邻近组织脓肿的直接蔓延或穿破如位于后、下方的扁桃体周脓肿、咽后脓肿、腮腺脓肿、磨牙区脓肿、贝佐尔德脓肿等。

3. 咽或口腔手术时操作不当如扁桃体切除术或拔牙时，注射麻醉剂时将致病菌直接带入咽旁间隙；施行扁桃体周脓肿切开排脓时，误将咽上缩肌穿破，致使脓液进入。

4. 器械损伤或异物损伤咽侧壁。

（二）临床表现

咽旁间隙感染的局部症状主要表现为咽侧壁红肿、腭扁桃体肿大，肿胀可波及同侧软腭、舌腭弓和咽腭弓，悬雍垂被推向健侧。如伴有翼下颌间隙、颌下间隙炎症，则咽侧及颈上部肿胀明显。

患者自觉吞咽疼痛、进食困难、张口受限；若伴喉头水肿，可出现声音嘶哑，以及不同程度的呼吸困难和进食呛咳。可导致严重的肺部感染、败血症和颈内静脉血栓性静脉炎等并发症。

(三)并发症

颈动脉鞘感染是茎突后部分感染的最严重并发症，可产生以下严重后果。

1. 感染直接沿大血管鞘向上进入颅内而致颅内感染；向下进入纵隔而致纵隔炎。

2. 颈内静脉栓塞表现为败血症、高热，颈部偏向健侧，患侧颈部出现凹陷性水肿，胸锁乳突肌深面压痛、发硬。眼底检查可见视神经盘水肿，静脉扩张及视网膜静脉栓塞。如脓性栓子经血行扩散，可发生全身败血症。因颈内静脉已有栓塞，故破裂出血者极为少见。

3. 颈动脉出血是颈动脉壁被炎症腐蚀破裂所致，最常发生于颈内动脉。动脉受腐蚀后，先有血管外血液聚集，形成假性动脉瘤。颈动脉一旦向咽部破裂出血，预后严重。在发生大出血前，常有反复少量的耳道或咽内出血，这是常见的早期危险信号，应予高度重视。因此，凡咽旁间隙感染并发外耳道流血或咯血者，均应怀疑有颈血管腐蚀，应立即进行颈血管探查手术。

(四)治疗

咽旁脓肿初期可仅为蜂窝织炎，尚无脓液形成，宜采用足量广谱抗生素治疗，颈部施用热敷，或可使其消退。如脓肿已形成，则应施行切开排脓术。手术途径可采用：

1.Mosher 进路在患侧下颌下区做“T”形切口，横切口距下颌骨下方 1 ～ 2 cm 并与之平行，直切口恰在胸锁乳突肌前缘。如感染不严重，也可采用单纯横切口，按层切开颈部组织，找到舌骨大角尖部，这很重要，因颈动脉鞘即在其外侧，如遇有面静脉和舌静脉可予结扎。切开颌下腺包膜，将其与颈外动脉一并提起。然后用手指伸入颌下腺深面沿着茎突舌骨肌后腹向茎突方向分离，直达乳突尖部，并沿茎突分离至颅底。排尽脓液后，于切口两端置放引流，部分缝合伤口。如感染已向下扩散，可沿颈动脉鞘向下分离，在最低位做辅助切口引流。

2. 直接进路做下颌角下缘切口，达翼内肌深面后，向上作钝性分离直至茎突，即可引流咽旁间隙。如并发颈内静脉栓塞，应给予静脉输液、静脉注射抗生素和抗凝剂。如治疗 48 ～ 72 h 症状仍无改善，则需手术探查。若发现颈静脉内有血栓形成或有严重脓毒血症，应行颈内静脉结扎。疑有颈动脉腐蚀出血者，应立即手术探查，若有破裂，则需行颈动脉结扎术。

三、颌下间隙感染

颌下间隙感染是指颌下间隙急性化脓性感染，主要临床表现有颌下区丰满，淋巴结肿大、压痛。颌下间隙形成脓肿时范围较广，脓腔较大，如为淋巴结炎引起的蜂窝组织炎，脓肿可局限于一个或数个淋巴结内，则切开引流时必须分开形成脓肿的淋巴结包膜始能达到引流目的。

(一)病因

颌下间隙位于颌下三角内，间隙中包含有颌下腺，颌下淋巴结，并有面动脉、面前静脉、舌神经、舌下神经通过。该间隙向上经下颌舌骨肌后缘与舌下间隙相续；向后内毗邻翼下颌间隙、咽旁间隙；向前通颏下间隙；向下借疏松结缔组织与颈动脉三角和颈前间隙相连。因此颌下间隙感染可蔓延成口底多间隙感染。

多见于下颌智齿冠周炎、牙槽脓肿等牙源性炎症的扩散。其次为颌下淋巴结炎的扩散。化脓性颌下腺炎有时亦可继发颌下间隙感染。

(二)临床表现

多数颌下间隙感染常以颌下淋巴结炎为早期表现，颌下区丰满，有明确边界的淋巴结肿大、压痛。化脓性颌下淋巴结炎向结外扩散形成蜂窝组织炎。颌下间隙蜂窝组织炎临床表现为颌下三角区肿胀，下颌骨下缘轮廓消失，皮肤紧张、压痛，按压有凹陷性水肿。脓肿形成后，中心区皮肤充血，可触及明显波动。颌下间隙因与舌下间隙相续，感染极易向舌下间隙扩散，此时可伴有口底后份肿胀，舌运动疼痛，吞咽不适等症状。

(三)并发症

1. 纵隔感染此区感染可沿茎突舌骨肌向背侧扩散进入颌咽间隙，继之侵犯咽后间隙的疏松结缔组织而达上纵隔。

2. 喉阻塞、窒息舌根后移、咽喉部的炎症水肿均可引起，常需行气管切开术。

3. 吸入性肺炎积于咽部的唾液和黏液吸入呼吸道所致。

4. 其他包括败血症、咽旁脓肿、颈内静脉栓塞、下颌骨骨髓炎等。

(四)治疗

除早期应用足量有效的抗生素和对症治疗外，其基本要点是早期减除张力和充分引流，特别是对咽峡炎、舌下间隙感染早期亦可试行局部热敷及理疗，无效时则应及时手术。如出现呼吸困难，应及早做气管切开术，保证呼吸道通畅后，再进行局部切开引流。手术进路：

1. 舌下间隙感染当感染局限在下颌舌舌骨肌以上的口底部时，可经口内在牙槽突内侧或口腔底部切开引流在局麻下，先用小刀切开脓肿上方的口底黏膜，然后用钝头弯血管钳插入脓腔，以扩大切口引流。但应注意避免损伤舌血管和舌神经。如经口腔引流后，症状持续存在或患者牙关紧闭，或感染严重，则应行经舌骨上区的外引流手术。

2. 口底蜂窝织炎的手术引流在局麻和全麻下进行。如有喉阻塞，应及时进行气管切开手术，全麻通常经过气管切开处插管进行。在下颌骨下方做一中线直切口或作两下颌角间连线的横切口。沿切口垂直切开颈阔肌及下颌舌骨肌筋膜，暴露颈外动脉须下分支并结扎之。在二腹肌前后腹相交成角处从内侧游离颌下腺深面筋膜，并将腺体向外上方牵开，暴露颌下腺 i 角区和舌动脉，然后沿肌纤维方向垂直分开下颌舌骨肌，扩大并置入引流。口底黏膜可以切开或不切开，皮肤切口敞开不缝，以改进厌氧环境和充分引流。并用过氧化氢溶液或高锰酸钾液冲洗创口。

手术引流时必须注意：①应避免切断二腹肌、颏舌肌或颌下腺；②必须切开舌骨上筋膜和下颌舌骨肌，以达到最好的减压效果；③下颌舌骨肌可做多处切开，以保证引流通畅；④引流应于手术后第 3 日取出，以防压迫血管引起出血；⑤切开组织时，切面可呈冰冻状，有浆液血性渗出物，有恶臭，但很少有脓液或无脓液。

四、气管前间隙感染

气管前间隙位于气管前筋膜与气管之间，这里的感染多继发于喉咽、食管的损伤和甲状腺炎症，而且易向咽后间隙扩散。初起因喉头轻度水肿而声嘶，程度加重时则可有吞咽困难和呼吸困难等。治疗时应注意注射足量有效抗生素、局部理疗及对症治疗，必要时还应及时切开引流。

(一)病因

1. 外伤引起：包括异物、鱼肉骨和内腔镜检查时器械损伤等所致喉咽部或颈段食管前壁穿破。

2. 甲状腺炎症的直接蔓延较少见，急性甲状腺炎患者可发生甲状腺脓肿和气管前脓肿。但在抗生素广泛应用以后，由甲状腺炎症所引起者已属罕见。

(二) 临床表现

喉咽部及喉部炎症水肿所引起的症状，当视其部位及程度不同而异。最初，患者因轻度喉头水肿而出现声嘶、发声不清或呈喉音 (这是最早出现的症状) 随着炎症水肿的范围扩大和程度加重，则可出现不同程度的吞咽困难和呼吸困难，严重者可发生窒息。颈部检查可发现患侧颈上部前方舌骨区及其附近有不同程度的肿胀、压痛或出现炎性肿块。如为器械损伤所引起，常可发现颈前有积气征象。如出现凹陷性水肿，应警惕有脓肿形成，但很少出现波动感。患者可有发热、食欲减退、乏力等全身症状。

(三) 并发症

并发症主要有呼吸道阻塞、窒息、肺部和纵隔感染等。气管前间隙感染易向咽后间隙扩散。

(四) 治疗

注射足量有效抗生素、局部理疗及对症治疗，如有明显呼吸困难，或颈部一侧出现炎性肿块或凹陷性水肿，应及时进行引流手术。脓肿局限肿胀明显者，可在局麻下直接行脓肿切开引流术。如感染广泛或未局限，则需行 Dena 手术：白患侧胸锁乳突肌前缘开始。向内侧在水肿、压痛最明显处做一横形切口 (或沿胸锁乳突肌前缘作一斜形切口)，依次切开颈部各层组织，分出颈总动脉鞘，连同胸锁乳突肌一并牵向侧方。寻找喉、气管、食管并牵向内侧经穿刺证实脓肿后，用血管钳开放脓腔，排脓后，沿脏器轴向放置引流。对因器械损伤，破口较大而有明显漏气者，应予禁食及行胃造瘘手术供给营养。

第四节 颈部急、颈部慢性淋巴结炎

常见于儿童，多由上呼吸道感染、扁桃体炎、龋齿、咽炎、口腔炎、外耳道炎等炎症引起。通过淋巴引流途径，引起颈部淋巴结感染。病原菌以金黄色葡萄球菌和溶血性链球菌为主。慢性淋巴结炎常因急性淋巴结炎治疗不彻底，原发灶未解除或机体抵抗力差演变而来。

一、临床症状

1. 全身症状

急性淋巴结炎常有畏寒、发热、头痛、乏力、全身不适及食欲减退等。

2. 原发感染病灶症状

可有咽痛、吞咽疼痛、喉痛、咳嗽、牙痛等。

3. 局部症状

一侧或双侧颈部淋巴结肿大，可有压痛，质中，表面光滑，可活动。肿大淋巴结的数目及大小不一，多为蚕豆到拇指大小。急性淋巴结炎局部常有红肿、发热、疼痛。慢性淋巴结炎急性发作时症状同急性淋巴结炎。经抗感染治疗后淋巴结缩小，但仍可摸到，可活动，无压痛。

二、诊断

颈部淋巴结肿大，有压痛，淋巴引流区内的器官有急性炎症，全身可有畏寒、发热等症状。白细胞计数中性粒细胞增高。颈部B超检查有助于了解淋巴结的部位、大小、数目以及与周围组织的关系。本病应与颈部淋巴结结核、恶性淋巴瘤、转移性恶性肿瘤鉴别。必要时作淋巴结穿刺或切除活检。

三、治疗

治疗原发感染病灶，包括抗感染、加强营养、增强机体抵抗力等。

第五节　颈动脉体瘤

颈动脉体瘤，比较少见，大多数发生于颈动脉体副神经节，亦称化学感受器瘤。颈动脉体位于颈动脉分歧部后面上方，两侧各一，椭圆形，纵径约5 mm，色灰或棕红，血运主要来自颈外动脉，亦有来自颈内或颈总动脉。神经主要来自舌咽神经降支及颈上交感神经节，少数来自迷走及舌下神经。

一、病因

常见由动脉硬化、创伤、细菌感染、梅毒或先天性动脉囊性中层坏死所引起的动脉壁损害变薄，在血流压力作用下逐渐膨大扩张，形成动脉瘤。颈动脉瘤可发生在经总动脉、颈内动脉、颈外动脉及其分支。由颈动脉硬化所致者，多发生在双侧颈动脉分叉处，又创伤所致者多位于颈内动脉，经外动脉较少见。

二、病理生理

病理颈动脉瘤分为三类：

①真性动脉瘤：多由动脉硬化引起，动脉瘤扩张膨大，多呈梭形，病变多累及动脉壁全周，长度不一。瘤壁后薄不均匀，常可发生自行性破裂引起大出血；

②假性动脉瘤：多由创伤引起，瘤壁为动脉内膜或周围纤维组织构成，瘤内容物为血凝块及机化物，瘤体呈囊状况，与动脉相通，颈部较狭。

③夹层动脉瘤：多由先天性动脉囊性中层坏死所致，动脉壁中层发生坏死病变者，当内膜破裂时，在动脉压的作用下，血流在中层形成血肿，并向远端延伸形成夹层动脉瘤。

三、临床表现

主要症状为颈部出现肿块，有明显的搏动及杂音，少数肿块因瘤腔内被分层的血栓堵塞，搏动减弱或消失。发生在颈总动脉、颈内动脉的动脉瘤可影响脑部供血，瘤体内血栓脱落可引起脑梗死，患者可出现不同程度的脑缺血症状，如头痛、头昏、失语、耳鸣、记忆力下降、半身不遂、运动失调、视力模糊等。瘤体增大可压迫神经、喉、气管、食管，出现脑神经瘫痪、Horner征、吞咽困难、呼吸困难等。

四、诊断

肿块位于颈侧部，有明显搏动及收缩期杂音，压迫肿块近心端动脉时，搏动减弱或消失，即可作出诊断。如肿块搏动及杂音不明显时诊断较困难。DSA检查对诊断具有重要意义。近年来，磁共振血管显影 (MRA) 诊断动脉瘤的价值日益受到重视。

本病应注意与颈动脉体瘤相鉴别。

五、治疗

颈动脉瘤除瘤体堵塞血管，或血栓脱落引起脑梗死，影响脑供血外，更为严重的并发症是瘤体增大破裂，引起致死性大出血，故颈动脉瘤一旦确诊，宜尽快手术。

根据瘤体大小及部位采取不同的手术方式：

①较小囊性动脉瘤：游离瘤体，于颈部放置钳子，切除瘤体，缝合。梭形动脉瘤，可切除动脉瘤及病变动脉后，作动脉端吻合，必要时用人工血管或同种动脉替换切除的动脉。

②夹层动脉瘤：切除病变动脉，用人造血管重建血流通道。对于高龄、严重心血管疾病无法耐受手术者，可行介入治疗。

第六节 颈动－静脉瘘

颈动－静脉瘘分为先天性和后天性。先天性者为胚胎发育过程中，动脉与静脉间保留不正常的通道，即形成了动、静脉瘘，此型较为少见。后天性者较多见，多由钝器、刺伤、高速子弹引起，医源性因素 (如肌肉或静脉注射，血管造影、手术创伤) 亦可引起。上述创伤如引起相邻的动、静脉在同一平面受损后，由于动、静脉之间压力差较大，彼此吸附在一起形成直接瘘。若动、静脉创口不能直接对合，而在二者之间形成血肿，血肿机化后形成贯通动、静脉之间的搂，称间接瘘。

一、病因病理

颈动－静脉瘘分为先天性和后天性。胚胎发育过程中，动脉与静脉间保留了不正常的通道，所形成了动、静脉瘘为先天性动—静脉瘘，临床中较少见。由各种锐器刺伤、高速子弹弹伤或医源性原因 (如肌内注射或静脉注射，血管造影、手术创伤) 引起者属后天性动—静脉瘘。如相邻的动、静脉在同一平面受损后，由于动、静脉之间压力差较大，彼此吸附在一起可形成直接瘘。若动、静脉创口不能直接对合，在二者之间形成血肿，血肿机化后形成贯通动、静脉之间的瘘则称为间接瘘。

二、临床表现

先天性动—静脉瘘常伴有胎痣，婴幼儿时期无任何症状，多表现为局限性隆起或扩散性病变，至青春期病变发展，表现为局部隆起加重，可触及震颤，有时伴有局部血管杂音，局部皮肤温度增高。后天性动—静脉瘘可出现搏动性耳鸣、“嗡嗡”声、“呲呲”声或高音调嘈杂声，常影响睡眠，压迫颈总动脉可使耳鸣减轻或消失。此外，尚可出现头痛、头晕、错觉、谵妄、视觉及听觉障碍、反复的口腔及鼻腔出血等。心血管系统症状视动—静脉瘘大小及距离心脏远近而定。远离心脏的小动—静脉瘘可无明显症状，靠近心脏的大动—静脉瘘可引起动、静脉及心脏功能明显改变，引起动脉收缩压无明显变化，舒张压下降，脉压增大，动脉供血减少，心率增快，心输出量及血容量增加，瘘口远近两端静脉压升高，皮肤温度增高，久之引起心脏扩大，导致心衰。瘘局部常可闻及杂音，可为粗糙的咆哮音，收缩期明显，舒张期逐渐减弱，杂音沿受累血管传导，瘘愈大，杂音愈明显。触诊有连续粗糙震颤，用手按压可使杂音及震颤减退或消失。

三、诊断

出生后或外伤后颈部出现肿块，有明显的杂音及震颤，浅静脉压和静脉血氧增高，即应考虑为颈动一静脉瘘。DSA 检查可了解瘘口的部位及大小，有助于进一步明确诊断。

四、治疗

以手术切除为主。原则是先切除瘘，然后分别修复动脉和静脉。

第七节 椎－基底动脉供血不足

椎－基底动脉供血不足，耳鼻喉科疾病，常见于中老年人，由于小脑及脑干依靠椎－基底动脉的供血，当椎－基动脉发生病变时，脑部血流不畅，供血不足，常出现眩晕等症状。本病属于中医“眩晕”、“厥证”等范畴。其病机常与血虚血滞，夹痰上扰，气机受阻有关。

一、病因

1. 颈椎骨质病变

颈椎骨质增生、骨质疏松、关节强直、椎间盘突出、颈椎脱位、颈椎结核及外伤等，压迫椎动脉使管腔狭窄。颈椎骨质病变还可刺激椎动脉周围的交感神经，引起椎动百反射性收缩，使血管痉挛、变细、血流量减少。

2. 椎动脉粥样硬化

为常见病因之一，动脉内粥样硬化病变多阻塞管腔，引起血流量减少，一侧椎动脉阻塞另一侧椎动脉通畅时，尚可维持足够的血液循环，可不发生症状或仅有轻微症状，如双侧椎动脉发生阻塞，则可出现椎－基底动脉供血不足的症状。

3. 解剖异常

双侧椎动脉粗细不一，或一侧椎动脉缺如者，较易发生。

二、临床表现

1. 前庭系统症状眩晕为常见症状，多为旋转性眩晕，眩晕发作常于 2 ～ 5 min 内达高峰，维持 2 ～ 15 min，常伴有共济失调，但多无耳鸣及听力下降。

2. 视觉症状因脑干及大脑缺血可引起视力模糊、复视、单眼及双眼同侧视野缺损，可出现黑蒙，甚至失明。

3. 大脑症状头痛为常发症状，为跳痛，有时炸裂痛，多位于枕部，弯腰或憋气时加重，常伴有神智迟钝，昏厥或跌倒，构语障碍，言语含糊不清，记忆力减退等。

4. 锥体束症状面部及四肢麻木、感觉异常等。

三、诊断

本病临床症状多样复杂，有时诊断较困难，应仔细询问病史、症状，并进行心血管功能、神经系统、耳科学、听力学、前庭功能等全面检查，此外还应进行颈椎影像学检查，经颅多普勒超声检查，头颅 CT 或 MRI 等检查，椎动脉造影可进一步明确诊断。

四、治疗

1. 病因治疗针对不同的病因，采用不同的治疗措施。动脉粥样硬化可采用血小板聚集抑制剂(如阿司匹林肠溶剂)，血管扩容剂(葡聚糖)，脑血管扩张剂及向蛋白光量子疗法等。颈椎骨质增生者可行颈椎牵引。

2. 手术治疗可行血管介入治疗椎动脉再造术或成形术，以改善其血流。

第八节 颈部闭合性创伤

颈部闭合性创伤可由勒缢、拳击、车祸、地震灾害及各种钝器撞击等所引起，虽颈部皮肤无伤口，但可波及颈动脉、咽喉、气管、食管、舌骨、肌肉及颈椎等，而发生皮下气肿、颈部神经、血管及咽喉与气管的损伤。临床上常见喉钝挫伤、气管闭合性损伤、咽部及食管闭合性损伤、舌骨骨折、颈动脉创伤性栓塞与椎动脉创伤性栓塞等，喉钝挫伤、气管、咽及食管的闭合性损伤已在喉科学章节专门论述，本节仅重点讨论颈动脉创伤性栓塞。

一、气管闭合性创伤

气管闭合性损伤不多见，但如气管一旦遭受挫伤，则将危及生命，或形成气管狭窄，影响呼吸功能。气管撕裂伤或断离如不及时处理，严重者可立即死于呼吸道阻塞或胸腔重要器官功能衰竭，如气胸、心包填塞等。

1. 病因

当钝力直接从正面撞击颈部时，气管被挤压在坚硬的脊柱上，可引起气管软骨环破碎及后部软组织撕裂，甚至气管与环状软骨分离，损伤较严重。当钝力从侧面撞击颈部时，气管可向对侧移位，损伤较轻，常无骨折及脱位，仅引起气管黏膜损伤。各种原因引起的气管内压力升高、气管插管麻醉、气囊压力过高等，亦可引起气管破裂。

2. 临床表现

粘膜或软骨环撕裂，血液流入气管，引起刺激性咳嗽，阵发性咳出带泡沫血痰。体征有皮下气肿，气肿呈局限和非进行性，或经数小时后发展迅速，严重者波及全身。尚可伴有纵隔气肿，张力性气胸，而出现呼吸困难、缺氧、发绀。气管创伤处有疼痛与压痛，合并食管损伤，患者觉吞咽疼痛。已撕破食管，可并发气管食管瘘，重者可引起纵隔炎。

3. 诊断

颈部钝器伤后，颈前气管处皮肤肿胀、淤血、压痛明显，咳嗽及咯血，有皮下气肿，伴有或不伴有呼吸困难，均应高度警惕有气管创伤。除密切观察呼吸情况，作好气管切开或气管插管准备外，应尽快进行颈部正、侧位 X 线片或 CT 扫描，以查明气管损伤情况，胸部透视或

X 线片检查了解有无纵隔气肿及气胸。必要时行纤维支气管镜或硬质支气管镜检查进一步明确诊断。

4. 治疗原则

是保持呼吸通畅，修复气管损伤，防止气管狭窄。

(1) 保守治疗。轻度损伤无呼吸困难者，密切观察呼吸情况，并予以抗生素及激素治疗。

(2) 气管切开术。管损伤早期可无呼吸困难，数小时后可出现呼吸困难，一旦出现呼吸困难，应尽早行低位气管切开。

(3) 修复损伤。根据损伤的程度、部位，采取不同的手术方式。较小的气管黏膜损伤，不需缝合；较长的黏膜撕裂，予以缝合；气管软骨骨折及移位者应予以复位，缝合软骨膜；如气管软骨为粉碎性损伤或气管完全断离，气管向上下退缩，可游离损伤的上下两端气管，行气管对端吻合术；胸段气管损伤，需在解除呼吸困难(如低位气管切开或插入支气管镜)的前提下，进行开胸修复气管。

二、咽及食管闭合性损伤

1. 病因

外力挤压含空气的咽腔及颈段食管，将管腔冲击于坚硬的颈椎骨质上，导致破裂。高压气流冲入咽部及食管，或食管被强力牵拉，超过食管本身弹性限度，均可引起粘膜撕裂。

2. 临床表现

局部疼痛明显，吞咽时加重，拒绝进食，甚至连唾液也不能咽下。呕吐物为带血唾液或血液。皮下气肿与纵隔气肿是食管破裂重要体征。呼吸困难和发绀是并发纵隔气肿、气胸和纵隔感染所致。下咽部或食管挫伤穿孔，唾液与食物进入颈深筋膜间隙，不及时处理，将发生颈深部感染和纵隔炎。

3. 诊断

X 线检查可见颈部软组织内有空气阴影；若有感染，可发现咽后壁或纵隔增宽及气管移位等。食管造影剂 X 线摄片可显示食管破裂部位。内镜检查可了解损伤部位和范围。

4. 治疗原则

积极预防感染，早期缝合裂孔，感染后应早期彻底引流。绝对禁食，嘱患者将唾液和口腔分泌物吐出，注意口腔和咽部卫生。输液维持营养，应用有效抗生素。咽部及食管粘膜较大撕裂者，早期行一期缝合术。如已有感染，尽早切开，充分引流，行二期缝合术。为了促进愈合，行鼻饲流汁，损伤严重者，必要时行胃造瘘术。纵隔气肿或感染出现呼吸困难，早期行气管切开术。

三、颈动脉创伤性栓塞

颈总动脉是头颈部的主要动脉干，在甲状软骨上缘分支为颈内动脉和颈外动脉。创伤性栓塞的发病率以颈内动脉较高。因颈内动脉主要为脑和视器供给血液，故栓塞后果较严重。颈内动脉栓塞可发生于其颈段、岩骨段、海绵窦段或床突上段。据 70 例的分析，发生于颈段者占 85%，岩骨段占 10%。颈内动脉栓塞多发生在颈部挫伤后，患者可有短暂性大脑缺血性发作，随后出现神经系统病征，此为颈内动脉栓塞的特征。解除血管痉挛和抗凝血治疗，可控制血栓发展。必要时行颈内动脉取栓手术。

1. 病因

颈动脉被外力牵拉或直接挫伤后，富有弹性的外膜往往保持完整，而内膜和中层最易受损，内膜撕裂损伤后，其创面形成血栓，血栓逐渐加大，可引起颈动脉完全闭塞。若动脉内膜和中层因挫伤而撕裂或中断，在较高的动脉压作用下，可引起内膜广泛性剥离，形成剥离性动脉瘤，在原有动脉粥样硬化的基础上更易发生。

2. 临床症状

(1) 颈部血肿。颈部挫伤后常在颈动脉三角区形成血肿。

(2) 神经受压症状。血肿增大压迫颈交感、迷走神经、舌下神经、舌咽神经，可出现 Horn–er 综合征、声嘶、伸舌偏斜、咽反射消失等。

(3) 脑缺血。挫伤后血管痉挛、血栓形成阻塞动脉管腔、动脉粥样硬化等均可引起脑缺血，表现为单瘫或偏瘫，但神志尚清楚。

3. 诊断

颈部挫伤后，颈动脉三角区出现血肿，伴或不伴有神经受压及脑缺血症状，均应警惕颈动脉栓塞可能。DSA 检查是最可靠的诊断方法，典型的颈动脉栓塞表现为血管呈带捆形或圆锥形变窄。CT、MRI、脑血流图检查可协助诊断。应特别注意颈动脉创伤性栓塞往往伴有头颈部其他部位及胸部的损伤，须及时诊断和处理。

4. 治疗原则

是解除血管痉挛，防止和阻止血栓形成及扩展，保证脑供血。

(1) 保守治疗。患者绝对卧床休息，严格限制头颈部活动，应用血管解痉药物，如妥拉唑林及利多卡因，亦可行颈交感链封闭或切断术。适当应用抗凝剂以防止血栓形成，脑出血者禁用。

(2) 手术治疗。保守治疗无效，血栓继续增大，阻塞颈动脉引起脑缺血等严重并发症者，可考虑行手术取出血栓，但手术危险增大，死亡率及致残率高，故大都不主张手术。

第九节 颈部开放性创伤

颈部有呼吸道、消化道、大血管、脊髓和重要神经通过，受伤后可发生大出血、窒息、瘫痪和昏迷，甚至迅速死亡。

一、症状及检查

1. 颈部伤口检查

首先确定是切割伤还是穿入伤，其次对伤口位置、大小、深浅和颈部重要结构有无损伤检查清楚。

(1) 喉气管损伤：常有气泡逸出，或有声嘶或失声表现。喉软骨骨折移位时，喉前后径变短，可立即发生声嘶或失声。自觉吞咽疼痛，吞咽困难，咳嗽无力，不能转动头部，可有喉水肿，喉粘膜下血肿体征。

(2) 咽食管损伤：有吐血、呕血及吞咽疼痛和困难，吞咽时唾液、食物或空气可自咽食管破口处漏出，亦可有颈部皮下气肿、气胸和纵隔气肿。咽食管损伤易并发颈深部或纵隔感染。

(3) 血管和神经损伤：动脉伤多见于颈总与颈外动脉，出血猛烈；颈部大静脉损伤也能引起大量出血，主要危险是空气栓塞;神经损伤多见于喉上神经、喉返神经、迷走神经与膈神经等。

(4) 甲状腺损伤：切割伤患者中，易于查出。腺体可能被切破，也可能被切去一部分，容易形成血肿。

(5) 胸膜顶损伤：呼吸道虽通畅，但患者有呼吸困难，检查发现气胸或血气胸。

(6) 颈椎损伤：轻者可无症状，或轻微颈痛，头颈保持固定位置，运动受限，颈椎可有压痛或畸形。颈椎损伤较重者，可出现高位截瘫或在损伤以下脊神经分布区感觉障碍。

二、急救处理

颈部开放性损伤主要危险为出血、休克、窒息、截瘫及昏迷等。急救处理应执行创伤复苏ABC原则，即首要注意气道 (airway)，出血 (bleeding) 和循环 (circulation) 状况。

1. 解除呼吸道的阻塞

立即解除勒缢，血肿压迫气管和清除气管内血液等阻塞物，必要时可紧急行气管切开术，同时给氧。

2. 止血与抗休克

紧急情况下可用拇指直接压迫血管主干。如颈总动脉或其分支出血，可于伤侧胸锁乳突肌中点、环状软骨平面，用手指对着第六颈椎横突压迫颈总动脉，或用纱布直接填塞创口压迫止血，然后用不环绕颈部的胶布固定。鼻出血可用凡士林纱条填压。其他伤口可行包扎或向伤道内填压，或缝合和结扎血管止血。颈部伤口不能用环形包扎，因为有可能压迫静脉回流，加重局部水肿，引起呼吸困难。如损伤在一侧，可于健侧用夹板或把健侧上肢上举贴于头部作为支架行单侧加压包扎。疑有颈部大血管损伤者应立即结扎或行血管缝合修补。出血较多者应予输血、输液、防治休克。

3. 解决吞咽困难

吞咽困难者可进行鼻饲饮食或输液。

4. 清创和抗感染

彻底清创，去除异物及坏死组织，对位缝合，放置引流可达一期愈合。早期给予抗生素及破伤风抗毒素，可有效预防感染或并发症发生。

5. 异物处理

原则上均应清除。

6. 气管及食管创伤的处理。

(1) 气管伤：须迅速缝合气管破口，必要时做气管切开。

(2) 食管损伤：立即禁饮食，并行扩创将食管伤口修齐，双层内翻缝合，术后必须做空肠或胃造瘘。

第十节 鳃裂囊肿及瘘

一、定义

鳃裂囊肿和瘘管 (branchialcystandfistula)，76% ～ 90% 是由第 2 鳃裂和咽囊胚胎性残存组织演变而成，较少由第 1 或第 3 ～ 5 鳃裂和咽囊演变而来鵪。临床表现为下颌角至胸骨上窝之间的胸锁乳突肌前缘处有缓慢增大的、不能推动的肿物和 (或) 瘘孔，瘘孔有透明的黏液溢出。感染时局部皮肤红、肿、压痛鵪，并产生吞咽疼痛或吞咽困难等。若第 1 鳃裂囊肿和瘘管并发听力障碍和肾功能异常时，则考虑为 Branchio-Oto-Renal 综合征临床手术切除是有效的治疗方法。

二、诊断及鉴别诊断

1. 症状

鳃裂囊肿可表现为耳周或颈侧无痛性圆形囊性肿块，生长缓慢，继发感染后局部肿痛，或破溃后形成瘘管。急性炎症时偶伴有耳痛、耳漏、咽痛等症状。

2. 体征

肿块常位于胸锁乳突肌深部，质中偏软，可活动。第一鳃裂瘘外口常位于下颌角后下方至舌骨平面的胸锁乳突肌前缘，多为单侧，内瘘口多位于耳道软骨部、耳屏、乳突等部位。第三鳃裂瘘内口多在同侧梨状窝。颈部可扪及向上延伸的条索状组织，挤压时瘘口溢出少量黏液样物质。感染时有红肿、疼痛，皮肤有红肿糜烂。

3. 辅助检查

囊肿较大位置较深时，可做 CT 检查，以便明确与颈部血管的关系。通过瘘口做碘油 X 线造影摄片，可了解瘘管长度、走向及内口位置。

三、鉴别诊断

1. 耳周皮脂腺囊肿好发于青春期，多位于耳垂后下方，囊内为奶酪样物。

2. 颈淋巴管瘤亦属先天性疾病，瘤体扁平隆起，表面高低不平，如蛙卵状。

3. 甲状腺肿瘤青年女性好发，多位于甲状腺区域，单个或多个圆形肿块，甲状腺放射性核素扫描及 B 超可鉴别。

4. 颈淋巴结核单侧或双侧胸锁乳突肌前后缘可触及多个串珠样包块，可有低热及盗汗，X 线胸片及血沉可有改变，必要时可做细胞学及病理学检查明确诊断。

四、治疗

1. 完整、彻底地手术切除囊肿及瘘管，避免复发。

2. 手术时应注意避免损伤面神经、舌下神经、喉返神经。

3. 鳃裂囊肿与瘘管已感染形成脓肿时，应先切开引流，待炎症消退后再行手术根治。

第十一节 颈部囊状水瘤

一、定义

囊状水瘤为源于淋巴组织的先天性疾病。胚胎时期，颈囊发育成淋巴系统的过程中，部分淋巴组织发生迷走，并形成囊状水瘤。多数作出生后即出现，90% 发生在 2 岁以前，成年后出现者较少。

二、诊断

1. 症状颈部囊状水瘤多位于颈后三角区，为囊性肿块，生长缓慢，具有向四处(锁骨上下、口底、气管食管旁及纵隔)蔓延生长特点，界限常不清楚。多见于婴幼儿。出生时即可巨大，亦可逐渐长大累及口底、舌或咽部时，可有语言、呼吸或吞咽障碍。囊肿位于锁骨上时，可有臂丛受压出现运动障碍或肌肉萎缩。有时气管受压移位，易并发感染，且较难控制。

2. 体征颈后三角区出现无痛性肿块，呈分叶状，触之为囊性感，柔软，一般无压缩性，透光试验阳性，表面皮肤正常、无粘连。如发生囊内出血时瘤体骤然增大，张力增高，呈青紫色。

3. 辅助检查 B 超有助于诊断。穿刺抽吸出为草黄色透明不易凝固的液体，有胆固醇结晶，即可诊断。

三、治疗

1. 手术切除一般在 2 岁以后手术，若出现压迫症状宜尽早手术，因囊壁甚薄，剥离囊肿时应尽量轻巧细致，以便囊壁完整剥离。

2. 注射疗法以往认为局部注射硬化剂治疗淋巴管瘤的方法无明显效果。近年应用抗肿瘤药物博来霉素行局部注射疗法，取得较为满意的疗效，完全消退和显著缩小者可达 70%。

第十二节 甲状腺结节

甲状腺结节是一种非常常见的疾病。临床上有多种甲状腺疾病，如甲状腺退行性变、炎症、自身免疫以及新生物等都可以表现为结节。甲状腺结节可以单发，也可以多发，多发结节比单发结节的发病率高，但单发结节甲状腺癌的发生率较高。甲状腺结节是指在甲状腺内的肿块，可随吞咽动作随甲状腺而上下移动，是临床常见的病症，可由多种病因引起。甲状腺结节的大小、位置、质地、功能及其临床意义各有不同。它不是甲亢，但还是要治疗的。

一、病因

1. 与检测技术有关

甲状腺结节高发的原因，一部分可能与现在检测技术的发展有密切关系。以前体检做甲状腺检查时，多采取外科触诊的方式。甲状腺位置比较隐蔽，往往难以发现小的甲状腺结节，还与检测者的经验有关，所以结节的检出率也非常低。

2. 碘过量

如果吃碘过量，也会出现结节。专家认为，温州地处沿海，市民长期进食大量含碘量高的海鲜，本身碘就不缺乏，加上平时饮食里添加的都是碘盐，可能会引起碘过量。具分析，这可能与市民摄入碘的含量过多有关。

二、临床表现

1. 结节性甲状腺肿

以中年女性多见。在机体内甲状腺激素相对不足的情况下，垂体分泌 TSH 增多，甲状腺在这种增多的 TSH 长期刺激下，经过反复或持续增生导致甲状腺不均匀性增大和结节样变。结节内可有出血、囊变和钙化。结节的大小可由数毫米至数厘米。临床主要表现为甲状腺肿大，触诊时可扪及大小不等的多个结节，结节的质地多为中等硬度，少数病人仅能扪及单个结节，但在作甲状腺显像或手术时，常发现有多个结节。患者的临床症状不多，一般仅有颈前不适感觉，甲状腺功能检查大多正常。

2. 结节性毒性甲状腺肿

本症起病缓慢，常发生于已有多年结节性甲状腺肿的病人，年龄多在 40 ～ 50 岁以上，以女性多见，可伴有甲亢症状及体症，但甲亢的症状一般较轻，常不典型，且一般不发生浸润性突眼。甲状腺触诊时可扪及一光滑的圆形或椭圆形结节，边界清楚，质地较硬，随吞咽上下活动，甲状腺部位无血管杂音。甲状腺功能检查示血中甲状腺激素升高，由功能自主性结节引起者，核素扫描示 " 热结节 "。

3. 炎性结节

分感染性和非感染性两类，前者主要是由病毒感染引起的亚急性甲状腺炎，其他感染少见。亚甲炎临床上除有甲状腺结节外，还伴有发热和甲状腺局部疼痛，结节大小视病变范围而定，质地较坚韧；后者主要是由自身免疫性甲状腺炎引起的，多见于中、青年妇女，病人的自觉症状较少，检查时可扪及多个或单个结节，质地硬韧，少有压痛，甲状腺功能检查时示甲状腺球蛋白抗体和甲状腺微粒体抗体常呈强阳性。

4. 甲状腺囊肿

绝大多数是由甲状腺肿的结节或腺瘤的退行性变形成的，囊肿内含有血液或微混液体，与周围边界清楚，质地较硬，一般无压痛，核素扫描示 " 冷结节 "。少数病人是由先天的甲状腺舌骨囊肿或第四鳃裂的残余所致。

5. 甲状腺肿瘤

包括甲状腺良性肿瘤、甲状腺癌及转移癌。

三、诊断和鉴别诊断

(一) 鉴别甲状腺结节的性质

主要依靠病史、体查、化验检查、放射性核素扫描及 B 超等影像检查以及病理学检查。一般非肿瘤性结节通过详细地询问病史和认真的颈部检查，结合有关实验室和影像学资料等，常可以初步明确诊断，根据肿块对药物治疗的反应等，可进一步帮助诊断；而肿瘤质的良、恶性鉴别则要困难得多，因此要特别注意以下诊断步骤，掌握不同表现甲状腺病特点。

1. 病史

认真询问病史，结合患者体征，确定是否为炎症性改变，其中主要是亚急性甲状腺炎。其特点是常有上呼吸道感染诱因，结节有自觉疼痛或触痛，而且伴发烧、乏力、多汗、烦躁等症状。在非急性期虽然不一定仍存在上述症状。但病程中有甲状腺结节伴上述症状的病史。进一步鉴别，可检查是否有血清蛋白结合碘升高和甲状腺摄 ^{131}I 率下降的特征表现。放射线接触史，尤其是颈部和上纵隔曾接受过放射治疗者出现的甲状腺肿块，要警惕恶性肿瘤的可能，尤其是儿童和幼儿期疾病。甲状腺癌术后残留腺体的再发肿块，首先应考虑甲癌复发。

2. 家族史

散发结节性甲状腺肿和甲状腺腺瘤无明显家族发病倾向，但甲亢和甲状腺癌尤其是髓样癌，则有一定的家族遗传倾向。此外家族人员的饮食卫生习惯，尤其是食物和药物摄入等，也可能在其中起有一定作用。

3. 年龄

年龄是影响甲状腺癌的重要因素；20 岁以下与 60 岁以上甲状腺结节患病者，更可能患甲状腺癌。虽然女性甲状腺结节患病率远高于男性，但男性甲状腺癌的患病率比女性高出 2 ～ 3 倍。据文献报告，15 岁以下儿童甲状腺肿块恶性率达 50%。一般资料显示：年轻人甲状腺癌的分化较好，而中老年人的甲状腺癌分化程度较低，特别是未分化癌，大多发生在 60 岁以上的老人。

4. 性别

性别与甲状腺癌发生率和恶性程度密切相关。尽管甲状腺癌的人群发病率在女性明显高于男性，但男性甲状腺单发肿块中癌的发生率为女性的 3 ～ 6 倍，而且以髓样癌和未分化癌较多，一般生长较快，病史较短；而女性甲状腺癌多为分化型，发展缓慢，病史较长。

5. 肿块生长情况

如既往甲状腺正常，突然发现甲状腺肿块，或存在多年的甲状腺肿块短期内迅速增长，则应考虑癌的可能性。甲瘤内出血也可短期内明显增大，但常有剧烈咳嗽或重体力劳动等诱因，且常伴病变部位胀痛不适，

6. 甲状腺肿块伴发症状

甲状腺肿块同时伴有腹泻、心悸和面部潮红、血钙降低等表现，特别是有甲状腺癌或其他类型综合征家族史者，应警惕髓样癌可能。

7. 甲状腺结节伴明确的或亚临床 (SISH 降低)

甲亢常提示结节为良性。但也有 Graves 病甲亢伴随甲状腺癌的报告，罕见，常为冷结节。淋巴细胞性 (桥本氏) 甲状腺炎虽可发展为甲状腺淋巴瘤，但很罕见，多见于老年妇女，甲状腺突然迅速增大，常伴有局部压迫症状。

(二) 体格检查

甲状腺肿块常是甲状腺疾患的首先临床表现。但也有少数甲状腺癌的患者甲状腺肿块并不明显，而以颈淋巴结、肺、骨骼等的转移癌为突出表现。因此，当颈部、肺部、骨骼等有原发灶不明的转移癌存在时，应仔细检查甲状腺。

体查触诊甲状腺肿块时，如肿块光滑、有弹性、肿块在手指下轻快滑移，且滑动度较大者，常为良性肿瘤；而恶性肿瘤则一般质硬而且不均匀，呈结节感，形态不规则，固定、吞咽时上下活动度差，或者伴有侵犯周围结构的表现，如侵犯喉返神经引起声音嘶哑，侵犯或压迫颈交

感神经结引起霍纳综合征，致耳、枕、肩等部位疼痛，或者局部伴有硬而固定的淋巴结等。但这些伴随表现多发生于晚期，须注意的是慢性甲状腺炎也可压迫气管、食管等周围结构，引起轻度呼吸困难或吞咽障碍，但其甲状腺肿大一般为弥漫性，多为双侧对称性，也可为单侧，质地常坚硬如石，边界清楚，轮廓分明，TGA、TMA 等可明显异常；至于伴有钙化或囊内出血的甲状腺结节或甲状腺瘤，有时与甲状腺癌无法鉴别，此时需进一步依赖影像学，特别是组织学资料判断鉴别。

（三）影像学资料

随着科学的进步，各种影像学材料的改进以及图像处理技术的提高，使影像学资料在甲状腺肿块的鉴别诊断中的作用越来越显重要，目前临床上常用的影像学检查有以下几种。

1. 放射性核素扫描

放射性 ^{131}I 扫描是最常用的核素扫描之一，它对甲状腺肿块的定性作用仅表示该肿块有无摄碘和浓集碘的功能，根据肿块的不同摄碘状态，将其分为热结节、温结节、凉结节、冷结节。尽管在各类“结节”中甲状腺癌的发生率各家报道不尽一致，但由热到冷，癌的发生率逐渐增加。“热结节”几乎均为良性病变，可见于甲状腺腺瘤和部分结节性甲状腺肿，有报告温结节甲癌的发生率为 2%；而冷结节和凉结节两者均可见于甲状腺囊肿、甲状腺腺瘤、甲状腺囊性腺瘤、甲状腺癌、结节性甲状腺肿以及甲状腺炎性病变等。一般认为，单发的甲状腺“冷结节”恶性可能性大，通常为 20%。

(1) 甲状腺放射性核素血管显影 (RNA)：当“冷结节”经 RNA 显示无血供或血供很差，则为囊性或腺瘤囊性变；相反，若血供丰富，尤其当“结节”放射性强度高于颈动脉，结节又为细胞丰富的实质性肿块时，则多为恶性。有资料显示：经 RNA 显示血供丰富的“冷结节”的恶性变几率为 55%。

(2) 亲肿瘤显像剂如 Se、Cs、Ga 等扫描：这几种核素对甲状腺癌并无特异的亲和力，但由于良性肿瘤常有退行性变、囊性变、中心栓塞或出血等改变，致使 Se 等核素不被浓聚，而细胞丰富的恶性肿瘤则表现为核素浓聚。

(3) 荧光甲状腺扫描：甲状腺荧光扫描图反映的是甲状腺组织中稳定性碘的分布，因此，当放射性核素 ^{131}I 等显像为“冷结节”，而荧光扫描的碘填充，则良性可能性大，反之，如仍为冷结节，则提示恶性可能性大。

2.B 超检查

在超声诊断应用于临床之前，核素扫描一直是评价甲状腺形态及功能的主要方法。Fujinloto 等首次报告有关甲状腺疾病的超声诊断研究结果以后，超声检查在临床上得到广泛应用，并积累了大量的临床经验。通常 B 超对诊断甲状腺肿块囊性、实质性及混合性等性状具有肯定价值。此外甲状腺 B 超检查还可探测甲状腺肿块的部位、大小、数目和临近组织的关系、淋巴转移等。甲状腺肿块的囊、实性对甲状腺肿块的良、恶性判断有一定帮助。

实性结节较囊性结节的发生率高。一般认为，实性结节中恶性者为 20%，而囊性结节为 2% ～ 3%。甲状腺肿块数目对鉴别良、恶性有一定参考价值。通常认为孤立结节的恶性几率高，为 10%，而多发性结节仅 2%。B 超对甲状腺肿块钙化和包膜情况的检测准确率也较高。甲状腺肿块在超声图像上表现出的质地、边界、形态特征及包膜、钙化情况等是鉴别良恶性的主要依据。一般认为，良性肿瘤主要表现为均质性(大部分)、低回声或等回声肿块，因其为非浸润性生长，故边缘整齐有完整包膜(但可厚薄不一)，肿瘤可呈实质性、囊性或混合性，可伴发片状或环状钙化；而恶性肿瘤主要表现为非均质、低回声，因其呈浸润性生长，故常可无包膜回声或部分无包膜，且肿瘤边界不清，可见蟹足样浸润，有时也可见到不规则液性区(液性区内也可有不规则突起)和钙化灶(常为细小散在钙化灶)。有报告甲状腺乳头状腺癌组织内囊腔形成者可达 45% ～ 60%(囊性腺癌)，占甲癌的 30% ～ 50%。Hammer 报告 48 例甲状腺癌中有 35 例病理发现囊腔在 lcm 以上。Rosent 报告 60 例甲状腺囊性结节中，恶性病变占 32%。甲癌中钙化形成者亦可达 46%。鉴于甲状腺肿块继发性改变较多，声像图表现多种多样，故甲状腺肿块的 B 超误诊率较高。据报道，B 超检查良性肿瘤符合率较高可达 80% ～ 90%，而甲状腺癌的误诊率可高达 40% ～ 60%。湖南医科大学附属湘雅医院 B 超室统计近年 33 例经手术病理证实的甲状腺癌，术前 B 超定位准确率，物理性质准确率均为 100%；而对病理性质确诊率仅为 42%，病理性质待定 18%，误诊率达 40%。

3.X 线摄片与甲状腺淋巴管造影颈部 X 线摄片除可了解肿块与周围器官如气管、食管的关系外，重点应注意甲状腺内有无钙化及钙化的特点。甲状腺肿块内如有钙化，而且钙化影边界清楚、边缘锐利、密度较高且均匀，呈斑片状、弧形或环形，说明肿块内有囊性变，多为良性肿块。而恶性病变的钙化影较淡薄，呈云雾状或细小颗粒状，边界模糊不清、不规则，且主要见于分化良好的乳头腺癌和滤泡状癌。

甲状腺腺体内有丰富的毛细淋巴管网，其管壁通透性大于毛细血管。因此，当造影剂注入甲状腺实质内后，大部分由淋巴管吸收，而使甲状腺显影。通常甲状腺腺瘤表现为圆形或卵圆形充盈缺损，轮廓清晰、边缘整齐、与正常甲状腺组织间有一透亮带，在甲状腺囊肿或甲状腺腺瘤囊性变者，尚可见到薄而光滑的液平面；结节性甲状腺肿可见到多个大小不等的充盈缺损，并可伴以“气泡样”改变；而甲状腺癌的轮廓不整齐，充盈缺损呈不规则性。边缘毛糙如虫蚀状，缺损区呈“毛玻璃样”或“羽毛状”样改变，有时可见到“小岛状”造影剂渗入，正常的淋巴网结构消失。甲状腺癌由于缺乏特征性临床表现及影像学改变，术前正确诊断较为困难，文献报告术前误诊率高达 33.4% ～ 45.8%，为进一步明确诊断，需借助穿刺组织学或细胞学以及快速切片等病理检查。

4. 组织细胞学检查

(1) 穿刺组织学或细针抽吸细胞学 (FNA) 检查：历史上，同位素扫描曾作为甲状腺结节的首选检查。冷结节增加恶性病变的危险。热结节可排除癌。然而，大量材料表明冷结节中仅有 10% ～ 15% 可能是恶性，而温结节中也有 10% 的可能为恶性，热结节并不能绝对排除恶性。同位素扫描缺少特异性和精确性，不能很好地鉴别结节的病变性质。同时，同位素扫描使患者接受相当量的放射性物质。因此，近年来国外已用 FNA 取代同位素扫描，作为首选检查。经皮肤甲状腺肿块穿刺组织细胞学检查，操作简便，损伤小，术后不留瘢痕，阳性结果有肯定意义，诊断符合率高。但阴性结果并不能完全排除甲癌的可能，因穿刺组织细胞学受取材部位的准确性及组织形态、数量等的影响，漏诊机会仍较大，有报告假阴性率为 10% ～ 20%。根据各家报告，FNA 的精确性平均为 95%(85% ～ 100%)，特异性平均为 92%(72% ～ 100%)，敏感性平均为 83%(65% ～ 98%)，假阴性平均为 5%(1% ～ 11%)。多数作者报告 FNA 没有假阳性，但也有个别报告高达3%。但在B超、CT引导下进行穿刺活检，以及有经验的病理医师的检查，无疑会有助于提高诊断的水平。

各家报告FNA失败率为5%～15%。即上皮细胞数量太少，不能作出诊断。一张良好涂片至少含有4组质量良好的细胞群，每群至少有10个细胞。细针插入甲状腺后，必上下(若患者卧位)或前后(若患者坐位)穿刺2～4次，不要急于抽吸；不允许向侧面穿刺；若在针头接头处见血，立即拔出针头，停止操作；若针头接头处未见任何东西，方可缓缓抽吸。失败的原因常是抽吸过早、太快，或者忘记了FNA是一项需要耐心、实践和技巧的操作。据Gharib的经验，FNA失败的病例，重复再次穿刺抽吸，可使50%的病例获得足够诊断的细胞；若仍然不能获得足够的细胞，他主张在超声指导下将针刺入结节的实质性部分，做第三次FNA，Cochand-Pril-let等报告用超声指导作FNA，使失败率降到3.8%。

若FNA的细胞学报告为良性，予以内科处理，包括单纯观察随访或给予左甲状腺素抑制治疗。若FNA的细胞学报告为恶性或可疑、应予手术治疗。根据手术切除标本病理学检查结果，再决定做甲状腺全切、次全切或单侧和峡部切除。当细胞学报告为滤泡细胞肿瘤时，测定STSH，对指导进一步治疗有帮助。若STSH低于正常，提示为功能自主性腺瘤，进一步要作同位素扫描，证实是否为热结节。

(2) 术中快速冷冻切片及术后石蜡切片病理检查：鉴于甲状腺癌的术前诊断困难，而且甲状腺癌可与各类甲状腺疾病并存，如甲状腺腺瘤的恶变率为5%～25%；桥本氏甲状腺炎的甲癌发生率为5%～17%；结节伴甲状腺肿的恶变率为5%～10%。因此，对于需手术治疗的甲状腺肿块不论术前诊断为良性或恶性病变，有条件者均应常规术中快速切片检查，以确定病理性质，指导手术方式，术中快速切片可了解完整切除的甲状腺肿块，较准确判定良恶性病变，但冷冻快速切片也可因切片质量以及甲状腺癌组织表现差异等的影响，而出现一定的假阴性(一般低于5%，也有报告高达29.8%者)。因此，除术中冷冻切片、快速病检之外，术后还须做常规石蜡切片。以进一步明确诊断，防止漏诊。

(四) 伴功能亢进的结节性甲状腺疾病的鉴别

患者的共同特点是有甲亢的临床表现和甲亢的实验室检查改变。临床上较容易确诊。

1. 毒性甲状腺腺瘤多见于中老年患者，甲亢症状较轻且不典型，多表现为心动过速，心律失常，消瘦或腹泻等。结节为单发，偶见多发，质中等、边界清楚，放射性核素显像为“热结节”，周围甲状腺组织不显像。

2.Plummer病患者有多年单纯性甲状腺肿的病史，甲亢表现亦不典型，常有心律失常、心力衰竭、消瘦等。甲状腺弥漫性肿大，触及多个结节，边界不清，甲状腺无血管杂音。摄^{131}I率正常或升高，放射性核素显像为弥漫性显影，有多个局灶性浓集，TSH兴奋和甲状腺激素抑制，对甲状腺显像无影响。

3.Graves病病程较长者，亦可出现多结节性甲状腺肿，患者有典型甲亢症状，常伴有突眼，甲状腺弥漫性肿大，触及多个边界不清的结节，甲状腺可闻及血管杂音，甲状腺自身抗体阳性，摄^{131}I率增加，放射性核素显像为弥漫性肿大，放射性分布不均匀。

(五) 炎症性结节性甲状腺疾病的鉴别

最常见为：

1. 亚急性甲状腺炎多继发于上呼吸道感染后起病，患者有发热、多汗、心悸、烦躁等症状，甲状腺局限性肿大，呈结节状。结节具多变性，此消彼长，结节有自觉痛及触痛，血沉增快，TT3、TT4 升高，摄 ^{131}I 率下降，放射性核素显像放射性分布不均，糖皮质激素治疗效果显著。

2. 桥本病多见于中青年女性，起病缓慢，早期可呈轻度甲亢症状，晚期常表现为甲减，甲状腺多为弥漫性肿大，质地韧而有弹性感，表面光滑或颗粒状，有时呈小叶状，偶可触及结节。TGA 和 TMA 阳性，且滴度较高。组织学上有大量的淋巴细胞浸润。

3. 硬化性甲状腺炎临床罕见，发病缓慢，病变可限于一叶或整个甲状腺，病变部分坚硬如石，表面不平，常与周围组织粘连而固定，并产生压迫症状，如呼吸困难、吞咽困难、声嘶等，组织学上为致密纤维组织增生。

（六）结节性甲状腺肿和多发甲状腺肿瘤的鉴别

结节性甲状腺肿，患者年龄较大，病史较长，甲状腺弥漫性肿大，呈小叶状或多个大小不等的圆形突起，边界不清。甲状腺制剂治疗，腺体呈对称性缩小。多发甲状腺肿瘤，甲状腺呈非对称性肿大，可触及多个孤立性结节。如合并单纯性甲状腺肿，腺瘤结节边界亦较清楚，质地较周围组织略坚韧，甲状腺制剂治疗，腺体组织缩小，结节反而更加突出。

（七）孤立性结节的鉴别

孤立性结节是指界限清楚的结节，可单发或多发。常见于甲状腺腺瘤、甲状腺囊肿或甲状腺癌。甲状腺囊肿经超声波检查，即能明确诊断。而甲状腺腺瘤和甲状腺癌所引起的结节，鉴别极为困难，临床表现和辅助检查仅起提示作用，最后的确诊往往需要手术后组织学检查。

提示结节为甲状腺腺瘤：①病史较长，结节生长缓慢。②结节呈圆形、椭圆形，表面光滑，边界清楚，质地较正常甲状腺组织略坚韧，无压痛。③常出现退行性变。④无侵袭症状，无颈淋巴结肿大。⑤放射性核素显像多为“温结节”，也可为“凉结节”。⑥淋巴造影见边缘规则的充盈缺损，周围淋巴结显影。

提示结节为甲状腺癌：①头颈部和上胸部有放射线照射史。②结节形状不规则，边缘不清，表面不平，质地较硬，肿块活动受限，基底固定。③结节增大较快，或有长期甲状腺肿大，近期迅速增大变硬。④伴有侵袭症状，如声嘶、呼吸困难、吞咽困难。⑤有颈部淋巴结肿大。⑥甲状腺放射性核素显像为“冷结节”，而硒蛋氨酸扫描阳性。⑦淋巴造影见边缘粗糙的充盈缺损，颈淋巴结不显影。⑧超声波检查结节无明显包膜，边界不清，内部呈实质性衰减暗区。⑨长期腹泻，无脓血便，常伴面部潮红或多发性黏膜神经瘤，阵发性高血压，血清降钙素、血清素升高，血钙降低，提示甲状腺髓样癌。

结节性甲状腺疾病的计量鉴别诊断法临床上表现为结节性甲状腺肿而不具功能亢进的甲状腺疾病主要有结节性甲状腺肿、淋巴性甲状腺炎、甲状腺腺瘤和甲状腺癌。根据病史和甲状腺局部表现，以及甲状腺放射性核素显像、淋巴造影和超声波检查等，多数患者都可以作出合理诊断。但由于上述临床表现和辅助检查无特异性，不少患者仍难于确诊。为帮助临床医师提高诊断的正确性，章森棍分析已经病理检查确诊的甲状腺癌 12 例，单纯性甲状腺肿 121 例，甲状腺瘤 126 例和淋巴性甲状腺炎 16 例。经数学方法处理，制成甲状腺肿的计量诊断指数。并对上述 385 例甲状腺疾病进行分析，其计量诊断结果较术前的临床诊断率均有明显提高。计量诊断方法是将某一具体病例的各个证候在指数表中找出所对应的诊断指数，各指数量加起来，最大者即为可能性最大的诊断。

结节性甲状腺肿患者，其结节属单纯结节还是腺瘤或恶性肿瘤，临床上难于鉴别。边界清楚，只能提示腺瘤的可能性大。结节性甲状腺疾病的正确诊断，主要根据详细的病史，体格检查和实验室检查，必要时需手术探查行开放性组织活检，才能作出最后诊断。

四、治疗

1. 实质性单结节

核素扫描为热结节的甲状腺单发结节，癌变可能性较小，可先试用甲状腺素 (LT_4) 抑制治疗或核素治疗。冷结节多需手术治疗。凡发展快、质地硬的单发结节，或伴有颈部淋巴结肿大者或儿童的单发结节，因恶性可能大，应早日手术。

2. 多结节甲状腺肿 (MNG)

传统认为 MNG 发生癌的机会要比单发结节少。而用高分辨率的超声检查发现许多扪诊为单发结节者实际上是多发结节，现在认为两者之间癌的发生率没有多少差别。因此，对于 MNG 的处理首先要排除恶性。若 sTSH 降低提示为甲亢。若 FNA 细胞学诊断为恶性或可疑恶性者，应予手术治疗。

3. 囊肿良性或恶性退行性

变皆可形成囊肿，纯甲状腺囊肿罕见，凡持续或复发的混合性肿块应予以切除。

4. 摸不到的结节

近年来由于 B 超、CT、MRI 的发展，在作其他检查时，可意外地发现小的摸不到的甲状腺结节。这种情况多见于老年人，一般无甲状腺病史、无甲状腺结节，也无甲状腺癌的危险因素，结节小于 1.5 cm，只需随访观察，若结节大于 1.5 cm，可在超声指导下作 FNA，然后根据细胞学结果，再进一步处理。

5. 放射结节

头颈部接受放射治疗者易发生甲状腺癌，放射后早至 5 年，晚至 30 年。凡头颈部接受放疗后甲状腺出现结节者，应作 FNA 确诊。

第十三节 甲状腺腺瘤

一、概述

甲状腺腺瘤是起源于甲状腺滤泡细胞的良性肿瘤，是甲状腺最常见的良性肿瘤。好发于甲状腺功能的活动期。临床分滤泡状和乳头状实性腺瘤两种，前者多见。常为甲状腺囊内单个边界清楚的结节，有完整的包膜，大小为 1 ～ 10 厘米。此病在全国散发性存在，于地方性甲状腺肿流行区稍多见。

二、病因

甲状腺腺瘤的病因未明，可能与性别、遗传因素、射线照射、TSH 过度刺激、地方性甲状腺肿疾病有关。

1. 性别

甲状腺腺瘤在女性的发病率为男性的 5 ～ 6 倍，提示性别因素可能与发病有关。

2. 癌基因

甲状腺腺瘤中可发现癌基因 c-myc 的表达。腺瘤中还可发现癌基因 H-ras 的活化突变和过度表达。高功能腺瘤中还可发现 TSH-G 蛋白腺嘌呤环化酶信号传导通路所涉及蛋白的突变，包括 TSH 受体跨膜功能区的胞外和跨膜段的突变和刺激型 GTP 结合蛋白的突变。

3. 家族性肿瘤综合征

甲状腺腺瘤可见于一些家族性肿瘤综合征中，包括 Cowden 病和 Catney 联合体病等。

4. 外部射线照射

幼年时期头、颈、胸部曾经进行过 X 线照射治疗的人群，其甲状腺肿瘤的发病率也增高。

5.TSH 过度刺激

部分甲状腺腺瘤病人可发现其血 TSH 水平增高，可能与其发病有关。实验发现，TSH 可刺激正常甲状腺细胞表达前癌基因 c-myc，从而促使细胞增生。

三、临床表现

患者多为女性，年龄常在 40 岁以下，一般均为甲状腺体内的单发结节。病程缓慢，多数在数月到数年甚至时间更长，患者因稍有不适而发现或无任何症状而被发现颈部肿物。多数为单发，圆形或椭圆形，表面光滑，边界清楚，质地韧实，与周围组织无粘连，无压痛，可随吞咽上下移动。肿瘤直径一般在数厘米，巨大者少见。巨大瘤体可产生邻近器官受压征象，但不侵犯这些器官。有少数患者因瘤内出血瘤体会突然增大，伴胀痛，如乳头状囊性腺瘤；有些肿块会逐渐吸收而缩小；有些可发生囊性变。病史较长者，往往因钙化而使瘤体坚硬；有些可发展为功能自主性腺瘤，而引起甲状腺功能亢进。部分甲状腺腺瘤可发生癌变。具有下列情况者，应当考虑恶变的可能性：

1. 肿瘤近期迅速增大。

2. 瘤体活动受限或固定。

3. 出现声音嘶哑、呼吸困难等压迫症状。

4. 肿瘤硬实、表面粗糙不平。

5. 出现颈淋巴结肿大。

四、病理变化

（一）滤泡型腺瘤

绝大多数甲状腺腺瘤是从滤泡上皮发生的，称为滤泡型腺瘤。

1. 肉眼观察肿瘤常为单发，也可多发。直径一般为 1 ～ 5 cm，大者可达 10 cm 或如拳头大小，圆形或椭圆形，位于甲状腺中，包膜完整，与周围组织境界清楚。质较韧有弹性。切面、包膜常较薄，有时也较厚。实性，可含多少不等的胶样物质。瘤体中心部出现水肿、出血、软化，星芒状灰白色纤维化或瘢痕，还可见钙化、骨化。有些腺瘤形成大小不等的囊腔（囊性变）等继发改变，囊腔内多为黄褐色、淡黄色或紫色液体，囊壁为透明变性的结缔组织，常伴钙化。有时由于瘤细胞过度分泌，形成较大囊腔，腔内为淡黄色或棕褐色透明胶质，囊腔壁内侧衬以甲状腺滤泡上皮，称为囊腺瘤。

2. 镜下根据瘤组织结构不同，可分为以下几种类型。

(1) 单纯性腺瘤：较少见。肿瘤组织由大量中等大小的滤泡构成，分化好，其滤泡的大小和形状与正常人滤泡相似。

(2) 胶性腺瘤：又称大滤泡性腺瘤或称巨滤泡型腺瘤。肿瘤组织由大小极不相等的甲状腺滤泡构成。有些似正常人滤泡，但多数融合为大滤泡，腔内充满稠厚的胶质。衬覆滤泡的上皮细胞较小，呈立方形或扁平形，偶成砥柱状。胞核无异型，无核分裂象。1/4 的胶性腺瘤瘤细胞呈乳头状增生，形成短而简单 1 ～ 2 级分支的小乳头，突入滤泡中。被覆乳头上的上皮细胞为单层、无异型、间质少。若多数或许多滤泡融合，使腺瘤呈大囊腔，腔内充满胶质，则称为囊腺瘤。

(3) 胎儿性腺瘤：又称小滤泡腺瘤。是最常见的滤泡型腺瘤。瘤细胞形成许多小滤泡，衬以立方上皮，胶质少或无。或构成实性上皮细胞团或呈小梁状排列，偶可见形成较大的滤泡。滤泡彼此相距很远，疏松散在。间质常为疏松水肿样纤维组织，常伴出血。瘤组织的结构类似胎儿期 3、4 月的甲状腺。

(4) 胚胎性腺瘤：又称梁状腺瘤。为滤泡性腺瘤中分化最差的一型。瘤细胞体积不大，多呈立方形或小圆形。大小较一致。胞浆少，淡粉染，胞核与一般正常甲状腺上皮细胞相似，居中，罕见核分裂。瘤细胞常形成多数小滤泡，但见不到胶质，或呈条索状、小梁状结构。肿瘤边缘处滤泡或小梁结构排列紧密，而靠中央部则逐渐稀疏，肿瘤间质较少。瘤组织的结构类似胚胎 6 ～ 8 周的甲状腺。虽然此型是滤泡性腺瘤中分化最差的类型，但见不到滤泡共壁及侵犯脉管、神经和包膜。

(5) 嗜酸细胞腺瘤：又称许特莱氏细胞瘤，占腺瘤的 5%。瘤组织由嗜酸性细胞组成，瘤细胞大，多角形，胞浆丰富，充满嗜酸性颗粒。胞核大小形状都不太一致，染色质丰富，略深染，不整形，核分裂罕见 (称之为许特莱氏细胞)。瘤细胞呈条索状、小梁状、片块状排列或形成境界不清的滤泡结构。胶质极少或形成小乳头状结构。电镜下证实，嗜酸性细胞胞浆中的嗜酸性颗粒是丰富的扩张的线粒体，肿瘤间质少。

(6) 不典型腺瘤：少见，仅占滤泡性腺瘤的 2% ～ 5%。瘤细胞比较密集，其形态、大小轻度不整，为梭形或小圆形。胞浆丰富，淡染或透明。核深染不规则，有一定的异型性，可呈奇形怪状，但染色质不粗，核仁不明显，核分裂象偶见，每平方厘米少于 5 ～ 10 个。瘤细胞呈实性条索，片块、巢状或囊状排列，一般不形成滤泡结构，或仅形成流产型无腔滤泡。无乳头结构，可见共壁现象。偶尔肿瘤由透明细胞或类似滤泡旁细胞样的淡染细胞组成。肿瘤间质少，无水肿。不见侵犯包膜和血管。亦不发生转移和复发。

(7) 毒性腺瘤：又称毒性结节。临床出现甲亢症状，但无突眼。肿瘤由中、小滤泡构成。滤泡上皮肥大，增生，并呈乳头状突入腔内或形成小滤泡，胶质少。瘤细胞产生过多的甲状腺激素。

(二) 乳头状腺瘤

少见，占腺瘤的 0.5%。

1. 肉眼肿瘤体积小，直径数毫米至 1 ～ 2 cm。有完整包膜，常形成单个或多个大囊腔，称为乳头状囊腺瘤。腔内含黄褐色、棕红色液体或胶质。囊壁内表面可见颗粒状或乳头状突起伸向囊腔。

2. 镜下瘤组织为乳头状结构。乳头粗大，由囊壁向腔内生长，为一级或二级分支。乳头在切面上呈长形或略圆形，边缘钝，乳头间质内常含小滤泡，内含胶质。衬覆囊壁和被覆乳头的瘤细胞为单层，排列整齐，形态似正常甲状腺滤泡上皮，为立方形或高立方形，大小一致。胞浆淡染，较透明。胞核圆形，核浆比例小，无异型，核分裂象对少见。瘤细胞排列疏松。乳头中央为纤维血管束。

五、鉴别诊断

1. 结节性甲状腺肿

甲状腺腺瘤主要与结节性甲状腺肿相鉴别。后者虽有单发结节但甲状腺多呈普遍肿大，在此情况下易于鉴别。一般来说腺瘤的单发结节长期间仍属单发，而结节性甲状腺肿经长期病程之后多成为多发结节。另外甲状腺肿流行地区多诊断为结节性甲状腺肿，非流行地区多诊断为甲状腺腺瘤。在病理上，甲状腺腺腺瘤的单发结节有完整包膜，界限清楚。而结节性甲状腺肿的单发结节无完整包膜，界限也不清楚。

2. 甲状腺癌

甲状腺腺瘤还应与甲状腺癌相鉴别，后者可表现为甲状腺质硬结节，表面凹凸不平，边界不清，颈淋巴结肿大，并可伴有声嘶、霍纳综合征等。

六、治疗

甲瘤治疗涉及诊断的可靠性和病因等问题。过去认为 TSH 的慢性刺激是导致甲瘤增长的主要原因，甲状腺素可阻断其刺激达到治疗目的。但治疗效果并非理想，因为并不能改变甲瘤的自然病程，表明 TSH 刺激并不是导致甲瘤增长的主要原因。在激素治疗中甲瘤增大要警惕甲癌可能，甲瘤与甲状腺炎性疾病难以鉴别时，可试用激素治疗 1 ～ 3 个月。甲状腺单纯性囊肿可应用囊肿针吸注射治疗，利用刺激性药物造成囊内无菌性炎症，破坏泌液细胞，达到闭塞、硬化囊肿目的。常用硬化药物：四环素、碘酊、链霉素加地塞米松等。由于非手术治疗效果不确切，部分甲瘤可以恶变为甲癌，而手术切除效果确切，并发症少，所以多数学者推荐手术切除。腺瘤摘除可避免做过多的甲状腺体切除便于基层开展，由于隐匿性甲癌发生率日渐增多可达 15.7%，加上诊断技术的误差，若仅行腺瘤摘除，手术后病检为甲癌时则需再次手术，也要增加手术并发症。另外，腺瘤摘除手术后有一定复发率，尤其是多发腺瘤。因此，持腺瘤摘除观点者已逐渐减少。目前从基层医院转来需再次手术的患者看，在基层医院作腺瘤摘除的人不在少数。现在多数学者推荐做腺叶切除术，这样可避免因手术不彻底而行再次手术，腺瘤复发率极低。即使手术后发现为甲癌，大多数情况下腺叶切除已充分包括了整个原发癌瘤，可视为根治性治疗。作者推荐同时切除甲状腺峡部腺体，如因多中心性癌灶对侧腺叶需要再次手术时，可不要解剖气管前区。折中观点认为，甲瘤伴囊性变或囊腺瘤，发生甲癌的可能性低，浅表囊腺瘤可行腺瘤摘除，而对实性甲瘤则行腺叶切除。作者认为，不论怎样还是行保留后包膜的腺叶切除为宜。单侧多发甲瘤行腺叶切除，双侧多发甲瘤行甲状腺次全切除，多发甲瘤也有漏诊甲癌可能，应予注意。自主功能性甲瘤宜行腺叶切除，因为有恶变成癌的可能。巨大甲瘤并不多见。瘤体上达下颌角，下极可延伸至胸骨后，两侧叶超过胸锁乳突肌后缘。手术中出血多，操作困难，可能损伤周围重要结构。因此，手术中应注意：采用气管内插管麻醉，切口要足够大，避免损伤颈部大血管；胸骨后甲状腺的切除可先将上部切除，再将手指向外侧伸入胸骨后将腺体托出，直视下处理下极血管，切除全部腺体，可不必切开胸骨；缝合腺体背面包膜时不宜过深，以避免损伤喉返神经；对已存在气管软化、狭窄者，应做预防性气管切开或悬吊。巨大腺瘤切除后常规行气管切开，对手术后呼吸道管理颇有好处。妊娠期甲瘤少见，除非必要手术应推迟到分娩以后。

第十四节 甲状腺癌

在我国发病率较低，据国内文献报道，近年来发病呈上升趋势。李树玲教授报道，每年平均发病率为1.49/10万人口，男性为0.9/10万人口，女性2.0110万人口，占全部恶性肿瘤0.86%。美国发病率较高，男性为2.2/10万人口，女性为5.2/10万人口，占全部恶性肿瘤1.0%。甲状腺癌占所有癌症的1%，在地方性结节性甲状腺肿流行区，甲状腺癌特别是低分化甲状腺癌的发病率也很高。据国际癌症学会资料统计，各国甲状腺癌的发病率逐年增加。甲状腺癌以女性发病较多，男女之比1:2.58，以年龄计，从儿童到老年人均可发生，但与一般癌肿好发于老年人的特点不同，甲状腺癌较多发生于青壮年，其平均发病年龄为40岁。

各种类型的甲状腺癌年龄分布亦异，在甲状腺恶性肿瘤中，腺癌占绝大多数，而源自甲状腺间质的恶性肿瘤仅占1%。乳头状腺癌分布最广，可发生于10岁以下儿童至百岁老人，滤泡状癌多见于20～100岁，髓样癌多见于40～80岁，未分化癌多见于40～90岁。

一、病因

1. 碘与甲状腺癌

碘是人体必需的微量元素，一般认为，碘缺乏是地方性甲状腺肿，碘缺乏导致甲状腺激素合成减少，促甲状腺激素(TSH)水平增高，刺激甲状腺滤泡增生肥大，发生甲状腺肿大，出现甲状腺激素，使甲状腺癌发病率增加，目前意见尚不一致，但多为滤泡状甲状腺癌，不是甲状腺癌最多见的病理类型－乳头状甲状腺癌，而在非地方性甲状腺肿流行区，甲状腺乳头状癌占分化良好甲状腺癌的85%，碘盐预防前后甲状腺癌的发病率无明显变化，实施有效的碘盐预防后甲状腺乳头状癌的发病比例增高，含碘很高的食物摄取较多，高碘饮食可能增加甲状腺乳头状癌的发生率。

2. 放射线与甲状腺癌

用X线照射实验鼠的甲状腺，能促使动物发生甲状腺癌，细胞核变形，甲状腺素的合成大为减少，导致癌变；另一方面使甲状腺破坏而不能产生内分泌素，由此引起的促甲状腺激素(TSH)大量分泌也能促发甲状腺细胞癌变。

3. 促甲状腺激素慢性刺激与甲状腺癌

甲状腺滤泡高度分化，有聚碘和合成甲状腺球蛋白的功能，TSH还通过cAMP介导的信号传导途径调节甲状腺滤泡细胞的生长，可能发生甲状腺癌，血清TSH水平增高，诱导出结节性甲状腺肿，给予诱变剂和TSH刺激后可诱导出甲状腺滤泡状癌，而且临床研究表明，

TSH 抑制治疗在分化型甲状腺癌手术后的治疗过程中发挥重要的作用，但 TSH 刺激是否是甲状腺癌发生的致病因素仍有待证实。

4. 性激素的作用与甲状腺癌

由于在分化良好甲状腺癌患者中，女性明显多于男性，因而性激素与甲状腺癌的关系受到重视，临床上比较分化良好的甲状腺癌的肿瘤大小时发现，通常青年人的肿瘤较成人大，青年人发生甲状腺癌的颈淋巴结转移或远处转移也比成人早，但预后却好于成人，也有经产妇，但 10 岁后女性的发生率明显增加，有可能雌激素分泌增加与青年人甲状腺癌的发生有关，故有人研究甲状腺癌组织中性激素受体，并发现甲状腺组织中存在性激素受体：雌激素受体 (ER) 和孕激素受体 (PR)，而且甲状腺癌组织中 ER，但性激素对甲状腺癌的影响至今尚无定论。

5. 生甲状腺肿物质与甲状腺癌

动物实验证实，长时间服用生甲状腺肿物质可诱导出甲状腺癌，也可阻碍甲状腺激素的合成，使 TSH 分泌增多，刺激甲状腺滤泡增生，可能产生甲状腺的新生物，并伴有甲状腺的弥漫性肿大，而引起甲状腺肿瘤。

6. 其他甲状腺疾病与甲状腺癌

(1) 结节性甲状腺肿：结节性甲状腺肿中发生甲状腺癌一向受到重视，是甲状腺癌发病相关的危险因素，甲状腺癌在结节性甲状腺肿中的发生率可高达 4% ～ 17%，但结节性甲状腺肿与甲状腺癌的相互关系也一向存在争议，从良性结节向分化良好癌进展的关系不清。

(2) 甲状腺增生：甲状腺增生与甲状腺癌的关系尚不明确，有报道发现先天性增生性甲状腺肿长期得不到适当的治疗，最终发生甲状腺癌，因而及时发现先天性增生性甲状腺肿，并予甲状腺激素替代治疗，消除 TSH 的长期刺激非常重要。

(3) 甲状腺腺瘤：多数人认为甲状腺癌的发生与单发性甲状腺腺瘤，如果甲状腺癌继发于甲状腺腺瘤，甲状腺癌的类型应该以滤泡状癌为主，但实事是甲状腺乳头状癌占绝大多数，甲状腺滤泡状癌的患者常有以前存在腺瘤的历史，但要证实两者的关系却相当困难，即使采用组织学观察也难以证实它们之间的关系。

(4) 慢性淋巴细胞性甲状腺炎：近年来，在 HT 中发现甲状腺癌的报告越来越多，发生率 4.3% ～ 24%，差异较大，而且由于 HT 多不需要手术治疗，实际的发病情况较难于估计，HT 与甲状腺癌可以是两种无关联的疾病而同时共存于甲状腺的腺体中，另一方面，局灶性的 HT 也可能是机体对甲状腺癌的免疫反应，可能 HT 导致甲状腺滤泡细胞破坏，甲状腺功能减退，甲状腺激素分泌减少，反馈性引起 TSH 增高，TSH 持续刺激甲状腺滤泡细胞，甲状腺滤泡细胞过度增生而癌变；也可能 TSH 作为促进因素，在甲状腺致癌基因过度表达的同时发生癌变；还有人认为 HT 与甲状腺癌有着共同的自身免疫异常的背景。

(5) 甲状腺功能亢进症：由于甲亢患者的血清 TSH 呈低水平，既往认为在甲亢患者中不发生甲状腺癌，或甲状腺癌的发病率在甲亢患者和普通人群中 (0.6% ～ 1.6%) 一致，甲状腺癌发生率为 2.5% ～ 9.6 %，而在甲状腺癌中，甲亢的发生率可达 3.3% ～ 19%，而手术治疗的甲亢患者或是因甲状腺较大，或是因为已存在甲状腺结节，故实际的发病率不清楚，且大多数采用药物治疗，因此应重视甲亢合并甲状腺癌的临床情况，更应警惕甲状腺癌的存在。

7. 家族因素与甲状腺癌

甲状腺癌较少作为独立的家族性综合征，但可作为家族性综合征或遗传性疾病的一部分，少数家族有患多灶性分化良好的甲状腺癌的倾向，甲状腺癌与家族性结肠息肉病 (如 Gardner 综合征)，包括结肠腺瘤性息肉合并软组织，以纤维瘤病最为多，合并纤维肉瘤，是常染色体显性遗传病，由位于染色体 5 q21 ～ q22 的 APC 基因突变所致，后者是参与细胞增殖调控的信号蛋白，在 TSH 刺激下，少数人可发生癌变，甲状腺癌。

二、病理

由于甲状腺癌有多种不同的病理类型和生物学特性，其临床表现也因此各不相同。它可与多发性甲状腺结节同时存在，多数无症状，偶然发现颈前区有一结节或肿块，有的肿块已存在多年而在近期才迅速增大或发生转移。有的患者长期来无不适主诉，到后期出现颈淋巴结转移、病理性骨折、声音嘶哑、呼吸障碍、吞咽困难甚至 Horner 综合征才引起注意。局部体征也不尽相同，有呈甲状腺不对称结节或肿块，肿块或在腺体内，随吞咽而上下活动。待周围组织或气管受侵时，肿块即固定。

(一) 乳头状腺癌

是甲状腺癌中最常见的类型，占 70%。大小不一。一般分化良好，恶性程度低。癌组织脆软易碎，色暗红；但老年患者的乳头状癌一般较坚硬而苍白。乳头状癌的中心常有囊性变，囊内充满血性液。有时癌组织可发生钙化，切面呈砂粒样。上述囊性变和钙化与癌肿的恶性程度与预后无关。显微镜下见到癌瘤由柱状上皮乳头状突起组成，有时可混有滤泡样结构，甚至发现乳头状向滤泡样变异的情况。乳头状腺癌叶有完整的包膜，到后期同样可以穿破包膜而侵及周围组织，播散途径主要是淋巴道，一般以颈淋巴结转移最为常见，在 80% 的儿童和 2% 的成年患者可扪及淋巴结，其次是血液转移到肺或骨。

(二) 滤泡状腺癌

较乳头状腺癌少见，占甲状腺癌的 20%，居第二位，其患者的平均年龄较乳头状癌者大。癌肿柔软，具弹性，或橡皮样，呈圆形、椭圆形或分叶结节形。切面呈红褐色，可见纤维化、钙化、出血及坏死灶。分化良好的滤泡状腺癌在镜下可见与正常甲状腺相似的组织结构，但有包膜、血管和淋巴管受侵袭的现象；分化差的滤泡状腺癌则见不规则结构，细胞密集成团状或条索状，很少形成滤泡。播散途径虽可经淋巴转移，但主要是通过血液转移到肺、骨和肝。有些滤泡状腺癌可在手术切除后相隔很长时间才见复发，但其预后不及乳头状腺癌好。

(三) 甲状腺髓样癌

占甲状腺癌的 2% ～ 5%。此病由 Hazard 首先描述，具有分泌甲状腺降钙素以及伴发嗜铬细胞瘤和甲状腺腺增生的特点。髓样癌源自甲状腺胚胎的鳃后体，从滤泡旁明亮细胞 (C 细胞) 转变而来。滤泡旁细胞是来源于神经嵴的内分泌细胞，这些内分泌细胞具有一种共同的功能，即能摄取 5- 羟色胺和多巴胺等前体，并经其中的脱羧酶予以脱羧，所以也称为胺前体摄取脱羧细胞，简称 APUD 细胞。肿瘤多为单发结节，偶有多发，质硬而固定，有淀粉样沉积，很少摄取放射性碘。癌细胞形态主要由多边形和梭形细胞组成，排列多样化。

(四) 甲状腺未分化癌

占甲状腺癌的 5%，主要发生于中年以上患者，男性多见。肿块质硬而不规则，固定，生长迅速，很快弥漫累及甲状腺，一般在短期内就可浸润气管、肌肉、神经和血管，引起吞咽和呼吸困难。肿瘤局部可有触痛。显微镜下见癌组织主要由分化不良的上皮细胞组成，细胞呈多形性，常见核分裂象。颈部可出现淋巴结肿大，也有肺转移。该病预后差，对放射性碘治疗无效，外照射仅控制局部症状。

三、诊断

(一) 临床分类及分期

根据 UICC 制定的第四次修订版国际临床分类及分期，本分类仅适用于癌，并需经组织学证实，以确定组织学类型。

1. 分类 T 原发肿瘤

T_X：无法对原发肿瘤作出估计

T_0：未发现原发肿瘤

T_1：肿瘤限于甲状腺，最大直径≤ 1 cm

T_2：肿瘤限于甲状腺，最大直径＞ 1 cm，≤ 4 cm

T_3：肿瘤限于甲状腺，最大直径＞ 4 cm

T_4：肿瘤不论大小，超出甲状腺包膜

注：以上各项可再分为：①孤立性肿瘤；②多发性肿瘤。

N- 区域淋巴结

N_X：无法对区域淋巴结作出估计

N_0：未发现区域淋巴结转移

N_1：区域淋巴结转移

N_{1a}：同侧单发或多个颈淋巴结转移

N_{1b}：双侧、中线或对侧颈或纵隔单或多个淋巴结转移

M- 远处转移

M_X：不能确定有无远处转移

M_0：无远处转移

M_1：有远处转移

2. 分期

(1) 乳头状癌或滤泡癌。45 岁以下 45 岁或 45 岁以上

Ⅰ期：任何 T 任何 NM0 $T_1N_0M_0$

Ⅱ期：任何 T 任何 NM1 $T_2N_0M_0$

$T_3N_0M_0$

$T_4N_0M_0$

Ⅲ期：任何 TN1 M_0

Ⅳ期：任何 T 任何 NM1

(2) 髓样癌

Ⅰ期：$T_1N_0M_0$

Ⅱ期：$T_2N_0M_0$

$T_3N_0M_0'$

$T_4 N_0 M_0$

Ⅲ期：任何 $TN_1 M_0$

Ⅳ期：任何 T 任何 NM_1

(3) 未分化癌

Ⅳ期任何 T 任何 N 任何 M(所有病例均属Ⅳ期)

(二)临床表现

患者常因颈前肿物就诊，多数为患者自己发现，少数是医师检查发现。少数患者甲状腺肿瘤恶性度较高，首先表现为转移性颈部淋巴结转移癌，而原发病灶不被发现。一般说来，单发结节较多发结节更有可能为恶性。儿童甲状腺结节 50% 以上有癌变可能性，男性恶性机会较女性高 2 倍以上。头、颈部 X 线照射后出现甲状腺结节 35% ～ 50% 为恶性。甲状腺结节生长快，质地坚硬，肿块侵犯周围组织，固定于气管，喉返神经受累出现声音嘶哑，颈交感神经节受侵犯产生 Horner 综合征(假性上睑下垂即上睑只有部分下垂，因为交感神经只支配提上睑肌的一部分；眼球内陷，可能是眼眶上的平滑肌麻痹所致；患侧的瞳孔缩小；同时患侧面部汗闭)。髓样癌可有家族史，伴腹泻、类癌征、阵发性高血压。肿块较大，外形不规则，活动度差，囊性，穿刺抽出棕黄色液体，肿块中有散在不整形小钙化灶，均可疑为恶性肿瘤。

(三)^{131}I 甲状腺扫描

通过 ^{131}I 甲状腺扫描不但了解形态学改变，也可了解功能变化，直径＜1 cm结节很难发现，但用 γ 照相可发现直径＜5 mm 结节。甲状腺癌绝大多数不具有功能，在扫描时因无核素存在表现为冷结节，多数腺瘤、囊肿、甲状腺炎也表现为冷结节，冷结节恶性机会在 25%。核素硒 75- 硒蛋氨酸易被蛋白质合成代谢旺盛的癌细胞所摄取，扫描表现为热结节，恶性机会在 50% 以上。甲状腺扫描还有助于发现转移灶。少数分化型转移灶有吸碘功能被发现外，大多数转移灶无吸碘功能，只有将有功能的甲状腺组织全部切除后才能使碘集聚在转移灶内。

(四)X 线检查

颈部 X 线片除了观察气管移位、受压外，主要看有无钙化灶。细小砂粒状钙化常提示有恶性肿瘤可能性，蛋壳样、大块致密钙化灶为良性肿瘤表现。

(五)选择性甲状腺动脉造影

直接穿刺锁骨下动脉或颈外动脉插管注入造影剂可看到肿瘤部位血管走行影像变化。由于操作技术复杂，对患者有一定损害，对鉴别良、恶性肿瘤意义不大，很少应用。

(六)CT、MR 检查

可显示肿瘤部位、质地、囊实性、与气管关系、侵犯范围等，由于甲状腺位置表浅，在很多情况下触诊即有相当准确性，加之 CT、MR 检查费用昂贵，很少用于甲状腺癌的诊断。

(七)B 超检查

对患者无损害、操作方便、费用低廉、已广泛应用于甲状腺肿块检查，可准确鉴别肿块囊性、实性、混合性表现。囊性肿块直径＜4 cm 很少为恶性，实性肿块 25% ～ 34% 可能为恶性，混合性肿块恶性机会为 12% ～ 25%。

总之，^{131}I 甲状腺扫描、B 超、CT、MR 检查的诊断价值不相上下，都属于定位诊断，不具有定性意义。针吸细胞学检查对准确定性具有重要意义。任何辅助检查只能提供参考，结合病史、临床表现综合分析才是明确诊断的基础。若高度怀疑恶性肿瘤，应在手术中冰冻切片确定诊断，并选择适宜的手术方式。

(八)误诊原因

对发病情况认识不足，误认为本病与其他肿瘤一样也多发生于年龄较大者。本病实际多见于青、成年人，尤其是女性。询问病史欠详细，常疏忽了肿瘤长期缓慢生长，近期发展较快的情况；临床局部检查不仔细；手术中观察未能分辨出良、恶性肿瘤等是误诊的原因。

(九)分型

1. 分化型分化型癌包括乳头状癌、滤泡癌、混合癌。同来源于甲状腺滤泡外皮，发展缓慢，恶性度低，预后良好。

(1) 乳头状癌 (PTC)：为分化型癌常见类型，占全部甲状腺癌 60% ～ 70%。

根据肿瘤大小分为：①隐匿型：肿瘤直径≤ 1 cm，病变局限，质坚硬，显著浸润伴有纤维化，形态似星状瘢痕又称隐匿硬化癌，常在良性肿瘤手术中偶尔发现。单发居多，少数多发。同侧多发隐性癌，或是一叶为大肿瘤，另叶为隐性小癌。②腺内型：原发灶大于隐匿型，病变在手术时可触及，但局限于包膜内。③腺外型：肿瘤已侵及包膜并可能侵犯周围组织器官。单发居多，少数多发。患侧叶肿瘤全叶切除后，多年后对侧叶复发癌占 2% ～ 9%。肿瘤最大直径可大于 10 cm，质硬或囊性感，切面粗糙、颗粒状、灰白色，周围浸润，几无包膜，半数以上可见砂粒样钙化。20 ～ 40 岁多见，儿童、青年常见，发病率女性多于男性，儿童 70%、成人 50% 以上属此类型。腺内扩散而成多发灶达 20% ～ 80%。发生颈淋巴转移率 50% ～ 70%，血行转移少见，肺与其他远处转移少于 5%，有时颈淋巴转移可为首发症状。偶尔可转化为未分化癌，预后极差。PTC 晚期具有较强的局部浸润，可累及腺外软组织、喉、气管、食管、颈部大血管结构，产生严重后果。

(2) 滤泡癌：占全部甲状腺癌 15% ～ 20%，占分化型癌第二位。40 ～ 60 岁多见。常单发，外观有包膜，早期与腺瘤难以鉴别。肿瘤大小不一，呈圆形或椭圆形，实性坚韧，切面灰白色或肉样，可有出血、坏死、纤维化。根据包膜、血管侵犯程度分低度、高度恶性～发生淋巴转移较少，多为血行播散，远处转移率 4.5%，肺、骨转移最为常见。颈淋巴有转移时，往往已有血行播散，多灶性发生率较低。生存期、手术后复发率、死亡率等指标均不及乳头状癌。

分化型癌一般生长缓慢，病程较长，多数无自觉症状，甲状腺部位肿块为最常见症状。常为单发，少数为两侧叶多发，质硬、边界不清、活动差。肿瘤侵犯周围组织产生压迫症状，有呼吸、吞咽困难及声音嘶哑等。

2. 髓样癌 髓样癌常合并内分泌功能紊乱症状，根据不同症状分为：

① MEN－Ⅱ a 型：多见于有家族史患者。年龄 6 ～ 71 岁，平均 27 岁。一般在 40 ～ 50 岁时才出现可触及的甲状腺肿块。生长速度不一，多数较缓慢。较多合并嗜铬细胞瘤、甲状旁腺增生、腺瘤。应用五肽胃泌素、血清降钙素检测，在 C 细胞增生阶段就可能早期检出肿瘤存在。肾上腺嗜铬细胞瘤占 70% ～ 80%，甲状旁腺肿瘤引起功能亢进占 18% ～ 52%。

②MEN－Ⅱ b 型：在家族性、散发性患者中均可见。年龄平均 19.6 岁。较多合并嗜铬细胞瘤、多发性黏膜神经瘤(好发唇、舌、口咽、眼睑结膜等处)、胃肠道多发性神经瘤等。患者到 20 岁时，90% 将出现嗜铬细胞瘤。甚少并发甲状旁腺增生、腺瘤。有些患者呈 Marfanoid 体型，即身体瘦长，

皮下脂肪较少，肌肉发育较差，有时合并骨骼异常。病变一般发展较快，常在 1 岁以前出现症状。患者注射组织胺后皮肤出现风团，而周围无潮红，可能与患者的组织胺酶活性增高有关，组织胺试验是有价值的诊断方法。

③不合并 MEN 的家族型：平均年龄 45 岁，可触及甲状腺结节，病变一般发展较慢。

④散发型：平均年龄 44 岁。可触及甲状腺结节。生长速度仅次于Ⅱ b 型。手术时病变多数已浸出甲状腺，无内分泌功能紊乱症状。

大多数为散发型，10% ～ 20% 为家族性。散发型女性较多见，多为单发；家族型多数患者年幼，已被证实为正染色体显性遗传，男女患病无差别，病变常为多发，累及两侧，局部表现与分化型甲状腺癌相似，肿瘤大小不一，多数活动性较差，可累及喉返神经出现声音嘶哑，58% ～ 70% 合并颈淋巴结转移，双侧者为 10%。晚期可发生纵隔、肺、肝、骨等处转移。20% ～ 30% 合并腹泻，出现面部潮红、心率增快类癌综合征，腹泻每日可达 10 余次，为水样便，但肠吸收功能无明显障碍，维生素 Bi:、糖吸收不受影响。腹泻与肿瘤存在有明显关系，肿瘤切除后腹泻可消失。肿瘤复发、转移后腹泻又复出现，主要由于肠蠕动亢进所致，可能因肿瘤组织分泌前列腺素影响血管收缩的肠肽、5- 羟色胺所引起。也有患者可引起库欣综合征，有色素沉着、低血钾、碱中毒，很少出现面部、躯体特征。肿瘤组织能产生降钙素，但甚少出现低血钙，可能是由于甲状旁腺代偿所致。降钙素为 C 细胞分泌的多肽激素，降钙素测定对 C 细胞增生、髓样癌均高度敏感。一般采用激发测定法，先给患者静注钙盐、胃泌素，注射后 C 细胞增生，髓样癌组织释放大量降钙素，用放射免疫法测定血浆含量即可确诊，也可用于手术后动态观察。出现复发、转移时血中降钙素含量较高，肿瘤转移时亦升高，手术后随访检测有助于发现隐性癌。针吸细胞学检查发现大量梭形细胞、淀粉样物质，降钙素免疫染色更有诊断价值。

3. 未分化癌占甲状腺癌总数 10% ～ 15%，男性多于女性，老龄患者较多，平均年龄 50.9 岁。恶性程度甚高，生长迅速，早期侵犯周围组织，肿瘤无包膜，切面呈肉色、苍白、出血、坏死。主要表现为颈前区质硬、固定、境界不清肿块，在短期内急骤增大，发展快，形成双侧弥漫性甲状腺巨大肿块，广泛侵犯邻近组织，往往伴有呼吸困难、吞咽困难、声音嘶哑、局部疼痛，早期出现颈淋巴结转移、血行转移。用针吸细胞学检查在不同部位多次穿刺可作出诊断。因为癌灶坏死、出血、水肿，会造成假阴性结果。

4. 鳞状细胞癌发病年龄较大，肿瘤生长较快，常在肿瘤很小时就侵犯邻近周围重要器官，发生声音嘶哑、吞咽困难等。临床表现主要为继发症状。原发肿瘤固定、坚硬、边缘不清、压痛、无血管杂音，肿瘤多位于腺体一叶，左右叶发病机会无差别，可有颈淋巴结转移。喉镜、气管镜、食管镜检查可了解肿瘤侵犯情况，对估计患者预后有帮助。^{131}I 甲状腺扫描提示无功能结节与未分化癌无区别。针吸细胞学检查为明确诊断的较好方法。少数患者出现高血钙、白细胞升高，与肿瘤细胞的溶骨作用、肿瘤因子作用有关，但应排除其他部位转移癌的可能性。

四、治疗

手术是除未分化癌以外各型甲状腺癌的基本治疗方法，并辅助应用核素、甲状腺激素及放射外照射等治疗。

1. 手术治疗

甲状腺癌的手术治疗包括甲状腺本身的手术，以及颈淋巴结清扫。甲状腺的切除范围目前仍有分歧，范围最小的为腺叶加峡部切除，最大至甲状腺全切除。

2. 内分泌治疗

甲状腺癌作次全或全切除者应终身服用甲状腺素片，以预防甲状腺功能减退及抑制TSH。乳头状腺癌和滤泡状腺癌均有 TSH 受体，TSH 通过其受体能影响甲状腺癌的生长。一般剂量掌握在保持 TSH 低水平，但不引起甲亢。可用干燥甲状腺片，每天 80 ～ 120 mg，也可用左旋甲状腺素片，每天 100 g，并定期测定血浆 T4 和 TSH，以此调整用药剂量。

3. 放射性核素治疗

对乳头状腺癌、滤泡状腺癌，术后应用碘 131 放射治疗，适合于 45 岁以上病人、多发性癌灶、局部侵袭性肿瘤及存在远处转移者。

4. 放射外照射治疗

主要用于未分化型甲状腺癌。

第二十章 嗓音疾病

人的发声器官好比一件乐器，主要由有三部分构成：动力部分、振动部分和共鸣部分。其中人的发声器官中，呼吸器官(包括肺、横隔膜和腹肌)属动力部分，喉和部声带属振动部分，口腔、咽腔、和胸腔鼻腔和头腔属共鸣部分。此外，加上还有一个咬音字部分的配合产生言语，咬音部分包括唇、舌、颊和齿等。

当嗓音的音量、音调、音质、发音声音持续时间以及发音的轻松程度共鸣等出现异常，无法满足日常生活和工作需要时时，即称成为嗓音疾病。

第一节 功能不良性嗓音障碍

功能不良性嗓音障碍是由于声带和声道的任一部分在发声活动中的方法不当所致，开始时并没有声带的器质性病变；但如果这种不良发声行为没有得到及时纠正，将引起声带边缘的隆起或增厚，如声带小结、声带息肉等声带器质性病变。

一、功能减弱性嗓音障碍

(一)病因

功能减弱性嗓音障碍分为原发性和继发性两类 = 原发性多见于年老体弱、肺功能减弱、身体消瘦、病后或大手术后的患者。继发性多是由于长期的过强用力发声，导致喉肌劳损喉肌收缩无力，或是因为慢性喉炎、喉内肌肌炎后肌纤维萎缩导致的喉肌张力下降收缩无力。

(二)临床表现

1. 临床症状

说话音弱、嗓音不洪亮失圆润，发声难以持久、易疲劳，可有轻度不等的声音撕哑、漏气音;发高音困难。

2. 喉镜检查

声带边缘整齐，黏膜颜色可以是完全正常呈瓷白色；有时也可表现有黏膜的轻度充血。发声时有不同程度的声门闭合不良，可表现为声带后 1/3(软骨部)的三角形缝隙；或是两侧声带前后接触，中间不接触的椭圆形声门；或是声带振动时，两侧声带完全不接触留有一个贯穿整个声带长度的缝隙。

需要指出的是，声门闭合不良的表现有很大的变化性，在同一个检查中，从发一个音到另一个音都会有变化。当发高音或增强发声强度时，声门闭合情况往往得到改善甚至成为正常，此现象可用来帮助诊断。传统的观念认为，发声时声门的关闭不良是由于一个或几个喉内肌强度下降所致。如声门后部闭合不良是杓间肌功能减弱，而卵圆形声门是甲杓肌功能减弱所致。这些喉内肌功能不良产生的原因是由于长期过度用力发声，引起喉肌劳损、喉肌收缩无力，最终导致声门闭合不良，声门下压力降低，致使音强较弱，响度不足，说话声中有气息音。

(三) 治疗及转归

主要是进行发声训练，消除不良的发声习惯.采用正确的呼吸方法，加强喉内肌的收缩功能，特别是在声门关闭中起重要作用的环杓侧肌及杓间肌。对体弱、肺功能不足者应加强锻炼，增强体质，改善肺功能，从而恢复正常的嗓音。

二、功能过强性嗓音障碍

发声行为不当所致的“嗓音误用”(vocalmisuse) 和“嗓音滥用”(vocalabuse) 是功能过强性嗓音障碍的主要原因。功能过强性嗓音障碍以女性多见，男女性比例为 1:2。职业用声是一个重要的因素，约有 3/5 的病例发生在职业用声者，发病年龄多在 20 ～ 50 岁。

(一) 病因

1. 不当的过度用力发声

当人们为了达到所希望的发声效果时，常过度地用力发声。这种过度用力发声方法，不符合正常发声的生理行为，使发声的效率下降。发声效率的下降又促使患者更加过度用力地发声，越用力发声，发声效率越低，从而形成不良循环。经常用这样的发声方法，患者将在不知不觉中形成不当的过度用力发声习惯。持续采用这种发声方式，将对发声器官产生不良影响，进一步加重发声困难。当有某些导致嗓音障碍的诱发因素存在，或个体有某些易于患嗓音病的情况时，这种过度用力发声，就更易成为一种病理性发声方式，导致嗓音障碍，并可伴有喉部不适；甚至导致声带黏膜的病理性改变，如声带小结的形成等。

过度用力发声的行为有以下表现：

①失去正常的头、颈、躯干放松直立姿势；头颈部紧张、头前倾，在每次发声时，都可伴有下颌前移、胸廓内陷、弓背抬肩等形体表现；

②胸廓内陷和下颂前移，引起舌骨上肌群及颈部肌群张力增加，导致颈部肌肉凸起及颈静脉怒张。

2. 诱发因素

(1) 耳鼻咽喉科的炎症：耳咽喉科的某些炎症可以直接引起发声障碍，如急性喉炎、喉部创伤 (喉部插管)、过度用声、吼叫、旅行途中、受凉后、过敏时期等因素将会引起喉部组织的炎性水肿反应；其他的如急性咽炎、扁桃体炎等相邻器官的病变也会影响到发声。这些由发声器官本身或相邻器官炎症引起的嗓音损害，通常是暂时性的，随着炎症的消退，声音也恢复正常。但这些原因可能成为形成过度用力发声习惯的诱发因素。

(2) 心理因素：也是一个常见的诱发因素，如职业、家庭、或情感方面的事件造成的心理冲击可反映到发声上或作为诱因导致发声紊乱。

(3) 经前期：月经前期，声带黏膜上皮发生改变，表现为上皮层增厚，使声带黏膜层的柔软性下降。正常情况下，这种生理性声带上皮层增厚，并不会引起明显的嗓音改变。然而，如不注意节制用声，就有可能形成过度用力发声的不良习惯。

(4) 其他因素：咳嗽、过度清嗓，说话音量过大、时间过长，爱尖声喊叫或喧嚷等不良习惯可成为过度用力发声的危险人群。

3. 易感因素

以上所列举的诱因往往不足以导致过度用力不良发声行为的形成，如果个体还有一些易感因素的存在，如职业因素、个人生活方式等，则更容易发生功能不良性嗓音障碍。

(1) 职业用声者：过度用声机会较多的人员，如教师、演员、歌唱家、节目主持人、讲解员等从业人员，以及家庭中有幼儿的母亲等，是过度用力发声不良循环的危险人群。

(2) 性格特点：有些性格急躁者，遇事着急不冷静者，其性格倾向容易出现短暂的、暴发的过度用力发声，形成功能不良性嗓音障碍。如这种过度用力发声的现象经常反复发生，将在不知不觉中导致过度用力发声不良循环的形成。相反地，另一种类型性格的人，如忧郁者或完美主义者，经常处于心理压力的状态下，也会引起发声功能的紊乱。

(3) 大量吸烟和饮酒：吸烟会严重损害声带黏膜，尤其是大量吸烟者。然而，对于有神经质的患者，如果突然戒烟引起的心理不适应，反而会加重嗓音紊乱。因此对这类患者，应该逐渐减少吸烟量，或者保持少量的吸烟。同样，酒精也损害声带黏膜，出现嗓音障碍。

(4) 听力障碍者：听力下降者由于不能正常地听到自己说话声音的大小，而不能通过听觉反馈控制嗓音的音量，以致嗓音的响度过大。

(5) 发声技术有缺陷者：从事于歌唱或戏剧的演员，由于职业的要求常常处于过度用声的状况，如果这些演员未经过专业的培训，或没有掌握正确的发声技术，容易形成过度用力发声的不良习惯。

(6) 暴露在噪声环境：在噪声环境下，说话者通过听觉反馈，将反身性地、不自觉地用力发声，加大嗓音的音量。如果经常这样的用力发声，不加以限制，将导致用力发声的不良循环。

(7) 暴露在灰尘、刺激性气体或在空气过于干燥的环境中 (如空调环境) 灰尘、刺激性气体或干燥的空气都会对喉黏膜产生不良刺激，而影响发声。

(8) 和声嘶患者密切接触者：通过模仿声嘶患者的声音出现发声紊乱，这种模仿不仅仅只是声音的模仿，也有发声行为的模仿，特别容易发生在儿童。

(9) 经常需要和听力减退者交谈：由于需要提高说话声音的强度，而养成了用力发声的习惯。

(二) 临床表现

1. 嗓音方面

嗓音损害的表现多种多样，从轻微的音质变化到明显的改变。

①音质改变不稳定，可以是间断性地出现，有时凭听觉，很难确定是否有嗓音的损害，但能感觉到患者有发声困难 . 如嗓音发紧；发声能力下降，声音变得不洪亮；长时间说话后，发声效率下降。

②主观感觉上可有发声器官的各种不适，如咽喉部异物感、干燥感 . 颈部酸痛或紧缩感，发声易疲劳等。

③形体表现，硬起音方式发声、胸式呼吸发声，可伴有“脸红脖子粗”(颈部肌肉紧张隆起、颈静脉怒张、面部潮红) 等表现。

2. 喉镜检查

声带黏膜正常，或充血，或声带游离缘圆钝。发声时声门迅速闭合 (硬起音，hardglottalattack)，两侧声带的边缘互相用力靠拢，杓状软骨活动过强，可伴有程度不同的室带内收现象，严重的可遮盖部分声带，影响对声带的观察。动态喉镜下声带振动幅度变小，由于杓状软骨和喉内肌的过度用力收缩，可以观察到只有声带中部的振动；声带黏膜波动减弱；有时声带轮廓不清(由于声带振动的频率和振幅不稳定)，声门后部闭合不良而有缝隙。这些声带的异常表现在发高音时加重，降低音调和音强时声带的异常表现减轻甚至消失。

(三)治疗及转归

功能不良性发声障碍的治疗原则同其他疾病一样．首先应去除病因、发病的易感因素和有利因素，在去除病因的基础上进行发声训练治疗。只要去除不良的发声习惯，注意用嗓卫生，功能不良性发声障碍完全可以自动消失。如功能不良性发声行为未能消除，将会发展为功能不良性声带病变。

第二节 声带获得性病变

声带肥厚指声带肿胀或增厚，声带小结为两侧声带前、中1/3交界处所发生的对称性小结，两者均属慢性喉炎所致；声带麻痹，为喉运动性神经疾病，多因神经损伤造成。三者都以声嘶为临床主要表现。目前，现代西医学对上述声带病变，尚缺乏理想的治疗方法。

现代，早在50年代，就已有人在《中华耳鼻喉科杂志》等刊物上，载文介绍三病症的针灸治疗。至60年代，观察更为细致，发现在针刺后，在改善症状的同时，可使声带息肉缩小，少数声带小结消失。用耳针也有类似效果。在70年代，开展穴位注射治疗声带病，特别是用传统的银针治疗单侧声带麻痹，疗效颇好。目前治疗方法仍以针灸为主，但在手法上有较多探索，使疗效有所提高。国外，前苏联和日本等都有针灸治疗声带病的临床文章，如日本学者针刺甲状软骨下端两侧穴位，留针并作短暂通电，使一半以上病人的声带小结消失。针灸治疗声带病的疗效在85%以上。

一、声带小结

(一)一般情况

1.定义

声带小结又称结节性声带炎或歌者小结。长期用声过度或用声不当常可发病，因发声时随频率上升，声带张力逐渐增强，声带肌过度紧张而相互挤压、撞击引起。一般声带前中1／3交界处损害严重，因此处粘膜局限性水肿，增生，角化，间质纤维化而形成对称性针尖或粟米大小的结节。声带小结是慢性喉炎的一种类型，多见于教师及歌唱演员，以女性较多。表现为声音嘶哑，轻者声音发“毛”，重时声音沙哑，先为间歇性，以后为持续性。发病原因和全身状况有一定关系。如在身体疲劳、喉部粘膜发炎充血水肿、不注意休声，勉强用力发声或高声演唱，造成声带粘膜损伤，引起声带粘膜创伤性、炎性反应。患者常因发声费力、声音嘶哑、喉部有异物感而就医。用喉镜检查，可见声带有小结节，发声时声带不能闭合。

2.流行病学

在成人，声带小结以女性多见，发病年龄多在20～30岁之间，40岁以后发病率明显减少。声带小结多发生在职业用声者，如歌唱演员、老师等，在歌唱演员中，以高音歌手多见；此外，声带小结与性格有一定的关系，有神经质及忧虑倾向的人容易发生声带小结。在儿童，以男孩多见，这与男孩喜欢大声用嗓，大喊大叫的性格特点有关。

3. 发病机制

1866 年声带小结第一次被 Turck 所描述，1935 年 Tarmeaid 在一个研究报道中解释了声带小结的形成机制，确定声带小结是一种功能不良性嗓音疾病的概念。声带小结的形成一方面是声带功能低下，另一方面是过强呼气气流的影响，在 Bernouilli 效应的影响下，声门区的负压将随着通过声门气流速度的增加而增大，吸引声带闭合的力量也随着气流量的增加而增强。在过大气流的作用下，声带膜部黏膜呈现为向上向内的弓形突起，以声带最大振动部位，即声带前中 1/3 交界处的黏膜波最明显。声带每次振动闭合时，声带前中 1/3 交界处的黏膜受到的 Bernouilli 效应最强。

在声带小结形成前，常可观察到声带前中部，即声带小结形成处的黏膜发生炎性水肿，发声时表面有分泌物附着，患者频繁清嗓试图清除分泌物。此时如果继续用力发声，Bernouilli 效应的负压吸引力将进一步加重声带黏膜损害，进而引起声带黏膜的慢性炎症反应。长期的强负压作用将导致声带黏膜上皮的增厚，最终在声带前中 1/3 交界处形成小结样突起。

(二) 临床表现

1. 主观症状

声带小结通常继发于功能过强性发声障碍之后，这种功能不良性发声障碍可能已存在了一段时间 (几个月甚至几年)，早期可无明显症状，只在唱歌时出现嗓音障碍，如唱高音困难；当发声障碍逐渐加重达到一定水平，便出现不同程度的声音嘶哑。声音嘶哑的程度并不总是与声带小结的大小成比例，小体积的声带小结可能有明显的声音嘶哑；相反地，大体积的声带小结可能只引起轻微的声音改变。嗓音障碍的程度与用声情况有明显的关系，长时间用声后如过度说话或唱歌，声嘶加重并有发声疲劳；经发声休息后声嘶减轻。主观症状方面，可以有功能过强性发声障碍的所有表现，但以喉部刺激感或不适较常见。患者发声时可伴有过度用力发声的形体表现：如下颌前移、颈部紧张、肩部弓形隆起等。

2. 喉镜检查

声带小结多位于双侧声带游离缘前中 1/3 交接处，表现为黏膜的增厚，颜色灰白色或淡红色，小结的大小及质地不等。根据小结的形状，可分为：①棘状小结：表现为白色的针状突起，小结处常有黏液附着，令患者轻轻咳嗽清除黏液后便于观察小结的大小；②水肿型小结：是声带小结的早期表现，为质地柔软光滑的黏膜突起；③纤维型小结：是陈旧性声带小结的表现，小结质地坚实表面不光滑；④结节型小结：小结的体积较大，此型小结多见于儿童。

声带小结通常是双侧性的，但双侧小结的表现可以是不对称的，一侧小结较另一侧大。声门开放时，可观察到在小结表面有黏液附着。有时可观察到一侧声带表现为小结，对侧表现为息肉 . 可能的解释是声带小结是声带息肉的反应性病变。在罕见的情况下，单侧的声带小结伴有对侧声带相应部位的内陷。

3. 频闪喉镜检查

频闪喉镜下可以了解声带小结的质地。早期声带小结 (水肿型) 发声时，随着声带张力的增加小结才以完全消失；相反地，纤维型小结发声时随着声带张力的增加小结将变得更明显。

此外，频闪喉镜检查能够帮助了解声带小结对声带黏膜波的影响，常常能观察到小结部位的黏膜波减弱或中断。

（三）鉴别诊断

1. 黏液珠

喉分泌物常常容易堆积在声带小结的尖端上，这与小结形成的机制有关。有时黏液珠非常黏稠地附着在声带边缘上而难于与声带小结区别，此时令患者咳嗽或清嗓子，就可清除附着的黏液珠。

2. 声带后部假性小结

声带后部假性小结多出现在单纯功能不良性发声障碍的情况，在呼吸时，可以观察到声带黏膜隆起。与声带小结不同．黏膜隆起的部位是位于声门后部声带突之间。此外，声带边缘的这种变形与声带小结完全不同，它不是局部黏膜的增厚，而是声带张力减弱伴随声带突向内旋转导致的结果。频闪喉镜下，随着发声时声带张力的增加，声带黏膜突起也消失。

3. 声带内囊肿

是位于声带深部突出于声带上表面的肿物，肿物距声带游离缘远近不等。频闪喉镜检查可帮助鉴别：声带囊肿的表现特点是嵌入声带内；相反地，声带小结是声带表面的突起病变。对这两个病变的鉴别诊断非常重要，因为治疗策略不同，声带囊肿必须通过手术摘除，才可能改善发声；而声带小结经过发声训练治疗，噪音往往能够得到改善。

（四）病理学

组织学的主要变化是上皮增厚，一些伸长的上皮脊深入黏膜下层，上皮与黏膜下层之间界限明显，有些可见乳头状上皮突入上皮下层。上皮常呈不完全角化，上皮下基质有水肿和小血管扩张。在小结形成的早期，扩张血管较多，外观呈淡红色，质地较软；陈旧性小结中血管少，纤维化和透明性变明显，小结呈白色且较硬。

（五）声带小结的转归

若声带小结是直接由不正确发声方式引起，或者是早期的声带小结，如果能及时停止过度用力发声行为和注意发声休息，或者是改善用声条件，或者是经过发声训练，这类小结常常能够消失。

如果发声条件未改变，小结将逐渐增大，并向纤维化发展。小结的增大一般是没有规律的，陈旧性小结或纤维型小结往往是不可逆的。临床上常常会遇到这样的情况：在一定的音质损害和某种程度的用力发声之间建立了一种平衡时，这种平衡形成了固定的发声方式而被患者习惯。如果这种不良音质已经能够被患者和其周围的人所接受，这种情况下治疗的必要性就不大。甚至某些患者认为，这种轻微的噪音嘶哑是个性的体现，或被一些流行歌唱演员用来表现歌曲。

传统的观点认为，声带小结可向声带息肉发展。目前认为声带小结与声带息肉是两种不同病理机制的病变：反复有规律的声带损伤导致声带黏膜的表面病变而形成声带小结，短时间内声带较强烈的损伤将导致深部病变而形成声带息肉。

（六）治疗

在发病机制上，声带小结是一种可逆性病变，合理的治疗是矫正不良的发声行为，尤其是早期的声带小结，通过发声训练常常就能够使声带小结消失。因此在第一阶段，所有声带小结患者的治疗原则是一样的：向患者解释声带小结形成的机制以取得配合进行发声训练，发声训练包括放松训练、正确的呼吸方式和嗓音训练。

一些患者通过发声训练就能达到治疗的目的，但某些患者发声训练不足以改善发声，需要手术摘除病变，恢复声带边缘的整齐，存在着根据不同情况制定不同治疗计划的问题，①大体积的声带小结伴有明显的不良用力发声，首先应进行几个星期甚至几个月的正确发声训练，特别是当患者对手术效果有怀疑时，再考虑手术摘除；②同样是大体积声带小结，频闪喉镜下小结不消失，患者没有明显的用力发声行为。手术可根据需要(如患者的工作安排)择期进行，需预先通知患者，手术后必须进行发声训练；③经过几个星期或几个月的发声训练治疗，声音有改善但没有完全恢复正常，频闪喉镜下表现为硬性小结，尽管是小体积小结，也应考虑手术摘除。

上面几种情况是从理论上来阐述的，在实际中并没有绝对的原则，每一个患者的情况都不一样。在制定治疗计划时，要考虑到患者的个人要求、对手术治疗的态度、希望嗓音恢复的程度及嗓音在个人生活或职业生活中的重要性。

二、声带息肉

(一)一般情况

1. 定义

声带息肉是常见的五官科疾病，病因尚不十分清楚，可能与长期发声不当、长期不良刺激或慢性炎症有关。主要表现为声嘶，嘶哑程度因息肉大小和部位不同而异，轻者仅有轻微声音改变，重者嘶哑明显甚至发声困难。息肉过大堵塞喉腔，可引起呼吸困难。喉镜检查可以确诊。治疗主要以手术摘除为主。

2. 病因学

声带息肉的产生常常是在一定条件下如上呼吸道感染或大噪声环境，或心理障碍时期.突然过强用力发声。相对于声带小结，可以说声带息肉是在有限时间内粗暴用力发声的结果，如喊叫、争吵、怒吼、戏剧表演时的大声喊叫、突然受凉、剧烈咳嗽、严重的受挫感。然而，声带小结则是发生在有利因素条件下，特别是所从事的社会一职业角色要求过度用声。

Roch 在最近的研究指出，声带息肉并不一定是发生于粗暴发声之后，而更多的是发生在喉部肌肉的强烈收缩导致异常的声门用力，声门的迅速关闭引起的突然减压对喉造成的创伤，如一些体育运动、负重、长时间的痉挛性咳嗽等，这些情况常可在声带息肉出现前追问到。

(二)临床表现

1. 主观症状

声带息肉以突然出现的轻重不等的嗓音障碍表现出来，这种嗓音障碍开始常被患者认为是一般喉炎的结果。然而嗓音障碍持续存在，并没有随着喉炎的消失而好转，甚至逐渐加重，声音再也不能恢复到正常。详细询问病史常常有过强用声的情况。声音的好坏无规律性，患者抱怨声音缺少强度，感到越来越明显的发声疲劳，并伴有喉部的刺激感、异物感及经常想清“嗓子”等。唱歌受限或变得困难。大声说话时声音不稳定，时好时坏，促使患者更加过度用力发声，希望达到改善发声效果，过度用力发声又增加了对喉部的不良刺激。患者说话的音调变低、音色不亮或粗糙嘶哑。如果高声发声，声音可能暂时得到改善，但可明显地观察到有过度用力发声的形体表现。让患者大声喊叫，常常不能达到所希望的效果，并伴有音质的变坏。

2. 喉镜检查

声带息肉表现为位于声带边缘上的圆形隆起物。息肉的位置、基底部、颜色、体积大小及形状是多变的。

(1) 息肉位置：如同声带小结，声带息肉最常发生的部位是声带前中 1/3 交接处的声带边缘略偏声门下，也可见声带息肉位于近前联合处，但少见声带息肉位于声带的上面（位于此处的息肉多是血管性息肉）。

根据息肉的基底分为：

①带蒂息肉：顾名思义是息肉有一个宽窄不一的蒂附着在声带边缘上，息肉可随呼吸气流在声门的上下活动；

②无蒂息肉，指息肉的附着部位较宽，甚至可以占据声带的中 1/3 部位。

(2) 息肉的颜色：可以是鲜红色的见于血管型息肉，但最常见的是淡红色的或灰白色见于水肿型息肉。除非例外情况，声带息肉一般是单侧性的；有时也可看到息肉对侧声带相应部位有小结样突起，这种形式的声带小结是声带息肉的反映性病变；有时可观察到声带息肉同时伴有声带的先天性病变如声带表皮样囊肿，声带沟或喉蹼，这些先天性声带病变是导致不良过度用力发声的诱因，有利于声带息肉的形成。

（三）病理学

病理组织学特点是纤维蛋白渗出并机化，呈疏松网状或容积大的丛簇，并以结缔组织或内皮细胞联结 ' 成小房，有新形成血管通过。小房内含血浆者称水肿性息肉，含红细胞者称血管瘤性息肉。此外，有上皮萎缩、基底膜变薄、黏膜下水肿和淋巴细胞、组织细胞、成纤维细胞等浸润及血管扩张。

（四）声带息肉的转归

声带息肉一旦形成就很难自动消退。某些患者尽管有喉发声功能的减退和嗓音障碍，但常常能够适应而不愿意接受治疗，但是这种嗓音障碍通常是逐渐加重的。息肉将在每一次过度用力发声后增大，甚至在一次喉炎时突然增大而影响呼吸。

（五）治疗

声带息肉总的治疗原则是手术摘除辅助以发声训练。息肉的摘除通常是在全麻手术显微镜下用器械或激光摘除。术后的发声休息是非常重要的，需要 6 天左右。因此要事先和患者讨论以便选择合适的手术时期。术后第一个星期的喉镜检查，多可观察到声带炎性反应逐渐消退，声带振动对称性的恢复。术后嗓音情况：最初嗓音不稳定，以后嗓音质量逐渐改善，音色的不规律性消失，音质变得稳定而响亮。有时一些患者可有息肉附着处声带边缘不整齐的情况，这种不整齐通常在几个星期后消失。

发声训练在声带息肉的治疗中有着重要的作用，因为声带息肉的形成与过度用力发声有关，虽然息肉已被摘除，不正确的发声习惯仍然存在。术前发声训练时间的长短主要根据患者过度用力发声的情况决定，但也要考虑到患者的主观愿望。如果患者迫切地希望尽快地摘除病变，可早期手术；相反地，如果患者对手术治疗的态度犹豫，可适当地延长发声训练的时间，以帮助患者慢慢接受手术。术前的短期发声训练，其目的是让患者了解声带息肉产生的机制及对发声功能的影响。术后发声训练应早期进行，发声训练的方法基本同声带小结，早期主要做全身特别是胸部及颈部的放松练习，采用正确的胸一腹部呼吸方式发声；练习以软起音发声，在正确控制呼气的条件下，做逐渐升高音调和逐渐降低音调的练习，促进嗓音恢复并巩固手术治疗效果。

遗憾的是，发声训练在嗓音障碍治疗中的重要性还没有引起高度的重视，甚至在一些耳鼻咽喉医生，误认为手术摘除声带病变就足够了。大量的文献报道，声带息肉手术后，嗓音恢复情况在接受过发声训练的患者和没有接受过发声训练的患者之间有明显的差异，接受过发声训练的患者其嗓音的恢复明显好于未经过发声训练的患者，并且息肉复发率低于未经过发声训练者。

三、声带黏液潴留囊肿

病变位于声带任克氏层内，声带表面找不到囊肿开口。可导致咽喉部疾病发生的原因有很多，如上呼吸道感染、某些职业因素如吸入生产性粉尘或有害气体等。

(一) 定义

声带黏液潴留囊肿是声带上的肿胀隆起，其发生是由于黏液腺的外排泄管堵塞导致黏性分泌物排除困难潴留形成囊肿。

(二) 临床表现

1. 症状

声音粗糙、嘶哑；声音强度减弱不洪亮，有失音现象；音调降低，高音困难；发声容易疲劳及有发声费力的形体表现。

2. 喉镜检查

典型的声带黏液潴留囊肿，喉镜下表现为声带上面白色或黄色的球形光滑隆起，囊肿的大小不一。不'典型的声带黏液滞留囊肿表面的声带黏膜颜色是正常的；但在大多数情况下，囊肿表面有扩张的血管网并汇聚到一点上，囊肿 il 的声带黏膜通常是增厚的。频闪喉镜下，可观察到囊肿处声带黏膜波减弱或中断。

(三) 鉴别诊断

典型的声带黏液潴留囊肿的诊断并不困难，有时需与声带表皮样囊肿的相鉴别。声带黏液潴留囊肿磉音障碍的病史相对较短，而声带表皮样囊肿嗓音障得的病史较长，可追溯到儿童时期 . 最后的诊断依靠囊肿组织的病理解剖学检查。

(四) 病理学

具有上呼吸道典型的腺上皮，其壁由基底膜上一层立方上皮细胞及一较浅层的纤毛柱状细胞组成 . 囊内容物及形态常不一致。

(五) 声带黏液潴留囊肿的转归

没有经过治疗的声带黏液潴留囊肿可能在几年内都处于稳定状态，但更多的是倾向于囊肿的逐渐增大。有时囊肿会自行破裂排空囊肿内容物，声音也同时得到改善。

(六) 治疗

声带黏液潴留囊肿主要是通过外科手术摘除，手术中应尽可能完整地分离囊肿壁，将囊肿一次摘除干净。但在实际中，由于囊肿壁较薄容易被损伤，因此应仔细地清洁囊肿腔，清除所有的囊肿壁碎块，避免复发。激光技术在声带黏液潴留囊肿的摘除有一定的局限性，激光达不到精细分离囊肿壁的目的。由于声带病变的存在，患者通常都有过度用力的发声行为，因此术后的发声训练是非常重要的，有利于嗓音的恢复。

第三节 声带“先天性”病变

新生儿如声带发育不良或缺如，而喉室带活动或发育过度而代替声带发音者，又称新生儿喉室带发音困难。

一、病因

这类声带病变的原因尚不清楚，主要有两种假说：

1. 先天性原因

认为本病是先天性发育异常，其根据是：①大部分患者的嗓音障碍开始于儿童时期；②有部分患者 (约 15%) 在儿童时期已发现有声带囊肿或声带沟；③嗓音障碍的出现与疲劳或喉炎等因素无关；④声带沟和声带囊肿可同时存在；⑤病变切除后不复发；⑥同一家族中可以多人发病。

2. 后天性

声带纹多发生于成年人，认为是由于创伤、感染或萎缩性喉炎所致。

二、分类

根据病变的不同表现形式，将声带先天性病变分为以下几种：

1. 声带表皮样囊肿

位于声带真皮层的大小不一的圆形隆起，其囊肿壁可侵犯到声韧带。一些声带囊肿上面有小开口能够自动排空囊肿的内容物而形成声带沟。

2. 声带沟

是声带表皮样囊肿的开放形式，开口位于声带边缘上，为一个潜在的细沟，在一般的喉镜检查下不容易被发现。声带沟处的黏膜上皮增厚角化，由于局部的炎性反应导致沟底与声韧带有轻重不等的粘连。如果开口较小，沟的深处堆积有角化上皮。

3. 声带纹

是声带沟的另一种表现形式，沟较长较深可以贯穿于整个声带长度，表现为双重的声带缘，沟处常有声带黏膜和声带肌的局部萎缩。同声带表皮样囊肿和声带沟一样，声带纹深部与声韧带有粘连。

4. 声带黏膜桥

是声带表皮样囊肿在声带表面上有两个开口的形式，表现为与声带游离缘平行的一个可分开的黏膜带。

三、病理

声带表皮样囊肿或声带沟多位于声带表面或声带游离缘，声带沟底下陷形成深浅不一的囊袋。在组织学上，囊肿由多层不同角化程度的上皮细胞构成的囊肿壁包裹，囊肿壁厚薄不一位于真皮层，囊肿腔内充满角化上皮和胆固醇结晶，真皮层的炎症反应导致囊肿壁与声韧带粘连。声带沟的大小、长短不一，以窄声带沟常见。若声带沟累及声带全长称为声带纹。声带囊肿的内容物、囊肿壁、声带沟底的粘连，都将增加声带的僵硬度，从而影响声带的振动和黏膜被动，导致发声时声门闭合不良，容易引起声带出现代偿性紧张度增加，出现继发性功能不良过强发声，进而可出现声带的反应性病变，如声带边缘水肿或声带息肉等，这些并发症有时会干扰对原发病（如声带沟）的观察。

四、临床表现

1. 嗓音情况

表现为不同程度的嗓音障碍，如声音嘶哑、发声单调、音调降低（声带囊肿）或音调升高（声带纹）、双音、音强弱、发声疲劳等。这些嗓音障碍可追溯到青少年时期，也可能是到了成年期，由于囊肿的突然增大出现严重声嘶时才被发现。

2. 喉镜检查

声带表皮样囊肿在喉镜检查时一般容易观察到，表现为声带内的大小不一的圆形隆起，多位于声带中 1/3 的上面。声带沟有时难于发现，特别是声带被其他反应性病变掩盖时，如声带小结、声带息肉等。动态喉镜下则表现为声带振幅减小及黏膜波减弱。临床上对有嗓音障碍的患者，在一般的喉镜检查没有发现声带异常时，应高度警惕有声带沟类病变的可能。频闪放大喉镜检查在声带沟、声带纹及声带黏膜桥的诊断中起着非常重要的作用，通过反复观察录像通常可以发现病变。由于声带沟类病变有沟底与声韧带的粘连，增加了声带的僵硬度。声带僵硬度的增加，一方面将引起声带黏膜波减弱及声门闭合不良；另一方面引起喉内肌肌张力代偿性地增强，有过度用力发声的行为表现。

五、治疗

声带先天性病变常伴有功能不良性嗓音障碍的行为表现，是由于声带存在的病变引起的发声障碍促使患者以不当的方法进行发声，从而进一步损害嗓音。因此，治疗上应同时进行发声训练。

1. 发声训练

声带手术前后的发声训练，其目的是消除患者过度用力的发声行为，由于病变的存在，这种不良发声行为已经存在较长的时间或成为习惯。如果这种不良发声行为持续存在，将影响术后嗓音的恢复。在某些情况下，通过发声训练可达到改善嗓音质量及消除发声的不适感，而不需再进行手术治疗（如声带沟）。但对于声带表皮样囊肿，不通过手术很难达到改善嗓音的目的。

2. 手术治疗

对经发声训练治疗嗓音恢复不理想，患者要求改善嗓音质量的愿望强烈（如工作需要），可考虑行嗓音外科手术。可根据手术者的习惯和对技术的掌握程度，决定选择显微外科器械或激光技术，但考虑到这类病变的特点，囊肿壁与声韧带都不同程度的粘连，手术显微器械的分离较激光更精细和安全，可减少或避免损伤声韧带。

第四节 儿童嗓音障碍

儿童嗓音障碍是指由舌、软腭、唇、咽等发音器官结构异常或动作不到位、不合适（超前或滞后，过快或过慢等），或运动方向、压力、速度不当，或不能正确地整合动作，致使不能像用同种语言的其他人那样产生正确的言语声。根据病因可分为功能性发音障碍和器质性发音障碍。

一、儿童发声器官的解剖特点

1. 动力器官

指声门以下的部分，包括气管、肺、胸廓、呼吸肌。发声时，正常的呼吸节律改变，吸气期加快幅度加大，呼气期变为主动、延长。对呼吸的控制比休息状态下好，动员的呼气流量较安静呼吸时大。虽然儿童的肺活量较成年人小得多，但在一般的会话中，所用的呼气流量与成人没有大的区别。

2. 振动器官

双侧声带，声带的振动产生了喉基音。出生时，声带的长度约有 3 mm，声韧带部(声带膜部)只占据声带的前 1/2，声带的后 1/2 为杓状软骨的声带突。以后，声带迅速增长，到 1 岁时声带长度是出生时的两倍。声带的增长在整个儿童期是连续的，这种增长是伴随着甲状软骨的增大及杓状软骨声带突的后退发生的（杓状软骨的增长较喉的其他软骨慢）。声带黏膜下层（声带固有层）在成人是由 3 层结构组成：浅表层、中间层、深层。在儿童这 3 层结构的形成是逐渐完成的。浅表层松弛、可分离，是通常所说的 Reinke 间隙；中间层由弹性纤维构成；深层较硬，富含胶原纤维，是声韧带的主要组成部分（构成声带肌的纤维游离缘）。

儿童的 Reinke 间隙较成人松弛，允许声带黏膜的振动具有更大的自由度及有较高的发声效率。但另一方面，儿童的这种生理特点增加了声带的脆弱性，声带黏膜更容易受到呼吸与发声器官协调性损害的影响。

3. 共鸣 – 构音器官

是指声门以上的声通道，即从喉前庭到口唇。共鸣器官一方面作为滤过器，对由声带振动产生的喉基音中的某些频率进行吸收或减弱；另一方面，通过共振原理对声音起到放大增强的作用，最后在构音器官的协调作用下，形成了每个人所特有的音色。

出生时，喉的位置较高，靠近会厌，位于咽壁深部的延长线上。这一喉解剖特点有利于新生儿进乳时的呼吸，但不利于发复杂的音。随着生长发育，喉在颈部的位置逐渐下降：1 岁时环状软骨的下缘位于 C_4 水平，2 岁时位于 C_5，5 岁时位于 C_6。泮随有咽腔在垂直方向上的延长增大，使各构音器官有更好的自由空间参与构音。另外，喉腔也伴随着喉软骨的生长而扩大，出生时甲状软骨的内角是 130°，以后逐渐变小，同时甲状软骨的上下角延长，加大了甲状软骨与舌骨间的距离，达到增加喉前庭的空间，有利于声带的自由振动及避免室带对声带振动的干扰。

二、检查

1. 一般检查

系统的耳鼻咽喉检查是必需的，目的是为了寻找上呼吸道感染的病灶，如咽部黏膜或扁桃体的炎症；同样．鼻腔检查可以帮助了解是否有过敏性因素或副鼻窦炎。听力学检查可以发现由听力下降引起的嗓音障碍。

2. 嗓音评估

在倾听患儿说话声时，除了听觉评价嗓音的质量（音调、音强、音色等）外，还应注意观察患儿发声时的行为表现：有无颈部肌肉紧张、颈静脉怒张、采用的呼吸类型（胸式、腹式或混合式）以及形体特征，通过这些观察可以帮助判断是否有过度用力发声的行为。同时，应对患儿的声音进行录音，以便动态观察嗓音的变化和对治疗效果进行评价。在年幼儿童，尚难于实施嗓音的客观检测(患儿合作的问题)，对嗓音的评估临床上主要还是通过听感知分析来评价。

3. 喉镜检查

随着技术的进步，使喉镜检查在儿童成为可能，除了传统的间接喉镜，目前常用的检查方法是纤维喉镜（软管镜）和直管放大喉镜（硬管镜直管放大喉镜可以应用到6岁以上合作的儿童。检查应在轻松的环境中进行，通过谈话消除患儿对检查的恐惧，如向患儿解释检查方法，让患儿亲自触摸喉镜等，但在任何情况下都不能强行要求患儿检查。由于摄像设备的应用，通过慢放和回放录像可以帮助诊断声带上的细微病变。目前，用于诊断目的而施行的全麻下直接喉镜检查已越来越少，一般是用于 5 岁以下不能排除喉乳头状瘤可能的幼儿。

三、功能不良性嗓音障碍

功能不良性嗓音障碍是指由于过度用力发声或不良发声行为导致的嗓音障碍，是引起儿童嗓音障碍中最常见的原因，占儿童嗓音障碍的 50% ～ 70%。

（一）原因

1. 喉黏膜处于炎症状态

喉炎期间，患儿不注意控制嗓音仍然继续大声喊叫、过度说话或唱歌。此外，过敏期间、咳嗽、邻近器官的炎症(咽炎、鼻咽炎)，或者仅仅是一次受凉都会成为引起不良发声行为的诱因。一般情况下，由这些炎症引起的声嘶是一过性的，随着炎症的消退，声音也逐渐恢复正常。但在一些儿童，炎症期间仍不注意节制发声，形成过度用力发声的习惯，最终将导致嗓音障碍。

2. 声带器质性病变

如果声带已存在有器质性病变如声带表皮样囊肿、声带沟或声带前联合处的喉蹼，这些病变将干扰声带的正常振动，降低发声效率。为了达到需要的发声效果，将无意识地通过用力发声来实现，从而逐渐形成了过度用力发声的不良习惯。

3. 心理因素

不良事件引起的心理冲击，或存在有某些性格倾向如忧虑、完美主义者，或经常处于争吵环境中所承受的心理压力。在儿童性格特点上，传统的观念分为两类对立的性格：一类是爱吼叫、大声喊叫、霸道、精力过度旺盛的外倾型儿童；另一类相反，常封闭自己、害羞、掩盖内心情感的内倾型儿童。这两种类型儿童的共同特点是不能很好地适应环境的变化，容易引起心理损害，从而也影响到发声功能。

4. 生活环境中有声嘶患者

儿童处于好奇、好玩，可能会模仿嗓音嘶哑人的声音，这种模仿不仅是声音的模仿，同时也表现有发声行为的模仿。

5. 听力有缺陷

由于听力上的缺陷不能很好地区别声音特点(音调、响度及音色)，患儿不能根据说话背景来调节和控制声音，也会形成不良发声习惯。

6. 咽部或腭部器官异常

咽部或腭部引起的功能性或器质性鼻咽部关闭不全，将导致气流经鼻腔逸出影响构音。为了代偿从鼻腔逸出的气流，患儿将通过加大呼吸力量来实现，从而形成了不良发声的习惯。

(二)不良发声行为的结果

1. 不良发声行为的形成、

不良发声行为的表现是肌肉张力过高，包括颈部、胸部、共鸣腔的肌肉及声带肌。这种发声方式在需要增加声音强度时是正常的，如高声喊叫，但持续的时间是有限的。在另一些情况下，过度用力发声是对说话环境的一种自动反应，如在大噪声环境中说话、声带处于炎症状态时，如果注意控制说话的强度和持续时间，可不引起声带黏膜的损害。由于儿童的自控力较弱，容易经常或长时间地过度用力发声，破坏了动力器官与发声器官之间的协调性，引起发声效率的降低。为了达到需要的声音效果，患儿将不控制地更用力发声，越过度用力发声，发声效率越低，逐渐形成了过度用力发声的不良循环，最终导致声带黏膜的损伤。

2. 不良发声行为伴随有不正确呼吸方法

在正常情况下，为了增加声音的强度，将通过加大膈肌的运动幅度来增加吸气量。事实上，肋一膈肌式呼吸(胸一腹式呼吸)方式既能够吸入大量的气流，又能很好地控制呼气流量，膈肌的回缩使气体排除，吸气肌的参与可以控制呼气量，使呼气量不会迅速排除，而是根据发声的需要逐渐排除。若采用的是胸式呼吸，对呼气流的控制减弱，呼气流迅速通过声门，由此产生的 Bernouilli 效应(负压效应)增强，容易引起声带黏膜的损害。

3. 不良发声行为导致的生物力学结果

当呼气流迅速通过声门时，在声门下区形成负压区，由负压产生的吸力将两侧声带黏膜向内吸引(Bernouilli 效应)，以促使声门闭合。如果是采用不正确的呼吸方式，不能很好地控制呼气流，气流过快地通过声门，将产生过强的 Bernouilli 效应。Bernouilli 效应越强，对声带黏膜的吸力就越大，其中对声韧带中部产生的吸力最大，因而此处的声带黏膜最容易受到损害。这就是声带小结最常发生在声带前中 1/3 的交接处黏膜的原因。儿童期，病变多发生在声带中部。

在声带小结形成前，常可观察到声韧带中部即声带小结形成处的黏膜振动幅度增大，有分泌物附着，或有轻度炎性水肿反应。此时如果继续过度用力发声，Bernouilli 效应的负压吸引力将继续加重声带黏膜损害，而引起声带黏膜的慢性炎症反应，最终形成声带小结。因此，声带小结的形成并不是通常所理解的是两侧声带接触相互“摩擦”的结果。

(三)临床表现

1. 嗓音情况

患儿可经常性地出现声嘶，声嘶多出现在一天上完课后，或发生在某个诱发因素之后。经过发声休息或假期休息，声嘶减轻甚至消失。声嘶的表现是不稳定的，在一天之中，这一天和另一天都可能不同。年龄稍大的儿童，会抱怨有喉部的各种不适、说话疲劳等症状。

2. 喉镜检查

声带前部(多见于声带的前 1/4 与后 3/4 交界处)常有分泌物附着，附着处的声带黏膜可有轻微的炎性反应，如黏膜淡红色、轻度肿胀等声带小结前期的表现。声门后部关闭不好有缝隙，杓状软骨过度向前运动，室带收缩内收，甚至相互接触遮盖部分声带。

3. 发声时的形体表现

颈部肌肉紧张收缩、张力增大，伴随着用力呼吸(多采用胸式呼吸)，可观察到有肩部抬起，胸部运动等表现。

(四)转归

经过发声休息，去除诱发因素，如治疗上呼吸道感染，嗓音多可以恢复正常。对经常出现声嘶的患儿建议做发声训练，以帮助患儿掌握正确的发声方法。若不消除不良的发声行为，将导致声带的病理性改变。

四、声带获得性病变

儿童声带获得性病变的发生机制类似于成人，是由于过度用力发声或不良发声行为引起的功能不良性嗓音障碍没有得到及时的治疗，长期持续存在，最终导致声带黏膜的损害，形成各种声带病变，如声带小结。

(一)声带病变类型

1. 声带小结

小结的颜色可以是白色、浅灰色或淡红色，相对于成人来说，儿童声带小结较对称，小结可以是圆形或棘状突起。儿童小结多位于声带前 1/4 与后 3/4 交接处.靠游离缘下方。组织病理学表现，声带真皮层水肿、少量纤维蛋白堆积、纤维化和基底膜增厚，黏膜上皮常有角化。

2. 声带梭形水肿

病变沿声带边缘发展而表现为声带游离缘的增厚水肿。病变可以是双侧或单侧，如果是单侧病变，要注意寻找对侧声带可能存在的声带内病变，如声带沟或声带表皮样囊肿.

(二)临床表现

说话的音调降低、嗓音粗糙、不同程度的嘶哑，有时有失音现象。嗓音障碍的程度在一天之中有变化，通常是清晨开始说话时重，接近中午时嗓音改善，下午放学时，声嘶又重新加重。

(三)转归

不良发声行为引起的声带小结或声带梭形水肿，变声期后大部分可自行消退，消退的原因可能是由于变声期间内分泌的变化，引起喉体积增大和喉组织结构加强，以及儿童的自制力提高，减少了滥用嗓音的机会。

(四)治疗方法

1. 药物治疗

通过药物治疗耳鼻咽喉科的炎症，从而消除引起过度用力发声的诱发因素。在儿童，不能忽视分泌性中耳炎引起的听力下降导致的对发声功能的影响。

2. 发声训练

发声训练的目的不是为了达到使病变消失，而是为了纠正患儿的不良发声习惯。让患儿学会倾听自己的声音从而控制好发声(音量、音调),消除大声喊叫的习惯。建议参加一些体育活动，通过分散精力和放松身体来减少过度用力发声的机会。如果发声训练的效果不明显，患儿主观愿望不强烈，应停止治疗。

3. 外科手术治疗

是在全麻手术显微镜下行声带小结摘除，根据手术者的习惯和对技术的掌握，可选择采用显微器械或激光技术。手术原则是尽量保留声带黏膜，特别是不损伤声带前联合处的黏膜，避免引起术后的声带粘连。

(五) 治疗选择

在询问病史的过程中，要了解患儿和其父母，以及周围人对患儿声音撕哑的态度或担心，治疗的选择应根据不同情况采用不同的治疗方案。

(1) 嗓音问题不影响患儿的学习、生活，父母只是为了明确声嘶的原因来就诊，可不考虑手术治疗。如患儿存在有明显的不良发声行为，可建议做发声训练治疗。

(2) 患儿年龄小于 8 岁，嗓音问题不影响学习、生活，建议定期随访，在没有特殊情况下 (如声音嘶哑加重)，一年随访 1 次。

(3) 患儿年龄大于 8 岁或嗓音问题影响了患儿的学习、生活，如声音撕哑被同学嘲笑、影响在学校的学习 (朗诵、唱歌)，应和患儿及其父母一起制定治疗方案。首先第一步治疗是发声训练，手术适应证的提出只在经过严格发声训练治疗无效或效果不明显时才考虑。如果发声训练后嗓音质量明显改善，即使声带小结仍存在，可建议随访或继续发声训练治疗，不需手术摘除。

五、声带“先天性”病变

(一) 一般情况

在引起儿童嗓音障碍的声带器质性病变中，除了功能不良性声带病变如声带小结，其他原因引起的只占 6% ～ 10%。Bouchayer 和 ConuU 的研究指出，在这些非声带小结性因素中，以声带表皮样囊肿和声带沟最常见，这两种病变是同一家族病变的两种表现形式。

1. 声带表皮样囊肿

位于声带真皮层大小不一的圆形隆起，囊肿壁可侵犯到声韧带。声带表皮样囊肿可有开口，位于近声带游离缘，囊肿内容物经开口自动排除后形成声带沟。

2. 声带沟

是声带表皮样囊肿的开放形式，开口位于声带边缘上，为一个潜在的细沟，在普通光源的喉镜检查下不容易被发现。由于炎性反应，沟底可轻重不一地与声韧带粘连。在儿童罕见有声带纹和声带黏膜桥。

(二) 临床表现

1. 临床症状

声音嘶哑可能在很小的时候就已经存在，也可能是在一次上呼吸道感染声嘶加重时被引起注意。嗓音损害的表现有：嗓音变粗、音调降低、嗓音中有轻微的气息音。发声时伴有过度用力发声的行为表现。

2. 喉镜检查

儿童喉的暴露相对困难，有时必须借助于其他间接征象来帮助诊断。声带表皮样囊肿为声带表面的局限性隆起，多位于声带的中 1/3 部，局部可有炎症反应，囊肿表面有扩张的血管网汇聚到囊肿的中心。声带沟有时较难观察到，如果动态喉镜检查成功，通过回放录像可以细致地观察声门的形状，如卵圆形声门及声带黏膜波的情况帮助临床诊断。

（三）治疗

1. 发声训练

对儿童的声带表皮样囊肿和声带沟，应以发声训练治疗为主，目的是消除患儿过度用力发声的不良行为，由于病变的先天性来源，这种不良发声行为可能已经存在了较长的时间或已成为习惯。通过发声训练，常能改善患儿的发声不适，甚至达到改善嗓音质量的目的。

2. 手术治疗

在儿童，手术适应证的提出应十分慎重，必须是由于嗓音障碍严重地影响了患儿的学习生活、患儿能接受系统的发声训练，并能保证术后的发声休息。手术原则及手术技术同成年人。

六、儿童喉乳头状瘤

1. 一般情况

相对来说喉乳头状瘤是比较少见的病变，病因尚未完全清楚，多数学者认为是乳头状瘤病毒感染所致。喉乳头状瘤多发生在 2 ～ 10 岁的儿童，男性儿童多于女性。儿童期喉乳头状瘤的特点是容易复发，病变发展快甚至堵塞呼吸道，严重时须做气管切开术．青春期前难于治愈。

2. 临床表现

声带、室带、声门下都可成为肿瘤的发生部位，多表现为双侧性的多发病灶。常见的症状是不同程度的声音嘶哑，有时甚至失音。通过病变的外观常常能够确定诊断：肿瘤的颜色可以是苍白色、浅红色或深红色，表面颗粒状凹凸不平呈乳头状，肿瘤大小不一，有的软而带蒂，有的基底宽，平坦而坚实，无溃疡表现，不侵犯基底膜。

3. 转归

不论是静止期小的乳头状瘤，还是活动期繁殖快的乳头状瘤，都难于预测病变的转归，目前没有任何原则能够帮助预测病变的发展和转归，但因喉乳头状瘤迅速发展增生引起的急性呼吸困难已属罕见。儿童喉乳头状瘤的特点是不会恶变，但由于病变有容易复发的特点，常需要多次手术、激光治疗或喉镜检查，从而导致喉黏膜的反复损伤引起的喉粘连，尤其是对声带前联合的损伤，而引起喉或气管狭窄等严重并发症。

4. 治疗

全麻喉支撑显微镜下手术的意义是：①进一步明确诊断；②确定病变侵犯的范围；③对病变进行冰冻切片检查，从组织学上明确诊断；④摘除所有的增生性病变。在进行麻醉插管时，操作应轻柔以避免引起乳头状瘤的气管种植。

乳头状瘤有容易出血的特点，常规采用激光技术，达到边切除边止血的效果，保持手术视野的“干净”，以便很好地区分病变组织与正常声带黏膜之间的界限，使病变的切除准确有效。对复发的乳头状瘤，不应急于过早地实施手术，以减少手术次数，避免增加对喉组织损伤的机会。其他的治疗方法有：单电极或双电极电凝治疗、冷冻治疗、药物涂抹治疗等，由于这些治疗方法效果不稳定，现在已基本被淘汰。至于免疫治疗方法，目前认为干扰素对喉乳头状瘤有一定的效果，有报道可使肿瘤消失，但停药后仍会再复发。

第五节 青春期变声障碍

青春期变声障碍是指在变声年龄后仍保持高音调嗓音，主要发生在男性，虽然一些女性到成年仍继续保持高音调和儿童样嗓音，但这种情况对女性来说并无不妥，其原因有二：第一，女性基频随喉发育减低 3 ～ 4 个半音，并没有男性降低 1 个倍频程那样明显；第二，女性嗓音的音调高。所以在女性中出现高音调嗓音并不像男性那样易被察觉和被认为是不适当的。然而，儿童样嗓音对女性也可产生负面的影响，影响到女性的就业。

一、正常变声

(一) 变声期概念

变声期是指发生在青春期的声音改变，以男性显著，发声机制从以头声区发声为主向以胸声区发声为主的转变时期。变声期是发生在身体迅速发育和喉体增大的时期，声带长度由儿童时期的 12 mm，男性可增长到 20 ～ 24 mm，女性为 17 ～ 20 mm。变声期发生在 12 ～ 15 岁，很少发生在 12 岁之前或 15 岁之后。一般变声期持续几个月，在这一时期，声音经历着在两种发声机制转变的不稳定阶段，最后达到声音发育成熟。在男孩声音约降低 1 个 8 度；但在女孩，变声期常常不明显，声音约降低 1/3 个 8 度，变声期后，女性音质的低音区更加丰满。

(二) 变声期的解剖和生理

1. 喉

变声期喉在雄性激素的作用下经历着喉结构上的巨大变化，出现喉软骨支架增大和甲状软骨形状的改变，在男性喉结迅速隆起，肌肉强度增加，声韧带层发育完善，声带腹部在整个声带长度的比例增大，为声带的 2/3，而在儿童期仅占声带的 1/2。喉的位置也降到最低，声带振动机制从头声模式向胸声模式转变。

2. 共鸣器官

与喉增长的同时，共鸣器官也随着头颅和面部的发展而增大。此时，扁桃体收缩变小，增殖腺消失，因而口咽腔增大，加强了共鸣作用。彝腔也发育成熟参与音色的构成。

3. 呼吸系统

呼吸器官也同样发生变化，胸腔在各个方向均增大，呼吸肌变得更加有力，从而增大了肺活量。

(三) 变声期的心理影响

对于许多青少年来说，变声期是一个令人不愉快的阶段，这一时期的声音不稳定，常出现声音走调、沙哑、双音等一些滑稽的声音。通常情况下，变声期声音的完成缓慢，约需要 6 ～ 18 个月。在这一阶段应该避免误用或滥用嗓音，如高声喊叫，用不合适的音高唱歌。在男孩应该有充分的心理准备迎接真正男性声音的出现。拒绝接受成年男性嗓音或有恋母情结的男孩将阻碍变声期嗓音从头声区向胸声区的转变，而最终形成病理性变声，表现为说话音调较高。

二、男性变声期障碍

(一) 变声期延长

变声期延长是指变声期超过 18 个月。男孩交替地使用头声和胸声两种模式的发声机制，所用的音调范围可达 2 个 8 度音，如从 La1 ～ La3。当我们仅听声音不见人时，通常以为听到的是两个人的声音，一个是音调低的声音；而另一个是音调高的声音，患者的笑声往往是高调的声音。

这类变声异常，其喉的解剖和声带的振动功能都是正常的，发声时通过降低喉的位置，常常很快就可以获得稳定的胸声发声。因此对这一类患者的治疗主要是发声训练，要让他们理解“新嗓音”的出现，是成熟 - 男性的一个重要标志，应该很好地去接受这个男性嗓音的出现，停止采用两种发声机制来说话。对某些青少年可能存在着心理上的障碍 . 难于接受某一天突然发生的声音改变，特别是当这种声音改变被周围的同学取笑时。

要知道变声期声音一旦成熟稳定，将逐渐被患者接受，成为男性的标志。经过发声训练通常可以达到正常的音调，恢复到正常的男性发声状态。对个别患者，特别是病史较长已经形成了顽固的发声习惯，发声训练难以收到良好的效果，对这部分患者可考虑手术治疗。

(二) 不完全变声

与变声期延长不同，不完全变声可能与喉结构之间的发育小平衡有关，但真正的原因尚不清楚。有学者认为，是由于心理因素或是心理情感发育迟缓所致，即在变声期患者犹豫或拒绝接受标志性别的男性嗓音出现，从而阻碍甚至停止变声期的进程。多发生在男性，说话音调高似女性，故又称为“男生女调

对这类患者首先应进行心理治疗，以解除心理障碍，正确面对正常男性嗓音的出现。不完全变声经过认真的发声训练，常常能够获得良好的效果。放松身体特别是颈部肌肉，发声时尽量降低喉的位置，开始时可借助于手指向后向下推压甲状软骨，感受用胸腔共鸣发声，反复训练直到自然能发出胸声。但对部分明显“男声女调”患者，常需要进行手术治疗，即采用Ⅲ型甲状软骨板成形术 (声带松弛术)。

三、女性变声期障碍

某些女性到了成年时仍保留着小女孩时期的嗓音，她们往往是在寻找职业，或者是因为其他美学方面的原因而来看医生。这些女性都有发育正常的喉，但她们在发声时喉的位置过高，过度用头声共鸣。通过发声训练治疗，帮助患者学会发低频区的声音，即训练的重点是在音色上，让音色中包含有各个频率范围的谐音，最终使音色变得丰满，符合患者的年龄特征。

第六节 声门后部的损伤

通常将声门分为前部声门即膜间部和后部声门即软骨间部。二者以两侧杓状软骨前端的连线为界。由于声门部的疾病多发生于前部，所以对后部声门尚未充分重视，甚至后部声门周围

各部尚无解剖名称。

一、声门后部的结构

声门后部又称声门软骨间部或呼吸声门部，是指位于声带后 1/3 之间的声门，这部分的声带上没有肌 - 韧带层覆盖。声门打开时，声门后部是一个大小不等的梯形间隙，间隙的两侧是杓状软骨声带突的内面，后界是声门后联合即喉的后边缘 (由杓间肌构成)。声门关闭时，声门后部如同声门前部是一个位于两侧杓状软骨之间的潜在间隙。由于声门后部的声带没有肌层及韧带层，声带黏膜直接覆盖在杓状软骨上，因此容易引起这一区域的损伤。

杓状软骨的声带突附着有声带肌和声韧带。声门的打开与关闭是喉内肌作用于杓状软骨运动的结果。开声门肌有杓肌、环杓侧肌和声带肌；关声门肌是环杓后肌。这些肌肉在发声时参与声门的关闭，同时也参与用力关闭声门以完成咳嗽、吞咽等功能。

二、声门后部损伤的分类

根据不同的损伤机制，声门后部的损伤可分为三类：

(一) 声门后部的声损伤

声门后部的声损伤表现为杓状软骨接触性溃疡 (contactulcer) 或杓状软骨间肉芽肿 (granuloma)。

1. 声损伤形成的机制

这类声损伤不同于前面阐述的声带小结的形成机制。声损伤是由于杓状软骨功能过强，基底部迅速接近导致声门猛烈用力关闭，如同“锻打金属”的方式关闭声门，从而引起杓状声带突间的黏膜损伤，这样的损伤重复进行，将迅速破坏覆盖在声带突上的黏膜上皮。一些男高音歌手，由于演唱技术的缺陷会引起声门后部的损伤。在另一些情况下，由于缺乏声带膜间部的振动，将反应性地引起声门后部的过度用力关闭。声损伤多见于男性，因为男性的声门的收缩力量远大于女性。

2. 病变表现

起初病变表现为沿杓状软骨内侧面的水肿，以声带突处最显著，因为声带突是声门后部最强作用点。如果这种发声行为不消除，将引起黏膜增厚、充血，形成黏膜溃疡 (接触性溃疡)。这种损害是双侧性的，红肿的黏膜将阻碍声门后部的关闭，在声音的主观听觉上有声门后部的漏气音。病变继续发展在黏膜溃疡周围形成个或多个肉芽肿。

3. 临床症状

主要表现为喉部的刺激感、烧灼感、异物感等，这些不适感常在吞咽动作声门用力收缩时加重。嗓音的改变通常不明显，或者仅有轻微的改变，但发声易疲劳，嗓音中可有程度不等的漏气音。

4. 喉镜检查

声门后部 (声带后 1/3) 的声带边缘变形，声带黏膜充血、水肿。在频闪喉镜检查观察到有声带黏膜波减弱或缺失时，要注意寻找膜部声带是否存在有影响声带振动的病变，如声带囊肿、声带沟。因为这些病变的存在常引起声门后部过度用力关闭，来达到代偿膜部声带功能不全的作用。

5. 治疗

单纯的声带后部声损伤的治疗以发声训练为主，其目的是让患者学会以软起音的方式发声，避免猛烈用力关闭声带后部。对大的肉芽肿影响到发声或呼吸时，可用激光摘除。

（二）声带后部的酸性损伤

1. 形成机制及检查

食管一胃反流的胃液酸性分泌物将引起咽喉部黏膜的炎症反应和侵蚀损害。通过 24 小时的 pH 值测定，可以知道胃酸反流的次数和持续时间。压力测定仪显示这类患者都有食管下口的肌张力减弱。

2. 临床症状

约有一半患者诉有咽喉部的不适，喉部疼痛感，通过抗酸药物治疗症状缓解。而其他患者则表现为轻度的声音嘶哑及发声时喉部疼痛。

3. 喉镜检查

喉入口处的黏膜充血，声带后 1/3 的黏膜红肿增厚，有溃疡面或肉芽肿形成。通常声带振动正常，声门前 2/3 的声带边缘整齐。

4. 心理因素

食管反流的患者有一定的性格特征，这类患者经常处于焦虑、紧张等应急状态中，他们多以硬起音的方式发声，因此通常同时伴有声损伤。

5. 治疗

当同时存在有声损伤和食管一胃反流时，应针对食管一胃反流进行抗反流、抗胃酸和加速胃肠蠕动的治疗，并指导日常饮食卫生，夜间睡眠时应抬高头位。同时应进行发声训练治疗，消除不正确的发声方式，发声时放松全身及颈部肌肉，以软起音发声。

（三）声门后部的插管损伤

1. 形成机制

一般情况下，全麻插管不会引起喉部的损伤。声门后部的插管损伤主要见于对昏迷患者进行复苏抢救插管时，由于管子长时间直接与声带黏膜接触，最初引起黏膜上皮的损伤、溃疡，随后出现肉芽肿，较大的肉芽肿会导致拔管困难，严重时影响呼吸。因此应常规进行抗炎治疗，以阻碍溃疡和肉芽肿的形成和发展。

2. 临床表现

患者可有咽喉部的不适，阵发性咳嗽；声音嘶哑通常较轻微，当肉芽肿嵌在声门时，会出现发声障碍，甚至失声。

3. 治疗

若肉芽肿影响到发声和呼吸时，可通过激光手术将肉芽肿摘除。要知道手术摘除并不能达到根治病变的目的，手术后肉芽肿会重新出现。发声训练的目的是消除患者过度用力发声行为，改善咽喉部的不适，减少或延长手术后复发的机会。

第七节 声带麻痹

声带麻痹 (paralysis of vocal cord) 或称喉麻痹，是一种临床表现，而不是一个独立的疾病。当喉的运动神经 (喉返神经) 受到损害时，即可出现声带外展、内收或肌张力松弛三种类型的麻痹。临床上因左侧喉返神经行程较长，故左侧声带麻痹多见。

一、声带麻痹的原因

按神经遭受损害的部位不同，可分为中枢性和周围性两种，其中以周围性多见。

(一) 中枢性

两侧大脑皮层之喉运动中枢有神经束与二侧疑核相连系，故每侧肌肉均接受来自两侧大脑皮层的冲动，因而皮层病变引起的喉麻痹，临床上极为少见。脑溢血、基底动脉瘤、颅后窝炎症、延髓及桥脑部肿瘤均可引起声带麻痹。

(二) 周围性

凡病变主要发生在喉返神经或迷走神经离开颈静脉孔以至分出喉返神经之前的任何部位，所引起的喉麻痹，均属周围性。颅底骨折、甲状腺手术、颈部及喉部各种外伤、喉部、颈部或颅底良、恶性肿瘤压迫、纵隔或食管转移性肿瘤、鼻咽癌侵犯颅底、肺尖部结核性粘连、心包炎、周围神经炎等均可引起声带麻痹。

二、临床表现

(一) 单侧不完全麻痹

主要为声带外展障碍，症状多不显著。间接喉镜下见一侧声带居近中线位，吸气时不能外展，发音时声带可闭合。

(二) 单侧完全性麻痹

患侧声带外展及内收功能均消失。检查见声带固定于旁中位，杓状软骨前倾，患侧声带较健侧低，发音时声带不能闭合，发音嘶哑无力。

(三) 双侧不完全性麻痹

少见，多因甲状腺手术或喉外伤所致。两侧声带均不能外展而相互近于中线，声门呈小裂隙状，患者平静时可无症状，但在体力活动时常感呼吸困难。一旦有上呼吸道感染，可出现严重呼吸困难。

(四) 双侧完全性麻痹

两侧声带居旁中位，既不能闭合，也不能外展，发音嘶哑无力，一般呼吸正常，但食物、唾液易误吸入下呼吸道，引起呛咳。

(五) 双侧声带内收性麻痹

多见于功能性失音，发音时声带不能内收，但咳嗽有声。

三、鉴别诊断

(一) 声带麻痹多为一侧性，两侧性光见；而功能性失音为两侧声带内收性麻痹。

(二) 功能性失音均能找到一定的诱因，如生气，悲痛过度等。

（三）功能性失音在间接喉镜下检查，让患者咳嗽时，声带活动正常。

（四）功能性失音暗示疗法有效。

四、治疗

声带麻痹应针对其发病原因进行治疗。单侧非完全性麻痹，发音呼吸无明显障碍，常不须治疗；单侧完全性麻痹，如长时间仍不能代偿，而病人要求改善发音时，可在声带粘膜下注射特氟隆(teflon)，可容性胶原纤维或脂肪等使声带变宽，向中线靠拢。双侧外展麻痹，如有呼吸困难，应行气管切开，以后再行手术矫正。

五、声带麻痹危害

若声带麻痹没有及时得到治疗、误治或治疗效果差，容易迁延为慢性喉炎、咽喉炎、声带小结、息肉等且病情易反复发作增加治疗难度。

声带麻痹由于声带的运动神经支配障碍，引起的声带运动异常称为声带麻痹，病因可以包括中枢性或者周围神经病变。声带麻痹可以是疑核及其核上径路，迷走神经主干或喉返神经病变的结果。喉返神经麻痹，可由颈部和胸部病变，外伤，甲状腺切除术，神经毒素（铅），神经毒性感染（白喉），颈椎损伤或手术，或病毒疾患所引起。

第八节 痉挛性发声障碍

是指喉即造音器官的肌肉过度紧张造成嗓音异常的临床疾病。是通常说话时嗓音被中断、开口难、有嗓音颤动、连续说话困难的疾病。痉挛性发音障碍是肌肉紧张度异常的疾病，诊断名是来自嗓音异常的疾病。

一、病因

目前关于病因仍有争议，发病机制不十分清楚，国际上尚无统一的认识，因此在治疗上无根治的方法。主要的病因学说有 3 种学派：

1. 神经学派

是近 10 年来比较热衷的学说。其主要根据有：①某些病例具有家族性；②可伴有其他部位的痉挛表现；③笑时症状消失。笑是一种自然自发产生的现象，其中枢可能在皮质下水平；而痉挛性声音产生的中枢是位于更高级水平的中央灰质核；④在注射肉毒素后的几个月内症状消失。

2. 心理学派

其依据是痉挛性发声障碍出现常与某些重要的心理创伤或心理打击有关，如亲人死亡、车祸、失去职业、没有能力承受沉重的负担等。这类原因引起的痉挛性发声障碍随着年龄而增加。

3. 神经—心理学派

以上两种因素在痉挛性发声障碍中都起着重要的作用。

二、临床表现

痉挛性发声障碍的早期表现类似于功能过强性发声障碍 . 难于早期做出诊断，只有肌电图能够鉴、别。痉挛性发声障碍的言语特征是，声音发紧，失去连续性及正常节律性，表现为言语结巴；喉部因痉挛梗阻，使言语突然中断；声音的音调、强度和音色在不断变化，可出现颤音。严重者出现间歇性失音或气息样声音，可影响到言语的可懂度。同时可伴有无意识的面部怪相，颈部带状肌紧张及颈静脉怒张。有时患者会突然大笑，大笑后的松弛使发声暂时得到改善。患者的咳嗽声及笑声正常，歌唱时症状减轻甚至消失。

三、喉镜检查

发声器官完全正常，发声障碍的产生是发声系统间的功能不协调所致，即失去了肺动力器官声带振动一共鸣器官之间的协调性。

根据发声时声带的位置将痉挛性发声障碍分为：

①内收型痉挛性发声障碍；临床上以这类发声障碍多见，最主要的症状是费力和紧张地交谈，癌挛性嗓音中断。其他症状包括声嘶、刺耳声、震颤、哽住、紧张或挤压的嗓音，同时伴有整个言语产生系统的极度紧张。主观特征包括勉强 / 挣扎、突然嗓音中断、紧张、音量和音调变化、发声停顿，发声停顿主要发生在发元音时。

②外展型癌挛性发声障；其嗓音特征为响度不够、间歇地出现失音或嗓音变成气息音似耳语。有些学者描述为呼吸性发声困难、音调降低、元音延长。Ludlow 描述痉挛性发声困难外展型的主观特征为无嗓音协调的发声迟缓，嗓音中断发作，这是因为患者从无嗓音过渡到嗓音音位非常困难 . 也有的患者表现为内收及外展两型的混合存在。

四、鉴别诊断

疼挛性发声障碍、精神性发声障碍、功能充进发声障碍的一些临床表现很相似，但详细询问病史，仔细检查、分析言语特征，将发现各自的特征性表现。

1. 精神性发声障碍

患者多有长期承受精神压力的历史。嗓音症状可在几小时、几天甚至几周内恢复正常；虽然存在有元音音素变异的表现，但在与发声有关的反射行为中却无异常表现；用纤维喉镜检查见到的是始终一致的一组发声表现，对嗓音疗法反应良好。与之相比，痉挛性发声障碍的表现很少变化，在一个足够长的时间内观察不到正常的嗓音。症状常与问题的性质一致，症状是痉挛性地出现，而不是恒定存在的。能在喉镜检查时观察到音素样式的变化 (浊音段的过度内收或难以从清音过渡到浊音)，有嗓音停顿 . 对嗓音疗法无反应或不明显。

2. 功能亢进性发声障碍

患者常有一段非常明确的精神压力增大或紧张的时期，而痉挛性发声障碍是在症状发作后心理压力才增加。功能亢进性发声障碍的临床表现十分一致；没有音素学上的变化；以阵发性嗓音紧张亢进为其特征，在喉镜检查中可以观察到，在指导和建议下可改变，对嗓音训练的反应好。

五、治疗

痉挛性发声障碍的治疗比较困难，目前尚无根治的方法。早期发现病变，治疗效果相对较好。主要的治疗方法有：

1. 各种实验性治疗

放松治疗、心理治疗、精抻分析治疗、肌肉松弛治疗等。

2. 外科治疗

通过外科手术切断喉返神经用于治疗内收型痉挛性发声障碍，手术后痉挛性嗓音变为单侧声带麻痹性嗓音。但切除后几个月或几年后，又会复发而重新出现痉挛性发声。

3. 肉毒索治疗

通过在不同的喉内肌注射肉毒素，以达到阻断神经肌肉之间的传递。根据不同类型的发声障碍，所注射的肌肉不同，对内收型痉挛性发声障碍选择注射环杓侧肌；对外展性痉挛性发声障碍沣射环杓后肌。肌电图检查可以帮助定位注射的肌肉。注射后症状的缓解一般维持 4 ～ 6 个月，如果配合进行适当的发声训练，常常可以延长注射后的效果。

第九节 癔病性失音

又叫癔病性发音困难，功能性失音，是喉发声功能暂时性障碍，并无器质性改变的一种癔病表现。多见女性患者。

一、一般情况

精神性失音的特点是突然失音，说话无声，但咳嗽声及笑声存在。多见于女性，男性少见，可发生在任何年龄，以 17 ～ 23 岁和 45 ～ 55 岁的女性多见。

二、原因

精神性失音常发生于身心不稳定的人，但其发生多有诱发因素，如受到外界某种事件的强烈刺激后，引起突然情绪激动、悲伤、发怒、惊恐，或闻到某种刺激性气味。从心理学的观点来看，精神性失音患者多有性格上的缺陷，心理脆弱，承受能力差，情绪不稳定，容易大起大落。

三、临床表现

表现为突然的发声障碍。病人于受到精神刺激后，立即失去正常发声功能，轻者仍可低声讲话，重者仅能发出虚弱的耳语声，但很少完全无音。失音主要表现在讲话时，但咳嗽、哭笑的声音仍正常，呼吸亦完全正常。发声能力可以骤然回复正常，但在某种情况下又可突然复发，说明此为功能性疾病。

四、喉镜检查

双侧声带外形正常，声带不能闭合，呈三角形裂隙。让患者发声时，声带不内收处于外展位，或声带飘动位置不稳定，声门裂忽大忽小，有时可观察到有双侧室带过度内收挤压。刺激喉黏膜诱发咳嗽时，咳嗽声正常。

五、治疗

首先要积极寻找引起精神性失音的诱发因素，耐心地启发患者，解除患者心理上承受的压力，必要时可求助于精神治疗医生的参与。对于新出现的精神性失音治疗相对较容易，可利用喉镜检查的机会，刺激患者发声，如轻轻咳嗽后即发 /a/(或)/i/ 音，在部分患者可立即恢复到正常的发声。病史较长患者治疗需要一定的时间，通过喉镜检查录像，向患者解释患者声带的结构完全正常，解除不必要的顾虑。做放松身体练习，用手指轻轻按摩颈部肌肉，触摸喉体让患者尝试发声。总之，对这类患者的治疗应耐心，一种方法治疗失败，可尝试再进行其他的治疗。

第十节 与神经系统疾病相关的嗓音问题

一、假性球麻痹

假性球麻痹的主要嗓音症状为声嘶或发出刺耳嗄声，常在硬起音（声带突然互相靠紧）发声情况下，听到音调和强度方面的问题。该病的主要症状是言语困难和吞咽困难以及情绪不稳定。后者是这种疾病的独特表现，患者可在很小的刺激或完全没有刺激的情况下爆发出大笑或哭泣，这是由于患者的高级中枢放松了对反应的控制，表现出反应失控，笑和哭的阈值下降是诊断这种疾病关键。

假性球麻痹的主要嗓音症状是构音困难．表现有：①韵律 (prosodic) 过度：言语的速度和重音超过适当的分寸；②韵律不足：单音调，单音量，重音减少，措辞短；③构音—共鸣功能不当：辅音不准、元音失真和鼻音过度；④发声障碍：嗓音刺耳、发紧（使劲／紧迫）、音调突变 (pitchbreaks)、嗓音颤抖。假性球麻痹的患者常有鼻音、单音调，伴强度减弱和言语加快，以致难于理解其说出的言语。假性球麻痹患者的基频与正常人的相等或略高．基频变化范围小，强度变化范围也减少。

喉镜检查：假性球麻痹患者的喉镜检查喉部没有异常发现。声带过度紧张时，动态喉镜下可见其声带振幅减小，黏膜波减少，声门过度闭合。而当肌肉力量减小时，则声带活动减小，声门闭合不完全，声带运动出现不对称和非周期性的振动。

假性球麻痹为肌无力与肌张力高同时存在的一种状态，对所做的运动动作可产生不同的作用。张力亢进导致嗓音听起来刺耳以及讲话声发紧，发不出低音调的声音（或在基频正常范围内）。这可能是由于假性球麻痹患者的环甲肌受到的影响最少，而喉的其他内收和外展肌都受到不同程度的影响。带有气息声的嗓音可以是由于声带过度开放或喉的外展肌高度紧张所引起。过分活跃的内收，导致与声带过度紧张相类似的效果，即嗓音发紧或发出刺耳声。假性球麻痹患者的嗓音症状可以是从大脑至控制喉部肌肉的终端运动神经元径通路上不同部位的病变的反映。

二、神经系统的功能与嗓音的关系

言语和唱歌等发声活动是一种一阵一阵地发动、变化和停止的活动，是呼吸、发声和发音三者高度协调的活动。中枢神经系统在言语、歌唱的发动一中止以及在呼吸、发声、构音器官的肌肉群的运动及动作协调方面起着极重要的作用。中枢神经系统通过延髓、脊髓中的低级中枢的活动对它们的活动进行调控：

发声涉及多个系统的活动，在发声时，胸壁、腹部、喉、咽、唇、舌、颌的动作必须达到高度的协调。呼气（送气）、声带闭合及张力的调节，下颌的张闭、舌位置的变动、唇的活动、软腭的运动等，既要分别运动到位，还要在时间上协调一致，在说话的活动中，同时通过对运动位置、速度的本体感觉和听觉的反馈．接收并了解这些结构肌肉所处的状态，以及这些动作所产生的声音；确认是否达到了预期的目的，并及时纠正不到位的、不协调的动作。

神经系统损伤所致的嗓音一言语一语言症状，取决于病变发生的部位。外侧中央前回皮质的病变可导致语言功能完全丧失，表现为失音 (aphonia) 或发声困难 (dysphonia)、构音障碍 (dysarticulation)、失语 (aphasia) 等。基底神经节、中脑导水管周围灰质 (periaqueductalgray) 的病变可表现为嗓音带气息声、粗糙、颤抖或完全不能发声。小脑病变引起共济失调性构语困难 (ataxicdysar–thria) 及舌、颌运动速度改变，也可影响喉内结构的运动速度。小脑对音量、音调的控制很重要，对发声的启动则关系不大。位于延髓的病变使嗓音受到影响，软腭、咽、舌、面及身体其他部分的功能也受到影响。迷走核区的病变可引起喉上神经和喉返神经麻痹的典型症状，声带软弱无力。病变的范围较广时，也可累及软腭及咽部。外周神经病变或外伤损害喉上神经、喉返神经或两者都损伤，导致支配喉部的周围神经功能丧失，病变可是单侧的或双侧的。

根据不同部位病变的特定症状对嗓音问题做出诊断和定位。在有些病例，嗓音问题的症状不是某一特定部位病变的特征性表现时，可能是涉及大脑较广泛区域的病变表现。有些病因不明的，可称为“不明原因的”(unknown) 或“特发的”(idiopathic)。这种情况，需进一步收集更多资料及做更详细的检查，以得到更精确的诊断；或在随诊中，患者表现出一些其他症状时可帮助确定诊断。有些病例则难于做出诊断。

不少神经系统疾患有嗓音障碍的症状，痉挛性发声障碍是在嗓音疾病学和耳鼻咽喉科中以独自的诊断“命名”的一种疾患；声带麻痹大多是神经系统损伤或疾患所致。

三、帕金森病

帕金森病 (Parkinson’sdisease，PD) 是一种进行性、退行性疾病，影响中枢神经系统的基底节，特别是黑质。PD 的主要特征是静止性震颤 . 肌强直、少动和体位障碍，表现为面具样面容或缺少面部表情，眨眼减少，四肢、颈部和头部的运动范围缩小，自发吞咽减少，难于起始运动或控制运动，有意识运动的振幅以及姿势和翻正反射都受损，所有运动都受影响。呼吸运动也受影响，产生浅的和无规律的呼吸，有时比正常呼吸频率大两倍，患者的肺活量和吸气量受限。呼吸功能减弱可影响患者发出正常音量的言语和说长话的能力。病变累及喉部肌肉，影响发声的起动及调控音量和音调变化的能力。

PD 患者在临床上可分为不同的两组：第一组，称为原发性帕金森病 (IPD)，表现该病的典型症状；第二组，继发性帕金森病，又称为帕金森综合征 (PPS)。75%PD 患者出现言语和嗓音失常，随着疾病发展至后期阶段时，100% 的患者会出现这类问题。PD 患者嗓音的表现为“单音调”、音调过低和刺耳；嗓音的音量变化小，但言语速率变化较大，有时快速地爆发，有时则很缓慢；音量、音调和速率的变动范围缩小。这可能是肌肉僵化和运动功能减退的后果。这些改变使患者的言语模糊和发声不准。Logemann 等报道 200 例 PD 患者中，87% 的患者有喉功能障碍的表现，其中气息声占 15%、粗糙占 29%、声嘶占 45%、震颤占 13.5%。除上述症状之外，嗓音音量减小是该病的典型言语症状。嗓音音量减小也可为 PD 的最早出现的症状之一。

PD 患者朗读声的平均强度没有明显改变；平均基频升高 (患者为 129 Hz，正常对照为 106 Hz)；PD 患者嗓音的频率变化范围较正常组小 (患者为 0.5 倍频程，正常对照为 0.86 倍频程)；元音的持续时程 (vowelduration)、言语中的停顿次数、平均停顿长度或平均音节长度都与正常人没有明显的差别。但在 PD 患者测得的这几项数据的范围可偏高。

PD 患者嗓音的声压级比正常对照组高，PD 患者最大发声时间非常短 (患者为 9.5 s，正常者为 20.6 s)，PD 患者嗓音的各项参数的范围都小于正常组。PD 患者嗓音的频率微扰、振幅微扰增大，信噪比轻度增加。喉镜检查可见弓状声带、声带振动的振幅大等异常发现。多数病例有不同程度的喉不对称，许多患者的声带突的位置明显后移，杓状软骨尖的位置向后外移，室带较紧缩。这些征象出现于病变累及的一侧，有些患者也出现声门过度闭合，有的患者出现一定程度的声门上收缩。

在 PD 患者的言语症状中，最常出现的是嗓音症状，构音问题次之。构音主要是发生在辅音 (塞音、擦音和塞擦音) 位置上和方式上的错误。言语错误的表现与 PD 病的严重程度相关。

四、Shy-Drager 综合征

Shy-Drager 综合征是一种以进行性自主神经功能障碍为主要临床表现、常伴有中枢神经多系统变性的疾病。自主神经功能障碍是由于节后交感神经元变性所引起的综合征。此病发生于中年后期，多发于男性。Shy-Drager 的主要特征是自主神经系统功能减退，开始的症状是直立性低血压 (当患者站立时血压下降)、无力和括约肌功能障碍。呼吸肌衰弱、呼吸阻塞、软腭运动受限和吞咽困难为主要症状，这些症状表明锥体外系、锥体系及延髓也受累。

Williams 等报道 12 例 Shy-Drager 综合征患者，其中 8 例有中至重度的双侧声带外展麻搏；有两位患者在最初检查中表现为单侧麻痹，但随着病情发展最终发展为双侧麻痹。在一些患者中，声带麻痹和呼吸困难同时出现，与迷走神经核和面后核病变有关。Shy-Drager 综合征患者双侧声带外展麻痹，也可能是负责声带外展的环杓后肌失神经支配所引起的。

Shy-Drager 综合征患者的构音困难可为共济失调型、运动功能减退型或混合型。由小脑病变引起的共济失调型构音困难，影响言语运动的准确性及运动的力量、范围及时间；运动功能减退型构音困难，是由于锥体外系受累引起肌肉僵硬；混合型构音困难则涉及包括锥体外系、小脑和锥体系的病变。

Shy-Drager 综合征患者的讲话速率 (变化率和讲话速率) 明显改变，不能精确地调控嗓音的强度，言语中的重音减少，表现为单音调和单音量的语音。Shy-Drager 综合征有较重的嗓音发紧 (strain/strug-gle)、声门炸声 (glottalfry)、低音调的爆声 (poppingsound)。凭主观听觉可根据严重的嗓音发紧和声门炸声，把有相同症状表现的 PD 患者及正常人相鉴别。

嗓音的声学特征：患者的嗓音有多种异常的扰动现象，包括微扰 (perturbation)、纯微扰 (DLTperturbationafterremovaloffundamentalfrequency，因有线性趋势而去除基频后的微扰)、双嗓音率 (diplopho-niaratio)、基频和发声时间的改变。Shy-Drager 患者的平均基频 (Fo) 为 160 Hz，正常为 127 Hz，两者€别有统计学意义，说明声带张力很大和 (或) 肌肉僵硬。患者的频率微扰值和正常人的没有统计学意义的差别，至少有两个患者出现双音，虽然没有统计学意义，但患者的“双嗓音率”(1.42) 高于正常对照组的 (1.04)。双嗓音 (diplophonia) 是室带在声带振动时同时振动而产生两个嗓音，室带振动产生的频率低于声带产生的。

-Guidi 报道 5 例 Shy-Drager 综合征患者均表现环杓后肌去神经支配，有 2 例表现杓间肌纤维性颤动。Shy-Drager综合征主要的喉镜检查所见是双侧中度或重度声带外展麻痹 (Longridge 报道 1 例患者双侧声带内收和外展都瘫痪)。

五、肌萎缩性脊髓侧索硬化

肌萎缩性脊髓侧索硬化(ALS)是一种进行性神经系统变性疾病，涉及上、下运动神经元。ALS的患者有这些症状，如痉挛(上运动神经元症状)，伴有肌肉无力(下运动神经元病变的症状)。下运动神经元病变影响延髓及前角运动神经元细胞。ALS发病率为(0.4～1.8)/10万，疾病开始的表现是肌无力、束颤(自发性收缩，fascieulation)，疾病常发生于中、老年，也有早年发病的报道。ALS至今病因不明，可能和感染、遗传缺陷有关；也有可能与毒素、自身免疫反应和代谢异常有关。该病目前没有有效的治疗方法，只有些药物可减轻症状。

ALS患者常见的嗓音问题有：嗓音粗植(harshvoice)、鼻音过重(hypernasality)、气息声(breathyvoice)、嗓音震颤(voicetremor)、嗓音发紧(strain/strugglevoice)、辅音发声不准(impreciseconsonants)、可懂度降低(reducedintelligibility)、速率慢(slowrate)、音素延长(phonemesprolonged)、可听见吸气声(audibleinspiration)、连续不断的发声(continuousphonation，缺少应有的停顿)、高音调(highpitch)、句长短(phraseshort)、不适当的沉默(inappropriatesilences)、鼻出声(nasalemission)、元音失真(vowelsdistorted)、音调低(lowpitch)、速率快(fastrate)等。

ALS患者的主要嗓音症状为声嘶、嗓音粗嗄、言语含糊、辅音发声不准、鼻音过重、说话的速率慢和单音调。

ALS患者在发“塞辅音音节"(stopconsonantsyllables)时，阻塞的间距(stopgaps)及元音期都较正常者的长。嗓音的起音时间与正常人相似。由于迷走神经核区常受累，控制声带内收和外展的神经元也可能受累。ALS患者喉部的运动较正常人慢。

随ALS患者的病情发展，发声控制能力不断地减弱，基频、频率微扰、振幅微扰和谐－噪比(HNR)，都有一定的变化。女性ALS患者的基频和微扰值不正常。男性ALS患者的基频只稍高于对照组(127 Hz对照112 Hz)。

ALS患者的喉部表现正常。如果是以痉挛型为主的，则可观察到声带过度内收；以无力型为主的，则可观察到声门闭合不全，弓状声带和(或)声带运动减慢。

ALS使中枢神经系统对肌肉(包括喉肌)运动的调控能力减低，如果是下运动神经元受累，肌肉紧张性和强度可受影响。是痉挛还是无力，取决于病变累及的具体部位。痉挛导致嗓音发紧，而无力则将减弱声门的阀门作用。

六、Huntington舞蹈病

慢性进行性舞蹈病(Huntington’schorea，HC)是一种常染色体显性遗传性疾病。临床表现为运动过多一肌张力减退的一组疾病，出现突然的、急动的、无目的、不自主的头颈和四肢舞蹈样运动„

Huntington舞蹈病是一种基底节的疾病，每100000人有4～7人发病，有遗传基础，患者的下一代有50%的机会发病，常在30～50岁发病，平均38岁；也有报道早至5岁、晚至70岁发病的。主要特征是舞蹈样运动、智能进行性衰退，在情绪高时不正常运动增多，在睡眠时明显减少。任何随意运动都可受影响。HC患者还有进行性记忆力和理解能力减退的表现。

Ramig认为肌肉收缩普遍性的不稳定，可影响喉部肌肉不自主地收缩、音质变动和震颤.所以可能出现嗓音障碍。嗓音最主要的表现是嗓音粗糙刺耳；此外，还有单音调、嗓音发紧、音调改变，嗓音颤抖，响度变化，气息声等表现。

HC患者的惯用的(平均)基频与正常组的没有统计学意义的差别。虽然患者发声的频率

范围 (高频和低频) 和动态范围缩小，但与对照组比较没有统计学意义；男性患者的最大发声时间短于正常组，女性患者的发声时间明显短于正常组。患者在持续发元音的过程中，常发生基频突然降低，然后再回到与原先几乎相同的基频。有的出现嗓音中止 (voicearrests) 和元音 /ah/、/ee/ 和 /oo/ 持续时期缩短。Ramig 认为，嗓音中止与声带突然内收和突然外展的运动有关，这是声带张力过高和过低的间接证据。HC 患者嗓音的基频和正常人的没有统计学意义的差别 . 频率变化及频率微扰值略高于正常值，振幅微扰和 SNR 与正常组虽有差别，但没有统计学意义。HC 患者发持续元音产生期的气流率增大 (女性 220 ml/s，男性 320 ml/s，而正常组女性为 178 ml/S，男性 254 ml/s)，这与 HC 患者嗓音的气息声增加一致。

一般 HC 患者，喉镜下所见的喉部表现均大致正常。注意观察时，可见到内收或外展运动的时间缩短 (特别是在患者出现嗓音停顿时)。基频突然变动 (常是下降) 时，可伴有声带的急动 (急速的抽搐运动)。由于 HC 患者的运动是非常快和没有规律的，用动态喉镜来观察 HC 患者的喉部有很大困难。

急动、突然和爆发的 HC 运动严重阻碍了产生平滑、有控制的声音，使患者发声的稳定性降低。声带突然内收，可使声音强度突然变大或嗓音停顿；声带突然外展，可伴随过度的气流量，而使嗓音带气息声或阵发性失声。这两种状态都可能会出现，其中一种可能会比另一种更突出。

七、共济失调性发声困难

小脑性共济失调 (cerebellarataxia) 是一组小脑病变为主的疾病，小脑性共济失调伴随的言语疾病称为共济失调性发声困难 (ataxicdysphonia) 或共济失调性构音困难 (ataxicdysarthria)。小脑病变引起的肌肉协调障碍，将出现两种言语缺陷：①言语的速率、范围、方向和运动力度等方面的问题；②张力减退。Kent 等认为，断断续续的言语是小脑不能恰当地对运动进行整合的结果，或者是由于小脑的运动编制程序方案变更所引起的。过多的、强度相等的重音以及不规则的构音故障，是对共济失调性构音障碍最有提示性意义的言语指征。

共济失调构音困难的病因有肿瘤、外伤史、梗死、多发性硬化、小脑变性等。小脑蚓体和旁蚓部附近与言语功能相关。Lechtenberg 指出左侧小脑半球是控制言语的主要部位。Kent 等认为，大脑右半球向小脑左半球传递信息，使它们共同负责对言语韵律的控制。如果是这样的话，则患有共济失调构音困难的患者就很难于控制与声带运动有关的、言语的超音段的 (suprasegmental) 特征，如重音和韵律等。

共济失调有构音困难的患者，嗓音表现为声嘶、单音调、音调太低、发紧及音调中断等嗓音特征普遍存在。对嗓音的声学特性分析，发现长元音不正常、分段，提示对基频的控制失常。在患者发“词”和“句”时，嗓音中许多基频的轮廓是单调的 (正常人词、句中的基频则有明显的变化)，表明共济失调的患者在发声时，控制嗓音的基频比控制音素的构音更为困难。频谱也观察到刺耳或声带激动的表现。

共济失调发声困难的基频与正常者相似，但是基频的标准差比正常者大 3 倍 (1.3 Hz 对 6.1 Hz)，频率微扰也大于正常，患者表现的振幅微扰和 SNR 与正常不同，但没有统计学意义。

基频标准差和基频微扰两者反映频率的变化性，两者都大于正常，说明小脑共济失调患者难于控制基频 . 小脑性共济失调的患者可产生想要发生的基频，但难于对其控制。喉镜检查基本正常，仔细观察，可看到在声带运动时，内收和外展的速度减慢。

共济失调发声困难或构音困难，以肌肉张力低和肌活动不协调为特征。张力低表现为力的产生延迟 [肌肉收缩速率减慢，运动范围减小。肌肉活动减小可引起在交谈时基频范围缩小，为了提高音调必须加强环甲肌的活动。肌张力降低可引起声嘶，张力低对控制强度时也有类似的影响，发声不协调、不能可表现为难于控制喉部运动的大小和范围以及关节运动的大小和范围。

八、特发性震颤

每个人都有某种程度的正常震颤 . 频率范围从 6 ～ 12 HZ。不正常震颤的频率范围较低，振幅较大，可影响目的性的运动。震颤可发生于休息时 (休息性震颤) 或运动时 (运动性震颤)。运动性震颤可有位置性震颤 (当保持一定姿势时)、收缩性震颤和 (或) 目的性震颤，可以是局灶性的或广泛性的。

特发性震颤是一种原因不明的中枢神经系统疾病，可引起头部、四肢、舌、腭和喉的震颤。先发生于手，然后发展至手臂、头部、颈部、面部等。特发性震颤典型的表现是在休息时消失，保持姿势时震颤最大，运动时震颤减弱，在运动终止时震颤加强，其震颤的频率为 3 ～ 7 Hz0

有些患者，嗓音震颤是主要的或惟一特征。有报道 10% ～ 20% 特发震颤患者出现嗓音震颤，Lou 等报道 350 例特发性震颤患者，仅有 1 例只表现嗓音震颤。震颤发作是渐进性的，其他家庭成员也表现不同类型的震颤，其中 17 位患者有相关的神经体征，包括吸吮反射阳性、痉挛性斜颈、双侧面肌痉挛、不协调和轮替运动。

Larsson 等报道，特发性震颤多发于男性，平均发病年龄为 48 岁；Anmson 报道平均发病年龄 57 岁，93% 患者有喉外震颤；Koller 等研究 678 位特发性震颤患者，49% 为女性，51% 为男性，平均发病年龄为 45.3 岁，90% 患者手震颤，20% 头部震颤，少数患者有腿、下领、躯干和舌震颤。

虽然特发性震颤的原因不明，但最高的发病率出现于 70 岁，所以，特发性震颤似乎与年老有关。遗传可影响震颤的发展，半数患者有家族史。突发的病例可能与某种动脉疾病有关。

最主要的嗓音症状和特征是震颤，在长时间地产生发元音期间可明显注意到一种频率和强度的规律性调制 (modulation)，但也出现在有上下文的言语期间。Aronson 报道，特发性震颤患者 100% 在持续发 /oh/ 元音时出现震颤，并出现声嘶及勉强 / 费力的嗓音。

一般来讲，特发性震颤患者的嗓音可被描述为颤声的和颤动的。一些患者在言语时有相对不间断的明显的震颤，有些患者震颤严重，出现嗓音停顿。

大多数有关特发性震颤声学特征的研究集中在持续元音产生期间的振幅变化情况，Brown 等对 23 个患者用示波器观测震颤发生率，大部分患者震颤频率为 5 ～ 6 Hz；Ardson 等报道，在产生单音节词时频谱出现低振幅噪声，这种噪声是患者言语中带气息声的证据；Lebrum 等报道一位 84 岁患者的震颤频率为 4 Hz，有不稳定的嗓音突变和中断。

Ardson 等测量一位 72 岁女性患者的环甲肌和舌骨舌肌的肌电图，在休息时，两块肌肉存在 5 ～ 6 Hz 的有规律变化的活动，这种低水平活动并不引起结构移动，肌肉活动的变化并不完全是有规律的，偶尔会消失，而且舌骨舌肌和环甲肌的活动并不是同步的。这个患者的胸大肌和肋间肌还有休息型震颤，但是，当患者收缩这些肌肉时，震颤消失。

特发性震颤患者的喉部结构和运动基本上表现正常，可能有时观察到发声和 (或) 休息时一个或更多结构有节奏地运动。Brown 报道 13 位特发性震颤患者的喉表现正常，1 例有弓状声带。动态喉镜有可能在一些患者能观察到震颤 . 但不能得到能可供分析的好的动态喉镜图像。

节律性改变的喉部肌肉活动使声带张力变化，导致基频节律性的改变。而内收程度的变化与肌肉活动同时变化，内收的力量节律性改变。这样引起声门下气压变化及嗓音强度变化。如果震颤严重，内收力量可大到足以完全停止嗓音产生。正如上述，嗓音停顿也是痉挛性发声困难的特征。Aumson 等认为一些类型的痉挛性发声困难，特发性震颤可能是它们的病因。普萘洛尔 (心得安)、地西泮 (安定)、扑米酮 (去氧苯巴比妥)、氯硝西泮等被用于治疗原发性震颤，可是，Brin 报道应用这些药物治疗原发性震颤成功率有限，痉挛性发声困难的嗓音震颤特征与原发性震颤不同。

九、有关嗓音障碍的综合征

颈上部或延髓病变引起各种综合征，以声带麻痹为特征。这些综合影响喉返神经和喉上神经，出现声带混合型麻痹。其他脑神经也常受累。

十、GillerdelaTourette 综合征

GillesdelaTourette 综合征发生于童年早期，常在 2 ～ 13 岁之间。以抽搐和扮鬼脸为特征 . 面部和眼睛痉挛是最常见的症状，痉挛最后可扩散至四肢。患者的言语表现是以不常见的噪声、爆发性猝发 (explosiveoutburst) 及不期望出现的亵渎语言为特征，与大部分观念相反，在儿童不常出现秽语症 (粗俗的解释) 和模仿言语。在儿童期疾病加重，但症状可在成年后减轻。这种疾病可以用氟哌啶醇控制，但在一些患者用药中出现不良反应，Lang 等报道一例在用氟哌啶醇期间出现痉挛性发声困难，症状持续到停药以后。

GillesdelaTouretle 综合征，患者的嗓音问题不属言语病理学家的处理范围，症状是不能自主控制的，不能通过行为训练结束改变或控制，药物治疗可以有效减轻或消除症状。

十一、多发性硬化

这种疾病以大脑、脑干和脊髓白质多发性脱髓鞘病灶形成脱髓鞘性胶质硬化斑为特征。初始症状可能很轻，随着病情发展，症状加重，有时症状长时期消失或潜伏。该病常在儿童期或青年发病。

有的多发性硬化患者开始是因出现耳鼻咽喉症状而就诊，包括头晕 (25%)、眼球震颤 (40% ～ 70%)、构音困难 (20%) 或吞咽困难 (10% ～ 15%)，也可出现双侧声带外展麻痹。多发性硬化患者可出现听觉系统和前庭系统功能障碍。

多发性硬化的主要特征是断续言语、眼球震颤和目的性震颤，有时存在言语 / 嗓音问题。Darley 等发现在 168 位患者中，59% 言语方式正常，29% 言语损害很小。言语困难的严重性是随神经缺陷的增加而增大的，构音困难并不是多发性硬化的言语特征，断续言语也不是多发性硬化的言语特征，约有 18.9% 的患者出现断续言语。

与多发性硬化相关的主要嗓音症状是音量控制受损和声嘶 . 鼻音也很突出；音调控制障碍、不适当音调级和气息声较少见。言语特征包括言语速率慢、构音缺陷、重读(音)障碍(断续言语)，有时呼吸控制差。患者的基频范围与正常讲话者相似。如果出现刺耳嗓音，说明声带过度紧张、气流量低和声门下气压高。大多数患者喉部表现正常。外展麻痹的患者声带外展受损，患者可能出现呼吸困难。声带运动范围可能减小，瞬间停顿声带运动。

治疗可用多种药物减轻症状，如痉挛、疲劳、神经行为紊乱、发作性的紊乱、疼痛、膀胱功能障碍和小脑功能障碍。

十二、重症肌无力

重症肌无力 (myastheniagravis) 的患者以骨骼肌无力为特征，在活动后长时间才恢复功能。受脑神经支配的肌肉较易受损。该病相对少见，每 100000 人发病 2 ～ 10 人。两性的发病率和发病时间不同，女性发病比男性高两倍，发病时间也比男性早，女性发病时间在 30 岁左右，男性则在 60 岁左右。

重症肌无力患者倾向于表现延髓的症状，最早出现和最常见的是眼睑下垂，其他症状包括复视、腿无力、疲劳、吞咽困难、发声困难和视觉模糊，有些患者并不表现出所有症状，因而，这些症状并不是重症肌无力的独特表现.也可出现在其他疾病状态。例如，复视症状可能与感染、脑干神经胶质瘤、多发性硬化、中毒、动脉瘤、肿瘤和外伤有关，肌肉麻痹或无力也可作为小儿麻痹症或小儿脑干神经胶质瘤的体征。在成年人.麻痹可以是脊髓灰质炎、Guillain-Barre 综合征、脑干神经胶质瘤、小脑桥脑角肿瘤、大脑动脉栓塞、肌萎缩性侧索硬化和假性球麻痹或肿瘤的特征。Carpenter 等强调重症肌无力、肌萎缩性侧索硬化及多发性硬化的鉴别诊断。重症肌无力的独特表现是易疲劳性、功能波动和休息后功能恢复，这些特征并没有出现在肌萎缩侧索硬化或多发性硬化。

重症肌无力是一种获得免疫性神经肌肉接头疾病，是由乙酰胆碱受体的自身免疫病损伤。重症肌无力的主要症状是头、颈、舌、咽和喉部肌肉的容易疲劳，嗓音特征包括声嘶、气息、嗓音无力。在一项研究中.60% 患者出现嗓音症状。在这 11 位患者中，嗓音特征依次排列为：鼻音、鼻出声、送气音、发声困难、痉挛性失声及送气音。这些症状在药物治疗后完全消失。重症肌无力的嗓音症状多变，常被错误地认为是癔病性失声。

肌电图检测表明重复刺激下肌肉活动衰退。重症肌无力患者的气流和电声门图特征为：气流波形周期循环的开放相特别长，闭合相相对缓慢，但还是快于开放相。电声门图波形也反映了声带缓慢的开放相和闭合相，气流/斜率(闭合斜坡与开放斜坡的比率)及电声门图的闭合时间明显长于正常者。

喉镜下的特征性表现是声带外展呆滞，患者持续发声一段时间后，可出现杓状软骨和声带运动无力增加，但是充分休息后恢复正常。

肌无力将影响患者提高音调和产生大音量嗓音的能力，但是，这些变化只表现在持续发声后的疲劳期；无法维持声带适当张力将引起无周期性声带振动增加和不能保持声门良好闭合，这些状况将产生声嘶、粗糙的或带呼吸声的嗓音。药物可帮助重症肌无力缓解某些症状，常用新斯的明和吡斯的明、免疫抑制类药物。

十三、伴嗓音障碍的周围神经病变

迷走神经从颅底经颈部和(或)胸部至喉部，在迷走神经行程的任何部位的病变都将引起喉肌肉局部麻痹(无力)或瘫痪。迷走神经周围的病变是声带麻痹最常见诱因。喉内肌受累情况取决于病变的实际位置。迷走神经发出的喉上神经 (superiorlaryngealnerve，SLN) 控制环甲肌，而喉返神经 (recurrentlaryngealnerve，RLN) 控制除环甲肌以外的喉内肌，SLN 在颈部高位从迷走神经分出，喉返神经在低于 SLN 处发出。全部喉肌麻痹表明病变位于颈高位或脑干，只影响 RLN 的病变位于颈下部或远至胸部。RLN 麻痹时，病变可是单侧或双侧，内收型或外展型，这取决于肌肉受累情况。在单侧内收型麻痹，受累声带在发声开始时不能移向中线，当声门无法完全闭合时，产生的嗓音质量将减弱和带气息声。双侧内收型麻痹，双侧声带不能向中线移动，所以不能发声，麻痹声带的位置，即它们相距多远，将部分取决于 SLN 是否受累。环甲肌受 SLN 支配，当收缩时倾向于支持声带内收，并增加声带张力以提高音调，环甲肌麻痹加上 RLN 控制的肌肉麻痹将进一步减弱声带内收力量，所以比仅有 RLN 病变时两侧声带距离加大。其他因素可影响 RLN 或 SLN 麻痹后声带的最后位置，如受累声带纤维化程度、弹性圆锥的张力、关节运动自由度等。病变也可影响声带外展功能。当喉返神经受累，特别是环杓后肌麻痹，将产生单侧或双侧声带外展麻痹。双侧外展麻痹，声带保留于内收位，引起严重的呼吸困难，大部分患者需行气管切开术。引起声带麻痹的病因很多，如颅底肿瘤、鼻咽部肿瘤或鼻咽癌等。

迷走神经核以下病变的原因很多，如发生于上呼吸道感染、感染性单核细胞增多症、类肉状瘤病和咽旁间隙感染引起的神经炎是常见原因；颈部、胸部肿瘤也可引起喉肌麻痹。最常见的病因是颈部急性创伤、外科手术等。

Cohen 等报道了小儿喉神经麻痹的原因。声带麻痹的症状常在出生后短期内观察到，但是，一些病例症状很轻，以至于几年后才认识到声带麻痹。儿童声带麻痹主要病因是产程创伤(19%)，中枢冲经系统疾病是第二个常见病因。65% 喉麻痹的新生儿分娩正常，38% 为单侧麻痹，而 62% 为双侧外展麻痹。

单侧声带麻痹最主要的症状是气息声和声嘶，偶尔出现复音；双侧声带内收型麻痹将引起严重的气息声或失声；而双侧外展型麻痹可有接近正常的嗓音，并出现吸气性喘鸣 . 这是由于气体经过未完全打开的声门所致的。

声学上，发现声带麻痹患者的非周期性增加 (振幅微扰和频率微扰)，音调范围缩小，音调变化减少，高噪声水平，嗓音强度范围缩小。

Murry 报道 20 位单侧声带麻痹患者在读一段标准读物时，患者组平均基频为 127 Hz，正常组为 121.9 Hz，这种差异没有统计学意义，基频变化 (音调标准差) 在两组间没有意义。

Davis 报道两个单侧麻痹患者的频率偏移系数 (PPQ) 和振幅偏移系数 (APQ) 值，患者平均 PPQ 为 9.165%，正常人为 0.42%；患者平均 APQ 为 12.96%，正常人为 6.14%，对只有两例的研究还很难下结论，但也表明了单侧麻痹患者频率偏移和振幅偏移大于正常声带的谈话者。

Kim 等进行了 10 位单侧 RLN 麻痹患者的声学特性频谱分析。可能由于嗓音大量的非周期性，无法得到基频的准确值。患者组和正常组的男性惟一不同的是振幅变化和范围 (一种粗的振幅微扰类似物)。在患者组出现高谐波能量及高噪声能量，与单侧喉返神经麻痹患者出现的带气息声及噪声级一致。

有许多学者对声带麻痹患者在言语时的平均气流量进行检测，Hirano 对这些研究作出总结，患者平均气流率明显高于正常人，数值从最低的 35 ml/s 到最高 1150 ml/s，正常男性为 110 ml/s，女性为 94 ml/s。Yanagchaia 等报道 10 位单侧麻痹患者平均气流率为 442.2 ml/s，而 Iwata 等报道 19 个单侧麻痹患者平均气流率为 353 ml/s，Hirano 等报道 10 位双侧麻痹患者平均气流率为 312.8 ml/s。总之，单侧麻痹的气流率明显高于双侧麻痹的。

根据对麻痹患者EGG波形分析，可以区分四种不同病因的单侧声带麻痹，包括喉返神经、喉上神经、迷走神经及自发的。迷走神经病变的开放商(openquotient)明显小于其他病因所致的，四种病因表现非常不同的速度商。

喉镜：单侧声带麻痹典型的喉镜下表现是一个相对稳定的声带，在发声时声带不能内收，而未受累的正常声带则移向中线。在受累侧声带可有一些活动的表现，这可能是其他结构运动引起的；或假设SLN未受累，环甲肌收缩引起受累侧声带活动，并对声带施加一定的内收力；或也许受累声带受到气压驱使而活动。单侧声带麻痹的患者的受累侧梨状窝的活动或减少或消失，双侧声带不在同一水平上，Isshiki等发现，有一半患者表现麻痹侧声带较高。声带水平不一致有许多原因：①麻痹侧杓状软骨的位置；②喉外肌的作用；③环甲肌麻痹的可能，这也将影响声带张力。可是，必须注意到，其他学者并没有观察到这种现'象。

动态喉镜：Hisano等讨论了外周神经麻痹患者的动态喉镜特征，这些特征是不同的，取决于受损的神经及损伤的严重性，表现有：①不正常的振动，伴明显的垂直运动；②大的、无规律的振幅；③声门闭合不好；④振动不对称；⑤受累声带似乎在摆动；⑥受累声带缺乏边缘偏斜。

Kitzing报道声带局部麻痹的动态喉镜特征，包括声带不对称和无周期性、大于正常的振幅、缺乏黏膜波、声门闭合不全。这些特征与疾病的性质、主观感觉、声学的、生理学的及喉镜观察等相吻合。

有学者也观察到这些相同的特征.麻痹的声带偶尔振动，但与未受累声带不具有相同速率及相同方式，在受累侧有一个前后(或相反)的波纹样运动，在受累声带观察到黏膜波，其规律常与未受累侧的不一样，受累侧振幅有时表现增大，麻痹声带和未麻痹声带经常产生一个无周期性运动。声门闭合方式有多种类型，但最常见的是不完全闭合。

声带麻痹应与杓状关节固定或脱位引起的声带运动功能障碍相区别，诊断必须仔细地排除其他可能性，如间接观察喉部其他结构如梨状窝的活动情况，或直接接触及杓状软骨以检查其运动情况，EMG评估肌肉电活动情况可有助于做出正确诊断。完整和详细的病史对鉴别诊断也很重要。

单侧声带麻痹表现为，受累声带不能向中线移动和帮助声门关闭，由于这种不完全闭合，将产生大于正常的气流和弱的嗓音；受累声带也可表现肌肉张力完全不同于未受累侧，引起声带张力不对称和增加嗓音的无周期性，可使人感觉到嗓音粗糙或声嘶；两侧声带不处于同一水平也增加了无周期性和过多气流，有关它的精确作用还不清楚。

第十一节 嗓音的滥用与误用

现代人工作压力越来越大，不少人会选择K歌来释放压力，而这当中肯定有不少的麦霸，不过在撕心裂肺地唱歌的时候，就要当心声音长茧了。

一、嗓音滥用

误用与滥用的区别很小且误用可能发展为滥用。下面列出的是几种常见的嗓音滥用。

1. 音量过大、时间过长

一般把习惯使用过度大声嗓音方式的人、长时间用高于环境噪声级讲话的人、依赖大声讲话作为吸引和保持听众注意力和维持秩序的手段的教师、拉拉队队长、一些领队、运动教练、未经训练或训练很差的歌唱者、演讲者或需用大嗓音的演员等都归为这一类型。

声带强劲有力地内收，以增强声带向中线的挤压，同时增加“喉瓣”对呼出气流的阻力，使声门下气压达到一个较高的水平才释放，这就是大声嗓音的产生机制。这种滥用方式可使喉黏膜，特别是声带边缘的黏膜发炎、充血和肿胀，而引起声带覆盖层的质量改变并影响声带的劲度。这种方式的滥用使声带振动的活动改变，并影响嗓音的音质。长时间使用这种嗓音滥用方式可导致在声带强力接触的部位(声带振动部分的中点)出现局部病变，或更大范围的声带受到影响，声带边缘增厚。增厚等病变改变声带的质量和劲度，以及改变了声带内收的能力，声门不能完全闭合，导致嗓音的音质改变。从闭合不全的声门溢出的空气听起来就像是噪声并附带有气息声，随着发声功能出现的改变，部分讲话者自然倾向于做出补偿性的调整，可是，这种努力常成为更进一步的滥用，引起组织进一步的伤害。未经训练的演讲者和歌唱者很难分开来处理音调、音量等嗓音参数，在增加音量时，增加的气压也使声带振动加快，引起音调升高。这又对发声结构增加额外的负担。

2. 在肿胀、炎症期勉强和过度用嗓

音量过大、长时间大声讲话、感染、过敏反应或环境因素可引起声带黏膜炎症。慢性鼻窦炎的脓性分泌物和胃、食管反流，也可严重刺激黏膜，导致黏膜炎症。服用某些药物、空气过度干燥(如冬天供暖时不增加室内湿度)、嗜酒或黏膜腺体功能减退所引起的组织过度干燥，削弱了黏膜的防御能力。如果滥用嗓音的行为发生在上述任何一种状况时，就为更进一步损伤声带创造了机会。

3. 过度咳嗽和清嗓

对于大家来说，咳嗽和清嗓是正常发生的事。咳嗽是对局部刺激或感染的反应，具有保证不让异物进入气道的功能。咳嗽反射引起一股高压冲击气流，以排出任何企图通过喉部的异物。咳嗽也是声带边缘黏膜受刺激的反应。需要进行清嗓的感觉是由声带上有黏液暂时集聚的结果，这些黏液影响发音。对一些人，特定食物可引起黏液分泌增加(牛奶食品最常见)，并增加了清嗓的需要；过敏反应的刺激及声带黏膜肿胀也引起咳嗽或清嗓的需要；在上呼吸道感染或其他疾病期间，或药物反应，或放射治疗期间，黏液变得黏稠，引起的感觉似乎是必须清嗓；药物作用、情绪反应如恐惧、过度吸烟和饮酒或黏液腺功能低下都可导致喉部湿度的改变。患有胃、食管反流的患者，常因胃液刺激，引起干咳无痰的慢性咳嗽。

偶尔的咳嗽和清嗓并无关紧要，只有当这些行为过多或成为习惯性后才是滥用。咳嗽涉及喉和声门上结构，咳嗽的过程首先是声门大开，接着是紧密的和长时间的声门闭合，肺部积聚很大的压力咯出，声带和声门上结构，包括咽后壁.都参与了最后的振动阶段。在清嗓中也有非常有力的喉部活动，这些“强烈”活动对喉黏膜可造成损害。

习惯性清嗓常被视为嗓音滥用行为的一种。患者习惯于清嗓，这几乎是一种无意识的行为。大部分病人清嗓是在感觉到喉部有异物感，觉得必须排出异物，以便开始说话。干咳和经常清嗓是吸烟者的特点，干咳和清嗓也是有害吸入物和热吸入对黏膜刺激的反应，也可能是过敏反应和其他喉受刺激的症状。

4. 尖声叫喊者和喧嚷者

儿童是这些行为的主要表现者，他们好斗，讲话很多，在多数场合习惯大声讲话，并常在家庭和朋友之间玩耍时大叫、尖叫，家长常说从婴儿期开始，小孩已经是一个“尖声叫喊者”。家庭中也许只有一个他这样的人，有的家庭中其他家庭成员也常有“喊叫”的行为。因为声带小结与过度尖叫和大叫行为密切相关，故又被称为“喊叫小结”。

在幼儿另一种常见的嗓音滥用表现是用嗓音去做出一些表达感情、意愿不同的声效应，并不是所有这类行为都是滥用。然而有很多这类声音是使劲发出的，有些儿童特别喜欢发出他们所能做出的最不平常的声音，其他一些孩子乐于在玩耍中不仅为他们自己，也为他们的朋友发出各种声音表达赞赏、反感等。

男孩比女孩更爱尖叫和发出噪声，声带小结的发生率男孩高于女孩。Aronson 把这些儿童的“不正常讲话行为”归咎于个性或情绪因素。Barker 等研究了声嘶和正常嗓音儿童在班级中嗓音用量和嗓音类型，他们注意到，在 2 小时内声嘶者比正常者多发音 3 倍，在课余时间这些发声困难儿童的行为也比正常嗓音儿童活跃。

5. 体育和运动中的狂喊

(1) 观众：嗓音滥用的主要表现可见于许多运动和政治事件。吼叫的人群是由很多吼叫的个体组成的。在人声喧哗的音乐会上，在最群情激奋时，人们感到越大声的尖叫或大喊，就越痛快。这些大喊大叫常由很大的张力和提高音调产生的，这就增加了喉机构所承受的张力程度，有时会不顾一切地喊叫直到发 ' 不出声。正如，莎士比亚在《亨利四世》中所说的“我已经在高喊和唱圣歌中失去了嗓音。”

对这种滥用行为，纤弱的声带黏膜的反应为水肿和炎症，增加了声带的质量，影响声带的振动。嗓音症状的严重程度与炎症的范围和组织的反应有关，恢复正常用嗓或减少用嗓，加上良好的夜间休息，将有利于使声带恢复到正常状态，但如果继续滥用，黏膜状态和发音困难将进一步恶化。

(2) 参与者：许多运动和体育为嗓音滥用提供了舞台。每当需要用力时，都需要将声门使劲关闭建立喉内压力，在这种状态下发声是非常有害的。例如，当举起重物时，人们必须建立和保持肺部压力，才能举起重物，这是一个反射行为。在举重过程中，举重者常会发出咕噜声，在声带绷紧内收及声门下的压力升高的喉中发声，即属于滥用性质。在网球和高尔夫球的击球时，也发生类似的声门闭合。还有一些运动是习惯在做一个动作时大吼一声，也属嗓音滥用。

有些运动，一个队员必须用大于观众噪声的嗓音大声招呼另一个队员；一些体操教练不仅要亲自参加训练，而且还要用大于音乐声的嗓音提示班级中的学生，这些人也是嗓音滥用者。使用带有发动机装置的运动员，如赛车，如果他们必须用大于机器噪声的嗓音交流情况，也会反复出现发音困难。当处理嗓音误用与滥用时，详细了解使用嗓音的病史是有必要的。

二、嗓音误用

“嗓音误用”时产生的嗓音行为 (voiceproductionbehavior) 不同于正常的发声机制。正常的发声，是用高效率的系统不费力气地得出最好的效果；是发声系统中的各部分都处于最佳的工作状态，耗能最小，流畅、协调地工作。嗓音误用是没有以发声器官最有效、最正常的习性发声；嗓音在音调、音色、音量，呼吸用气或说话速率等方面明显地不同于正常。每个正常人都会以最有效、最不费力、最轻松的方式发声，也会有意地用一些“效率低”的方式发声。例如，绷紧胸部屏气挤出声音，又如紧紧挤压喉部以嘶哑的声音发声，再如有意提高或降低音调，以这些不自然的、费力的发声方式，发出的声音既不悦耳、又会感到喉部紧张不适。

1. 发紧或过分用力发声

嗓音发紧的意思是嗓音异常地紧张，这种情况很难具体描述，嗓音是否“发紧”主要是凭主观感觉来判断的。病人可能诉说在讲话时有紧张感，或有疼痛感；医生可凭经验通过倾听患者的嗓音和观察患者发声时的表现做出判断。没有客观的方法检查嗓音是否发紧和判断发紧的程度。发紧或过分用力发声的表现有：

(1) 硬起音硬起音”或“声门迸发音’’(glottalcoup) 指一种开始发元音的方式，常以在开始发声前声带迅速和完全地内收为特征，可伴有明显的肌肉紧张。开始发声时要加大声门下压力，以克服紧闭的声门的阻力。呼出气流猛然冲开声门，振动声带，发出的声音是突然的、爆发的，听起来嗓音是突兀的。“硬起音”有的表现为在开始发声的同时观察到声带向中线压挤，有的表现为发声之前的瞬间喉部收缩，两侧室带相互靠拢，杓状软骨和会厌也相互靠近，遮盖了在喉镜下能看见的声带；接着随“发声过程”的开始，声带的内收力量减弱，喉部快速地张开，可见真声带的。有些平时嗓音正常、没有嗓音疾病的个体，也可偶发这种“硬起音”。硬起音是一种可偶然发生于大部分谈话者的行为，在一些情况下，这种行为可能是在检查过程中过于紧张的反应。因此，必须根据这种行为出现的情况 (是偶然还是经常，是否与环境或检查时心理紧张等有关). 判断这一特殊行为是否为“嗓音误用”。

(2) 喉位高：在发声时，喉的垂直高度可随音调的高低而升降。音调升高时，喉的位置随之高升。不同学派对歌唱时喉位置高低的变动是否恰当，有不同的看法。据报道，在嗓音的音调升高时，未经训练歌唱者“喉位升高”的程度比经过训练的歌唱家的高。许多学者认为，通过升高喉位置的方法来提高音调，不是一种好的歌唱技术，对嗓音有害的。可是，Sundberg 报道用 X 线观察两位训练良好的女歌唱家音调和喉位置的关系，发现提高音调时她们喉的垂直高度都增加，表明在歌唱中，喉位置升降并不是不可取的。

喉位置升高引起：①声道缩短，这使所有的共振峰频率都上升；②使声带组织变僵 (刚性加大) 而改变振动的模式，基频上升；③声门更趋于紧闭。吞咽时喉部升高，声带紧密内收，起到保护下呼吸道的作用，不是误用。在讲话时，喉位置高度的变化，是讲话者习惯于在讲话时把喉的位置升高，并不是过度紧张的表现。Titze 等认为，一贯将喉保持在较低的位置讲话的人，可能比那些让喉自由移动的讲话者要消耗更多的能量。

嗓音发紧时，喉内肌和喉外肌的张力都增加，喉肌系统作为一个整体 . 各肌相互间的关系密切，当一块肌肉过度紧张时，其他肌肉也可出现类似情况。所以，虽然喉位高度主要由喉外肌的活动所控制，但不能只归咎于喉外肌，应认识到是整体生理功能紊乱的表现。“高喉位”可能与喉内肌和喉外肌过度紧张有关。

这种患者常有喉部和颈侧区疼痛和不适感，有时疼痛向上、下放射。患者感觉用嗓越多，嗓音越坏；在烦忙的一天工作中，越接近下班时间，讲话越要用力。

(3) 喉前后挤压：在对嗓音疾病患者的喉内镜检查中，常观察到喉“挤压”现象，也就是在发声过程中会厌和杓状软骨互相靠拢，一般观察不到明显的病理学改变。在发低后元音如 /ah/ 时，舌的位置将会厌推向后，也可观察到有前后喉挤压的类似情况，但这种运动是自然的正常活动，没有任何“挤压”因素存在。在发元音 /ee/ 和 /oo/ 时，正常情况时会厌应向前、上方提升，使声带完全暴露 . 在患喉“挤压”的病人中，即便是发 /ee/ 和 /oo/ 元音，会厌也向后运动，难以观察到真声带的全长。

喉镜观察时，提高音调发 /ee/ 可充分展现声带，可是，有些人在提高音调时，却习惯于采用前后缩短的非常紧张的喉部姿势。事实上，他们常难于提高音调，发音范围减小。这是发音生理紊乱的表现，可能与过度紧张有关。

2. 音调不当

惯用太高或太低的音调，是引起嗓音疾病的常见原因。在临床工作中很多时间花在确定患者的最佳音调，然后教病人用这一音调发声。但有时是难以采用这种治疗方法。例如，确定最佳音调最常用方法是测定病人发声的音调范围。但一些嗓音疾病和喉部的病理变化，常可使发声的音调范围缩小。如果因嗓音疾病或喉部病变改变了病人嗓音的基频或音调范围，就难以“找到”最佳的音调。在有声带小结、增厚等病变时，嗓音的基频已经改变，嗓音的范围也缩小，要找出适当的音调几乎是不可能的。何况患者的嗓音音调不当，往往是由于声带在厚度、质量等方面的改变，声带使用方法不当，或声带运动控制方面的不正常所致的。嗓音音调不当是嗓音问题的一种表现，而不是引起嗓音问题的原因。而且有的人虽然用的是很恰当的音调发音，但在滥用嗓音时，也会引起音调不当。不适当音调发声的表现有：

(1) 青春期嗓音：又称青春期假音 (adolescentfalsetto)、变声不全 (incompletemutation) 和变声期假音 (mutationalfalsetto) 等等 (请阅第六节)。

(2) 持续气泡音：气泡音又称为“声门激动”或“搏动的嗓音”。气泡音的基频低，频率变动范围小。发声时声带迅速地闭合，振动周期中的闭合相明显延长。Zemlin 报道闭合相占振动周期的 90%，在高速摄像观察下见气泡音的特征为声带紧密接触，但声带游离缘松弛，空气似乎在声门前 2/3 的两侧声带之间“冒泡”样挤出。气泡音是用比其他嗓音区少很多的气流产生的，而且空气是以不规则的时间一阵阵地释出的。据 Perkins 观察搏动的嗓音”只能产生非常低的基频，在一组相继的声门振动周期中，能量逐个减弱。气泡音发出的声音有不同的描述，如爆米花声、机动船发动机声、叽叽嘎嘎声等，因为振动慢，故能听到每一次振动的声音 • 振幅很低，声音响度小。

虽然气泡音是一种正常的声门振动方式，但如果是持续存在的或习惯性地使用这种发音方式，则属嗓音误用。要用通常说话时的音量发出气泡音是很困难的，要用这种方式发音，就要使声门张力加大才能使其响度加大。气泡音发出的嗓音为低频，这一音区的伸缩性小，因此，其基频的变化很小，嗓音的频率单调。习惯性地用气泡音的人，常会感到嗓音易疲劳，还会觉得喉部振动，甚至在喉部下面听到振动。

(3) 缺乏音调变化：说话的音高没有明显的变化或嗓音单调，对嗓音的声学分析显示基频基本无明显变化，嗓音单调可因神经功能障碍而影响对音调的控制所致，也可以是心理压抑的一种表现，还可能是嗓音误用中的一种习惯性发声方式。未经训练的人在讲课或演说时，也常会出现这种情况，他们不会通过调控音调级的变化来达到最好的交流效果。在这种方式的发声中，发声机制形式为很少变动的“格式”。这“格式”包括声带的某种形状、内收和接触的力量，一次一次地以相同的强度和在相同的部位重复发生。这种动作不利于发声机制的灵活性并易于疲劳。这种情况最终可发展成气泡音，嗓音单调，听起来使人感到缺乏活力，没有生气和乏味。

3. 说话过多

喉生理活动的限度在人与人之间是不同的，同一个人在不同情况下也不同，一个健康的、休息充足的、营养良好的、情绪稳定的人，除非用很大的声音或长时间发声，一般是不会感到嗓音有问题的。但当同一个人的健康状况不佳、吃不好、睡不好、消耗大或服用某些药物时，虽然用嗓音的情况和过去相同 (甚至比过去少)，也可出现嗓音问题。由于身体状况的影响和个体的喉的活动限度不同，很难做出是否因说话过多导致而严重的嗓音问题的结论。

过度交谈可引起嗓音疲劳，嗓音有轻度的粗糙或声嘶，嗓音疲软无力，谈话者需用更大的努力来发声。过度使用嗓音的人，经过夜间休息或经过讲话较少的周末，嗓音常可短暂恢复至正常，但当下一次过度用声后又会复发。嗓音误用常常是有多种形式同时存在的，说话过多的人往往还有其他的嗓音误用或滥用。

4. 室带发声

在喉部检查时见室带运动过分地靠向中线，大部分真声带被室带挤压遮盖，可做出室带发声 (ventricularphonation) 的诊断。室带发声时的嗓音为低音调，有刺耳的音质、嘎吱嘎吱声、隆隆声、噼啪声、强度减弱、复音等。室带发声可能是心因性发音困难的表现，是对声带运动不足的补偿行为，是功能亢进的一部分。还有人认为室带发声是一个尚无法解释的现象。Casper 等在正常无症状讲话中观察到伴随着真声带的内收，室带向中线运动的程度有很大的差异。

三、误用与滥用的区别

误用与滥用之间的界线是很模糊的，也许在两者之间本来就无法分开，一种误用的方式如青春期嗓音可以始终只是一种误用，不一定会发展为非常严重的问题。例如过度交谈，可能引起组织变化，患有结节、息肉等病变，可是，无休止交谈的人也有不发生嗓音问题的。

误用方式是如何发展的，这是很难决定或追踪的，病人会问为什么几十年来都是好好的，怎么突然就出了问题，说是误用呢？大部分人在他们感到出了问题之前并不清楚他们的讲话方式。讲话、发出嗓音是人类的天赋，不需要想怎么发声、用气。在出了问题时，把记忆中的同时发生的情况联系起来认为是病因，并不一定真能反映它们之间的因果关系，可能会误导。

大部分常见的嗓音误用者似乎都确实有在一段时间内，工作压力增加或用嗓增多，患者常诉说那些被他们认为是与喉炎发作的突如其来相关的事件。有人诉说曾患喉炎，这种喉炎，只是上呼吸道感染的一个症状。有人却把一些嗓音问题认为是“喉炎”，他们会说这样的小发作变得越来越频繁，每一次的恢复时间比上次的长。由于发出声音是一个很“自然”的现象，由于从喉部的反馈感觉有限，所以，很有可能对发音行为的变化没有引起足够的认识。在发生喉炎时，不管是由感染或误用引起的声带水肿，都需要调整发声“动作’’以使发出嗓音或尽量使发出的嗓音“正常”，这些无意识的发声方式的改变可持续到这种突如其来的状态恢复之后，一直持续下去。此外，人在不断变化，并对营养状态、药物摄入、老化、环境因素、情绪状态做出与之相适应的反应。对一种适应身体变化而进行调整的行为，可能已经存在许多年，并已经能够耐受，不会感到有什么问题。但当遇到某些因素时，这种行为开始成为无法耐受的、机体功能发生突然变化的表现，也有可能这种行为的影响是很小的，但可以累积，最终机体对某一行为的耐受达到一定的限度，突破耐受限度，从量变到质变而出现症状。

第十二节 嗓音疾病的治疗

病理性嗓音的治疗可以通过药物、外科手术及发声训练来进行。每一种治疗方法都有自己的适应证，这些方法可以单独或联合应用。

一、发声训练

(一) 发声训练的目的和原则

发声训练 (voicetraining) 是针对嗓音的音调、音强、音色、用气或发声呼吸方法等问题的处理，以及对共鸣器官位置的调节，如发声时咽、喉、口腔、软腭、唇、舌位置的调整。

发声治疗包括以下内容：①倾听技能；②心理卫生；③用嗓卫生；④姿势和运动；⑤调节和控制呼吸；⑥放松；⑦发声训练；⑧避免嗓音滥用和误用；⑨发挥出嗓音的潜能；⑩消除发声时的紧张；⑪ 提高发声效率；⑫ 改变嗓音音调；® 加大嗓音响度改善共鸣。

训练前的检查是进行发声训练的基础，对治疗者来说，可以获得患者发声行为方面的信息，同时向患者介绍发声方面的知识及功能不良性发声带来的后果。对患者来说，是认识自身存在发声缺陷的机会。

发声训练的目的是使发声器官得到放松，学会正确的发声方法，达到恢复正常嗓音或改善有缺陷嗓音 . 使患者在说话进行交流时有轻松、愉快的感觉，并能根据说话背景及要求采取相应的发声方法。随着发声功能的改善，患者会有全身心舒服的感觉。因此，不管是功能性发声障碍 . 还是器质性发声障碍，发声训练的目的就是建立或重新建立起与发声有关的所有器官之间的平衡，同时将发声纳入到整体的活动中。

嗓音治疗师的作用是指导患者进行个人训练，打开治疗的大门，提供信息，稳定患者 . 指出患者的发声缺陷。一个人的嗓音能反映出他内心深处的情感世界，因此 . 好的治疗师必须知道针对每一个患者，采取合适的工作方法及治疗技术，对患者的敏感问题、忧虑和谨慎，要留有时间让患者去克服。治疗师和患者之间应相互信任，建立起真实对话和交流的气氛。在这样的气氛中，发声训练成为患者与自己及与他人进行交流的机会，让患者感到轻松自在，能很自如地发出声音，最终达到“终止”不良的发声行为。

(二) 放松训练

全身放松练习是发声训练前的准备阶段。通过肌肉的放松训练将有利于帮助感觉到紧张的“关键点使产生的肌肉张力能更好地适合发声器官和全身状态。放松训练可以通过各种方法获得。

1. 休息状态下的腹式呼吸练习

通过这种类型的呼吸训练可以获得全身的放松。腹式呼吸是一种自然的生理运动，我们可在婴儿身上观察到，成人只在睡眠状态下处于这种呼吸状态。可以自己进行练习，也可以在治疗师的指导下进行。治疗者单调低声的言语有助于患者进入到所要寻找的松弛状态。具体的练习方法是：患者放松地仰卧于地毯上，手臂放在身体两侧(如果可能闭上双眼)，在膝下放一小垫子以便松弛腰部，要求患者感觉身体在地毯上的所有支撑点(从脚部开始直到头部)。然后在治疗师的带领下：①有意识地感觉随着呼吸运动腹部的起伏运动；②处于呼吸的自然节奏中，既不要有意地延长吸气时间．也不要延长呼气时间；③进行自如调动气流量的练习＞④感觉吸气时气流的进入；⑤感觉气流柱向深部下降直到胸腔底；⑥呼气期没有腹部坚硬或卡住的感觉，只有呼气流自由出入的感觉；⑦认真体会规律而缓慢的呼吸节律有助于全身的放松。

2. 局部放松练习

包括喉部发声器官的放松训练、肩部的放松训练、颈部和项背部的放松训练，以及躯干、头、手臂的放松训练。

(三) 呼吸训练

1. 呼吸和呼吸支持

发声时呼吸器官的呼气运动提供给喉部一个在气流量及声门下压可以变动的呼气流量。发声时的呼吸与其他状态下(如行走、跑步、休息等)的呼吸不同，发声状态下的呼吸不再有规律性。表现为：①吸气从短暂、被动的过程成为有准备的阶段，是膈肌、肋间外肌及肋问中肌参与的运动；②呼气期延长并成为主动的过程，是腹肌和肋间内肌的作用。在歌唱或喊叫时，腹部肌群与膈肌的拮抗一协调作用尤其重要，能够根据发声的需要控制呼气流量。

2. 呼吸方法

呼吸可分为胸式呼吸、腹式呼吸及胸－腹式呼吸。其中，胸－腹式呼吸的呼吸潜能最大，与休息状态下相比，排除的呼气量和呼气压增加，因此，胸－腹式呼吸在歌唱或喊叫时非常重要。然而，在一般的言语表达中，胸式呼吸的呼气流量通常是够用的。因此，说话者应根据不同的情况采用不同的呼吸方式，这就提出了呼吸教育的问题，即呼吸训练。通过呼吸训练，将有助于正确地调节发声时的气流，成为自动而自然的呼吸调节。适宜的呼吸方式可以获得膈肌与腹肌的平衡，发声时既不要过度地推动腹肌，也不要“关闭”上部胸廓，创造出有利于舒适发声的呼吸状态。

呼吸训练的目的是发展主要呼吸肌运动的协调性、不费力地增加吸气量、准确调节声门下压等。通常是从卧位开始进行练习，这个体位下脊柱较少受累，身体不受垂直方向重力的影响，然后进行坐位下的练习，要求坐在硬椅子的边上，保持脊柱相对于盆腔的垂直。当在这两个体位下，能够不费力地获得正确的呼吸方法时，就进行较复杂的站位练习。

(四) 嗓音训练

不同的医生根据其经验，在对不同的患者进行嗓音治疗时，常灵活应用不同的治疗技术，同时也在不断地发展和完善这些技术。

1. 对患者病情的研究

要求嗓音医生必须具备有喉部解剖学、发声生理学以及嗓音疾病发病机制的知识。同时要全面了解患者的嗓音问题，只有对患者的问题和患者希望解决的问题有了全面的认识，才能判断出哪些问题需要解决，以及如何解决。

2. 呼吸样发声

这种发声方法的适用范围较广而且易于掌握，临床应用效果良好。嗓音的产生具有整体上的协调性，就是说不要刻意去注意其音调、响度的变化性，以及嗓音其他方面的问题。鉴于此，设计这样一种治疗技术是必要的，它运用嗓音的整体方式去取得目标，患者容易接受，呼吸样发声即是这样的一种技术。呼吸样发声的嗓音强度上是所能发出的最轻音 . 类似于说悄悄话，但不同于耳语。对于医生来讲，有必要让患者明白怎样发出这种嗓音，同时注意激发嗓音的灵活性，如发叹息音或哈欠—叹息音，来降低发声时的紧张。呼吸样发声是气流流畅时的发声，没有用力或挤出气流的感觉。这种技术对治疗有嗓音误用和嗓音滥用情况的患者有效，并可作为嗓音的卫生保健，以及对于需要周期性调整嗓音活动量的职业用声者都是适用的。

3. 叹息样发声、呼气起音、轻松发声

把这三种技术放在一个标题下，是因为它们所代表的含义相同。对于叹息样发声，要求患者非常放松、毫不费力地自然发出声音。声音的有无并不重要，但要求声音必须是自然发出的，不费任何力气。自发的叹息声常常不会产生声音，仅在开始阶段气流急促经过时，可以听到呼气声。重要的是，患者在吸气后不要把持呼吸，从吸气到呼气必须有持续的气流，否则将会出现声门紧张性关闭，呼吸气流变得不连续。从叹息音开始，比较容易教会患者实践呼气起音。开始时发 /h/ 音，发声以一种夸张的方式进行，以便这个音能够持续。声音在叹息声中产生，带有部分喘息的音质。这些技术可以减轻喉部和嗓音的紧张性，减少声带接触的力量，尤其是声门关闭时声带中部的挤压力量。

4. 哈欠 - 叹息发声

指导患者模仿一个真正的哈欠（如果可能，打一个真哈欠）。哈欠后以一个叹息音来结束动作，让气体以一种放松的方式呼出。这个训练很容易学会，指导患者尽量张大嘴、舌后缩，尽可能地深吸气，保持这种姿势的同时开始发声，在哈欠及叹息时渐渐关闭嘴。训练过程中，让患者集中注意力体会哈欠—叹息发声时的各种感受。在真正打哈欠时，喉的位置很低，这种现象可以在纤维喉镜下观察到。哈欠的生理学作用是降低喉部的紧张性，从而在轻松、自然的气流中发出声音。这个练习的目的是减少嗓音误用和放松喉部肌肉，对功能过强性嗓音障碍患者非常有效。

5. 颤音

颤音是舌尖接触齿槽缘迅速振动产生的，声音被描述为震颤的 /r/ 音，这在许多语言中都能听到。颤音也被许多演员用来作为热嗓子的一种练习。在发颤音时，如果将'手指放在喉部，可以感受到非常快速而强烈的喉部振动。颤音可以用来治疗一些嗓音疾病，如声带手术后瘢痕引起的嗓音障碍，对喉功能减退和老年性失音的患者也有一定作用。首先要求患者发出一个舒适的音调，保持这个音调，然后进行音调的变换，依靠颤音来产生。变换音调从上升和下降两个方面以滑音的方式进行，在音调变换之间不要有停顿，可以在各种音调及各种元音之间进行颤音练习。

颤音是声带的跳跃震动方式，是一种震颤平衡状态的共鸣，可以产生正常的喉部张力，依靠平衡空气动力学和肌肉的张力，促使其呼吸及清晰发声。有学者依据生理学数据和实验模型描述了舌尖震动的模式，从原理上讲，舌尖的震动像一个弹簧杆门，在外部空气和内部的舌尖之间产生不同的压力，压力的差别使震动达到预想的效果。在产生颤音的过程中，声门下也产生比在正常发声时大的气压，这也产生了一种迫使声带振动的力量。手术后的声带瘢痕将导致声带的硬度增加，从而使声带振动幅度减小，颤音练习可以改善声带的振动特性。

6. 音调的扩展练习

要求在无喉部紧张的情况下做提高音调的练习。提高音调可使声带拉长，增加声带的张力。声带出现瘢痕时，常有一个区域变硬，振动不良。变硬是瘢痕组织的特性．音调的扩展练习通过使声带的延伸，从而也延伸了瘢痕区域，这样就增加了声带瘢痕区域的顺应性和改善声带的振动性。在帕金森病患者，这种练习可以减轻患者嗓音的单音调；老年性患者或其他功能减退性嗓音障碍患者，通过音调扩展练习可以增加发声的能力。

7. 咀嚼运动

咀嚼样运动作为一种治疗技术首先被 Froeschels 于 1952 年描述。这是一种在非常夸张的咀嚼运动中发声。夸张的咀嚼运动需要保持口腔张开和舌部的持续运动。当方法正确时，将会产生声音。在让患者发声之前，必须先掌握用夸张的方式咀嚼，然后产生一些声音和一些随意的单词。在早期阶段，可能会影响声音的清晰度。当患者不断进步，能连续自然地发声时．咀嚼运动几乎就不存在了，此时伴随的发声紧张也消失了。因此，咀嚼运动有助于缓解发声时喉部的过度紧张。

8. 说唱音

这是一种讲话的方式，介于说和唱之间。患者可以简单地吟唱一种声音，如果在吟唱中能够轻松地引出一个质量较好的声音，患者就维持这种发声，并逐渐练习发单词和句子。这样，患者在吟唱过程中，能够发现所期望嗓音的发声部位。吟唱一个声音，可以激励发出气流连贯轻松的声音，以减少声带的撞击力量，减轻喉部和声带的紧张性。吟唱不同于说话，是产生嗓音的一种新方式，可以帮助患者改变不良的发声习惯。

9. 哼鸣和鼻腔辅助发声

哼鸣技术不同于讲话，不受不良发声行为的影响，有利于患者轻松的发声。患者在进行哼鸣练习的过程中，能够感觉到哼鸣在鼻腔和胸腔的共鸣。患者维持哼鸣，直到产生所希望的目标声音为止。在早期，所发出的声音可能带有较重的鼻音成分，这种现象是暂时的，当能够自如地发单词和句子时，声音中的鼻音成分将逐渐消失。哼鸣可以激励声音的发出，提供一种鼻腔和面部都能感受到的振动反馈，这样可以改变患者对于喉部先入为主的偏见。

(五) 嗓音的保健

注意用嗓音卫生不仅可以起到预防疾病的作用，还有治疗的意义，是嗓音康复不可缺少的组成部分，特别是嗓音疾病的危险人群。

(1) 导致嗓音疾病的主要因素有：

①职业方面：老师、歌唱演员、戏剧演员、营业员、讲解员，以及单位领导、负责人等，这些人群容易出现嗓音的“误用”或“滥用”。

②环境因素：经常处于大噪声环境中，容易形成过度用力发声的不良习惯；空调环境，尘埃、化学、药物等污染可引起呼吸道黏膜的干燥，影响发声。

③性格因素：争强好胜、能说善辩、讲话多、爱大声说话或喊叫等性格的人，常常有过度用力发声的行为，容易引起声带充血，发生声带病变。

(2) 用“嗓”卫生，包括：

①减少说话量和降低说话的响度。

②避免过度过强用声，如喊叫、长时间高声讲话(做报告、演讲)；避免在噪声环境中讲话；学会用软起音发声；治疗咽部疾病减少清“嗓”。

③避免刺激、性物质，如辛辣、过热、过冷的食物，尤其是在长时间用声后，减少或戒除烟酒。

④保持心理健康。

⑤保持全身健康。

二、嗓音外科

(一) 嗓音外科的解剖、生理学概念

1. 声带的功能解剖

声带组织的解剖结构是研究声带振动机制的关键，其中以声带前 2/3 部，即声韧带部(声带膜部)最重要。声带是一个分层振动体，它的分层结构决定了声带振动的特性。在声带额位切面图上可以观察到声带的不同结构层，表层是由非角化上皮组成的黏膜上皮层，厚约 0.05 ～ 0.1 mm。然后是黏膜下层(固有层)，黏膜下层又由多层结构组成，通常分为 3 层：浅表层、中层和深层。浅表层(又叫 Reinke 间隙)为疏松结缔组织，是可分离层，厚约 0.5 mm；中层由弹性纤维组成，弹性纤维是一种蛋白质结构能适应来自长轴方向力的牵拉；深层主要由胶原纤维组成。中层及深层加在一起的厚度约为 1 ～ 2 mm，构成了我们通常所称的声韧带。声韧带的强度对声带长度及厚度的变化起着重要的作用。在身体的生长发育阶段及衰老过程中，声韧带结构将发生相应的变化。声带最深部为甲杓肌，构成声带的肌体，其在声带中部的厚度为 7 ～ 8 mm。甲杓肌收缩使杓状软骨向前移动，缩短了声带的长度，同时也增加了甲杓肌的紧张度。

为了便于研究声带的振动模式，根据声带结构的生物力学特点，将声带分为 3 层：黏膜上皮层与黏膜下层的浅层构成包裹层，移动度最大；黏膜下层的中层与深层构成中间层(声韧带)，移动度较小，能纵向稳定声带的振动；甲杓肌构成肌层，移动度最小。声带振动时包裹层最容易损伤：充血、水肿或出血等病理改变主要发生在此层，声带的良性病变也主要发生在黏膜上皮层及黏膜下层的浅层。疏松的 Reinke 间隙是外科手术的可分离层，声韧带在声带的振动中起着重要的作用，是手术不能损伤的结构。

2. 声带的振动机制

当声带处于发声状态时，声带的振动是一种周期性的现象，表现为声带游离缘的分开与接近。

目前对声带的振动机制尚没有完全清楚，存在有众多的学说，其中以肌弹力—气流动力学说最具有说服力，能部分解释喉的发声机制。肌弹力—气流动力学说的基本理论是，声带振动是在呼气流作用下的一种被动运动，呼气流是声带振动的动力系统(能源)。声带是振动体，通过声带振动将呼气流转化为振动气流从而产生喉基音。传统的观念认为，声带振动的发生类似于气流的阀门机制：当声门下压与声门上压(声门闭合力量)之间的力量不平衡时，即声门下压高于声门上压时，声门开放，呼吸气流迅速通过狭窄的声门而推动声带黏膜波动。高速摄影图像显示，发声时声带黏膜的波动是一种波浪式的运动，运动从声门下开始，逐渐到声带游离缘，然后到达声门上。因此，嗓音外科有两个重要的概念，声带黏膜的柔软性，黏膜层与韧带层的可移动性，这两方面是产生声带黏膜波的保证。声音是由声带游离缘振动引起空气振动产生的，理论上，这是一种完全稳定的周期性现象，但在实际中，即使是在一个声音完全正常的喉，也可观察到一些微小的扰动，这种扰动是由于双侧声带在生物学结构上存在有微小的差别(不均匀性)导致的。当声带发生病理性改变时，如声带小结或声带息肉，这种声带组织结构的不均匀性增大，增加了声带的不规律性振动，从而影响发声质量》因此，嗓音外科治疗的目的不仅仅只是恢复声带游离缘的整齐，同时要消除声带组织的不均匀性。

(二)声带良性病变的分类

从病因学及病理解剖学的角度将声带良性病变分为三类：功能不良性声带病变、声带囊肿性病变及声带瘢痕性病变。

1. 功能不良性声带病变

功能不良性声带病变是因声带功能不良导致的声带反应性病变，主要有声带小结、声带息肉、声带慢性水肿(Reinke间隙水肿)。由于存在声带黏膜病变尤其是当病变位于声带游离缘时，改变了声带黏膜的组织特性和阻碍了声门的闭合，从而导致声带的不规律性振动及气流经闭合不良的声门漏出。通常这类病变只局限于声带黏膜下层的浅层，不会累及到声韧带层。大多数情况下，覆盖在病变上的黏膜有病理改变，可以是黏膜萎缩或黏膜上皮增生，甚至黏膜上皮的不良改变，手术时应将病变黏膜一起切除。

2. 声带囊肿性病变

外观上看，声带表皮样囊肿是声带黏膜下的圆形隆起，囊肿体积大小不一，通常有纤维穿透到声韧带层，囊肿周围的声韧带可能被破坏或变薄。组织学上，表皮样囊肿的囊肿壁是由不同角化程度的多层上皮组成的，上皮将引起局部的炎性反应而引起囊肿壁与声韧带层的粘连。手术剥离囊肿时，粘连带的分离较困难容易引起囊肿壁的破裂，造成囊肿的完整性摘除困难及可能损伤声韧带。一些表皮样囊肿存在有开口，开口多位于近声带的游离缘，囊肿内容物可经开口处自动排除，排空后的囊肿将形成一个宽窄不一的声带沟，较长的声带沟叫声带纹。声带表皮样囊肿可出现在任何年龄，包括儿童。声带表皮样囊肿一般是单个存在，但也有报道在两侧声带或同侧声带上存在有多个囊肿的情况。因此，手术结束前应该仔细检查两侧声带，避免遗漏术前未发现的囊肿。

声带沟形病变这个术语在20世纪初已经被采用，是指在间接喉镜下看到的与声带游离缘平行的白色沟形病变,发声时声门表现为卵圆形。实际中,声带沟形病变有两种不同的解剖形式:声带沟(开放性囊肿)和声带纹。所谓声带沟是声带黏膜上皮层的内陷形式，形成一个位于声带黏膜层下的一个深浅不一的囊腔，囊腔向下向外发展可达到声韧带层，与声韧带发生粘连。

声带纹是一种病变范围更广的声带沟形式，其沟状病变与声带游离缘平行，外观上看似乎是声带上的一个波纹。发声时，声门闭合不全表现为弓形声门。声带纹的下缘常常形成一个有张力较硬的纤维索带，而带纹的上缘相对较柔韧。声带纹沟底的黏膜变薄萎缩，并与深部的声韧带粘连，造成手术切除分离时的困难。

声带黏膜桥是声带上平行于声带游离缘的黏膜带，这个黏膜带可被钳子分开，在黏膜带的前后端各有一个附着部。通常黏膜桥常伴随有声带沟，或声带纹，或表皮样囊肿病变的存在。

黏液潴留性囊肿与表皮样囊肿完全不同。它也是一种真正的囊肿，但它的囊肿壁是由腺上皮组成，囊腔内容物为典型的黏液。与表皮样囊肿一样，囊肿包膜常常有炎症反应．在手术切除时，囊肿壁脆弱容易破损。

假性黏液囊肿是一种水肿性病变，而不是真正意义上的囊肿，它仅仅只是上皮的浆液性渗出，没有细胞的增生或形成真正的囊肿壁。

3. 声带瘢痕

声带瘢痕不属于通常所说的声带良性病变，它的形成多是在行声带良性病变手术摘除时，由于过多切除声带黏膜组织或损伤声韧带而在声带上形成一个缺损，也可以是由于声带黏膜与声韧带粘连造成声带黏膜僵硬，或是激光治疗的热辐射损害。在声嘶发生的病理机制上，声带瘢痕性病变都将损害声带的黏膜波，致使声带黏膜波中断或消失，从而影响嗓音质量。

（三）手术适应证

对喉及声带的详细检查是确定一切治疗方案的前提。若病变是良性、有嗓音外科手术适应证，医生应该和患者一起共同制定治疗方案，向患者介绍目前存在的手术技术，解释声带的解剖功能特点。由于这类病变的良性特点，手术治疗的目的不仅只是为了切除病变，主要是为了恢复声带的正常解剖结构。此外应该让患者知道，声带的发声功能不仅与声带的解剖结构有关，发声方法（行为）也影响嗓音质量，因此，嗓音疾病的治疗必须同时辅以发声训练，也就是说嗓音疾病的治疗是在外科医生、嗓音学家和嗓音治疗师的共同参与下完成的。对于大部分声带良性病变，在嗓音治疗师指导下的发声训练是整个治疗方案的第一步，尤其是对功能不良性病变如声带小结，手术前后的发声训练非常重要。

嗓音外科是属于功能性手术，其目的是改善嗓音质量，因此对手术治疗的要求通常是由患者提出的。在问诊过程中，需要了解患者对治疗的要求是来自个人生活方面的需要，还是来自职业工作的需要，或是来自对病变性质的担忧，如担心是恶性病变，或是来自周围的压力。在某些情况下，患者关心的往往并不是声音的质量，而只是为了明确病变的性质。现实中，并不罕见地会遇到一些患者，他们并没有感到嗓音的不正常带给生活或工作的不便，只是在对其他病变进行检查时，无意中发现声带病变的存在。然而，在大多数情况下，嗓音障碍通常都会引起患者的注意，特别是职业用声者如歌唱演员和戏剧演员，嗓音质量在他们的日常活动及职业工作中起着重要的作用，因此在实施治疗时，应明确患者存在的嗓音问题和希望解决的问题，以利于评价治疗后的效果。

如果患者对改善嗓音的要求不强烈，如儿童或老年人，可以建议定期的随访观察，由于声带病变的良性特点，每年一次的随访就可以了。但应向患者介绍用“嗓”卫生及嗓音的保健知识，尤其是应注意消除过度用声的不良习惯。相反地，如果患者强烈要求改善嗓音质量，可根据声带病变的情况建议做相应的治疗。

对于声带小结，首先建议在嗓音治疗师指导下的发声训练，如果经过认真的发声训练治疗声音改善不明显，可考虑手术摘除小结。手术后同样需要在嗓音治疗师指导下继续进行 12 ～ 20 次的发声训练。病变大小并不是手术指证的决定性因素，对于歌唱演员，即使说话声音是正常的，较小的声带小结也会严重地影响歌唱音。相反地，如果声音经发声训练治疗后，嗓音改善满意，即使声带小结仍存在，如果患者不是职业用声者，可不考虑手术摘除，只须做简单的随访观察。

至于声带息肉，可以说所有声带息肉都是嗓音外科手术的适应证，因为罕见有声带息肉经发声训练后消失。尽管这样，发声训练在声带息肉的治疗中同样起着重要的作用，如果可能，最好在手术治疗前就开始。另外，要注意寻找存在有声带表皮样囊肿类声带内病变的可能，据统计约有 15% 的声带息肉是对侧声带内病变的反应性病变，而声带内病变在术前的检查不是总能够被发现。在向患者建议手术治疗时，应该向患者解释这种可能，如果手术进行中发现存在有声带内病变，原则上是尽可能地一次手术摘除干净。

理论上，声带表皮样囊肿和声带沟 (开放性表皮样囊肿) 是嗓音外科的手术适应证，但由于这类病变手术摘除的技术难度较其他声带良性病变大，很难预测手术后嗓音恢复的情况。因此，如果患者对发声改善的要求不强烈，建议只做发声训练以减少发声疲劳等不适，或是简单的随访。如果患者强烈要求改善嗓音质量，可以考虑嗓音外科手术，手术前的发声训练是必需的，目的是减少患者的过度用力发声行为，以利于术后嗓音的恢复。

对声带纹和声带瘢痕手术治疗的提出应十分慎重，如果手术前的嗓音障碍及发声不适不是非常重要，手术后的效果往往令人失望。无论如何，术前的发声训练是必要的而且是长期的。手术治疗只是在各种治疗方法都失败时才考虑，对于因手术导致的声带缺损，再次手术的时间必须在初次手术后 1 年以上才考虑。

(四) 手术前的准备

手术前检查包括耳鼻咽喉的系统检查，了解是否存在有这些器官的炎症、异常。随着检查技术的进步，带摄像设施的纤维喉镜或直管放大喉镜检查设备的应用，能够获得高清晰度的声带图像。通过回放或慢放录像，可以观察到喉部声带的细小病变，帮助明确临床诊断，同时可以方便地向患者解释声带上的病变。目前用于诊断目的全麻直接喉镜下检查已基本被淘汰。通过频闪喉镜检查获得的声带振动慢放图像，可以帮助了解双侧声带的振动幅度、对称性以及声门的闭合情况。喉镜检查时，不仅要仔细观察声带上可能存在的病变如声带小结、声带黏膜增厚等，同时要注意观察是否存在有过度用力发声的表现，如杓状软骨的过强运动、室带内收挤压等现象。

发声功能检查是非常重要的，因为嗓音外科的目的不仅只是恢复声带的解剖外形，而是要改善发声功能。应常规地对每个患者的声音进行治疗前后的录音，要求采用高保真录音设备在隔音室内进行，严格统一录音条件及录音文字，以便进行治疗前后嗓音质量的对比。同时，用嗓音测试仪对嗓音进行各种声学和空气动力学参数的测试，达到量化嗓音质量，从而能客观地评价治疗效果。

由于嗓音外科手术是属于功能性手术，应保证手术的安全性，因此应严格遵守所有全麻手术的禁忌证。

(五) 手术原则

1. 一般原则

手术医生与麻醉医生的密切合作是手术成功的保证，但各有其重要的职责 = 对于麻醉医生，一方面要求有一定的麻醉深度以消除喉反射；另一方面必须保证血液与肺泡有充足的气体交换量，以维持安全的血氧饱和度。嗓音外科的手术时间一般较短（多在20分钟以内），要求手术结束后患者能迅速苏醒。对于手术医生，必须充分暴露声带尤其是声带前联合。如果是在插管下进行，在保证安全的前提下尽可能使用小号气管插管，以减少对手术操作的影响。手术中，声带的固定不动和平稳的麻醉是使手术顺利进行的条件。对所有声带病变，嗓音外科遵循相同的原则：绝对不损伤声韧带及声带前联合；尽可能不损伤声带游离缘黏膜、声带下缘黏膜及Reinke间隙的组织，以保证发声时声带黏膜波在Reinke间隙的移动性。

2. 视诊

手术开始时，首先需要了解喉的整体情况特别是声带的情况。注意声带表面血管分布情况，如果有会聚于一点的扩张血管网，要高度警惕可能存在有声带内病变如声带表皮样囊肿；如果扩张的血管趋向于声带前联合，要检查是否存在有声带前联合下的微小喉蹼。

3. 触诊

触诊是对视诊的补充，通过分开声带进一步观察声带表面的情况，可以轻轻地在前后轴线上拨动声带，观察声带游离缘及声带下面的情况。借助于精细钳触摸声带感知，是否有声带深部的病变或声带僵硬，以排除可能存在的声带内囊肿。在某些情况下，通过对声带的视诊和触诊，可以发现一些手术前未被发现的声带内病变如声带沟。

4. 激光技术与手术显微器械方法的选择

1985年，在法国耳鼻咽喉—头颈外科的年会上，Freche在关于人类声音及嗓音障碍的报告上，明确了CO_2激光治疗的范围是：血管性声带炎（血管瘤）、杓状软骨区的肉芽肿、细小的声带小结及声带粘连。同时，他指出对于声带表皮样囊肿、声带沟，激光技术不如手术显微器械方法效果好。但是随着激光技术的发展与完善，如更精确的聚焦光束、低功率的操作及脉冲模式发射，使CO_2激光真正实现了切割的准确性。目前对选择用激光技术或是手术显微器械技术，在嗓音外科治疗的效果上似乎已经没有明显的差别，技术的选择通常是根据手术者技能和习惯来决定。

（六）手术技术

1. 声带息肉与声带小结

(1) 原则：声带息肉或声带小结的病变主要局限在声带黏膜层，常有局部炎性反应伴有或不伴有微血管充血。病变表面的黏膜可能萎缩变薄难以与息肉分离，或是相反，黏膜增厚甚至有轻度的不良增生。手术时应将病变组织完整摘除，保持声带游离缘的整齐．不损害深部的声韧带和过多切除病变周围的Reinke间隙组织。

(2) 手术技术：用适合的喉钳夹住息肉牵拉向对侧，牵拉时不能太用力以免导致过多地切除不必要的黏膜。在某些情况下，可用精细钳轻轻地在前后轴线上转动声带，以便更好地观察声带息肉的基底部。用显微手术剪紧靠病变基地部切除息肉或小结。一般情况下，对侧的病变可同时切除。如果声带息肉或声带小结表现为血管增生型，最好用激光切除，激光的凝固效果可减少手术创面的出血。对摘除的所有病变组织都要常规地做病理组织学检查。

(3) 术后情况：术后的恢复是简单的，特别是在行单侧声带手术的情况下。经过术后6天的发声休息，常常可以观察到声音的改善，有时这种改善是非常显著的。声音恢复的最后情况约在术后 1 个月左右观察到。嗓音外科术后仍需继续进行发声训练，即使是在那些术后发声已明显改善的患者，术后的继续发声训练可以巩固治疗效果和预防声带病变的复发，如声带小结。

2.Reinke 间隙水肿

(1) 原则：Reinke 间隙水肿是位于声带黏膜上皮层下的病变，表现为水状液体的浸润，病变不与声韧带和病变处的黏膜粘连。手术应注意保留病变处的正常声带黏膜，但对可疑的不良性增生性黏膜应给予切除并送病理组织学检查。

(2) 手术技术：在声带表面平行于游离缘切开声带黏膜，分开切口处的声带黏膜，吸出水肿组织，对多余的黏膜组织应谨慎切除，最后将黏膜覆盖到声韧带上。手术中可用激光凝固微血管以减少术中出血。为了更好地固定创面上的黏膜瓣，可滴用生物胶固定。除非特殊情况，双侧声带病变通常可以同时切除 . 但必须严格遵守不损伤声带前联合的黏膜以避免引起术后声带粘连。

(3) 术后情况：术后通常都有声音清晰度的改善及声调的提高，但某些患者术后声音的改善并不明显，尤其是在行双侧病变切除的情况 . 因此，术前应慎重向患者预测术后声音的改善。对于声带水肿严重的患者，创面修复需要一个相对较长的时期，因此声音的改善也需要较长的时间 (某些病例需要 4 ～ 6 周的时间)，患者对此应该有思想准备。

3. 声带表皮样囊肿及声带沟

(1) 原则：声带表皮样囊肿和声带沟是位于声带内的病变，病变有坚实的囊肿壁包裹，常引起周围上皮层的炎性反应。覆盖在囊肿上的黏膜完全正常 (声带表皮样囊肿)，手术中可以保留；或者是有开向声带游离缘的开口 (如声带沟)，在这种情况下，应同时切除囊肿开口处的两个边缘。囊肿囊壁的完整摘除是术后不复发的保证。

(2) 手术技术：在声带表面囊肿上方平行于声带游离缘处切开声带黏膜，从上往下分离囊肿壁，在旗肿底部近声韧带层处，通常有囊肿壁与声韧带的粘连不容易分离，可于黏膜下注射血管收缩类药物，便于分离。分离时用显微手术器械较容易，如果囊肿壁周围有明显的炎性反应，可用激光止血，以保持手术区的清洁，辨认病变组织与正常组织。实际操作中，常遇到有囊肿壁嵌入到声韧带层中的情况，分离囊肿壁时应十分小心尽量避免损害声韧带。摘除囊肿后，应仔细检查囊肿腔周围组织，防止遗漏可能存在于深处的第 2 个小囊肿，第 2 个小囊肿可位于声韧带层中。手术结束时将黏膜复位，必要时用生物胶固定。

对于声带沟，手术从囊袋开口处的上下缘开始，循囊袋开口环行切开分离嫫壁，逐步分离囊袋壁直到囊袋底和声韧带，分离技术同上面的声带表皮样囊肿。囊袋摘除后，松解声门下区黏膜，以利于修复声带沟处的黏膜缺损。

黏膜桥可被看做是有两个开口的声带囊肿，其手术原则类似于囊肿的切除。至于囊肿表面的黏膜带，最好是能将黏膜带的深面与囊肿壁一起摘除，保留黏膜带表面的黏膜，实际操作中，黏膜带的分离往往较困难。

在临床实际中，对声带沟、声带纹或黏膜桥手术适应证的提出应慎重，由于这些病变的病理解剖学特点，手术技术通常较困难，手术效果不肯定，术后嗓音的改善情况难以预测，治疗上建议以发声训练为主。

对于潴留性黏液囊肿，其手术方法基本上同表皮样囊肿。潴留性黏液囊肿的囊壁较薄弱，分离更困难，很少见有不损害囊肿壁将囊肿完整摘除的情况。但是一般都容易将囊肿壁与声韧带分开，达到囊肿摘除干净的目的。手术结束前.需仔细检查手术区，确实囊肿壁已被完全摘除，然后将黏膜瓣覆盖到创面上。

(3) 术后情况：术后情况简单无特殊性，但要慎重地向患者预测术后声音恢复的情况，声音的改善往往需要几个星期的时间。术后早期 (约 1 周) 声带外形的恢复是满意的，可伴有轻微的炎性反应。频闪喉镜下，常常观察不到手术区的黏膜波。患者仍有轻度声嘶、音强较弱、声音质量不稳定。随着术后继续进行发声训练，声音将逐渐得到改善。

4. 声带纹与声带缺损

(1) 原则：手术目的是去除病变及萎缩的黏膜，解除瘢痕黏膜与声韧带之间的粘连，恢复黏膜层与声韧带层之间的可分离性。如果伴有肌肉萎缩，可考虑行声带肌层内注射以增加肌层的体积。

(2) 手术技术：手术从声带纹开口或声门缺损的上下缘开始，分离位于黏膜层与声韧带之间的粘连带，这个分离往往较困难，为了便于分离可在黏膜层下注射激素或血管收缩剂。如同声带沟手术，通过松解声门下区黏膜，以利于手术创面的愈合。有学者建议在创口下缘与声带轴线垂直的黏膜上做切口。行声带肌内注射可增加声带的体积，注射材料可选择自体脂肪或胶原。对于双侧声带病变，可以一次手术完成，除非是在行第一侧声带病变切除时较困难，对侧病变可分开在下一次手术切除，两次手术间隔时间必须在 6 个月以上。

(3) 术后情况：术后第一次检查时 (约 1 星期)，声带上的沟形仍存在，创面区无黏膜波或仅有较弱的黏膜波，声音改善不明显，有时甚至声嘶比术前加重。在术后的发声训练过程中，随着声门闭合程度的改善和声带柔韧性的提高，声音也逐渐改善。由于病变特点，很难获得较好的嗓音质量，术后的发声训练是长期的，必须坚持。但总体来说，大部分患者对治疗效果 (手术治疗和发声训练) 是满意的，术后可获得声音强度的增加，减轻了发声疲劳、过度用力发声及伴随的不适感觉。

同样，对于瘢痕性病变，术后在频闪喉镜检查下，可看到声带创面黏膜波的恢复往往较慢 (约需 2 ～ 3 个月)，如果能观察到声带黏膜波恢复及声门闭合改善，证明手术治疗有效。同时伴有发声舒适及声音强度增加，但非常罕见能获得正常的嗓音。

三、喉骨架外科

喉骨架外科是通过对甲状软骨、环状软骨、杓状软骨等的手术，达到重建声门紧张度和声门宽度的方法，这种方法的最大优点是不直接触动声带，避免了对声带的损伤。

(一) 声带内移术

1. 适应证

声带内移术 (medializationsurgery) 亦称为甲状软骨板成型术 Ⅰ 型，主要用于治疗：①单侧声带麻痹，患侧声带固定在中间位或外展位，经 6 个月的发声训练治疗无效的患者；②喉外伤后或喉手术后声门关闭不全。声带内移术存在有不同的手术技术，下面介绍常用的两种手术方法。

2. 声带内注射

用于矫正声带闭合不良，两侧声带间距相对较小的情况。用于声带内注射的材料主要有 4

种：特氟隆、硅胶、脂肪、胶原。选择特氟隆或硅胶时，应将注射材料注入到甲杓肌或(和)甲状软骨和甲杓肌之间的空间，不要将材料注入或接近声带黏膜，因为注入的特氟隆或硅胶可能会引起声带黏膜变硬，导致声带黏膜振动不良，甚至失音。胶原的密度接近正常黏膜组织，可以注入到正常黏膜组织附近。目前多选用脂肪作为注射材料，其优点是来源方便，并且脂肪组织兼容性好，质地接近声带组织；弊端是随着时间的推移容易被吸收而影响远期效果。注射技术是在全麻支撑喉镜下，用特制的注射针经口将注射材料注入声带肌层，通过增加声带的体积来达到改善关闭声门的目的。

3. 声带内移术

用于矫正声带闭合不良、两侧声带间距较大，特别是声门后部(声带软骨间部)的缝隙较大，估计声带内注射效果不好的患者。手术方法是通过在甲状软骨板上的开窗口，将填充材料填塞到甲状软骨的声带平面，使声带向中线内移。常用的填充材料有硅胶块、特氟隆压缩带、自体软骨。自体软骨可取自甲状软骨的上半部、鼻中隔软骨、肋软骨。

在病变侧甲状软骨板的中下 1/3 交接处做一长约 3 cm 的横行切口，分离颈前软组织，暴露出甲状软骨板，切开一长方形软骨块，长为 8 ～ 10 mm，宽 3 ～ 5 mm，长方形的前方垂直边与甲状软骨的中线平行，使垂直边的中点与声带前端的起点在同一水平，与中线相距 5 ～ 7 mm。在切开长方形软骨板时，注意不要损伤内软骨膜，钝性分离内软骨膜，填入已备好的填充材料 . 在喉内镜下观察声带向内推移的程度，使麻痹侧声带的位置微超过中线。然后依次缝合各层软组织及皮肤，术后禁声休息 1 周。

(二) 声带外移术

1. 适应证

双侧声带麻痹或双侧环杓关节固定引起声带固定不动，声门裂小影响呼吸的患者。手术的目的不是改善发声，而是解决呼吸障碍，手术后嗓音往往变差。声带外移手术主要有两种方法：声带侧固定术及杓状软骨切除术。

2. 声带侧固定术

声带侧固定术临床已应用较少，逐渐被杓状软骨切除术等声门开大术所代替。声带侧固定术的方法是将杓状软骨的声带突向外侧移位，以扩大声门。行这种手术的患者，常因有呼吸困难已行气管切开术，因此可从气管造口处插管，行全麻。于甲状软骨下方顺颈皮纹切开皮肤、皮下组织，分离颈前软组织，暴露甲状软骨板及甲状软骨后缘，绕过后缘分离出环甲关节，暴露杓状软骨 . 将杓状软骨从环杓关节脱位，行杓状软骨大部分切除，只保留声带突。用尼龙线将声带突拉向外侧，在纤维喉镜观察下，将声带移动至声门开大到 4 ～ 5 mm 的位置，声门裂太大将影响发音，太小对呼吸的改善不明显，最后将尼龙线缝合于甲状软骨板上。

3. 杓状软骨切除术

杓状软骨切除术的基本原则是切除大部分杓状软骨，以达到扩大声门后部的目的。声门后部(声门软骨间区)约占整个声门区的 50%，因此通过扩大声门后部对于改善呼吸是很有效的。一般情况下，切除一侧杓状软骨就能达到改善呼吸的目的，如一侧切除后效果不佳，仍可做另一侧手术。

手术在全麻显微镜支撑喉镜下进行，采用 CO_2 激光技术。首先气化杓状软骨内侧的黏膜，然后切除声带突后方的杓状软骨，由内向外逐渐切除，在杓状软骨内侧面形成蝶状半月形凹面向外的弯形区。注意在用激光切除时，不要损伤后联合的软组织和杓状软骨下方的组织，以避免术后声带后联合软组织收缩或环杓关节粘连，影响手术效果。如气道通气量不足，可于术后3个月再行对侧杓状软骨切除术。由于手术保留了声带突、肌突，及不损伤或很少损伤声带膜部的功能，从而保留了声带的发音功能。

(三) 声带松弛术

1. 适应证

声带松弛术 (relaxationofthevocalfold) 亦称为甲状软骨板成型术 HI 型或音调降低术 (surgerytolowervocalpitch)，是通过直接垂直去除部分甲状软骨板，使甲状软骨板前后缩短而达到松弛声带降低音调的目的。主要用于治疗音调变高的患者。此类患者多见于青春期变声异常的男性，SP“青春期变声障碍”。一般认为 . 青春期变声障碍多是功能性发声障碍，发声训练治疗有效，不需手术。但实际上并非所有的患者经发声训练治疗均有效。临床上 • 对于任何原因引起的音调异常，原则上均应首先进行半年左右的发声训练治疗，只在无效患者要求手术时才考虑行声带松弛术。术前需进行手法检查，以预测声带松弛后的效果。手法检查是在发音时用拇指将患者的甲状软骨前部向后推压或压迫喉结向后，此时出现音调明显降低者，手术预后好，否则应慎重选择手术治疗。

2. 手术方法

一般情况只做一侧缩短术。局麻下，在甲状软骨切迹与甲状软骨翼板下缘间中点做颈前皮肤横行切口，长约 2 ～ 3 cm。钝性分离软组织及肌肉，直至暴露出一侧甲状软骨板前 2/3 部，充分分离甲状软骨板中 1/3 的上下缘。用小尖刀沿中 1/3 中部做平行切口，相距 2 ～ 4 mm. 钝性分离软骨条，注意不要损伤软内骨膜，取除软骨条后软骨自然复位，令患者发音达到声音满意时为止。然后依次缝合各层软组织及皮肤。术后禁声休息 1 周左右。

(四) 声带拉紧术

1. 适应证

声带拉紧术亦称为甲状软骨板成型术Ⅳ型或音调升高术或环甲接近术。此手术是利用缩短或拉紧环甲间隙以延长喉的前后径，达到拉紧声带，增加声带紧张度，提高音调的目的。主要用来治疗女性音调过低或环甲肌功能不良的患者。术前手法检查非常重要，其方法是用双手使环状软骨与甲状软骨相互接近，来观察发声改善情况。具体操作为右手示指将环状软骨下缘向上推，同时左手示指尖将甲状软骨切迹向下推，如出现音调明显升高且患者满意，则可考虑手术。

2. 手术方法

局麻下，在环甲膜水平做颈前横切口，切开皮肤及皮下组织，钝性分离，充分暴露甲状软骨前下缘、环甲膜和环状软骨前缘。用 10 号粗线自环状软骨前弓和甲状软骨前下缘左右各缝合一针，缝合线自环甲膜前通过，左右缝合线同时结扎。术中应边拉紧缝线边令患者发声，紧张度以患者最佳发声或稍高为标准。结扎后依次缝合各层组织。术后禁声休息 1 周。

术中注意事项：

①两侧缝线穿好后，请患者发声时，可用拉钩或助手将环状软骨上提，到音调提高至最佳状态后，将左右缝线同时结扎；

②单侧环甲肌麻痹时，可仅固定麻痹侧；

③虽然缝线位置愈近中线，音调提高效果愈显著，但甲状软骨板前部较薄，耐受性差，故不能以甲状软骨板前部作为缝合部位。

四、神经肌肉手术

喉返神经麻痹对喉的发声、呼吸和吞咽功能都造成障碍。采用甲状软骨板手术和杓状软骨手术治疗声带麻痹，是通过使声门裂缩小或开大来达到改善发声或消除呼吸障碍的目的，但发声与呼吸的改善往往是相互矛盾的，即两者不能兼得，声门开得越大，呼吸改善的程度越好，但却越损害发声。然而用神经吻合或神经肌蒂移植等方法，则能恢复喉的正常生理功能，亦就是说既能挥发喉的内收功能，又能恢复喉的外展功能，是治疗声带麻痹的最理想方法。自Cotterell(1892) 首先用迷走神经与喉返神经行吻合术以来，已发展有多种恢复喉返神经支配的方法，但迄今为止，尚无一种方法的临床效果令人满意，多数方法仍在实验阶段，有待进一步研究。选择手术的原则是：喉运动神经麻痹后，经病因治疗及发音训练 6 个月以上无恢复者，可采用手术治疗。喉神经肌肉手术的禁忌证是杓状软骨关节强直或固定、杓间区有纤维性粘连者。下面介绍 3 种常用的手术。

(一) 喉返神经断端吻合术

1. 适应证

(1) 颈部外伤或甲状腺手术损伤喉返神经，出现急性呼吸困难者。

(2) 手术中喉返神经的两断端能找到，并有足够长度，断端吻合后无张力者。

2. 手术方法

首先行气管切开术。颈部皮肤切口，若为甲状腺于 - 术损伤。应循原甲状腺手术切口切开，若无颈部伤口；平环状软骨下缘做横切口，切开皮肤、皮下组织及颈阔肌，固定皮瓣。探查喉返神经，沿原损伤处或循气管向上、下分离，找到位于气管—食管沟处的喉返神经，循喉返神经向上或向下找到喉返神经的两断端，在手术显微镜下仔细观察断端有无神经瘤形成或病变，并沿两断端分别游离一段喉返神经，将两断端对位，做到无张力、无扭曲、无偏斜。用 7-0 ～ 9-0 无创伤缝合线缝合神经断端 4 ～ 6 针，只缝合神经鞘膜，不要损伤神经纤维。吻合处再以筋膜包裹或取一段静脉壁套入吻合处，以防止肉芽及纤维组织长入吻合处。最后依次缝合各层软组织，放置引流条关闭切口。

有研究报告显示，喉返神经内的内收纤维和外展纤维呈分散排列，混在一起，用现有的解剖方法尚不能将其分开。因此，一旦损伤无论如何对位准确，交错支配不可避免，不能完全恢复声带正常的运动功能，通常难于预测手术后的效果。

(二) 膈神经与喉返神经外展支吻合或植入环杓后肌术

1. 适应证

(1) 颈部外伤或甲状腺手术损伤喉返神经并有呼吸困难者。

(2) 不明原因的双侧声带外展麻痹致呼吸困难，行气管切开术后 6 个月，仍不能恢复正常呼吸者。

膈肌与环杓后肌的生理功能都是吸气时收缩，因此在喉返神经损伤后，膈神经被认为是恢复环杓后肌功能最理想的替代神经。研究显示，切断一侧膈神经不会造成永久的通气障碍，通气量可在 6 个月之内恢复正常。

2. 手术方法

首先行气管切开术：①颈部皮肤切口：若为甲状腺手术损伤，可沿原切口切开；否则于平环甲膜处做皮肤横切口或沿胸锁乳突肌前缘做垂直切口，切开皮肤、皮下组织及颈阔肌，分离皮瓣并固定。②暴露膈神经：于颈动脉鞘的后方分离，在前斜角肌的表面找到膈神经。在手术显微镜下将膈神经分成内、外二部分即内外两支，将其内侧部分在进入胸内处切断，近侧端向上掀起，使能达到环杓后肌处。膈神经的外侧部分不切断。③暴露喉返神经的外展支及环杓后肌：探查喉返神经，在甲状软骨下角后方找到喉返神经的外展支。若找不到喉返神经外展支，则分开环甲关节 . 将甲状软骨后缘向对侧牵拉 . 露出环杓后肌，在环杓后肌的肌腹做一小隧道，备用。若能找到喉返神经的外展支，用 8-0 ～ 10-0 尼龙线将其与分开的膈神经端端吻合；若找不到喉返神经的外展支，则将劈开的膈神经内支植入到环杓后肌的肌腹内的小隧道中，用 8-0 ～ 10-0 尼龙线固定 1 ～ 2 针。若膈神经长度不够，可移植一段其他神经于膈神经与喉返神经的外展支之间或将移植神经的末端植入环杓后肌。放置引流条，逐层关闭切口。

CrUmley(1993) 曾对多例双侧喉返神经麻痹声带不能外展的患者行膈神经移植环杓后肌或与喉返神经外展支吻合术，取得了满意的效果 . 他认为利用膈神经是恢复环杓后肌的神经支配是最理想的方法。

(三) 神经肌蒂移植手术

1. 适应证

(1) 双侧声带麻痹致呼吸困难或影响日常生活和工作者。

(2) 双侧喉返神经麻痹患者有可能突然发生呼吸困难者。

神经肌蒂移植术是自 20 世纪 70 年代以来发展的新技术。OgUra、Sato 等人最早研究，Tucker 使之推广应用于临床，是迄今用于治疗双侧喉返神经麻痹试图恢复环杓后肌功能在临床上应用最多的一种手术。国内第二军医大学长海医院从 1986 年起进行了大量的动物实验并摸索出较为成功的手术方法。

神经肌蒂移植术的优点是：①可完整保存运动终板，不需切断和吻合神经，避免了神经的退行性变和神经瘤形成，不会产生再生神经纤维的错向支配等；②神经肌蒂与受植肌床愈合迅速，神经纤维不会从肌床上滑脱，因而功能恢复快；③有选择地移植于受累的麻痹喉肌，从而避免内收、外展纤维交错支配及功能失调；④恢复气道的正常通气功能而不损伤发声功能；⑤不妨碍喉返神经自动恢复的可能。但亦有学者经动物实验研究及临床应用观察后，认为效果不好。提出神经肌蒂移植于环杓后肌后声带的轻微外展，不是肌蒂中的神经长入环杓后肌对环杓后肌神经再支配的结果，而是环杓后肌发生纤维化、瘢痕形成，牵拉杓状软骨使声带外展。由于存在这些争论，神经肌蒂移植术尚未被国内外广泛应用。

2. 手术方法

首先行气管切开术：①皮肤切口：取平卧位，头偏向对侧。平甲状软骨下缘，自正中线沿皮纹向后达胸锁乳突肌前缘做切口，切开皮肤、皮下组织及颈阔肌，分离皮瓣固定好。②制备神经肌蒂：游离胸锁乳突肌前缘并牵向后，找到舌下神经襻至肩胛舌骨肌的分支，沿该分支向下分离至神经进入肌肉处，切取 2 ～ 3 mm^3 大小肌块，连同神经一起保护备用。③暴露环杓后肌：用小拉钩牵拉甲状软骨翼后缘向上，暴露咽下缩肌的斜行纤维。在接近甲状软骨下角处将咽下缩肌纤维钝性分开，不要切断肌纤维，暴露出梨状窝黏膜反折处。将梨状窝黏膜向上分离显露出环杓后肌。环杓后肌肌纤维走行与咽下缩肌肌纤维走行呈直角关系，此特征有助于确定环杓后肌。将已制备好的神经肌蒂置于环杓后肌肌腹部表面，以 5-0 尼龙线固定 2 ～ 3 针。逐层关闭切口，切口内放引流条。

第十三节 喉全切除术后的言语

喉部分切除术后的病人，虽丧失一侧或两侧的声带，还能发出有用的声音。这是因为声带(一侧或两侧)被切除之后，由瘢痕组织形成的“声带”仍然能够靠拢和发生振动的缘故。此外，也可用室带代替声带发声。喉全切除术后却无此可能。但事实上有少数无喉者未经特殊训练仍可发出简单的单词，这是因为说话是一个复杂的生理过程，喉只是言语形成的器官的一部分。从肺部(动力器官)呼出的气流冲击喉部(发声器官)，使声带振动而产生声音，经舌、唇、颊、牙、腭等(构音器官)的加工才能构成言语。因此，喉全切除术后丧失了声带这一产生声音的振动体，不能产生基音，故只能发出耳语声。同时由于隔断了气管与咽部的通道(呼出的气流不再进入咽腔和鼻腔)，完整无损的构音器官无从发挥其“发音”的作用。由于没有气流通过口腔和鼻腔，上呼吸道的其他功能，如嗅觉、吹气、吹口哨、喷嚏、吸烟及擤鼻等功能也丧失。

喉全切除术后解决发声问题的方法有：①颊语及咽部发声。②食管发声法。③发声重建手术。④配用人工喉。上述诸法中，颊语及咽部发声不宜推广，后两种方法各有优缺点，效果也因人而异，常根据病人的具体情况或当地的医疗技术条件而定，其总的目的是尽量使较多的无喉者术后能恢复说话的功能。

一、颊语及颊旁语

1. 颠语 (buccal speech)

是发声的最不完全的表现形式，在一定的程度上说，是喉全切除术后病人被迫自发产生的，这种没有基音而单纯用构音器官所形成的颊语，几乎是一种无声的耳语。病人在使用了一般较长的时间之后，便可用口腔的形状和嘴唇的动作来表达要说而说不出的话，以达到与人交往的目的，但其效果极差。

2. 颊旁语

这种发声方法需要把空气储藏于口咽及喉咽部，并借颊部肌肉的运动迫使空气逸出，在牙齿和颊部之间产生基音，这是一种十分原始的方法，学习也比较困难，故应用者较少，但一旦掌握，形成习惯后则很难改变，对学习食管发声极为不利。

二、咽部发声

咽部发声是一种与颊语相似的假声，只是前者的振动部位更靠后，位于口咽腔，通过挤压气流从舌背和口后壁之间流过而产生。咽部发声容易在学习食管发音的初期产生，其发音效果不理想，但比颊语效果好。其原因是两种发音方法均有舌部参与发音，而后者还有咽部参与发音。

Weinherg(1980) 报道对一例 12 岁女孩的研究结果，该女孩因患喉乳头状瘤病而行气管切开术，术后获得咽部发声。该患者在经口阅读时所发的咽部发声的基频为 69 Hz，她具有一包括 19 个半音的频率范围，每分钟能说 156 个单词，能持续发音一秒钟。放射影像学检查显示发音的震动源位于舌背和软腭之间。

CaSe(1981) 报道一例 49 岁男性，因食管上端癌而行全喉和食管上端切除、胃上移重建食管手术。该患者在学习食管发声之前掌握了良好的咽部发声。虽然未用放射影像方法检查震动源的位置，但学者认为其震动源位于舌背正对咽后壁处，其基频为 85 Hz，语速为 90 个单词 / 分，可听懂度为 85%。在随后的治疗中，该患者学会了极好的食管发声 (其实为胃代食管发声)。该患者的咽部发声使他获得良好的交流，除打电话外，他的发声能被绝大多数人听懂。

言语疾病医生必须了解，咽部发声和颊部发声都是不理想的发声方法，不应鼓励和强化。因为一旦患者在咽部或颊部发声，就很难纠正，因此，最好是避免其发生。当患者学习咽部发声，应努力将其振动的部位改变到食管。

三、食管发声法

自 18% 年喉全切除术问世以后，食管发声被认为是最好的代替正常发声的方法。这种方法又有不断的发展。整个食管有如一个可以扩张的空气储藏器，以代替来自肺部的气柱，借助胸内压力，并运用环咽肌的收缩，使缩小的食管入口和喉咽部的一些皱襞形成“声带”，以嗳气的形式使“声带”发生振动而产生基音，再经构语器官的加工形成语音，即食管语音。

(一) 食管发声的机制

对于喉切除者 . 食管发声是一个简单的过程，就是利用空气振动食管上端组织产生声音，然后再形成人类的言语。这一简单过程可分解为空气的摄入、空气的储存、空气的排除、振动特性等来讨论。

1. 空气摄入方法

要使食管发声能顺利进行，必须掌握两个过程，即：

①使存在于下咽的空气通过咽食管结合部进入食管；

②再将空气挤压经咽食管结合部排气发声。空气摄入包括两种方法，即注入法和吸入法。

(1) 注入法：注入法可分为两种形式，一种是发生在发声的初始期的舌压法；另一种是发生于发声过程中的辅音注入法。

1) 舌压法，又称为“舌咽压迫法 "，是利用舌的泵压机制将空气压入食管，使用这种方法时，患者紧闭口唇，软腭上抬，紧贴于咽后壁，关闭鼻咽腔；然后用舌将含在口腔和咽腔中的空气压入 (或泵入) 食管，即舌先沿硬腭和软腭推挤空气，然后再沿咽部进行加压，将空气向后挤入食管。当空气被挤压通过咽 - 食管结合处，可听见“咕噜”声，证明空气已进入食管，已经做好振动组织发声的准备。

由于这一过程舌的运动方式与吞咽动作相似，所以有的言语医生在教患者发声时将这一动作描述为“半吞咽”或“咽气”或“吞咽的开始阶段”，但这种说法并不确切。因为吞咽活动是用来将食物送入胃内的复杂的神经肌肉过程，而用于食管发声的空气，只应进入食管内，而一定不能进入胃内。如果患者模仿吞咽动作，则食管内的空气势必进入胃内。对于喉切除患者，在学习和实施注入法食管发声过程中任何与吞咽有关的动作都是不利的。

吞咽动作之间有明显的停滞现象，使之不能像食管发声那样迅速重复。Salmon 和 Mount(1991) 及 Casper 和 Colton(1993) 建议，言语治疗医生应当避免将食管注入法比作吞咽。他们建议教患者在注入空气时不要干咽，因为吞咽和注入法之间的差别很大。

2) 辅音注入法：这一方法是在食管发声发出辅音的同时将空气注入食管。在发出辅音时，特别是在塞音和摩擦音时，在发声部位的后方本身就存在口腔内呼吸压，在说话过程中呼吸压可用来挤压空气进入食管。空气快速进出食管导致组织振动而发声。就这样 . 食管音产生于辅音发声的同时。

在练习辅音注入法，应让患者练习发“怕”、“他”、“查”、“恰”、“杀”等，如果这一过程进行顺利，在食管发声的辅音之后，就能听见元音。发辅音时的气压越大，空气进入食管越容易。该方法在那些“以高气压开始发音”的词汇，如“排队”、“抬起”、“开始”、“到达”、“高兴”、“快乐”、“盖子”等很有效。但是，很多词汇和短语是以元音或低压辅音开始的，在这种情况下，辅音注入法的食管空气摄入效果较差，应尝试其他的方法。

(2) 吸入法: 注入法是依靠舌部的活动增加咽一食管结合处上方的压力，迫使空气进入食管。而吸入法正好与之相反，患者在呼吸周期的吸气期随空气吸入气管造瘘口的同时，患者将口腔和咽部的空气吸入食管内。与吸气时肺内负压使气体进入肺内一样，吸气时食管内的负压使下咽部的进入食管。这种方法使食管充气后，在呼气时食管内压增高，使空气排除，产生食管振动发声。在吸入法过程中，舌部处于被动地位，在口腔中处于放松状态。口腔和鼻腔处于开放状态，当食管负压增加时空气能自由进入食管。

食管内压在平静状态下为 -4 ～ -7 mmHg(1 mmHg=0.133 kPa)，可低到 -15 mmHg。在吸入法食管充气过程中，食管内负压可达 -15 ～ 20 mmHg。只要下咽一食管结合处足够松弛，这一负压足以使空气进入食管。下咽一食管结合处越松弛，在吸气时空气越容易进入食管。这种吸入使食管充气后，随后是一与此相反的过程。在正压状态下使空气从下咽食管结合处挤出。通过这一过程组织发生振动而产生无喉发音。Dey 和 Kirchner 报道食管内压达 25 mmHg 就足以使食管内的空气排出并产生组织振动。

2. 空气的储存

食管发声作为语言交流不如正常喉部发声效果好，其中一个重要原因是用于驱动组织振动储存空气量少于正常人的肺含气量。正常喉部发声时，肺的空气容量相当巨大，达 2000 ～ 4000 ml。而食管储存空气的容量只有约 80 ml。这也是正常喉发声可持续长达 30 s，而喉切除者食管发声最多能持续 2 s 的原因。

3. 食管发声的振动部位和特点

Diedrich 和 YoungStrom(1966) 是最早描述食管发声振动部位的特点的学者，他们认为喉切除术后的“新声门”位于咽一食管结合处。对 27 例喉切除者通过电影射线摄影和静态放射影像检查进行分析。他们指出，咽 - 食管结合处的位置变化较大，位于第三颈椎 (C3) 和第七颈椎 (C7) 之间，大多数位于 C3 到 C5 之间。他们总结了一系列研究结果，得出普遍接受的观点，认为咽一食管结合处位于 C_1 到 C_6 之间。

咽一食管结合处的形态学存在着很大的个体差异，Diedrich 和 Yoimgstrom 描述咽一食管结合处的形态特点是在咽一食管腔的背侧或腹侧存在组织的收缩。收缩部位的长度为 18 ～ 23 mm。但通过电影射线摄影测量其平均长度为 21 mm，静态放射影像检查测量为 29 mm。然而实际发音时，组织接触部位的长度至少有 5 mm. 最长可达 15 mm。长度因素与食管发声的流利程度无关。

4. 食管发声的声学特性

(1) 音调 (pitch)：早在 20 世纪 60 年代早期到 70 年代早期就对食管发声进行了系统的研究，男性喉切除者平均基频 (fundamentalfrequency) 为 65 Hz. 其范围包括 4 个半音。食管发声极好者的频率常位于平均基频的高限在 85 Hz 附近。决定食管振动基频的首要因素是组织的弹性和振动质量，而这又是个体差异很大的因素。

(2) 响度 (loudness)：由于喉切除者食管发声的气流量显著少于正常喉部发声的气流量，因此，前者的响度明显减低。由于响度的降低，妨碍食管发声者在嘈杂的环境进行语言交流。食管发声良好者在发“啊”音时其响度可达 85 dB，而正常人发“啊”音时其响度可达 95 ～ 100 dB。正常人说话的响度可以变化的范围为 45 dB，而食管发声者的响度变化范围只有 20 dB。

(3) 音质 (voicequality)：喉切除者食管发声较正常人明显粗糙，有研究表明，声音听起来所感到的序音粗糙严重程度和声信号中噪声成分的质和量有关。食管发声者的频率微扰 (jitter) 值明显大于正常喉发声者和声带或喉部病变者。

(4) 语速：食管发声者的语速明显低于其他发声者，主要是由于食管空气摄入后，再将其挤出食管的发声过程有明显的延迟。

(5) 可懂性：食管发声者语言的可懂度明显低于正常人。

(二) 食管发声的训练方法

有些喉全切除的病人未经任何训练就可运用食管发声，但对大多数病人来讲则需系统地训练，才能逐步掌握。中国医科大学第一附属医院耳鼻喉科聘请喉全切除术后掌握了食管发声法的病人做老师，训练无喉者进行食管发声，迄今已有 500 例左右，成功率在 90% 以上。最快者几天即可掌握要领，发出声音，并说出简单的言语。一般需通过 2 ～ 3 周训练，少数病人需 3 ～ 6 个月才能掌握，有决心和毅力者多能掌握。

食管发声的训练步骤：

第一步：打嗝。言语训练医生可以询问患者术后有无打嗝的经历，如果有此经历，可以让其再打一次，如果患者能够完成，可以让其重复进行几次。随后让患者继续打嗝，同时嘴的形状成发 /o/ 音的形状，随后嘴的形状再成 /a/、/iV，直到所有的元音均能发出。有的元音比其他的元音容易发出，患者应当反复练习到每一个元音均能被听懂为止。像这样快速的打嗝一般不会有空气进入胃内 (空气只储存在食管内)。

第二步：辅音注入法。如果第一步训练不能成功发出食管音，可以尝试辅音注入法。嘱患者说 / 他 /、/ 爬 /、/ 卡 /、/ 查 /、/ 洽 /、/ 家 / 以及其他塞擦辅音后接一元音的词，而该元音发音时舌部在口腔内处于低位，如 /a/。

在患者尝试了所有的辅音后，言语训练医生就可判断该患者是否良好掌握食管空气注入方法。如果患者已良好掌握食管空气注入方法，患者就可以训练辅音和所有的元音结合发音 . 直到良好掌握。

第三步：吸入法。如果前两种方法不能成功发出食管音，可以尝试吸入法。嘱患者尽量放松喉部肌肉，就像要打哈欠一样，然后快速吸气进入气管造瘘口，同时尝试着用鼻吸气，这样在吸气进入气管造瘘口的同时，会有空气进入食管。然后让患者说 / 啊八如果听起来像 / 啊八让患者反复重复，直到每次发出 / 啊 / 音均一致为止，按同样方法再让患者尝试其他元音。最后再在元音前加上辅音进行训练。

第四步：舌压法（舌咽压迫法）。如果上述步骤均告失败，可以让患者尝试用“舌压法”。正如前面所描述的，其最基本的方法是，让患者将舌尖顶住门牙（切牙）后方的硬腭，用舌体向腭部或咽部推挤空气，使舌体像活塞一样将空气挤压入食管内。使之进入食管。该动作与吞咽动作的早期相似，只是被推动的是空气而不是食物，但是正如前面所述，应避免使用“吞咽”一词。当空气进入食管后可以听见“咕噜”声，这是患者将空气从食管排出产生食管音的信号。然后再按第一、二、三步所描述的方法发音。

上述练习步骤均应从单字、单词开始，再到短的语句，要特别注意语调的练习，才能使声调好听和语言生动活泼。

食管发声是喉全切除术后最简单、最方便的发声方法，不需再次手术或使用发声装置，张口就能说话，发出的音色较好。缺点是连贯性差，不能说较长的句子，并不是每个人都能训练成功。影响食管发声的因素可能与软组织损伤过多、瘢痕广泛形成、年老体弱、气力不足或听力减退、软腭麻痹等有关。此外，与病人的文化素质、性格、毅力等也有一定的关系。

四、内脏器官代食管发声

吕春梅等报道因晚期下咽癌，行全喉、全下咽及全食管切除，胃或结肠代食管术后患者，在发声训练康复中的经验。报告晚期下咽癌患者 20 例（胃代食管 13 例，结肠代食管 6 例，空肠代食管 1 例）。术后利用内脏器官代食管进行发声康复训练。19 例获得了消化道发音语言。胃或结肠代食管术的患者能够利用消化道进行语言重建，与食管发声相比较，它有着进气容易、并能较快学会发基本音、成功率较高等优点，但音质较食管发声者差，声时较短。

五、发声重建术

发声重建术是对喉全切除术后的病人，通过手术的方法，重建新的发声器官或安放发音装置，使无喉者重新获得发声和语言功能。近半个世纪以来，在发声重建术上已取得了很大的进展。目前较常用的手术有气管食管瘘发音重建术、气管（环）咽吻合术，新声门重建术及放置发音钮等，但在恢复喉的全部功能上至今尚无一种完美的方法。

（一）气管食管瘘发音重建术

喉全切除术后，在气管和食管之间做成一小隧道（隧管），使气管—隧道—食管互相沟通，呼气时气管内的气流通过隧管进入食管，冲击食管入口及喉咽部的“声带”而发音，再经舌、唇、颊、牙、腭等构语器官的协同作用而构成语音。

手术方法：常规喉全切除术后，将颈段气管游离 3 ～ 4 环，从咽瘘口下方 2 ～ 3 cm 处开始将食管前壁正中斜向侧壁下方切取宽约 2 cm、长 3 cm 的全层食管黏膜瓣，其蒂在下方。然后将食管黏膜面向里，围绕细硅橡胶管间断缝合成管状，再在气管断端下方约 1 cm 的后外侧处造窗，将管状的食管黏膜与气管窗处的黏膜缝合，按喉全切除的方法缝合食管前壁和喉咽，缝合完毕后拔除硅橡胶管，将气管断端与颈部造瘘口处皮肤间断缝合。

气管食管瘘发声重建术手术简单、操作方便，但容易失败。失败的主要原因是由于伤口感染、气管食管隧管闭塞、误吸和唾液漏出等，而且咽瘘的发生率也较高。这可能是由于食管前壁用做发音隧管后，作为进食部分的食管管腔变窄，而手术创面又较大的缘故。误吸与手术制作的瘘口过大和位置过高有关，但瘘口过小或黏膜损伤过多又易导致气管食管隧道闭塞。为了防止隧管狭窄和闭锁，有人主张将硅橡胶管留置 7 ～ 10 天后再取出。

(二) 气管 (环) 咽吻合术

自从 Arslan(1972) 报告喉全切除、气管 (环) 咽吻合喉重建术以来，许多学者相继采用，并不断改进，使其手术方法日趋完善，适应证及其切除范围扩大，手术效果亦逐渐提高，成为目前仍被广泛采用的喉重建方法之一。

1. 保留会厌行喉切除

(1) 先行低位气管切开，插入麻醉管后全麻，再按喉全切除术的方法行颈中线垂直切口，切开皮肤、皮下组织及颈前筋膜，从白线处纵形分离两侧带状肌。

(2) 保留舌骨，将胸骨舌骨肌及肩胛舌骨肌在舌骨下约 1 cm 处切断，分离并向下翻转。正中切开甲状软骨外膜，分离并保留之。

(3) 切断、缝扎甲状腺峡部，暴露甲状软骨、环状软骨及颈段气管。

(4) 切断双侧甲状软骨上角，结扎喉上动脉、静脉，沿甲状软骨后缘切断咽下缩肌，分离梨状窝黏膜。松动喉部后根据肿瘤的范围在环状软骨或第一气管环上缘切开，按喉全切除自下而上的方法将喉的断端向前提起，并向上分离，从杓状软骨间切迹处进入咽腔 (注意保留梨状窝黏膜)，将喉游离。

(5) 保留会厌，在平甲状软骨上绿处剪断，将喉体切除，止血并检查各切缘。

2. 气管 (环) 咽吻合

(1) 将颈段气管游离 4 ～ 5 环，以便上提吻合。将梨状窝黏膜与环状软骨或气管断端的两侧壁和后壁用细丝线间断缝合，并将咽口两侧缘上下缝合，以形成梨状窝前壁和缩小咽口。

(2) 垫高头部，用圆针将粗丝线在气管 (环) 断端中央黏膜下穿出，再从舌骨下缘穿入，舌根处穿出，暂不打结；以同样方法引入粗丝线 3 ～ 4 针后，术者与助手再同时拉拢结扎固定。再将甲状软骨外膜，颈部带状肌等缝合于气管 (环) 咽吻合口前，用以加固。

(3) 用生理盐水冲洗创口，仔细止血，放置引流管，逐层缝合皮下组织及皮肤，将麻醉插管更换为气管套管。

3. 安置发音管或发音钮

(1)Blom-Singer 发音钮：Blom-Singer 发音钮为一空心硅橡胶管，外径 5 ～ 6 mm，长度为 2.2 ～ 4.3 cm，共有 7 种型号可供选择。其功能就像一个单向通道阀门扩张器，它适应于喉全切除术后的所有的病人，包括已行放疗或颈淋巴结清扫术者。主要用于无喉者的Ⅱ期发音重建，属于气管一食管级发音重建术的改进。

安置的方法是：①插入硬管食管镜，镜端斜面对向拟穿刺部位。②用尖刀在气管造瘘口后壁正中切开气管食管壁。③在粗丝线的导引下将胃管留置在气管食管瘘道内扩张 48 ～ 72 h；④取出胃管后放置 Singer 发音钮，固定翼片防止脱落。

在发音钮伸入食管的末端处有一个纵形的裂缝，不发音时此裂缝关闭，防止误吸。发音时用手指将气管造瘘口和发音钮的末端开口同时堵塞，气流通过发音钮的开口进入食管，振动食管黏膜而发音。Blom-Singer 发音 1 ～ 2 年需重新更换，且价格贵，少数病人仍发音不良。

(2)Panje 发音钮：Panje 发音钮是由 Panje 在 1979 年研制成功，是一种小型、双轮缘型的单向硅胶活瓣，它可使全喉切除者成功进行气管 - 食管发音并防止食物或液体误吸到气管内，使用 Panje 发音钮可使患者有足够的发音量。此外 .Panje 发音钮安装方便，可在全喉切除术中同时行气管一食管造瘘术，早期即可安装 Panje 发音钮。

(3)Groningen 发音管：Groningen 发音管于 20 世纪 80 年代最早在荷兰应用，现在已经在世界各地得到广泛应用。这种发音管为双侧翼状，由食管、气管缘和中空的轴管组成，其中轴管的长度为 5 ～ 13 mm. 轴管的直径有 7 mm 和 8 rrnn 两种型号。食管缘为完全裂隙状，气管缘有一塑料附属物便于置入，置入后可将附属物去除。可在全喉切除时或喉切除后 E 期安装。

(4)Provox 发音管 frovox 发音管为一种低压式发音管，由荷兰 Hilger 等研制，它由两个侧缘和中间的轴体硅胶管构成，其中轴体长度有 8、6 和 10 三种类型。Provox 发音管的发音瓣膜为铰链型，这种瓣膜机制使气流阻力明显降低。由于 Provox 发音管的食管侧缘比气管侧缘坚硬，因此减少了发音管脱落到气管中的机会。

(5)Nijdam 发音管：NUckm 发音管也是荷兰人研制的一种低压式发音管，采用医用弹性硅胶制成，它包括食管侧缘、气管侧缘与轴体管腔三部分，其中轴体长度可分为 4、5、6、7、8 五个型号。与其他发音管不同，该发音管无发音瓣膜，而是采用了一种全新式的屏障发音机制，圆形的食管侧缘具备开放式的流通功能，即食管侧缘像伞一样覆盖食管瘘口，发音时气流使食管侧缘顶起，空气进入食管，振动咽一食管黏膜而发音。由于食管侧缘呈伞状，使发音管发生漏液的机会减少。

4. 桂橡胶人工喉发声管

将 Arslan 手术稍作改进，即喉全切除后不将气管游离上提，而将环状软骨或气管环直接与喉咽前壁黏膜相吻合。吻合口的大小应与硅橡胶人工喉发声管的口径相一致。再按喉全切除术的方法缝合咽腔，形成低位的气管 (环) 咽吻合，再从气管切开口处放置一特制的“T”型硅橡胶人工喉发声管。

该人工喉发声管的顶端呈封闭状，置入的高度应平对气管 (环) 咽吻合口。在人工喉发声管的侧壁有两条纵形的裂缝，平时呈封闭状。在硅橡胶人工喉发声管的下部 (气管支和体外支) 内有一特制的金属内管，该内管的上部有一孔洞与硅橡胶管的上部相通，发声时将金属内管外口堵住，气流即可经特制的金属内管，通过硅橡胶管侧壁的裂孔而进入下咽部，经构语器官的加工而形成语言。由于硅橡胶人工喉发声管的顶端呈封闭状，且平对气管 (环) 咽吻合口，故进食时很少出现误吸。

该人工喉发声管的优点是发音清晰、连贯，接近正常的语音。缺点是部分病人由于硅橡胶人工喉发声管的型号选择不当或气管 (环) 咽吻合口过大而出现误吸，且因该人工喉清洗不便，时间久后可出现异味或气管套管四周围感染。

六、人工喉

人工喉是一种人造的发音装置，代替声带的振动发出声音，再通过构音器官而形成言语。

人工喉已有100年左右的历史，最初是机械人工喉，随着电子工业的发展，又出现了电子人工喉。人工喉学习讲话比较容易，一般2～4周即可掌握。全喉切除术后不能学会食管发音者可用人工喉学习讲话。目前主要有以下三种类型。

1. 机械人工喉

利用肺内呼出的空气振动金属簧片或弹性薄膜发音，声音从一根管子经口腔导入口咽的后部，再由舌、唇、齿、腭等配合动作和鼻腔、鼻窦、咽腔等的共振而形成言语。

2. 簧片式人工喉

目前簧片式人工喉有各种不同的型号，但主要结构基本上都是由一个金属盒连接两个塑料管或硅橡胶管所组成。金属盒内装有一簧片或橡皮膜，盒的下端接一塑料管与气管口相连接，上端另接一塑料管，发声时将其放入口腔后部，盒内的瓷片受肺部呼出的气流所振动而产生基音，并与气流一道被送入口腔后部，再经构音器官加工，即可形成语言。

簧片式人工喉的优点是设备简单，发出的声音响亮，声时长，吐字清晰，接近病人术前声色，讲话时呼吸舒畅，可做长时间交谈。缺点是使用上不甚方便，宛如手持烟斗一样需用手将其固定。由于导气管由口侧进入口咽，因此必须拔除一颗磨牙。

3. 鸣管型人工喉

首先是由日本学者仿照八哥鸣管结构研制而成，与既往的人工喉的主要区别是其结构和金属音源振动瓣。其主要部分是一个外径约10 mm，长度约32 mm的聚乙烯管管的一端是成20°～30°的斜面，勺形音源振动瓣即固定在斜面上。音源振动瓣由50的金属薄片制成，其放置方式是顺着气流方向，也不同于既往的人工喉振动橡胶膜与呼气流向相垂直的方式。其优点是音频带宽，近似正常喉音；可以使高频成分产生共鸣得到加强，形成对辨认元音 /i/ 最为重要的第二共振峰(F2)。这种高频成分在其他人工喉是不存在的。

电子喉是一个以电池为动力的发声器，将此发声器平稳贴在无喉者的颈上部，打开开关后其电子装置即发出持续的蜂鸣音，引起组织振动，导致喉咽部静止的空气振动而产生声波，再经构音器官加工戚语言。

七、电子喉

电子喉的优点是病人不需特殊训练就会使用，而且声时长，连贯性强，可做长时间交谈。缺点是讲话时需用手固定，其语音与正常人喉发出的声音有一定的差别，而且价格也较贵。

第十四节 交流和交流障碍

交流障碍指患者的交流行为明显不同于正常人的交流行为，交流障碍是与正常人相对比而言的。

一、交流和语言

(一) 交流

交流(commimication)是互相传达和了解彼此想法的社会活动，是用一套或几套符号系统将自己的想法表达出来，并为别人所接受和理解的过程。交流用的符号系统包括用姿势动作表达，让别人通过视觉或触觉接受感知的“身体语言”；用声音来表达，让别人通过听觉接受感知的口述语言一言语；以文字符号记录的书面语言等。任何用于交流的符号系统都是从“想”到“符号化”(symbolization)。符号化即选用符号系统和选用具体的符号，按约定的规则编排符号，以代表事物、想法、观点、情感等的过程。再到“传递”和由对方看到或听到这些符号，以相同的约定规则“破译”其意义，并做出反应。“传递”即用动作包括做手势、表情、说话、书写、作图等传达信息。

语言就是按这种约定的符号和规则系统所组成的交流系统之一，一般指的是人类所特有的用语音为符号来进行思维、表达意思，交流思想的工具。在本书中不加说明时，“语言”均指狭义的以语音为符号的语言，是一种由语音、词汇和语法构成的一定的系统，是一种特殊的社会现象。交流障碍主要的表现是不能正常地用言语交流；然而，交流障碍也可表现为不能正常地用非语音符号交流。交流过程中，信息的产生、发出、传递、接受和理解等各个环节都有可能出问题，使信息失真，甚至完全终止于某个环节。整个交流过程可归纳为：

观念→→语言→→言语→→语言→→观念

(想)(编码)(说－听)(解码)(理解)

在讨论交流方面的疾患时，将语言障碍和言语障碍分开讨论。

交流包括编码 (encoding)、传递 (transmitting) 和解码 (decoding) 的过程，有多种交流的方法，也有多种不同的语言系统。言语 (speech) 只是交流系统中的一种，是正常人交流活动中最主要的工具之一。以言语为交流工具时，除言语的语音码所传递的信息外，还有副语言的 (paralinguistic)、非语言的 (nonlin-guistic) 和亚语言的 (metalinguistic) 交流。副语言的指能帮助语言表达意思的，如通过改变语气、声调、重音、加快说话速度，或做短暂停顿等表达说话者的心态、情绪的行为等。非语言的包括姿势、表情、目光、头部、面部和身体的动作等，例如摇头、点头、招手、竖大拇指等肢体语言(这里的“非语言”，实际是指不属于“狭义的‘语言’”的)。亚语言的指语言词句字面意义之外的“言外之意”，表达和解释字面外的含义(传达与理解言外之意、话外之音)，譬如用谐音、反话、比喻和隐射等。

(二)语言

语言 (language) 是一种社会现象，世界上有近千种语言，在不同的社会群体中共用；其符号和规则系统为该社会所约定习用。不同人群以不同的符号和规则构成各自的语言体系，例如汉语、英语、法语、日语等。每种语言都有其特定的符号规则系统。

在符号和规则系统基本相同的“母语”中，又可因地域、文化、习俗等的不同，而有若干种稍有差异的语言，即方言 (dialect)。语言的符号和规则系统是使用该种语言者所公认的，是他们相互间交换信息的不可或缺的工具。语言在社会发展过程中，不断加入新词，并淘汰一些过时的语汇，语言规则也会发生一些变化。

语言由一套符号所组成，单个符号所能携带的信息是有限的，大多数信息都以若干个符号组合在一起的形式传递的。

掌握和运用语言符号及语言规则知识的能力，称为“语言能力 "(languagecompetence). 语言行为是对语言知识的实际运用，通过一个人的语言行为 (languageperformance) 可了解其语言能力。

语言含三个主要成分：形式 (form)、内含 (content) 及应用 (use)，语言的形式由句法 (syntax)、词法 (morphology) 和音位 (phonology) 三个要素构成，这三个要素将声音 (或符号) 与所要携带的意思 (meaning) 相联系。内容指语言所含的“意思”或语义 (semantics)。应用则指“语用”(pragmatics)，即在交流中对语言的运用。句法、词法、音位、语义和语用，这五个成分是将符号按所要表达的想法组合起来的基本规则系统。词法是关于将词素组成词，和“词”在音位和句法间的桥接的规则。音系是关于用哪几个音素，如何将这些音素组合，以及音素所处的位置等方面的规则，例如有些音素不应在某一位置出现 (如汉语普通话 /q/ 后只能接 /i/、/u/，或以 /i/、/u/ 开始的韵母)。语义则是关于区分有意义和无意义的声音 . 有意义的词所含的意义，以及含有意义的词相互间的关系等的规则。句法则是关于如何安排词在语句中的次序的规则。语用则是关系到如何运用语言的规则。在交流中要同时应用这些规则系统。

语言中最小的具有语义的单位称为词素 (morpheme)，词素包括词根、前缀、词尾，例如“站着’’(/zhan•zhe/) 含两个词素站”和“着”，“站”后加个“着”字，表示“持续地站”的状态，“他的”(/ta•de/)，含“他”和“的”两个词素，“他”后加“的”使语义改变为“属于他”。英语“cats”的“–s”将“猫”具体化为“一只以上的猫”。汉语“人”、“他”、“你”、“先生”、“女士”等后加“们”也把单个的“人”具体成“多个的”。

音位 (phoneme，音素) 是语言系统中最小的声音单位，音位在组成语言中起着代表不同意思的符号的作用。帕 (/pa/) 和八 (/ba/) 的意义不同，/pa/ 和 /ba/ 分别表示两个意义不同的词 ./P/ 和 /b/ 在汉语普通话中都只有和其他元音组合，才会含有意义。词素可以只含一个音位如“鹅”(/#/)，“锕”(/&/)，但绝大多数的词，是含两个或两个以上音位的。一个音位在与其他音位组合时，可以成为不完全相同的声音，例如汉语 /a/ 在韵母 /ai/ 中，/ang/ 中，受相伴的音位的影响而发音不完全相同，又如 /n/ 在 /an/ 和 /na/ 中，由于所处位置不同也稍有不同。

汉语普通话的语音可分成声母、韵母和字调三部分，一个“字”起头的音称为“声母”，其余的音称为“韵母”，字音的高低升降称为字调，字调有阴平、阳平、上声和去声，例如“交 /jido/”、“嚼 /jido/”、“角 /jido/”、“叫 /jido/”。

学习语言，用语言表达“意思”，不仅要准确地选用声母、韵母，还要根据拟表达的“意思”，准确选择字调。例如要表达数字“8”时，在 /b/、/a/ 组成的 /bd/(八)、/bd/(拔)、/bd/(把) 和 /bd/(爸) 以及轻声 /(吧) 中选择 /bd/(八)。声母、韵母和字调相同的字所表达的意义也可不同。这要和与之组合构成的词的上下文 (语境，context) 联系起来了解其语义，如“八路军”、“八哥”、“芭蕉”、“疤痕”、“扒车”的前一个“字”在口头言语中同是 /bd/，只有和“上下文”联系起来，才能了解其所代表的不同意义。

虽然人们可以用手势语言、符号语言交流，但人类主要的交流工具是由语音、词汇和语法构成的语言。语言言语疾病学主要关心的问题是不能用以语音为代码的语言进行正常交流。人类的语言是以声音代码组成的系统。“虽然”书面语言不是通过发音和听觉交流的，但文字是记录语言的符号，文字是有“读音”的，虽然默读时不发出声音，但每个字 (词) 都是记述一种声音的代码。人们不仅用口说的语言 (言语) 交流，而且还用内在的语言 (innerlanguage) 思维、记忆。内在的语言可以是用形象、动作、声音等表象，但主要用的还是“声音代码”。

从酝酿、产生、发出语言到聆听、感知、理解语言，整个交流过程中，都贯穿着一个“声音系统”(soimdsystem)。这个声音系统包含在用“声音代码”编“语言”，由发声系统发出“语音”，由听觉系统听到“语音”，将“语音符号”译成“说话者所表达的意思”全过程中。在语言言语疾病、交流疾病的临床工作中，主要是通过从观察分析就诊者听和说的表现 . 了解其在产生语言和理解语言中的问题。

(三) 交流的发育

人类具有互相沟通交流的天性，出生时正常婴儿也已具有交流发育所必需的组织、器官和感觉一运动神爱系统。在出生后新生儿就立即跟他的母亲开始交流，出生后几分钟婴儿就会对人类的嗓音做出同步的身体活动，然而这时他还不会对一个一个的“元音声”或“叩击声”做出同步活动。他会寻找发出嗓音的声源，当发现发音者的脸和嗓音声源之间的关系时，会有愉悦或稍显惊异的表现，婴儿和他的母亲都会注意彼此的嗓音 (voice) 和脸。而母亲 (或保姆) 对婴儿早期的反射性行为的关注、应答，则会使婴儿对这些关注、应答做出反应，交流也就在此基础上得以逐渐建立和完善。出生后几个月的婴儿就能辨别言语声和非言语声，辨别不同的词和嗓音的语调 (intonationpattern) 以及能辨别声音有明显差别的音位 (phoneme)。婴儿还能辨别不同的嗓音，喜欢看人的面孔和听人的言语声；还学会用不同的目光和头部运动等，做出似乎是已含有某种含义的、进行交流的表现。婴儿的脸部和头部发育较为成熟，在早期交流中较为重要。上述这些辨别能力和行为是早期交流的基础。

抚育婴儿的人、母亲、保姆等对这些婴儿的行为应做出反应，并应把这些行为看成是有意义的人际间交流来对待。照顾婴儿的人对此做出的反应程度和婴儿以后的语言能力发育密切相关。这种反应在母子间构成了依恋的纽带，并促进交流的发育。到三四个月，这种以交换目光为基础所形成的“对话的”雏形，在以后发展成为会话交谈。

在日常小儿与父母间的接触中，婴儿高度选择性地接受语言，父母和小儿做游戏，例如用双手遮住脸部，在突然移开双手的同时，发出“猫”的声音 (“藏猫”)，或将拨浪鼓在小儿眼前和自己身后轮替移动，在给婴儿看一件物品的同时 . 喊出这件物品的名称等等。这些语音联带行动的联带关系，对婴儿学会注意和对小儿以后在预期和期待心理活动方面的发育，以及对早期“意思”的发育都有重要意义。

小儿的交流发育，可分为三个阶段，最初是无目的、无判别的，第二阶段是用姿势、语音来表达自己的要求愿望，第三阶段开始用“词不达意的”发音行为来表达要求和愿望。

在还只会用单个词表达的阶段，小儿已具有相当程度的交流技能，例如小儿有预想 (presupposition) 的能力，可以预想听他说话的人员是否知道他所要传递的信息。学龄前儿童学着使用重音或加强语气的方式来增加他发出的语音所携带的信息量。

(四) 语言的发育

出生时，正常婴儿就已具备学会行走和说话的天生条件，他们有下肢的骨骼、肌肉、关节、神经，有声道 (vocaltract) 及相应的感觉一运动神经系统，虽然刚出生时婴儿还不会做行走、说话的动作，但正常婴儿都具有发展行走说话的必需条件。出生后 6 个月，小儿能做到“坐”和发出不带什么意思的“呀呀学语声”(babble)。“呀呀学语声”只是一种“嗓音游戏"(vocalplay)，是语言言语功能发展的一个重要过程。周岁时开始行走和叫出东西的名称，两岁时能将两个词联起来，说简单的不完整的“句子”，4 岁就可以基本按成人说话的用词和语法说话了。

幼儿学习语言是一个简单的、不费力的、进展迅速的过程，多数学者认为学会语言有个临界期 (criticalperiod)，过了临界期，就不再能那样轻而易举地学会语言了。有的学者认为天生的学会语言的能力在临界期后并不会完全消失。一般认为 15 岁以后或青春期以后，学外语就比 15 岁前困难，但也有人报道过一个儿童在青春期后才学会语言。

儿童掌握语言知识技能是一个逐渐完善成熟的“发育”过程，在发育过程中，语言的词法、句法、语义、语音、语用等五种成分，并不是齐头并进的，一段时间以这一成分发育为主，在另一段时间又以另一成分的发育为主，各种成分的增长速度也不一致。

1. 学步期 (toddler，蹒跚学步期) 的语言发育

儿童语言发育初期只发单音节词，以后逐渐将早期学会的单音节词组合起来。要说两个以上的音节，就需要按一定的规则将它们组合。2 岁的儿童说出的多音节词和多个词串，所用的规则是不同于成人语法规则的。如想要诉说哥哥拿走了他的糖果时，他说哥哥糖。”这反映儿童开始用的语言规则系统是和成人所用的规则系统不相同的。但儿童用这种语言已是一种进步，已能用语言代替原先用“非语言交流”的“语用功能 "(pragmaticfunction). 这些早期发出的“词”含有原先用姿势、动作、“嗓音”(哭、叫) 所表达的意向。在学步期，儿童的发音并不是单纯地仿效别人的“说话”或“举名 "(naming)(用某种语音示意某件物品或动作)，而是用“发出声音”来影响别人，给出和获取信息，参与“交谈”中的“交换意见”。学步期儿童发的词是很简单的，多只含一个或两个音节，音节结构常是以 /b/、/P/、/m/ 等前辅音为主的“元音 - 辅音”、“辅音 - 元音”或“辅元 - 辅元”(重复的或非重复的，如 /mama/ 或 /mami/)。儿童这时用的发音和成人的“词”近似，含义却可有不少差异。成人要结合儿童当时的行为、活动来猜测其意义。成人常将幼儿说的几个音当成一个整句来看待，并试图引导儿童按成人的想法去编码造句。但用这种想和试图来教孩子，可能是徒劳的。

学步期儿童受到注意力、记忆和知识方面欠缺的限制，他们还难以将信息组织、储存留待以后提取。因此，他们对一些“词”的意义的理解不完全符合于成人公认的意义。幼儿对词意义的了解，只有一部分是符合成人的语义的，例如，当幼儿推一辆玩具车通过一个狭窄的空隙处，成人说是不是过得去？”他以后就把“过得去”理解为“太大”或理解为具有一般性否定意义的“不能这样”的意思。儿童是根据成人说的语音和眼前的“参照物”，和根据他听到自己说出的语音的反馈得出有关这一“语音”的印象的。在反复听到这一“词”和看到的或接触到的“参照物”相配，与别的东西不相“配”的过程中，逐渐排除一些和补充一些，最后达到准确领会“词”的意思的完满结果。

有的语言学家认为幼儿对他们早期“掌握”的词，是按语义分类的 . 在两个词的阶段，幼儿是按简单的词的次序模式来组合的。

这种两个词的组合规则有: ①主动者 (或主动者的动作)+ 动作，如爸爸吃”、“吃饼干”、“爸爸饼干②修饰语 + 核心成分，如“小狗”、“爸爸帽子③否定 +X，如“不糖”；④ X+ 位置，如“狗床”、“抛我”等。在早期的二词组合时，“意义”是以词的次序来表示的，例如积木中一枚“木钉”被名字为“冬冬”的小朋友拿走了，孩子就追着说“钉钉冬冬”，在记忆和处

理技能日益增长时，说出的话约有一半为两个词时，幼儿开始说三个词组合的话语，到两岁时开始说用四个词组成的话语。

按认识决定论的观点，语义的发育是与认识的发育相关的，“意思”或“语义”是一种象征经验的方法。经验是早期语言的基础，各种语言的早期的语义规则是共同的。共同的语义规则是认识发育的普遍模式的反映。幼儿学习认识环境中各种事物间的基本关系，开始用语言说他们所知道的事物，思想在先，语言在后。再将语言用来代表（表示）那些已被他知道了的关系外界事物的知识，语言起到反映世界事物的作用。儿童开始能用语言概括他见到的事物，并在以后用语言“重现”这些已经过去了的事物。

儿童在有了一定的“认识”能力后，才能运用符号。认识能力包括：①有对过去所感知的事物进行表达的能力。②开发建立了有关空间和时间的基本认识结构，并能运用对空间、时间认识的结构；有对动作进行分类，纳入不同类型的能力，并认识客体（外部事物）的行为、动作与其所属的不同类型之间的关系，从而构建一个自己的感知空间模式。③从一般性的“认识结构和处理过程”中派生出语言处理“策略”(strategy)——指对说话的计划准备的能力。④具备了用语言规则、结构成分、计划安排组成语言的能力。

有些专家认为符号功能是以模仿为基础而形成的。儿煮模仿别人的动作、行为，用“自以为是”的符号或词来代表所涉及的事物“参照体”。例如指着兔子说“白兔”，儿童以兔子为参照物，模仿说他听到的 /baitu/（白兔）。儿童还能摆弄客体，探究他们的功能（性能）。儿童将探索所获取的“功用、性能”加以分类，形成他们早期对事物“界定”的基础，进而形成“概念”。形成了“表现”客体的概念的能力，使儿童有了对不是当时发生在眼前的事物进行表达的能力。

学步期儿童的语言知识是通过有选择性地模仿，有意识地发出声音探索性”地试验（试试看），以及用“疑问性的”发音等方法学习的。儿童有选择性地从听到的声音中模仿试用“新词”，或新的表达形式，做出这些模仿或表达形式后，他等待反馈，并从对方的反馈中检验和得到确认，或再用疑问性发音以获取更多的信息。儿童的语音学习离不开成人的积极参与，成人既有必要诱导儿童发音，又要给以肯定或补充，完善言语的反馈信息。儿童对交谈规则的学习了解，不是从句法或语义开始的，而是首先建立交流的基础。在此交流的基础上，逐渐用语言代替早期用动作等“非语言性”信号表达意愿的交流方式。

父母对早期儿童的发音做出模仿或反馈等反应，并对其发音“方式”应进行修正、补充，或延伸其意义。由于儿童对那种按他（儿童）自己的“打算”来编码的结构较易于学习，因此在儿童开始用过去没有用过的“语言结构”时，父母常会按照婴儿的语言模式全面地调整他们自己的语言模式，用“简化的成人语言”供儿童听和学。这样做虽然不是经过有意识的思考，但却是有利于儿童学习语言的。

2. 学龄前语言发育

在学龄前时期，发育的主要重点是语言的形式 (form)。在幼儿进入幼儿园时，已学会了 90% 的句法、词法和语音知识，可以像成人那样应用语言规则，但还不常用复杂结构的语句。在学龄前，儿童说话的平均长度逐渐增加，语句结构的复杂性也相应地增加，至学龄前的后期和学龄期，他们继续学会用更复杂句型，增加了说话的复杂程度。

(1) 学龄前儿童语言发育的一般情况：通过与亲人、保姆和“同伴”的会话，学习母语(其周围的人说的语言，例如普通话或方言)，从出生开始，父母等照顾婴儿的成人，就把婴儿当成交谈的伴侣，婴儿逐渐成为一个积极的交谈参与者，在会话中婴儿学习新词，试用新的语言结构，逐渐认知交谈对手所表达的基本信息。在会说话之前，婴儿就学会了“你一言我一语”对话的“轮替技巧”。开始发音说话后，在父母、保姆的帮助下，学会轮替交谈，并学会围绕话题交谈，到5岁时可以围绕一个话题交谈十多个回合。

儿童如果参与一种需要叙述某些事物、事件和解决某种问题的游戏，往往较能围绕话题谈话。叙述和解决问题，都要求儿童能跟上和理解所听到的话，要做到这一点，儿童就必须注意词的选择和事件的次序。

这样的聆听．预先要有所“准备”，或称之为“预期”(presupposUion)。预期反映了聆听者的知识水平和他理解谈话所需的信息量的多少。当儿童的语言成熟时，应用语言的情况是反映其预期能力的较好的指标。

在用指示代词时，聆听者的观点(看法)很重要，当母亲叫儿童“到这里来”时，孩子站着不动，因为他想：我就是在“这里”。在不同的位置说的和听的人对这类指示代词或短语，可有不同的理解。母亲说的“这里”，在孩子看来是“那里”。此外，例如“这个、那个”、“我、你”、“拿/给”、“来/去”等等，孩子都可在交谈中逐渐学会正确的理解和应用。

(2) 语言形式的学习：在学习语言功能的同时也学习语言的形式，在幼儿开始说话时，幼儿从用动作—姿势交流的方式发展到用语言交流，用词来代替“动作—姿势”。在学习语言过程中，开始幼儿用加重音节后部声音的形式发问，例如，用拖长的重音发音节后部的/mdo/问“猫呢”。用拖长的重音发“猫床”末尾的词“床”问猫在床上吗？”在回答是与非的语句时，从回答一个词，增加到回答几个词。但发疑问句时，仍是用“句尾读重音”来表达。

到3岁左右开始用助动词“能”、“会”、“要”、“可以”，和在疑问句后加“吗”？以及开始用“哪个”、“哪里”、“哪样”，到三岁半以后用“什么时候”、“怎样”。到3岁半才会用“为什么”。与发展到说疑问句子的同时，陈述句也逐渐加长和复杂。

对幼儿来说，用言语拒绝某些事物远比发出疑问、陈述意见要早，“不”是幼儿最早说出50个词中的一个，开始的“句形”都是在动词、名词前面加“不”，如“不吃”、“不再见”、“不妈妈走”、“不有”。到两岁半以后逐渐区分“不”和“没有”，把“不”放在动词、形容词和其他副词前，同时也开始用助动词。

“套用"(bootshapping)是用已知道的语言来帮助理解和产生新的语言，例如两周岁时，会用“行动者”+“动作”和“动作”+“客体”形式的“句子”。后来进一步扩展成“行动者”+“动作”+“客体”。在这种组句的规律引导下，学习说“主体”+“动词”+“客体”之类的句子。随着对语义的了解增多，在已知的基础上“导出”新的语言形式的形成，儿童学会说更多的话语。

主动参与在儿童语言发育进程中起着重要的作用。模仿是有意识、有选择性地学习应用的谋略。到两岁至两岁半，通过“模仿”学习的方法逐渐减少，代之以学习句法来发展语言。学龄前儿童主动地分析接受到的信息，探寻其模式，并自己假设出一些语言规则，以这些规则为基础合成他们自己的语句。其结果是学龄前儿童常先用一套“自己的”结构形式，而不是模仿成人所用的一般的模式。例如负面的都加“不”，说“不有”，而不说“没有”。

在“词汇库”中每天增添两个词的阶段，他们通过因袭自己认定的“词义并在比较中得出每个词的含义都和其他的词的含义不同的认识；同时又认为某种结构形式，携带的都是某一特定的意义。这样儿童就认为说话者说的词，是不同于其他词的，是有其独特意义的词。

(3) 复杂性和话语的长度的进展：语言的复杂性和话语的长度并非密切相关的。到三岁时，话语的复杂性渐增加，开始时儿童只说一个词，到一岁时说两个词，以后说出的语句长度迅速增加。而将一个短语或子句插进另一个子句中，和将两个子句联成一个语句，既增加了句长，又增加了语句的复杂性。此外，语言的发育不是单纯地添加，而常是在不加长语句的情况下，增添语句的复杂性或改变语句的含义。

学龄前儿童较易学习符合一定的语言规则的语言，而对一些“例外情况”的学习则较难。例如，学用“不”表示负面的意思容易，学“没有”较困难；在英语中学没有例外的“一ing”容易，学“一 ed”就较困难，因为有不规则动词。汉语在语法上无严格的词形变化，而词序有严格的规定。汉语中词在语句中的次序，一般是按事件的先后、按因果关系排列的，词序排列对理解语句意义很重要。母语为汉语的儿童，词形变化基本不是语言发育中的一个问题。

成人启示引导儿童围绕话题交谈，在语言发育中起着重要的作用。绝大多数父母和保姆都不是从事语言教学工作的，但他们都会有意、无意地纠正儿童的言语和语言；他们会和儿童谈点什么，会鼓励儿童参加谈话。到三岁时儿童的谈话活动增加，多数父母、保姆的话语在语义上和语用上都是临时随口而出的，他们要随口接着别人的话题说，他们要回答别人的问题。对学龄前儿童，父母也应按这种形式，接着儿童的话语，引导、鼓励孩子参加交谈。最常用的方式是接着儿童说的话提问。例如儿童说我的生日要得到一辆车。”“好呀，什么车呀，是汽车吗？”“不，是自行车。”“你会骑吗？”“爸爸帮我骑。”“你在家里骑，还是在外面骑。”成人按儿童的语言能力，鼓励引导孩子参加淡活，使儿童学会围绕话题交谈。

在发育中语言的各个方面是互相促进的。儿童的语言的发展过程，不是按语义、语用、语音、句法、词法等分开学习的。儿童学语言，很难将句法的发育和语义或语用的发育分开，不是先学这是名词 . 那是动词，“不”字如何用，怎样提问，更不必学习句法、词法等等；而是学一个一个的词的意思，或是学组合起来的几个词含有什么意思。

孩子两岁时，开始讲叙事性的语言给他听，三岁时讲故事，有助于孩子学习语言，也增加孩子的认识能力。孩子的认识能力的发育一般早于语言能力，例如孩子先有了时间和位置的概念，然后才学会过去、现在、上面、下面等前置词。对时间次序的知识和记忆力的增长，是儿童学习语言中的“之前”、“之后”等关系的基础。在语义一认知学说中，儿童必须从外界环境中，提取物体间相互关系的基本概念，并同时从语言环境中提取语言规则。将语言规则与之相结合，用语言规则来分析输入的语言和它所反映的认知关系。因此，语言发育是一般认知发育所需的手段和过程。

3. 学龄儿童及成人的语言发育

学龄儿童和成人在语言的句法、词法、语义、语音 (音系) 和语用等各方面都已得到全面的发展。这时他们主要学习的是语义和语用方面的内容，学会能较有效地进行实际的交流。这个阶段的主要学习内容之一，是学会使用语言的潜在的、反映言外之意的亚语言 (meta-linguistic) 能力。同时，学习用阅读和书写等其他方式交流。儿童的口语知识是这些新知识学习的基础，而口语知识也要在这个时期继续补充完善、成熟。

在学龄期，语言学习的进展，不像幼年时那么明显，而是较慢和较微妙的。学校中的学习，从学口说转变到学读和写。到四年级，儿童能通过阅读来学习较深的 (专业性的词汇、符号、图表等复杂的形式的) 内容。读和写以及学习规范的语言结构，都需要有较大的亚语言能力。一般说，书面语言是脱离语境的，较为抽象的，使用者要从文字中获取其全部的语境信息 (contextualinformation)。

本质上，书面语言是与语境 (contexture) 分离的 (不在语境中的). 需要使用书面语言的人能从文字中获取其所含的全部语境的信息 (这个字在与各种语境相结合时所表达的意义，例如一个汉字和不同的汉字相连时表达的不同意义)，但也是较抽象的。抽象学习也表现在学习象形字 (如汉字) 语言和语言歧义 (两种以上的含义或解释) 中 (例如在笑话和讽刺中)。这些学习内容与从具体的认知到抽象的认知的转变相关。

成人继续在语义和语用方面发展其语言知识，同时丰富其所用的词汇和运用词汇的灵活性。按其专业、兴趣和社会活动的需要不断扩大词汇数量。成人还会在不同场合，对不同目的运用不同的语言风格。

(五) 言语的发育

在语言发育的同时，学习运用“语音符号”的能力也同步地发育成熟。言语是口头说出的语言，像学步那样，学会运用发音器官说话有一个发育过程。这个过程就是“言语发育”的过程。婴儿在出生前三个月就已有吸吮、吞咽类型的反射性活动。出生后，婴儿的吸吮活动伴有下颌的上、下活动，吞咽时嘴稍张开，舌先向前伸，接着后缩，同时声带内收关闭声门。新生儿会发生哭声和一部分元音。到接近满月时，婴儿的哭声开始分化成带有不同意义的类型，婴儿的母亲能辨别出不同的哭声。由于发音时有相当一部分气流从鼻腔溢出，婴儿所发的音 . 口腔共鸣不全，带有鼻音。虽然新生儿可辨别不同的音位和不同重音的音调，但这和声音所携带的意义不相关，不同于对语音的感知。

1.2 ～ 3 个月的婴语 (cooing)

在 2 ～ 3 个月时，婴儿已能用肌肉控制口腔运动的开始和停止。这种运动还只能用触觉刺激引导出来，不能用声音刺激引导出来。这个时期，软腭运动已能达到使软腭和咽壁之间接近于闭合的程度，能以不全的共鸣发出后辅音和中元音及后元音。

2.4 ～ 6 个月的呀呀学语 (babbling)

从 4 至 6 个月开始试着用声音和增加了分别控制发音结构的不同部分的能力。这时发出的声音和他的母语的语音有些不同，有些并非他的“母语”中的声音。神经肌肉控制，从口腔后部扩展至前部，能较好地控制舌的活动，能较有力地伸舌，并能在吸吮时，用舌肌的动作代替过去用整个下颌的动作的做法。具有言语性质的改变，发音时间延长，并发出一串呀呀学语声。原先的占主要地位的“喉音”趋于消失，代之以唇音，口的前部的收缩能力较为成熟，到 6 个月时以唇音为主。

3.6 ～ 10 个月的重复 (音节) 呀呀学语 (reduplicationbabbling)

随着婴儿已能较好地控制口腔运动，他的言语也进一步发育，进到发重复音节 (如 /ba// ba//ba/) 的阶段。同时婴儿也较注意听周围的语音。到 6 个月月龄左右，婴儿可以在下颌不动的状态下，发出具有嗓音性质的声音，而且后来重复的呀呀学语声发展成为早期儿童的词的重复(如把“兔”发成 /tutu/，把“饼”发成“饼饼”等)。

4.11 个月至 14 个月具有浓厚语音性质的发音

至出生后 11 个月，婴儿会做抬起舌尖、咬嚼软质的固体食物等动作，而且能在吞咽软质食物时，将嘴唇闭紧。神经肌肉控制活动的这种发展，也为构音活动准备了条件。呀呀学语声开始具有多种特征，可以发出不同的相邻的音节和相继的音节。常发出一串接近成人言语的、有重音的、不清楚的、难懂的“乱杂语”(jargon，难懂的语音)。其声音类似成人陈述或发问时的语音。在这个时期会发很多具有“声音 – 意义相关性”的声音。从语音学的角度看，这些声音虽然不是以成人的词为基础的，但起着以声音作为意义的代码的“词”的作用。在语音学上，这些声音是具有语音意义的，或称为“和语音一致的形式”(“语音一致式”，PCF)。

“语音一致式”已不像呀呀学语那样，不按交流的要求任意发声，而是受到“表达意思”的限定的。只是它还不像成人言语的结构，而是幼儿开始认识和运用语言规则，是将声音与意义相关连的初级阶段。

5. 学习发第一个词和音位

幼儿发出第一个词，标志其已能支配构音器官并把客体和“标记”(即特定的声音作为代码)联系起来。从此以后幼儿的发音(语音的产生)也开始受到“词”的制约。

幼儿的言语是对“目标音节”的产生和感知(发出某一音节的声音和认知这一音节)相互作用的复杂过程。在这过程中要完成对音位(音节中组成“词”的声音)的位置先后的排列，以及对重音的“处理”。也就是说，要处理好用哪些声母、韵母和用怎样的字调，以及这些声音的排列次序；同时还要对听到的这个“词”的声母、韵母、字调、声音次序进行听感知的处理。幼儿开始会发的辅音(按出现的先后次序)为 /m/、/w/、/b/、/p/。这些辅音和它们在其“母语”中的出现率占先的辅音，也是最容易被感知的声音，因此出现最早。其中 /b/、/m/ 和 /w/ 是最容易发的音。

在言语中含有意义的言语声的感知和产生之间的关系很复杂。

有些学者研究了音位的出现先后次序，结果是：

(1) 元音在辅音前出现，至 3 岁时已能完全产生。

(2) 鼻音 (nasal) 先出现，而后出现清音 (glide)、塞音 (plosive)、流音 (liquid)(如 /l/、/r/)、擦音 (fricative) 和塞擦音 (affricative)。

(3) 先发喉音 (glottal)，而后依次是唇音 (labial)、软聘音 (velar)、龈音 (alveolar)、齿音 (dental) 及聘音 (palatal)。

在语音出现次序方面 . 有较大的个体差异，例如学会发有些音位的时间，前后可相差三岁之多。

在学会发音位的同时，学龄前儿童也学会有关安排声音分布和次序的语音学规律。这也是一个要经过长时间的语言编码和假设(试探)过程才能发展起来的。

小儿言语发育过程中会出现：①遗漏非重音音节；②重复；③代替等。小儿在呀呀学语期，开始用辅一元 (CV) 音节，而后常重复 CV 音节成 CVCV，在这个过程中往往会省略轻音。到 3 岁时这种情况一般会消失。学龄前儿童还会用一些音位代替另一些音位，如将“书 (/shu/)”

发成“突 (/to/)”，将“飞 (f6 i)”发成“呸 (/P6 i/)”，或用 /d/ 代替 /g/，用 /t/ 代替 /k/。发这些不同于成人语音的音，在儿童的语言发育过程中是正常的现象。有些在语音发育过程中儿童运用的规则，是儿童言语发育的自然过程中的反映。学龄前儿童还学会选用不同的语音来表示不同的意思。到 4 岁左右，这些规律被自然淘汰或修改。

在学龄前儿童语音的发育过程中，常出现的一些与成人不同的现象，归纳起来有：

(1) 音节结构方面 . 遗漏最后的辅音 * 遗漏非重音 . 重复。

(2) 类同 (similarity)：在发一个词中两个不同辅音时，将其中后一个音节的辅音和前一个音节的辅音发成同一音，如东西 /d6 ngxi/ 发成 /d6 ngdi/。

(3) 替代：以塞音替代塞擦音，如“第”代替“知”；用 /k/、/g/ 等替代 /t/、/d/；用 /n/ 替代 /ng/；在流音中以 /w/ 替代 /r/„

(4) 遗漏声音：如“八楼”(/bdI6 u/)，说成 (/baou/)„

6. 小结

“交流”、语言和“言语”是互相相关的又互有区别的人类社会行为。了解交流、语言和言语的正常发育过程，是认识和判断言语语言疾病的基础。

二、交流障碍和交流差异

当某人在社会交流活动中，不能正常地沟通信息，表现得冷漠，置身事外不参与交流等，就可能有交流障碍 (communicationdisorders)。在进行言语沟通的社会活动中的上述表现，是被怀疑有交流障碍的主要依据。在家庭中或社会中，人们之间少不了言语沟通，而人们间的沟通基本上是以听和说为主要方式进行的。绝大部分交流障碍是由于听和说的功能障碍所致的言语疾患的表现。然而，交流还有通过表情、姿势、动作以及文字、图画等方式进行的，交流障碍包括言语疾患和语言疾病。

不能正常地传递信息，沟通思想的人，在与他人相处时表现得特别孤独，与之交流时没有反应。这种情况可能是交流障碍，也可能是由于语言、文化不同，而带来的隔阂。不同民族所用的语言不同，不同地区的方言又与母语有区别。在文化、习俗、语言相同的群体中，不会因为语言不通而无法正常沟通，然而属于文化、习俗、语言不同的群体的人之间的交流，则因语言的差异，可导致交流困难。在评价处理交流障碍时，首先应考虑是否由于语言、文化、习俗等的隔阂所致的，要将“交流障碍”与“交流差异”(comrmmicaticmdifference) 相区别。

不同的方音，有其所特有的元音、辅音、声调。我国不同地区的方音与普通话有明显的差异。例如上海某一些地区有舌根鼻音 /ng/ 的声母，昆明话把“雨”(/yu/) 读成“椅”(/yi/)，西安话把“税”(/shui/)，读如“费”(/fei/)，而“粤语”和“闽南话”则和普通话差异更大。这一类差异，显然不是病态的，但也可引起交流隔阂。.

交流差异还与文化有关。语言是全人类都有的社会现象，语言的一些形式是世界所有人群都使用的，世上虽有上千种语言，但有一些共同的规律是各种语言所共有的。获得学会语言的模式，在一些方面也是相同的。人类不同组群所用的语言及语言的性质都受到社会和文化的影响。研究社会和文化对语言的影响的学科称为“社会语言学”(sociolinguistics)，它研究以交流为目的的语言应用方面的问题。由文化、习俗差异引起的交流差异，属于该学科的研究范围。交流的人文学认为方言 (dialect) 是语言中的一种，是在历史、社会、政治、教育以及语言的影响力等复杂的相互作用下发展形成的。除正统的方言外，不同语言的方言在一个社会中还受不同社会、经济、政治、教育等的影响，而有不同的用语和语音。一个社会中的标准方言是以该社会中那些在政治上、经济上、社会上和教育上的强者所说的话语为准的。也可以说，用这一方言的“上层人士”所说的方言，是标准的方言。在各种不同方言中，用同一方言中的不同人群，说的方言还会有不同程度的差异。这些差异，也可以导致交流上的隔阂。语言言语病理学家只有了解了这些差异，才不会把“交流差异当成“交流障碍”。

由于语言不同，方言不同，在学习另一种语言或方言(或母语为某种方言的人学普通话)时，往往会发音不正确咬音不准”，带一定的“腔调”. 例如，L.R.L.Cheng(1987) 报告，说汉语普通话的人，在说英语时，在 s/sh、z/zh、f/v、r/l 等易于发错音(以 A/ 代替 /0 八以 /Z/ 代替 Ah/ 或将 /r/ 和 /I/ 混淆)，将长元音和短元母读错如 seat/sit 和 it/eat 等，又如南方一些地区，将人 (/ren/)，发成 /len 八或将“良”(liang) 发成 /niang/)，一些方言声母中有，/v/、/t)/，没有 /I/ 等，虽然帮助纠正方言方音腔调的语音是言语病理医师的业务工作之一，但这些差异并不是“言语疾患”或“交流障碍”。

交流障碍是交流不正常，是和正常交流不同。只有以“正常交流”为标准，才能比较出某人的交流是否不正常。然而不同人群的“正常交流”互有差异，例如生长在有文化教养的说汉语普通话的家庭社会中的人，和生长在文化素质较低的社会中说普通话的家庭中的人，“正常的标准”不同，生长在说方言的家庭社会中的人“正常的标准”就更不同。如果能以不同方言、不同社会的“正常言语”为标准来检查观察，就可能准确地诊断是否“言语疾病”的患者。

Taylor 和 Payne(1983) 提出言语语言医师在检查病人之前，应先问自己对将要采用的检查方法是否适用于当前要检查的病人。在我国，根据不同方言，不同人群的“正常标准”设计适当的检查方法，还有许多工作要做。如果能普及汉语普通话，将可减少“交流差异”带来的问题。

为了了解受试者的文化素养、方言等的特点，可以在开始言语交流检查之前，先用听感知 (auditoryperception) 测试一些内容。例如让受试者辨别两个无意义的音节 /in/ 和 /ing/ 或“音”(yin) 和“英”(ying)，如果受试者的母语中没有 /ing/ 的韵母，就不能辨别或准确发含韵母 /in/ 和 /ing/ 的词。又如让受试者发含声母 /r/ 的“人”(/ren/)，首先要知道“人”的西安口音为 / 矽八汉口口音 /nan/，扬州口音 /1 如 /，南昌口音 /lan/，梅县口音 /tjin/，潮州口音 /natj/。

在语言延迟发育的儿童也可出现类同的情况，应仔细地区分是由于真正的语言疾患(学习障碍)所致的，还是由于儿童是按他所用的“母语”的规则发音。由于我国为多民族国家，方言又十分复杂，言语语言疾病医师往往需要患者亲属的帮助，区分是语言障碍还是语言差异。

言语语言医师应该将语言及交流的社会文化原则，用于治疗和训练工作中，由于医师和“病人”所用的有关“言语的”和“非语言的”规则可以不同，在和病人接触交谈过程中，有可能由于这些不同而导致误解，甚至对患者无意间造成伤害、不愉快或“神经过敏”，从而影响有效地开展临床工作。对特定的语言及方言的有关知识，有助于医师和“病人”沟通，也有助于判断是语言障碍还是语言差异，进而采取相应的治疗训练措施。

语言训练 (languageeducation)：言语语言疾病学的专业范围，除对言语语言疾病的治疗外，还有帮助纠正方言、口音，学习掌握纯正的第二种语言的口语语音的业务。对有些职业的工作者，言语语言医生可以帮助其纠正口音，教给说纯正的普通话。这和治疗交流障碍的病人不同，是为双语(用两种言语，即一种母语、一种外语，或一种方言，一种普通话)的正常人服务，而不是对病人治疗。医生必须对普通话和方言、外语的语言特征有充分的了解，才能进行对比性分析。

FeigenbaUm(1970)“教用其他语言者学英语”时提出以下方法：

(1) 用例子说明两种“方言”(语言)的不同。

(2) 辨别练习：听两种方言，比较其异同。

(3) 识别练习：让学习者将声音分别按两种方言归类。

(4) 翻译练习：让学习者将一种方言翻译成为另一种(要学习的)方言。

(5) 反应练习：在一种方言中给一个刺激，作出是否这种方言的反应。

了解某种特定方言的声母、韵母和普通话的声母韵的异同，字调的异同.首先针对方言中不同于普通话的(或没有的)声母、韵母、字调，让学习者在听觉中辨别和识别，了解方言与普通话不同之处。然后按普通话的标准语音学会或纠正其发音。

我国不同地区的口音有或多或少的差异。例如，有些音位是某些地区所独有的。具体异同可参考《汉语方音字汇》(北京大学中国语言文学系语言学教研室编，文字改革出版社，1963年)。

三、交流障碍的检查、处理

言语语言疾病学和听力学都是研究交流及交流障碍的学科。言语语言疾病学的专业范围是对言语(包括构音、说话流利性、嗓音)及语言疾病的筛查、检定、评估、分析、诊断、康复与预防。听力学的专业范围则是制定和实施听力保护方案和对外周听觉系统与中枢听觉系统功能障碍的筛查、检定、评估以及分析、诊断、康复和预防。

交流障碍有的是器质性病变所致的，有的是伴发于器质性病变的；这些病人需要由，临床医师检查、诊断和治疗。对他们在交流方面的问题则需由言语语言疾病医生给予帮助。求助于言语语言疾病医生的人们中，有的是由于“方言”、“外国口音”、“文化差异”等需要掌握纯正、流畅的某种语言的身心健康的人。因而不宜一概将来看言语语言疾病医生的人，都称之为“病人”、“患者”；也不宜一概用“治病”或“治疗”等词语。但毕竟“言语语言疾病学”这个词，是一个以“疾病学”为“核心”的词，绝大多数交流障碍者也都是被视为“病态”的，而且听力康复，语言言语训练也是帮助“病人”恢复正常功能的过程。在本章及其他一些章节中，不免常会用“患者”、“病人”、“患儿”、“诊治”、“治疗”等术语。

对就诊于“言语语言疾病学科”的“患者”，首先要鉴别是否有“交流障碍”(“语言言语障碍”)，是否需要进行训练或医治，如果需要“训练”，“训练”内容是什么，达到什么目的，

如何安排训练内容、方法和进度，如何检验训练效果。在幼儿早期发现是否有交流障碍，是言语语言疾病医生的一个难题。通过对幼儿的观察，了解其对语言的反应，在与人接触中做出的发音、哭、笑等口头和形体动作，通过询问其父母了解他们和幼儿的交往情况，可得出初步的印象。在这一节中，将着重讨论：

(1) 判断是否有“语言障碍”的筛查和检查方法。

(2) 获取语言言语的样本，分析有哪些问题.问题的性质和做出诊断。

(3) 制定训练的目标、内容、方法和训练计划及预计的疗效，以及如何对训练成绩做出评估。

(一) 语言障碍的检查

对因语言问题来就诊的儿童．首先应对其是否有语言障碍做出判断，是否有必要治疗做出诊断，提出治疗方案和预计的疗效。对语言言语障碍的检查包括筛查”(screening)、“评估"(appraisal) 和“诊断”三部分。筛查是在较短的时间内初步检查儿童有无语言问题，是否需做进一步检查; 评估包括进一步检查判断是否有语言障碍; 如果有语言障碍，则做出诊断 (什么病，属哪种类型)，判断其严重程度、预后和提出治疗意见。

1. 筛查

用儿童最易于出错的语音作为检查项 (testitem)(检查项——音节、词、短语等测试评分用的语音单位)。一般将检查项编成“筛查测试表”，以提问—回答的方式进行》或由医生操作模型模，或指图中的某一图形，模拟某种状况．让儿童以说出词、短语、语句或短文的形式做出反应。有时让儿童讲一个故事或叙述一件事。医生对儿童的反应 (说话、讲述) 做出判断，判断出错数和错误类型。应编制相当于不同年龄的正常儿童的筛查测试表，并将筛查结果与同龄正常儿童的正常值相比较。

2. 评估 (进一步检查)

(1) 采取病史。

1) 主诉：在语言方面有什么不正常的表现。

2) 发育史：产前、产中和产后的发育史，包括体重、哭声和“语音”，坐、爬、走，对声音的反应、视觉等。

3) 抚育情况：家庭或寄养孩子的单位的经济、文化、习俗 (方言)，对孩子的接触情况。是否对孩子的哭、动作等积极做出反应，是否经常用话语，哼唱对孩子的行为做出反应，是否对呀呀学语声做出反应，是否与孩子用语音交流。

4) 过去史：患过什么病，曾用过哪些治疗，是否做过有关语言疾病的检查处理。

5) 现在史：在语言方面的具体表现。

①什么时候说第一个“词”，说的是哪个“词”，以后会说的词汇的增加的速度，什么时候会把两个词连在一起说，什么时候能将三个词连成“句”说。

②听力是否正常，如听不到声音或听力差，听到大声能做出什么反应，例如按别人说的声音做出某种反应 (父母感到孩子听到了，但似乎听不懂说的是什么)。

③语音不准，说话不流利，以及较大的孩子在有关词法、语义、句法、音系、语用等方面的错误表现。

(2) 与患儿直接交谈 (或患儿与其父母交谈)，并观察交谈中患儿的反应，患儿在听说话和说话中的表现，包括正常的和不正常的，记录正常的语言技能和不正常的语言表现。

在评估言语障碍时，应观察儿童在其父母 (或平时与他接触最多的人，如保姆、教师等) 引导下进行交流的情况。让父母演示患儿能正常交流的和最易出现交流问题的情况。了解父母 (或保姆等) 和患儿的关系如何。在父母配合下进行听力、言语检查，找出语言障碍的问题所在和制定相应的处理方案。

3. 构音器官功能的检查

(1) 非语言动作: 通过让患者做一系列的构音动作，检查构音器的运动功能。仔细观察: 唇、舌、软腭、齿及下颌是否对称，颜色、外形是否正常，做咧着嘴笑、噘嘴、鼓腮、伸舌、抬舌、卷舌、露齿、张嘴、前后左右移动下颂等动作的表现和发 /ah/ 音时的软腭运动，观察吞咽动作，有无流涎、呛水，或其他异常。

(2) 言语活动：语音系统的功能成分，可用泵或闸门的功能来表示。呼吸肌及肺为泵，喉、软腭、舌体、舌尖、唇、下颂及齿等为闸门。它们的动作准确协调是发出语音所必需的条件。

1) 呼吸：肺呼吸，像气泵，为言语的动力，如动力减弱，言语声就弱，响度就小，如经常地不正常地吸气，每次呼吸发出的音节减少，语音的时间短。正常人能在一次呼吸周期中发 10 ～ 20 个音节，能在噪声环境中调节声音强度，能处理语气的变化 (加重或和缓) 以表达不同的意思，一次吸气后可持续发 12 ～ 20 s 的元音。可用以下步骤检查呼吸肌肉和结构的功能状况：观察发连续的、自发的言语；观察从鼻孔迅速吸气、喷气的能力，观察突然改变嗓音的响度，按示范模仿的模式改变响度；连接气压表呼气，观察其控制压力变化的能力。

2) 发声 (phonation)：喉的肌肉、结构的运动，喉与呼吸系统动作的协调，在嗓音的产生中起重要的作用。声带的活动范围减小以及速度或运动方向减少可导致音调范围 (音域) 减小，改变音调的速度变慢，清音与浊音对比度异常，嗓音的起音和止音变慢，有气息音、硬起音，出现突然的音调或响度的改变 (迸发)，或经常用他所惯用的不当音调发声。

3) 共鸣 (resonance)：观察口腔一鼻腔的共鸣是否平衡，汉语普通话中鼻音 runungq)(包括鼻化元音) 有鼻腔共鸣，发其他音时要将腭垂、软腭指高关闭咽一鼻通路，软腭功能障碍就会在发其他音时也有鼻腔共鸣，与患者交谈，即可昕出是否有软腭运动障碍。但应了解患者的方言，判断是否方言中特有的某些 _ 鼻音音节。除直接凭听说话声外，还可用 X 线检查或专门仪器检查。

(4) 韵律 (prosody)：韵律和传达的意义及话语的旋律有关，如果韵律的变化减少 „ 则携带的意义受到影响，言语的清晰度和被正常人感知的能力也受影响。

4. 语言技能检查

检查受试者的语言能力的最常用的方法，是以同龄儿童的语言能力的正常值为标准，进行对比并根据出错率判分。检查方法有两类：标准化语言检查 (standardizedlanguagetest) 和非标准化调查。标准化语言检查是以正常为基准进行对比的 (为参照的) 标准化检查法，“正常比照标准化检查法”又分为筛选检查和诊断检查。

标准化语言筛选检查是和同龄正常儿童的标准化样本比较，检查儿童是否能通过最低得分线，如得分低于最低线，就应进一步做诊断检查。

诊断检查常对各年龄组定出一个得分的最低反应位数值，低于这个百分位数的 (例如低于百分位数 10 的) 认为是有语言能力方面的问题。有的诊断检查用得分低于同龄儿童正常平均值两个标准差的为有语言障碍。

还有的标准化检查是以不同年龄应能通过的检查项 (item) 为基础的，这种检查法不用“百分位数”或“标准分”评定，而可直接反映是在哪一方面有语言能力欠缺的问题。

以正常值为标准进行检查的方法有：“正常 − 比照试验”(norm−referencedtest)、判据比照 (criterion−referenced)、资料分档分析法 (portfolioassessment) 和非标准化调查。

(1) 正常 − 对比试验：对语言的不同功能 (词法、句法、记忆、语用) 的测验，可以将几种功能的检查安排在一个检查项目中。例如在一个检查项目中，既可查感知能力又可查表达能力；既查“听”，又查“说”；既查词法，又查记忆等。测试的结果可以判断有无言语障碍，语言能力的哪些方面较强哪些方面较弱，估计进行干预活动的效果和有无做进一步检查的必要。

(2) 判据比照试验：用一组标准的“试题”，每个试题中含 10 个检查项，每一组标准试题针对某一特定的内容 (如与空间位置有关的前置词、反义词等)、结构规则 (如从属子句) 或交流功能 (如祈求、命令、疑问……) 等。此法可用于验证“正常比照试验”和“观察法”的检查结果。一般以判据正确率在 80% 以上为正常。根据这一检查可决定治疗的目标、方法和估计预后 (特定的语言技能经训练后，预计能达到的水平)。

(3) 资料分档分析法 (portfolio assessment)：由教师和学员选择样本共同评估，按不同内容和技能 (词法、句法、语用、打腹稿、构音、读、写等) 分别评分，可对不同领域的语言障碍分别做出评估，可了解语言技能中哪几个方面有问题，哪几个较好，Wiig 等 (1993) 提出一种课堂分档，多领域分析法——结构多面评估分档 (S-MAP)，这可对语言的结构进行多方面的评估，可了解组织语言的能力，对语义、用词、造句的能力全面评估。

(4) 非标准化调查：由医师根据具体情况对不同的儿童安排适当的检查。如说话的句长，音位的错误、替代等。其优点是可以较有针对性地、详细地了解儿童语言问题的特征和说话中的问题在什么时间、哪些问题方面最明显，还可了解儿童在语用技巧方面的问题。

标准化的和非标准化的检查的具体内容可相同，这些内容包括感知方面的检查和理解以及表达、发出语言等方面的检查。

5. 感知能力检查

(1)“听词指图法”或“指图说词法”：检查儿童的识别或认知能力的方法，是让受试儿童听一个“词”或 - 句“话"，让儿童从几张图片中选出与所说的词 (或语句) 相应的一幅，也可指着图让儿童说相应的词。

(2)“做动作法”：让受试儿童按医生说的做出动作，例如说把洋娃娃放到凳子上。”“把小球放到盒子前面。”这可了解儿童的语义、词法、句法和语用的技能水平。

(3)“判断试验”：说一句话，让受试儿童判断是“正确的”(对) 还是“错误的”(错)，例如“这是红汽车吗？”这可检查孩子对名词、词法、句法和语义的水平。

对这些检查的结果进行分析时，应注意避免做出错误的判断，例如“听词指图法”，有“猜”中或“机遇”的因素，受试儿童有可能并不知道医师发的“音”是什么意思，但他知道在这幅图片中的其他画面都不是这个“音”。这种指认法，只是测试理解语言的比较浅表的“外表”的能力。这犹如当我们忘了一首歌曲的曲或词，在听到演唱这首歌曲时，我们知道所述及的就是这首歌，但不知道唱的是什么内容。在指认试验时，也会有类似的情况出现。而“判断试验”对 4 岁以下的儿童则难度过大。

6. 表达能力检查

(1)“引导模仿法 "(elicited imitationtask)：引导模仿法是最常用的一种检查表达能力的方法。做法是由检查者说一句话，让儿童跟着学说，在词法、句法和语义方面有问题的儿童，不能完全正确地模仿原话发音。

(2) 延迟模仿法 (delayedimitationtask)：例如，向儿童说：“他在玩球。”和“他们在玩球。”两句话，然后拿出两张画，一幅是一个人在玩球，另一幅是一群人在玩球。指着其中的一张，让他说这幅画的内容是什么。

(3) 领语法 (carrierphrasetask)：检查医师先说一句话的前半句，让被检查的儿童接着说完。例如拿三幅画给受试者看，一边指着第一幅说你看这幅是女孩在跳绳。”指着第二幅说这幅是女孩在唱歌。”指着第三幅画女孩跳舞的画说“这幅呢？”这可了解孩子的语法和句法技能水平。

(4) 并行句法 (parallel sentenceproductiontask)：放两幅图片在儿童面前，检查者用特定的语句模式叙述第一幅图的内容，然后让儿童用相同的语句模式叙述第二幅图的内容。检查者对儿童说我们来说这两幅画图，我先说这幅，‘一个大球’。现在你说那一幅”(孩子应说的是“一个小球”)，可检查儿童的语法和句法。

7. 自发言语取样

以上检查基本都是经“诱导”而说出的语言，而最好是收集儿童在“自发性”的说话中的样本。然而要从自发的说话中收集语言障碍的样本，有较大的困难。有些语言问题，要在长时间观察下，才会从大量的话语中出现。这种收集和分析儿童的言语的方法，比任何一种其他检查法都费时。但取样可较多地获得有关小儿的语言技能的信息。特别对了解儿童的语用能力更有价值。可以对儿童的语言进行录音．将录音输入计算机，由计算机自动分析语义、句法及音系特征。

(1) 取言语语言的样本，在直接交谈中，了解有关词的意义、句法、语音、语用、词法等方面的问题，了解对音位辨别和语音的问题．出错率，嗓音的音质、音调和音量，语句的长短，持续发音的时间长短(一口气说多久)，说话流畅与否(有无口吃等)。

获取会话的言语样本，是对语言言语疾患患者进行诊断的重要内容之一，可通过分析语言言语样本，了解患者在自然交谈中的语言技能的实际情况。所取的样本要能反映语言功能的全貌，要保证样本的可靠性。因此至少应进行两次取样，要能包括患者在不同环境条件下的会话．及他与父母和同学(小朋友)、教师等交谈的样本。

所取的样本应能反映患者话语平均长度，应包括有关语义、词法、句法和语用、音系各方面的信息。样本可供以下几方面的分析：发的音位是否正确，构音技能如何，是否有遗漏、替代、失真等错误等；以及对韵律、重音、四声(字调)、停顿、音的节段、音节、词的次序等的分析。记录具体的错误以及错误的出现率。取样时，还要观察嗓音的质量(音质、音调、强度)，连续说五分钟的话是否会有音调改变，是否“气不够用说话是否流利(有无口吃)。

为了能全面地获取语言言语中各方面的样本，要有准备地设置一些诱导其说出所需收集的样本的方法。言语语言样本可分为：语言样本和言语样本两类。语言样本包括话语中语句的平均长度，有关语义、词法、名法、语用等方面的信息。言语样本应包括构音技能，说话的清晰度．音位的语音是否准确，有什么发音错误，发音错误的类型，观察嗓音的质量，说话是否流利等。

(2) 言语样本提取的基本方法和要点。

1) 最少要获取 100 次“话语”的样本，有时要获取 300 次到 500 次的话语。要包括儿童在不同环境中(家庭、幼儿园、学校……)和儿童与不同对象(父母、同学、教师、玩伴……)交谈的样本。最好是把录音机带到家中、学校等场所，随时录他的话语．对说话少的和年龄很小的儿童常需用一段较长的时间录音。

2) 用微型传声器固定在儿童衣领上，同时用摄像机将儿童的“非语音”交流的情况(目光、姿势、表情、动作等)摄下。事先应对录音机、摄像机进行检查，保证能正常工作。

3) 对玩具、图片等作为诱导说话的材料，做好充分的准备，要准备适用于不同年龄儿童的材料。

4) 事先了解儿童的文化、语言背景，并参考其文化、口音等背景，选择适当的刺激材料。

5) 在成人，提取样本时不用玩具、图片，而让他面对话筒与伙伴或另一位医生交谈。

6) 在取出玩具或书画之前，检查者先就儿童在学校(幼儿园)中喜爱的活动、卡通、电影、游戏等话题和儿童交谈，例如问他喜欢什么，喜欢谁，哪些事物使他不高兴等。

7) 除进行“看图讲故事”等检查之外，不要让儿童看书画，以免儿童由于乐于看书画而影响其交谈的兴趣。

8) 用开放式的问题诱导儿童说话，不要用可选项很少的问题提问。

9) 可以诱导儿童谈自己，如谈他最近看的电影(检查者和儿童都看过的，以便围绕一个话题交替谈“看法”)。

10) 允许儿童按自己的愿望说他想说的。

11) 让孩子有机会说出涉及不同的语言结构成分的可能。

12) 允许孩子在交谈中，随时中止谈话，并等待他继续说。

13) 和儿童玩要，让儿童放松，对孩子的一些常会出现的荒诞的说法(例如孩子说“铜笔在跳舞”，“星星给他打电话”等等)不要纠正，更不要认为是语言障碍的表现。

(3) 言语样本的分析。

1) 尽可能立即记下交谈的样本。

2) 用简体汉字记录正确发音的字、词，用拼音符号(包括字调)记录错误的发音(对汉语普通话拼音之外的发音用国际音标记录)。

3) 记录对话，包括检查者说的和出示的图片玩具等。

4) 分析内容包括：句长、句法、词法、语义和语用，计算不同类型的错误数。

5) 分析嗓音特征，包括音调、速率、强度。

6) 分析流畅与否，计算总的不流畅的百分数。

7) 计算言语的可懂度 (intelligibility) 清晰度 (articulation)。

8) 保留分析记录，以备以后对比。

四、交流疾患的治疗方法

对交流障碍的患者，应根据其障碍的具体情况进行治疗。就语言言语疾病学的角度而言，治疗主要是帮助患者建立新的言语行为；去除不应有的行为；或用辅助措施帮助其交流。首先要了解患者只是不会或不能用言语交流，还是在用其他一些非言语的交流中也有困难。了解是由于听力问题而不会说话，还是虽能听声音，却不会听从口头的指令做出反应。在那些对言语不做出反应和不会用言语做出反应的患者，要观察和了解患者是对哪些类型的刺激会做出适当的反应，可采用哪些类型的刺激引起患者用语言做出反应。在那些不是用预期的言语(即不同于正常人言语的)做出反应的，帮助其改掉不应有的反应和学会正确的言语反应。在那些言语发育滞后的儿童，则可帮助其学习增长言语技能的水平。构音器官疾患或涉及构音运动的神经系统疾患的患者和由于听感觉障碍而有交流困难的患者，则需进行必要的医疗处理(包括人工喉、“牙托”等赝复物、助听器、电子耳蜗等），同时进行听觉言语训练。对说话不流利、韵律障碍的患者，则可帮助其改掉不应有的言语行为。

（一）如何引起患者的交流行为

在检查患者时，不仅要了解他的语言功能状况，了解他的问题出在这一或那一种语音特征方面；而且要在交流中（观察患者在和他的父母交往中、在检查、测听等过程中的表现）动态地了解问题是出在对语言的理解方面，还是出在不能产生语言方面。不用言语进行交流的患者，或不会发音说话的患者，首先应设法教给发音，引导患者用语音交流，引导用语音交流的步骤包括：指导、模拟、提示和物理刺激。

指导必先做充分的准备，这包括：①选定目标行为；②对目标行为进行分析（例如构音器位置上的形态特点，如何才能看到、感觉到它们的位置或听到声音）；③如何才能引起目标行为，例如如何使患者能发出目标行为 (/I/ 或 Ah/ 或其他目标行为④用简洁的文字和确切的词写出帮助引出目标行为的指导提纲；⑤不要与患者辩驳，要根据患者的接受水平来阐述；⑥负责指导的医师或语训教师应熟悉指导内容，事先进行练习；⑦不要呆板地照读指导，而应自然地以交谈方式说出；⑧了解患者对指导是否已完全听明白、听懂，如不懂，应换用适当的词、句，辅以手势、表演再次进行指导；⑨当患者做错时，应再次指导；⑩在换一个新的目标行为时，应重新指导。下面介绍几种言语语言疾病的具体指导方法。

1. 指导

指导 (instruction) 是要向患者说明需要学习的那些技能，也是向患者说明目标行为。相当于讲课开始时说明今天要学的是什么。

(1)“构音”问题的“指导”：按不同音位的正确发音方式，指导患者发音。

1) 舌尖音 /sh/ 的发音：教师说，“我现在说 /sh/。”（在说 /sh/ 时，做个微笑的动作），“这时你的嘴唇就像这个样。”（教师做缩唇微笑的动作，并指着口角）“然后把你的舌头伸向门牙，像这样。”(做舌尖舐向门牙的动作，同时发出 /sh/ 声，然后在学 /sh/ 的发音基础上学 /S/ 的发音。)

教师说你发 /i/ 音。”“好，把 /i/ 音延长，在发 /i/ 时，把舌尖抬起把气从牙缝中吹出去。”

2) 发 /I/ 音把舌尖像这样放（做发 /I/ 时，正确的舌位），现在把舌尖移向下的同时说仏 /。”‘‘好，是不是听到的声音是 /la/。”“好，再来一次”。、

“看镜子，像这样张开口（做稍张口，使能看到舌的位置的动作），现在说 /I/。”

3) 发 /f/ 音轻轻咬着你的下唇，像我这样（做发 /f/ 音时轻咬下唇的动作），现在像我这样吹气（做发 /f/ 音的动作）。”

按以上指导的方式，根据患者的发音问题，进行指导。

(2) 语言疾患的“指导”：对“语言滞后失语症等有语音障碍的患者，应根据不同的语言问题，选定目标行为，进行指导。

(3) 嗓音疾患的“指导”：嗓音病的目标行为基本上是“嗓音治疗”，这包括改变音调、音强、音质和共鸣的训练。首先应向患者说明针对患者情况的目标行为是什么，如何达到这一目标。然后对训练步骤做必要的指导。对嗓音音调过高者，指导将嗓音音调降低到适当的频率。对有些经常大声喊叫的儿童，指导降低嗓音音量。有些儿童经常玩玩具枪，玩的时候发出紧张的喊声，就要限制玩玩具枪的次数和时间。在幼儿园和小学课间游戏时大声喊叫的儿童，应指导他

用较安静的日常生活环境中说话的声音，避免大声说话或喊叫。

(4) 口吃患者的“指导”：在治疗中指导占重要的地位、主要的目标行为是改善对呼出气流的控制和发音时要平和地起动，减慢说话的速率。

2. 示范 - 模仿

当患者对“指导或其他刺激方法不做出反应时，可做出特定的示范动作，作为引出反应的刺激，让患者模仿。由医师做出在治疗中为患者选定的目标反应。这种示范对建立多种目标行为，往往能得到满意的效果。应特别指出的是，示范是医师做出的特殊的刺激，而模仿则是患者对刺激做出的反应。在有些语言治疗的方案中，医师示范目标反应，并不要患者照着模仿。一般情况下，刺激和对刺激的反应，在构形上是不相同的，例如 . 刺激是“您好！”反应是“你好，谢谢你。”而模仿则在构形上和“示范刺激”相同。在临床言语训练中，示范和模仿可不相同，在训练初期患者的反应和对医师做出的“示范刺激”常不相同。然而，符合要求的模仿应与刺激 (示范) 的形式相同。在发音或说话的行为中，二者应相似，如果不相似，就不是模仿。在训练中患者应立刻进行模仿。这有助于医师对当即再现的模仿反应进行强化训练。如果当时不模仿，医师就无法帮助强化改进反应。

示范一般指用模型、图形协助患者了解和模仿目标行为。在让患者发一个声音的时候，要求患者将“构音器”按“构音位置图”所示的要求移动到位，并模仿这个声音发出声音。“实时言语矫治仪”可通过比较正常与错误的发音，帮助纠正错误发音。

在进行模仿训练时，首先要确定是否需要模仿，是用录音、嗓音治疗软件，或是用实时言语治疗仪进行模仿；用什么方法模仿。如果能用患者自己的正确反应 (符合要求的正确的发音) 进行示范一模仿，则对其正确的反应进行录音，供其模仿。如果需要模仿，应在治疗早期模仿。当模仿的反应达到正确可靠的要求 (多次反应均不再出现错误) 时，不要再继续模仿。但不能过早地停止模仿，否则会使错误率增加。当达到目标行为预定的客观判据时，再做过多的模仿，就变成了训练“模仿”，而不是按“言语是交流中的一种本能反应”的本质，进行言语训练的做法。

模仿训练不宜突然停止，而应逐渐减少，可在开始下一个目标行为的训练的初期 . 还不时地重复上一个阶段的模拟训练。如果停止模仿后又出现原先的错误，则应重新示范一模仿。如果患者模仿所做出的反应是不正确的，则应重新说明示范，重新模仿。在进入下一个较高层次的训练阶段时，用已经训练过的目标反应模仿，例如在进行音位 /sh/ 的模拟后，进行短语和语句的训练时，将音位 /sh/ 用在短语和语句中训练。

在整个训练的后期，各项行为目标基本达到稳定正确时，减少模仿的次数，训练结束后仍应在家中或其他生活场合中强化模仿的成果。

下面介绍几种语言言语疾病的示范一模仿：

(1) 构音障碍治疗中的模仿：先进行指导，如前所述；然后在给指导时对构音器的活动和目标音进行示范模仿，让患者按示范模仿构音动作和模仿发出目标音。

在构音障碍的治疗中常用示范一模仿，教给词的声音和词与词之间的分隔。医师和患者面对面地教和学，医师对患者不能正确发的音位进行示范，示范正确的发音，患者模仿教师发音，也可录制标准的发音作为刺激，让患者模仿。

(2) 语言疾患治疗中的示范一模仿：治疗语言疾患时，先指导患者按示范模仿发音的顺序。用图或实物让患者用言语表述，例如，对不会用“……们”表达的多数患儿，可指着一个孩子在玩球的图或几个孩子在玩球的图片，让患儿说“他在玩球”或“他们在玩球”。又如让患儿学会用表示位置关系的介词造句，通过用词的排序学习，以增加句的长度。如“小孩玩积木”，“把书放到桌上”，“黑狗在白猫的前面”，“白猫在黑狗的后面”等。

1) 在示范和模仿的教学过程中进行指导。

2) 以图或实物示范，模仿目标反应。

3) 示范对提问的回答，例如开始时对患者说这是什么？”“回答说：‘书’。”练习几次后，只问“这是什么？”让患者做出中肯的回答。

4) 在患者已能正确地模仿目标反应后，医师不再示范。而当医师突然停止示范时，患者可能会不做出反应。因此，特别是目标行为较长时(短语或语句)，要逐渐地撤去示范刺激。逐渐撤掉示范刺激的方法是逐步一部分、一部分地撤掉，例如，示范刺激为“说‘书在桌子上”'，第一步改为“说‘书在桌子……而后再改为“说‘书在……，”。

(3) 嗓音疾患的示范一模仿：一些嗓音的音质、特征也需要进行示范一模仿，才能使患者对其充分了解。例如对应发的音调、响度、音质及共鸣特性都需要对患者进行示范一模仿。但有时难以示范，例如男医师难于模拟女声或童声，只能靠放女声或童声的录音来示范。也可在音调过高的患者，录他发音中符合要求的较低音调的声音．让患者模仿。用嗓音治疗软件等，也可帮助患者模拟正确的音调、响度、共鸣等。

(4) 口吃治疗中的模拟：对口吃等言语不流利的患者要对掌握气流、减缓言语速率、起始说话时平和一些等几项目标行为分别一一模拟，例如在说一个词之前，先吸气，稍呼出一点气，在教吸气和呼气时进行模拟。然后教给如何拉长音节减缓言语速率——模拟拖长音节。具体步骤是：①向患者讲述模拟一模仿说话的顺序。②分别模拟：控制呼吸(用气)，拉长音素的发音时间，放慢言语速率和放松声门的紧张等目标反应，分别进行模拟，正确地熟练掌握一个目标后，再训练另一个。③将新学会的以上结合起来，掌握呼吸和平和地起音。顺序将送气、平和地起音等合并起来模拟训练。④模拟流利地说词、短句和语句。⑤逐步撤去模拟，让患者在没有样板的情况下练习，在不模拟的情况下让患者发出目标行为。

3. 提示

在训练中，提示 (prompting) 和模拟同样重要，模拟是引起反应的一种刺激，提示则多为“刺激的一部分”(partialstimulus). 即不像模拟那样完整的刺激，例如在模拟时老师说：“小明，你说狗在跑。”在提示时，则说小明，你说狗在……”，不说完，等待患儿接着说。有些提示不是直接的刺激，而是间接刺激，只是提示目标反应，而不表现出目标反应。例如对一位口吃的患者说：“小明，那只狗在……’’并用手势表示说慢一点，说的只含了一部分目标反应，但表示“说慢点”的手势并没有包含任何目标反应的内容。

有些提示是模拟反应中的特定的特征，例如，在教以前置词为目标行为时，在说一句话时，对前置词用重读的形式突出出来(如说“请说‘书在桌上”’或“房子前面”时)。除用重读外还可以用改变音调、稍作停顿、改变说出的速度等方式突出一句话中所含的目标行为。

此外，还可用非语音提示方法，例如做出某一动作，提相应的动词，又如用手势提示口吃的患者把话说慢，等等。

在构音障碍者训练时，用重读目标声，对患者进行指示，又用无声的构音动作提示构音器的位置。在已能正确发音时，逐渐减少到不再继续对语言障碍者用模拟的一部分(语音)提示语言结构(例如说“它叫做什么”或“你叫它什么”)，而用非语音的动作、姿势提示。在嗓音疾患者用不同的手势提示音高、响度、共鸣(如指鼻子提示鼻腔共鸣)，在口吃等言语不流利者也可用手势指示送气、说话速率等。

正确地进行提示有助于提高训练效果，提示不及时会导致反应的延迟。患者如有迟疑的反应和错误的反应，是最早表现出来的一种表明需要进行提示的迹象。

几种语言言语疾病的“提示”：

(1)在治疗构音障碍中,用以下方式提示:①最初通过声音的名称,如“这个词用‘思7 s/开头”提示。②用加重目标音的读音提示；③只用示范无声的构音位置提示；④逐渐减弱提示的刺激量，撤去提示。

(2)在治疗语言疾患中，用以下方式提示：①用模拟的一部分提示语言结构；②用“这是什么？”之类的方法提示；③用动作或姿势提示动词或其他语言目标；④逐渐撤掉提示。

(3)在治疗口吃中，用以下方式提示：①分别对用气、减慢语速、和缓地起音进行提示；②用手势提示减慢言语速度；③用手接触鼻或胸部，提示气流；④用手接触喉部提示和缓地起音；⑤撤去提示。

4. 物理刺激

有时指导、模拟和提示都引不出反应，就要用物理刺激(physicalstimulation)或加用物理刺激来引出反应。在语言治疗时，往往需要用物理刺激，例如教词和语法时用图或实物引发目标行为。

用实物为物理刺激比用图片为物理刺激物好。如用实物，可让患儿从家中带相关的实物来备用。如用图片，则可从流行的刊物中选择相关的三维的、彩色的、逼真的图画。在治疗早期用实物和图片，在已经引出患者能说成句的(或连续说几个词的)话语后就不要再用了。可让患儿读他所喜欢的书，如果用连环画或书中的插图，可以讲故事情节(或边读边看边讲)。然后让患儿看着插图重述故事的情节、内容。应尽早停止用图片，在治疗后期不可多用图片，而要让他较多地自然地说话。

5. 去除不应有的言语行为

一些言语语言疾病患者的不同于正常人言语的言语表现，或做出的一些正常言语不应有的行为，是应去除的。在学习新的言语行为的同时，也应改掉这类不应有的言语行为。不应有的言语行为主要有：

(1)语言疾患：用词、语义、句法、词法/语法等不当以及一些不当的姿势、表情。

(2)构音障碍：构音错误。

(3)嗓音问题：气息声、声嘶、音调响度不当。

(4)口吃。

(二)创造新的反应

有不少身体严重残疾的交流障碍者不能做出模仿发音的反应。例如神经运动功能障碍者由于神经肌肉运动功能障碍，构音器官不能按要求动作，不会发音，这些残疾严重的患者不能模拟模仿反应，也不会模仿发出语音反应。这就要用一种新的反应来替代语言反应。不会说话的儿童也不可能模仿言语反应。对以上这些患者需要帮助其形成一种新的反应。创造新的反应的技术有：形成和人工辅助两类。

1. 形成或逐次接近

即使是障碍严重的病人，也可能可以做出某些与目标的反应较接近的简单动作，利用这些还能做的简单反应，加一些其他的成分，形成一套新的反应。这种用患者尚能做出的简单的反应，去表示做不出来的复杂的反应 . 称为形成 (shaping) 或逐次接近 (successiveapproximation)。形成 (或称为塑成) 是在连续几个阶段中使反应逐次接近目标反应，每个阶段教给一项简单的反应，最后达到接近目标反应。其关键是将目标反应分解为简单的成分 • 即使是残废很严重的人，也可有一些和目标反应间接相关的运动。以其中还能做的动作或加一些其他反应，从这些运动开始形成一些较复杂的加入其他成分的新反应。每个新的反应都是按预定的方向逐步塑造，形成一种新的反应。这个形成新反应的过程，常用手法引领其动作。

2. 手法引领

手法引领是用手法来帮助或加强患者的动作。例如一个严重构音障碍的儿童，不能将舌尖放到构音的位置，但舌仍有运动的可能。可用压舌板把舌尖移到要求的位置上。一位失语症的妇女，要把手移到点击电子显示器的位置有很大的困难，可帮她把手移动到点击位。一位儿童智力障碍，不会张口发元音，可将下颌向下压，帮其把口张开。一名男性用高音调嗓音说话，不会学着降低音调，可在他发长的元音时用手指轻压甲状软骨，可降低他的音调。

3. 人工辅助

用手法引领，一般可使病人了解和掌握正确的动作位置。但在完全不能活动的患者，虽反复引领 . 也不可能使病人自行做出正确的动作，这时可用人为的方法，帮助完成 (或做出) 一些活动，例如用压舌板把舌尖指到所需的位置；又如失语者难以用手的活动来点击电子显示器上的“信息”，可以帮着抬起患者的手去点击；如果一个严重智障的儿童不会张口发元音，可将其下领向下压，使口张开；音调过高或不会模仿低频的病人，可在发长元音的同时，用辅助设备轻压甲状软骨，使音调降低。形成新的反应。

4. 几种语言言语疾病的塑成

(1) 用塑成法校正构音：首先将需校正发音的音位分解成几个简单的成分，然后看病人是否能做好这些成分中的一个或几个，将能做好的作为塑成的基础 . 例如一位病人不能发出词中的音位，观察他是否能发含在音节中的这个音位。如果不能，看他是否能单独发这个音位，如果这也不能，看他是否能正确地移动舌尖，能否做相应的唇部运动，能否做任何构音器的动作，能否张口，如不能张口，用手法能否帮助其开 a，能否用手法帮助其舌和唇的运动。

用形成法治疗构音障碍的具体步骤为：①说明最终的目标声 (或目标音节) 的发音；②找出患者能做的与目标行为相关的简单动作；③动作要形成的中间的反应；④以模拟和提示先塑成最简单的反应；⑤增添中间的反应；⑥继续塑成直至达到发出目标音或目标音节。

(2) 形成语言行为：有严重运动障碍的患者和不会说话的儿童，常用形成法训练，对这类病人，最初的目标行为是简单的单词。建立起说一组词的训练是最困难的一步，不会说话的儿童不知道模仿发音节或词，首先要找出儿童的构音器能做哪些动作，例如在一个不会说话的女孩用手轻压她的下颌时，她会张口，张开口时，要她从口里喷出一些气(可用手轻压她的腹部，帮助她做这一喷气动作)，这可使她发出气流的声音，并以这些作为学习发 /h/ 音的基础。然后塑成发 /I/ 和 /0/ 的构音运动，并逐步形成发“Hello”的反应。具体步骤如下：①定出最后的语言反应(如说单词)；②找出病人能做的相关的简单反应；③定出将要塑成的中间的反应；④从最简单的反应开始模拟和模仿；⑤逐步增添中间反应；⑥增添语言成分以塑成短语及语句。

(3) 口吃患者塑成流畅的说话：在口吃治疗中，用气、和缓地起音和减慢言语速率，要分别一个一个地塑成，然后将三者结合起来，从一至两个词的水平开始练习，以后逐渐增加复杂程度，直至患者能在诊室以外的场合中流畅地交流。具体训练安排包括：①说明最终的目标流畅水平(例如交流中，不流畅的情况少于 5%)；②从气流运用开始塑成；③从简单的反应水平开始；④定出在训练过程要塑成的目标(用气、减慢、和缓地起音)；⑤对这些目标一一塑成。

(三)强化反应

在患者学习新的语言言语技能后，还需要让患者时常练习运用这种新学会的技术，要强化它们。应在训练的每一阶段都注意对所学的目标行为进行强化 (strengthening) 保持 (sustaining)。为了强化.需要给予一些鼓励。用什么来鼓励强化反应，要根据具体情况选用。常用的有：物质的强化物 (primaryreinforcer) 如食物和饮料；精神的强化物 (socialreinforcer) 如在做出正确反应时对之微笑、点头、抚摸、拍肩、口头夸奖等。通过反馈 (feedback) 让患者知道其反应是否成功。一些用动画游戏反映发音状况的帮助发音训练的设备，也可用于强化反应。

经指导、模拟、提示和塑成，患者可学会新的、原先不会做的交流行为，在患者的环境改变后，这些新的交流行为有可能不再能继续下去，为了巩固学会的新交流行为，必须对这些交流行为进行强化训练。

在正常交流中，对说话的人的言语做出言语的或非语言的回应，是对说话者“交流愿望”的一种鼓励，也是对说话者的交流能力的一种肯定，如果对说话者的言语(或对患者运用新的交流行为)不做出反应，说话者可能会想“我说错了吗？”患者则可能认为运用新的交流行为是没有意义的。对言语语言疾病患者，在学会新的交流行为后，可以通过正面强化反应和去掉不应有的行为两方面来巩固其学会的交流行为。

(四)治疗方案的安排

‘交流障碍包括听不到、看不见、听不懂，不能用语言、言语、文字、符号表达等不同的性质、不同程度的交流困难。上面讨论的主要是如何帮助患者用口语交流。如果是听觉障碍引起的交流困难.首先要解决的当然是听的问题；如果是腭裂所致的交流困难，首先要解决的就是腭裂。对一切刺激都不做出反应、没有任何交流行为的，要从引起交流行为开始，不会发某几个音素或发不好某些音的，则要从学习正确的发音或去掉不应有的发音方法入手。因此，交流障碍的治疗方案是因人而异的。在开始治疗之前，根据患者的问题得出治疗前患者交流状况的基线，提出有哪些是要解决的“目标行为”。基线有助于判断疗效，增添患者对治疗的信心。“目标行为”包括要解决的是什么问题，如何解决，解决到什么程度，如何巩固扩大疗效。

第二十一章 耳鼻咽喉头颈部特殊性炎症

第一节 耳鼻咽喉头颈部结核

结核病是由结核杆菌感染所致，以受感染组织肉芽肿形成和细胞介导的过敏反应为特征的慢性细菌感染性疾病。肺结核最为多见，但全身各器官均可发生。耳鼻咽喉结核常继发于肺结核或胃肠结核，原发性者少见。

一、病原学

结核病的病原菌是结核杆菌，属于分枝杆菌。对人有致病性者主要是人型菌，牛型菌感染较少见。涂片染色具有抗酸性，也称抗酸杆菌。镜检为细长弯曲，两端钝圆的杆菌。生存能力较强，在室温和暗处的干燥痰中可存活 6 ～ 8 个月，但对湿热的抵抗力很差，煮沸 5 分钟或在烈日曝晒下 2 小时即可被杀灭。将痰吐在纸上直接烧掉是最简易的灭菌方法。

二、流行病学

(一) 传染源

主要来源于排菌的肺结核患者，特别是长期排菌的慢性纤维空洞型肺结核患者为最主要的传染源。

(二) 传播途径

主要通过呼吸道传播。健康人吸入患者咳嗽、打喷嚏时喷出的带菌飞沫，或带菌的尘埃是常见的传播途径。其次可经消化道或者皮肤、泌尿生殖道感染。

(三) 易感人群

人群普遍易感，但人体感染结核杆菌后是否发病，一方面取决于感染结核杆菌的数量及其毒力，另一方面也取决于人体对结核杆菌的特异性和非特异性免疫力。

(四) 流行特征

全世界各地均有发病，各年龄组男女均可被感染。女性患病率一般低于男性，特别是中年以后，但在青少年女性患病率高于男性，且患病年龄比男性早 1 ～ 2 年。在结核病流行较重地区，要幼儿 (1 ～ 4 岁)，青少年 (15 ～ 25 岁) 及中老年 (＞ 40 岁) 人群的患病率及死亡人数较高。目前，全世界结核流行的数字令人吃惊。据报道，全球每年有 800 万～ 1000 万结核感染新病例，其中 95% 分布于发展中国家，5% 分布于发达国家，每年近 290 万死于结核病 (1995 年北京国际结核病学术会议资料)。我国第 3 次结核病流行病学调查资料表明 (1990 年)，全国约有活动性肺结核 593 万人。其中痰菌呈阳性的传染源为 151 万人，可见，在相当一段时间内，结核病的防治任务依然十分艰巨。

三、发病机制

结核杆菌侵入机体后能否发病，不仅取决于结核杆菌的数量及其毒力的大小，而且取决于人体免疫力的强弱和变态反应的高低。人体抵抗力低下，结核病容易发生、发展；反之，感染后不易发病，即使发病也比较轻，且易于痊愈。人体非特异性免疫力较弱，而感染结核杆菌或接种卡介苗后产生的特异性免疫力较强，其免疫反应为细胞免疫，其产生与结核菌体的多肽、多糖复合物有关。具体表现为淋巴细胞致敏和吞噬作用增强，当再次与结核杆菌相遇时，致敏的淋巴细胞很快分裂、增殖，并释放出各种淋巴因子，这些因子激活巨噬细胞移向结核杆菌，将其吞噬消灭。与此同时，人体对结核杆菌菌体蛋白及代谢产物可产生变态反应，属Ⅳ型（迟发型）变态反应，常伴有组织破坏。

四、病理

结核杆菌在机体内引起的病变属于特殊性炎症。由于机体的反应性(免疫反应和变态反应)、菌量及毒力和组织特性的不同，可出现不同的病变类型。

（一）以坏死为主的变化

在结核杆菌数量多、毒力强、机体抵抗力低或变态反应强烈时，上述渗出性和增生性病变均可继发干酪样坏死。镜下为红染无结构的颗粒状物。渗出、增生和坏死三种病理改变可同时存在，而以某一种改变为主，且可互相转化。

（二）以渗出为主的病变

出现在结核性炎症的早期或机体免疫力低下、菌量多、毒力强或变态反应较强时，表现为浆液性或浆液纤维素性炎症。早期病灶内有中性粒细胞浸润，但很快被巨噬细胞取代。病灶内可查见结核杆菌。渗出性变化可完全吸收消散，或转变为以增生为主或坏死为主的病变。

（三）以增生为主的变化

当菌量较少，毒力较低或人体免疫反应较强时，则发生以增生为主的变化，形成有一定诊断特征的结核结节（结核性肉芽肿），由上皮细胞、Langhans巨细胞加上外围局部集聚的淋巴细胞和少量反应性增生的成纤维细胞构成。

五、临床表现

（一）咽结核

多为继发性，常因肺结核患者痰中结核杆菌接触损伤的咽部黏膜而发病。或者由喉结核上行蔓延所致，也可发生于结核杆菌的血行传播。

鼻咽结核较少见，常表现为黏膜溃疡或肉芽肿形成，其外观极似鼻咽癌病变，患者可出现鼻塞、流涕、听力减退等症状。扁桃体及腺样体结核常无明显症状，称隐性结核，多于病理检查中发现。扁桃体结核常伴颈部结核性淋巴结炎。

口咽及喉咽结核可分为急性粟粒型和慢性溃疡型两种类型：

①急性粟粒型咽结核：常继发于活动性肺结核或粟粒性肺结核。为机体免疫力低下的表现。患者出现严重的全身中毒症状，咽痛剧烈，吞咽时尤甚，常放射至耳部。患者因不愿咽下唾液而常流涎。言语含糊不清，口臭。检查发现：咽部黏膜苍白，软腭、腭弓或咽后壁等处大量散在的粟粒状结节，以后迅速发展成边缘不规则的浅表溃疡，表面被覆污秽的渗出物。

②慢性溃疡型咽结核：发展较慢，除吞咽疼痛外，其他症状不常见。好发于腭弓或咽后壁，表现为苍白水肿的黏膜上有局限性浸润病变，继而溃破形成溃疡，一处或数处不等，边缘不整齐，其上覆有黄白色假膜。如溃疡向深部发展，可致软腭穿孔，腭弓或悬雍垂缺损，愈合后遗留瘢痕性狭窄或畸形。

（二）喉结核

为耳鼻咽喉结核中最多见者。原发性较少见，多继发于较严重的活动性肺结核或其他器官的结核。近年来，肺结核合并喉结核病例并不少见，且青壮年占有较大比例，其中男性较女性多见。喉结核可通过接触、血行或淋巴途径传播而发生。喉部的接触性传染是带菌痰液直接接触喉部黏膜或黏膜皱褶处而引起的，喉黏膜有损伤时更易感染。

喉结核按病理变化可分为三种类型：

①浸润型：黏膜局限性充血及水肿，黏膜下有淋巴细胞浸润，形成结节；

②溃疡型：结核结节中央发生干酪样坏死，形成结核性溃疡。溃疡向深部发生可累及软骨膜及软骨，以会厌软骨及杓状软骨为多见。且常伴有其他致病菌的继发感染；

③增生型：晚期浸润病灶纤维组织增生；病情好转时，可呈瘢痕愈合，部分病灶形成结核瘤。

喉结核病变的发生部位与局部解剖有一定关系，多发生于喉部覆有复层鳞状上皮的黏膜处，如喉的后部（如杓间区、杓状软骨处），以及声带、室带、会厌等处。其病理改变也与局部解剖特点有关，杓状会厌襞和室带的黏膜下组织较松弛，结核病变浸润较剧，易发生肿胀，而溃疡形成出现较晚。声带及会厌处黏膜附着较紧，黏膜下组织较少，更易发生溃疡。

喉结核发生早期，患者喉部有刺激、灼热、干燥等感觉。声嘶为主要症状，开始轻，逐渐加重，晚期可完全失声。常有喉痛，吞咽时加重，当喉软骨膜受累时喉痛尤剧。喉部病损广泛者，可因肉芽增生及软组织水肿而出现呼吸困难。局部检查可见喉部黏膜苍白，杓间区或一侧声带局限性充血，溃疡呈虫蚀状，边缘不整齐，底部有肉芽增生，会厌及杓会厌襞可水肿，增厚。环杓关节受累时，可出现声带运动受限或固定，病变广泛的病例，晚期喉部可强瘢痕狭窄改变。

（三）鼻结核

很少见，多为继发性。由空气或结核患者用手挖鼻而感染，少数经血液循环或淋巴途径发生。好发于鼻中隔前段，亦可侵及鼻前庭皮肤、鼻底及下鼻甲前段。自觉症状为鼻痛、鼻阻塞、鼻臭等，局部可见浅表糜烂和边缘不整齐的溃疡，上覆薄痂，溃疡底部为苍白肉芽，触之易出血。如病变向深层发展，破坏软骨，可致鼻中隔穿孔、鼻翼塌陷。病变累及鼻泪管，可出现流泪和其他眼部症状。有时可发生头痛和轻微的鼻梁红肿、疼痛。

（四）耳结核

外耳结核极为罕见，多由面部皮肤结核蔓延而来。结核性中耳乳突炎多继发于其他结核病变，主要是肺结核，但也可由腺样体结核或骨、关节结核及颈淋巴结核等播散所致。病原菌可循咽鼓管侵入中耳，或经血液循环或淋巴系统传入中耳及乳突。本病较多见于婴幼儿。

初起时大多数患者常无自觉症状。以后，可突发耳内阻塞感或耳鸣，流脓、脓液稀薄、呈水样或乳白稍带黄色，并有臭味，无疼痛感。如为混合感染，可有红、肿、热、痛表现。耳聋出现较早，迅速加重，初为传导性聋，听阈常为 50 ～ 60 dB HL，如病变侵及内耳则表现为混合性或感音神经性聋。鼓膜的典型病损为多发性穿孔，常迅速融合成为单个大穿孔，边缘可达鼓沟。鼓室黏膜苍白水肿，鼓室内可有大量粉红色或苍白色肉芽组织形成。如面神经管及迷路骨质有破坏，则出现面瘫及眩晕。乳突外侧骨壁破坏并向耳后穿破可形成多发性耳后瘘管。耳周淋巴结常肿大，无痛。乳突 X 线拍片或颞骨 CT 显示乳突气房模糊，并有死骨形成。

六、诊断

根据病史以及耳鼻咽喉局部检查所见，结合胸部X线拍片以及活体组织检查，一般均可确诊。必要时可做结核杆菌培养及动物接种试验。

七、鉴别诊断

(一)鼻结核

需与鼻部其他特殊性传染病相鉴别，如麻风，梅毒，鼻孢子菌病相鉴别，还应与鼻肿瘤区别。活检是最可靠的鉴别方法。

(二)咽结核

应与咽梅毒，咽麻风，咽放线病以及其他真菌感染相鉴别。鼻咽结核还需与鼻咽癌区别，活检为主要诊断依据。

(三)喉结核

主要应与喉麻风、喉梅毒、喉癌相鉴别。通过查痰找抗酸杆菌，胸部X线拍片及活体组织检查，一般可区别。

(四)耳结核

应与化脓性中耳炎、耳部肿瘤，颞骨组织细胞增多症等鉴别。

八、治疗

(一)一般治疗

注意休息，加强营养，对症处理。

(二)抗结核化学药物治疗(简称化疗)

合理的化疗可使病灶全部灭菌，痊愈。对结核病的控制起着决定性的作用。应坚持早期、联合、适量、规律和全程用药的原则。1995年北京国际结核病学术会议推荐采用固定剂量复合药物制剂的短程化疗方案。即每天服用Rifater(卫肺特)，为期2个月，然后每天服用Rifinah，共4个月，即2 Rifater/4 Rifinah。Rifater每片含有3种药，即异烟肼(INH)80 mg，利福平(RFP)120 mg和吡嗪酰胺(PZA)250 mg。Rifinah有两种剂型，Rifnah150每片含INH 100 mg和RFP150 mg，Rifinah300每片含INH 150 mg和RFP 300 mg。Rifater的每日剂量按每10 kg体重一片计算，即患者体重30 kg、40 kg、50 kg者分别每剂服用3、4、5片。Rifinah用量是患者体重为30 kg、40 kg者每日服用Rifinah 1503片，体重为50 kg者服用Rifinah 3002片。

(三)局部治疗

鼻结核局部可用3%链霉素液滴鼻，30%三氯醋酸烧灼溃疡或肉芽组织。另外，理疗、紫外线、X线放射治疗均有一定疗效。咽结核患者咽痛剧烈影响进食时，可服用镇痛剂或用1%丁卡因少量喷雾咽部，以暂时缓解疼痛。溃疡面可用20%硝酸银或30%三氯醋酸涂布。已形成咽瘢痕狭窄者，在控制病变后，可行扩张数次或咽成形术。喉结核患者应注意发声休息，禁食辛、辣等刺激性食物。可用INH 0.19 g+SM O.25 g溶于生理盐水中雾化吸入。喉痛剧烈者可用1%普鲁卡因做喉上神经封闭，进食时用1%丁卡因喷雾喉部。出现严重呼吸困难时应及时做气管切开术。中耳乳突结核、如有死骨形成、耳后瘘管或局部引流不畅，在患者一般情况较好时，应施行乳突手术以清除病灶；并发面瘫者需行面神经减压术。

第二节 耳鼻咽喉头颈部梅毒

梅毒是由梅毒螺旋体引起的慢性传染病，属于性病的一种。本病的特点是病程的长期性和潜伏性，临床可表现为各种不同的症状，也可隐匿多年而无症状。早期主要侵犯皮肤与黏膜，晚期易侵犯骨骼、心脏与中枢神经系统，肝脾等内脏器官亦可发生病变。

一、病原学

梅毒螺旋体为密螺旋体，形如细密的弹簧。1905 年由 Schaudinn 及 Hoffman 所发现。因其透明不易着色，故又称苍白螺旋体。菌体长 6 ～ 20 μm，宽约 0.25 ～ 0.31 μm，两端尖直，有 6 ～ 14 个排列的螺旋，两端形状呈细丝状或膨胀成球形。梅毒螺旋体致病株的自然宿主有人类、猿猴及家兔。梅毒螺旋体在体外不易生存，对理化因素抵抗力极弱，干燥环境中和阳光直射下可迅速死亡。普通的消毒剂如升汞 (1:1000)、稀释肥皂水、双氧水、稀酒精均可于短时间内迅速将其杀死。但梅毒螺旋体对寒冷的抵抗力甚强，在零下 78℃时，虽经数年而不丧失其传染性。

二、流行病学

(一) 传染源

患者是唯一的传染源。

(二) 传播途径

胎传梅毒系患梅毒的孕妇体内螺旋体经胎盘进入胎儿血液循环，引起的全身性感染 (先天性梅毒)。后天性梅毒绝大多数是由性交直接传染，病原体可通过完整的皮肤或黏膜进入体内。早期梅毒皮肤黏膜损害处的分泌物中含有大量的病原体，有很强的传染性。此外，患者的尿、乳汁、唾液和精液中亦可含有梅毒螺旋体，极少数人可通过直接或间接接触而感染。

(三) 人群易感性

成年男女均易感。胎儿可经胎盘或产道感染。

(四) 流行特征

本病分布于全世界。1964 年我国基本消灭了性病，但近年来随着国内外人口流动的剧增，不洁性行为增多，性病死灰复燃，并表现出从沿海向内地、由城市向农村扩展的趋势，发病数逐年上升，其中 17% 为梅毒患者，值得高度重视。

三、发病机制

梅毒螺旋体无内、外毒素。其致病机制仍不甚明确。患者感染后可产生细胞免疫和体液免疫。免疫力的强弱决定感染后是痊愈或潜伏，抑或发展为晚期梅毒。在本病的较晚阶段 (晚期第 2 期梅毒以后)，机体对该病原菌的抗原发生细胞介导的迟发性变态反应，病原体所在部位形成肉芽肿 (树胶肿)。在感染后第 6 周，机体也产生体液免疫，血清中出现特异性抗体，有重要的血清诊断学价值。就机体重要脏器的破坏作用而言，树胶肿病变更为重要。

四、病理

梅毒的基本病变有 2 种：①灶性闭塞性动脉内膜炎及血管周围炎，后者表现为围管性单核细胞、淋巴细胞和浆细胞浸润；②类似结核的肉芽肿，质地如树胶，故称树胶肿，灰白色，大小悬殊，大者数厘米，小者仅能见于显微镜下。镜下结构可见中央干酪样坏死，类上皮细胞和Langerhans巨细胞减少，且绝少出现钙化，此与结核结节有别。血管炎病变可见于各期梅毒，而树胶肿则见于第3期梅毒。

五、病理分期

病原体由皮肤或黏膜侵入，其病程发展经过三个阶段。

(一)第1期梅毒

梅毒螺旋体侵入人体后，通常经3周左右的潜伏期，在入侵局部出现充血、水疱，水疱不久破溃，形成质硬、基底洁净、边缘耸起的溃疡，称为硬下疳，多发生于阴茎头、阴唇和子宫颈，约10%的病例发生于生殖器以外。镜下改变为溃疡底部闭塞性动脉内膜炎和血管周围炎。Levaditi染色和免疫荧光染色可检出螺旋体。

(二)第2期梅毒

第1期梅毒如不治疗，即使下疳愈合，侵入体内的病原体仍能继续繁殖，在感染后第8～10周左右大量进入血液循环，引起全身广泛性皮肤黏膜病变，即梅毒疹。其病理改变为淋巴细胞和浆细胞浸润构成的非特异性炎症及闭塞性血管内膜炎和血管周围炎。同时并发全身淋巴结肿大。如予治疗，可阻止其向第3期梅毒发展。若不治疗，多年后30%的患者将发生第3期或晚期梅毒。

(三)第3期梅毒

几乎任何器官皆可受累，但最常见于心血管系统，其次为中枢神经系统。此期主要病理表现为树胶样浸润和瘢痕形成，最终导致脏器功能衰竭。

六、临床表现

梅毒螺旋体可侵犯任何器官，临床表现复杂多样，耳鼻咽喉梅毒的临床表现如下。

(一)咽梅毒

咽淋巴组织丰富，各期梅毒均可在咽部发生。

(1)1期咽梅毒：较少见，常为一侧扁桃体下疳，继发感染后，出现咽痛、吞咽困难、耳痛、头痛、低热等。局部充血肿胀，触之硬似软骨，下疳表面常有灰白色假膜覆盖。同侧颈淋巴结常肿大、坚硬、活动。

(2)2期咽梅毒：局部呈顽固性咽炎表现，间有点状红斑，极似猩红热皮疹，分布于整个咽峡。口腔及咽部常出现圆形或椭圆形黏膜斑，其大小不等，表面呈浸渍状，色灰白。该期咽梅毒常伴全身淋巴结肿大及弥漫性皮疹。早期先天性咽梅毒症状与此类似。

(3)3期咽梅毒：多在首次感染后数年内发生。主要病变为树胶肿改变，可出现于鼻咽或口咽各处，病变发展可分为四个阶段：浸润期、软化期、溃疡期及瘢痕收缩期。浸润期进行缓慢，易被忽略。软化期可见咽部红肿，影响进食。溃疡期破坏性大，可致软腭、硬腭穿孔。瘢痕收缩期可见咽部组织粘连、狭窄或闭锁畸形。晚期先天性咽梅毒表现与其相似。

(二)喉梅毒

较少见。先天性喉梅毒多发生于出生数月至青春期，后天性喉梅毒则多见于中年人。

(1)1期喉梅毒：极少见，可在会厌出现下疳。

(2)2 期喉梅毒：类似卡他性喉炎，表现为喉黏膜的弥漫性充血。另外，声带、杓间区可出现黏膜斑，此时常伴发全身性皮疹及咽部黏膜斑。

(3)3 期喉梅毒：较 1、2 期梅毒稍多见，其症状依损害部位、范围和程度而各异。常见声音改变，轻者嘶哑，重者失声，咳嗽较轻而无喉痛，此点有别于喉结核。如会厌、舌根和咽侧壁受累，出现吞咽困难。其病变可分为四种类型：①树胶肿，多位于会厌、杓会厌襞、杓状软骨、声带或室带等处，呈暗红色或紫红色；②溃疡形成，树胶肿溃烂后形成溃疡，创面覆有黄色腐烂组织，周边组织充血；③软骨膜炎及坏死，溃疡向纵深发展，致喉软骨坏死残缺。如甲状软骨或环状软骨发生坏死，则出现喉狭窄；④瘢痕及粘连，多因溃疡和软骨膜炎愈合后，纤维组织增生发展而来，可在会厌与舌根之间，或两侧声带之间发生粘连，也可发生杓状软骨及室带畸形变位。晚期先天性喉梅毒表现同此。

(三) 鼻梅毒

后天各期梅毒均可侵犯鼻部，其中以 3 期较多见。

(1)1 期鼻梅毒：极少见，发生部位多为鼻前庭皮肤及鼻中隔软骨部，形如丘疹，表面溃烂，覆有干痂或浆液性渗出物，基底较硬，无触痛，不化脓。病变附近淋巴结明显肿大，光滑，质硬，活动。患者可出现发热及患侧眼部和头部疼痛等症状。

(2)2 期鼻梅毒：常为全身发病的一部分，鼻中隔及下鼻甲前部的黏膜红肿、糜烂，可形成灰白色黏膜斑，持续性鼻塞，称"梅毒性鼻炎"。因病变处螺旋体极多，此时感染性很强。

早期先天性鼻梅毒的特点与该期类似。出生后 1 ～ 3 个月即可发病。分泌物堵塞鼻腔，患儿啼哭不安，呼吸和吸奶均感困难。

(3)3 期鼻梅毒：基本病变有 3 类。

①树胶肿，多侵犯鼻翼、鼻前庭、鼻中隔骨部、鼻甲及鼻腔底部等处。鼻腔骨质和软骨破坏，形成鼻中隔、硬腭穿孔及塌鼻等；

②树胶肿浸润，鼻腔黏膜发生浸润斑块，鼻外形肿大，鼻塞，鼻音重。浸润消退后鼻黏膜萎缩；

③梅毒性骨炎，可引起鼻骨炎、鼻中隔骨炎及上颌窦骨炎，局部肿胀疼痛，并有臭脓流出。晚期先天性鼻梅毒的表现和后天梅毒 3 期相似。出生 3 岁至青春期发病，除有塌鼻外，还可伴有 H utchinson 三联征 (迷路炎、间质性角膜炎和锯齿形牙) 及感音性聋。

七、诊断

须根据病史，体格检查及实验室检查三方面进行综合分析，才能做出诊断。

(一) 病史

对可疑患者要了解有无不洁性交史。产妇要询问以往生产情况，有无流产或死产史。对可疑胎传梅毒的患儿，要询问其父母是否有梅毒病史。

(二) 体格检查

除耳鼻咽喉专科检查外，还应了解全身情况，如近处淋巴结是否肿胀，全身皮肤或黏膜有无皮疹，以及骨骼、心血管和神经系统有无病变等。

(三) 实验室检查

确诊梅毒主要依靠以下实验室检查。

(1) 梅毒螺旋体暗视野检查：取硬下疳、扁平湿疣、黏膜疹的分泌物，在暗视野显微镜下直接观察梅毒螺旋体。

(2) 非梅毒螺旋体血清试验：包括性病研究实验室 (VDRL) 试验及改良 VDRL 试验。

(3) 梅毒螺旋体血清试验：所用抗原为螺旋体表面特异性抗原，直接测定血清中的抗螺旋体抗体，可用以肯定诊断。包括荧光螺旋体抗体吸收 (FTA-ABS) 试验、梅毒螺旋体微量血凝试验 (MHA-TP)、梅毒螺旋体 IgM 型抗体的测定。

(4) 活体组织检查：是确诊的主要依据。

八、鉴别诊断

1. 喉梅毒

1、2 期喉梅毒应注意与急性喉炎、咽白喉等相鉴别，3 期喉梅毒应与喉麻风、硬结病、喉结核、喉癌等相鉴别。

2. 鼻梅毒

1 期鼻梅毒须和鼻疖、恶性肿瘤相鉴别；2 期鼻梅毒须与急性鼻炎相鉴别；3 期鼻梅毒应与鼻结核、鼻麻风、鼻硬结病、癌、肉瘤等相鉴别。

3. 咽梅毒

1 期咽梅毒应注意与扁桃体周脓肿、咽白喉、樊尚咽峡炎、硬结病及恶性肿瘤等相鉴别。3 期咽梅毒需与咽结核、咽麻风等相鉴别。

九、治疗

一经确诊，应及早治疗。

(一) 驱梅治疗

青霉素为目前首选药物。青霉素过敏者可改用红霉素、氯霉素或头孢霉素治疗。

(二) 对症治疗

注意鼻腔、口腔清洁，避免烟酒及其他刺激性食物。扁桃体下疳和黏膜斑可用 10% ~ 20% 硝酸银涂擦。对鼻、咽、喉等各处的缺损或瘢痕狭窄，可行修补成形术，对喉狭窄而发生呼吸困难者，应及时行气管切开术。

第三节 艾滋病在耳鼻咽喉头颈部的表现

艾滋病又称获得性免疫缺陷综合征 (AIDS)，是 1981 年才被人们认识的一种新的性传播疾病，艾滋病自发现以来。传播迅速，已成为当今世界范围内一种危及人类健康及社会发展的严重疾病。

AIDS 是由人类免疫缺陷病毒 (HIV) 所致的传染病，HIV 感染后形成一个疾病谱，从临床潜伏或无症状进展到晚期表现为 AIDS。

一、流行病学

根据联合国艾滋病规划署和 WHO 在 2006 年 11 月公布的统计数据，全球 HIV 感染者已达 3950 万，其中 290 万人因此而死亡。2006 年的新感染者就有 430 万人。近几年，随着全球艾滋病流行重心向亚洲转移，艾滋病在我国的传播呈增长趋势，局部已经呈暴发流行。我国于 1985 年发现首例艾滋病患者，至 2005 年大约有 65 万名艾滋病病毒感染者，其中大约 7.5 万名为艾滋病患者。人群感染率为 0.os%。我国大陆的 31 个省、自治区及直辖市已全部发现了艾滋病病毒感染者。在个别地区的特殊人群中间，艾滋病病毒传播速度已达到世界最高水平。可见，我国艾滋病流行趋势相当严峻。

艾滋病患者及 HIV 携带者是艾滋病传染源，HIV 存在于艾滋病患者和艾滋病病毒携带者的血液、精液、乳汁、唾液和其他体液中，已经证实艾滋病的传播途径有三种，即性接触、经血液及血制品和母婴途径传播。目前尚不能证明 HIV 可通过空气、食品、饮水、食具、吸血节肢动物或日常生活接触而传播。

二、病因及发病机制

HIV 是反转录病毒科、慢病毒属中的一种病毒，为单链 RNA 病毒。具有能在宿主体内终身生存的特点。按发现先后。HIV 有 HIV-1、HIV-2、HIV-O 三种变种。HIV 嗜 CD4+ 细胞的受体上，HIV 表现有糖蛋白 gp120，可与 CD4 结合。穿过细胞膜，进入细胞内，随着 HIV 在细胞复制不断增加，CD4+T 细胞的破坏也随之增多，CD ≯ T 细胞数量下降，机体免疫功能呈现抑制状态，导致免疫缺陷，失去对多种病原体的防御能力，引起各种机会性感染，当 HIV 感染发展为艾滋病时，CD4+T 细胞计数可＜200/mm3。HIV 也可感染单核细胞及巨噬细胞。

三、临床分期

艾滋病临床表现原先是根据从 HIV 感染发展到艾滋病的全过程分为 HIV 感染者、艾滋病相关综合征 (ARC) 及艾滋病，即旧分型。1986 年美国疾病控制中心 (CDC) 又建议将其分为Ⅰ、Ⅱ、Ⅲ、Ⅳ型，其中第Ⅳ型又分为 A、B、C、D、E5 个亚型，即新分型。

Ⅰ型：急性 HIV 感染。1 ～ 2 周内可表现发热、咽痛、皮疹和全身淋巴结肿大等，类似于一种传染性单核细胞增多症。血清 HIV 抗体阳性。

Ⅱ型：无症状 HIV 感染。可持续数月至数年，无自觉症状和阳性体征，HIV 抗体阳性。

Ⅲ型：有持续性全身淋巴结肿大，除腹股沟以外更多淋巴结肿大至少持续 3 个月而原因不明者。无其他感染症状和体征。

Ⅳ型：出现其他症状疾病，根据临床表现又可分为 A ～ E 亚型，分别为全身性疾病 (AIDS 相关综合征)、神经系统病变 (AIDS 脑病)、机会性感染性疾病 (即于正常情况下不致病的病原体包括病毒、真菌、分支杆菌和原虫，由于患者的免疫缺陷而感染致病)、继发恶性肿瘤 (主要有 Kaposi 肉瘤、非霍奇金淋巴瘤) 和其他并发症。AIDS 患者常死于继发机会性感染、中枢神经系统疾病、消瘦、恶性肿瘤。

四、艾滋病在耳鼻咽喉头颈部的表现

艾滋病患者约有 40% ～ 70% 出现耳鼻咽喉头颈部病变。

(一) 鼻及鼻窦病变

鼻腔和鼻窦黏膜可因继发性感染而引起黏膜肿胀，产生鼻塞、流脓涕或鼻出血等症状。鼻部的疱疹病毒感染可产生巨大疱疹溃疡，自鼻前庭延伸至鼻中隔，向外扩展至鼻翼或面部等处，鼻部 Kaposi 肉瘤及淋巴瘤可引起鼻塞。持续流鼻涕 (可有恶臭)，鼻出血等，检查可见病变部位有结节状紫红色肿瘤。

(二) 口腔及咽喉病变

念珠菌感染是最常见的上呼吸道病变，部位多在舌腹面，亦可发生在咽部或食管胃肠道，表现为黏膜充血水肿，覆盖白色菌苔，伴灼痛、流涎、咀嚼及吞咽障碍。据报道，HIV 感染者中 42% 伴有口腔念珠菌感染，随诊 42 周内全部发展成为艾滋病口腔毛状黏膜白斑。表现为舌两侧，舌面或颊黏膜有高于黏膜或舌面数毫米，表面粗糙的毛状白斑，难于脱落。此乃 HIV 感染特异性较高的早期体征，在本病确诊后 16 ～ 31 个月内，有 48% ～ 83% 的患者将发展为艾滋病。Kaposi 肉瘤常发生于腭部、颊黏膜、牙龈黏膜和咽后壁等处，亦为高起的紫红色结节。Kaposi 肉瘤和念珠菌等感染亦可发生于喉部，导致声嘶、喉喘鸣和喉阻塞，严重时需行气管切开术。

(三) 耳部病变

Kaposi 肉瘤为多发性特发性出血性肉瘤，可发生于外耳，表现为高于皮肤的紫红色斑丘疹或结节，抑或为弥漫性浸润和出血性斑块。外耳的卡氏肺囊虫感染为多核性囊肿。中枢神经系统或听神经病变。可表现为耳鸣、眩晕、感音神经性聋及面瘫。鼓室积液者可从中分离出 HIV，中耳脓液培养可见到真菌、原虫、病毒或分支杆菌。

(四) 颈部病变

颈部淋巴结病变是早期症状之一，由于 HIV 感染导致滤泡增生，常有颈淋巴结肿大，多见于颈后三角区。Kaposi 肉瘤可发生于头颈部的皮肤，当其侵犯淋巴结时，颈部淋巴结可迅速增大。颈部肿块还应考虑非霍奇金淋巴瘤及分支杆菌感染等。细针穿刺抽吸检对诊断和鉴别诊断很有帮助。头颈部鳞状细胞癌在艾滋病患者中亦较多见，病毒等感染可引起腮腺肿大。

五、诊断

根据病史、临床表现和实验检查结果方能做出诊断：①详细询问病史，如有同性恋、性行为混乱、静脉吸毒和接受血液制品等历史；②有机会性感染表现如卡氏肺囊虫炎及 Kaposi 肉瘤者。此为重要诊断依据。对有长期低热、腹泻及消瘦，全身淋巴结肿大并口、咽等部位念珠菌感染，似为艾滋病的前驱，应予注意；③免疫功能缺陷指标：$CD4^+$ 细胞减少，美国 CDC1991 年修订的诊断标准强调 CDt ＜ 200/mm^3。即可诊断为艾滋病，此外还有 $CD4^+$/CDt ＜ 1；④ HIV 的实验室诊断：包括病毒分离培养、抗原检测、抗体检测、病毒核酸检测等。HIV 抗体检测的方法分为初筛试验如酶联免疫吸附试验 (ELISA) 等和确证试验如蛋白印迹法两类。初筛试验结果为阳性时。需要经确证试验检测，以避免假阳性，如后者为阳性时才能确定为 HIV 感染者，一般于 HIV 感染 2 个月左右，即可查出 HIV 抗体。

六、治疗

目前尚无满意的治疗方法。应针对发病过程中的 HIV 侵袭、细胞免疫功能遭到破坏、条件性感染和肿瘤形成等方面积极采取治疗措施。

(1) 抗 HIV 病毒药物：包括反转录酶抑制剂和蛋白酶抑制剂。叠氮胸苷 (AZT) 是反转录酶的抑制剂，抑制 HIV 的复制，是目前最有效的制剂，可延长患者存活期，亦能减少母婴传播。但毒性较大，长期应用后有骨髓抑制。双脱氧胞苷 (DDC)、双脱氧肌苷 (DDI) 与 AZT 作用机制相同。奈韦拉平 (NVP) 和地拉夫定为非核苷类反转录酶抑制剂，能与 HIV 的反转录酶非竞争性结合，使反转录酶活性下降，病毒复制减少。蛋白酶抑制剂可嵌入蛋白酶活性中心，从而阻断对 HIV gag 和 pol 基因前体蛋白加工，抑制 HIV 复制。目前已用于临床的有 indinavir、nelfinavir 等数种。

针对 HIV 在繁殖过程中会不断变异，每天产生上亿甚至上千亿的新个体，“鸡尾酒”疗法把蛋白酶抑制剂与多种抗病毒的药物混合使用，从而使艾滋病得到有效的控制。

(2) 免疫调节药物：α 干扰素有抗病毒复制和免疫调节作用，用以早期治疗 HIV 感染，以及减少机会性感染的发生。IL−2、粒细胞—巨噬细胞集落刺激因子 (GM−CSF) 及粒细胞集落刺激因子 (G−CSF) 等，可使外周血中白细胞数目增加，从而改善机体防御机能，减少机会性感染发生。

(3) 机会性感染疾病的防治：根据 CD+T 细胞计数，大致可预计何时会发生机会性感染，预防性治疗可降低卡氏囊虫肺炎发生的危险和使艾滋病的发生延缓。机会性感染是艾滋病致死的主要原因，若能及时抓紧治疗机会性感染，则可延长患者生命，改善生活质量。抗原虫感染 (卡氏囊虫肺炎) 可首选复方新诺明 (复方磺胺甲噁唑片，TMP/SMZ) 或羟乙磺酸戊烷脒治疗；抗病毒感染可选用阿昔洛韦无环鸟苷 (阿昔洛韦) 或膦甲酸治疗；抗真菌感染可用二性霉素 B 或咪唑类药物治疗；抗细菌感染可根据细菌培养及药敏结果选用抗生素。

(4) 中医药治疗：据报道一些中草药在组织培养时有抑制 HIV 的作用，中药和针灸可改善艾滋病的症状。

(5) 其他：包括相应的抗肿瘤治疗、支持疗法和对症治疗等。

七、预防

目前还没有有效的治疗方法，疫苗正在研究中，因此预防是最重要的。

(1) 普及艾滋病防治的基本知识，了解其传播途径、主要临床表现及防护措施。

(2) 加强检疫工作，使用血液及其制品时，必须经 HIV 检测。加强国境检疫，严防艾滋患者入境。

(3)HIV 阳性者禁止献血、捐献器官和其他组织，女患者应避免怀孕。

(4) 避免与 HIV 感染者、艾滋病患者及高危人群发生性接触，提倡使用安全套。

(5) 不共用牙刷、剃须刀等可能被血液污染的物品。

(6) 尽可能使用一次性医疗注射用品，需回收者应严格消毒。

(7) 医务人员在接触 HIV 感染者、艾滋病患者之血液、体液时应注意防护。

(8) 严厉打击吸毒、卖淫嫖娼等活动，对高危人群进行长期监测等。

第四节 耳鼻咽喉其他特殊感染

一、耳鼻咽喉麻风

麻风是由麻风杆菌感染引起的慢性传染病，以侵犯皮肤、黏膜及周围神经为主，亦可累及深部组织器官。本病主要由麻风病患者鼻分泌物中所带麻风杆菌通过破损皮肤或黏膜侵犯人体，属接触传染，既不胎传也不遗传。潜伏期 2 ～ 5 年。其病理变化主要有瘤型、结核样型、未定类与界线类。若患者对麻风杆菌无免疫力，则产生瘤型病理改变，病损逐渐加重，麻风菌素反应阴性，传染性极强；若免疫力强，则产生结核样型病理改变，无传染性，麻风菌素反应阳性，可自愈，预后较好；若免疫力不够强或较弱，则产生界线类或未定类病理改变，均有不同程度的传染性。患者以男性居多，在耳鼻咽喉，以鼻麻风为多见，男女患病比例约为 4:1 ～ 8:1。中医认为多由疠风苛毒内侵血脉，上千清窍，蚀损血络，腐膜蚀骨所致。

（一）诊断要点

(1) 病史：多有麻风病接触史，表现为慢性病程。

(2) 鼻麻风：早期出现鼻黏膜充血、肿胀、糜烂、出血，但很少有疼痛，继而鼻中隔穿孔，鼻梁塌陷，后期多产生瘢痕收缩、鼻黏膜萎缩、鼻孔狭窄等改变。后期可伴有咽喉麻风症状，如咽喉黏膜水肿、结节性浸润，渐至黏膜枯萎、坏死溃腐、瘢痕形成及缺损，会厌卷曲、残缺、腭部瘢痕呈典型的放射状，腭垂消失，腭部穿孔，咽反射消失，开放性鼻音等。

(3) 其他：多有皮肤病损、眉毛稀疏或脱落，出汗障碍，浅感觉障碍以及周围神经症状，如尺、桡、面、耳大、正中、腓总、眶上、胫神经出现粗大、压痛，并产生麻木、感觉障碍，后期出现所属肌肉萎缩、功能障碍。

(4) 病变部位分泌物或活检，找到麻风杆菌即可确诊。

（二）鉴别诊断

(1) 萎缩性鼻炎：鼻内干燥、嗅觉障碍、鼻腔肌膜萎缩、鼻腔宽大，鼻腔内或有大量黄绿色干痂，无鼻中隔穿孔或鼻小柱蚀烂、鼻梁崩塌，无皮肤病损及周围神经症状。

(2) 鼻梅毒：多见于三期梅毒，鼻中隔穿孔、鼻梁下塌。血清康氏、华氏反应多为阳性，分泌物暗视野下可找到梅毒螺旋体。

（三）西医治疗

抗麻风治疗。

(1) 第 1 周，氨苯砜 50 mg/ 次，口服，1 次 / 日；第 2 周 75 mg/ 次，第 3 周开始用维持量 100 mg。每周服药 6 次，停药 1 日；连服 3 月，停药 2 周为 1 个疗程，直至痊愈。

(2) 若不能耐受者，可用硫安布新 50 mg/ 次，口服，2 次 / 日。

(3) 乙硫异胭肼 0.1 ～ 0.2 g/ 次，口服，3 次 / 日。

(4) 利福平 10 mg/(kg · d)，清晨空腹时顿服。

(5) 链霉素 0.5 g/ 次，肌注，2 次 / 日，间日 1 次。

（四）外治

(1)1.5% 氨苯砜甘油滴鼻，3 次 / 日。

(2) 下鼻甲黏膜下注射链霉素，每侧 1 ml(0.25 g)，隔日 1 次，4 次为 1 个疗程。

(3) 鼻腔有干痂，用温生理盐水冲洗，以 2% ～ 4% 链霉素液状石蜡或复方薄荷油滴鼻，3 ～ 4 次 / 日。

(4) 咽部溃疡，用复方硼砂溶液或漱口方漱口。

(5) 鼻部、鼻咽部顽固性溃疡，用 30% 硝酸银或 50% 三氯醋酸烧灼，或用电烙、激光、微波等治疗，以促进愈合。

（五）预防调护

(1) 避免与麻风患者及其污染物接触，以防传染。

(2) 对患者实施隔离治疗，以切断传染源，其生活用具须固定个人专用，用后消毒，生活废品应加以焚毁处理。

(3) 加强营养，戒烟酒，忌房事，忌食辛辣香燥、膏粱厚味及鸡、鹅、羊肉、蚌蛤、河豚、虾、蟹、海腥等发物。

二、耳鼻咽喉白喉

白喉是由白喉棒状杆菌引起的呼吸道急性传染病。临床以耳、鼻、咽、喉、气管、支气管等部位黏膜充血肿胀，形成灰白色假膜以及由白喉菌外毒素引起的全身中毒症状为特点。严重者可并发心肌炎、周围神经炎及肾、脑损害。主要通过飞沫传染，多见于春冬两季，多发生于2～5岁儿童。中医病机主要是疫邪犯表、疫毒炽盛、气阴两亏所致。

（一）诊断要点

1. 病史

近期有白喉流行史或接触史。

2. 临床特点

(1) 咽白喉：

①局限型者，起病较缓，全身不适，头痛乏力，食欲缺乏，自觉发热，体温在37.8～38.5℃，咽痛较轻。扁桃体上有点状或片状灰白色假膜，假膜可超出腭弓，覆盖软腭、腭垂、咽后壁，假膜污秽不光滑，且不易擦去，强行分离可留下出血创面。

②中毒型者，起病较急，咽痛剧烈，高热、烦躁、呼吸急促等中毒症状明显。假膜扩展迅速，扁桃体、腭垂、软腭游离缘等处肿胀明显。颈淋巴结肿大，或致颈淋巴结周围炎，则颈部增粗如“牛颈”。中毒症状严重者，可并发心肌炎，发生心力衰竭、心源性休克等。

(2) 喉白喉：多由咽白喉向下蔓延所致，亦可原发于喉腔。以声嘶，失声、咳嗽喘鸣、吸气期呼吸困难及喉鸣为特点，喉梗阻严重者可出现三凹征，甚至窒息死亡。

(3) 鼻白喉：原发者较少见，中毒症状轻；或继发于咽白喉。症见鼻塞，流黏脓涕，鼻腔黏膜表面有灰白色假膜，除去假膜可见易出血的溃疡。

3. 实验室检查

假膜细菌涂片检查或培养，找到白喉棒状杆菌即可确诊。

（二）中医治疗

1. 疫邪犯表

(1) 症候：咽痛干咳，伴发热恶风，食欲缺乏，乏力，咽部及扁桃体充血，表面有假膜。苔薄，脉浮。

(2) 治法：辛凉解表，解毒利咽。

(3) 方药：除瘟化毒汤加减。桑叶6 g、葛根8 g、金银花10 g、生地黄15 g、浙贝母10 g、薄荷6 g、甘草6 g、木通6 g、淡竹叶6 g、枇杷叶10 g、土牛膝15 g、马鞭草15 g。

加减：若舌红少苔，脉细数者，加麦冬、牡丹皮、白芍；大便干结者，加瓜蒌仁、火麻仁。

2. 疫毒炽盛

(1) 症候：咽痛剧，吞咽困难。咽部及扁桃体红肿甚，假膜范围大，颈淋巴结显著肿痛，伴高热，烦躁，口渴引饮，尿黄便秘。舌红苔黄，脉洪数。

(2) 治法：除瘟解毒，清热利咽。

(3) 方药：神仙活命汤加减。龙胆草 8 g、山栀子 6 g、玄参 12 g、马兜铃 10 g、板蓝根 10 g、白芍 10 g、瓜蒌 10 g、甘草 6 g、生石膏 20 g、黄柏 6 g、生地黄 15 g、土牛膝 15 g、马鞭草 15 g、浙贝母 10 g、大黄 4 g。

3. 气阴亏虚

(1) 症候：白喉恢复期，发热已清，假膜渐退，咽喉干燥，倦怠乏力，懒言。舌质干红，少苔，脉细弱或细数。

(2) 治法：清肺育阴，生津利咽。

(3) 方药：养正汤合清肺育阴汤加减。石斛 24 g、生地黄 24 g、玄参 12 g、牡丹皮 6 g、人中黄 9 g、升麻 6 g、金银花 12 g、白芍 9 g、桔梗 6 g、牛蒡子 9 g、薄荷 6 g、麦冬 12 g。

4. 单方、验方

(1) 鲜土牛膝 (根)30 ～ 60 g，水煎服，用于白喉预防与初起。

(2) 马鞭草 50 g 水煎服；或万年青根 40 g，洗净切碎后加醋 100 ml，浸泡 7 日后滤去渣，加冷开水 100 ml，加糖少许，口服，10 ml/ 次，5 ～ 6 次 / 日。

(3) 板蓝根 1 kg，水 3 kg，煎取 1.5 kg 药液，药渣再加水煎至 1 kg，混合两煎药液，浓缩至 1 kg，加入适量砂糖及防腐剂，3 岁以内服 20 ml，3 ～ 5 岁服 25 ml，6 ～ 10 岁服 30 ml，10 岁以上服 35 ml，3 次 / 日，服至假膜脱落后 3 日停药。

(4) 抗白喉合剂：连翘 18 g、黄芩 18 g、生地黄 30 g、玄参 15 g、麦冬 9 g，水煎至 60 ml. 为 1 日量，分 4 次服。适用于白喉初起，热毒偏盛者。

(三) 西医治疗

1. 抗生素

(1) 首选青霉素：80 万 U/ 次，肌注，2 ～ 3 次 / 日；或 240 万～ 320 万 U/ 次，加入 500 ml 生理盐水中，静滴，2 ～ 3 次 / 日。

(2) 对青霉素过敏者，可改用红霉素 25 ～ 50 mg/(kg · d)，口服，分为 3 ～ 4 次；或 20 ～ 30 mg/kg，静滴，分为 2 次。

(3) 对青霉素过敏者，或用林可霉素 30 ～ 60 mg/(kg · d)，1:1 服；或 15 ～ 40 mg/kg，肌注；或 10 ～ 20 mg/kg，静滴，均分为 3 次。

2. 白喉抗毒素

尽早、足量使用。2 万～ 6 万 U，肌注，必要时重复 1 次。先做皮试，阳性者按脱敏方法给药。

3. 对症处理与支持疗法

注意保护心肌功能，有呼吸困难者，必要时行气管切开术。

(四) 外治

(1) 含漱法：清洁口腔，用漱口液之类频频含漱。

(2) 吹药法：用吹喉散、青白散、锡类散之类频吹患处。

(3) 含服法：六神丸、喉症丸之类。

(4) 超声雾化吸入法：用土牛膝 30 g，马鞭草 30 g，水煎液作超声雾化吸入，20 分钟 / 次，2 ～ 4 次 / 日。

(5) 外敷法：生巴豆、朱砂各 0.5 g，研匀，置普通胶布上，贴于印堂穴处，8 小时后取去。贴后局部有热感及充血，出现小水疱，可用针挑破，贴创可贴。

(6) 针灸治疗：

①取少商、中冲、关冲、少冲等穴点刺放血。

②取印堂、太冲、合谷、颊车、天突等穴，泻法，留针 30 分钟。

(五) 预防调护

(1) 出生 6 个月后应进行白喉疫苗的预防接种。

(2) 白喉流行期间，用 1:5000 呋喃西林液喷咽部；或用上述单、验方预防。

(3) 严格隔离患者，直至白膜全部脱落、症状消失后 2 周。

(4) 对患者的分泌物必须消毒处理，用具衣服须严格消毒后才能使用，对病室要彻底消毒清扫。

(5) 对体弱多病易感儿，应按时进行预防接种，白喉流行期间勿去公共场所，并用上述中草药预防。

(6) 病后卧床休息至少 2 周，合并心肌损害者，应绝对卧床休息，时间还要延长，视病情而定。

(7) 饮食宜清淡，富于营养，容易消化。

三、鼻硬结病

鼻硬结病是一种慢性进行性肉芽肿病变，常先发生于鼻部，缓慢向上唇、鼻咽、口咽、喉咽、气管、支气管、鼻窦、鼻泪管等处发展，故本病又称呼吸道硬结病。本病也有少数可原发于咽、喉或气管而不累及鼻部。鼻硬结病为散发性疾病，全世界各地均有报道。

(一) 诊断要点

(1) 发展缓慢，病程可达数年或数十年。

(2) 临床特点：根据病理分为 3 期，各期症状不同，但可同时存在。

①萎缩期：鼻干，鼻黏膜萎缩，下鼻甲变小，鼻腔宽大，可有脓痂覆盖，但无臭气。此种病变可向咽喉及气管发展。

②硬结增殖期：病变多位于鼻前庭、鼻小柱、上唇、鼻翼、鼻尖等处皮肤，可累及软骨或骨部，局部结节增生，在黏膜较软，在皮肤较硬，常呈对称性，数目不一，可相互融合成不规则肿块，无自发性疼痛，其表面发光，红紫色，有血管扩张，一般不发生溃疡，一旦继发感染溃疡，则难以愈合，表面糜烂结痂。在少数患者可侵犯颈淋巴结。

③瘢痕期：硬结肿处瘢痕化，以至产生各种畸形，如鼻孔闭锁、腭垂消失、咽喉狭窄，并出现相应的症状。

(3) 检查：

①鼻分泌物或混悬组织液做细菌培养，找到硬结杆菌可确诊。

②结节增殖期的组织病理切片，可找到泡沫细胞、品红小体或硬结杆菌可确诊。

③血清补体结合试验阳性；内镜、X 线检查有助于对喉、气管、支气管等处病变的诊断。

(二) 鉴别诊断

早期应与萎缩性鼻炎鉴别，硬结期及瘢痕期需与恶性肉芽肿、鼻腔恶性肿瘤、鼻内翻性乳头状瘤、鼻腔结核等鉴别。

(三) 中医治疗

辨证论治。

(1) 症候：鼻干，鼻黏膜萎缩，鼻腔宽大，可有脓痂覆盖，并见鼻腔前部皮肤出现结节，触之较硬，表面发光，红紫色，有血管扩张，大便偏结。舌质偏红少苔，脉弦细略数。

(2) 治法：养阴润肺，活血化瘀，除痰散结。

(3) 方药：养阴清肺汤合桃红四物汤加减。生地黄 15 g、麦冬 12 g、赤芍 10 g、牡丹皮 10 g、浙贝母 10 g、玄参 10 g、牡蛎 20 g、当归 10 g、丹参 30 g、桃仁 10 g、红花 6 g、甘草 6 g、三棱 10 g、莪术 10 g。

(四) 西医治疗

(1) 链霉素 0.5 g，肌注，2 次 / 日，连续用药 60 ～ 120 g，适用于萎缩期。

(2) 金霉素 0.25 g，口服，4 次 / 日，连续用药不少于 40 g，适于喉部硬结肿。

(3) 四环素 0.25 g，口服，2 次 / 日，适于各期病变。

(五) 外治

(1)20% 金霉素软膏涂局部，2 ～ 3 次 / 日，或用黄连、黄芩、黄柏、大黄研粉，调成油膏塞鼻。

(2) 可试用放射治疗。

(3) 手术：用于瘢痕畸形者。

四、耳鼻咽喉猩红热

猩红热为乙型 A 组溶血性链球菌感染所致的急性传染病。临床特点为发热、咽峡炎、出疹和恢复期脱屑。本病主要借飞沫通过呼吸道传播，潜伏期一般为 2 ～ 3 日，随即产生大量外毒素，在局部引起炎症性病变，并经淋巴和血液扩散至全身，表现为中毒症 (发热、皮疹等)、脏器损害、化脓性病变 (咽炎、扁桃体炎等) 和非化脓性病变 (肾炎、风湿热、关节炎等)。我国北方常可发生流行，长江流域可有散发，华南少见。多发于儿童，春秋两季多发。中医称疫喉痧，多因毒袭肺卫、毒壅气分以及余毒伤阴等所致。

(一) 诊断要点

(1) 病史：多有猩红热流行、接触史，多发于冬春季节。

(2) 全身症状：起病急，发热或高热，头痛，呕吐，婴儿可有惊厥。

(3) 咽峡炎：咽痛，咽部及扁桃体充血、肿胀，上有黄白腐物，偶呈片状，易拭去。颈部淋巴结肿痛。

(4) 黏膜内疹：病初起见软腭轻度红肿，其上有红色小点或小出血点。

(5) 杨梅舌：早期苔厚白，渐转黄腻，数日后舌苔由后向前剥落，舌面光滑色红，有小粒突起如生牛肉样，又似成熟杨梅，称“杨梅舌”。

(6) 出疹与口周苍白：病后 1 ～ 2 日，耳后、颈部出现痧疹，渐次及胸背、腹部或四肢，1 日之内可蔓延全身。用手指按压，红晕色退而显苍白，起指则恢复原状。患者面部潮红无皮疹，口唇周围呈现白色，称“口周苍白”。4 ～ 5 日后，痧疹消退，皮肤脱屑而愈。

(7) 血白细胞总数及中性粒细胞增高。

(8) 咽拭子培养，β－溶血性链球菌阳性。

(二) 鉴别诊断

(1) 急性扁桃体炎：咽音口症状与猩红热似，但无皮疹、无杨梅舌。

(2) 麻疹：初期有咽部卡他症状及口腔麻疹黏膜斑。起病后 4 日出疹，为广泛斑丘疹，可及面部，疹间皮肤正常，无咽喉腐溃，无杨梅舌。

(3) 风疹：皮肤斑疹浅红，颜色深浅不一，耳后或枕淋巴结肿大，咽部症状轻，舌苔不脱落，疹退后皮肤脱屑。

(4) 白喉：起病较缓，发热较轻，咽症状轻，有灰白假膜不易拭去，强行剥离时则留下出血面。咽拭子培养及涂片检查有助于区别。

(三) 中医治疗

辨证论治。

1. 毒袭肺卫

(1) 症候：病初期，咽喉红肿疼痛，有点状糜烂，肌肤痧疹隐约可见，伴恶寒发热，头痛体倦，胸闷呕吐，口微渴。舌边尖红，苔白厚，脉浮数。

(2) 治法：宣肺疏表，泄热解毒。

(3) 方药：加减荆防败毒散加减。荆芥 6 g、牛蒡子 6 g、金银花 10 g、连翘 10 g、薄荷 6 g、淡竹叶 6 g、桔梗 6 g、淡豆豉 3 g、马勃 3 g、蝉蜕 3 g、白僵蚕 6 g、射干 6 g、浮萍 6 g。

2. 毒壅气分

(1) 症候：病中期，咽喉红肿腐烂疼痛，肌肤痧疹显露，伴壮热，烦躁，口渴。舌红，苔黄燥，脉洪数。

(2) 治法：清热透邪，解毒利咽。

(3) 方药：清心凉膈散加减。连翘 10 g、酒大黄 4 g、甘草 6 g、黄芩 10 g、薄荷 6 g、栀子 6 g、桔梗 6 g、淡竹叶 6 g、石膏 15 g、马勃 5 g、射干 6 g，

加减：疹出不齐加蝉蜕、浮萍；口渴加天花粉；大便秘结加芒硝；杨梅舌加玄参、生地黄、牡丹皮、赤芍。

3. 余毒伤阴

(1) 症候：疫喉痧恢复期，咽喉肿痛腐烂已减，肌肤痧疹消退，皮肤脱屑，壮热已降，唯午后低热，口干，手足心热。舌干红少津，脉细数。

(2) 治法：疫喉痧恢复期，滋阴生津，清肃余毒。

(3) 方药：清咽养荣汤加减。西洋参 6 g、生地黄 10 g、茯神 10 g、麦冬 15 g、白芍 10 g、天花粉 10 g、天冬 15 g、知母 6 g、炙甘草 6 g。

(四) 西医治疗

(1) 首选青霉素，小儿按 10 万～20 万 U/(kg·d)，分 3～4 次肌注或静滴。用至热退后 3 日。

(2) 对青霉素过敏者，用红霉素 25～50 mg/(kg·d)，口服，分为 3--4 次；或 20～30 mg/kg，静滴，分为 2 次。

(3) 中毒症状严重者，加用氢化可的松，小儿按 1 mg/(kg·d)，分 2～3 次，口服或静滴。

(五) 外治

(1) 含漱法：用复方硼砂液或 1:5000 呋喃西林液含漱，或用漱口方，不时漱口或吹药前漱口，或用醋含漱。

(2) 吹药法：初起咽部可吹玉钥匙、西瓜霜喷剂，咽部腐烂吹锡类散。

(3) 针灸治疗：

①体针法：早、中期，取内庭、合谷、尺泽、鱼际、历兑，泻法，不留针；后期，取太溪、太冲、三阴交、复溜、照海、申脉、天突，平补平泻；1 次 / 日。

②放血法：早、中期，取少商、商阳，高热加委中，点刺出血；或耳垂，用三棱针点刺，挤出鲜血 10 滴，1 次 / 日。刺少商、委中，1 次 / 日，以出血泄热。

③水针法：发热，取合谷，曲池或足三里，每穴注射柴胡注射液 2 ml，或青霉素 10 万～ 20 万 U(先做皮试)。

(六) 预防调护

(1) 冬春季节应注意衣着冷暖，本病流行期间少去公共场所，住室应保持空气流通。

(2) 流行期间，预防本病可于咽部喷 1:5000 呋喃西林液，或口服磺胺嘧啶，50 mg/(kg · d)，分 2 次口服，首剂加倍。

(3) 病中应卧床休息，多饮开水，饮食应富于营养，易于消化。

第二十二章 职业相关的耳鼻咽喉科疾病

第一节 生产性粉尘和化学物质对耳鼻胭喉的影响

一、生产性粉尘对耳鼻咽喉的影响

粉尘是指浮于空气中直径大于 0.1 μm 的颗粒，可来源于日常生活，但更多的产生于生产劳动中，常把这类粉尘称为生产性粉尘。生产劳动过程中，如固体物质的粉碎，粉状物质的混合、包装，矿石开采时的爆破、运输等，均可使生产性粉尘弥散在生产环境的空气中，如防尘措施不健全，长期吸入，可导致耳鼻咽喉疾病的发生。

（一）生产性粉尘的分类

1. 无机性粉尘

如矿物、金属等最为常见，对上呼吸道危害较大。矿物性粉尘有石英、石棉、石墨等；金属性粉尘有铁、锌、锰、铝等；人造无机性粉尘有水泥、金刚砂等。机械制造、采矿、开山筑坝及地质勘探等作业是产生无机性粉尘的主要来源。

2. 有机性粉尘

包括植物性、动物性和人造有机性粉尘。常见的有棉、烟草、面粉、木屑、羽毛、皮毛、沥青、染料、塑料及人造纤维等。

3. 混合性粉尘

是上述两种粉尘混合存在，如煤矽尘、棉尘和二氧化矽混合存在等。

（二）影响发病的因素

主要与粉尘的物理特性和化学成分有关。

1. 粉尘的大小及比重

凡颗粒较大而比重高者易沉降，反之，颗粒较小而比重低者，由于沉降缓慢而弥散在空气中，吸入呼吸道的机会增加。实验发现，尘粒直径大于 25 μm 者，常受鼻毛阻挡，不易进入鼻腔；直径为 10 ～ 15 μm 的粉尘，多滞留于鼻咽、气管、支气管内；直径小于 5 μm 的尘粒可进入肺泡，对机体危害最大。

2. 粉尘的形状及硬度

球形尘粒的沉降速度较快，但生产环境中的尘粒多为不规则形，其表面积大于同质量的球形粉尘，其沉降速度减慢，较易吸入呼吸道。此外，圆形、质软的尘粒，对呼吸道黏膜的刺激小，而形状不规则、质硬者，对呼吸道黏膜的刺激较大。柔软的粉尘，如木尘、棉尘等，容易沉落在气管或支气管内壁，引发慢性炎症。

3. 粉尘的浓度、溶解度及电荷性

粉尘浓度以每立方米空气中所含粉尘的毫克数表示。粉尘浓度愈大，对人体的危害愈大。随着溶解度的增加，尘粒的有害作用增大，可溶性尘粒与组织接触后可引起局部刺激或损伤，因毒性粉尘大量溶解吸收进入血液循环，可引起急性中毒。相同电荷的尘粒，因互相排斥，常弥散在空气中；反之，带异性电荷的尘粒，互相吸引、聚集而容易沉降。

4. 粉尘的化学成分

直接影响机体受损的程度。粉尘中有毒物质含量愈高，对人体危害愈大。如空气中游离二氧化硅含量超过 10% 时，可致肺组织进行性纤维性病变，引起呼吸功能障碍。有机性粉尘除直接损害呼吸道黏膜外，还可引起变态反应。

其次，粉尘对鼻、咽、喉等上呼吸道的损害程度，还与鼻腔功能状态和解剖结构有关，如患有慢性鼻炎及鼻中隔偏曲等鼻病时，更易致病。

另外，与粉尘接触时间的长短，全身健康状况、卫生习惯，也可影响粉尘对人体的危害程度。

(三) 发病机制

主要包括下列四个方面。

1. 直接刺激作用

是最常见的致病方式。除可引起鼻前庭的慢性炎症外，通过粉尘的长期直接刺激，鼻腔黏膜可发生肿胀、毛细血管扩张、干燥、萎缩及溃疡等病变。某些特殊的粉尘尚可起一些特有的病变，如青霉素菌丝粉尘可能引起鼻部的皮炎和湿疹；非溶解性粉尘可在鼻内形成鼻石等。

2. 化学腐蚀作用

水泥、石灰等粉尘，与呼吸道黏膜接触后可产生严重的刺激，不仅引起充血肿胀，而且有腐蚀作用，可引起鼻中隔溃疡及穿孔。

3. 变态反应

多因吸入有机性粉尘所引起，如面粉、亚麻、羽毛、皮毛、木屑及棉花等的粉尘，可引起各型变态反应，临床可表现为变应性鼻炎、喉水肿、支气管哮喘等。

4. 毒性作用

长期在铁矿、石棉矿开采的工人，由于粉尘吸入下呼吸道，可患矽肺和石棉肺；如吸收到人体内，还可引起全身性中毒，如矽尘可引起嗅觉、味觉及视觉的兴奋性降低、眩晕及高频区听力下降；颜料及铅等可引起感音性聋。

(四) 临床表现

常为鼻、咽、喉、气管甚至肺部等共同受累，因而症状较多，如鼻、咽、喉干燥，灼热感，鼻塞、流涕，咳嗽、声嘶等均可合并出现。而常见的病种主要有以下几种。

1. 慢性鼻前庭炎

由于粉尘的长期刺激，可致鼻前庭炎，表现为鼻前庭皮肤干燥、皲裂或红肿、糜烂和脓痂覆盖，鼻毛稀少等。

2. 慢性鼻炎

最为多见，粉尘引起的鼻黏膜慢性炎症可表现为以下方面。

(1) 慢性单纯性鼻炎：检查可见鼻黏膜充血、肿胀。出现鼻塞、鼻涕多等。

(2) 干燥性鼻炎：表现为鼻黏膜干燥，上覆痂皮，但鼻甲大小正常，无黏膜萎缩。其发生机制可能为粉尘长期刺激，引起鼻腔纤毛柱状上皮发生变化为复层鳞状上皮以及黏液腺分泌减少。

(3) 萎缩性鼻炎：主要症状为鼻干、鼻塞、鼻涕带血、鼻出血、头昏、头痛及咽干等。检查可见鼻腔宽敞，鼻甲萎缩，可有痂或无痂，常无臭味。

(4) 变态性鼻炎：多见于吸入有机性粉尘者其表现与常年性变应性鼻炎相似。

3. 慢性咽炎、喉炎

多因粉尘刺激致鼻塞，或劳动时长期张口呼吸，粉尘直接侵犯咽、喉部黏膜，常有咽喉部干燥、不适、灼热感、痒、咳嗽、声嘶等。检查可见咽部黏膜充血、斑管扩张、咽后壁淋巴滤泡增生。喉部检查可有声带充斑、肥厚、闭合不全等表现。

(五) 预防及治疗

应加强个人防护措施。改革工艺，改进生产设备，可采用密闭和排风相结合的办法，防止粉尘播散；采用湿式作业减少粉尘飞扬。对于粉尘引起的上述疾病，可给予对症治疗，以减轻症状。对病变严重或发展迅速者建议其调离粉尘工作环境，积极对症治疗。

二、化学物质对耳鼻咽喉的影响

许多化学物质能与人体的细胞或组织发生化学反应，从而引起细胞功能障碍或组织破坏，引发疾病，这些物质常被称为毒物。

在化工生产过程中，由于工艺落后，防护措施不健全，或者在生产、运输、储存过程中发生意外，化学物质以气体、蒸汽、雾、烟等形式逸散至空气中，污染环境，危害人体，引起疾病。

化学物质进入机体的方式是：或借助于载体分子经主动运输过程进入细胞，或被动地被机体吸收，这一过程与化学物质的亲水性高低呈正相关，而与其分子大小则呈负相关。

(一) 化学物质的致病机制

毒性化学物质危害人体的作用机制多种多样，最多见的方式是通过影响机体的酶系统而发挥其毒物作用，主要是以各种方式抑制酶的活性，也可破坏蛋白合成，或破坏遗传物质，或影响免疫系统，引起变态反应。还有许多化学物质在其接触部位 (如皮肤、黏膜、肺等) 直接造成组织损伤。

(二) 影响发病的因素

毒性化学物质致病的前提条件是其可吸收性，损害程度则决定于化学物质的浓度和作用持续时间。以气体、蒸汽、雾、烟等形式存在的化学物质，主要由呼吸道侵入人体，鼻、咽、喉是上呼吸道的重要组成部分，首当其冲会受到影响。

1. 化学物质的性质'

化学物质本身的性质，如腐蚀性、酸碱度、水溶性等，与损害形式和程度直接相关。氯气、氨气等水溶性较大的化学物质，与湿润的鼻、咽、喉黏膜接触后，迅速溶解，立即产生强烈的刺激作用，出现喷嚏、呛咳等症状，而对下呼吸道影响较小。水溶性较小的化学物质，如氮氧化合物、光气等接触水分后溶解度小，对上呼吸道黏膜刺激较小，但深入到下呼吸道后，可对肺泡产生刺激和损害。

2。化学物质的浓度和与人体接触的时间

化学物质的浓度愈高，吸收愈快，即使接触时间短，也可造成严重损伤。另一方面，如果长期接触浓度较低的化学物质，也可因蓄积作用而发病。

另外，个体因素，如全身健康状况，卫生习惯等，也可影响化学物质对人体的危害程度。

（三）临床表现

1. 鼻部病变

鼻是呼吸道的门户，是最先遭受毒性化学物质损害的器官。有害气体，如氯气、氨气等，可在湿润的鼻腔黏膜表面溶解，形成酸性或碱性类物质，直接对黏膜造成损害，引起鼻部急性病变。主要症状有鼻塞、鼻痒、喷嚏、灼热、刺痛感、水样鼻涕或偶有血性分泌物，检查可见鼻黏膜充血、肿胀、水样分泌物增多等。严重者可有糜烂、溃疡、假膜形成甚至黏膜坏死。

铬对人体的危害主要由六价铬化合物所致。在铬电度、生产和使用重铬酸盐的过程中，此类化学物质以酸雾或粉尘等形式吸入呼吸道。长期接触后，可出现鼻塞、涕多、嗅觉减退、干燥等不适，检查可见鼻黏膜红肿、鼻中隔前下方黏膜苍白、糜烂、溃疡甚至穿孔等表现。慢性磷中毒时，鼻黏膜常有发干、充血及肿胀等表现。锰的长期刺激可产生黏膜肥厚或萎缩性病变。烟草工人常有鼻黏膜干燥或萎缩。苯有抑制造血系统的毒性，接触后可出现鼻出血。长期接触氟化物的工人，由于氟化氢及其盐类对黏膜的刺激，可出现鼻部疼痛、鼻出血、鼻塞以及嗅觉减退和分泌物增多等症状。铬酸、硫酸、硝酸等酸雾或砷、汞等金属气的吸入，或以污染毒物的手指挖鼻，接触鼻中隔黏膜，可发生灼伤、糜烂及溃疡，并可有鼻中隔穿孔。

2. 咽部病变

正常情况下，鼻腔对吸入的空气有清洁滤过功能。咽部受鼻腔的保护，化学物质对咽部的刺激常轻于鼻部，但在鼻功能减弱、鼻塞、张口呼吸或吸入高浓度刺激性气体时，仍可作用于咽部。急性损害的表现与一般急性咽炎相同，可表现为黏膜充血、肿胀、分泌物增多，自觉咽部疼痛、烧灼感、吞咽困难等。长期接触低浓度的有毒化学物质，可形成慢性咽炎，出现咽干、异物感等不适。

3. 喉部病变

水溶性大的有毒气体，对黏膜产生刺激作用，可导致喉黏膜的急性炎症发生，表现为黏膜充血、肿胀、分泌物增多，甚至出现急性喉水肿而致吸气性呼吸困难。偶可诱发喉痉挛而致呼吸困难。

氨气接触湿润的喉黏膜后，形成氢氧化铵，呈强碱性。氯气遇水产生氯化氢和次氯酸，这些物质对黏膜均产生强烈的刺激作用，患者可出现喉部烧灼感、干咳、声嘶、胸闷、气急和烦躁等症状，重者有喉水肿和喉痉挛。各种酸雾或二氧化硫、三氧化硫等吸入后产生亚硫酸或硫酸，可出现刺激症状。吸入光气可引起喉水肿而致呼吸困难。硫化氢除对呼吸道黏膜有刺激作用外，还可抑制呼吸中枢，高浓度吸入数分钟后，可导致中毒窒息。长期吸入二氧化硫、三氧化硫等低浓度刺激性气体，可引起喉部慢性炎症，出现咽喉干燥、痒、咳嗽、多痰及声嘶等症状。

另外，高分子化合物如合成纤维、合成橡胶以及塑料等生产、加工、合成等过程中，也可产生有毒的化学物质，吸入后对呼吸道黏膜有刺激作用，可出现鼻痒、流涕、喉痒、干咳及胸闷等症状。

（四）治疗

发现化学物质急性中毒时，应立即撤离现场，以便吸入新鲜空气。出现急性喉水肿致呼吸困难时，需及时给氧，应用糖皮质激素以缓解症状。病情严重者应及早行气管插管或气管切开术。对于鼻中隔黏膜糜烂、溃疡等病变，可用一些软膏局部涂布、促进创面愈合，防止穿孔发生。对于化学物质引起的慢性鼻炎、慢性咽炎、慢性喉炎等，可对症处理，以缓解症状。

(五) 预防措施

改进生产设备，改革工艺过程，完善防护措施，减少有害化学物质的外漏；加强个人防护，讲究个人卫生，定期体检；定期环境监测，严格执行国家规定的卫生标准等。

第二节 鼻窦气压伤

飞行或潜水时，外界气压急剧变化，鼻窦内的气压与外界气压不能取得平衡，以致鼻窦粘膜充血肿胀，甚至粘膜或粘膜下出血、水肿等一系列变化的疾病称为鼻窦气压伤。好发于额窦和上颌窦。

一、病因及发病机制

正常人鼻窦开口经常保持通畅，当飞机上升，外界气压低于窦内气压时，窦内空气经窦口外逸；飞机下降时，外界气压高于窦内气压，外界空气通过窦口进入窦内，故窦内外气压可迅速平衡。若窦口受某些病变影响，如急、慢性鼻炎、变态反应性鼻炎、鼻息肉、鼻中隔偏曲等，通气即受到障碍。当飞机上升时，窦内气压高于外界气压，空气可勉强逸出。当飞机急速下降，窦口附近病变组织受外界限气压压迫堵塞窦口，空气不能进入窦内，窦内外压力失去平衡，窦内变成相对负压。飞机下降愈快，窦内外压力相差愈大，窦内负压可产生一系列病理变化，若鼻内原有炎症存在，可诱发鼻窦炎症状。主要为额部疼痛或面颊及磨牙麻木，间或有鼻衄，偶有发生休克者。鼻内分泌物呈粘液性，常带血丝。轻者数小时或数日可逐渐恢复，重者常迁延数周方可治愈。合并化脓性感染者症状加重，时间亦久，并伴发热。

二、临床表现

症状发生在飞机下降过程中或下降后发生。主要为额部疼痛或面颊及磨牙麻木，间或有鼻衄，偶有发生休克者。鼻内分泌物呈粘液性，常带血丝。鼻腔检查常为原有病变所掩盖，或未发现异常，中鼻道内可见血性分泌物。X 线照片窦内粘膜增厚，窦腔混浊，常有液平面，有粘膜下血肿时则可见半圆形影。轻者数小时或数日可逐渐恢复，重者常迁延数周方可治愈。合并化脓性感染者症状加重，时间亦久，并伴发热。

三、治疗

原则应尽快排除窦口堵塞的原因，恢复其通气功能，预防感染。黏膜充血肿胀者用减充血剂，局部热敷或理疗。伴有变态反应者给予抗过敏药，对气压损伤性上颌窦炎可行穿刺注气以缓解疼痛，病变严重难以立即消除堵塞原因者，可行鼻窦负压置换疗法，保持窦内、外气压的再平衡，有严重的窦内黏膜下血肿者，经观察短期不消者需鼻窦手术清除。必要时给予抗生素，以抗感染。

四、预防

严格选拔飞行与潜水人员，定期体检，对患严重中隔偏曲、鼻息肉、鼻炎或鼻窦炎者不宜飞行，必须预先矫治。改良机舱，使之舱内气压稳定。

第三节 耳气压伤

耳气压伤又称气压损伤性中耳炎是由于气愤鼓室内气压不但不能随外界大气压急剧变化而改变时引起鼓室内外压力相差较悬殊所致的中耳损伤飞行时因飞机从高空急速下降所致者称航空性中耳炎；潜水沉箱作业等引起者称潜水员耳炎 。

一、病因

咽鼓管为沟通鼓室与鼻咽部的通道，在一般情况下，咽鼓管处于关闭状态，当张口、吞咽、打呵欠、歌唱及用力擤鼻时作瞬间开放以调节鼓室气压。当患鼻炎、咽炎、鼻窦炎、鼻及鼻咽部肿瘤、牙咬合不良、腭裂或咽鼓管粘膜肿胀、瘢痕狭窄等病变，以及卫生预防知识缺乏，当飞机下降时入睡等非病理性因素，均可影响咽鼓管的通气功能而易患本病。当外界气压急速下降时，如飞机上升，鼓室处于相对高压态，鼓室内正压使鼓膜外凸，当鼓室内外的气压差达到2.0 kPa时，鼓室内的气压超过咽鼓管软骨部周围组织挤压的力量，鼓室内的气体即可冲出咽鼓管外逸，使鼓室内外的气压基本保持平衡，所以当飞机上升时，一般不易发生中耳气压损伤。当外界气压急剧增加时，如飞机骤降，鼓室内就相对地形成负压状态，鼓膜内陷；咽鼓管软骨部因呈单向活瓣作用，咽口受到周围较高气压影响不易开放，以致外界气体不易进入鼓室，导致中耳负压增加。中耳负压可使粘膜血管扩张而血清外漏或出血，粘膜水肿。鼓室内积液，严重者可发生粘膜下出血或鼓室内积血；鼓膜充血、内陷、甚至破裂。同样，潜水员每下潜10米深就增加一个大气压，如不吸入压缩空气，亦可引起中耳气压损伤。

二、病理

在1000 m以下处大气压力的变化最大。当飞机凌空而上时，大气压力逐渐降低，鼓室处于相对的高压状态，鼓膜将轻度外凸。当鼓室内外的气压差达到2.0 kPa(15 mmHg)时(约相当于飞机在152 m高度)，鼓室内的气体即可冲开咽鼓管外逸，使鼓室内外的气压重新取得平衡，此时鼓膜恢复正常位置。以后每当鼓室内外的压力差达到1.49 kPa(11.4 mmHg)时，咽鼓管就开放一次。所以当飞机上升时，一般不易引起中耳的气压创伤。

当飞机骤降时，外界气压迅速升高，如因外界气压变化过于急剧，咽鼓管咽口突然受到压迫不能自动开放；或咽鼓管本身原有狭窄者，此时外界空气皆不能通过咽鼓管进入中耳，以调节鼓室内的压力使与外界气压相当。当鼓室内外压力差仅2.0～4.0 kPa(15～30 mmHg)时，即可发生中耳黏膜充血、鼓膜内陷、锤骨柄前后充血及光锥变形。飞机继续下降，鼓室内外的压力相差更为悬殊。这时，鼓膜将发生高度充血，黏膜层与纤维层剥离，其间贮有血清性漏出液。鼓室及咽鼓管黏膜水肿，鼓室内也有漏出液贮积，严重者可发生黏膜下出血或鼓室内积血。若飞机下降非常迅速，鼓室内外的压力差达到13.3～20.0 kPa(100～150 mmHg)时，鼓膜可发生破裂，甚至圆窗膜及卵圆窗膜也可发生破裂。

三、症状

当飞机逐渐升高，或潜水员逐渐上升水面时，鼓室内压力较外界气压为高，咽鼓管有自动调节作用，故较少发生症状，偶有耳内不适、耳闷、耳鸣或听力稍减退。反之，当飞机骤然俯冲下降或潜箱急速下沉时，咽鼓管便失去调节作用，特别在病理条件下，较易发生耳气压损伤。轻者症状不明显，重者突感耳闷、耳内刺痛、耳鸣、耳聋；鼓室负压如继续增加，上述症状也逐渐加重，耳痛可放射至颞部及面颊；有时负压通过鼓室内壁两窗刺激迷路而出现眩晕及恶心、呕吐，少数还可引起感音性聋；如鼓膜破裂，鼓室负压消失，耳痛即可缓解。检查见鼓膜内陷充血，尤以松弛部及锤骨柄等处充血明显，有时鼓膜表面有血泡、淤斑，或有裂隙状鼓膜穿孔。若鼓室积液，透过鼓膜可见液平面或气泡，如鼓室积血，鼓膜可呈蓝色。听力检查常为传导性聋。

四、检查及诊断

1. 鼓膜

轻者鼓膜内陷充血，尤以锤骨柄周围充血更明显。重者鼓膜上可出现黏膜下积血。松弛部或全鼓膜内陷。如鼓室内有积液，透过鼓膜隐约可见一液平面，有时其中含有气泡。若鼓室内积血，呈蓝鼓膜。如鼓膜破裂多发生在紧张部前下方，穿孔呈线形或针孔状，有少量血液从此流出。

2. 听力检查

音叉试验及纯音听力测试结果示传音性聋，听力损失程度不一，一般以低频听力损失为主，圆窗膜及卵圆窗膜破裂者呈感音神经性聋。声阻抗显示中耳压力曲线为平坦型 (B 型) 或高负压型 (C 型)。

五、治疗

治疗原则是设法使鼓室内外的压力获得平衡，预防继发感染，并消除造成咽鼓管阻塞的各种因素。主要治疗方法有以下几个方面。

1. 改善中耳通气

(1) 飞机着陆后立即送入气压舱治疗或吸入含氦的氧气。氦的分子量较轻，弥散力较氮约高出 2.5 倍，故含氦的氧气 (一般氦与氧之比为 4:1) 易进入咽鼓管，以提高鼓室内压力。吸入 5 ～ 10 分钟 (流量每分钟 8 L 压力 1.60 kPa) 后，症状多可消失。此法对于已有鼓室积液或积血者无效。

(2) 保持鼻腔及咽鼓管咽口通畅：可用 1% 麻黄碱滴鼻，每日 3 ～ 4 次，或可用达芬霖，每日 2 次，连续用药时间不能超过一周。

(3) 咽鼓管吹张：可采用捏鼻鼓气、波氏球法或导管法。尚可经导管向咽鼓管咽口吹入泼尼松龙等类固醇激素类药液，以求减轻局部水肿。合并急性上呼吸道感染时忌用。

2. 消除中耳积液

在耳内镜下行鼓膜穿刺抽液术、鼓膜切开术和鼓室置管术。

(1) 鼓膜穿刺抽液：用针尖斜面较短的 7 号针头，在无菌操作下从鼓膜的后下方或前下方刺入鼓室，以空针抽吸积液。必要时可定期重复进行穿刺抽液，或于抽液后注入类固醇激素类药物。

(2) 鼓膜切开术：液体黏稠，穿刺无效者可作鼓膜切开术。鼓膜切开后吸尽鼓室内的液体。积液黏稠者可用药液注入鼓室，如 a- 糜蛋白酶，透明质酸酶。

(3) 鼓室置管术：分泌物黏稠，经上述处理无效；病情迁延，长期不愈或反复发作；或估计咽鼓管功能不能于短期内恢复正常者，可经鼓膜留置通气管 (多用硅胶管) 于鼓室，以排出中耳积液，改善中耳通气，有利于咽鼓管功能的恢复。通气管留置时间久暂不一，待咽鼓管功能恢复，即可取管。必要时可重复置管。

3. 对症治疗

(1) 止痛、镇静、休息，用含漱剂及抗炎药物防止感染。

(2) 局部热敷，蒸气吸入，理疗(如透热疗法)以促使液体吸收。

(3) 鼓膜已穿孔者按干燥法处理：耳甲腔及外耳道用 75% 酒精消毒，局部用消毒棉球封盖。

4. 修补迷路膜

怀疑圆窗膜及卵圆窗膜破裂者应尽早行鼓室探查术，于耳内镜或显微镜下找到破裂处，取耳垂脂肪或颞筋膜修补之。

5. 病因治疗

积极治疗鼻咽或鼻腔疾病。在吞咽、打呵欠、作下颌运动及用力擤鼻时作瞬间开放。

六、预防

(1) 患鼻、咽、牙各种疾病的飞行员，应先予以治疗。用气压舱行减压或加压试验是较为可靠的咽鼓管功能检查法，在气压舱内可以允许受检查者自行通气，以防发生严重的中耳气压创伤。

检查结果判断如下：

①检查后，鼓膜形态正常，或仅有内陷或轻度线状充血者，为咽鼓管通气功能良好；

②凡鼓膜有弥漫性充血，或鼓室内有漏出液者，为咽鼓管通气功能不良。但由于气压舱携带不便，也有主张应用耳测压器者。

(2) 对有关职业人员加强卫生宣教工作，说明及时吞咽、打哈欠和做下颌运动等动作，对开放咽鼓管、调节鼓室压力的重要意义，并使其掌握捏鼻闭口吹张法。

(3) 当飞机降落，尤其是在 4000 ～ 10000 m 范围内下降时，发生中耳创伤者较多见。此时不可睡眠，并做吞咽动作、口嚼口香糖、喝开水，或作捏鼻闭口咽鼓管吹张法等，以预防发生中耳的气压创伤。乳儿不能做以上动作，这时母亲可予哺乳。

(4) 急性上呼吸道感染患者，须彻底治愈后方可乘坐飞机。

(5) 改造飞机装置，控制座舱内的压力。为防止高空“爆炸减压”时(如飞机受伤时)舱内气压骤降对人体的损害，故密闭舱内的气压常常并不与地面气压相等，只是使其保持人体能忍受的压差。故飞机快速下降时，实际上座舱内气压仍有变化，气压创伤性病变仍有发生的可能，但机会较少。

第四节 职业性噪声创伤

一、噪声创伤的机制

噪声引起的听力损失在 4000 ～ 6000 Hz 频率最先发生，4 kHz 听力损失被认为是噪音性听力损失的典型表现。当噪声暴露时间延长，听力损失范围就逐渐向高频或低频扩宽。在稳态噪声环境中工作的前 10 年期间，听力损失主要表现为 3000 至 6000 Hz 的听力损失迅速加重；以后这种 3000 至 6000 Hz 的听力损失加重的过程减缓直至一“平台”，而其他频率的听力则开始下降。

等效暴露声级：噪声级越大、暴露时间越长，听力损失越重，计量噪声强度，常用A频率计权，就稳态噪声而言在一段时间内接触的噪声级基本上是相同的，对非稳态噪声则需将时有时无、时强时弱的噪声的声级和暴露时间加以处理，用单一的声级和时间来表示，一般对非稳态噪声用时间计权平均得出的等效暴露声级来表示总噪声暴露量，相当于在 8 小时内暴露于 80 dB(A) 的稳态噪声的总量，称为 8 小时等效暴露声级 ($L_{Aeq}8$)。

等能量关系：在不改变噪声级的情况下，将暴露时间延长一倍所导致的听力损失相当于在原暴露声级上加 3 倍而不延长暴露时间下所引起的听力损失。这种每增加 3 dB 噪声级，相当于延长了一倍的暴露时间的关系，称为等能量关系，以等能量关系为基础，可以根据噪声级来安排工作 (暴露) 时间，以避免在有害噪声环境中暴露时间过长，从而避免噪声性听力损失的发生。等能量关系的不足之处是没有考虑暴露方式和间歇性噪声 (在间歇期有自行恢复的可能) 损伤较轻等因素。

5 ciB 减半关系：以噪声能引起相等的 TTS 的实验数据为基础，得出暴露时间每延长一倍，相当于增加 5 dB 噪声级所引起的 TTS。例如在 90 dB(A) 的噪声下可以允许暴露 8 小时而不会有 TTS，在 95 dB(A) 的噪声下则只能工作 4 小时。这种时间—强度间的关系，可称为 5 dB 定律，或 5 dB 减半关系。

以等能量关系得出的 3 dB 减半的定律和以 TTS 为基础得出的 5 dB 减半定律，都可以用作听力防护安排的依据。由于 3 dB 定律是以物理学的规律为依据的，所以在国际间采用者较多，而且等能量关系也反映了脉冲声和撞击声与听力损失的关系。

二、防护依据及防护标准

暴露在怎样的噪声下就有可能引起听力损失，是对职业噪声性听力损失防护的主要依据。致伤风险线就是由有引起听力损失危险的噪声限值和在工业和安全标准角度规定可容许的最大噪声级的需要两方面所决定的。也就是说：致伤风险线是为了听力防护而对噪声所做出的限定。

由于工业噪声的控制 (限制) 受到多方面的因素的限制，在不同国家，根据其社会、经济等多方面的实情，对“听力损失”的界定不同。是以几个频率的平均听阈级、或是以平均听阈级超过多少分贝，作为听力正常和听力损失的分界线，各国 (甚至同一国家的不同地区、不同部门) 的规定不同。IS01999 ～ 1990《声学职业噪声测量与噪声引起的听力损伤评价》中就把初版中所规定的频率组合和听觉障碍分界线 (下限) 取消了，留给各国自行规定。我国 GB16152 ～ 1996《职业性噪声聋诊断标准及处理原则》将 500 ～ 6000 Hz 各频率的听阈级≤ 25 dB HL 定为正常，并将 500 ～ 2000 Hz ≤ 25 dB HL、3000 ～ 6000 Hz ＞ 25 dB HL 定为 I 级听力损失。GJB-2121 ～ 94《军事噪声性听力损失诊断标准及处理原则》将语频 (500、1000、2000 和 3000 Hz) 的平均听阈级≤ 25 dB HL 定为听力正常。

从防护的角度考虑，3000、4000 和 6000 Hz 纯音听阈级与基础听力图相比较，有 10 dB 以上的阈移，就应引起注意，并加强防护措施。从评残和工伤保险赔偿的角度考虑则应以语频平均听阈级作为判断基础。从既要保护噪声场所中易感的工作人员的听力，又要符合我国国力的实情出发，将可引起 3000、4000 或 6000 Hz 10 dB 以上阈移的，$L_{Aeq}8 \geqslant 85$ dB 的噪声暴露量作为听力防护启动级（即启动噪声监测和听力防护计划），以 LA。。8 ≥ 90 dB 作为必须采取防护措施（个人戴护听器）的致伤风险线，是较合国情的。如以 $L_{Aeq}8 \geqslant 9$ dB 为致伤风险线，对在 $L_{Aeq}8 \geqslant 85$ dB(而不足 90 dB) 环境中工作的工人，如果在定期复查听力时，发现 3000，4000 或 6000 Hz 有 10 dB 以上的阈移（与基础听力图相比较），就应采取个人防护措施。

如果噪声致伤风险线定在 90 dB(A)，如果按 5 dB 减半的规则，以 115 dB(A) 为允许接触的最大噪声级，允许暴露的时间和噪声级的关系，如果同时有两个或多个不同声级的噪声，应考虑它们的综合效应，以"噪声暴露值"来表示。噪声暴露值是在规定时间内，测得的有害噪声时程与允许噪声时程的比值的和。如果比值不超过 1，则可以在这种噪声中工作。噪声暴露值：$C_1/T_1+C_2/T_2+C_n/T_n$，C_n 为在指定噪声级的总暴露量，T_n 为在这一噪声级容许暴露的总时间，脉冲声、撞击噪声不应超过 140 dB 峰声压级。

三、听力防护方案

工业听力防护方案应包括噪声暴露分析、控制噪声（包括护听器）、测听、教育。

（一）个人听力防护—护听器

听力防护：就防备和保护而言，当噪声超过容许标准时，用护听器是最佳的保护措施，然而护听器不可能完全将内耳和噪音隔开。

1. 插入式护听器（耳塞）

用软橡皮或软塑料做耳塞，可按耳道的形状和大小制成四五种大小，用棉花、纸、蜡、玻璃棉、硅胶泥或还原慢的泡沫塑料等，可按耳道形状大小塑形，隔声（声衰减）效果也同样好，后面这一类耳塞多为一次性的。耳塞的优点是小巧、使用方便、在温度高的环境中戴这种护听器较舒适；其缺点是材料易老化，其衰减值一般明显低于耳罩，易弄脏而不卫生，中耳内耳感染者不能戴。

2. 耳罩

耳罩基本结构是用坚硬的、密度高的、不易穿透的材料做成耳边杯，有的还在这一硬壳上加软的包被层，耳杯中的空气体积直接关系着低频衰减，耳杯内的材料吸收高频共振噪声。耳罩的优点是舒适，较易于被接受应用，且一种型号可适用于所有人；缺点是较昂贵，其防护效力决定于头带的弹力，用久了弹力可减小，使防护效应降低。

（二）测听

从听力学角度，测听无疑是听力学工作者在噪声性听力损失防护中主要关心的问题。在前面纯音测听中已述及为听力防护而作纯音听阈测定的方法，这里要补充以下几点。

1. 基础听力图

每个从业人员都应在入厂后接触噪声前作一次纯音听阈测定。如不能在接触噪声前安排测听，则应在工作场所都戴护听器，并在一个月之内完成基础听力图的测试。听阈测定都应在脱离噪声环境至少 14 个小时后进行。每年作一次听阈测试，与基础听力图比较，如果 2000、3000 及 4000 Hz 平均阈移在 10 dB 以上，则应复查听力。如复查仍有阈移，则应作文字记录，并检查对护听器是否合适，使用是否正确。必要时应作进一步的耳科检查和听力学检查。如果 500、1000 和 2000 Hz 平均阈移在 15 dB 以上，或 3000、4000 及 6000 Hz 阈移在 20 D 以上，就应转耳科会诊。

2. 记录保存

在任何临床和听力防护方案，保存准确的记录极为重要，因为是涉及赔偿甚至诉讼的依据。厂方应保护有关噪声测量的记录，包括测量的位置，日期和时间，噪声能级，测量者姓名。还应保存在同一环境中从业人员的名单和噪声暴露量，并应保存所用的测试仪器的型号。应保存每人的测听记录，包括姓名、职业、工种、测听日期、听测者姓名、听力计型号、最近一次校准日期、最近一次的噪声暴露、测听室的背景噪声。噪声测量记录应保存两年以上，听力测试记录应保存到整个工作期结束后。

(三) 教育

对暴露在 85 dBA 以上的噪声工作环境下的所有人员都必须至少每年进行一次有关噪声防护的教育，内容包括噪声对听力的影响，测听检查的目的和步骤，防护器的正确选择和应用。

(四) 康复

声创伤一旦导致了永久性听力损失，目前唯一科学的康复手段就是进行助听器选配和康复。听力损失严重，配戴助听器效果不理想者，可考虑电子耳蜗植入和术后康复训练。

四、职业性噪声创伤的分级

GB/Tr 6190−1996《职工工伤与职业病致残程度鉴定》规定，在生产工作环境中，接触职业性损害因素造成职业病的，应当认定为工伤。职业性噪声聋致残程度，根据双耳听力损失程度分级。双耳听力损失≥ 91 dB 者为 4 级致残，≥ 81 dB 者为 5 级，≥ 71 dB 者为 6 级，≥ 56 dB 者为 7 级，≥ 41 dB 者 (或单耳听力损失≥ 91 dB 者) 为 8 级，≥ 31 dB 者 (或单耳听力损失≥ 71 dB 者) 为 9 级，≥ 26 dB 者 (或单耳听力损失≥ 56 dB 者) 为 10 级。4 级职业性噪声聋者，应退出生产工作岗位，终止与企业的劳动关系，发给工伤伤残抚恤金，技术人员工资 75%，每月发给抚恤金、一次性发给相当于本人 18 个月工资的伤残补助金等。5 级至 10 级职业性噪声聋，应安排适当工作，按伤残等级发给一次性伤残补助金 (补助金标准从五级至十级依次为相当于 16、14、12、10、8 和 6 个月的本人工资)。